TRAITÉ

DE L'ART DES

ACCOUCHEMENTS

PARIS. — IMPRIMERIE EMILE MARTINET, RUE MIGNON, 2

TRAITÉ

DE L'ART DES

ACCOUCHEMENTS

PAR

S. TARNIER

Professeur agrégé à la Faculté de médecine de Paris
Chirurgien en chef de la Maternité
Membre de l'Académie de médecine, de la Société de chirurgie
de la Société de médecine publique et d'hygiène professionnelle
Membre honoraire de la Société médicale de Londres et de la Société de gynécologie d'Amérique
Chevalier de la Légion d'honneur

ET

G. CHANTREUIL

Professeur agrégé à la Faculté de médecine de Paris, ancien chef de clinique d'accouchements
Membre de la Société anatomique

TOME PREMIER

Avec 285 figures intercalées dans le texte.

PARIS

H. LAUWEREYNS, LIBRAIRE-ÉDITEUR

RUE CASIMIR-DELAVIGNE, 2

1882

PRÉFACE

Après avoir écrit le texte des troisième et quatrième sections de
l'*Atlas* de Lenoir (1), revu et annoté les quatre dernières éditions
de l'ouvrage de Cazeaux (2), j'avais acquis la conviction que ces livres,
malgré leur succès permanent de librairie, devenaient insuffisants au
point de vue scientifique, et qu'il y aurait un grand intérêt à faire
paraître un traité d'obstétrique, dont le cadre serait assez large pour
qu'il pût contenir le résumé des nombreux progrès accomplis depuis
quelques années dans l'art des accouchements, tant en France qu'à
l'étranger. Je me suis donc mis à l'œuvre.

Pour publier un traité théorique et pratique d'accouchements, il faudrait tout à la fois être jeune et expérimenté : jeune, afin d'avoir
beaucoup de temps à consacrer au travail; expérimenté, afin de pouvoir
examiner les questions avec toute la maturité de jugement qu'on ne
rencontre habituellement que chez les hommes d'un certain âge. Or,
d'une part, depuis quinze ans que je suis chirurgien en chef de la Maternité de Paris, je crois y avoir acquis assez d'expérience pour être
apte à juger, en connaissance de cause, la plupart des questions
pratiques relatives à l'obstétrique; mais, d'autre part, les devoirs qui
m'incombent comme chef de service d'un grand hôpital, le cours
annuel que je suis chargé d'y faire, mes occupations professionnelles,
me laissaient trop peu de temps, selon mon gré, à donner à mes travaux de cabinet, et j'ai pensé que pour mener à bien la publication du

(1) *Atlas complémentaire de tous les traités d'accouchements*, par A. Lenoir, M. Sée,
S. Tarnier; Paris, 1865.

(2) *Traité théorique et pratique de l'art des accouchements*, par P. Cazeaux, revu et annoté
par S. Tarnier; Paris, 1867, 1870, 1874, 1877.

a

traité d'accouchements dont j'avais arrêté le plan, je devais m'adjoindre un collaborateur plus jeune et moins occupé que moi.

Gustave Chantreuil devint donc mon collaborateur. Dans l'œuvre devenue commune nous apportions l'un et l'autre, le désir de faire un livre qui tout en restant élémentaire, par conséquent utile aux étudiants, serait cependant assez complet pour être consulté avec fruit par les médecins et les jeunes accoucheurs. Nous avons fait tous nos efforts pour arriver au but que nous nous proposions d'atteindre : nous avons puisé dans les livres classiques, anciens et modernes, consulté un très-grand nombre de mémoires, de monographies, de collections de journaux. Aujourd'hui plus que jamais la science est cosmopolite, aussi avons-nous mis à profit avec le même soin les travaux français et étrangers ; mais, autant que possible, nous sommes restés fidèles aux sages traditions de pratique laissées par nos illustres maîtres Paul Dubois et Antoine Danyau. Nous avons aussi fait de nombreux emprunts aux leçons et aux publications des professeurs Depaul et Pajot qui personnifient avec une grande autorité le haut enseignement obstétrical de la Faculté de médecine de Paris. Mais on s'apercevra aisément que, tout en mettant à profit les travaux de nos devanciers et de nos contemporains, nous avons conservé une entière liberté d'appréciation et dit, presque partout, quelle était notre opinion personnelle et ce que l'expérience nous avait appris. Nous aurions mieux aimé ne rien écrire que de nous borner au simple rôle de compilateurs.

La bibliographie tient aujourd'hui une large place dans les livres classiques et, dans la plupart d'entre eux, les principaux chapitres sont précédés ou suivis d'un index bibliographique très-précieux pour les travailleurs. Un index de ce genre a cependant l'inconvénient d'être pour ainsi dire impersonnel, de pouvoir en quelque sorte être transporté indifféremment d'un livre à un autre, ou même publié à part. Nous sommes donc revenus à l'ancien usage : presque toutes les fois que nous avons cité un auteur, c'est que nous l'avions lu, et un renvoi placé dans le texte même indique au lecteur, d'une façon précise, le titre et le plus souvent la page de l'ouvrage. Quand il s'est agi d'un travail publié par l'un de nous deux, nous l'avons cité avec le nom de son auteur, exactement comme s'il eût été question de tout autre accoucheur. Cette manière de faire a l'avantage de rendre impossible toute confusion de noms et de faciliter les recherches ou les vérifications du lecteur.

Lorsqu'on écrit un livre avec l'ambition qu'il devienne classique, et qu'on s'arroge le droit de discuter et de juger publiquement les opinions des autres, il faut avant tout être impartial. Nous nous sommes donc efforcés de rendre justice à tous, sans parti pris de nationalité ni d'amitié; nous n'avons obéi à aucun autre mobile que l'amour de la vérité, et si par hasard il nous était arrivé de manquer d'équité, nous pouvons dire hautement que nous ne l'avons pas fait volontairement.

Jamais collaboration n'a été plus complète que la nôtre, et lorsqu'un chapitre ou même un paragraphe était écrit par l'un de nous, il était revu et modifié par l'autre, avant d'être remis à l'imprimeur. Que de corrections aussi n'avons-nous pas introduites dans les épreuves d'imprimerie ! Souvent nous avons discuté ; toujours notre entente finissait par devenir parfaite. Le travail fait ainsi en commun et l'échange quotidien de nos idées n'avaient pas tardé à établir entre nous une confiance réciproque et des relations d'amitié. Tous ces liens sont aujourd'hui brisés ! Une mort prématurée et soudaine vient de frapper Chantreuil au milieu de ses travaux, au moment où nous mettions la main aux dernières pages de ce volume, qu'il n'aura même pas eu la satisfaction de voir paraître, et c'est avec une grande tristesse, on le comprendra facilement, que je me trouve seul pour écrire cette préface. Que du moins le lecteur n'oublie pas le nom de Chantreuil ; ce sera justice, si jamais ce livre obtient quelque succès.

Des deux volumes dont se composera ce *Traité*, celui qui paraît aujourd'hui contient 956 pages de texte et 285 figures. C'est grâce au bon vouloir de M. Lauwereyns, je me plais à l'en remercier, que nous avons pu compléter nos descriptions par un aussi grand nombre de figurés, les unes originales, les autres empruntées à différents auteurs. Parmi celles-ci, les figures 36, 37, 41, 42, 51, 53, aussi remarquables par leur exactitude que par leur exécution, proviennent du *Traité d'anatomie* du professeur Sappey (1), qui a eu la bonté de nous autoriser à les reproduire ; les figures 195, 197, 198, 199, 200, 201, 210, 211, 212, 213, 214, 215, 216, 217, 218, sont empruntées au *Traité du palper abdominal* publié par le docteur Pinard (2), professeur agrégé à la Faculté de médecine, qui a bien voulu en mettre les clichés à notre disposition, et je ne saurais jamais dire assez haut que ces figures doivent lui être attribuées (3). Quant

(1) Sappey, *Traité d'anatomie descriptive*, Paris, 1874, chez Delahaye.

(2) Pinard, *Traité du palper abdominal*, avec 27 figures intercalées dans le texte ; Paris, 1878, chez Lauwereyns.

(3) Malheureusement deux de ces figures, qu'on trouvera aux pages 487 et 491, ont été reproduites sous mon nom, dans le livre récemment publié par Lusk (*The Science and Art*

aux figures tirées de différents autres ouvrages, nous avons le plus souvent indiqué leur origine, et si parfois nous n'avons pas mis au bas de chacune d'elles le titre du livre d'où elle provenait, presque toujours le lecteur pourra facilement réparer cette omission en lisant le texte.

Ce premier volume forme pour ainsi dire un traité d'*eutocie*; il a été divisé en sept sections (voy. p. 2).

Les première et deuxième sections, relatives à l'anatomie et à la physiologie, ont reçu un développement qui paraîtrait peut-être excessif, si elles devaient être uniquement lues par des médecins ayant déjà entre les mains des traités d'anatomie et de physiologie; mais elles sont aussi destinées aux élèves sages-femmes qui suivent mes cours à la Maternité, j'ai par conséquent pensé que ce livre devait contenir toutes les notions anatomiques et physiologiques nécessaires aux sages-femmes.

Dans la troisième section, en décrivant la grossesse normale, nous avons consacré de nombreuses pages à l'ovologie; en voici la raison : au moment où nous avons fait paraître le fascicule relatif au développement de l'œuf humain (1), le professeur Sappey n'avait pas encore publié son Embryologie; aussi les étudiants ne savaient guère où trouver un résumé d'ovologie et d'embryologie qui fût au courant des découvertes récentes. Nous avons donc simplement voulu combler une lacune et vulgariser une science indispensable à tout accoucheur instruit.

Nous avons étudié avec le plus grand soin, dans la quatrième section, tout ce qui a trait à l'accouchement proprement dit et en particulier à son mécanisme dont l'importance est capitale, car sans la connaissance approfondie des différents temps dont il se compose, on est exposé à commettre faute sur faute lorsqu'il s'agit, soit de porter un diagnostic ou un pronostic, soit de pratiquer une opération. — Au lieu de diviser le mécanisme de l'accouchement en cinq temps, ainsi que la plupart des accoucheurs français en avaient l'habitude, nous l'avons divisé en six temps, comme je l'avais déjà fait dans d'autres publications; mais on peut se demander, avec le professeur Pajot (2), si on ne devrait pas, au point de vue synthétique, réduire le nombre de ces temps. Sur cette question, je partage à peu près l'opinion émise

---

of *Midwifery*, New-York, 1881), tandis qu'elles proviennent originellement du *Traité du palper abdominal* du docteur Pinard; je regrette beaucoup cette méprise.

(1) Ce premier fascicule a paru le 6 février 1878; il contient 384 pages.

(2) *Dictionnaire encyclopédique des sciences médicales*, tome I, p. 387, en note; Paris, 1861.

par l'un des élèves (1) du docteur Fochier, de Lyon ; voici, en effet, ce
que je pense : Dans toutes les présentations, le mécanisme de l'accouchement se compose en réalité d'un temps principal et de deux temps
secondaires ; le temps principal consiste en un mouvement de progression ou de translation qui porte le fœtus de haut en bas, jusqu'à
ce qu'il soit arrivé au dehors de la vulve. Pendant cette progression,
les parties fœtales, tête et tronc, quelle que soit la présentation, exécutent deux sortes de mouvements secondaires, inflexion et rotation,
tantôt dans un sens, tantôt dans l'autre (2). Jamais le temps principal
ne fait défaut, même dans l'avortement, tandis que les deux temps
secondaires, inflexion et rotation, peuvent être incomplets ou manquer tout à fait. Mais au point de vue clinique, il est préférable, je
crois, d'analyser en détail les mouvements imprimés au fœtus et de
diviser le mécanisme de l'accouchement en six temps. Cette division
permet, en effet, mieux que toute autre, de bien étudier dans leur succession et leur subordination, les différents mouvements exécutés par
le fœtus pendant son expulsion. — Dans l'une des notes que j'ai ajoutées
aux éditions de Cazeaux, j'ai écrit le passage suivant : [Rien n'est plus
curieux que le mécanisme de l'accouchement, et quelle que soit la
présentation, on retrouve dans les mouvements que le fœtus exécute
au moment de son expulsion, une uniformité constante qui a excité
l'attention de tous les accoucheurs modernes, et parmi eux il faut
citer au premier rang MM. Paul Dubois et Jacquemier. Après eux,
M. le professeur Pajot a enfin nettement formulé la loi unique du
mécanisme et l'a appliquée à toutes les présentations. « Pour nous,
» dit cet auteur, tous les accouchements, au point de vue des phéno-
» mènes mécaniques, sont soumis à la même loi. *Il n'y a réellement
» qu'un seul mécanisme d'accouchement, quelles que soient la pré-
» sentation et la position*, pourvu que l'expulsion s'exécute sponta-
» nément, c'est-à-dire sans intervention de l'art, et se fasse à terme,
» les avortements ne donnant pas lieu à des expulsions régulières. »
(Pajot, *Dictionnaire encyclopédique des sciences médicales*.) Nous
acceptons complètement cette manière de voir et nous répéterons que
tous les accouchements obéissent à la même loi] (3). — Lorsque nous

(1) A. Sabatier, *Étude sur la descente dans les bassins normaux*. Lyon, 1880.

(2) La progression est réellement observée pendant les six temps de notre classification
(voy. p. 674) ; mais le premier et le quatrième temps sont surtout remarquables par des
mouvements d'inflexion ; le troisième et le cinquième temps, par des mouvements de
rotation.

(3) *Traité théorique et pratique de l'art des accouchements*, par P. Cazeaux, revu et
annoté par S. Tarnier. Paris, 1867, 1870, 1874, 1877.

avons étudié, dans ce livre-ci, le mécanisme de l'accouchement en général (1), nous n'y avons pas reproduit le passage que je viens de citer, et notre description ne contient pas d'aperçu historique. Cette lacune peut-elle, ainsi que cela nous a été reproché (2), faire croire au lecteur que nous avons été les premiers à décrire l'uniformité du mécanisme de l'accouchement dans toutes les présentations ? Évidemment non, puisque j'ai moi-même ébauché l'historique de cette question en insérant dans les quatre dernières éditions de Cazeaux, parues de 1867 à 1877, le passage cité plus haut, et que jamais je n'ai revendiqué d'autre priorité que celle d'avoir été le premier à diviser le mécanisme de l'accouchement en six temps, au lieu de cinq (3). D'ailleurs l'historique relatif à l'uniformité du mécanisme de l'accouchement serait extrêmement facile à reconstituer d'une façon complète et précise ; c'est ce que je ferai peut-être, si jamais ce livre arrive à une deuxième édition.

La cinquième section est consacrée à la délivrance naturelle que nous avons décrite avec le plus grand soin. Selon nous, en effet, la santé ou la maladie d'une nouvelle accouchée dépend souvent de la manière dont la délivrance a été faite, et celle-ci, dans la pratique, a au moins autant d'importance que l'accouchement proprement dit.

La description de l'état puerpéral physiologique et des soins à donner aux femmes en couches occupe la sixième section. Grâce aux progrès incessants de l'hygiène et à l'application rigoureuse de la méthode antiseptique, partout aujourd'hui, en France et à l'étranger, à l'hôpital comme en ville, la mortalité des nouvelles accouchées est en si grande décroissance, qu'elle a cessé d'être un épouvantail. Ainsi, par exemple, au moment où j'écris ces lignes, l'infirmerie de la Maternité est vide, ce qui ne s'était jamais vu depuis la fondation de cet hôpital. Nous avons essayé de bien préciser les moyens à l'aide desquels on parvient à obtenir d'aussi magnifiques résultats.

Dans la septième section, nous avons étudié la physiologie et l'hygiène du nouveau-né. L'alimentation qui convient le mieux à la première enfance, les règles suivant lesquelles on doit la diriger, les nombreuses et funestes erreurs dont elle est trop souvent l'objet, ont particulièrement attiré notre attention. Nous avons dit aussi pourquoi, dans

---

(1) *Traité de l'art des accouchements*, par S. Tarnier et G. Chantreuil, p. 674. (Le deuxième fascicule de ce traité, jusqu'à la page 704, a paru en avril 1880.)

(2) Lettre du professeur Pajot, *Annales de gynécologie*, mai 1880, p. 384.

(3) Cette division en six temps a été exposée dans l'Atlas de Lenoir (*loc. cit.*) et dans les quatre dernières éditions de Cazeaux (*loc. cit.*).

l'allaitement artificiel, le lait d'ânesse est préférable à celui de tout autre animal pendant les premières semaines de la vie du nouveau-né et comment, à défaut de lait d'ânesse, il faut couper le lait de vache. Les développements dans lesquels nous sommes entrés à propos de toutes ces questions seront, je l'espère, lus avec intérêt. Je suis heureux de trouver ici l'occasion de remercier publiquement le docteur Lordereau d'avoir bien voulu m'aider à mettre en ordre et à compléter les notes que nous avions, Chantreuil et moi, amassées sur ce sujet.

Deux tables, l'une analytiqne, l'autre alphabétique, permettront au lecteur de trouver facilement ce qui pourra l'intéresser dans les sept sections que nous venons de passer sommairement en revue.

En 1873, il y a huit ans de cela, j'écrivais les premiers feuillets de ce livre. Que de temps pour produire un volume, dit et répète mon éditeur impatienté par les réclamations de ses clients ! Que de peine, ajouteront peut-être, avec plus d'indulgence, ceux qui ont composé un ouvrage analogue à celui-ci ! Quant à moi, je ne regrette ni mon temps, ni ma peine, car j'ai la satisfaction d'avoir accompli en toute conscience la moitié de la tâche que je me suis imposée.

J'ai la bonne fortune d'avoir pour élèves de prédilection un certain nombre de jeunes accoucheurs de mérite dont les succès font ma joie. Un instant, j'ai eu l'intention de les grouper autour de moi pour m'aider à achever ce traité. Mais, soit qu'ils aient plusieurs concours à préparer, soit qu'ils se trouvent eux-mêmes engagés dans des publications de longue haleine, presque tous sont surchargés de besogne, et pour ne pas abuser de leur bonne volonté dont je n'ai jamais douté, j'ai renoncé à mon projet, sans même le leur communiquer.

Cependant, de tous mes anciens internes, M. Budin m'a paru être celui qui pouvait le mieux, sans nuire à ses travaux personnels, trouver le temps de rédiger avec moi le second volume de ce traité. Je lui ai donc demandé d'être mon collaborateur et il a accepté.

M. Budin a été pendant deux ans chef de clinique d'accouchement ; il est aujourd'hui professeur agrégé à la Faculté de médecine et il a publié plusieurs mémoires originaux; son nom est donc bien connu du public médical. Son zèle pour la science, son ardeur au travail, sa connaissance approfondie des langues étrangères, me rendent sa collaboration très précieuse et mes lecteurs applaudiront, j'en suis certain d'avance, au choix que j'ai fait.

Le deuxième volume contiendra tout ce qui a trait à la *pathologie* de la grossesse et à la *dystocie;* il comprendra les cinq dernières sections de ce traité (voy. p. 2).

A la huitième section, relative à la pathologie de la grossesse, nous ajouterons un résumé de tératologie dans un but de vulgarisation, comme je l'ai fait pour l'embryologie.

Les neuvième et dixième sections seront consacrées à la dystocie proprement dite, ainsi qu'aux difficultés et aux accidents de la délivrance. Elles recevront un grand développement, en rapport avec l'importance des sujets qui y seront traités.

Dans la onzième section, nous étudierons l'emploi obstétrical du seigle ergoté, des préparations opiacées, du chloroforme et du chloral, etc.

Enfin, dans la douzième et dernière section, nous décrirons les opérations obstétricales et les instruments à l'aide desquels on les pratique. Nous accorderons, on le devine sans peine, une attention particulière à l'étude du forceps et des modifications dont il a été l'objet.

Nous espérons que le deuxième volume de ce traité paraîtra beaucoup plus rapidement que le premier ; nous ferons tous nos efforts pour atteindre ce but.

S. TARNIER.

Paris, le 12 décembre 1881.

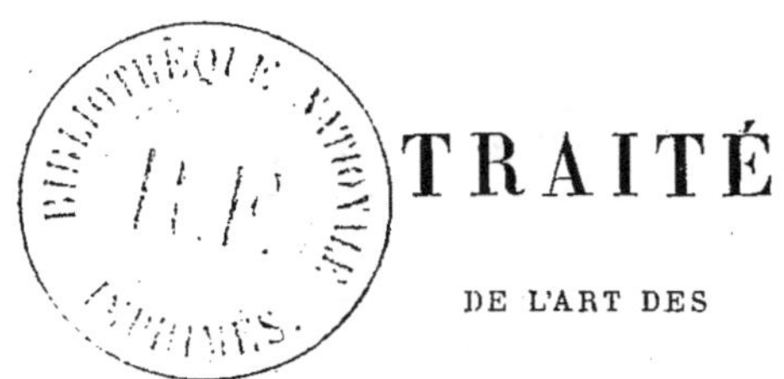

TRAITÉ

DE L'ART DES

ACCOUCHEMENTS

CONSIDÉRATIONS GÉNÉRALES

DÉFINITION, ÉTENDUE, DIVISION DU SUJET

La reproduction de l'espèce humaine nécessite l'union des deux sexes; mais le concours génésique de l'homme est momentané et sa description trouve place dans tous les livres de physiologie générale, tandis que le rôle de la femme, agrandi par la fécondation, est durable et mérite qu'on lui consacre un traité spécial ou *Traité de l'art des accouchements*. Cet art exige des connaissances multiples dont l'ensemble constitue une science désignée sous le nom d'*obstétrique*, d'*obstétricie*, de *tocologie* (1); nous en donnerons la définition suivante : *une science qui a pour objet tous les phénomènes de la génération chez la femme.*

Par les progrès qu'elle a accomplis et les services qu'elle a rendus, l'obstétrique a pris une grande importance parmi les sciences médicales. Elle soulève et examine de nombreuses questions d'anatomie, de physiologie, d'hygiène, de pathologie, de thérapeutique, de chirurgie opératoire et de médecine légale. Seule, elle a le privilége de sauvegarder simultanément deux existences, celle de la mère et celle de l'enfant. Son domaine comprend, d'une part, tout ce qui est relatif à l'appareil génital de la femme, depuis la puberté jusqu'à la ménopause; il s'étend, d'autre part, à tout ce qui inté-

---

(1) *Obstetrix*, sage-femme ; *obstetricia*, soins donnés par une sage-femme; τόχος, accouchement; λόγος, doctrine.

resse le nouvel être, non-seulement pendant la vie intra-utérine, mais encore depuis le moment de sa naissance jusqu'à la fin de l'allaitement.

Dans l'espèce humaine, l'œuvre de la reproduction est très-complexe, mais elle obéit à des lois naturelles qui, le plus souvent, en facilitent l'accomplissement. Cependant elle présente parfois des irrégularités qu'il est utile de corriger, et les dangers dont elle est environnée sont assez nombreux pour qu'une surveillance éclairée soit indispensable, surtout pendant la parturition et la puerpéralité. On entre ainsi dans le champ de la pathologie obstétricale. Ici, apparaissent les difficultés les plus variées, surgissent les accidents les plus redoutables. L'intervention de l'accoucheur devient nécessaire et l'on peut dire, à l'honneur de l'art obstétrical, qu'aucune branche de la médecine ou de la chirurgie n'exige plus d'expérience, de sang-froid, d'habileté opératoire.

L'usage nous a permis de restreindre l'objet de notre étude : les maladies de l'enfant nouveau-né, celles de la femme, soit avant soit après la grossesse, même les affections puerpérales, peuvent être considérées comme appartenant à la pathologie interne ou externe, et nous ne les décrirons pas. Ainsi limité, l'art des accouchements embrasse encore un grand nombre de sujets qui, méthodiquement classés, forment deux parties principales, l'une physiologique, l'autre pathologique; celles-ci, dans notre plan, se divisent à leur tour en douze sections secondaires.

La première partie traite de la génération à l'état normal et comprend les sept premières sections ; la seconde partie, consacrée à la pathologie de la grossesse et de la parturition, contient les cinq dernières sections :

PARTIE PHYSIOLOGIQUE...
- 1° Anatomie de l'appareil génital de la femme.
- 2° Physiologie des organes génitaux avant la grossesse.
- 3° Grossesse normale.
- 4° Accouchement (eutocie).
- 5° Délivrance naturelle.
- 6° État puerpéral physiologique.
- 7° Hygiène de l'enfant nouveau-né.

PARTIE PATHOLOGIQUE....
- 8° Pathologie de la grossesse.
- 9° Dystocie.
- 10° Difficultés, accidents de la délivrance.
- 11° Thérapeutique obstétricale.
- 12° Opérations.

Dans cette classification, nouvelle par le nombre et l'arrangement des divisions (1), nous avons suivi l'ordre le plus conforme, selon nous, à l'enchaînement naturel des phénomènes de la génération, celui qui s'adapte le mieux à l'enseignement théorique et clinique.

(1) La classification qui se rapproche le plus de la nôtre, se trouve dans les septième, huitième et neuvième éditions du *Traité d'accouchements* de Cazeaux ; mais Tarnier, en annotant ces éditions, avait remanié la classification primitive et y avait introduit un grand nombre de divisions; en les reproduisant en partie, nous reprenons ce qui appartient à l'un de nous.

PREMIÈRE SECTION

ANATOMIE DE L'APPAREIL GÉNITAL

L'appareil génital de la femme se compose de différentes parties formant quatre groupes principaux :

1° Le *bassin*, qui protége les organes génitaux et livre passage au fœtus pendant le travail de la parturition.

2° Les *organes génitaux externes*, qui favorisent l'accouplement et se transforment, plus tard, en un canal membraneux propre à l'accouchement.

3° Les *organes génitaux internes*, les plus importants de tous, qui deviennent le siége des phénomènes essentiels de la fécondation, de la gestation et de la parturition.

4° Les *mamelles*, qui complètent l'œuvre de la génération, en fournissant l'aliment nécessaire à l'entretien de la vie de l'enfant.

Nous étudierons toutes ces parties dans l'ordre ci-dessus indiqué ; nous y consacrerons quatre chapitres.

CHAPITRE PREMIER

DU BASSIN

Le *bassin*, en latin *pelvis*, a été comparé à l'ancien plat ou bassin dont se servaient autrefois les barbiers ; il se compose d'os et d'articulations constituant par leur réunion un canal osseux, curviligne ; il est situé à la partie inférieure du tronc et s'articule, en haut et en arrière, avec la colonne vertébrale qui lui transmet le poids du corps ; en bas et en avant, il s'appuie sur les membres inférieurs. Ce canal est tapissé, tant à l'intérieur qu'à l'extérieur, par des parties molles indispensables à bien connaître, car elles complètent les parois du bassin dont elles modifient la forme et les dimensions. C'est dans cette cavité que s'accomplissent les principaux phénomènes de la génération ; c'est ce canal que le fœtus doit traverser ; c'est là aussi que se produisent parfois des déformations capables, suivant leur degré de gravité, d'entraver l'accouchement ou de le rendre impossible ; on comprend donc que tous les accoucheurs aient étudié le bassin avec le plus grand soin.

Après avoir décrit ses os et ses articulations, nous examinerons le bassin dans son ensemble, d'abord à l'état osseux, puis revêtu de ses parties molles, c'est-à-dire tel qu'il se présente au clinicien.

ARTICLE PREMIER

DES OS DU BASSIN

Les os du bassin sont au nombre de quatre : le *sacrum*, le *coccyx* et les deux *os coxaux*.

§. 1. — Du sacrum

Le *sacrum*, ainsi nommé parce qu'on l'offrait en sacrifice aux dieux du paganisme, est un os impair, symétrique. Placé à la partie postérieure et médiane du bassin, entre les deux os coxaux, il se continue, en haut, avec la colonne vertébrale, en bas, avec le coccyx. Obliquement dirigé de haut en bas et d'avant en arrière, d'autant plus oblique que la cambrure des lombes est plus prononcée, il fait, en avant, au point où il rencontre la dernière vertèbre lombaire, une saillie connue sous le nom de *promontoire* ou d'*angle sacro-vertébral*. Cette saillie a une grande importance ; quand elle est exagérée, elle apporte les plus sérieux obstacles à la terminaison de l'accouchement.

Forme. — On a comparé le sacrum à une pyramide quadrangulaire dont la base serait dirigée en haut ; mieux vaut le comparer plus simplement à un coin qu'on aurait courbé d'arrière en avant. Il offre à étudier : une face antérieure, une face postérieure, deux bords latéraux, une base, un sommet et le canal sacré.

A. — *Face antérieure*. — La face antérieure ou pelvienne, triangulaire et concave, présente sur toute sa hauteur une colonne médiane, plus large en haut qu'en bas, composée de cinq pièces quadrilatères superposées, légèrement excavées et soudées entre elles. Les points de jonction de ces pièces osseuses sont indiqués par quatre lignes transversales et saillantes. Cette dernière disposition est la trace de la soudure des cinq vertèbres sacrées dont le sacrum était formé dans l'enfance. La première ligne transversale fait parfois une saillie tellement prononcée qu'en pratiquant le toucher vaginal, on peut

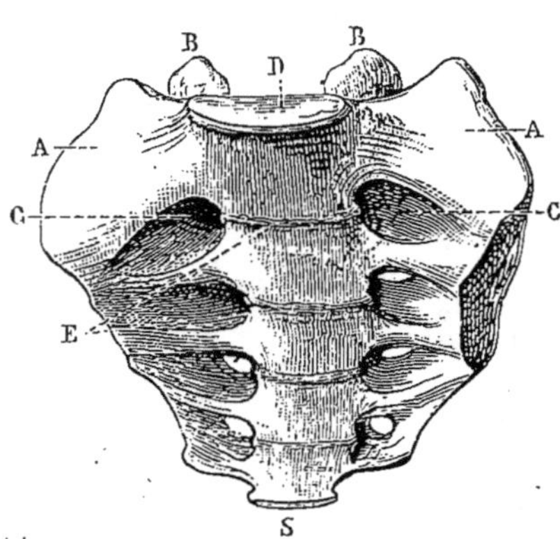

Fig. 1.—Sacrum vu par la face antérieure.

A. Aileron du sacrum.
B. Apophyses articulaires.
C. Premier trou sacré antérieur.
D. Facette articulaire de la base s'unissant au corps de la cinquième vertèbre lombaire.
E. Saillie formée par la soudure des deux premières vertèbres sacrées.
S. Sommet de l'os.

la confondre avec l'angle sacro-vertébral. — La colonne médiane envoie, en dehors, des prolongements osseux entre lesquels s'ouvrent les huit *trous sacrés antérieurs*, quatre à droite et quatre à gauche. Disposés symétriquement sur deux lignes verticales, d'autant moins larges qu'ils se rapprochent davantage du coccyx, ces trous sont évasés à leur côté externe et se prolongent, dans le même sens, sous forme de gouttières peu profondes ; creusés obliquement dans l'épaisseur de l'os, ils se dirigent en arrière et communiquent avec le canal sacré ; ils donnent passage aux nerfs sacrés antérieurs.— En dehors de ces trous, on remarque une surface inégale sur laquelle s'insère le muscle pyramidal.

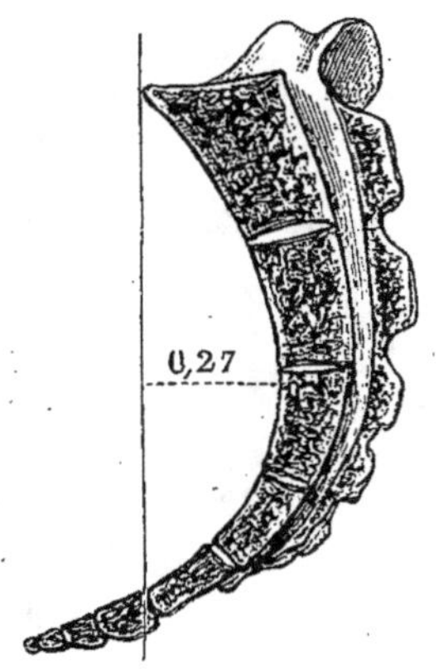

Fig. 2. — Coupe verticale et médiane du sacrum et du coccyx.

Le chiffre 0^m,27 indique la profondeur de la courbure du sacrum.

La face antérieure du sacrum, à sa partie supérieure, a une largeur de 11 centimètres à 11 centimètres 1/2 ; sa hauteur, si l'on tire une ligne droite du milieu du promontoire à l'articulation sacro-coccygienne, est de 9 1/2 à 11 centimètres ; sa longueur, si l'on suit la courbure de l'os, est de 11 à 12 centimètres. Elle est plus concave chez la femme que chez l'homme ; on peut évaluer la profondeur de sa courbure à 27 millimètres, (à 15 ou 20 millimètres chez l'homme), mais elle varie avec les sujets (voy. fig. 2). Cette face constitue la paroi postérieure de l'excavation pelvienne et se trouve en rapport avec le rectum.

B. — *Face postérieure.* — La face postérieure ou spinale, triangulaire comme la précédente, est convexe et inégale ; elle présente, sur la ligne médiane, la *crête sacrée*, dont le sommet mamelonné rappelle la disposition des apophyses épineuses de la colonne vertébrale. Cette crête décroît à mesure qu'elle descend et se bifurque à sa partie inférieure ; les branches de cette bifurcation limitent une échancrure triangulaire, et se terminent par deux petits prolongements tuberculeux désignés sous le nom de *cornes du sacrum ;* c'est au-dessous de ces cornes que passent les cinquièmes nerfs sacrés. — Sur les côtés de la crête sacrée se trouvent deux gouttières dites *gouttières sacrées,* au fond desquelles s'ouvrent les *trous sacrés postérieurs ;* au nombre de huit, quatre de chaque côté, ces

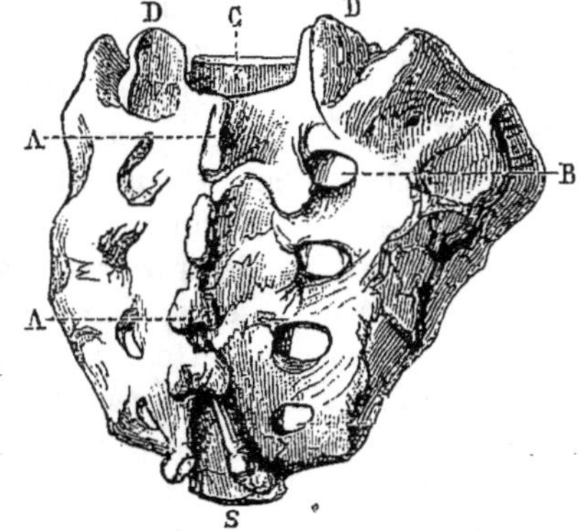

Fig. 3. — Sacrum vu par la face postérieure.

A. Crête sacrée.
B. Premier trou sacré postérieur.
C. Facette articulaire de la base correspondant à la face inférieure du corps de la cinquième vertèbre lombaire.
D. Apophyses articulaires de la base du sacrum.
S. Sommet de l'os.

trous communiquent avec le canal sacré et donnent passage aux nerfs sacrés postérieurs. Les gouttières sacrées se continuent, en haut, avec les gouttières vertébrales et, comme elles, donnent attache à des ligaments et à des muscles ; on y remarque, en dedans des trous sacrés, une série d'éminences qui représentent les apophyses articulaires soudées entre elles ; en dehors de ces trous, on voit une rangée de saillies inégales produites par la soudure des apophyses transverses.

C. — *Bords latéraux.* — Les bords du sacrum se composent de deux portions bien distinctes : l'une, supérieure, est large ; l'autre, inférieure, est étroite. — La partie supérieure offre dans sa moitié antérieure une surface articulaire, en demi-lune, à concavité postérieure, destinée à s'unir à l'os coxal ; la forme de cette surface articulaire l'a fait comparer à une oreille humaine et lui a valu le nom de *facette auriculaire ;* derrière elle, existent des inégalités et des enfoncements qui servent à l'insertion des ligaments sacro-iliaques postérieurs. — La partie inférieure du bord latéral donne attache aux ligaments sacro-sciatiques.

Il importe de remarquer que les bords du sacrum sont obliquement coupés suivant un double sens : 1° de haut en bas et de dehors en dedans ; 2° d'avant en arrière et de dehors en dedans. Cette double obliquité empêche le sacrum de descendre entre les os coxaux ou de basculer en arrière ; elle est donc très-favorable à la solidité du bassin.

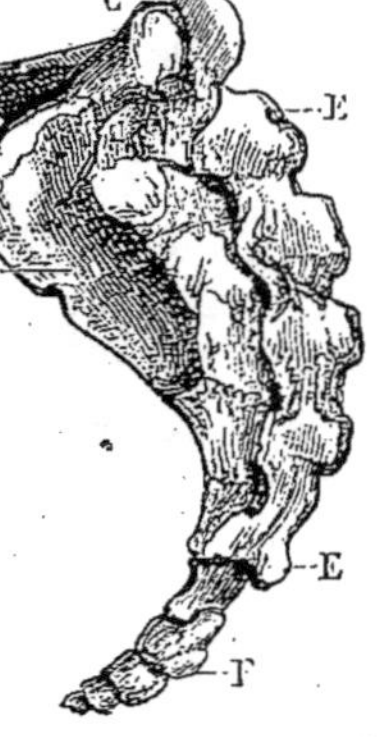

FIG. 4. — Bord latéral du sacrum et du coccyx.

A. Facette articulaire correspondant à la cinquième vertèbre lombaire.
B. Facette auriculaire.
C. Apophyse articulaire.
E. Crête sacrée.
F. Coccyx.

D. — *Base.* — La base regarde en haut et un peu en avant. Elle offre, sur la ligne médiane, une large facette articulaire, à grand diamètre transversal, qui s'unit à la face inférieure du corps de la cinquième vertèbre lombaire ; derrière cette facette, une grande ouverture triangulaire formant l'orifice supérieur du canal sacré ; plus en dehors, deux apophyses ascendantes s'articulant avec les apophyses correspondantes de la cinquième vertèbre lombaire. En avant de ces apophyses articulaires passent de petites gouttières qui concourent à la formation des derniers trous de conjugaison.

De chaque côté de la facette articulaire, on voit une surface quadrilatère inclinée en avant, plus large en dehors qu'en dedans, connue sous le nom d'*aileron* du sacrum ; concave transversalement, convexe d'avant en arrière, cette surface est lisse et donne attache à quelques fibres ligamenteuses ; elle est séparée de la face antérieure du sacrum par un bord mousse, *bord antérieur de l'aileron du sacrum,* qui forme une partie du détroit supérieur.

E. — *Sommet.* — Le sommet est tronqué et présente une petite facette elliptique, légèrement convexe, qui s'articule avec la base du coccyx.

F. — *Canal sacré.* — Le canal sacré peut être considéré comme la terminaison du canal vertébral, avec lequel il communique par l'ouverture située sur la base du sacrum. Large, prismatique, triangulaire à sa partie supérieure, étroit et aplati à sa partie inférieure, il se termine, entre le sacrum et le coccyx, par une gouttière que des ligaments transforment en canal. Il s'abouche avec tous les trous sacrés et loge cet ensemble de nerfs auquel on donne le nom de *queue de cheval*. Ces nerfs émanent de l'extrémité de la moelle épinière et sortent par les trous sacrés antérieurs et postérieurs.

Développement. — Dans le jeune âge, le sacrum est formé de cinq pièces ou vertèbres sacrées. Chacune d'elles se développe par huit points d'ossification, cinq primitifs et trois complémentaires. Il n'y a d'exception que pour les trois dernières pièces vertébrales qui manquent souvent de quelques points d'ossification. Indépendamment de tous ces points primitifs et complémentaires, il existe, sur chacun des bords latéraux de l'os, deux épiphyses : l'une correspond à la facette auriculaire ; l'autre est située sur le bord des deux dernières pièces du sacrum.

Les vertèbres sacrées commencent à se souder entre elles de huit à dix ans ; leur réunion en un seul os est complète entre quinze et dix-huit ans.

Le sacrum, quoique fort épais, est relativement d'un poids peu considérable, parce que son tissu est spongieux ; les nombreux trous dont il est percé et le canal qui le traverse contribuent d'ailleurs à en alléger le poids.

§ 2. — Du coccyx

Le *coccyx* (du grec κόκκυξ) est un os impair, symétrique, formé de vertèbres rudimentaires dont le nombre est variable. Il peut être considéré comme un appendice du sacrum avec lequel il s'articule et qu'il continue en bas ; son sommet est libre. Il est composé de *quatre* ou *cinq* petits os ayant l'aspect de tubercules aplatis ; ces os sont soudés entre eux et leur volume diminue à mesure qu'ils sont plus inférieurs.

Forme. — Ainsi constitué, le coccyx a la forme d'un triangle dont la base serait dirigée en haut. Sa longueur est de 40 millimètres environ. On peut lui considérer une face antérieure, une face postérieure, deux bords latéraux, une base et un sommet.

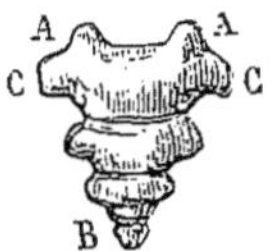

FIG. 5. — Face antérieure du coccyx.

A. Cornes du coccyx.
B. Sommet de l'os.
C. Angles du coccyx.

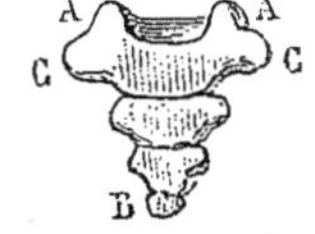

FIG. 6. — Face postérieure du coccyx.

A. Cornes du coccyx.
B. Sommet de l'os.
C. Angles du coccyx.

A. — *Face antérieure.* — La face antérieure, légèrement concave, se continue avec la face antérieure du sacrum ; comme cette dernière, elle est en rapport avec le rectum.

B. — *Face postérieure.* — La face postérieure, *spinale, sous-cutanée*, est convexe, inégale, et se trouve en rapport avec les téguments de la région coccygienne dont elle n'est séparée que par des fibres ligamenteuses.

C. — *Bords latéraux.* — Les bords latéraux sont festonnés; ils donnent attache aux petits ligaments sacro-sciatiques et aux muscles ischio-coccygiens.

D. — *Base.* — La base présente une facette transversalement elliptique, un peu concave, qui s'articule avec le sommet du sacrum. En arrière, existent deux apophyses, dirigées de bas en haut, désignées sous le nom de *cornes du coccyx;* elles sont parfois assez longues pour s'articuler directement avec les cornes du sacrum. La base est, en outre, agrandie par des prolongements transversaux situés en dehors de la facette articulaire et des petites cornes. Ces deux prolongements constituent les *angles latéraux* ou *supérieurs* du coccyx.

E. — *Sommet.* — Le sommet, ordinairement simple, quelquefois bifide, est libre au milieu des parties molles; il donne attache aux muscles releveur de l'anus et sphincter anal.

Développement. — Chacune des pièces du coccyx se développe par un point d'ossification primitif et deux points épiphysaires; cependant la cinquième vertèbre coccygienne, quand elle existe, ne se développe qu'au moyen d'un point d'ossification primitif et d'un point épiphysaire. Chaque corne a, en outre, son point épiphysaire. C'est seulement de quatre à cinq ans que paraît le point osseux principal de la première vertèbre coccygienne; celui des deux ou trois pièces suivantes de six à neuf ans, et celui de la cinquième de dix à douze ans.

La soudure des différentes pièces du coccyx en un seul os commence de douze à quatorze ans; ce travail marche de bas en haut, unit d'abord les deux dernières pièces et monte rapidement jusqu'à la deuxième. La première vertèbre coccygienne reste longtemps distincte; souvent elle l'est encore de vingt-cinq à trente ans; quelquefois même elle reste indépendante pendant toute la vie.

Rudimentaire dans l'espèce humaine, le coccyx est, au contraire, très-développé chez les animaux, où il se compose d'un grand nombre d'anneaux osseux constituant le squelette de la queue.

§ 3. — Os iliaque

L'*os iliaque* (de *ilia,* flancs) a de nombreux synonymes : *os des îles, os coxal* (de *coxa,* cuisse), *os de la hanche, os innominé.* C'est un os pair, asymétrique; très-étendu, il occupe les parties latérale et antérieure de chacune des moitiés du bassin et s'articule en arrière avec le sacrum, sur le côté avec le fémur, en avant avec l'os iliaque opposé.

Forme. — Cet os est plat; il a la forme d'un quadrilatère irrégulier pouvant être séparé en deux portions : l'une inférieure, aplatie d'avant en arrière, presque verticale; l'autre supérieure, plus large, aplatie et repousssée de dedans en dehors. Ces deux portions, en s'unissant, forment un angle obtus, saillant en dedans ; à ce niveau, l'os iliaque est plus étroit, plus épais et comme tordu sur lui-même.

Nous distinguerons à l'os iliaque : une face externe, une face interne et une circonférence.

A. — *Face externe ou fémorale.* — La face externe présente, vers son milieu, la *cavité cotyloïde,* qui partage cette face en deux parties, l'une supérieure, l'autre inférieure.

1° *Cavité cotyloïde.* — La cavité cotyloïde, de forme hémisphérique, lisse et cartilagineuse, dans laquelle se meut la tête du fémur, regarde en bas, en dehors et un peu en avant ; dans sa partie la plus profonde, elle se continue avec une arrière-cavité, *arrière-fond* de la cavité cotyloïde, qui donne attache au ligament rond ou interarticulaire de l'articulation coxo-fémorale. Le rebord de la grande cavité est mince, tranchant, sinueux ; il présente deux légères dépressions et une échancrure profonde. — La dépression postéro-supérieure répond au tendon du muscle pyramidal. — La dépression antéro-supérieure répond à la gouttière sur laquelle glisse le tendon des muscles psoas-iliaques. — L'échancrure antéro-inférieure donne passage aux vaisseaux interarticulaires ; elle est convertie en trou par un ligament.

2° *Portion supérieure de la face externe.* — Au-dessus de la cavité

A. Partie antérieure de la
   fosse iliaque externe.
B. Crête iliaque.
C. Épine iliaque antérieure
   et supérieure.
D. Épine iliaque antérieure
   et inférieure.
E. Branche horizontale du
   pubis.
F. Épine iliaque postérieure
   et supérieure.
G. Épine iliaque postérieure
   et inférieure.
H. Cavité cotyloïde.
I. Ischion.
K. Trou sous-pubien.
L. Branche ischio-pubienne.
M. Bord supérieur du corps
   du pubis.
O. Branche descendante du
   pubis.

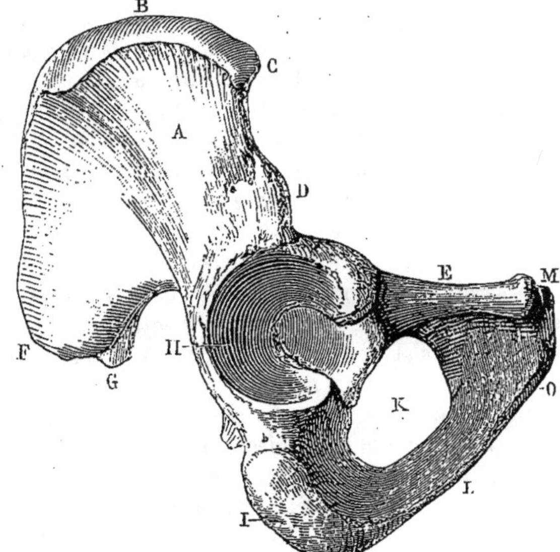

FIG. 7. — Os coxal vu par sa face externe.

cotyloïde, c'est-à-dire sur la moitié supérieure de l'os coxal, la face externe offre une large surface, convexe en avant et concave en arrière, improprement appelée *fosse iliaque externe.* Elle est parcourue par deux crêtes peu saillantes, les *lignes courbes* ou *lignes demi-circulaires,* distinguées en supérieure et inférieure. — La *ligne courbe supérieure* part du bord supérieur de l'os, à 4 centimètres en avant de l'épine iliaque postérieure et supérieure, se dirige en bas, vers la grande échancrure sciatique, et laisse, entre elle et le bord postérieur de l'os, une petite surface, irrégulièrement quadrilatère, d'aspect rugueux, qui donne attache au muscle grand fessier. — La *ligne demi-circulaire inférieure* commence, en bas, au niveau de la grande échancrure sciatique, à un centimètre en avant de la terminaison de la ligne demi-circulaire précédente; elle se dirige en haut et en avant vers le bord supérieur de l'os où elle se confond avec la crête iliaque, sur un point situé à environ 3 centimètres en arrière de l'épine iliaque antérieure et supérieure. — Entre les deux lignes courbes se trouve comprise une large surface, de forme triangulaire, qui donne attache au muscle moyen fessier. — En avant de la ligne courbe inférieure, on voit une autre surface, beaucoup plus considérable encore, qui reçoit l'insertion du muscle petit fessier.

3° *Portion inférieure de la face externe.* — Au-dessous de la cavité cotyloïde, c'est-à-dire sur la moitié inférieure et verticale de l'os coxal, la face externe présente le trou *sous-pubien* ou *obturateur*. Ce trou a la forme d'un triangle dont les angles sont arrondis, ou d'un ovale dont la grosse extrémité est tournée en dedans et en haut. Son grand axe est oblique de haut en bas, d'avant en arrière et de dedans en dehors. Les bords du trou sous-pubien sont minces dans toute leur étendue, et échancrés à la partie supérieure et interne par la *gouttière obturatrice* ou *sous-pubienne;* celle-ci est dirigée obliquement de dehors en dedans et d'arrière en avant. Une membrane fibreuse, *membrane obturatrice,* ferme complétement le trou sous-pubien, excepté à l'endroit où la gouttière obturatrice donne passage aux vaisseaux et aux nerfs obturateurs. — Le trou sous-pubien est circonscrit : en dedans et en haut, par une large surface quadrilatère plus étendue en haut qu'en bas, le *corps du pubis*, dont la face externe donne attache aux muscles adducteurs de la cuisse; directement en haut, par la *branche horizontale du pubis;* en dehors, par l'*ischion*, colonne épaisse, légèrement concave en avant, servant de support à la cavité cotyloïde et terminée inférieurement par une partie arrondie, la *tubérosité sciatique*, sur laquelle repose le poids du corps dans la station assise; en dedans et en bas, par la *branche ischio-pubienne* allant de l'ischion au corps du pubis. Dans l'enfance, la branche ischio-pubienne se compose de deux moitiés séparées : l'une, intimement reliée au pubis, dite *branche descendante du pubis;* l'autre, appartenant à l'ischion, dite *branche ascendante de l'ischion.* Le corps et la branche horizontale du pubis, la branche ischio-pubienne et l'ischion forment, à leur face externe, une surface lisse et continue recouverte par des insertions musculaires. — Nous signalerons encore à la partie supérieure de l'ischion, au-dessous de la cavité cotyloïde, une gouttière qui loge le tendon de l'obturateur externe.

B. — *Face interne* ou *pelvienne.* — Une ligne saillante, la *ligne innominée*, divise cette face en deux parties : l'une supérieure, l'autre inférieure.

1° *Ligne innominée.* — La ligne innominée ou *ilio-pectinée* se présente sous la forme d'un bord mousse, convexe de haut en bas, concave d'avant en arrière ; elle est limitée, en avant, par l'éminence ilio-pectinée, en arrière, par la symphyse sacro-iliaque. Cette ligne constitue une partie du détroit supérieur (voyez page 26).

2° *Moitié supérieure de la face interne.* — La moitié supérieure de la face interne regarde en haut et en dedans ; elle présente en allant d'arrière en avant : 1° une forte tubérosité, *tubérosité iliaque,* convexe, très-inégale,

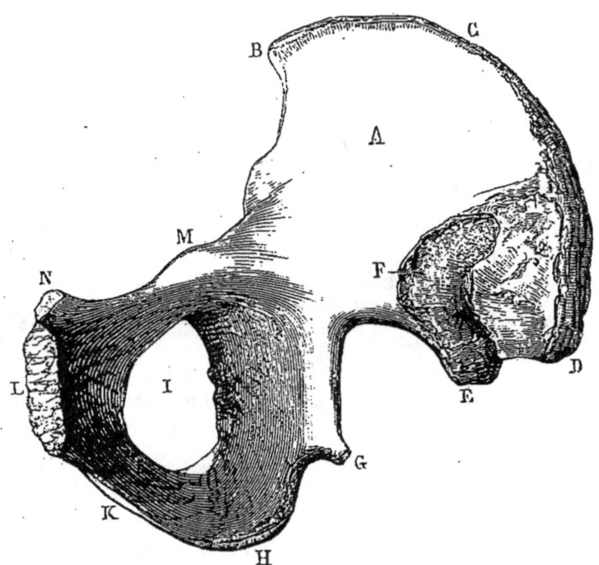

Fig. 8. — Os iliaque droit, vu par sa face interne.

A. Fosse iliaque interne.
B. Épine iliaque antérieure et supérieure.
C. Crête iliaque.
D. Épine iliaque postérieure et supérieure.
E. Épine iliaque postérieure et inférieure.
F. Facette auriculaire.
G. Épine sciatique.
H. Ischion.
I. Trou sous-pubien.
K. Branche ischio-pubienne.
L. Surface articulaire du bord inférieur de l'os iliaque.
M. Éminence ilio-pectinée.
N. Angle du pubis.

donnant attache aux ligaments qui unissent en arrière l'os coxal au sacrum ; 2° une surface articulaire plus large en haut qu'en bas, dite, à cause de sa forme, *surface auriculaire,* s'articulant avec la surface correspondante du sacrum ; 3° plus en avant, une large excavation lisse et régulière remplie par le muscle iliaque. C'est la *fosse iliaque interne,* le plus souvent percée d'un trou nourricier ; elle est tapissée par le muscle iliaque auquel elle donne attache.

3° *Moitié inférieure de la face interne.* — Au-dessous de la ligne innominée, on trouve, sur la moitié inférieure de l'os coxal, en procédant d'arrière en avant, une surface osseuse quadrilatère, lisse, légèrement concave, obliquement dirigée de haut en bas, d'arrière en avant et de dehors en dedans. Cette surface constitue, à sa partie supérieure, le *plancher de la cavité cotyloïde.* —Plus en avant, on voit la face interne du trou sous-pubien et l'extrémité postérieure de la gouttière sous-pubienne. Au-dessus de ce trou, existe la face postérieure de la branche horizontale du pubis; en dedans et en haut, la face postérieure du corps du pubis; en dedans et en bas, la face postérieure de la branche ischio-pubienne; en bas et en arrière, la face postérieure de l'ischion.

C. — *Circonférence.* — La circonférence de l'os iliaque a été partagée un peu arbitrairement en quatre bords :

1° *Bord supérieur.* — Le bord supérieur ou *crête iliaque* a pour limites : en avant, l'épine iliaque *antéro-supérieure;* en arrière, l'épine iliaque *postéro-supérieure.* Concave en dedans dans sa moitié antérieure, concave en dehors dans sa moitié postérieure, il a la forme d'une *S* italique. Étroit à sa partie moyenne, épais à ses deux extrémités, particulièrement à son extrémité postérieure, ce bord présente deux lèvres et un interstice. La *lèvre externe* donne attache au muscle grand oblique de l'abdomen ; l'*interstice* au muscle petit oblique ; la *lèvre interne* au muscle transverse.

2° *Bord inférieur.* — Le bord inférieur ou *pubien* est le plus court; il s'étend de l'angle supérieur et interne du pubis à la tubérosité sciatique; mince à sa partie moyenne, il est épais à ses deux extrémités. On peut lui distinguer une portion supérieure, articulaire, et une portion inférieure. — La *portion articulaire* fait, à sa rencontre avec le bord antérieur de l'os, un angle appelé *angle du pubis;* elle présente, dans toute son étendue, une facette ovale qui s'articule avec celle de l'os opposé. — La *portion inférieure,* oblique de haut en bas, de dedans en dehors et d'avant en arrière, est constituée par la branche ischio-pubienne qui est comme déjetée en dehors; elle forme, avec celle du côté opposé, une large arcade appelée l'*arcade des pubis* (voyez page 16) ; en bas, elle vient se perdre dans l'ischion.

3° *Bord antérieur.* — Le bord antérieur ou *inguinal* est concave et borné, en dehors, par l'épine iliaque antéro-supérieure; en dedans, par l'angle du pubis. On peut le diviser en deux portions : l'une postérieure, oblique de haut en bas et de dehors en dedans ; l'autre, antérieure, horizontale. — La portion postérieure est sinueuse ; on y rencontre en procédant de haut en bas: l'*épine iliaque antéro-supérieure,* qui donne insertion à plusieurs muscles et à l'extrémité externe du ligament de Fallope; au-dessous, une échancrure; puis, l'*épine iliaque antéro-inférieure,* sur laquelle s'insère le tendon du droit antérieur de la cuisse; enfin, une gouttière sur laquelle se réfléchit le tendon des muscles iliaque et psoas réunis. — La portion antérieure, horizontale, régulière, affecte la forme d'une surface triangulaire à laquelle on peut distinguer une base, un sommet et deux côtés. La base est représentée par une éminence arrondie dite *ilio-pectinée;* le sommet par une saillie aiguë, l'*épine du pubis,* à laquelle s'insère l'extrémité inférieure du ligament de Fallope. — Le côté antérieur de cette surface est mousse et se continue avec la face externe de l'os coxal. — Le côté postérieur est mince, presque tranchant, quand il arrive près de l'*épine du pubis.* On le désigne sous le nom de *crête pectinéale* ou *crête du pubis.* — Quant à la pointe de la surface triangulaire, elle se continue en dedans avec le bord supérieur du corps du pubis et se termine, avec lui, à l'angle du même nom.

4° *Bord postérieur*. — Le bord postérieur, compris entre l'épine iliaque postéro-supérieure et la tubérosité sciatique, est très-irrégulier et présente, en allant de haut en bas, une série d'éminences et d'échancrures :

a. — *L'épine iliaque postérieure et supérieure* déjà décrite ;

b. — Une petite échancrure ;

c. — *L'épine iliaque postérieure et inférieure* moins développée que la précédente ;

d. — Une vaste échancrure, *l'échancrure sciatique*, destinée à former le *grand trou sciatique* avec le concours du grand et du petit ligament sacro-sciatique ;

e. — Une éminence pointue et triangulaire, *l'épine sciatique*, donnant attache au petit ligament sacro-sciatique ;

f. — Une gouttière servant de poulie de réflexion au tendon du muscle obturateur interne ;

g. — La tubérosité sciatique, à l'union du bord postérieur et du bord inférieur.

Développement. — Dans l'enfance, l'os iliaque est séparé en trois parties qui se réunissent au niveau de la cavité cotyloïde. Ces trois parties peuvent être distinguées, d'après leur position, en supérieure, inférieure, antérieure : la portion supérieure a reçu le

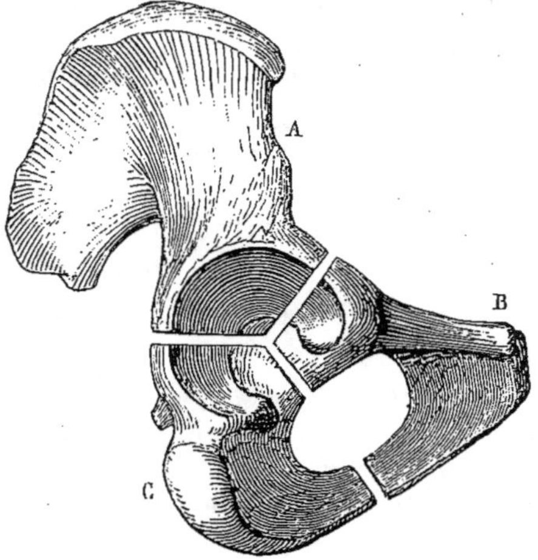

FIG. 9. — Os iliaque dans l'enfance.

A. Ilium.
B. Pubis.
C. Ischion.

nom d'*ilium* ou *ilion* ; l'inférieure, celui d'*ischion ;* l'antérieure, celui de *pubis* (voyez fig. 9). Ces noms viennent des mots suivants : *ilia*, cuisses ; ἰσχίον, os de la hanche ; *pubis*, poil.

L'os coxal se développe par trois points d'ossification primitifs et huit points complémentaires. — Des trois points primitifs, le premier apparaît dans l'ilium, du cinquantième au soixantième jour de la vie intra-utérine ; le deuxième dans l'ischion, au commencement du quatrième mois de la grossesse ; le troisième dans le pubis, à quatre mois et demi. — La soudure de la branche ischio-pubienne s'opère de douze à quatorze ans ; celle des trois points primitifs (ilium, ischion et pubis), de quinze à seize ans.

Quant aux huit points complémentaires, il y en a trois pour la cavité cotyloïde, un pour l'épine iliaque antérieure et inférieure, un pour la crête iliaque et son épine antéro-supérieure, un pour la tubérosité sciatique et la branche ischio-pubienne, deux pour l'épine et l'angle du pubis.

ARTICLE II

ARTICULATIONS DU BASSIN

Les os que nous venons de décrire sont réunis par quatre articulations désignées sous les noms : de *symphyse pubienne,* pour l'articulation des deux pubis; de *symphyses sacro-iliaques,* pour celle du sacrum avec les deux os iliaques; de *symphyse sacro-coccygienne,* pour celle du sacrum avec le coccyx. — A ces quatre articulations propres au bassin, il convient d'ajouter celle du sacrum avec le rachis ou *symphyse sacro-vertébrale.*

Toutes ces articulations sont des *amphiarthroses* ou *symphyses* plus ou moins analogues à celles des corps vertébraux entre eux.

Après avoir décrit ces articulations, nous consacrerons un paragraphe spécial à la membrane obturatrice et au ligament de Fallope qui, par leur structure, se rapprochent des ligaments articulaires, bien que leur rôle exclusif soit de compléter les parois du bassin.

§ 1. — Symphyse pubienne

La structure de la *symphyse pubienne* a été longtemps méconnue. Boyer, Cruveilhier, P. Dubois, Lenoir, Cazeaux, Jacquemier, Joulin, etc., la considéraient comme une articulation mixte composée d'une arthrodie en arrière et d'une amphiarthrose en avant. Selon ces auteurs, les surfaces articulaires se touchaient en arrière par deux petites facettes planes, revêtues de cartilages diarthrodiaux en contact direct ou du moins séparés seulement par une synoviale. A Sappey revient le mérite d'avoir redressé l'erreur en publiant, sur cette question, des recherches qui nous paraissent au-dessus de toute contestation.

En réalité, cette articulation est une *amphiarthrose* ou *symphyse* comparable à l'articulation du sacrum avec le corps de la cinquième vertèbre lombaire. Elle se compose : 1° de deux surfaces articulaires ; 2° d'un fibro-cartilage interosseux ; 3° de quatre ligaments périphériques.

A. — *Surfaces articulaires.* — Les surfaces articulaires, ovales et rugueuses, occupent toute la partie interne du corps des pubis. Leur bord antérieur est obliquement coupé d'avant en arrière et de dehors en dedans, de sorte qu'il existe un espace triangulaire entre les deux bords adjacents. Leur bord postérieur est au contraire légèrement saillant en arrière, et contribue à former le bourrelet qu'on remarque à la partie postérieure de la symphyse.

B. — *Fibro-cartilage interosseux.* — Le fibro-cartilage interpubien est tout à fait analogue aux disques intervertébraux ; il est formé, comme eux, d'une portion périphérique résistante et d'une portion centrale molle.

La portion périphérique se compose de fibres réunies en faisceaux et en lames, qui se portent très-obliquement d'une surface osseuse à l'autre en se

croisant et en décrivant des segments d'anneaux ; les plus superficielles de
ces fibres forment seules un anneau complet. Ce fibro-cartilage existe sur tout
le pourtour des surfaces articulaires, mais il est plus épais en avant, en haut et
en bas, que partout ailleurs ; en arrière, il fait une saillie qui déborde les os
en formant un bourrelet plus accusé chez la femme que chez l'homme, plus
saillant à sa partie moyenne qu'à ses deux extré-
mités. C'est ce bourrelet que l'on sent quand on
pratique le toucher vaginal, surtout chez les
femmes enceintes (voyez fig. 10).

La portion molle est située à égale distance des
extrémités supérieure et inférieure de la symphyse, mais si rapprochée de la partie postérieure
qu'elle semble atteindre les limites de l'os. Elle
est identique, par son aspect et sa structure, à
la partie centrale des disques intervertébraux et
présente une cavité qui paraît lisse à l'œil nu,
mais qui, en réalité, est munie de prolongements
villiformes. Son aspect a longtemps fait croire à

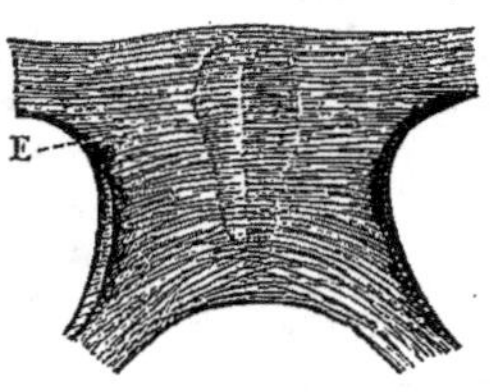

FIG. 10. — Symphyse pu-
bienne vue par la face
postérieure.

E. Bourrelet formé par le
fibro-cartilage interosseux.

l'existence d'une synoviale. — Chez la femme, la portion molle du ligament
interosseux semble s'être développée aux dépens de la portion périphérique,
et sa cavité est plus grande que chez l'homme ; mais c'est surtout pendant la grossesse qu'elle acquiert des dimensions considérables et envahit
presque tout le fibro-cartilage. Cette disposition a
pour résultat d'augmenter, bien légèrement il est
vrai, la mobilité de la symphyse.

C. — *Ligaments périphériques.* — Les ligaments
périphériques ont été divisés en antérieur, postérieur, supérieur, inférieur.

1° *Ligament antérieur.* — Le ligament antérieur
se compose du périoste ; il est fortifié par des fibres
tendineuses appartenant aux muscles qui s'insèrent sur le corps des pubis. Ce ligament, très-
dense et très-épais, forme un puissant moyen
d'union.

2° *Ligament postérieur.* — Le ligament postérieur est moins important. Il est formé par un
épaississement du périoste qui passe transversale-

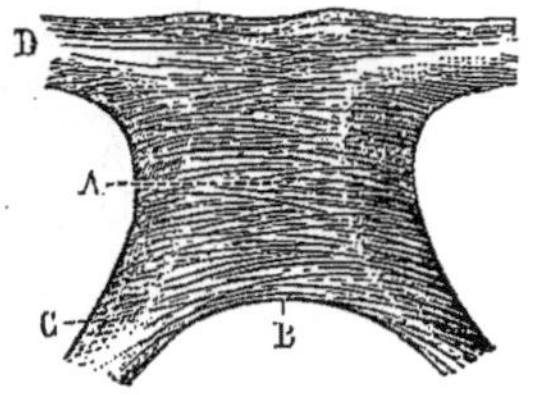

FIG. 11. — Symphyse pu-
bienne vue par la face antérieure.

A. Ligament antérieur.
B. Ligament triangulaire.
C. Branche ischio-pubienne.
D. Branche horizontale du
pubis.

ment sur le bourrelet de la symphyse ; il adhère au fibro-cartilage.

3° *Ligament supérieur.* — Le ligament supérieur est plus épais que le précédent, mais il a une origine et une disposition identiques.

4° *Ligament inférieur.* — Le ligament inférieur ou *sous-pubien, ligament
triangulaire,* est beaucoup plus épais que les deux précédents. Il figure
un croissant à concavité inférieure. Son bord supérieur adhère, sur la ligne
médiane, au fibro-cartilage interosseux ; il s'insère par ses extrémités aux
branches descendantes du pubis ; sa concavité forme la voûte d'une arcade,

dite *arcade pubienne*, sous laquelle vient se dégager la tête de l'enfant au moment où elle va franchir la vulve.

La hauteur de la symphyse pubienne est variable ; elle ne dépasse pas 5 centimètres, si on la mesure depuis le ligament supérieur jusqu'au bord concave du ligament triangulaire, mais elle est quelquefois moindre.

Mouvements. — Les mouvements de la symphyse pubienne sont presque nuls sur un bassin intact (1) ; si, par un trait de scie, on divise les deux pubis en dehors des trous ovalaires, la mobilité augmente.

§ 2. — Symphyse sacro-iliaque

De toutes les amphiarthroses du bassin, l'articulation *sacro-iliaque* est celle qui s'éloigne le plus du type des symphyses : d'une part, les deux surfaces articulaires sont revêtues de fibro-cartilages, entre lesquels existe une grande cavité analogue à la cavité des disques intervertébraux ; d'autre part, on ne trouve pas, autour de cette cavité, de partie périphérique fibro-cartilagineuse,

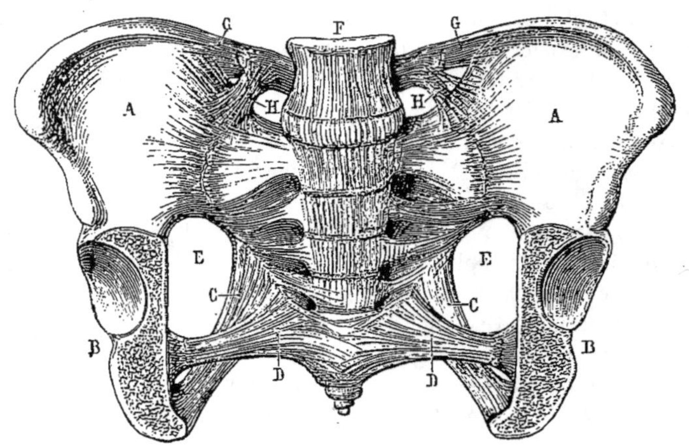

FIG. 12. — Bassin avec ses ligaments. La partie antérieure a été enlevée par une coupe faite en dehors des trous sous-pubiens.

A. Fosse iliaque interne.
B. Section de l'os.
C. Grand ligament sacro-sciatique.
D. Petit ligament sacro-sciatique.

E. Grand trou sciatique.
F. Dernière vertèbre lombaire.
G. Ligament ilio-lombaire.
H. Ligament sacro-vertébral.

mais une synoviale. Ces caractères ont même déterminé Sappey à classer cette articulation entre les diarthroses et les symphyses.

Chacune des symphyses sacro-iliaques se compose de deux surfaces articulaires, de six ligaments et d'une synoviale.

A. — *Surfaces articulaires*. — Constituées par les facettes auriculaires du

(1) Dans quelques espèces animales, les choses se passent différemment et, pendant la parturition, les deux pubis peuvent s'écarter assez pour agrandir la capacité du bassin. Cet écartement est de 0ᵐ,025 chez la femelle du cochon d'Inde.

sacrum et de l'os iliaque (voy. pages 6 et 11), ces surfaces sont encroûtées de cartilages ne présentant, sur chaque os, ni le même aspect, ni la même structure. — Le cartilage appartenant au sacrum est plus épais que celui de l'os coxal ; il se compose d'une couche cartilagineuse adhérente à l'os et d'une couche fibro-cartilagineuse très-mince regardant le centre de l'articulation. — Le cartilage de l'os coxal est un véritable fibro-cartilage ; il est plus mince que le précédent.

B. — *Ligaments.* — Nous diviserons les moyens d'union en deux espèces : quatre ligaments sacro-iliaques et deux ligaments sacro-sciatiques.

1° *Ligament sacro-iliaque antérieur.* — Le ligament sacro-iliaque antérieur (antéro-inférieur de Sappey) est formé par le périoste qui passe sur l'interligne articulaire en allant de la face antérieure du sacrum à l'os coxal.

2° *Ligament sacro-iliaque supérieur.* — Le ligament sacro-iliaque supérieur (antéro-supérieur de Sappey) analogue au précédent, mais plus épais, est constitué par le périoste étendu de l'aileron du sacrum à la fosse iliaque interne et passant au-dessus de l'articulation.

3° *Ligament sacro-iliaque inférieur.* — Le ligament sacro-iliaque inférieur (sacro-iliaque vertical de Cruveilhier, postéro-inférieur de Sappey) naît, en haut, de l'épine iliaque postérieure et supérieure, se dirige en bas et s'attache

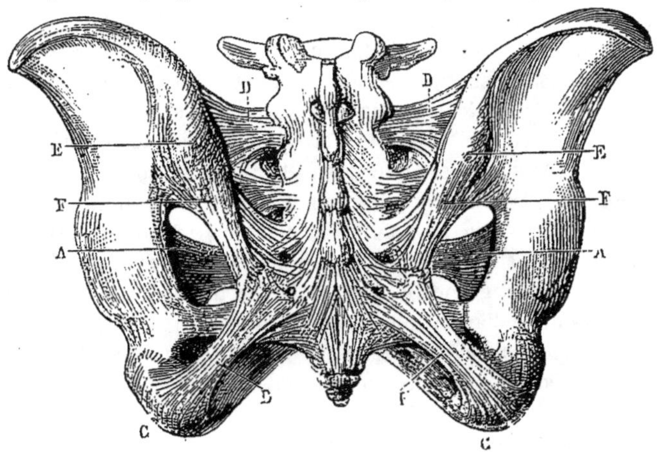

FIG. 13. — Bassin avec ses ligaments, vu par sa face postérieure.

A. Grand trou sciatique au travers duquel on voit la branche horizontale du pubis.
B. Grand ligament sacro-sciatique.
C. Tubérosité sciatique.

D. Ligament sacro-iliaque postérieur.
E. Épine iliaque postérieure et supérieure.
F. Ligament sacro-iliaque inférieur ou vertical.

au tubercule situé en dehors du troisième trou sacré postérieur. Ses fibres les plus profondes naissent, en haut, des deux épines iliaques postérieures ainsi que de l'échancrure intermédiaire et s'insèrent, en bas, sur tout l'espace compris entre les tubercules situés en dehors des deuxième et troisième trous sacrés postérieurs.

4° *Ligament sacro-iliaque postérieur.* — Ce ligament, le plus fort et le plus important de tous, est formé de fibres d'autant plus courtes qu'elles sont plus profondes ; il présente deux couches qui se continuent entre elles sans ligne de démarcation bien tranchée :

a. — La couche la plus superficielle (ligament postéro-supérieur de Sappey) se compose de plusieurs faisceaux entrecroisés qui s'étendent de la partie postérieure de la crête iliaque, et de la surface rugueuse existant au-dessous de cette crête, aux tubercules situés en dehors des deux premiers trous sacrés postérieurs.

b. — La couche la plus profonde (ligament interosseux de Sappey) occupe la grande excavation placée immédiatement en arrière des deux surfaces articulaires ; elle s'attache, d'une part, à la face interne de l'os iliaque sur toute l'étendue de la tubérosité iliaque, d'autre part, aux deux fossettes qu'on voit sur le sacrum en dehors du premier trou sacré postérieur.

5° *Grand ligament sacro-sciatique.* — Le grand ligament sacro-sciatique est situé, de chaque côté, sur la partie latérale et postérieure du bassin. Il a la forme d'un triangle dont la base, très-large, s'insère principalement à la portion inférieure du bord latéral du sacrum et au coccyx, accessoirement aux tubercules du sacrum situés en dehors des trois derniers trous sacrés postérieurs, à la face postérieure du ligament sacro-iliaque inférieur, et même à l'épine iliaque postéro-inférieure. Le sommet s'insère à la face externe de la tubérosité sciatique. — Ce ligament n'est pas exactement triangulaire, car il se rétrécit à sa partie moyenne pour s'élargir de nouveau à son extrémité inférieure, de sorte qu'il forme deux triangles réunis par leurs sommets tronqués. Ainsi envisagé, le grand ligament sacro-sciatique présente à étudier : une face antérieure, une face postérieure, un bord supérieur et un bord inférieur. — La face antérieure est en rapport, dans sa partie supérieure, avec le petit ligament sacro-sciatique. — La face postérieure est recouverte par le muscle grand fessier. — Le bord supérieur concourt à la fermeture de la grande échancrure sciatique et limite, en haut, la partie postérieure du *grand trou sciatique,* en bas, la partie inférieure du petit trou sciatique. — Le bord inférieur circonscrit le détroit inférieur sur ses parties latérale et postérieure (voyez fig. 12 et 13).

6° *Petit ligament sacro-sciatique.* — Ce ligament, de forme exactement triangulaire, est situé en avant du précédent avec lequel il se confond à la partie supérieure, tandis qu'en bas il en est séparé par le petit trou sciatique. Il s'insère, par sa base, à la partie inférieure du bord latéral du sacrum et au bord du coccyx ; par son sommet, à l'épine sciatique. La grande échancrure se trouve ainsi divisée en deux portions ; la première, large et de forme ovale, est le *grand trou sciatique,* par lequel passent le muscle pyramidal, les grand et petit nerfs sciatiques, les artères et les veines fessières, ischiatiques et honteuses internes ; la seconde, de forme triangulaire, est le *petit trou sciatique,* par lequel passent le tendon de l'obturateur interne et les vaisseaux honteux internes. Ceux-ci sortent du bassin par le grand trou sciatique, contournent la face postérieure du petit ligament et rentrent dans l'excavation pelvienne par le petit trou sciatique (voyez fig. 12 et 13).

Les deux ligaments sacro-sciatiques servent à consolider l'articulation sacro-iliaque; en effet, quand la tête fœtale descend dans l'excavation pelvienne, elle repousse l'extrémité inférieure du sacrum en arrière, et cet os est transformé en un levier dont l'action tend à luxer l'articulation sacro-iliaque ; mais les deux ligaments sacro-sciatiques s'opposent à ce déplacement en maintenant l'extrémité inférieure du sacrum, car ils sont d'autant plus tendus que la pression de la tête fœtale est plus énergique, et le sacrum, tiré en sens inverse par deux forces égales, reste dans l'immobilité. — Les ligaments sacro-sciatiques servent d'autre part à compléter les parois du bassin. Leur structure a pour résultat de rendre ces parois jusqu'à un certain point élastiques, et de prévenir les accidents de compression qui pourraient se produire au moment de l'accouchement, si elles étaient absolument résistantes.

C. — *Synoviale.* — L'articulation sacro-iliaque est munie d'une synoviale qui revêt la face interne des ligaments au niveau de l'interligne articulaire sans se prolonger, comme on le pensait autrefois, sur les cartilages. Cette synoviale est donc très-peu étendue.

Mouvements. — Les articulations sacro-iliaques ne sont susceptibles que de mouvements à peine sensibles si le bassin est intact (1). Mais si l'on pratique la section de tous les moyens d'union de la symphyse pubienne, on peut éloigner et rapprocher alternativement l'os coxal du sacrum préalablement fixé. Toutefois ces mouvements sont très limités, et les deux os pubis ne s'écartent que de 1 à 2 centimètres et demi (voy. Symphyséotomie).

§ 3. — Articulations sacro-coccygienne et intercoccygiennes

L'articulation sacro-coccygienne unit le sacrum au coccyx. Elle doit, de plus, assurer la mobilité de ce dernier os ; mais elle est souvent suppléée, dans ses mouvements, par les articulations intercoccygiennes. Nous décrirons donc successivement l'articulation sacro-coccygienne et les articulations intercoccygiennes.

Articulation sacro-coccygienne. — L'articulation sacro-coccygienne, considérée par Lenoir, Cazeaux, etc., comme une arthrodie, est une amphiarthrose ; elle se compose de deux surfaces articulaires, d'un fibro-cartilage interosseux et de quatre ligaments périphériques.

(1) La plupart des accoucheurs anglais accordent cependant une certaine importance aux mouvements de l'articulation sacro-iliaque. Zaglas et Duncan pensent que le sacrum, chez une femme enceinte, peut basculer autour d'un axe transversal qui passerait par la deuxième vertèbre sacrée. Dans ce mouvement de bascule, le promontoire pourrait s'avancer vers le pubis de 2 millimètres et demi et le coccyx reculer de 5 millimètres. Ce mouvement ne se produirait que lorsque la femme est fortement inclinée en avant, dans l'attitude qu'elle prend au moment de la défécation par exemple.

Si, au contraire, la femme est debout ou assise, le promontoire recule, le coccyx exécute un mouvement inverse qui le rapproche du pubis et les ligaments sacro-sciatiques sont relâchés.

A. — *Surfaces articulaires*. — Les surfaces articulaires sont : du côté du sacrum, une facette ovale, légèrement convexe, qui occupe le sommet de l'os ; du côté du coccyx, une surface ovale, légèrement concave (voyez pages 6 et 8).

B. — *Fibro-cartilage interosseux*. — Le fibro-cartilage a une épaisseur uniforme et une structure identique avec celle de tous les ligaments de cette espèce ; seulement il présente de nombreuses variétés individuelles relativement à l'étendue de la partie molle ou centrale, qui tantôt s'élargit aux dépens de la partie périphérique, tantôt, au contraire, est envahie par celle-ci. Il en résulte des différences très-grandes dans la mobilité de l'articulation.

Ces différences sont importantes à noter chez la femme, parce qu'au moment de l'accouchement le coccyx doit subir une rétropulsion qui agrandit le diamètre antéro-postérieur du détroit inférieur. — A partir de trente-cinq à quarante ans, cette mobilité diminue et peut même devenir nulle, par le fait de l'ossification du fibro-cartilage. On conçoit que, dans les efforts de la parturition, la mobilité de l'articulation sacro-coccygienne en rende la luxation. possible, ou qu'il y ait fracture quand les deux os sont ankylosés.

C. — *Ligaments périphériques*. — Ils sont au nombre de quatre : un ligament antérieur, un ligament postérieur, deux ligaments latéraux.

1° *Ligament sacro-coccygien antérieur*. — Le ligament sacro-coccygien antérieur est simplement constitué par le périoste allant de la base du coccyx au sommet du sacrum en suivant la face antérieure des deux os.

2° *Ligament sacro-coccygien postérieur*. — Le ligament sacro-coccygien postérieur, épais et résistant, s'attache, d'une part, aux deux bords de la gouttière qui termine le canal sacré ; d'autre part, à la face postérieure du coccyx. Ses deux faisceaux latéraux (ligament sacro-coccygien postéro-latéral de Sappey) s'insèrent, en haut, aux cornes du sacrum, en bas, aux cornes du coccyx.

3° *Ligaments sacro-coccygiens latéraux*. — Ces ligaments sont au nombre de deux, un pour chaque côté (ligament sacro-coccygien antéro-latéral de Sappey). Ils s'étendent obliquement, de haut en bas et d'arrière en avant, des parties latérales du sommet du sacrum aux parties latérales de la base du coccyx, ou plus exactement aux angles supérieurs de cet os.

Articulations intercoccygiennes. — Avant la réunion des pièces du coccyx en un seul os, toutes les articulations intercoccygiennes ne seraient, d'après Sappey, que des symphyses à l'état rudimentaire. Elles se composent de petites facettes articulaires ovales, de disques fibro-cartilagineux interoseux et d'une gaîne fibreuse périphérique.

Mouvements. — En faisant des recherches sur les conditions anatomiques qui permettent la rétropulsion du coccyx, Lenoir (1) a constaté que les mouvements se passent aussi souvent dans l'articulation des deux premières pièces du coccyx entre elles que dans l'articulation sacro-coccygienne ; quelquefois,

____

(1) Lenoir, Sée et Tarnier, *Atlas complémentaire de tous les traités d'accouchements*, chez Masson. Paris, 1865.

dans ces deux articulations simultanément; exceptionnellement, dans les articulations, soit de la seconde avec la troisième, soit de la troisième avec la quatrième vertèbre coccygienne. Si l'ossification a envahi le fibro-cartilage de l'articulation sacro-coccygienne (voy. page 20), les mouvements du coccyx se produisent entre les deux premières pièces de cet os (voyez page 8).

§ 4. — Articulations sacro-vertébrales

Le sacrum est uni à la cinquième vertèbre lombaire par trois articulations : l'une, médiane, est une *symphyse;* les deux autres, latérales, sont des *arthrodies.*

Symphyse sacro-vertébrale. — Cette articulation se compose de deux surfaces articulaires, d'un fibro-cartilage interosseux et de deux ligaments périphériques.

A. — *Surfaces articulaires.*—Elles présentent deux grandes surfaces ovales situées : l'une sur la base du sacrum, l'autre sur la face inférieure du corps de la cinquième vertèbre lombaire (voyez fig. 1).

B. — *Fibro-cartilage interosseux.* — Il est semblable à tous les disques intervertébraux et présente comme eux une partie centrale molle, et une partie périphérique fibro-cartilagineuse ; mais, très-obliquement taillé, il est une fois plus haut en avant qu'en arrière.

C. — *Ligaments périphériques.* — Ces ligaments, au nombre de deux, sont de simples prolongements des ligaments vertébraux :

1° *Ligament vertébral commun antérieur.* — Le ligament vertébral commun antérieur a la forme d'un ruban étendu sur toute la hauteur du rachis et s'attachant à la partie antérieure de tous les corps vertébraux; il se prolonge, ici, de la partie antérieure du corps de la cinquième vertèbre lombaire jusqu'à la face antérieure du sacrum.

2° *Ligament vertébral commun postérieur.* — Ce ligament, rubané comme le précédent, s'étend sur toute la hauteur du canal rachidien, en s'attachant à la face postérieure du corps des vertèbres; il descend, ici, jusque sur la paroi antérieure du canal sacré.

Arthrodies sacro-vertébrales. — Les arthrodies sacro-vertébrales sont au nombre de deux, une pour chaque côté. Chacune d'elles, parfaitement symétrique avec celle du côté opposé, présente deux surfaces articulaires, six ligaments et une synoviale.

A. — *Surfaces articulaires.* — Placées sur l'une des apophyses articulaires du sacrum et sur l'apophyse articulaire correspondante de la cinquième vertèbre lombaire, elles offrent deux surfaces encroûtées de cartilage diarthrodial. La surface articulaire du sacrum est concave et regarde en dedans ; celle de la vertèbre lombaire est convexe et regarde en dehors.

B. — *Moyens d'union.* — Les moyens d'union se composent de six ligaments parmi lesquels il faut comprendre la capsule articulaire.

1° *Capsule articulaire.* — La capsule articulaire, mince et lâche, est formée de fibres qui se fixent sur le pourtour des deux surfaces articulaires.

2° *Ligament jaune*. — Ce ligament, semblable aux ligaments jaunes de la colonne vertébrale, naît, en haut, sur la face antérieure de la lame de la dernière vertèbre lombaire, se porte en bas et s'attache au bord postéro-latéral du canal sacré. Il se prolonge assez pour renforcer la capsule articulaire.

3° *Ligament surépineux*. — Le ligament surépineux de la colonne vertébrale, à sa terminaison, s'étend du sommet de l'apophyse épineuse de la cinquième vertèbre lombaire au premier tubercule de la crête sacrée. Situé sur la ligne médiane, ce ligament est commun aux deux arthrodies sacro-vertébrales.

4° *Ligament interépineux*. — Le ligament interépineux du rachis, à son extrémité inférieure, s'attache, d'une part, au bord inférieur de l'apophyse épineuse de la cinquième vertèbre lombaire, d'autre part, à la partie la plus élevée de la crête sacrée. Comme le précédent, il est médian et commun aux deux arthrodies de l'articulation sacro-vertébrale.

5° *Ligament sacro-vertébral*. — Le ligament sacro-vertébral naît de la partie antérieure et interne de l'apophyse transverse de la cinquième vertèbre lombaire, se dirige obliquement en bas et en dehors, et s'insère à la partie postérieure de l'aileron du sacrum (voyez fig. 12).

6° *Ligament ilio-lombaire*. — Ce ligament part du sommet de l'apophyse transverse de la cinquième vertèbre lombaire et se dirige horizontalement en dehors pour aller se fixer sur la crête iliaque, au-dessus de l'épine postérieure et supérieure. Ses fibres offrent d'autant plus de longueur qu'elles sont plus supérieures; elles forment un gros faisceau triangulaire dont la base s'implante sur la crête iliaque, et le sommet, plus arrondi, sur l'apophyse transverse (voyez fig. 12).

C. — *Synoviale*. — La synoviale de cette articulation est peu étendue; elle revêt la capsule articulaire à sa face interne.

Mouvements. — Les trois articulations sacro-vertébrales se renforcent mutuellement; elles concourent, pour une petite part, aux mouvements généraux du bassin sur la colonne vertébrale (voyez page 44).

§ 5. — Membrane obturatrice, arcade crurale.

La membrane obturatrice et l'arcade crurale ne servent pas, comme les ligaments sacro-sciatiques, à consolider les articulations du bassin, mais, comme eux, elles complètent les parois pelviennes.

Membrane obturatrice. — Cette membrane s'insère, par sa demi-circonférence externe, directement au pourtour du trou obturateur, et, par sa demi-circonférence interne, à la face postérieure de la branche ascendante de l'ischion et descendante du pubis. Elle ferme complétement le trou sous-pubien, excepté à la partie supérieure où elle contribue à former le canal du même nom. Ce canal, en partie osseux, en partie fibreux, livre passage aux vaisseaux et aux nerfs obturateurs.

La membrane sous-pubienne reçoit, sur sa face externe, les insertions du muscle obturateur externe, et sur sa face interne, les insertions du muscle obturateur interne.

Arcade crurale. — L'arcade crurale, *arcade fémorale*, *ligament de Fallope*, *ligament de Poupart*, est de nature aponévrotique.; elle donne attache, en haut, à l'aponévrose du muscle grand oblique, en bas, à l'aponévrose de la cuisse. Elle est tendue, à la manière d'une corde, de l'épine iliaque antéro-supérieure à l'épine des pubis; en ce dernier point, ses fibres les plus externes prennent la forme d'un éventail, vont s'attacher à la crête pectinéale et constituent ce qu'on a appelé le *ligament de Gimbernat*. Elle répond au pli de l'aîne et établit la limite de l'abdomen et de la cuisse. Entre cette arcade et le bord antérieur de l'os coxal, existe un espace triangulaire que remplissent, si l'on procède de dehors en dedans, le muscle psoas-iliaque, le nerf crural, l'artère et la veine fémorales. C'est entre les vaisseaux fémoraux et le ligament de Gimbernat que se produisent les hernies crurales.

ARTICLE III

DU BASSIN OSSEUX EN GÉNÉRAL

Le bassin est constitué par les os et les articulations que nous venons de décrire; considéré dans son ensemble, il a la forme d'un canal osseux ou d'une ceinture osseuse; il est curviligne, irrégulier, plus large à sa partie supérieure qu'à sa partie inférieure, légèrement aplati d'avant en arrière. Ses parois sont en outre moins élevées en avant que sur les côtés ou en arrière. On lui considère une surface extérieure et une surface intérieure.

A. — *Surface extérieure du bassin.* — La surface extérieure n'a qu'une importance secondaire au point de vue des accouchements; il nous paraît donc inutile de la diviser en quatre régions, comme nous le ferons pour la surface intérieure.

Elle se compose de deux moitiés symétriques; chacune d'elles présente en avant : sur la ligne médiane, la symphyse pubienne; de chaque côté de cette articulation, se voit la face antérieure, légèrement concave, du corps du pubis. Plus en dehors, on remarque le trou sous-pubien fermé par la membrane obturatrice. Ce trou est limité, en haut, par le bord antérieur de la branche horizontale du pubis; en dedans et en bas, par la branche ischio-pubienne; en dehors, par le bord interne de l'ischion.

En dehors et en arrière des parties que nous venons d'énumérer, sur la face latérale du bassin, se trouvent la cavité cotyloïde et la *fosse iliaque externe.* Celle-ci, convexe dans sa moitié antérieure, concave dans sa moitié postérieure, est limitée : en avant, par les deux épines iliaques antérieures; en haut, par la crête iliaque; en arrière, par les deux épines iliaques postérieures et par le bord externe du ligament sacro-iliaque inférieur. Au-dessous de la fosse iliaque externe, on remarque le grand et le petit trou sciatique, la face externe du grand ligament sacro-sciatique et une partie du petit ligament sacro-sciatique.

Tout à fait en arrière, entre les deux os coxaux, on trouve : sur la ligne médiane, la crête sacrée avec ses inégalités; au-dessous de cette crête, la gouttière qui termine, en bas, le canal sacré. Cette gouttière est en partie comblée par le ligament sacro-coccygien postérieur. Plus bas, enfin, on arrive sur la face postérieure du coccyx. — De chaque côté de la ligne médiane, on voit, en haut, une excavation qui est en partie remplie par le ligament sacro-iliaque posté-rieur ; en arrière de ce ligament, il reste une dépression très-marquée qui forme la partie la plus élevée de la gouttière sacrée correspondante. — Les gouttières sacrées sont situées de chaque côté de la crête du même nom ; elles présentent à considérer les trous sacrés postérieurs, le ligament sacro-iliaque postérieur, une partie du ligament sacro-iliaque inférieur ou vertical et l'extrémité supérieure des ligaments sacro-sciatiques ; elles se continuent, en haut, avec les gouttières vertébrales et, comme ces dernières, donnent attache à des aponévroses et à des muscles ; elles ont donc disparu sur un bassin recouvert de ses parties molles.

B. — *Surface intérieure du bassin.* — La surface intérieure, lisse et régu-lière, contrairement à la surface extérieure qui est rugueuse et inégale, doit être divisée en deux parties : l'une, supérieure, large et évasée, constitue le

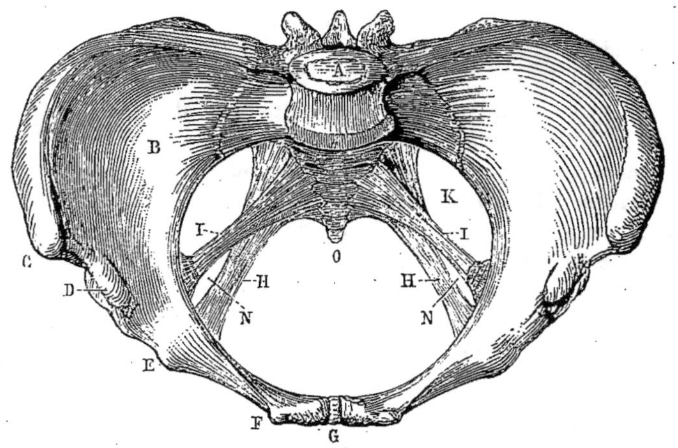

FIG. 14. — Surface intérieure du bassin.

A. Dernière vertèbre lombaire.
B. Fosse iliaque interne.
C. Épine iliaque antérieure et supérieure.
D. Épine iliaque antérieure et inférieure.
E. Éminence ilio-pectinée.
F. Épine du pubis.

G. Symphyse pubienne.
H. Grand ligament sacro-sciatique.
I. Petit ligament sacro-sciatique.
K. Grand trou sciatique.
N. Petit trou sciatique.
O. Pointe du coccyx.

grand bassin ; l'autre, inférieure, plus étroite et plus régulière, est le *petit bassin.* Le grand et le petit bassin ont pour limite respective une ouverture un peu rétrécie, le *détroit supérieur,* que nous étudierons bientôt. — Toute cette surface intérieure est particulièrement importante au point de vue des accou-chements, et sa description, pour être claire, doit être scindée, comme nous l'avons fait dans ce qui suit, en plusieurs paragraphes.

§ 1. — Du grand bassin

Le *grand bassin, bassin supérieur*, a une forme très-irrégulière ; on peut le comparer à un entonnoir incomplet, chargé de diriger le produit de la conception vers le petit bassin. On y distingue une paroi postérieure, deux parois latérales et une circonférence. En avant, au lieu d'une paroi osseuse, le grand bassin présente une vaste échancrure (voyez fig. 14).

La *paroi postérieure* présente, sur la ligne médiane, un vide qui est presque rempli, sur le squelette, par le corps de la cinquième vertèbre lombaire. De chaque côté du corps de cette vertèbre, existe une large gouttière dans laquelle passe le muscle psoas ; chaque gouttière est limitée : en dehors, par la partie postérieure de la fosse iliaque interne ; en dedans, par l'angle sacro-vertébral ; en bas, par l'aileron du sacrum ; en arrière, par le bord antérieur de l'apophyse transverse de la cinquième vertèbre lombaire et le ligament ilio-lombaire. On remarque aussi, sur la paroi postérieure, le ligament sacro-vertébral.

Les *parois latérales* sont formées par les fosses iliaques internes, surfaces concaves, déjetées en dehors et regardant en haut, en dedans et en avant.

La *circonférence* est encore désignée sous le nom de *bord, contour* ou *base du bassin*. En avant, elle s'interrompt au niveau de l'échancrure du grand bassin ; mais dans la description il y a quelque avantage à compléter le circuit de la base du bassin, en y comprenant le bord antérieur des os coxaux. Ainsi envisagée, cette circonférence est formée : en arrière, par la base du sacrum ; de chaque côté, par la crête iliaque ; en avant, par le bord antérieur de l'os coxal. Les crêtes iliaques et le bord antérieur des os coxaux donnent attache aux parois abdominales qui comblent et masquent l'échancrure antérieure du grand bassin.

Dimensions du grand bassin. — Les dimensions transversales du grand bassin sont intéressantes à connaître ; elles mesurent en moyenne : d'une épine iliaque antérieure et supérieure à l'autre, 24 centimètres ; d'une crête iliaque à l'autre, au point où l'espace est le plus large, 27 à 28 centimètres ; mais toutes ces dimensions sont très-variables.

Quant à la hauteur des parois latérales, elle est moins importante. On peut l'estimer à 5 ou 6 centimètres en prenant la plus courte distance entre deux plans parallèles que l'on fait passer : l'un, par les points les plus élevés des crêtes iliaques, l'autre, à la limite du grand et du petit bassin. Nous ferons remarquer, en outre, qu'une ligne obliquement étendue du milieu de l'une des crêtes iliaques au milieu de la ligne innominée correspondante mesure 9 centimètres et représente la largeur de la fosse iliaque interne.

§ 2. — Du petit bassin

Le *petit bassin, bassin inférieur*, est cette portion du canal pelvien qui est située au-dessous du grand bassin. Ses dimensions sont telles qu'elles permettent au fœtus de le traverser ; mais si elles sont amoindries par une mauvaise conformation, l'accouchement est entravé. On comprend donc l'importance de l'étude du petit bassin.

Sa forme est celle d'un canal élargi à la partie moyenne; on peut le comparer à un baril défoncé. Les deux ouvertures de ce canal ont reçu les noms de *détroit supérieur* et de *détroit inférieur;* la portion intermédiaire s'appelle *excavation pelvienne.*

Détroit supérieur. — Le *détroit supérieur* ou *détroit abdominal, isthme du bassin, marge du bassin,* sépare le grand bassin du petit bassin; il est formé, d'arrière en avant, par les parties suivantes : l'angle sacro-vertébral ou promontoire, le bord antérieur de l'aileron du sacrum et la partie correspondante de l'articulation sacro-iliaque, la ligne innominée, l'éminence ilio-pectinée, la crête et l'épine du pubis, le bord supérieur du corps du pubis, l'angle du même nom et l'extrémité supérieure de la symphyse. De toutes ces parties, la plus importante est l'angle sacro-vertébral dont la saillie, lorsqu'elle est exagérée, cause le plus grand nombre des accouchements difficiles.

La ligne qui circonscrit ce détroit est plus élevée en arrière et en avant que sur les parties latérales. Quand on place un bassin sur un plan hori-

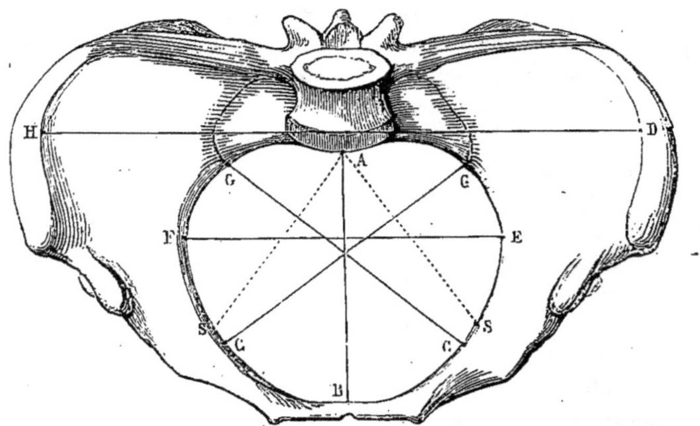

FIG. 15. — Forme et diamètre du détroit supérieur.

AB. Diamètre antéro-postérieur.
CG. Diamètres obliques.
EF. Diamètre transverse.

AS. Diamètre sacro-cotyloïdien.
DH. Diamètre bis-iliaque du grand bassin.

zontal qu'il touche par le coccyx et les ischions, cette ligne présente, en partant de l'angle sacro-vertébral, une direction oblique en bas et en dehors; elle est presque horizontale sur les côtés et devient oblique en haut et en dedans, lorsqu'elle s'approche de la symphyse pubienne (voyez fig. 15).

On a comparé le détroit supérieur à diverses figures géométriques: circonférence, ellipse, ovale, triangle; on dit encore qu'il ressemble à un cœur de cartes à jouer. La comparaison la plus exacte nous paraît être celle d'un triangle curviligne, à angles arrondis, dont la base irait d'une articulation sacro-iliaque à l'autre, et dont le sommet aboutirait à la symphyse pubienne.

Seulement la base de ce triangle présenterait, en son milieu, une saillie intérieure due à la proéminence de l'angle sacro-vertébral.

Détroit inférieur. — Le *détroit inférieur* ou *périnéal, petit détroit*, limite l'ouverture inférieure du bassin; il est formé, d'arrière en avant, par les parties suivantes : le coccyx, le bord inférieur des ligaments sacro-sciatiques, les tubérosités sciatiques, les branches ischio-pubiennes et le ligament triangulaire (voyez fig. 16).

Ce détroit est donc composé de parties osseuses et de parties fibreuses. Aussi, pendant le travail de l'accouchement, est-il susceptible de varier dans sa forme et ses dimensions. A l'état de repos, sa forme serait, d'après Chaussier, celle d'un ovale à grosse extrémité postérieure, présentant en arrière une saillie intérieure formée par le coccyx; mais nous avons presque toujours trouvé la grosse extrémité de cet ovale dirigée en avant. Pour en avoir

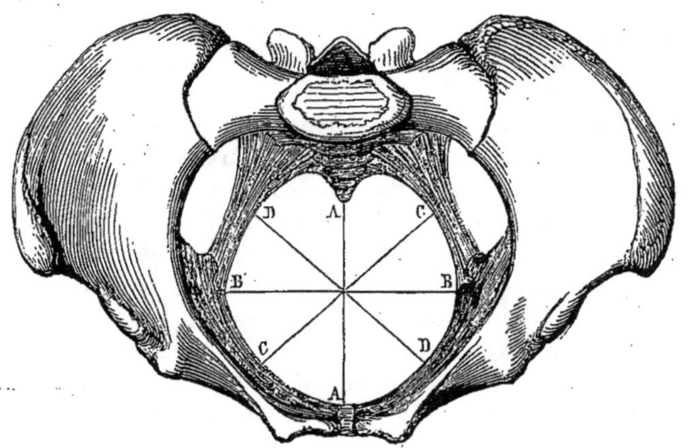

Fig. 16. — Forme et diamètres du détroit inférieur. — (Le bassin y est vu sous une inclinaison telle que le diamètre bis-ischiatique paraît rencontrer l'intersection des diamètres obliques, mais en réalité ce diamètre bis-ischiatique passe en avant de cette intersection, comme on peut le constater sur l'une des figures suivantes, voyez fig. 18.)

AA. Diamètre coccy-pubien.   CC. Diamètre oblique droit.
BB. Diamètre transverse.   DD. Diamètre oblique gauche.

une idée approximative, on peut appliquer et courber une feuille de papier sur le détroit inférieur et en tracer le contour avec un crayon tenu verticalement à l'intérieur du bassin. Ce procédé a l'inconvénient de faire figurer sur un même plan des points qui, sur le bassin, sont à des hauteurs différentes, et de donner trop de longueur au diamètre coccy-pubien, en redressant la ligne courbe qui avait relié ses deux extrémités.

La circonférence du détroit inférieur est loin d'être régulière comme celle du détroit supérieur; on y distingue trois saillies et trois dépressions. — Des trois saillies, l'une est postérieure et formée par le coccyx, les deux autres sont latérales et constituées par les deux tubérosités ischiatiques. — Des trois dépressions, deux sont postéro-latérales et répondent aux bords curvilignes des ligaments sacro-sciatiques, la dernière, beaucoup plus profonde, est l'arcade des pubis.

L'*arcade des pubis* est moins une dépression qu'une vaste échancrure, sous laquelle se dégage la tête du fœtus à la fin de l'accouchement; on comprend donc l'importance de son étude. Cette arcade figure un V renversé, largement ouvert, dont les côtés sont formés par les branches ischiopubiennes et la partie la plus interne des tubérosités sciatiques; le sommet est arrondi et répond au ligament triangulaire de la symphyse pubienne. La face postérieure de chacune des branches ischio-pubiennes ne regarde pas directement en arrière, mais en arrière et en dedans; leur bord interne est, en outre, refoulé en avant. Il en résulte que ces branches sont évasées à la façon d'un entonnoir à grande ouverture postérieure, comme pour faciliter la sortie du fœtus. La hauteur de *l'arcade des pubis* est, en moyenne, de 55 millimètres; sa largeur, au-dessous du ligament triangulaire, est de 27 millimètres, et de 9 centimètres au niveau de la partie inférieure des tubérosités sciatiques (P. Dubois).

Excavation pelvienne. — L'excavation pelvienne présente quatre parois : une *paroi antérieure*, une *paroi postérieure*, deux *parois latérales*.

1° *Paroi antérieure.* — La paroi antérieure est limitée par deux lignes fictives allant, de chaque côté, de l'éminence ilio-pectinée à la face interne de l'ischion, en suivant le bord externe du trou sous-pubien (P. Dubois).

Elle a une hauteur de 4 à 5 centimètres au niveau de la symphyse pubienne (voyez page 16); mais, sur les côtés, elle augmente rapidement de hauteur, et lorsqu'on arrive en dehors du trou sous-pubien, on la trouve presque aussi élevée que la paroi latérale. Cette paroi antérieure est symétrique et présente, sur la ligne médiane, la face postérieure de la symphyse et la saillie de son bourrelet postérieur (voyez page 15); de chaque côté, la face postérieure du corps et de la branche horizontale du pubis, l'orifice postérieur de la gouttière sous-pubienne, le trou sous-pubien fermé par la membrane obturatrice, la face postérieure de la branche ischio-pubienne et une partie de la tubérosité sciatique.

2° *Paroi postérieure.* — La paroi postérieure est comprise entre deux lignes qui, partant du bord antérieur des symphyses sacro-iliaques, se rendraient près du point où le bord inférieur des ligaments sacro-sciatiques s'insère sur le coccyx (P. Dubois).

Cette paroi présente l'aspect d'une voûte triangulaire; elle est concave comme le sacrum qui la forme en grande partie; mais il faut remarquer que la courbure est beaucoup plus prononcée à la partie inférieure qu'à la partie supérieure où la surface de l'os est presque plane, dans la zone qui correspond aux deux premières vertèbres sacrées.

Sa hauteur est de 15 à 16 centimètres si l'on suit la courbure du sacrum et du coccyx, de 11 à 12 centimètres si l'on tire une ligne droite de l'angle sacro-vertébral au sommet du coccyx; c'est la paroi la plus longue de l'excavation pelvienne.

On y remarque : les faces antérieures du sacrum et du coccyx, avec toutes leurs particularités ; l'articulation sacro-coccygienne ; les saillies qui indiquent la soudure des vertèbres sacrées et des vertèbres coccygiennes ; mais il est bon de faire observer, comme nous l'avons déjà dit (voyez page 4), que la ligne marquant le point de jonction de la première et de la deuxième vertèbre sacrée est quelquefois très-saillante et peut être confondue avec l'angle sacro-vertébral, quand on explore le bassin au point de vue de l'accouchement. De chaque côté de la ligne médiane, on trouve les trous sacrés antérieurs, la symphyse sacro-iliaque et l'insertion des ligaments sacro-sciatiques.—Elle se rétrécit rapidement en allant de haut en bas et mesure, dans le sens transversal : à sa partie supérieure, 11 centimètres à 11 centimètres 1/2 ; au niveau de l'articulation sacro-coccygienne, 1 centimètre 1/2 ; à son extrémité inférieure, elle finit en pointe.

Cette paroi postérieure est en rapport avec le rectum, les muscles pyramidaux et les nerfs sacrés antérieurs.

3° *Parois latérales.* — Les parois latérales, comprises entre les lignes qui limitent les parois antérieure et postérieure, ont une hauteur de 9 à 10 centimètres ; elles sont, par conséquent, moins longues que la paroi postérieure et plus hautes que l'antérieure. Chacune de ces parois latérales a été divisée en deux portions ou *plans inclinés*, l'un antérieur et l'autre postérieur, séparés l'un de l'autre par une ligne verticale passant sur la base des épines sciatiques.

Le *plan incliné antérieur* se continue par une courbe régulière : en arrière, avec le plan incliné postérieur ; en avant, avec la paroi antérieure de l'excavation. Il est résistant et regarde en arrière, en dedans et en haut. Son inclinaison de haut en bas est telle que l'excavation est plus spacieuse à la partie supérieure qu'à la partie inférieure, dans le sens transversal. On peut décomposer ce *plan incliné* en deux parties : l'une supérieure, large, quadrilatère, répondant à la cavité cotyloïde ; l'autre, inférieure, plus étroite, représentée par la face interne du corps de l'ischion et de la tubérosité ischiatique.

Le *plan incliné postérieur* regarde en avant, en dedans et en haut. Il se continue par une courbe régulière : en avant, avec le plan incliné antérieur ; en arrière, avec la paroi postérieure de l'excavation. A l'exception de la face interne de l'épine sciatique qui est osseuse, ce plan est entièrement composé de parties molles. Les éléments qui le constituent sont : la face antérieure du grand et du petit ligament sacro-sciatiques, les deux trous sciatiques, les muscles, les vaisseaux et les nerfs qui traversent ces trous.

On a voulu attribuer un rôle important à ces plans inclinés relativement aux mouvements que la tête du fœtus exécute dans le bassin pendant l'accouchement ; nous verrons plus tard que cette opinion est au moins exagérée.

§ 3. — Diamètres du petit bassin.

Sous le nom de *diamètres* du petit bassin, on désigne des lignes droites qui mesurent la largeur de ce canal. Nous les étudierons successivement au détroit supérieur, au détroit inférieur et à l'excavation.

Diamètres du détroit supérieur. — Pour avoir une idée exacte de l'ouverture du détroit supérieur il faut la mesurer en différents sens. On y distingue donc quatre diamètres principaux et une circonférence.

1° *Diamètre antéro-postérieur.* — Le diamètre antéro-postérieur ou *sacro-pubien, sacro-sus-pubien, diamètre conjugué, petit diamètre, diamètre droit,* s'étend du bord supérieur de la symphyse pubienne au milieu de l'angle sacro-vertébral.

2° *Diamètres obliques.* — Les deux diamètres obliques partent de l'une des éminences ilio-pectinées pour se rendre à la symphyse sacro-iliaque du côté opposé. On désigne le diamètre oblique qui s'étend de l'éminence ilio-pectinée gauche à la symphyse sacro-iliaque droite, sous le nom de *diamètre oblique gauche;* l'autre reçoit le nom de *diamètre oblique droit.*

3° *Diamètre transverse.* — Le diamètre transverse ou *bis-iliaque, grand diamètre,* est mesuré du milieu de la ligne innominée au point correspondant du côté opposé. Ce diamètre croise perpendiculairement le diamètre antéropostérieur à l'union de son tiers postérieur avec ses deux tiers antérieurs.

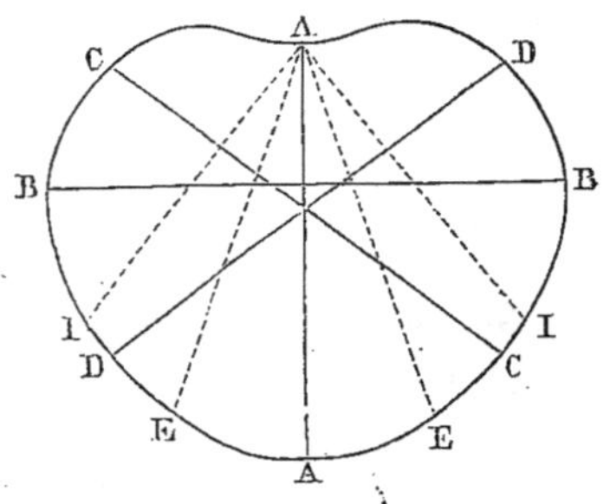

FIG. 17. — Schéma représentant la forme et les diamètres du détroit supérieur.

AA. Diamètre sacro-pubien.
BB. Diamètre transverse.
CC. Diamètre oblique gauche.
DD. Diamètre oblique droit.
AI. Diamètre sacro-cotyloïdien.
AE. Diamètre de Burns.

Étendue moyenne des diamètres du détroit supérieur. — L'étendue moyenne du diamètre antéro-postérieur est de 11 centimètres ; celle des diamètres obliques de 12 centimètres ; celle du diamètre transverse de 13 centimètres et demi.

A ces diamètres principaux, quelques auteurs en ont ajouté d'accessoires. Ainsi Velpeau a mesuré un *diamètre sacro-cotyloïdien* allant du milieu de l'angle sacro-vertébral à la partie la plus élevée du plancher de la cavité cotyloïde ; il l'évalue à 9 centimètres.

Burns (1) signale un diamètre qui partirait du milieu de l'angle sacro-vertébral pour se rendre à la crête du pubis, directement au-dessus du trou sous-pubien. Sa longueur est égale à 10 centimètres. L'auteur anglais indique encore d'autres mesures qu'il nous paraît inutile de reproduire.

La *circonférence* du détroit supérieur a une étendue de 40 centimètres environ.

(1) Burns, *Traité des accouchements, des maladies des femmes et des enfants.* Traduction de Galliot sur la 9e édition, 1855, page 15.

Diamètres du détroit inférieur. — Le détroit inférieur présente quatre diamètres principaux et une circonférence.

1° *Diamètre antéro-postérieur*. — Le diamètre antéro-postérieur ou *coccy-pubien* s'étend de la pointe du coccyx au sommet de l'arcade pubienne.

2° *Diamètres obliques*. — Les deux diamètres obliques vont, de chaque côté, du milieu du bord inférieur du ligament sacro-sciatique, au milieu de la branche ischio-pubienne du côté opposé. Celui qui part de la branche ischio-pubienne gauche s'appelle diamètre *oblique gauche;* l'autre a reçu le nom de diamètre *oblique droit*.

3° *Diamètre transverse*. — Le diamètre transverse unit la partie postérieure des deux tubérosités ischiatiques.

Étendue moyenne des diamètres du détroit inférieur. — Tous les diamètres du détroit inférieur ont, en moyenne, 11 centimètres, à l'état statique; cependant il n'est pas rare que le diamètre coccy-pubien soit notablement plus petit, mais cet amoindrissement disparaît pendant le travail de la parturition. En effet, les deux diamètres obliques et le diamètre antéro-postérieur sont susceptibles de s'allonger, par suite de l'élasticité des ligaments et de la rétropulsion du coccyx au moment de l'accouchement, lorsque la tête du fœtus appuie sur ces parties. Le diamètre coccy-pubien, en particulier, peut augmenter de 15 millimètres et même de 2 ou 3 centimètres (voyez fig. 20). On

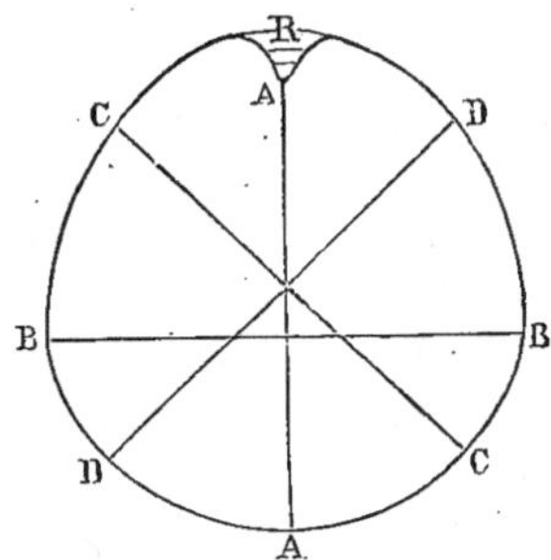

Fig. 18. — Schéma représentant la forme et les diamètres du détroit inférieur.

AA. Diamètre coccy-pubien.
BB. Diamètre bis-ischiatique.
CC. Diamètre oblique gauche.
DD. Diamètre oblique droit.
AR. Saillie intérieure du coccyx avant sa rétropulsion.

conçoit dès lors que l'ankylose du coccyx puisse être cause de difficultés pendant l'accouchement. Trefurt a publié un mémoire intéressant sur ce cas de dystocie (1). — Le diamètre transverse est seul invariable.

La *circonférence* du détroit inférieur mesure, en moyenne, 34 centimètres.

Diamètres de l'excavation. — Les diamètres de l'excavation sont mesurés au niveau de sa partie moyenne; ils sont au nombre de quatre principaux :

1° *Diamètre antéro-postérieur*. — Le diamètre antéro-postérieur s'étend du milieu de la face postérieure de la symphyse pubienne au milieu de la ligne qui unit la deuxième pièce du sacrum à la troisième (voyez fig. 20).

2° *Diamètre transverse*. — Ce diamètre, mené perpendiculairement sur le milieu du précédent, rencontre les deux parois latérales de l'excavation.

3° *Diamètres obliques*. — Chacun des deux diamètres obliques va du centre d'un grand trou sciatique au centre du trou sous-pubien du côté opposé.

Étendue moyenne des diamètres de l'excavation. — Tous les diamètres de

(1) Trefurt, *Ueber die Anchylose des Steissbeins*. Gottingen, 1836.

l'excavation, à sa partie moyenne, sont égaux à 12 centimètres environ. Cependant le diamètre antéro-postérieur est assez souvent plus long qne les deux autres.

Il est facile de voir que les dimensions de l'excavation varient avec les différentes régions. Par exemple, si l'on considère les dimensions transversales, on constate qu'elles diminuent sensiblement de haut en bas, puisque le diamètre transverse est de 13 centimètres et demi au détroit supérieur, de 12 centimètres au milieu de l'excavation et de 11 centimètres au détroit inférieur. Le petit bassin se rétrécit donc transversalement, à mesure qu'on se rapproche de son extrémité inférieure, par suite de la convergence en bas des parois latérales. De plus, vers le milieu de sa hauteur, l'excavation présente un diamètre transverse allant du sommet d'une épine sciatique à l'autre; ce diamètre est plus petit que tous les autres, car il mesure 10 centimètres. Il existe donc à ce niveau une espèce de *détroit moyen*.

Les dimensions antéro-postérieures de l'excavation suivent une progression inverse, c'est-à-dire qu'elles augmentent à mesure qu'on s'abaisse. En effet, les diamètres antéro-postérieurs sont de 11 centimètres au détroit supérieur, de 12 centimètres au niveau de la partie moyenne du petit bassin, et de 12 centimètres et demi au détroit inférieur, si l'on tient compte de la rétropulsion du coccyx. Nous nous contentons, pour l'instant, d'appeler l'attention sur les rapports inverses des dimensions transversales et antéro-postérieures du petit bassin, au détroit supérieur et au détroit inférieur. Nous verrons plus tard quelles en sont les conséquences relativement aux phénomènes mécaniques de l'accouchement.

Diamètres diagonaux du petit bassin. — Indépendamment des diamètres que nous venons d'étudier, il faut encore tenir grand compte de ceux qui s'étendent obliquement du milieu du promontoire aux différents points de la symphyse pubienne ; nous décrirons les deux principaux de ces diamètres :

1° *Diamètre sacro-sous-pubien.* — Le *diamètre sacro-sous-pubien, diamètre conjugué diagonal*, va du milieu du promontoire à la partie médiane et inférieure du ligament triangulaire de la symphyse pubienne; il mesure 122 à 126 millimètres; il est donc notablement plus grand que le diamètre antéro-postérieur du détroit supérieur (voyez fig. 20).

2° *Diamètre minimum.* — Le *diamètre minimum, diamètre utile*, part du milieu du promontoire pour aboutir à la face postérieure de l'articulation des pubis, sur le point, variable d'ailleurs, qui se trouve être le moins éloigné de l'angle sacro-vertébral. Ce point est ordinairement situé à 5 ou 6 millimètres au-dessous du bord supérieur de la symphyse, quelquefois un peu plus haut, parfois aussi un peu plus bas ; il peut même descendre jusqu'au milieu de l'articulation. La longueur de ce diamètre est toujours plus courte que celle du diamètre antéro-postérieur du détroit supérieur (voyez fig. 20). La différence entre ces deux mesures varie de 2 à 15 millimètres. Le diamètre minimum est donc *utile* en ce sens qu'il indique exactement la largeur antéro-postérieure de l'ouverture que doit traverser le fœtus. Il avait été signalé en Allemagne; mais, dans ces derniers temps, Pinard, aujourd'hui chef de clinique d'accouchements à la Faculté de Paris, en a fait l'objet de recherches nouvelles, qu'il a consignées dans un excellent mémoire original sur les vices de conformation du bassin (1).

Nous avons conservé les noms donnés par cet auteur au diamètre dont nous nous occupons.

§ 4. — Inclinaison, courbure, plans et axes du petit bassin (2).

D'une manière générale, le bassin est incliné de haut en bas et d'arrière en avant. Pour avoir une idée exacte de sa direction chez une femme qui serait

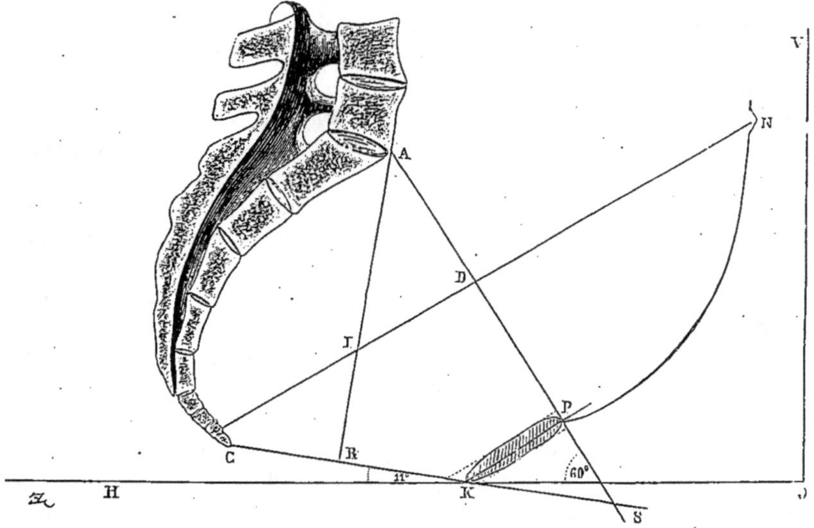

FIG. 19 — Plans et axes des détroits supérieur et inférieur.

A. Angle sacro-vertébral.
C. Coccyx.
D. Milieu du diamètre sacro-pubien.
I. Intersection des axes du détroit supérieur et du détroit inférieur.
K. Extrémité inférieure de la symphyse pubienne.
N. Ombilic.
O. Angle droit formé par les lignes verticale et horizontale.
P. Extrémité supérieure de la symphyse pubienne.
R. Milieu du diamètre coccy-pubien.

S. Intersection des plans des détroits supérieur et inférieur quand on les prolonge en avant du pubis.
AP. Plan du détroit supérieur.
CK. Plan du détroit inférieur.
DI. Axe du détroit supérieur tombant, en arrière, sur le coccyx.
DN. Le plan précédent, prolongé en haut, rencontre l'ombilic.
PN. Ligne courbe allant du pubis à l'ombilic en suivant la paroi abdominale.
RA. Axe du détroit inférieur.
HO. Ligne horizontale.
VO. Ligne verticale.

debout, il faut le tenir de telle façon que la partie postérieure de l'échancrure du sourcil cotyloïdien soit tournée directement en bas ; il s'agit, bien entendu,

(1) Pinard. *Des vices de conformation du bassin*, étudiés au point de vue de la forme et des diamètres antéro-postérieurs (Thèse de Paris, 1874).
(2) Nous devons, en abordant ce sujet, faire quelques réserves. Nous nous sommes con-

de l'échancrure la plus profonde, de celle qui donne passage aux vaisseaux intra-articulaires. Dans cette position, l'angle sacro-vertébral est beaucoup plus élevé que le pubis ; il est situé de 9 à 10 centimètres au-dessus d'une ligne horizontale dirigée d'avant en arrière et rasant le bord supérieur de la symphyse pubienne (voyez fig. 19). Le coccyx est à 16 ou 18 millimètres au-dessus d'une ligne horizontale passant au-dessous de la symphyse pubienne. Cette symphyse est à peu près perpendiculaire au plan du détroit supérieur et inclinée fort obliquement de haut en bas et d'avant en arrière ; elle fait avec la verticale un angle de 60 degrés environ. Un plan horizontal rasant le bord supérieur du pubis couperait le coccyx, environ à l'union de la deuxième et de la troisième pièce de cet os (voyez fig. 19).

L'inclinaison du bassin est d'ailleurs déterminée par la direction de ses plans, et nous verrons bientôt que les axes indiquent, à leur tour, la courbure du bassin.

On désigne en obstétrique sous le nom de *plan du détroit supérieur*, de *plan du détroit inférieur*, des plans fictifs qui passeraient par les diamètres antéro-postérieurs de ces détroits, en touchant les points similaires de chaque moitié du bassin. Tous les points du détroit supérieur et, à plus forte raison, ceux du détroit inférieur, ne sont pas sur un même plan mathématique, de sorte que les dénominations jusqu'ici usitées de plans des détroits sont en réalité inexactes. Quoi qu'il en soit, nous les conserverons, pour nous conformer à l'usage.

A. — *Plan et axe du détroit supérieur.* — Le *plan* du détroit supérieur est oblique de haut en bas et d'arrière en avant ; on peut en donner une idée approximative en le comparant à une feuille de papier bien tendue qui boucherait l'ouverture de ce détroit. L'angle qu'il forme avec un plan horizontal rasant le bord supérieur de la symphyse pubienne est de 60 degrés (Nœgele). La ligne AP (voyez fig. 19), qui représente le diamètre antéro-postérieur du détroit supérieur, fait par conséquent le même angle avec la ligne horizontale HO.

L'*axe* du détroit supérieur est représenté par une ligne perpendiculaire NDI, élevée sur le milieu du plan de ce détroit. Cet axe est oblique de haut en bas et d'avant en arrière ; il coïncide à peu près, chez une femme placée debout, avec une ligne qui partirait de l'ombilic et aboutirait entre la troisième pièce du coccyx et sa pointe. Telle est la direction que doit suivre la partie fœtale pour pénétrer dans le petit bassin.

B. — *Plan et axe du détroit inférieur.* — Le *plan* du détroit inférieur,

formés dans la description qui suit aux résultats obtenus par Nœgele et nous avons eu en vue un bassin *modèle*. Mais il faut savoir que les types affectés par la nature s'écartent presque tous de ce bassin idéal. Des recherches nouvelles sont donc nécessaires pour faire rentrer les descriptions théoriques dans les limites d'une anatomie obstétricale plus exacte. Cette lacune n'étant pas encore comblée par des investigations scientifiques assez nombreuses ni assez précises pour qu'on puisse en tirer des déductions certaines, il nous a semblé que, tout en attirant l'attention sur les différences présentées par quelques bassins normaux (voy. page 40), dont la forme a été exactement déterminée, nous devions respecter les idées classiques.

est ordinairement un peu oblique en bas et en avant, et fait avec l'horizon un angle de 10 à 11 degrés suivant Nægele. Le diamètre coccy-pubien CK (voyez fig. 19) est donc incliné de 10 à 11 degrés sur l'horizontale HO.

Les plans des deux détroits sont beaucoup plus écartés en arrière qu'en avant. Si on les prolongeait dans ce dernier sens, ils se couperaient en avant de la symphyse du pubis, dans le voisinage de cette symphyse et au-dessous

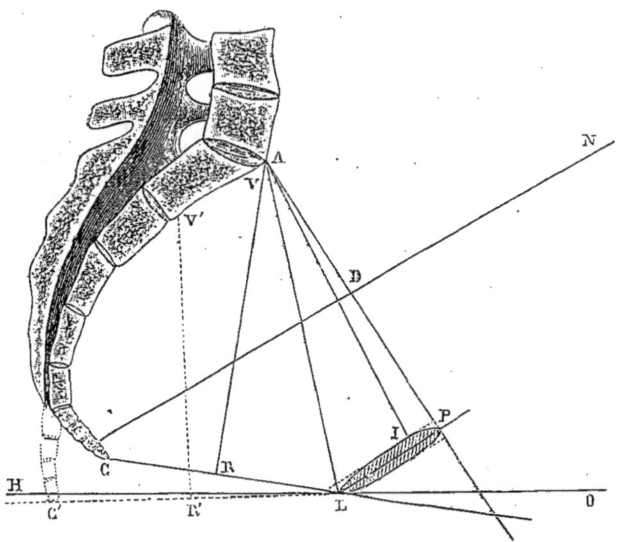

Fig. 20. — Plan et axe du détroit inférieur après la rétropulsion du coccyx. Diamètres diagonaux de l'excavation pelvienne.

A. Angle sacro-vertébral.
C. Coccyx avant sa rétropulsion.
C' Coccyx après sa rétropulsion.
L. Extrémité inférieure de la symphyse pubienne.
P. Extrémité supérieure de la symphyse pubienne.
AP. Plan du détroit supérieur.
AI. Diamètre diagonal minimum.
AL. Diamètre sacro-sous-pubien.

CL. Plan du détroit inférieur avant la rétropulsion du coccyx.
C'L. Plan du détroit inférieur après la rétropulsion du coccyx.
RV. Axe du détroit inférieur avant la rétropulsion du coccyx.
R'V'. Axe du détroit inférieur après la rétropulsion du coccyx.
HO. Ligne horizontale.

du plan horizontal qui passe par son bord inférieur. En effet, les diamètres AP, CK se coupent en S, c'est-à-dire en un point situé au-dessous de la ligne horizontale HO (voyez fig. 19).

L'*axe* du détroit inférieur est représenté par une ligne perpendiculaire au plan de ce détroit et passant par son centre. Si nous élevons sur le milieu du diamètre CK une perpendiculaire, celle-ci représentera l'axe AR (voyez fig. 19). Cette ligne est légèrement oblique de haut en bas et d'avant en arrière, presque verticale; elle coupe l'axe du détroit supérieur en I, vers le milieu de l'excavation, et fait avec lui un angle obtus ouvert en avant; puis, elle se termine en haut sur l'angle sacro-vertébral. Prolongé en sens inverse, c'est-à-dire en bas et en arrière, cet axe irait percer les parties molles du périnée, un peu en avant de l'anus ; c'est en suivant la même direction que la tête du fœtus franchit le détroit inférieur et appuie sur le périnée.

Le plan du détroit inférieur n'est pas fixe comme celui du détroit supérieur. Au moment de l'accouchement, la pointe du coccyx est repoussée en bas et en arrière par la partie fœtale ; le diamètre coccy-pubien CL devient horizontal et même oblique de bas en haut et d'arrière en avant. Il est alors représenté par la ligne C'L (voyez fig. 20). Le plan du détroit inférieur présente donc la même inclinaison que cette ligne par rapport à l'horizon.

L'axe de ce détroit suit les mêmes variations que son plan. La ligne V'R', qui représente cet axe, est perpendiculaire au milieu de C'L, et dirigée obliquement de haut en bas et d'arrière en avant ; elle viendrait percer la première pièce du sacrum en V' (voyez fig. 20).

C. — *Plans et axe de l'excavation pelvienne.* — Il s'agit maintenant de déterminer l'axe de l'excavation. Pour l'obtenir, on divise la face antérieure du

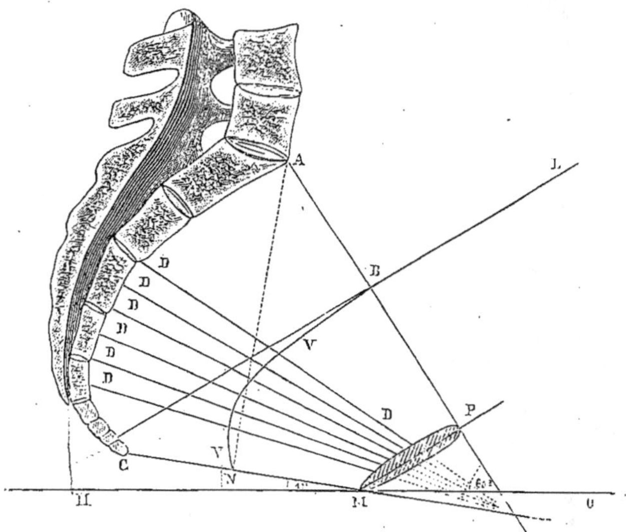

FIG. 21. — Plans et axe de l'excavation pelvienne.

A. Angle sacro-vertébral.
B. Point où l'axe du détroit supérieur tombe sur le détroit. Le même axe rencontre, en arrière, le coccyx. Prolongé en haut, il correspond à l'ombilic en L.

AP. Plan du détroit supérieur.
CM. Plan du détroit inférieur.
DD. Divers plans de l'excavation.
NA. Axe du détroit inférieur.
NVVB. Axe de l'excavation.
HO. Ligne horizontale.

sacrum et du coccyx, dans le sens de la hauteur, en un grand nombre de parties égales ; on divise de même la face postérieure de la symphyse pubienne. Les divisions ainsi tracées doivent être en nombre égal sur la paroi postérieure du bassin et sur le pubis. Qu'on imagine ensuite des plans successifs traversant l'excavation, en allant de chacune des lignes de division marquées sur le sacrum aux lignes correspondantes tracées sur le pubis, on aura des plans obliques de haut en bas et d'arrière en avant, qui, prolongés, se couperaient en avant du pubis ; ce sont les plans de l'excavation DD (voyez fig. 21). — Il serait plus exact de faire passer les plans de l'excavation par chacun des degrés inscrits dans l'angle formé par l'intersection des plans des détroits supérieur et inférieur. (Cette intersection est indiquée dans la figure 19 par la lettre S.)

Pour avoir les axes de tous ces plans, il suffit d'élever une perpendiculaire au centre de chacun d'eux. Si l'on réunit ensuite les pieds de ces perpendiculaires, on aura une ligne brisée dont la courbure générale représentera l'axe de l'excavation (BVVN). Cette ligne (BVV, fig. 21) est à peu près parallèle à la face antérieure du sacrum ; droite dans sa partie supérieure

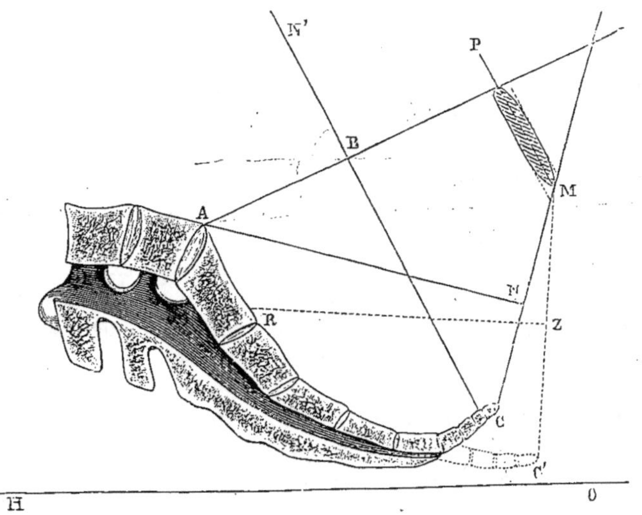

Fig. 22. — Direction des plans et des axes du bassin, la femme étant couchée.

AP. Plan du détroit supérieur.
BC. Axe du détroit supérieur.
CM. Plan du détroit inférieur avant la rétropulsion du coccyx.
C'M. Plan du détroit inférieur après la rétropulsion du coccyx.

NA. Axe du détroit inférieur avant la rétropulsion du coccyx.
RZ. Axe du détroit inférieur après la rétropulsion du coccyx.
HO. Ligne horizontale.

au niveau des deux premières pièces de cet os, elle devient courbe dans la portion du pelvis située au-dessous. Elle se continue en haut, avec l'axe du détroit supérieur, en bas, avec celui du détroit inférieur.

D'une manière plus simple, on peut dire que l'axe de l'excavation est représenté par une ligne courbe qui passerait par le centre du petit bassin en se tenant à égale distance du sacrum et du pubis. La face postérieure de la symphyse pubienne étant à peu près plane, ou régulièrement convexe, la courbure de l'axe est subordonnée à celle de la face antérieure du sacrum.

L'axe général du petit bassin ne se confond pas avec une portion de circonférence, comme l'avait indiqué Carus. Cet auteur employait pour déterminer l'axe en question un procédé très-simple, mais inexact; il croyait l'obtenir en décrivant une circonférence ayant pour centre l'extrémité antérieure du diamètre antéro-postérieur de l'excavation, et, pour rayon, la moitié de la longueur de ce diamètre.

D. — *Des plans et des axes du bassin dans différentes attitudes.* — Nous avons étudié jusqu'ici la direction des plans et des axes du bassin, en supposant la femme dans la station verticale; mais cette direction change avec la posture de la femme. Si celle-ci s'accroupit en fléchissant fortement les cuisses sur le tronc, ce qui abaisse le promontoire et relève la paroi antérieure du bassin, le plan du détroit supérieur affecte à peu près une direction horizontale, et l'axe du détroit inférieur s'incline d'arrière en avant de 60 degrés environ; il en est de même quand la femme est couchée dans une position intermédiaire entre le décubitus dorsal et la station assise (Grenser et Aubenas).

En France, les femmes, pendant l'accouchement, sont habituellement placées en décubitus dorsal complet; souvent même on relève le bassin avec un coussin ou des draps pliés. Dans cette attitude, les plans et les axes du petit bassin prennent une nouvelle direction, très-importante à connaître pour la pratique des accouchements. Le plan du détroit supérieur, au lieu d'être dirigé de haut en bas et d'arrière en avant, l'est de haut en bas et d'avant en arrière; il regarde donc en haut et en arrière, et l'axe de ce détroit, BC, au lieu d'être dirigé d'avant en arrière et de haut en bas, est dirigé maintenant d'arrière en avant et de haut en bas; le plan du détroit inférieur MC (voyez fig. 22), qui était incliné de haut en bas et d'arrière en avant, est maintenant incliné en sens inverse, c'est-à-dire de haut en bas et d'avant en arrière, par rapport à l'horizontale HO'. L'axe de ce détroit, AN, est dirigé en bas et en avant, presque directement en avant, tandis qu'il se dirigeait en bas et en arrière, presque directement en bas, lorsque la femme se trouvait dans la station verticale.

§ 5. — Différences du bassin suivant les individus, les sexes, les âges et les races.

Le bassin présente des différences notables quand on l'étudie suivant les individus, les sexes, les âges et les races.

Différences suivant les individus. — Tous les visages diffèrent entre eux par quelques traits; il en est de même des bassins dans leur configuration, car aucun d'entre eux n'est identique à l'autre. Il est très-difficile, presque impossible, de trouver un bassin pouvant servir de type parfait pour la description. Si l'on veut avoir une idée juste de ce type, il faut prendre sur différents bassins les parties les mieux conformées, imiter en un mot les sculpteurs qui, pour faire une statue, ont recours à différents modèles, sur lesquels ils choisissent les formes les plus parfaites.

Sans cesser d'être normaux, les bassins offrent chez les femmes d'une même race, de nombreuses variétés. « Tantôt les os sont épais, solides, avec des

» bords libres marqués par des empreintes saillantes et raboteuses ; tantôt au
» contraire, ils se distinguent par une extrême délicatesse, une douceur de
» forme, une ténuité et une légèreté remarquables. Ces particularités, sou-
» vent originelles, dépendent aussi des habitudes différentes.

» Les fosses iliaques dont l'inclinaison forme le plus souvent, avec le plan
» du détroit supérieur, un angle de quarante degrés à peu près, peuvent être
» notablement plus creuses ou plus aplaties, plus redressées ou, au contraire,
» plus inclinées vers l'horizon. Les épines iliaques antéro-supérieures, habi-
» tuellement dirigées l'une vers l'autre par une incurvation à peine sensible,

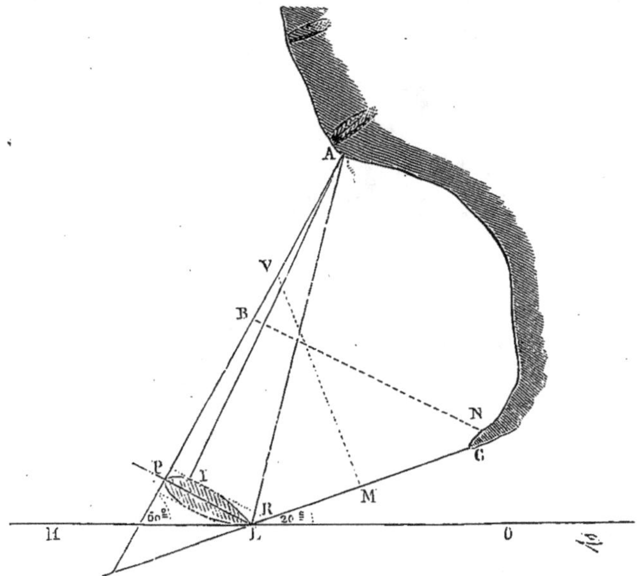

FIG. 23. — Réduction d'un dessin pris sur nature.

AP. Plan du détroit supérieur.
AI. Diamètre diagonal minimum.
AL. Diamètre sacro-sous-pubien.
BN. Axe du détroit supérieur.

CL. Plan du détroit inférieur.
MV. Axe du détroit inférieur.
HO. Ligne horizontale.

» se rapprochent quelquefois par une courbe brusque et prononcée, ou s'éloi-
» gnent par un renversement en dehors (P. Dubois). »

Le sacrum est plus ou moins haut, plus ou moins large, plus ou moins
incurvé. Le coccyx s'articule avec le sacrum sous des angles différents. La
face postérieure des pubis est plus ou moins plane, plus ou moins arquée.
Le détroit moyen que nous avons signalé entre les deux épines sciatiques est
plus ou moins prononcé. L'arcade des pubis est tantôt plus ouverte, tantôt
plus étroite et, dans ce dernier cas, elle se rapproche de la configuration de
l'arcade des pubis chez l'homme.

Comme pour le visage, les deux moitiés du bassin ne sont pas toujours
symétriques ; les deux os coxaux n'ont pas toujours la même hauteur, les

fosses iliaques la même inclinaison, les lignes innominées la même courbure. La forme elliptique du détroit supérieur peut être exceptionnellement remplacée par une forme ronde ou ovale dans le sens antéro-postérieur. Weber ajoute comme possibles les formes conique et carrée (P. Dubois). L'auteur allemand a même assimilé la forme du bassin à celle de la tête qui peut être ronde, ovale, conique, carrée; à une tête ovale répondrait un bassin ovale, etc. ; mais ces idées spéculatives ont été infirmées par la clinique. — Relativement à leurs dimensions, les bassins normaux peuvent être distingués en *grands, moyens* et *petits*, sans qu'on puisse dire à l'avance, d'après la taille de l'individu, quelle sera la capacité du bassin. Le plus souvent le développement du pelvis est, il est vrai, en rapport avec celui du squelette, principa-

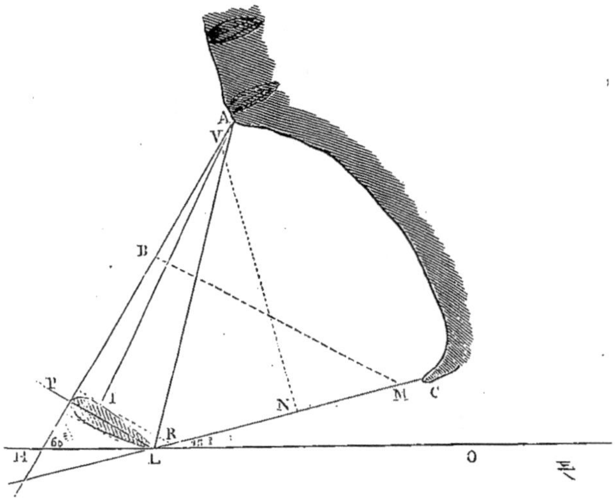

FIG. 24. — Autre réduction d'un dessin pris sur nature.

AP. Plan du détroit supérieur.
AI. Diamètre diagonal minimum.
AL. Diamètre sacro-sous-pubien.
BM. Axe du détroit supérieur.

CL. Plan du détroit inférieur.
NV. Axe du détroit inférieur.
HO. Ligne horizontale.

lement avec celui des membres abdominaux; mais ce n'est pas là une règle absolue et souvent de petites femmes ont de grands bassins; suivant une croyance très-accréditée, elles accoucheraient même plus facilement que les femmes de haute stature. C'est là une erreur, quoique, chez les premières, l'accouchement soit presque toujours aussi facile que si leur taille était plus élevée.

En décrivant les diamètres, les plans et les axes du bassin (voyez page 33), nous avons indiqué leur étendue et leur direction sur un bassin de forme parfaite, mais les différences individuelles sont nombreuses et importantes; on peut s'en assurer en examinant les figures 23 et 24 qui représentent deux bassins empruntés au mémoire de Pinard et décrits par cet auteur comme normaux. — Dans la figure 23, le diamètre sacro-pubien mesure 122 millimètres; le diamètre minimum, 12 centimètres; le diamètre sacro-sous-pubien, 135 millimètres; le diamètre antéro-postérieur de l'excavation, 135 millimètres; le diamètre coccy-pubien 8 centimètres. Le plan du détroit supérieur étant incliné de 60 degrés, le plan du détroit inférieur fait avec l'horizon un angle de 20 degrés. L'axe du détroit supérieur rencontre la face antérieure du coccyx à 1 centimètre en arrière de la pointe de cet os. L'axe du détroit inférieur rejoint le diamètre sacro-pubien à 41 millimètres en avant de l'angle sacro-vertébral. — Dans la figure 24, le diamètre sacro-pubien mesure 115 millimètres; le diamètre minimum 11 centimètres; le diamètre sacro-sous-pubien 126 millimètres; le diamètre antéro-postérieur de l'excavation 118 millimètres; le diamètre coccy-pubien 103 millimètres. Le plan du détroit supérieur étant incliné de 60 degrés, le plan du détroit inférieur fait avec l'horizon un angle de 15 degrés. L'axe du détroit supérieur rencontre le diamètre coccy-pubien à 12 millimètres en avant de la pointe du coccyx. L'axe du détroit inférieur tombe sur le diamètre sacro-pubien à 8 millimètres en avant de l'angle sacro-vertébral.

Les différences que nous venons de passer en revue ne constituent pas, chez les sujets où elles se rencontrent, des vices de conformation; ce sont de simples variétés qui n'empêchent pas un accouchement régulier.

Différences suivant les sexes. — Ces différences portent sur l'épaisseur des os, sur les dimensions du bassin, sur son inclinaison, sur sa configuration.

1° *Épaisseur des parois*. — Chez l'homme, les parois du bassin sont plus épaisses et les os plus solides que chez la femme : chez celle-ci, en effet, les os coxaux sont tellement minces au centre des fosses iliaques qu'ils deviennent transparents et sont même assez souvent percés d'un trou. Chez la femme, les contours osseux du pelvis sont plus délicats, les saillies ou apophyses moins prononcées. Le développement des os est donc en rapport avec celui du système musculaire dans l'un et l'autre sexe.

2° *Dimensions du bassin*. — Ce qui frappe dans la conformation du bassin de la femme, c'est que les dimensions transversales sont plus grandes et les dimensions verticales moindres que chez l'homme. Sappey évalue à 5 millimètres, en moyenne, la différence qui existe entre les dimensions transversales, c'est-à-dire entre les diamètres bis-iliaques dans les deux sexes, et à 10 ou 15 millimètres la différence entre les dimensions verticales. Au premier abord, les différences des dimensions transversales paraissent plus considérables qu'elles ne le sont en réalité, mais cela tient à la plus grande largeur des épaules et du thorax de l'homme, car cette largeur masque en partie l'ampleur du bassin; néanmoins il reste prouvé par la mensuration que celui-ci est moins large chez l'homme de 5 millimètres en moyenne, comme nous l'avons dit.

Le diamètre antéro-postérieur de la cavité pelvienne est plus grand chez la femme; cette augmentation de capacité tient chez elle à l'épaisseur moindre des os, car si l'on mesure le bassin extérieurement, il est à peu près le même dans l'un et l'autre sexe.

La prédominance des dimensions transversales dans le sexe féminin entraîne comme conséquence les particularités suivantes : le détroit supérieur a une figure elliptique plus prononcée, les cavités cotyloïdes sont plus écartées et les têtes des fémurs plus distantes l'une de l'autre ; les grands trochanters sont plus saillants, les fémurs plus obliques et les genoux plus rapprochés ; d'où résulte une démarche particulière plus ou moins prononcée suivant les femmes, et qu'on a comparée à celle des palmipèdes (Sappey).

Le diamètre bi-trochantérien de la femme surpasse celui de l'homme de 9 millimètres en moyenne.

3° *Inclinaison.* — Suivant les frères Weber, l'inclinaison serait la même dans les deux sexes ; mais les recherches des anatomistes modernes nous font penser qu'elle est moindre chez l'homme. Si l'on ajoute à cela une obliquité plus marquée du sacrum et un plus grand développement des parties molles qui forment les régions fessières, on comprendra que la colonne vertébrale paraisse et soit, en effet, plus cambrée chez la femme que chez l'homme.

4° *Configuration.* — Dans le sexe féminin, le grand bassin est plus évasé ; les fosses iliaques sont plus aplaties ; les crêtes iliaques plus déjetées en dehors et moins sinueuses. Le petit bassin est plus arrondi, tandis qu'il est plus triangulaire chez l'homme. Chez la femme le promontoire est moins saillant ; le sacrum est plus large et plus court ; la paroi postérieure de l'excavation est plus concave, plus régulière ; la paroi antérieure, plus étendue transversalement, est moins élevée. — Les trous sous-pubiens sont plus grands et triangulaires, au lieu d'être ovales ; les branches ischio-pubiennes sont plus grêles, déjetées en dehors, de sorte que leur bord interne a éprouvé un mouvement caractéristique de rotation d'arrière en avant et de dedans en dehors. Les branches ischio-pubiennes et les tubérosités sciatiques sont plus écartées ; l'arcade pubienne est donc plus large et forme une poulie sous laquelle se réfléchit la tête du fœtus au moment où elle franchit le détroit inférieur ; aussi cette arcade est plus arrondie à sa partie supérieure, où son angle mesure de 90 à 100 degrés, que chez l'homme où cet angle est de 70 à 80 degrés. — L'articulation sacro-coccygienne est plus mobile, et la rétropulsion du coccyx, au moment de l'accouchement, agrandit l'ouverture que doit traverser le fœtus.

Différences suivant les âges. — A ce point de vue, le bassin doit être considéré pendant la vie intra-utérine, et après la naissance.

1° *Pendant la vie intra-utérine.* — La moitié supérieure du bassin est celle qui apparaît la première. Vers la fin du troisième mois, le petit bassin est encore entièrement cartilagineux et très-peu développé.

Tel est l'état du bassin fœtal vers le milieu de la grossesse. A cette époque, sa moitié supérieure ou abdominale revêt déjà la forme qui lui est propre ; elle est seulement plus circulaire, ses dimensions transversales n'ont pas encore acquis la prédominance qu'elles offriront plus tard. Sa moitié inférieure présente, au contraire, un aspect très-différent de celui qu'elle aura chez l'adulte ; allongée d'avant en arrière, elle offre la figure d'une ellipse, dont le diamètre antéro-postérieur forme le grand axe. Sa cavité est si petite que l'utérus, les trompes, les ovaires, ne pouvant y trouver place, flottent au-dessus du détroit abdominal (Sappey).

2° *A la naissance.* — La cavité est plus spacieuse, le sacrum, qui était vertical, devient un peu oblique en bas et en avant et le détroit supérieur prend la forme d'un ovale à grosse extrémité postérieure. A mesure qu'on s'éloigne de la naissance, le sacrum s'incurve en même temps que les dimensions transversales augmentent. L'utérus, les trompes, les ovaires et quelques anses intestinales descendent dans l'excavation.

Nous empruntons à Burns le tableau suivant qui indique la marche de l'accroissement du bassin de neuf à dix-huit ans :

Ages.	Diamètre antéro-postérieur.	Diamètre transverse.
9 ans.	7 centimètres.	7 centimètres.
10 ans.	8 —	8°,5
13 ans.	8 —	9°,5
14 ans.	9°,05	10 —
18 ans.	9°,75	11°,5

Les parois latérales s'accroissent jusqu'à dix-neuf ou vingt ans. C'est donc à cet âge seulement que la nubilité (voy. section II) est complète. A partir de cette époque, le développement du bassin est achevé; on ne constate plus de changement, si ce n'est dans l'épaisseur des os.

Différences suivant les races. — Cette question, étudiée par Vrolick, puis par P. Dubois, a été reprise par Joulin. Suivant ce dernier auteur, les différences qui s'observent sur le pelvis des trois races aryenne, nègre et mongole, n'ont rien de caractéristique et, en particulier, il y a dans la conformation du bassin des races mongole et nègre une identité qui ne permet pas de les distinguer. Dans toutes les races humaines, contrairement à ce qu'on avait dit, le diamètre transversal du détroit supérieur est plus grand que l'antéro-postérieur; mais, dans le bassin de la négresse et de la mongole, le diamètre oblique du détroit supérieur diffère du transverse de quelques millimètres seulement, tandis que chez l'aryenne la différence est d'un centimètre et demi. Les bassins des races nègre et mongole ont, en outre, une capacité moindre que ceux de la race blanche; ils sont moins profonds et l'arcade pubienne est plus large de quelques degrés.

§ 6. — Usages et mouvements du bassin.

Le bassin a des usages multiples : 1° il sert de support au tronc; 2° il joue un rôle dans la locomotion; 3° il contient et protége plusieurs organes importants.

Du bassin considéré comme base de sustentation du tronc. — Le bassin peut être comparé à une ceinture osseuse composée de deux voûtes : l'une, postérieure et supérieure, supportant le poids du tronc au niveau de sa partie médiane, l'autre, antérieure et inférieure, servant d'arc-boutant à la première. —

Ces deux voûtes se rencontrent par leurs extrémités et, à leur point de jonction, elles sont supportées par les membres inférieurs. Une ligne transversale, passant par le centre des têtes fémorales, représente la base de sustentation du tronc et l'axe de rotation du bassin.

Le bassin a aussi pour usage de transmettre aux membres inférieurs le poids des parties supérieures du corps.

Mouvements du bassin. — Le bassin exécute des mouvements, qui lui sont propres : mouvements de flexion et d'extension, d'inclinaison latérale, de rotation autour d'un axe vertical et même de circumduction.

Au point de vue obstétrical, les mouvements de flexion et d'extension du bassin sur la colonne vertébrale, ou réciproquement, sont seuls intéressants à connaître. Dans ces mouvements, les plans et les axes pelviens restent invariables entre eux, mais leurs rapports avec l'horizon ou avec la colonne vertébrale présentent de notables changements. La colonne vertébrale peut se fléchir sur le bassin, ou celui-ci sur la colonne vertébrale, assez fortement pour que chez une femme enceinte l'utérus soit incurvé et repoussé en avant. Dans cette attitude que les femmes prennent instinctivement au moment des douleurs de l'accouchement, l'axe de l'utérus ne coïncide plus avec l'axe du détroit supérieur, et l'œuf humain appuie moins directement sur l'orifice utérin ; il en résulte un soulagement momentané que recherchent les patientes. Dans un accouchement qui traîne en longueur, il suffit quelquefois d'empêcher cette attitude pour que les douleurs deviennent plus efficaces.

Quant aux mouvements *partiels* du bassin, c'est-à-dire des os les uns sur les autres, ils n'existent guère, si ce n'est au niveau de l'articulation sacro-coccygienne. — Pendant la gestation, les os qui forment les articulations du bassin peuvent être un peu écartés, surtout au niveau de la symphyse pubienne, par suite des modifications que subit le fibro-cartilage : envahissement de la partie fibro-cartilagineuse par la partie molle, agrandissement de la cavité centrale, etc. (voyez Articulations, page 14). Mais les surfaces articulaires ne se laissent pas suffisamment écarter pour qu'il en résulte une dilatation appréciable de l'excavation pelvienne, comme l'ont cru quelques auteurs. Les mouvements de ces articulations, la symphyse sacro-coccygienne exceptée, sont si limités qu'ils sont à peine visibles sur un bassin dépourvu de ses parties molles, à moins qu'il n'existe un état pathologique (voyez Grossesse et Relachement des symphyses).

Du bassin considéré comme organe de protection. — Le bassin, dans les deux sexes, contient et protège des viscères importants ; mais ceux-ci sont plus nombreux chez la femme que chez l'homme. Le bassin de la femme doit en outre se prêter au développement des organes pendant la grossesse et livrer passage au fœtus pendant la parturition ; il n'est donc pas étonnant que sa cavité soit plus spacieuse que chez l'homme.

Le *petit bassin* protège efficacement les viscères qu'il renferme, car il est formé de quatre parois résistantes. Celles-ci, il est vrai, deviennent fibreuses et élastiques à la partie inférieure ; mais, à ce niveau, les organes ne sont plus exposés au contact des corps vulnérants, comme ils le sont à la partie supérieure.

Le *grand bassin* protége aussi, en arrière et sur les parties latérales, les viscères qu'il renferme ; mais, en avant, où il présente une vaste échancrure fermée par la paroi abdominale antérieure, il ne peut les empêcher d'être lésés, d'autant qu'en raison même de l'obliquité du bassin, ceux-ci se présentent, pour ainsi dire, au-devant du danger, car ils reposent sur la paroi hypogastrique, au-dessus de la partie antérieure du détroit supérieur.

ARTICLE IV

DES PARTIES MOLLES DU BASSIN

Lorsqu'on envisage le bassin au point de vue de l'accouchement, il ne suffit pas d'en connaître la charpente osseuse ; il faut encore étudier les parties molles qui le tapissent extérieurement ou intérieurement, celles qui s'insèrent sur sa base et circonscrivent la cavité abdominale, enfin celles qui ferment inférieuremennt l'excavation pelvienne et constituent le plancher périnéal.

De toutes ces parties, les unes ont une relation directe, les autres un rapport plus ou moins éloigné avec la grossesse ou l'accouchement ; nous donnerons à leur description une étendue proportionnelle à leur importance obstétricale.

§. I. — Parties molles extérieures.

Les parties molles qui s'insèrent sur la surface extérieure du bassin doivent être considérées en avant, en arrière et sur les parties latérales.

A. — *Région vulvaire.* — En avant, le bassin est recouvert par le mont de Vénus et par la vulve. Le mont de Vénus tapisse le corps des deux pubis ; la vulve remplit l'espace compris entre les branches ischio-pubiennes. Nous décrirons plus tard ces organes (voy. chap. II).

B. — *Région sacro-coccygienne.* — En arrière, entre les deux os coxaux, le bassin est recouvert par des parties molles peu épaisses et peu importantes. On y trouve, de dehors en dedans, la peau et la terminaison des muscles sacro-lombaires qui remplissent les gouttières sacrées ; ces muscles sont enveloppés par une aponévrose résistante qui s'insère sur la crête sacrée (voy. page 5). En bas, le coccyx n'est recouvert que par la peau et une couche mince de tissu conjonctif ; aussi peut-on facilement sentir la face postérieure de cet os au travers des téguments.

C. — *Racine de la cuisse.* — Entre les régions vulvaire et sacro-coccygienne on trouve des parties molles très-épaisses qui constituent la racine de la cuisse, la région fessière y comprise.

La racine de la cuisse est limitée : en haut, par le contour de l'os des îles ; en arrière, par la région sacrée ; en dedans, par la région vulvaire. Elle est séparée de l'abdomen par le pli inguinal, obliquement étendu de l'épine iliaque antéro-supérieure à l'épine du pubis ; en bas, elle se continue sans ligne de démarcation avec la cuisse proprement dite.

En procédant de l'extérieur à l'intérieur, on trouve, dans la racine de la cuisse, la peau, le tissu cellulaire sous-cutané, une aponévrose d'enveloppe, de nombreux muscles et le fémur. Cette région est en outre traversée par des vaisseaux et des nerfs très-importants.

De toutes ces parties, quatre seulement, le muscle droit interne, les muscles adducteurs, le muscle obturateur externe et le muscle grand fessier, offrent quelque intérêt au point de vue de l'anatomie obstétricale.

1° *Muscle droit interne.* — Le muscle droit interne s'insère, d'une part, sur le côté de la symphyse pubienne, depuis l'épine du pubis jusqu'à la branche ascendante de l'ischion ; d'autre part, à la crête du tibia. Grêle et rubané, il parcourt toute la longueur de la cuisse et le quart supérieur de la jambe. A sa partie supérieure il est en rapport avec la vulve.

Ce muscle est fléchisseur de la jambe et adducteur de la cuisse.

2° *Muscles adducteurs de la cuisse.* — Les muscles adducteurs de la cuisse (*custodes virginitatis*) sont au nombre de quatre, deux superficiels et deux profonds.

a. — Le *premier adducteur superficiel* ou *pectiné* s'insère, d'une part, à l'épine du pubis, à la crête pectinéale ou crête du pubis, à la surface triangulaire située au devant de cette crête ; d'autre part, à des rugosités étendues du petit trochanter à la ligne âpre du fémur.

b. — Le *deuxième adducteur superficiel* est situé sur le même plan que le pectiné en dedans duquel il est placé ; il s'insère en haut à l'épine du pubis ; en bas, au tiers moyen de la ligne âpre du fémur.

c. — Le *petit adducteur profond* est situé au-dessous du muscle précédent. Il naît au-dessous de l'épine du pubis, en dehors du muscle droit interne, en dedans du muscle obturateur externe ; de là ses fibres se portent en bas et un peu en arrière et vont s'attacher à la partie moyenne de la ligne âpre du fémur, derrière l'insertion du deuxième adducteur superficiel.

d. — Le *grand adducteur profond* est épais et volumineux ; il s'insère, d'une part, à la branche ascendante de l'ischion et à la tubérosité sciatique ; d'autre part, à l'interstice de la ligne âpre du fémur, en arrière de l'insertion du petit adducteur profond.

La plupart des muscles adducteurs, à leur partie supérieure, sont en rapport avec le bord externe de la vulve. Tous sont à la fois fléchisseurs et adducteurs de la cuisse ; leur action est extrêmement énergique et s'oppose, quand elle est mise en jeu, aux rapprochements sexuels. Aussi le viol est presque impossible si la femme résiste avec vigueur.

3° *Muscle obturateur externe.* — Le muscle obturateur externe s'insère, d'une part, au pourtour du trou sous-pubien, à la face externe de la membrane obturatrice et à l'arcade aponévrotique qui complète le canal sous-pubien ; de là ses fibres se portent en dehors, convergent les unes vers les autres, forment un corps charnu arrondi et se terminent par un tendon, qui glisse au-dessous de la cavité cotyloïde et s'insère dans la cavité digitale du grand trochanter.

Ce muscle augmente la résistance de la membrane obturatrice et concourt, dans une certaine mesure, à former les parois du bassin.

4° *Muscle grand fessier.* — Le grand fessier est le plus superficiel des muscles de la région postérieure de la hanche ; c'est le plus volumineux des muscles du corps humain. Ce volume considérable détermine, en grande partie, la saillie de la fesse.

Il s'insère, d'*une part*, à la ligne demi-circulaire postérieure ; à toute la portion de l'os coxal située derrière cette ligne ; au ligament sacro-iliaque inférieur ou vertical ; à l'aponévrose des muscles sacro-lombaires ; à la crête sacrée et quelquefois aux tubercules situés en dehors des trous sacrés postérieurs ; aux bords du coccyx ; à la face postérieure du grand ligament sacro-sciatique ; à la face postérieure de l'aponévrose du moyen fessier. D'*autre part*, il s'attache à une série de rugosités qui, du grand trochanter, vont à la ligne âpre du fémur. Les fibres de ce muscle naissent en haut sur différents points du bassin, et se portent toutes en bas et en dehors pour aller s'attacher au fémur.

Il recouvre le grand trou sciatique et le muscle pyramidal qui traverse cette ouverture ; en bas, il déborde le bord inférieur du grand ligament sacro-sciatique et concourt à former une partie du plancher périnéal ; aussi, n'est-il pas étranger aux phénomènes qui s'accomplissent dans cette partie du canal pelvien pendant l'accouchement. Les fibres les plus inférieures sont, en effet, refoulées en arrière quand la tête du fœtus distend le plancher périnéal.

Le muscle grand fessier est extenseur de la cuisse ; il est en même temps abducteur et rotateur en dehors.

§ 2. — Parois abdominales.

Le *bord supérieur* du bassin donne attache à des parties molles, aplaties en forme de parois, qui entourent la cavité abdominale. Cette cavité contient la plus grande partie de l'appareil digestif et de l'appareil génito-urinaire ; elle s'étend de la base du thorax à la partie inférieure de l'excavation pelvienne ; elle est circonscrite : en haut, par le diaphragme ; en bas par le plancher péri-néal ; en arrière, par la colonne vertébrale ; sur les côtés et en avant, par les *parois abdominales* proprement dites. Sous le nom d'*abdomen,* on désigne à la fois la cavité abdominale et ses parois.

On divise l'abdomen en neuf régions secondaires au moyen de quatre lignes fictives : deux lignes verticales, montant du milieu des branches du pubis au bord inférieur des côtes ; deux lignes horizontales, coupant les premières à angle droit et passant, la supérieure au-dessous des fausses côtes, l'inférieure au niveau des deux épines iliaques antéro-supérieures. On obtient ainsi neuf régions secondaires : dans la zone supérieure se trouvent, sur la ligne mé-diane l'*épigastre* et, sur les côtés, les *hypochondres ;* dans la zone moyenne, la *région ombilicale* et les *flancs ;* dans la zone inférieure, l'*hypogastre* et les *fosses iliaques* (voy. fig. 25).

Nous décrirons successivement les différentes parois de l'abdomen : supérieure, inférieure, postérieure, antéro-latérales.

A. — *Paroi supérieure de l'abdomen.* — Cette paroi est formée par le *diaphragme.* Ce muscle se compose de deux portions : l'une, épaisse et verticale, appuyée contre la colonne lombaire où elle prend ses points d'insertion au devant du corps des seconde, troisième et quelquefois quatrième vertèbres lombaires ; l'autre, large et aplatie, horizontale et rayonnée comme un éventail. Cette seconde portion a la forme d'une voûte à concavité inférieure ; elle s'insère à la face postérieure du sternum, à l'appendice xiphoïde, aux six dernières côtes et sépare le thorax de l'abdomen. — Le diaphragme est traversé par l'œsophage, la veine cave ascendante, l'aorte et le canal thoracique ; il offre aussi des arcades fibreuses sous lesquelles passe l'extrémité supérieure des muscles psoas et carrés des lombes.

Pendant la grossesse, quand l'utérus est complétement développé, le diaphragme est refoulé en haut, et ce refoulement explique en partie les modifications de la respiration pendant la grossesse.

B. — *Paroi inférieure de l'abdomen.* — Nous pensons, avec Blandin, que la cavité pelvienne doit être considérée

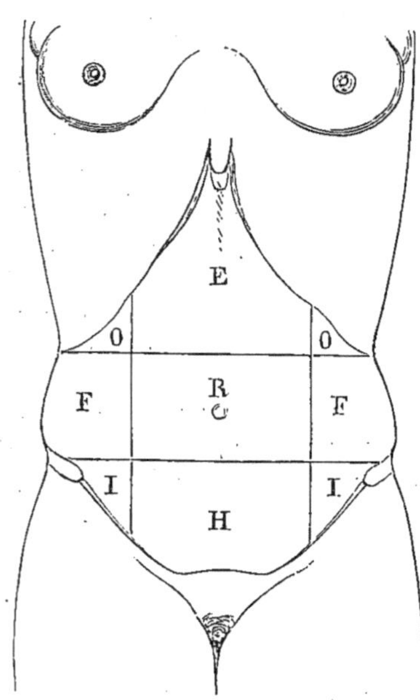

Fig. 25. — Surface extérieure de l'abdomen divisée en différentes régions.

E. Épigastre. I. Fosses iliaques.
F. Flancs. O. Hypochondres.
H. Hypogastre. R. Région ombilicale.

comme la partie inférieure de la cavité abdominale. D'après cette manière de voir, le plancher périnéal constitue la *paroi inférieure de l'abdomen.* Nous décrirons plus tard cette paroi avec les parties molles du petit bassin (voy. § 5, page 68).

C. — *Paroi postérieure de l'abdomen.* — Cette paroi est étroite et constitue le squelette de l'abdomen ; elle est formée par les vertèbres lombaires. — En arrière du corps de ces vertèbres on trouve, de chaque côté, les muscles sacro-lombaire, long dorsal, transversaire épineux et leur aponévrose d'enveloppe ; plus superficiellement, on rencontre le tissu cellulaire sous-cutané et la peau. — En avant du corps des vertèbres lombaires, on voit l'insertion du diaphragme et des deux psoas, l'aorte abdominale longée, sur son bord droit, par la veine cave ascendante.

Les rapports de la colonne vertébrale et de l'aorte expliquent comment la compression de ce vaisseau est possible après l'accouchement.

D. — *Parois antéro-latérales de l'abdomen.* — Le plus souvent, les parois antéro-latérales de l'abdomen sont simplement désignées sous le nom de *parois abdominales ;* elles s'étendent, de la partie inférieure du thorax au bord supérieur du bassin ; de la colonne vertébrale à la ligne médiane et antérieure du ventre. Elles présentent, de dehors en dedans, six couches : la peau, le tissu cellulaire sous-cutané, l'aponévrose d'enveloppe, la couche musculaire et aponévrotique, le fascia sous-péritonéal, le péritoine.

1° *Peau.* — La peau est assez lâchement unie aux tissus sous-jacents, si ce n'est au niveau de l'ombilic où il existe, au contraire, une adhérence assez intime des téguments aux parties sous-jacentes.

L'*ombilic* est une cicatrice qui résulte de la chute du cordon ombilical ; situé sur la ligne médiane, il occupe à peu près le milieu de l'espace qui sépare le sternum du pubis ; sa situation, du reste, est variable avec les différents sujets ; il faut tenir compte de ce fait, lorsqu'on prend l'ombilic comme point de repère pour déterminer, d'après le niveau du fond de l'utérus, le terme d'une grossesse. Dans l'état ordinaire, l'ombilic présente une petite dépression circulaire ; mais dans les derniers mois de la grossesse, les téguments sont tellement distendus que cette dépression disparaît et se trouve remplacée par une saillie de la cicatrice et de la partie qui l'entoure.

La *peau* de l'abdomen est souple, élastique ; elle est susceptible de se laisser distendre par les tumeurs qui se développent dans la cavité abdominale et particulièrement par l'utérus gravide. Aussi, après l'accouchement, la surface du ventre est couverte de rides et de plis ; de plus, cette distension n'est pas sans produire des éraillures de la peau de l'abdomen et des régions voisines ; on désigne ces éraillures sous le nom de *vergetures* (voy. GROSSESSE).

2° *Tissu cellulo-adipeux sous-cutané.* — Ce tissu a été décomposé en deux lames ou *fascia :* une lame superficielle, l'autre profonde. Les fibres qui les composent s'entrecroisent, sur la ligne médiane, avec celles du côté opposé et adhèrent à la ligne blanche.

Cette couche est très-mince chez les femmes maigres, très-épaisse, au contraire, chez les femmes chargées d'embonpoint, par suite de l'accumulation du tissu adipeux. Ces différences ne sont pas sans importance pour le diagnostic de la grossesse, car chez les femmes grasses le palper abdominal est difficile à pratiquer et peut donner lieu à de nombreuses erreurs.

3° *Aponévrose d'enveloppe.* — L'aponévrose d'enveloppe (Richet) est une membrane cellulo-fibreuse placée au-dessous de la couche précédente avec laquelle elle a été souvent confondue, à cause de son peu d'épaisseur. Elle recouvre immédiatement les fibres musculaires sous-jacentes et leurs aponévroses d'insertion.

4° *Couche musculaire et aponévrotique.* — Cette couche est formée par un grand nombre de muscles et d'aponévroses :

a. — Les muscles *grands droits de l'abdomen,* au nombre de deux, sont situés à la partie antérieure du ventre, de chaque côté de la ligne médiane.

Chacun d'eux s'insère : d'une part, au bord supérieur du pubis, dans tout l'intervalle qui sépare l'épine du pubis de la symphyse pubienne ; d'autre part, aux cartilages des cinquième, sixième et septième côtes. Chaque muscle droit présente, en outre, sur son trajet trois ou quatre *intersections aponévrotiques;* de sorte qu'en réalité il est formé par quatre ou cinq tronçons musculaires qui se continuent bout à bout.

Les muscles droits sont aplatis en forme de rubans, larges de deux à trois travers de doigt. Près de leur insertion inférieure, ils se touchent par leurs bords internes, et s'écartent à mesure qu'ils se rapprochent de leurs insertions supérieures, où ils sont distants de 2 à 3 centimètres.

Quelquefois, chaque muscle droit présente à sa partie inférieure un faisceau supplémentaire appelé *muscle pyramidal de l'abdomen.* Ce faisceau, quand il existe, n'a pas un décimètre de long ; il naît du pubis et du ligament antérieur de la symphyse, se porte en haut et se termine par une extrémité pointue qui s'attache à la ligne blanche.

b. — Le muscle *carré des lombes* est situé à la région lombaire, de chaque côté de la colonne vertébrale, entre la partie postérieure de la crête iliaque et la dernière côte. Il est quadrilatère, mais plus large inférieurement que supérieurement. Il naît, en bas, du ligament ilio-lombaire et de la partie postérieure de la crête iliaque, se porte obliquement de bas en haut et de dehors en dedans, et va s'attacher aux apophyses transverses des quatre premières vertèbres lombaires et à la dernière côte (voyez fig. 28).

c. — Le muscle *grand oblique* de l'abdomen est situé entre la moitié antérieure de la crête iliaque et les dernières côtes. Il est aplati, quadrilatère et très-large ; néanmoins il est loin d'occuper, de chaque côté, tout l'espace compris entre les muscles grand droit de l'abdomen et carré des lombes ; entre son bord antérieur et le muscle grand droit, existe un intervalle rempli par l'aponévrose du grand oblique. Son bord postérieur reste aussi à une assez grande distance du carré des lombes ; nous verrons plus tard comment ce dernier vide est comblé par les aponévroses du petit oblique et du transverse.

D'une part, le grand oblique s'insère à la moitié antérieure de la lèvre externe de la crête iliaque ; d'autre part, à la face externe et au bord inférieur des sept ou huit dernières côtes. La plus grande partie de ses fibres sont obliques de haut en bas et d'arrière en avant ; elles se continuent, en avant, avec une large aponévrose qui occupe toute la hauteur de l'abdomen.

Cette aponévrose est resplendissante. En dehors, elle se confond avec les fibres du muscle grand oblique ; en haut, elle s'attache avec lui à la partie inférieure du thorax ; en bas, elle s'insère sur l'arcade crurale ; en dedans, elle passe au-devant du muscle grand droit qu'elle recouvre complétement, et s'entrecroise sur la ligne médiane avec celle du côté opposé pour former un raphé fibreux qu'on nomme la *ligne blanche;* mais en chirurgie et en obstétrique, on applique habituellement cette dernière dénomination à l'intervalle compris entre le bord interne des deux muscles droits. Si les fibres aponévrotiques de l'abdomen ont été forcées par la distension trop grande des parois abdominales pendant la grossesse, on peut très-facilement, après l'accouchement, refouler la ligne blanche avec la main et sentir le bord interne des muscles droits. Dans les mêmes conditions, si la femme fait un effort, les viscères abdominaux repoussent violemment la ligne blanche en avant, et celle-ci fait une saillie très-accusée. On dit alors qu'il y a *éventration*.

d. — Le muscle *petit oblique* est placé au-dessous du précédent qui le recouvre ; il est mince et quadrilatère. Il s'insère, d'une part, aux trois quarts antérieurs de l'interstice de la crête iliaque et à l'arcade crurale ; d'autre part, au bord inférieur des cartilages des quatre dernières côtes. Ses fibres sont obliques de bas en haut et de dehors en dedans, croisant par conséquent à angle droit la direction des fibres du grand oblique.

Le petit oblique a deux aponévroses d'insertion : l'une, antérieure, est placée entre ce muscle et la ligne blanche ; l'autre, postérieure, comble l'espace qui existe entre le bord postérieur du petit oblique et la colonne vertébrale.

L'aponévrose antérieure du petit oblique fait suite aux fibres musculaires et se porte en avant et en dedans ; arrivée sur le bord externe du muscle grand droit, elle se dédouble en deux feuillets ; l'un des feuillets passe en avant du muscle et va s'accoler à l'aponévrose du grand oblique avec laquelle il se confond ; l'autre feuillet passe en arrière du grand droit et s'unit à l'aponévrose du transverse. De sorte que le muscle grand droit de l'abdomen est enveloppé dans une gaîne fibreuse formée : en avant, par l'aponévrose du grand oblique et le feuillet antérieur de l'aponévrose du petit oblique ; en arrière, par le feuillet postérieur du petit oblique et l'aponévrose du transverse. — La gaîne du grand droit est complète dans les trois quarts supérieurs de l'étendue de ce muscle, incomplète dans son quart inférieur. A ce niveau, en effet, les deux feuillets de l'aponévrose du petit oblique et l'aponévrose du transverse, au lieu de suivre le trajet précédemment indiqué, s'unissent à l'aponévrose du grand oblique et passent avec elle en avant du muscle grand droit ; celui-ci, dans son quart inférieur, est donc en rapport direct avec le tissu cellulaire sous-péritonéal (voy. page 53), quand la vessie est vide.

L'aponévrose postérieure du petit oblique part du bord postérieur de ce muscle, se dirige en arrière, passe derrière les muscles sacro-lombaire, long dorsal, transversaire épineux, et se termine en s'insérant au sommet des apophyses épineuses des vertèbres lombaires.

e. — Le *muscle transverse*, ainsi nommé à cause de la direction de ses fibres, est situé au-dessous des précédents ; il est, comme eux, de forme irrégulièrement quadrilatère (Cruveilhier). Il s'insère, d'une part, aux trois quarts antérieurs de la lèvre interne de la crête iliaque ; d'autre part, à la face interne des six dernières côtes en s'entrecroisant avec les insertions du diaphragme. Ses bords, antérieur et postérieur, se continuent avec des aponévroses d'insertion qui présentent la disposition suivante :

L'aponévrose antérieure du transverse se porte en avant et en dedans vers la ligne blanche ; arrivée au niveau du bord externe du muscle grand droit, elle se comporte différemment en haut et en bas : dans ses trois quarts supérieurs elle passe en arrière du muscle grand droit et s'unit à l'aponévrose du petit oblique ; dans son quart inférieur elle passe, avec les aponévroses du petit et du grand oblique, en avant du muscle grand droit (voy. plus haut).

L'*aponévrose postérieure* du transverse se continue avec les fibres du bord postérieur de ce muscle. Elle se porte en arrière et se divise, au niveau du bord externe du carré des lombes, en trois feuillets : antérieur, moyen et postérieur. — Le feuillet antérieur s'insère à la base des apophyses transverses des vertèbres lombaires ; le moyen à leur sommet. Tous deux forment ainsi une gaîne au muscle carré des lombes. Le feuillet postérieur passe en arrière des muscles spinaux, se confond avec l'aponévrose postérieure du petit oblique, et va s'insérer, avec elle, au sommet des apophyses épineuses des vertèbres lombaires. Les muscles spinaux se trouvent donc engaînés par les feuillets moyen et postérieur de l'aponévrose du transverse.

f. — Les trois muscles, grand oblique, petit oblique et transverse sont aplatis et superposés. Il en est de même de leurs aponévroses antérieures et postérieures, avec cette remarque que le grand oblique n'a pas d'aponévrose postérieure.

Les aponévroses de ces muscles se continuent sans interruption avec les fibres musculaires. Elles doivent être considérées comme des aponévroses d'insertion, et jouent le même rôle que des tendons.

En dehors des muscles droits, les aponévroses antérieures forment trois couches superposées ; celles-ci sont même bientôt portées au nombre de quatre, par suite du dédoublement de l'aponévrose du petit oblique. Au niveau du bord externe du muscle grand droit, tous ces feuillets se réunissent de manière à ne plus offrir que deux couches qui passent : l'une en avant, l'autre en arrière du muscle ; cependant nous avons déjà fait remarquer que, dans le quart inférieur du grand droit, toutes les aponévroses passent au devant de lui.

En dedans du bord interne des muscles droits, les aponévroses abdominales antérieures se réunissent en une seule couche et constituent la ligne blanche (telle qu'on la comprend en chirurgie) qui présente, au niveau de l'ombilic, une ouverture appelée *anneau ombilical*. Celui-ci est oblitéré par du tissu cicatriciel qui adhère solidement à la peau, et cette adhérence détermine la dépression cutanée de l'ombilic. — Quand on examine l'anneau ombilical par la face interne des parois abdominales, on voit qu'il est recouvert par le péritoine au travers duquel on aperçoit, par transparence, quatre cordons fibreux à direction convergente. Ce sont les deux artères ombilicales, la veine du même nom et l'ouraque, dont les vestiges concourent à former la cicatrice ombilicale. Trois de ces cordons (artères et ouraque) adhèrent fortement au bord inférieur de l'anneau ombilical et se dirigent en bas, vers la vessie, en formant un triangle, à base inférieure, dont les côtés sont formés par les deux artères ombilicales ; l'ouraque est placé sur la ligne médiane et s'étend du sommet de la vessie à l'ombilic. — La veine, moins solidement unie à l'anneau que les cordons précédents, se dirige en haut et à droite pour gagner le foie. — Ces différences de direction et d'adhérence expliquent pourquoi l'ombilic et son anneau sont plus déprimés en bas qu'en haut. Cette disposition est facile à constater chez l'enfant nouveau-né, au moment de la dessiccation et de la chute du cordon ombilical. — C'est au niveau de l'anneau ombilical que se produisent les hernies ombilicales. On les observe fréquemment chez les femmes dont les parois abdominales ont été affaiblies par des grossesses antérieures.

Tout à fait en bas, en dedans de l'épine du pubis, entre cette épine et la symphyse, l'aponévrose du grand oblique se divise en deux bandelettes divergentes qui interceptent une ouverture ovalaire, à peine assez large pour admettre l'extrémité du doigt. Cette ouverture a reçu le nom d'*anneau inguinal*; c'est l'orifice externe d'un canal, *canal inguinal*, très-obliquement creusé dans l'épaisseur de la couche musculo-aponévrotique de l'abdomen, immédiatement au-dessus de l'arcade crurale qui lui sert de paroi inférieure. Le canal inguinal a environ 3 centimètres de long ; il est compris entre l'aponévrose du grand oblique et le *fascia transversalis* (voyez ci-dessous) ; il traverse les fibres les plus inférieures du petit oblique et du transverse. Son orifice supérieur ou interne répond à la face externe du péritoine qui passe sur lui. Ce canal est traversé par le *ligament rond* (voyez LIGAMENTS DE L'UTÉRUS); chez le fœtus, ce ligament est accompagné dans une partie de son trajet par le péritoine qui fait alors un cul-de-sac appelé *canal de Nuck*.

C'est par le canal inguinal que passe l'intestin dans la hernie inguinale ordinaire.

g. — Muscles et aponévroses forment une sangle élastique entourant l'abdomen et s'insérant : en arrière, sur la colonne vertébrale ; en haut, sur la base du thorax ; en bas, sur le bord supérieur du bassin. Par son élasticité, cette sangle maintient les viscères abdominaux et les empêche de se déplacer ; mais elle est assez souple pour leur permettre de se dilater, et le développement de l'utérus gravide est un remarquable exemple de ce genre. Quand les muscles des parois abdominales se contractent, les viscères abdominaux sont comprimés, et ceux qui communiquent avec l'extérieur par un canal d'excrétion peuvent se vider de leur contenu. On comprend donc que ces muscles soient mis en activité dans l'expulsion des urines, des matières fécales et dans les efforts de l'accouchement.

Si le bassin est préalablement fixé, les muscles abdominaux, en se contractant, abaissent le thorax et fléchissent la colonne vertébrale.

5° *Tissu cellulaire sous-péritonéal.* — La couche fibro-musculaire, qui entre dans la composition des parois abdominales, est tapissée à sa face interne par du tissu cellulaire situé en dehors du péritoine et que l'on appelle *tissu cellulaire sous-péritonéal*. A la partie inférieure de l'abdomen, c'est-à-dire dans le voisinage du pli de l'aine, ce tissu se condense et revêt tout à fait l'aspect d'une aponévrose à laquelle on donne le nom de *fascia transversalis*.

6° *Péritoine.* — Enfin, plus en dedans, on trouve le *péritoine*, membrane séreuse lâchement unie au tissu cellulaire sous-péritonéal et au fascia transversalis. Cette membrane tapisse toutes les parois abdominales ; elle est très-mince, polie, brillante ; sa face interne est libre et répond à la cavité abdominale. Parvenu au-devant de la colonne vertébrale, le péritoine qui vient dn

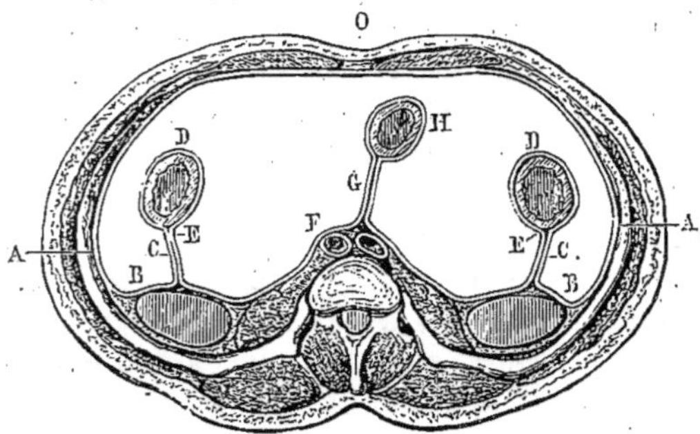

AA. Péritoine pariétal.
BB. Péritoine au devant des reins.
CC. Feuillet externe des méso-côlons.
D. Enveloppe séreuse du côlon.
EE. Feuillet interne des méso-côlons.
F. Péritoine passant au devant de l'aorte et de la veine cave inférieure pour aller former le mésentère.
G. Mésentère.
H. Enveloppe séreuse fournie à l'intestin par le mésentère.
O. Ombilic.

FIG. 26. — Coupe horizontale de l'abdomen faite au niveau de l'ombilic. Trajet du péritoine dans la région ombilicale.

côté droit s'adosse à celui du côté opposé, et les deux feuillets qui résultent de cet adossement se portent en avant, arrivent sur l'intestin et s'écartent

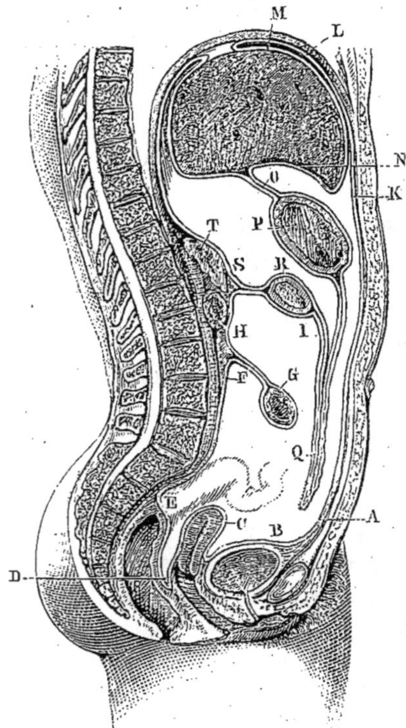

A. Péritoine pariétal de la région hypogastrique.
B. Péritoine passant de la paroi abdominale sur la vessie.
C. Enveloppe séreuse de l'utérus.
D. Cul-de-sac recto-vaginal.
E. S iliaque.
F. Le péritoine remontant vers le mésentère.
G. Enveloppe séreuse de l'intestin grêle.
H. Continuité du mésentère avec le mésocô-lon transverse.
I. Feuillet inférieur du mésocôlon transverse.
K. Péritoine pariétal de la région épigastrique.
L. Péritoine tapissant la surface inférieure du diaphragme.
M. Péritoine tapissant la face convexe du foie.
N. Péritoine tapissant la face inférieure du foie.
O. Coupe de l'épiploon gastro-hépatique.
P. Feuillet séreux postérieur de l'estomac.
Q. Grand épiploon.
R. Feuillet supérieur du mésocôlon transverse.
S. Péritoine allant du mésocôlon transverse vers le rein.
T. Coupe du rein.

FIG. 27. — Coupe verticale et antéro-postérieure de l'abdomen. — Trajet du péritoine dans les régions épigastriques et hypogastriques.

de nouveau pour l'entourer; puis ils se réunissent sur lui sans ligne de démar-cation. Le pli formé par l'adossement de ces deux feuillets s'étend de la colonne vertébrale à l'intestin ; il a reçu le nom de *mésentère*. — De la disposition que nous venons de décrire, il résulte que le péritoine forme un sac continu, sans ouverture. Pour constater cette continuité, on peut faire partir la séreuse de l'ombilic et lui faire suivre, sur le côté droit, les parois abdominales antérieure et latérale (*péritoine pariétal*) ; arrivée au devant de la colonne vertébrale, elle se porte en avant, forme l'un des feuillets du mésentère, contourne l'intestin et passe du côté gauche en constituant l'autre feuillet du mésentère. La séreuse continue son trajet curviligne et tapisse à gauche la paroi abdominale, de la colonne vertébrale à la ligne blanche ; elle arrive enfin à l'ombilic d'où nous l'avions fait partir.

Le péritoine fournit à la plupart des viscères abdominaux (*péritoine viscéral*), comme à l'intestin, une tunique séreuse ; mais après avoir recouvert l'estomac, il se prolonge et ses deux feuillets forment un large pli qui est libre et descend, en forme de tablier, au devant de l'intestin grêle, quelquefois même au devant de l'utérus gravide. Ce dernier rapport doit être présent à l'esprit lorsqu'on pratique l'opération césarienne. Ce pli a reçu le nom de *grand épiploon*. Du bord inférieur du grand épiploon, le péritoine remonte pour aller se jeter sur le côlon transverse.

En bas, le péritoine descend dans le bassin et recouvre les viscères contenus dans l'excavation où nous le retrouverons (voy. page 75).

§ 3. — Des parties molles qui tapissent l'intérieur du grand bassin.

Le grand bassin est tapissé par les muscles psoas-iliaques et traversé par des vaisseaux et des nerfs importants.

1° *Muscles.* — Les fosses iliaques internes sont, de chaque côté, recouvertes par un muscle large, rayonné, de forme triangulaire ; c'est le *muscle iliaque*. Ses fibres s'attachent à toute la surface de la fosse iliaque interne, se dirigent en bas, passent sous le ligament de Fallope, et se réunissent au tendon du psoas pour aller s'attacher avec lui au petit trochanter. Ce muscle, dans sa portion pelvienne, sert de coussin à l'utérus gravide ; quand il se contracte, il est fléchisseur et abducteur de la cuisse.

Les gouttières situées de chaque côté du promontoire sont remplies par le *grand psoas*. Ce muscle a la forme d'un fuseau ; il s'insère par son extrémité supérieure sur les parties latérales du corps et sur les apophyses transverses des quatre premières vertèbres lombaires et de la dernière dorsale. De là, il traverse le bassin, parallèlement à la ligne innominée qu'il déborde un peu en dedans, et longe le bord interne du muscle iliaque avec lequel il s'unit. Le faisceau charnu résultant de cette union diminue d'épaisseur à mesure qu'il devient plus inférieur, passe sous l'arcade fémorale et se termine par un tendon qui s'insère au petit trochanter.

Il existe parfois un petit faisceau charnu isolé qui part de l'extrémité supérieure du grand psoas et s'insère par un tendon très-grêle à l'éminence iliopectinée. C'est le muscle *petit psoas*.

Les deux muscles psoas fléchissent la cuisse et le bassin sur la colonne vertébrale.

Les muscles psoas-iliaques sont recouverts dans toute leur étendue par une

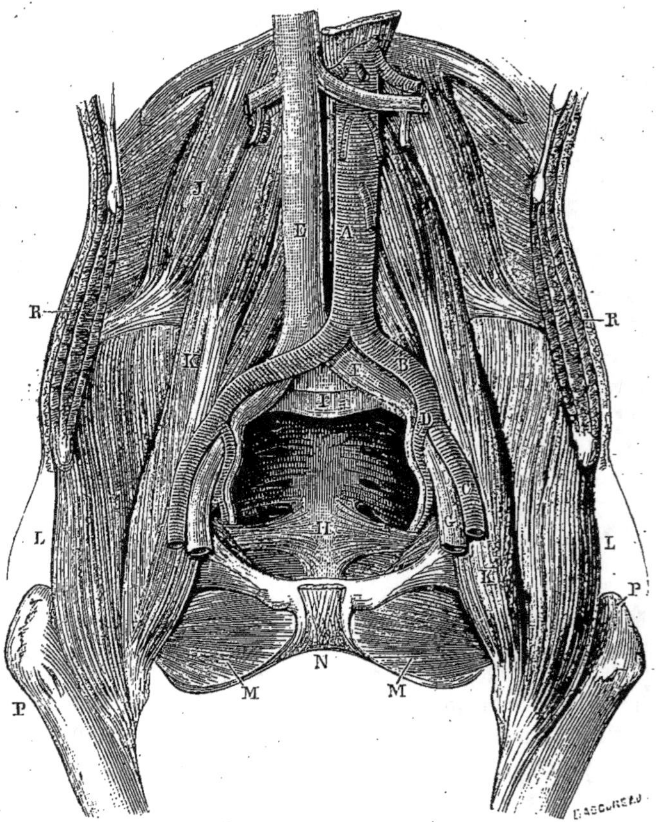

FIG. 28. — Bassin revêtu de ses parties molles moins la vessie, l'utérus et le rectum.

A. Aorte.	I. Angle sacro-vertébral.
B. Artère iliaque primitive, du côté gauche.	J. Muscle carré des lombes.
C. Artère iliaque externe, du côté gauche.	KK. Muscles psoas.
D. Artère iliaque interne ou hypogastrique.	LL. Muscles iliaques.
E. Veine cave inférieure.	MM. Muscles obturateurs externes.
F. Veine iliaque primitive, du côté gauche.	N. Arc inférieur du pubis.
G. Veine iliaque externe, du côté gauche.	PP. Grands trochanters.
H. Insertion des ligaments sacro-sciatiques sur le sacrum.	RR. Coupe des muscles de la paroi abdominale antérieure.

aponévrose désignée sous le nom de *fascia iliaca*, qui s'insère, en dedans, sur le pourtour du détroit abdominal; en dehors, sur la lèvre interne de la crête iliaque. Cette aponévrose forme, en se dédoublant, une gaîne aux vaisseaux iliaques externes.

2° *Artères et veines*. — Les vaisseaux qui traversent le grand bassin sont très-volumineux. Les artères viennent de la bifurcation de l'aorte; les veines, en s'anastomosant, forment la veine cave inférieure.

Artères. — L'aorte se bifurque au niveau de la partie inférieure de la quatrième vertèbre lombaire et fournit les deux artères *iliaques primitives*. Celles-ci, après leur naissance, se dirigent, de chaque côté, en bas et en dehors, croisent obliquement la partie latérale du corps de la cinquième vertèbre lombaire, longent le bord interne du psoas et arrivent au niveau de l'articulation sacro-iliaque, où elles se bifurquent pour former les artères iliaques externe et interne ou hypogastrique (fig. 28). — Les artères iliaques primitives sont situées en arrière du péritoine. L'uretère et les vaisseaux ovariques passent au devant d'elles.

L'artère *iliaque interne* plonge dans le petit bassin (voy. page 66) ; mais l'*iliaque externe* suit le trajet primitif, en restant accolée au bord interne du psoas, et parvient ainsi jusqu'à l'arcade de Fallope au dessous de laquelle elle s'engage pour former l'artère fémorale ; avant sa terminaison, elle fournit les artères *épigastrique* et *circonflexe iliaque* qui se répandent dans les parois abdominales. — L'artère épigastrique donne, en outre, une petite branche au ligament rond ; l'artère circonflexe iliaque, des rameaux au muscle iliaque.

Veines. — La veine *iliaque externe* est la continuation de la veine fémorale. Elle s'étend de l'arcade crurale à la symphyse sacro-iliaque, où elle s'unit à la veine hypogastrique pour former la veine *iliaque primitive*. Dans la plus grande partie de son trajet, la veine iliaque externe est placée en dedans de l'artère du même nom, à laquelle elle est accolée ; en arrivant près de l'articulation sacro-iliaque elle se place derrière cette artère. — La compression de cette veine par l'utérus gravide explique la fréquence des varices des membres pelviens chez les femmes enceintes. — Nous avons déjà dit que l'artère et la veine iliaques externes étaient logées dans un dédoublement de l'aponévrose iliaque.

La veine *iliaque primitive* naît de la réunion des veines iliaque externe et hypogastrique. Elle se dirige en haut et en dedans et, parvenue au niveau de l'articulation de la quatrième avec la cinquième vertèbre lombaire, s'unit angulairement à celle du côté opposé pour former la *veine cave inférieure*. Cette dernière est située, non pas sur la ligne médiane, mais à droite de l'aorte ; il en résulte que le trajet de la veine iliaque primitive gauche est plus long que celui de la droite et que, de plus, la direction de la première diffère de celle de la seconde (fig. 28). En effet, la veine iliaque primitive droite se dirige un peu obliquement en haut et en dedans, et reste toujours parallèle à l'artère correspondante, en arrière de laquelle elle est placée. La veine iliaque primitive gauche, beaucoup plus oblique que la précédente, longe le bord postérieur et interne de l'artère homonyme, passe au devant du corps de la cinquième vertèbre lombaire et se glisse derrière l'artère iliaque primitive droite pour s'unir à la veine du même nom.

3° *Nerfs*. — Cette région est traversée par deux nerfs, le nerf crural et le nerf génito-crural. — Le *nerf crural* naît du plexus lombaire, se dirige en bas et parcourt la fosse iliaque interne où il est placé entre le fascia iliaca et le psoas-iliaque auquel il fournit quelques rameaux. Plus bas, il s'engage au-dessous de l'arcade fémorale ; il émet des branches musculaires et des branches cutanées. Les premières se rendent aux muscles couturier, pectiné, deuxième adducteur superficiel, droit antérieur, vaste externe et vaste interne ; les secondes, à la peau de la partie antérieure et interne de la cuisse, antérieure et interne du genou, interne de la jambe et du pied. — Le *nerf génito-crural* naît également du plexus lombaire, se dirige en bas, se place, comme le précédent, derrière le fascia iliaca et descend jusqu'au niveau de l'arcade fémorale ; là il se bifurque. Le rameau interne s'engage dans le canal inguinal, le parcourt et se distribue à la peau de la grande lèvre. Le rameau externe continue le trajet du nerf et se répand dans la peau de la cuisse.

Modifications du grand bassin par les parties molles. — Les parties molles que nous venons de passer en revue modifient la forme et les dimensions du grand bassin et du détroit supérieur. Le muscle iliaque amoindrit la profondeur des fosses iliaques. Les muscles psoas et les vaisseaux accolés à leur bord interne couvrent latéralement l'ouverture du détroit abdominal, depuis les symphyses sacro-iliaques jusqu'aux éminences ilio-pectinées, et ce détroit est ainsi transformé en un triangle curviligne à base antérieure et à sommet tronqué, dirigé en arrière. La présence de ces muscles et de ces vaisseaux cache donc une partie du détroit supérieur et modifie notablement la largeur de l'ouverture qui sépare le grand bassin du petit bassin. Le diamètre transverse du détroit supérieur perd environ un centimètre et demi, tandis que les diamètres obliques sont à peine raccourcis de quelques millimètres. Sur un bassin revêtu de ses parties molles, les diamètres transverse et oblique du détroit supérieur sont ainsi ramenés sensiblement à une même longueur. Comment dès lors expliquer que la tête fœtale s'engage presque toujours dans le sens des diamètres obliques? L'explication la plus plausible nous paraît être la suivante : le diamètre transverse du bassin est trop rapproché de l'angle sacro-vertébral (voy. fig. 17, BB), et le diamètre bi-pariétal de la tête fœtale est trop étendu pour que celle-ci puisse s'engager à ce niveau et dans cette direction, car l'une des bosses pariétales serait arrêtée par le promontoire et viendrait le heurter. Un raisonnement analogue pourrait être fait pour démontrer l'impossibilité de l'engagement au niveau de la ligne I, I (voyez fig. 29). Au contraire, quand les grands diamètres de la tête correspondent aux diamètres obliques du détroit supérieur, l'engagement ne rencontre plus de difficultés (voy. Présentations et Positions).

Les muscles psoas-iliaques, par leur épaisseur, augmentent la profondeur de l'excavation pelvienne ; en outre, comme ils sont plus épais en arrière qu'en avant, le plan du détroit supérieur forme, avec l'horizon, un angle plus grand que dans le bassin osseux. Les muscles psoas gênent, lorsqu'ils sont tendus, l'engagement de la partie fœtale ; aussi est-il favorable de les placer dans le relâchement, en fléchissant les jambes sur les cuisses.

La partie du détroit abdominal qui est comprise entre le milieu du promontoire et la symphyse sacro-iliaque est recouverte par la cinquième branche des nerfs lombaires, par l'artère et la veine iliaque primitives, par

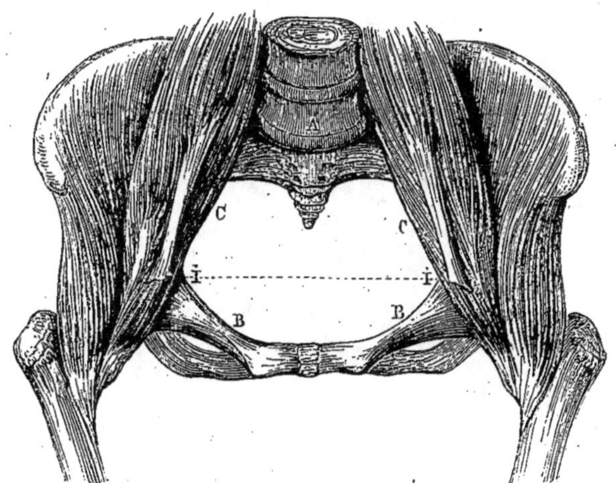

Fig. 29. — Modifications que les muscles psoas-iliaques font subir au grand bassin et à l'ouverture du détroit supérieur (d'après P. Dubois).

BB. Crêtes pectinéales.
CC. Bords internes des muscles psoas.
II. La plus grande largeur de l'ouverture restée libre est reportée en avant dans le sens de la ligne II, qui aboutit à peu près aux deux éminences ilio-pectinées.

l'origine de l'artère iliaque interne et la veine du même nom. A gauche, on y rencontre de plus le commencement du rectum, et le diamètre oblique droit se trouve, par ce fait, un peu plus amoindri que le diamètre oblique gauche.

§ 4. — Des parties molles qui tapissent les parois de l'excavation

Les parties molles qui tapissent les parois de l'excavation offrent à considérer, à droite et à gauche, le muscle pyramidal et le muscle obturateur interne. En avant, on trouve la *vessie* et l'*urèthre;* latéralement, les *uretères;* en arrière, le *rectum* qui s'ouvre au dehors par un orifice appelé *anus*. Des vaisseaux et des nerfs entrent aussi dans la composition de ces parties molles.

1° *Muscle pyramidal.* — Le *pyramidal* est triangulaire. Sa base présente plusieurs digitations qui s'insèrent à la partie latérale de la face antérieure du sacrum, en dehors des quatre derniers trous sacrés, et sur la partie la plus élevée du grand ligament sacro-sciatique. Ce muscle passe ensuite à travers le grand trou sciatique qu'il bouche en partie, accompagné du plexus sacré, des vaisseaux fessiers et ischiatiques. De là, les fibres charnues, obliques en bas et en dehors, se rendent à un tendon qui s'insère sur le grand trochanter. Au niveau de la grande échancrure sciatique, ce muscle est recouvert par le grand fessier ; son bord supérieur côtoie le bord inférieur du moyen fessier. Une aponévrose d'enveloppe recouvre le pyramidal dans tout son trajet

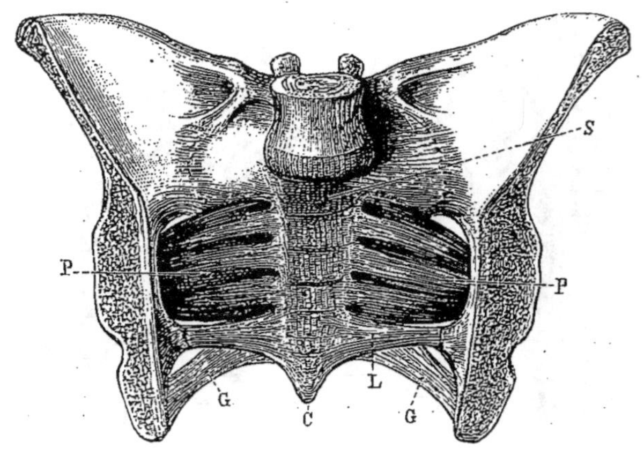

Fig. 30. — Coupe du bassin destinée à faire voir le muscle pyramidal.

C. Coccyx.
G. Grand ligament sacro-sciatique.
L. Petit ligament sacro-sciatique.

P. Muscle pyramidal.
S. Première vertèbre sacrée.

intra-pelvien. Elle ferme le grand trou sciatique et s'insère au pourtour de l'échancrure sciatique, à l'épine sciatique et au bord latéral du sacrum.

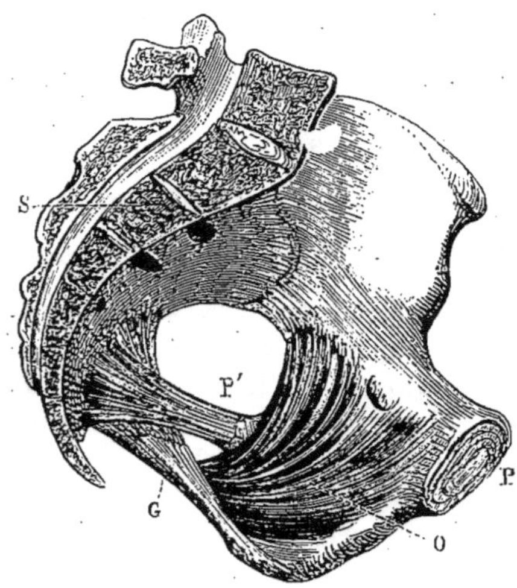

Coupe antéro-postérieure du bassin montrant le muscle obturateur interne.

G. Grand ligament sacro-sciatique.
O. Muscle obturateur interne.
P. Coupe de la symphyse du pubis.
P'. Petit ligament sacro-sciatique.
S. Union des deux premières vertèbres sacrées.

Fig. 31.

En avant, elle se continue avec l'*aponévrose pelvienne* que nous décrirons avec le plancher périnéal.

    2° *Muscle obturateur interne.* — Le muscle *obturateur interne*, comme le précédent, existe sur chacune des moitiés latérales du bassin ; il s'insère

sur la surface quadrilatère qui répond à la cavité cotyloïde, sur tout le pourtour du trou sous-pubien, sur la face interne de la membrane obturatrice,
enfin sur la petite arcade fibreuse du canal qui donne passage aux vaisseaux
et au nerf obturateurs. De ces différentes insertions, toutes les fibres convergent vers un tendon qui passe par le petit trou sciatique, s'y réfléchit, puis se
porte en bas et en dehors vers la cavité digitale du grand trochanter.

Il est recouvert par une aponévrose présentant la même étendue et les
mêmes points d'insertion que le muscle lui-même. — L'aponévrose de
l'obturateur interne se trouve séparée en deux parties par une arcade fibreuse,
appelée *pubio-sciatique*, qui, adhérente à l'aponévrose du muscle, se rend,
comme une corde, du pubis à l'épine sciatique et donne attache au releveur
de l'anus. La partie de l'aponévrose qui est située au-dessus de l'arcade pubio-
sciatique se continue avec l'aponévrose pelvienne (voyez page 72) ; la partie
située au-dessous de cette arcade forme, dans sa portion postérieure, la
paroi externe du creux ischio-rectal.

3° *De la vessie.* — La vessie est un réservoir dans lequel l'urine s'accumule
et séjourne pendant un certain temps, pour être ensuite expulsée au dehors.

La vessie est située dans la partie antérieure de l'excavation pelvienne, en
avant de l'utérus et derrière le pubis.

Sa forme, dans l'état de plénitude, est celle d'un ovoïde, un peu aplati
d'avant en arrière, dont la grosse extrémité serait dirigée en bas. Dans l'état
de vacuité, on peut la comparer à un triangle isocèle à base inférieure.

La capacité moyenne de la vessie est d'un demi-litre ; mais elle varie beaucoup avec l'âge, le sexe, les habitudes, le régime, l'état de santé ou de maladie ;
on l'a vue contenir 4 et 5 litres d'urine, quelquefois 10 litres et même
davantage. La capacité de la vessie est plus grande relativement chez le fœtus
et le nouveau-né que chez l'adulte.

Selon Cruveilhier et la plupart des auteurs, les dimensions de cet organe,
chez la femme, sont plus grandes que chez l'homme.

Rapports. — Pour étudier les rapports de la vessie, nous lui distinguerons :
une *face antérieure*, une *face postérieure*, deux *bords latéraux*, une *extrémité supérieure* et une *extrémité inférieure.*

La *face antérieure* est en rapport avec la face postérieure du corps et de
la symphyse des pubis, avec la partie inférieure de la paroi abdominale antérieure. Elle adhère à la symphyse, dans le voisinage de son bord inférieur,
par les ligaments pubio-vésicaux situés de chaque côté de la ligne médiane.
Ces ligaments qui paraissent être une dépendance de l'aponévrose pelvienne
supérieure (voyez page 72) contiennent des fibres musculaires, continuation
des fibres longitudinales de la vessie elle-même. Au-dessus d'eux, la vessie
est unie, soit au pubis, soit à la paroi abdominale par un tissu cellulaire très-
lâche permettant à cet organe de s'élever dans la cavité abdominale à mesure
qu'il se remplit. Chez la femme, la vessie, quand elle est pleine, déprime
le vagin et déborde, en bas, le bord inférieur de la symphyse. Elle fait généralement saillie au-dessus du détroit supérieur, si ce n'est dans la vacuité
complète. Dans l'état moyen de plénitude, elle remonte à 1 ou 2 centimètres

au-dessus de ce détroit supérieur ; dans la dilatation extrême, elle s'élève quelquefois jusqu'au niveau de l'ombilic, et même plus haut.

La *face postérieure* de la vessie est en rapport avec la face antérieure de l'utérus ; elle est recouverte par le péritoine qui se réfléchit sur la partie

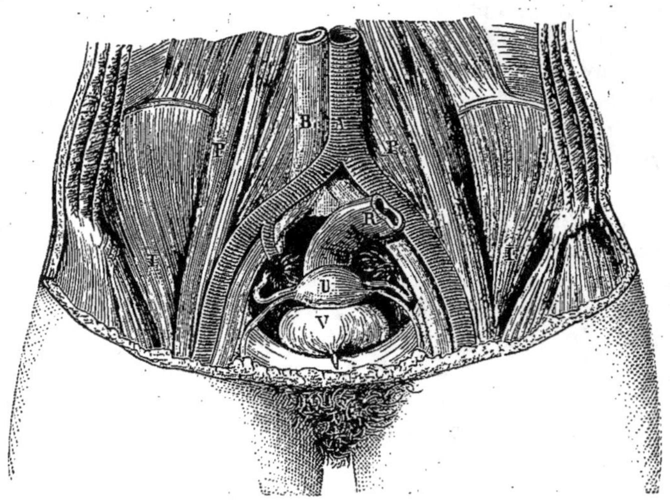

Fig. 32. — Bassin revêtu de ses parties molles. — Cette figure montre les rapports de la vessie, de l'utérus et du rectum.

A. Aorte.

B. Veine cave inférieure.

PP. Muscles psoas.

II. Muscles iliaques.

R. Rectum.

U. Utérus.

V. Vessie.

moyenne du col de l'utérus pour former le cul-de-sac vésico-utérin. Lorsque la vessie se dilate, elle repousse l'utérus vers le sacrum et parfois s'élève au-dessus de lui.

Les *bords latéraux* se changent en faces latérales, quand l'organe est distendu ; ils sont en rapport avec quelques anses intestinales, les artères ombilicales ou les cordons fibreux qui leur succèdent après la naissance.

L'*extrémité supérieure*, appelée encore *sommet* ou *fond* de la vessie, est d'autant plus prononcée que la vessie est plus remplie ; elle est en rapport avec les circonvolutions intestinales et la paroi abdominale antérieure. Ce dernier rapport est d'autant plus étendu que la dilatation est plus grande. Au sommet de la vessie adhère l'ouraque, cordon fibreux qui longe la partie médiane de la paroi abdominale antérieure, en dehors du péritoine, et va s'insérer à l'ombilic. Ce cordon est l'un des vestiges de la vésicule allantoïde (voy. EMBRYOLOGIE).

L'*extrémité inférieure* ou *bas-fond* est limitée, en avant, par l'urèthre ; en arrière, par le repli que forme le péritoine en passant de la vessie sur l'utérus. Cette extrémité inférieure se compose de deux parties : l'une supérieure, l'autre, inférieure. La première est verticale ; elle fait suite à la face postérieure et se trouve en rapport direct avec l'utérus. La seconde, plus déclive, adhère au vagin. C'est à cette dernière que répond le *trigone vésical*, triangle situé à la face interne de la vessie. Aux deux angles supérieurs de ce triangle, viennent s'ouvrir les orifices des uretères (voyez plus loin). A son angle inférieur aboutit l'orifice supérieur de l'urèthre. La partie des parois vésicales qui entoure ce dernier orifice s'appelle *col de la vessie*.

Structure. — Les parois de la vessie se composent de trois tuniques : une tunique séreuse, une tunique musculeuse et une tunique muqueuse.

a. — La *tunique séreuse* est représentée par le péritoine qui tapisse la surface extérieure de l'organe, la face antérieure exceptée ; aussi quand la vessie est distendue, un instrument peut traverser les parois abdominales et pénétrer dans sa cavité sans léser le péritoine. La même exception doit être faite pour le bas-fond de l'organe dans son rapport avec le vagin.

b. — La *tunique musculeuse* peut être divisée en trois plans : un plan extérieur, composé de fibres longitudinales ; un plan moyen, formé de fibres circulaires ; un plan intérieur, plexiforme. Cette tunique est assez épaisse au niveau du col de la vessie autour duquel elle forme un véritable sphincter.

c. — La *tunique muqueuse* est pâle, mince et lisse. Elle est en rapport avec la couche précédente à laquelle elle adhère faiblement, de sorte qu'à l'état de vacuité elle peut s'en détacher en partie et former des plis nombreux à la surface intérieure. Cette tunique est résistante, car elle est formée d'une trame serrée de tissu conjonctif, revêtue d'une couche épithéliale.

d. — Les artères de la vessie proviennent de l'hypogastrique ou de ses branches : artères ombilicale, hémorrhoïdale moyenne, utérine, vaginale, honteuse interne.

Les veines ne suivent pas le trajet des artères ; elles forment un plexus important autour du col et de la partie inférieure de l'organe et vont se jeter dans la veine hypogastrique ; elles communiquent avec les veines du clitoris et du bulbe. Selon Sappey, la muqueuse vésicale serait complétement privée de vaisseaux lymphatiques.

Les nerfs proviennent du plexus hypogastrique et se rendent les uns à la tunique musculeuse, les autres à la tunique muqueuse.

Usages. — La vessie est destinée à servir de réservoir à l'urine ; sa distension par ce liquide fait éprouver le besoin d'uriner ; sa contraction ajoutée à celle des muscles abdominaux expulse l'urine au dehors.

4° De l'urèthre. — L'urèthre est le conduit excréteur de l'urine ; il repose, chez la femme, sur la partie médiane de la paroi antérieure du vagin qui lui adhère de la manière la plus intime. Sa longueur est en moyenne de 3 centimètres ; son calibre est à peu près de 7 millimètres, mais il est susceptible de se laisser dilater. Flamand en a rencontré un qui permettait l'introduction du doigt ; Meyer, Tarnier, chacun de leur côté, en virent un autre qui avait fini par permettre le coït. Sa direction est oblique de haut en bas et d'avant en arrière ; rectiligne chez quelques femmes, il décrit, chez la plupart, une courbure à concavité antéro-supérieure qui répond à la face postérieure de la symphyse pubienne. Obliquité et courbure augmentent pendant la grossesse, parce que le vagin et l'urèthre sont entraînés en haut par l'utérus. Pendant l'accouchement, la partie fœtale engagée dans l'excavation refoule l'urèthre en avant et l'applique fortement contre la symphyse. Il est alors souvent difficile de pratiquer le cathétérisme.

L'extrémité inférieure de l'urèthre passe entre les racines du clitoris, au-dessous du bord libre du ligament triangulaire dont il est séparé par du tissu cellulaire.

Ce canal communique, en haut, avec la vessie par un orifice postérieur et s'ouvre au dehors par un autre orifice appelé *méat urinaire* (voyez page 83).

5° *Des uretères.* —Les uretères, au nombre de deux, un pour chaque côté, sont des canaux de petit calibre, destinés à conduire dans la vessie l'urine sécrétée par les reins. Les uretères descendent en avant des psoas, s'engagent entre les vaisseaux ovariques et iliaques primitifs, dont ils croisent la direction, pénètrent dans le petit bassin, contre les parois duquel ils sont maintenus par le péritoine, passent au-dessous des ligaments larges et gagnent le bas-fond de la vessie, dans laquelle ils s'ouvrent aux deux angles du trigone vésical.

6° *Du rectum.* —Le rectum, ainsi appelé parce qu'il est à peu près droit dans une partie de son trajet, constitue l'extrémité terminale du tube digestif. En haut, il se continue sans ligne de démarcation avec l'S iliaque du côlon; en bas, il aboutit à l'anus. On peut considérer le détroit abdominal comme établissant la limite supérieure de ce viscère.

Le rectum commence au niveau de la symphyse sacro-iliaque gauche, se dirige à droite, atteint la ligne médiane vers la troisième vertèbre sacrée et suit alors la face antérieure du sacrum et du coccyx jusqu'à l'extrémité de celui-ci. Il se prolonge à 2 ou 3 centimètres au delà, en suivant une direction oblique en bas et en avant, puis il se recourbe assez brusquement et se porte en bas et un peu en arrière pour traverser le plancher périnéal en suivant cette dernière direction.

On peut donc diviser, au point de vue obstétrical, le rectum en deux portions : l'une, appliquée contre la paroi postérieure de l'excavation, susceptible d'être comprimée par la partie fœtale lorsqu'elle a franchi le détroit supérieur; l'autre, inférieure, faisant partie du plancher périnéal et participant à la distension que subit ce dernier.

Rapports. — Ces rapports varient suivant qu'on les étudie dans la portion pelvienne ou dans la portion périnéale du rectum.

a. —Dans la *portion pelvienne*, on distingue une *face antérieure*, une *face postérieure* et *deux bords latéraux* (voyez fig. 32).

La *face antérieure* est en rapport : en haut, avec l'utérus dont elle est séparée par le cul-de-sac que forme le péritoine en se réfléchissant de la face postérieure de l'utérus et du vagin sur le rectum ; en bas, directement avec le vagin auquel elle adhère. Les deux parois qui se réunissent ainsi, constituent la cloison *recto-vaginale* (voyez page 92).

La *face postérieure* repose, en haut, sur le sacrum et le coccyx; elle est unie au premier de ces os par un repli péritonéal désigné sous le nom de *méso-rectum* qui lui laisse une certaine mobilité. En bas, elle adhère, par un tissu cellulaire lamelleux, au coccyx et à la partie inférieure du sacrum.

Les *bords latéraux* sont en rapport avec les anses intestinales qui descendent dans l'excavation.

b. — Dans la *portion périnéale*, le rectum est entouré par l'aponévrose pelvienne supérieure, le releveur de l'anus, le sphincter, un plexus vasculaire et le tissu cellulo-adipeux du creux ischio-rectal.

Structure. — Le rectum est formé de trois tuniques : une tunique externe ou séreuse, une tunique moyenne ou musculeuse; une tunique interne ou muqueuse.

La *tunique séreuse* est constituée par le péritoine qui, à la partie supérieure du rectum, forme à cet organe un méso-rectum, tandis qu'à la partie inférieure il l'applique contre la face antérieure du sacrum. — La séreuse n'existe pas dans la portion périnéale du rectum.

La *tunique musculeuse* se compose de deux plans de fibres : les plus externes sont longitudinales, les autres circulaires. Ces dernières sont très-prononcées sur la portion périnéale du rectum où elles forment le *sphincter interne*, dont la hauteur est de 4 centimètres environ. La portion de l'organe qui se trouve au-dessus de ce sphincter est la moins riche en fibres circulaires; ce qui explique comment elle peut se dilater et acquérir des dimensions considérables, par suite de l'accumulation des matières fécales dans son intérieur; aussi lui donne-t-on le nom d'*ampoule rectale*. Parfois, on trouve à 6, 7 ou 8 centimètres au-dessus de l'anus un faisceau de renforcement désigné, par Nélaton, sous le nom de *sphincter supérieur*. Toutes les fibres musculaires du rectum sont des fibres lisses.

La *tunique muqueuse* adhère intimement à la musculeuse dans les 4/5 supérieurs de l'organe; elle lui est au contraire lâchement unie dans le 1/5 inférieur, ce qui explique la fréquence de la chute du rectum au moment de la défécation, particulièrement chez les enfants où les connexions sont encore plus faibles que chez l'adulte. Cet accident est donc constitué par une hernie de la muqueuse et non du rectum entier à travers l'anus. — La muqueuse rectale présente, dans la région qui correspond au bord inférieur du sphincter interne, une série de plis curvilignes à concavité supérieure, formant par leur réunion une ligne irrégulièrement festonnée; ces plis sont désignés sous le nom de *valvules semi-lunaires*.

La muqueuse rectale renferme des glandes en tube très-développées.

Vaisseaux et nerfs. — Les artères du rectum sont les hémorrhoïdales supérieures qui naissent de la mésentérique inférieure; les hémorrhoïdales moyennes qui viennent directement de l'hypogastrique, et les hémorrhoïdales inférieures émanant de la honteuse interne, branche terminale de l'hypogastrique.

Les veines du rectum se jettent toutes dans la mésentérique inférieure. Celles qui naissent de la muqueuse forment dans le tissu cellulaire sous-muqueux un réseau remarquable, très-développé au niveau des replis semi-lunaires. C'est la dilatation de ces veines, particulièrement marquée pendant la grossesse et l'accouchement, qui donne lieu aux hémorrhoïdes.

Les vaisseaux lymphatiques du rectum sont nombreux. Ils partent de la muqueuse rectale et vont se jeter, non dans les ganglions appliqués sur les parois latérales de l'excavation, mais dans une série de ganglions placés le long de la face postérieure du rectum.

Les nerfs du rectum viennent la plupart du grand sympathique, quelques-uns du système cérébro-spinal.

Les branches émanées du système ganglionnaire naissent : 1° du plexus mésentérique inférieur; 2° de la portion sacrée du grand sympathique; 3° du plexus hypogastrique.

Les nerfs du système cérébro-spinal proviennent des 3e, 4e et 5e paires sacrées.

7° *De l'anus.* — L'anus est la terminaison de l'extrémité inférieure du rectum; c'est pour cela que nous le décrivons ici, bien qu'il fasse partie du plancher périnéal. Il est situé, chez la femme, à 3 centimètres en avant de la pointe du coccyx. Il regarde en bas et en arrière. Au niveau de la circonférence marquant la limite entre la muqueuse rectale et la peau de l'anus, se trouve une série de plis rayonnés qui disparaissent facilement par la distension. Cette peau est ordinairement dépourvue de poils chez la femme. L'anus n'est pas un simple orifice, c'est un canal composé de deux portions; l'une supérieure muqueuse, l'autre inférieure cutanée. A la première correspond le sphincter interne formé de fibres lisses; à la seconde, le sphincter externe, composé de fibres striées. Ces deux anneaux sont disposés de façon que le premier est reçu dans l'intérieur du second et y pénètre jusqu'à la partie moyenne.

Les artères et les veines de l'anus sont les hémorrhoïdales inférieures qui s'anastomosent avec les artères et les veines hémorrhoïdales moyennes et supérieures.

Les lymphatiques superficiels de l'anus se rendent aux ganglions inguinaux, les profonds aux ganglions échelonnés le long de la face postérieure du rectum.

Les nerfs proviennent du honteux interne.

L'anus est souvent entouré vers la fin de la grossesse, pendant l'accouchement et les suites de couches, d'un bourrelet hémorrhoïdal qui parfois s'enflamme et devient très-douloureux. En outre, cet orifice subit au moment de la période d'expulsion une distension considérable et s'ouvre largement; cette distension cause à la parturiente une souffrance qui persiste quelquefois plusieurs heures après l'accouchement.

8° *Vaisseaux et nerfs des parois de l'excavation.* — Ces vaisseaux et ces nerfs sont extrêmement nombreux et à peu près symétriques pour chaque moitié du bassin; nous dirons quelques mots des plus importants.

a. — *Artères.* L'artère *iliaque interne* ou hypogastrique naît de l'iliaque primitive au niveau de l'articulation sacro-iliaque, descend au-devant de cette symphyse, du muscle pyramidal et du plexus sacré, et, après un trajet de 4 à 5 centimètres, se divise en un grand nombre de branches : ombilicale, vésicale, hémorrhoïdale moyenne, utérine, vaginale, obturatrice, ilio-lombaire, sacrée latérale, fessière, ischiatique, honteuse interne. — L'artère ombilicale, considérable chez le fœtus où elle est presque aussi volumineuse que l'iliaque primitive, s'atrophie après la naissance et se transforme en un cordon fibreux. Elle naît de l'hypogastrique, se dirige en avant et, parvenue sur le côté de la vessie, se réfléchit de bas en haut, longe le bord latéral de cet organe et gagne l'ombilic en suivant la paroi abdominale antérieure ; chez le fœtus, elle traverse l'anneau ombilical, parcourt le cordon et se termine en s'épanouissant dans le placenta. Les deux artères ombilicales interceptent entre elles un triangle dont la base répond à la vessie et le sommet à l'ombilic ; ce triangle est traversé de haut en bas par l'ouraque (voy. page 62). — L'artère *obturatrice* naît ordinairement de l'hypogastrique, se dirige d'arrière en avant, et suit le détroit supérieur contre lequel elle est maintenue par le péritoine ; plus loin, elle s'engage dans le canal sous-pubien et se divise en plusieurs rameaux qui fournissent du sang au pubis, aux muscles obturateurs, aux adducteurs de la cuisse et à la grande lèvre ; dans son trajet, elle est accompagnée par le *nerf obturateur* qui est placé immédiatement au-dessous d'elle. — L'artère *honteuse interne* naît de l'hypogastrique, se porte de haut en bas au-devant du plexus sacré et du muscle pyramidal, sort du bassin entre ce muscle et l'épine sciatique, contourne cette épine et rentre dans le bassin par le petit trou sciatique. Elle s'accole ensuite à la surface interne de l'obturateur interne, et se ramifie dans le périnée (branche périnéale), les grandes et petites lèvres, le bulbe du vagin et le clitoris.

L'artère *sacrée moyenne* naît directement de l'aorte, un peu en arrière de l'origine des iliaques primitives. Cette artère continue la direction du tronc aortique, mais elle est très-grêle. Elle descend verticalement au devant du corps de la cinquième vertèbre lombaire et de la face antérieure du sacrum pour se diviser, au devant du coccyx, en deux branches qui fournissent des rameaux aux parties voisines et à la glande coccygienne.

b. — *Veines*. Les veines suivent le trajet des artères et portent le même nom ; il est donc inutile de les énumérer.

c. — *Nerfs*. Les nerfs des parois du petit bassin, des viscères intra-pelviens, du périnée et des organes génitaux sont fournis en grande partie par le plexus sacré. Ce dernier est constitué par la réunion des nerfs sacrés antérieurs et de la branche lombo-sacrée ; celle-ci émane du plexus lombaire, traverse le psoas et se jette dans le plexus sacré. Ce plexus a la forme d'un triangle dont la base occupe toute la longueur du sacrum, et dont le sommet, dirigé en dehors, répond à la grande échancrure sciatique, au-dessus de l'épine du même nom ; là, les branches du plexus sacré se réunissent pour former un gros tronc nerveux, le *nerf sciatique*, qui va se distribuer dans la fesse, la cuisse, la jambe et le pied. Les crampes, si souvent ressenties par les femmes dans les muscles du mollet, pendant le travail de l'accouchement, sont dues à la pression que la tête fœtale exerce sur le plexus sacré. Dans son trajet intra-pelvien, le plexus sacré est appliqué contre la face antérieure du pyramidal et croisé par les vaisseaux hypogastriques qui le recouvrent en partie ; il fournit des nerfs aux muscles pyramidal, obturateur interne et releveur de l'anus, à la vessie, au vagin, au rectum, à l'orifice anal et à la peau qui l'avoisine ainsi qu'à celle du périnée. — Un autre nerf, le *nerf honteux interne*, se détache de la partie inférieure du plexus sacré, accompagne l'artère honteuse interne dans son trajet, et va se distribuer aux muscles sphincter anal, constricteur du vagin, transverse du périnée, ischio-caverneux, au bulbe du vagin, au clitoris, au canal de l'urèthre, aux grandes et aux petites lèvres.

Le *nerf obturateur* vient du *plexus lombaire*, traverse le psoas, passe sous l'angle de bifurcation des vaisseaux iliaques primitifs, et se place au-dessous de l'artère obturatrice qu'il accompagne ; en sortant du canal sous-pubien, il fournit des rameaux aux muscles deuxième adducteur superficiel et adducteurs profonds.

Modifications de l'excavation par les parties molles. — Les muscles obturateur interne et pyramidal modifient à peine la forme et les dimensions de l'excavation, parce qu'ils sont peu épais. Sur chaque moitié du bassin, ils occupent les faces *antéro-latérale* et *postéro-latérale*, et ne peuvent avoir aucune influence sur le diamètre antéro-postérieur de l'excavation ; mais ils raccourcissent les deux diamètres obliques et le diamètre transverse de 5 millimètres environ. Flamant croyait à tort qu'en raison de leur situation sur les plans inclinés de l'excavation, ils pouvaient, en se contractant, exercer une action favorable aux mouvements exécutés par la tête du fœtus pendant l'accouchement.

Le diamètre antéro-postérieur de l'excavation perd aussi 5 millimètres environ par la présence de la vessie et de l'urèthre en arrière du pubis, du rectum en avant du sacrum.

§ 5. — Plancher périnéal.

Le plancher périnéal doit être considéré comme la paroi inférieure de l'abdomen et du bassin (voyez page 48) ; c'est une cloison épaisse et résistante qui ferme le détroit inférieur. Il est traversé, sur la ligne médiane, par trois canaux : l'urèthre, le vagin et le rectum. On donne le nom de *périnée* à la partie de ce plancher comprise entre l'anus et la vulve.

Les différentes couches qui entrent dans la composition du plancher périnéal sont, si l'on procède de dehors en dedans : la peau, le tissu cellulaire sous-cutané, la couche musculo-aponévrotique, le tissu cellulaire sous-péritonéal, le péritoine. De plus, on y trouve la glande coccygienne.

A. — *Peau du plancher périnéal.* — La peau forme la couche la plus extérieure. Elle se continue, latéralement et en arrière, avec les téguments des régions fessières et sacrée ; en avant, avec la peau de la vulve. Elle est déprimée sur la ligne médiane où elle répond au *sillon interfessier*. Ce sillon s'étend du coccyx à la commissure postérieure de la vulve ; il est très-marqué au niveau de l'anus (voyez page 66). La peau du plancher périnéal présente

deux ouvertures seulement, l'anus et la fente vulvaire, car l'urèthre n'a pas
d'orifice cutané. Le méat urinaire s'ouvre, en effet, sur la muqueuse de
la vulve. (Voyez VULVE).—Entre l'anus et la vulve, existe un raphé cutané,
légèrement saillant.

B. — *Tissu cellulaire sous-cutané.* — La couche sous-cutanée contient du
tissu cellulo-adipeux et plusieurs feuillets cellulaires dont l'un, plus marqué
que les autres, a reçu le nom de *fascia superficialis.* Cette couche se continue,
en avant, avec le tissu cellulo-graisseux des grandes lèvres, du pénil et de
l'hypogastre; latéralement avec celui des régions fessières. Son épaisseur
varie suivant l'embonpoint, mais elle est toujours très-considérable sur les
parties latérales du rectum, où elle remplit les fosses ischio-rectales.

Les *fosses ischio-rectales,* au nombre de deux, sont des cavités symétriquement placées en dehors de l'anus et de la partie terminale du rectum. — Chaque fosse ischio-rectale, souvent désignée sous le nom de *creux ischio-rectal,*
présente deux parois, deux extrémités, une base et un sommet. — La paroi
externe est résistante et verticale; elle est formée par la partie postérieure
et inférieure de l'aponévrose qui tapisse le muscle obturateur interne; elle
est limitée, en haut, par la bandelette pubio-sciatique (voyez page 70). — La
paroi supéro-interne, mobile, est oblique de haut en bas et de dehors en dedans; elle est constituée par le releveur de l'anus et le sphincter anal. —
L'extrémité antérieure est formée, de haut en bas, par la réunion des parois externe et interne, et par le bord postérieur des aponévroses périnéales.
— L'extrémité postérieure correspond au bord inférieur du muscle grand
fessier. — La base est tournée vers la peau et s'étend, d'avant en arrière, du
bord postérieur des aponévroses périnéales au bord inférieur du grand fessier;
latéralement, de l'ischion à l'anus. — Le sommet résulte de l'union, à angle
aigu, des parois interne et supéro-interne. — Toute la fosse ischio-rectale est
remplie par du tissu cellulo-adipeux.

C. — *Couche musculo-aponévrotique.* — Cette couche, placée au-dessus
de la précédente, contient de nombreux muscles et plusieurs aponévroses.

1° *Muscles.* —Les muscles peuvent être divisés en deux groupes: ceux qui
sont disposés autour du rectum, et ceux qui entourent l'extrémité vulvaire du
vagin. Les premiers comprennent le releveur de l'anus, le muscle ischio-
coccygien et le sphincter anal; les seconds, le tranverse du périnée, le constricteur du vagin et le muscle ischio-caverneux.

a. — Le *releveur de l'anus* est un muscle pair et symétrique; il suffira
donc de l'étudier sur l'une des moitiés du bassin.

Il est large, aplati et concave en haut; sa forme est triangulaire. Il présente
à étudier: un bord externe, un bord interne, un bord postérieur, une face
supérieure, une face inférieure. On peut le comparer à un éventail, dont le
centre serait en rapport avec le rectum, et qui répondrait, par l'un de
ses côtés, au grand ligament sacro-sciatique, par l'autre, à une ligne antéro-
postérieure partageant le petit bassin en deux moitiés latérales. Le bord
arrondi de cet éventail s'étendrait du pubis à l'épine sciatique.

Le bord externe est convexe; il s'insère sur la face postérieure du corps du pubis et sur une arcade fibreuse dite *pubio-sciatique*, qui se dirige obliquement du bord inférieur du pubis à l'épine sciatique (voyez fig. 33).

Le bord interne s'insère sur le raphé fibreux qui s'étend du coccyx au rectum, sur les côtés de ce conduit, sur le raphé placé entre le rectum et le vagin, enfin sur les bords latéraux de celui-ci et de la vessie elle-même.

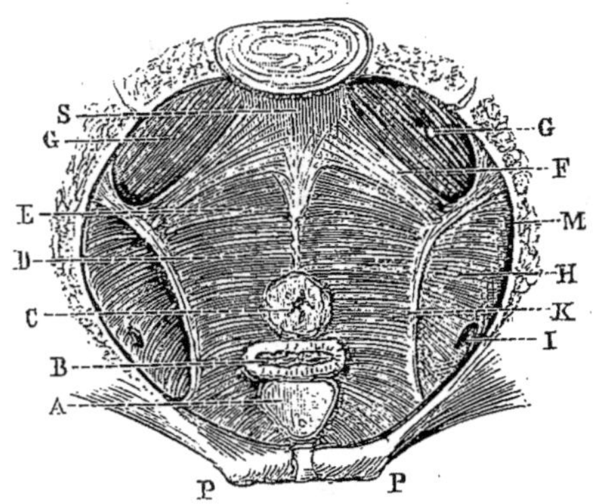

Au niveau du rectum, il se confond avec les fibres supérieures du sphincter externe. Ses insertions vaginales ont lieu immédiatement en arrière du bulbe et du constricteur.

Le bord postérieur répond au bord antérieur du grand ligament sacro-sciatique et du muscle ischio-coccygien.

La face supérieure est recouverte par une aponévrose forte et résistante qui fait partie de l'aponévrose pelvienne supérieure.

La face inférieure est tapissée en arrière par une mince lame celluleuse; en avant, par l'aponévrose périnéale profonde. Elle forme, en partie, la paroi supéro-interne du creux ischio-rectal.

Les fibres musculaires les plus antérieures naissent du pubis et se portent d'avant en arrière sur les côtés de la vessie et du vagin auxquels elles adhèrent. Les fibres antéro-latérales se dirigent vers le rectum auquel elles s'unissent.

Fig. 33. — Muscles du plancher du bassin vus par la cavité abdominale. Le muscle pyramidal a été enlevé.

A. Coupe de la vessie.
B. Coupe de l'utérus.
C. Coupe du rectum.
D. Muscle releveur de l'anus.
E. Fibres de ce muscle se rendant au coccyx et se confondant avec le muscle ischio-coccygien.
F. Petit ligament sacro-sciatique.
G. Muscle grand fessier.
H. Partie supérieure du muscle obturateur.
K. Bandelette pubio-sciatique.
I. Trou donnant passage aux vaisseaux et au nerf obturateurs.
M. Détroit supérieur.
PP'. Pubis.
S. Face antérieure du sacrum.

En résumé, le releveur de l'anus s'insère, d'une part, sur l'un des côtés du bassin; d'autre part, sur la ligne médiane où il se confond avec le muscle homonyme du côté opposé. Les deux muscles réunis forment une sangle élastique qui ferme l'ouverture inférieure du petit bassin; ils ont pour action d'élever l'orifice anal et de le dilater au moment de la défécation.

b. — L'*ischio-coccygien* est un muscle pair, symétrique; il suffit donc de l'étudier sur l'une des moitiés du bassin. — Il est situé entre le releveur de l'anus et le pyramidal, en avant du petit ligament sacro-sciatique. Il est triangulaire et présente une face antérieure, une face postérieure, un bord supérieur, un bord inférieur, une base et un sommet. — La base s'insère au bord latéral du coccyx et du sacrum, près de l'extrémité de ce dernier os; le sommet, à l'épine sciatique. Les fibres musculaires vont, obliquement de dedans en dehors et d'arrière en avant, de la base au sommet du muscle. — La face antérieure répond à l'aponévrose pelvienne supérieure; la face postérieure aux ligaments sacro-sciatiques. — Le bord supérieur est en rapport avec le pyramidal; le bord inférieur, avec le releveur de l'anus. — On pourrait donc, à l'exemple de P. Dubois, considérer l'ischio-coccygien comme le faisceau postérieur du muscle releveur de l'anus.

Les muscles ischio-coccygiens maintiennent le coccyx et l'empêchent d'être

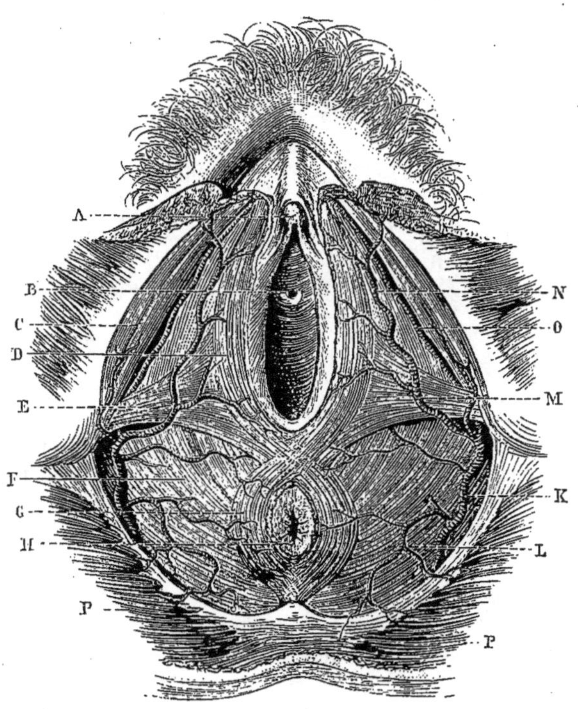

Fig. 34. — Muscles du périnée, vus de l'extérieur.

A. Clitoris.
B. Méat urinaire.
C. Muscle ischio-caverneux.
D. Muscle constricteur du vagin.
E. Muscle transverse du périnée.
F. Muscle releveur de l'anus.
G. Sphincter anal.

H. Anus.
K. Artère honteuse interne.
L. Branches hémorrhoïdales.
M. Artère superficielle du périnée.
O. Artère caverneuse ou clitoridienne.
PP. Muscles grands fessiers.

renversé en arrière. — Ils forment avec les deux releveurs de l'anus la couche musculaire profonde du plancher périnéal.

c. — Le *sphincter externe* de l'anus est situé au-dessous du plan musculaire constitué par le releveur de l'anus. Il est circulaire et entoure l'extrémité inférieure du rectum; ses fibres les plus élevées recouvrent celles du sphincter interne et se confondent en partie avec elles.

Le muscle sphincter externe est formé par deux demi-anneaux à concavité interne ; chacun d'eux se compose de fibres elliptiques se réunissant par leurs extrémités et formant ainsi deux commissures, l'une antérieure, l'autre postérieure. — Au niveau de la commissure postérieure, le muscle s'insère sur la face postérieure de la dernière pièce du coccyx et sur la peau de cette région. — Au niveau de la commissure antérieure, le sphincter anal se continue avec le constricteur du vagin. Les fibres les plus externes vont directement sur les côtés correspondants du vagin ; au contraire, les fibres internes s'entrecroisent au devant de l'anus, passent de droite à gauche, ou réciproquement, et c'est seulement après cet entrecroisement qu'elles se rendent sur le vagin. On a donc pu comparer le trajet des fibres du sphincter anal et du constricteur du vagin à un 8.

Le sphincter a pour rôle de s'opposer à l'issue involontaire des matières fécales ; il détermine l'occlusion de l'anus.

d. — Le *transverse du périnée* existe de chaque côté du bassin ; c'est donc un muscle pair ; il est petit, triangulaire, aplati. Ses fibres s'insèrent : d'une part, sur la face interne de l'ischion ; d'autre part, sur les côtés du vagin, derrière le constricteur de ce conduit et sur le sphincter de l'anus ; elles se dirigent de dehors en dedans et un peu d'arrière en avant ; arrivées sur la ligne médiane, plusieurs d'entre elles se continuent avec celles du muscle du côté opposé.

Ce muscle a pour usage de porter en arrière la commissure postérieure du vagin et de comprimer la paroi antérieure du rectum.

e. — Le *constricteur du vagin* est disposé autour de l'orifice vaginal comme le sphincter autour de l'anus. Il forme un anneau charnu, elliptique, présentant une commissure antérieure et une commissure postérieure. — Celle-ci, avons-nous dit, se confond avec la commissure antérieure du sphincter de l'anus. En avant, le muscle constricteur s'insère sur le corps du clitoris et sur son ligament suspenseur. — La face externe est convexe ; la face interne, concave, est en rapport avec le bulbe du vagin et l'extrémité antérieure de ce conduit. — Le constricteur est un véritable sphincter qui comprime le bulbe et rétrécit l'entrée du vagin.

f. — L'*ischio-caverneux* est un petit muscle, pair et symétrique, situé le long des racines du clitoris et leur formant une demi-gaîne. Il naît par deux faisceaux charnus : l'un, interne, qui part de la tubérosité ischiatique ; l'autre, externe, de la branche ischio-pubienne. Ces deux faisceaux, séparés en arrière par un interstice celluleux, se réunissent en avant sur le corps du clitoris.

La face convexe est recouverte par l'aponévrose périnéale superficielle ; la face supérieure, concave, est directement en rapport avec la racine et le corps du clitoris. Ce muscle est séparé du constricteur du vagin par un espace triangulaire, rempli de tissu cellulo-adipeux. Son rôle est d'abaisser le clitoris pendant l'acte vénérien.

2° *Aponévroses du plancher périnéal.* — Ces aponévroses sont au nombre de quatre : l'aponévrose pelvienne supérieure et les aponévroses périnéales.

a. — L'*aponévrose pelvienne supérieure* s'attache au détroit supérieur en se confondant, sur les parties latérales, avec le fascia iliaca, et descend dans l'excavation en recouvrant les vaisseaux, les nerfs et les muscles ; de chaque côté, elle tapisse donc la face antérieure du pyramidal et de l'ischio-coccygien, la face supérieure du releveur de l'anus et la partie de l'obturateur interne qui est située au-dessus de l'arcade pubio-sciatique. La face supérieure de cette aponévrose est en rapport avec le péritoine dont elle est séparée par une couche de tissu cellulo-adipeux. — L'aponévrose pelvienne est traversée par le rectum, le vagin, l'urèthre ou la partie inférieure du col vésical. — Quelques auteurs ont donné à la partie antérieure de l'aponévrose pelvienne supérieure le nom d'aponévrose *périnéale supérieure*, qu'il ne faut pas confondre avec celui d'*aponévrose périnéale profonde*.

b. — Les *aponévroses péri-néales* occupent l'aire de l'arcade des pubis jusqu'à une ligne transversale qui réunirait les deux tubérosités ischiatiques. La forme de ces aponévroses est triangulaire comme l'espace qu'elles remplissent : leurs bords latéraux s'insèrent aux branches ischio-pubiennes ; leur base s'é-tend d'un ischion à l'autre ; leur sommet est en rapport avec la partie la plus élevée de l'arcade des pubis. Elles sont obliques de haut en bas et d'avant en arrière ; leur base est dirigée en bas et en arrière. — Elles sont au nombre de trois : une pro-fonde, une moyenne, et une superficielle ou inférieure ; mais les aponévroses profonde et moyenne sont très-rapprochées l'une de l'autre et pourraient être considérées comme une

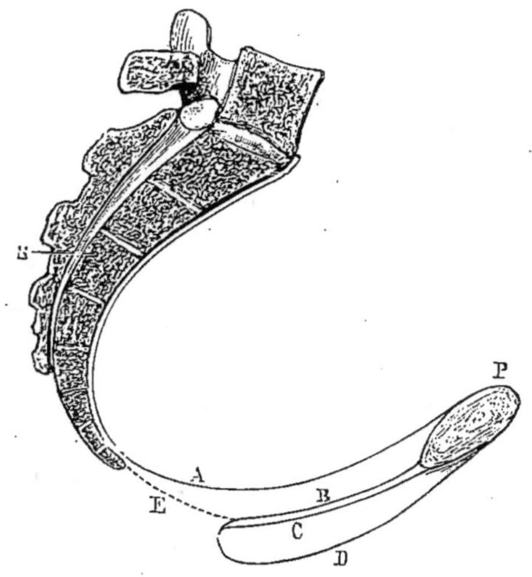

Fig. 35. — Coupe antéro-postérieure des aponévroses du plancher périnéal.

AP. Aponévrose pelvienne.
B. Aponévrose périnéale profonde.
C. Aponévrose périnéale moyenne.
D. Aponévrose périnéale superficielle.
E. Lame celluleuse qui recouvre la face infé-rieure du releveur de l'anus, en arrière de la ligne bis-ischiatique, au niveau de la-quelle elle se confond avec le bord posté-rieur de l'aponévrose périnéale profonde.
P. Pubis.
S. Sacrum.

seule aponévrose formée de deux feuillets, entre lesquels rampent des vaisseaux.

L'*aponévrose périnéale profonde* est située au-dessous du releveur de l'anus, qu'elle tapisse dans la portion de ce muscle répondant à l'arcade des pubis. Elle est fixée, en avant, au ligament triangulaire ; sur les côtés, à la face in-terne des branches ischio-pubiennes ; en arrière, au niveau de la ligne bis-ischiatique, son bord postérieur se recourbe de haut en bas pour s'unir au bord postérieur des aponévroses moyenne et superficielle. Elle est divisée, sur la ligne médiane, de manière à laisser passer l'urèthre et le vagin; chaque moitié s'insère sur ce dernier conduit, en arrière du bulbe et du muscle constricteur qu'elle sépare du releveur de l'anus.

L'aponévrose périnéale moyenne est fixée, en haut, à la face antérieure du corps des pubis, derrière le corps du clitoris; sur les côtés, à la lèvre interne des branches ischio-pubiennes. Au niveau de la ligne bis-ischiatique, son bord postérieur se confond avec le bord postérieur de l'aponévrose périnéale profonde, s'infléchit directement en bas, passe en arrière des muscles transverses du périnée, et va s'unir au bord postérieur de l'aponévrose périnéale superficielle. — Comme la précédente, cette aponévrose se divise sur la ligne médiane pour livrer passage à l'urèthre et au vagin; elle s'insère sur ce dernier conduit. — Les aponévroses périnéales profonde et moyenne sont séparées par un intervalle très-étroit qui renferme les vaisseaux et nerfs honteux internes.

L'aponévrose périnéale superficielle ou *inférieure* s'insère, par ses parties latérales, à la face externe des branches ischio-pubiennes, au devant des racines du clitoris et des muscles ischio-caverneux. En haut, elle se prolonge sur le corps du clitoris; en arrière, elle se recourbe de bas en haut, passe derrière les muscles transverses et va s'unir au bord postérieur de l'aponévrose périnéale moyenne. — La face supérieure de cette aponévrose envoie des prolongements qui forment des gaînes séparées aux muscles ischio-caverneux, constricteur du vagin, transverses du périnée, au bulbe du vagin, aux racines du clitoris, aux glandes vulvo-vaginales. Tous ces organes sont compris entre les aponévroses périnéales moyenne et superficielle, et remplissent un espace désigné sous le nom de *loge périnéale inférieure;* mais cette loge est refoulée, de chaque côté, contre les branches ischio-pubiennes par le vagin et l'urèthre qui occupent le centre de l'arcade des pubis; elle forme donc une espèce de collier autour de ces conduits. Au moment de l'accouchement la tête du fœtus traverse le vagin et son constricteur passe entre les deux ischio-caverneux et repousse en arrière les muscles transverses du périnée.

Entre les aponévroses périnéales moyenne et profonde existe un intervalle très-petit, qu'on peut appeler *loge périnéale moyenne.* Cette loge contient seulement les vaisseaux honteux internes (voyez plus haut).

Mentionnons enfin une *lame celluleuse* qui tapisse la face inférieure du releveur de l'anus, en arrière de la ligne bis-ischiatique. Cette lame se continue, en avant, avec le bord postérieur de l'aponévrose périnéale profonde; latéralement et en arrière, elle s'attache aux parois du petit bassin ou aux muscles qui tapissent ces parois. Par conséquent le releveur de l'anus occupe un espace aponévrotique que nous appellerons *loge périnéale supérieure.* Celle-ci est formée, en haut, par l'aponévrose pelvienne supérieure; sa paroi inférieure est constituée : en avant de la ligne bis-ischiatique, par l'aponévrose périnéale profonde; en arrière de cette ligne, par la lame celluleuse qui recouvre la moitié postérieure du releveur de l'anus.

D. — *Tissu cellulaire sous-péritonéal.* — Du tissu cellulo-adipeux est placé entre le péritoine et l'aponévrose pelvienne qu'il recouvre; il communique, sans ligne de démarcation, avec le tissu cellulaire des ligaments larges. Son abondance varie avec les différents sujets, mais elle n'est jamais considérable.

E. — *Membrane séreuse.* — La couche la plus profonde du plancher périnéal est formée par le péritoine qui recouvre l'aponévrose pelvienne dont il est séparé par la couche du tissu cellulaire sous-péritonéal. Après avoir tapissé toute l'étendue du plancher périnéal, cette séreuse se recourbe en haut, revêt les parties molles de l'excavation et du grand bassin; plus haut encore, elle se continue avec le péritoine abdominal. En étudiant les organes génitaux internes, nous dirons quels sont les rapports exacts du péritoine avec les viscères contenus dans le petit bassin (voyez VESSIE et ORGANES GÉNITAUX INTERNES).

F. — *Vaisseaux et nerfs du plancher périnéal.* — La partie antérieure du plancher périnéal reçoit ses artères de la honteuse interne et un peu des hémorrhoïdales.—Les veines suivent le trajet des artères; celles qui émanent des racines du clitoris et du bulbe du vagin sont nombreuses et se portent dans le plexus entourant le col vésical. — Les lymphatiques superficiels se rendent aux ganglions de l'aine. — Les nerfs proviennent du honteux interne.

Au niveau de la partie postérieure du plancher périnéal, c'est-à-dire en arrière de la ligne bis-ischiatique, les artères sont nombreuses. On y rencontre, en effet, l'artère hémorrhoïdale inférieure, branche de la honteuse interne; l'hémorrhoïdale moyenne, qui vient de l'hypogastrique, et enfin l'hémorrhoïdale supérieure, terminaison de la mésentérique inférieure. On y remarque, en outre, quelques ramifications de la sacrée moyenne et des sacrées latérales. — Les veines forment deux groupes : les unes, disposées en réseau, autour de l'anus, se jettent dans la veine mésaraïque, l'une des origines de la veine porte; les autres se rendent dans la veine hypogastrique. — Les vaisseaux lymphatiques profonds aboutissent aux ganglions lombaires et iliaques, les superficiels; aux ganglions de l'aine.

Les nerfs proviennent des plexus sacré et hypogastrique.

G. — *Glande coccygienne.* — Entre les tendons des releveurs de l'anus, à leur insertion coccygienne, on trouve, au devant de la pointe du coccyx, un corps glandulaire, la *glande coccygienne*, qui est appendue à l'extrémité de l'artère sacrée moyenne. Cette glande, découverte par Luschka, est grosse comme une lentille ou un petit pois, et enveloppée par une atmosphère celluleuse. Elle est enfoncée dans une lacune arrondie que présentent, en cet endroit, les tendons des muscles releveurs, et recouverte par l'extrémité postérieure du sphincter externe de l'anus. De nouvelles récherches sont nécessaires pour déterminer sa structure et faire connaître ses fonctions.

Usages du plancher périnéal. — Placé à la partie inférieure du tronc, le plancher périnéal ferme les cavités abdominale et pelvienne. Il est destiné à maintenir les viscères des appareils génito-urinaire et digestif dans leurs positions respectives; mais il est traversé par trois canaux : l'urèthre, le vagin et le rectum qui permettent à la vessie, à l'utérus et à l'intestin de se vider de leur contenu. — La courbure à concavité supérieure et la contractilité du plancher périnéal semblent faites pour contre-balancer l'action du diaphragme qui forme au-dessus de la cavité abdominale une voûte contractile, à concavité inférieure.

Le plancher périnéal est, comme le vagin, extensible et élastique. Pendant le travail de l'accouchement, la tête fœtale, lorsqu'elle est poussée en bas par les contractions utérines, dilate le vagin, comprime fortement le rectum en arrière, la vessie en avant, et repousse le plancher périnéal en bas. Celui-ci fait, en vertu de son extensibilité, une saillie de plus en plus prononcée, s'amincit et finit par se transformer en une gouttière assez large pour laisser passer l'enfant. — Dans ces conditions, le diamètre coccy-pubien est très-peu amoindri par la présence des parties molles, tandis qu'il est considérablement agrandi par la rétropulsion du coccyx. — Les diamètres obliques sont aussi très-peu modifiés par l'empiétement des muscles grands fessiers sur les parties latérales du détroit inférieur; l'extensibilité des grands ligaments sacro-sciatiques fait, en effet, bientôt regagner ce qui a été perdu par cet empiétement.

CHAPITRE II

ORGANES GÉNITAUX EXTERNES

Les organes génitaux de la femme ont été divisés, d'après leur situation plus ou moins profonde, en *internes* et *externes*. Ces derniers comprennent le *mont de Vénus* et la *vulve;* il conviendrait d'y joindre le périnée qui, par sa situation et ses fonctions, peut être considéré comme une annexe des organes génitaux externes; mais le périnée ayant été précédemment décrit (voyez page 68 et suivantes), nous n'aurons pas à y revenir ici.

ARTICLE PREMIER

MONT DE VÉNUS OU PÉNIL

Le *mont de Vénus* ou *pénil* est cette éminence, à sommet arrondi, qui recouvre le pubis et surmonte la vulve; sa base occupe un espace triangulaire dont les limites sont : en haut, l'hypogastre; de chaque côté, les plis inguinaux; en bas, les grandes lèvres (voyez fig. 36).

Structure. — La peau de cette région est remarquable par le grand développement de ses bulbes pileux et de ses glandes sébacées; elle se recouvre de poils au moment de la puberté. Elle est doublée par une couche épaisse de tissu cellulo-adipeux dont l'abondance varie avec l'embonpoint de la femme.

Le mont de Vénus est parcouru par un grand nombre de lames et de lamelles composées de fibres élastiques. Ces lames, extrêmement multipliées et dirigées dans tous les sens, sont séparées les unes des autres par du tissu cellulo-adipeux. Les unes naissent du bord supérieur du pubis auquel elles s'insèrent; d'autres se continuent en haut et latéralement avec le *fascia superficialis* de l'abdomen et de la racine des cuisses, en bas avec l'appareil élastique des grandes lèvres (voyez page 79) et le ligament suspenseur du clitoris (voyez page 82); les plus superficielles vont se perdre dans la peau du pénil qu'elles servent à fixer; aussi nous ne pensons pas que la peau de cette région concoure à l'ampliation de la vulve, au moment de l'accouchement, comme l'enseignait le professeur Moreau. Le mont de Vénus est, en outre, traversé par quelques fibres musculaires qui terminent le ligament rond; les unes s'attachent à l'épine du pubis, les autres se perdent dans l'extrémité supérieure de la grande lèvre.

Les vaisseaux et les nerfs du pénil viennent des mêmes sources que ceux des grandes lèvres (voy. page 79).

ARTICLE II

DE LA VULVE

Sous le nom de *vulve*, on désigne l'ensemble des organes qui entourent et forment l'ouverture extérieure des voies génitales. La vulve est limitée : en haut, par le pénil; en bas, par le périnée; en dehors, par la racine des cuisses. C'est une espèce d'anneau aplati, à grand diamètre longitudinal, plus épais à sa partie moyenne qu'à ses deux extrémités, obliquement dirigé de haut en bas et d'avant en arrière. On y distingue : les grandes lèvres, les petites lèvres, le clitoris, le vestibule, le méat urinaire, l'hymen et les caroncules myrtiformes, l'orifice vulvaire et la fosse naviculaire.

§ 1. — Grandes lèvres.

Les *grandes lèvres*, au nombre de deux, sont situées de chaque côté de la vulve; plus épaisses et plus renflées à leur partie moyenne qu'à leurs extrémités, elles forment deux replis symétriques allant de la partie inférieure du mont de Vénus, avec lequel elles se confondent, à la partie antérieure et médiane du périnée. Séparées dans la plus grande partie de leur étendue par la fente vulvaire, elles se rejoignent en haut et en bas, où leur réunion donne naissance aux commissures antérieure et postérieure de la vulve.

La *commissure antérieure* est peu marquée; elle décrit une espèce d'arcade arrondie surmontant le clitoris, dont elle est séparée par un intervalle de 1 centimètre et demi environ. La *commissure postérieure* est plus apparente, quoique plus mince; formée par l'adossement de la peau du périnée et de la muqueuse vulvaire, elle constitue un repli saillant, connu sous le nom de *fourchette,* qui se rompt souvent pendant l'accouchement, surtout chez les primipares.

Indépendamment de leurs deux extrémités, on peut décrire aux grandes lèvres une face externe, une face interne et deux bords.

La *face externe* ou cutanée est convexe et couverte de poils un peu moins abondants qu'au pénil. Un sillon nettement accusé, *pli génito-crural,* la sépare de la racine de la cuisse.

La *face interne,* muqueuse, est plane, rosée, dépourvue de poils et s'adosse à celle du côté opposé, quand la vulve est fermée.

Le *bord antérieur* ou bord libre unit les deux faces précédentes et présente un contour arrondi ; en allant de haut en bas, il décrit une légère courbe à convexité antérieure. Son aspect est le même que celui de la face externe ; il est couvert de poils peu abondants au-dessous de la partie moyenne.

Le *bord postérieur* est adhérent et épais ; il s'attache à la branche ischio-pubienne et se continue avec les parties molles des régions voisines.

Chez les enfants, les jeunes filles vierges et les femmes qui ont de l'embonpoint, les grandes lèvres sont fermes, épaisses et appliquées l'une contre l'autre. Chez les femmes amaigries, surtout chez celles qui ont eu beaucoup d'enfants ou qui se livrent souvent au coït, chez les femmes âgées, ces replis deviennent flasques, comme flottants, de sorte que la vulve reste constamment entrebâillée. Il en est de même chez les enfants nouveau-nés, par suite du développement encore incomplet des grandes lèvres.

Structure. — Les parties qui entrent dans la composition des grandes lèvres sont : la peau, des fibres musculaires lisses, un appareil élastique, du tissu cellulo-adipeux, des vaisseaux et des nerfs ; on trouve aussi dans leur extrémité supérieure quelques fibres musculaires émanées du ligament rond.

La peau, comme celle du pénil, se fait remarquer par le grand développe-

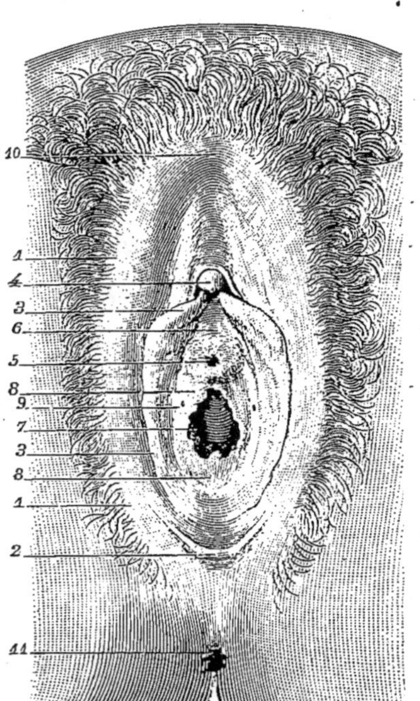

FIG. 36. — Vulve chez la femme vierge.

1. Grande lèvre.
2. Fourchette.
3. Petite lèvre.
4. Clitoris.
5. Méat urinaire.
6. Vestibule.
7. Orifice du vagin.
8. Membrane de l'hymen.
9. Orifice de la glande vulvo-vaginale.
10. Commissure antérieure des grandes lèvres.
11. Orifice anal.

ment de ses glandes sébacées et de ses follicules pileux (voyez page 86).

A la face interne de la peau existent des fibres musculaires lisses, analogues aux fibres du dartos de l'homme; aussi Sappey, qui les a bien décrites, les a-t-il appelées *dartos de la femme*. Elles se groupent par faisceaux extrême-ment minces, affectent les directions les plus variées et rampent sous la face profonde du derme à laquelle elles s'insèrent par leurs deux extrémités. Ce dartos n'existe qu'à la face externe et au bord antérieur des grandes lèvres; il disparaît sur leur face interne.

Au-dessous du dartos, on trouve une couche de tissu cellulo-adipeux, puis une poche particulière découverte par Broca. Cette poche est piriforme; sa grosse extrémité est tournée vers la fourchette, où elle se confond avec le *fascia superficialis* du périnée, près de l'anus; sa petite extrémité ou goulot, longue et étroite, est dirigée vers l'anneau inguinal externe; sa cavité est remplie de tissu cellulo-adipeux. — Sappey a démontré que cette poche est formée par des fibres élastiques entrecroisées; les unes se continuent, en haut, avec les lames élastiques du pénil (voyez page 77); les autres naissent directement du bord supérieur et de l'épine du pubis. Ces fibres forment un plan qui descend sur la grande lèvre correspondante dans toute sa hauteur; les plus internes s'incurvent en dedans pour s'unir au ligament suspenseur du clitoris et vont adhérer avec lui au bord interne de la branche ischio-pu-bienne (voyez page 82); les plus externes se recourbent en dehors et vont s'attacher au bord externe de la même branche. C'est par leur union et leur continuité que toutes ces fibres constituent la poche que nous venons de décrire. Sa forme et sa structure lui ont fait donner par Sappey le nom de *sac* ou d'*appareil élastique* des grandes lèvres.

Le tissu cellulo-adipeux forme, comme nous l'avons vu, une couche super-ficielle située entre le dartos et le sac élastique; mais c'est surtout dans l'in-térieur de ce dernier qu'il s'accumule en grande abondance, particulièrement chez les femmes jeunes et bien portantes. Chez les femmes âgées et amai-gries, il est beaucoup plus rare; c'est ce qui explique pourquoi, chez elles, les grandes lèvres, au lieu d'être arrondies et rapprochées, sont flasques et déformées.

Les artères des grandes lèvres viennent, de chaque côté, de la branche péri-néale émanée de la honteuse interne, des honteuses externes fournies par les artères fémorales, et des épigastriques. — Les veines accompagnent pour la plupart les artères, pendant que d'autres se dirigent en arrière pour former un plexus communiquant avec le bulbe et les veines du vagin.

Les nerfs proviennent des branches génito-crurales et abdominales du plexus lombaire; d'autres sont fournis par la branche périnéale du nerf hon-teux interne.

Les vaisseaux lymphatiques se rendent tous aux ganglions de l'aine.

Usages. — Les grandes lèvres sont des organes de protection; elles con-courent, en outre, à l'accouchement en formant à ce moment un canal mem-braneux qui livre passage au fœtus.

§ 2. — Petites lèvres.

Quand on écarte les grandes lèvres, on aperçoit les *petites lèvres* ou *nymphes*, qui se présentent sous la forme de deux replis muqueux, d'une couleur rosée, obliquement dirigés de haut en bas et de dedans en dehors, offrant par conséquent une direction divergente. Les petites lèvres s'étendent du clitoris jusqu'au milieu des grandes lèvres ; leur longueur est de 30 à 35 millimètres, leur largeur de 10 à 12, leur épaisseur de 3 à 4. Boyer les a comparées à la crête d'un jeune coq ; on peut leur considérer deux faces, deux bords et deux extrémités.

La face externe est plane, elle répond à la face interne des grandes lèvres dont elle est séparée par un sillon profond. — La face interne, plane aussi, s'applique en partie à celle du côté opposé ; elle recouvre le vestibule, le méat urinaire et une portion de l'orifice vaginal.

Le bord libre, inégal et dentelé, décrit une courbe à convexité antérieure ; à son extrémité supérieure il est en contact avec celui du côté opposé. — Le bord adhérent s'insère : en haut, sur les côtés du vestibule ; en bas, sur la face interne de la grande lèvre.

L'extrémité supérieure se bifurque en arrivant sur le côté du clitoris. La bifurcation inférieure, très-courte, s'unit à l'extrémité libre du clitoris, passe au-dessous d'elle et se continue avec la branche similaire qui est fournie par la petite lèvre du côté opposé. La bifurcation supérieure, plus longue que la précédente, passe au-dessus du clitoris

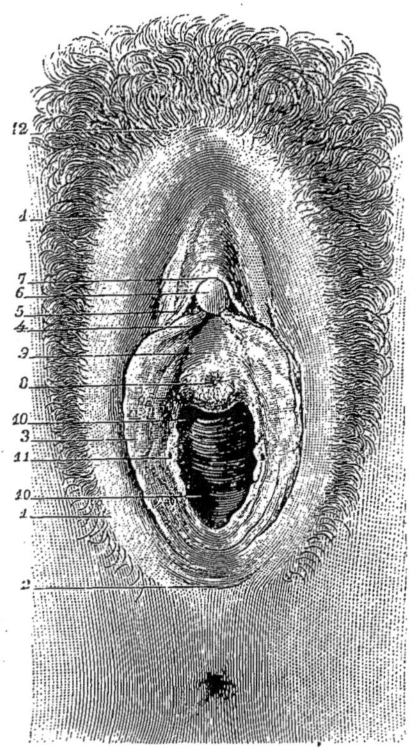

Fig. 37. — Vulve chez une femme multipare.

1. Grande lèvre.
2. Fourchette.
3. Petite lèvre.
4. Sa branche inférieure passant au-dessous du clitoris.
5. Sa branche supérieure formant le prépuce du clitoris.
6. Clitoris.
7. Prépuce formé par l'une des bifurcations des petites lèvres.
8. Méat urinaire.
9. Vestibule.
10. Orifice du vagin au fond duquel on aperçoit la paroi inférieure du conduit.
11. Orifice de la glande vulvo-vaginale.
12. Pénil ou mont de Vénus.

côté opposé, en formant avec elle un pli saillant, connu sous le nom de *prépuce* du clitoris. — L'extrémité inférieure et s'unit à la branche correspondante du

rieure des petites lèvres est étroite, effilée; elle se perd sur la face interne des grandes lèvres, à peu près au niveau du diamètre transversal de la vulve.

Les petites lèvres présentent des dimensions variables, suivant les différents âges et les individus. Ainsi, à la naissance, elles dépassent les grandes lèvres; plus tard, elles sont cachées par celles-ci; chez les femmes qui ont eu des enfants, elles deviennent quelquefois visibles, parce que les grandes lèvres sont écartées. Du reste, elles sont susceptibles de s'allonger sous l'influence de tractions répétées; leur bord libre dépasse alors le niveau des grandes lèvres et forme à l'extérieur une saillie plus ou moins considérable. La muqueuse, ainsi mise à nu d'une façon permanente, prend l'apparence de la peau et se colore en brun ou en noir. Paul Dubois a comparé, avec justesse, cette coloration à celle de l'aréole des seins pendant la grossesse.

Dans certaines peuplades de l'Afrique, chez les femmes boschimanes, par exemple, les petites lèvres acquièrent une longueur de 12 à 15 centimètres et forment ce qu'on a appelé le tablier des Hottentotes.

Structure. — Les petites lèvres sont formées par un repli de la muqueuse vulvaire; au milieu de ce repli existe une couche de tissu conjonctif riche en fibres élastiques et en vaisseaux sanguins. Elles sont recouvertes d'épithélium pavimenteux au-dessous duquel on trouve des papilles dont la sensibilité est surtout mise en jeu pendant la copulation; aussi les papilles de la face interne sont plus développées que celles de la face externe et augmentent de volume à mesure qu'elles se rapprochent de l'entrée du vagin. Les glandes sébacées y sont très-nombreuses (voyez page 86).

Les vaisseaux sanguins sont fournis par ceux des grandes lèvres; une partie des veines va s'unir par de larges anastomoses aux veines du bulbe et du vagin. Les lymphatiques se rendent aux ganglions de l'aine.

Les nerfs viennent de la branche périnéale du honteux interne.

Usages. — Les usages des petites lèvres sont relatifs à la copulation et à la parturition; elles s'effacent, en effet, pendant l'accouchement et servent à l'ampliation de la vulve. On a cru, à tort, qu'elles contribuaient à diriger en avant le jet de l'urine; néanmoins, c'est à cette croyance qu'elles doivent leur nom de *nymphes*.

§ 3. — Du clitoris.

Le clitoris est un organe érectile analogue au corps caverneux de l'homme. Il naît par deux racines, obliquement ascendantes, accolées aux branches ischio-pubiennes et situées entre l'arcade du pubis et les bulbes du vagin; ces deux racines, longues de 27 à 30 millimètres, très-grêles, montent en convergeant vers la symphyse pubienne, au-dessous de laquelle elles se soudent; elles donnent ainsi naissance au corps du clitoris; celui-ci est unique à l'extérieur, séparé, à l'intérieur, par une cloison médiane, incomplète il est vrai, qui est le vestige de la double origine de cet organe. — Le corps du clitoris monte verticalement au-devant de la symphyse pubienne, parcourt toute la hauteur du vestibule, puis se recourbe brusquement en avant et se termine par une extrémité libre qui a reçu le nom de *gland du clitoris*. Cette extrémité, grêle et conoïde, fait une saillie de 6 à 7 millimètres ; située à 1 centimètre et demi environ au-dessous de la commissure antérieure des grandes lèvres, immédiatement au-dessus du vestibule, elle est maintenue en place par le dédoublement des petites lèvres qui lui fournissent un capuchon connu sous le nom de *prépuce du clitoris* (voyez fig. 37).

Le *corps du clitoris* a une forme cylindrique et un diamètre de 7 à 8 millimètres ; on observe quelquefois, à sa partie inférieure, un sillon s'étendant jusqu'à son extrémité libre, qui est alors bifide. Peu volumineux à l'état de repos, il se gonfle au moment de l'érection.

Pendant les trois premiers mois de la vie intra-utérine, le clitoris est aussi long que le pénis, ce qui rend alors difficile la distinction des sexes. Dans les premières années de la vie, il présente des dimensions relativement considérables, mais, après cette époque, sa croissance est peu marquée. Chez certaines femmes, il acquiert une longueur extraordinaire ; l'extrémité libre peut atteindre jusqu'à 13 centimètres. C'est à ces anomalies qu'il faut rattacher la plupart des prétendus hermaphrodites. L'un de nous en a vu un exemple remarquable sur une hommasse venue d'Allemagne en France où elle exploitait la curiosité scientifique du public médical.

Le clitoris est attaché à la partie supérieure et antérieure des pubis par des fibres élastiques ; nées de la partie médiane de la symphyse, celles-ci se réunissent en descendant et forment un faisceau vertical appelé *ligament suspenseur du clitoris*. Parvenu sur la face dorsale du clitoris, ce ligament se partage en deux moitiés qui décrivent un anneau complet autour de cet organe, au-dessous duquel elles se rejoignent ; puis elles se séparent de nouveau et se portent l'une sur le côté droit, l'autre sur le côté gauche de la vulve et du vagin ; chacune d'elles descend sur la face externe du bulbe et du muscle constricteur du vagin et se prolonge jusqu'au périnée. Le ligament suspenseur, ainsi constitué, se continue en haut avec les lames élastiques du pénil ; au-dessous du clitoris, il sert à former le plan le plus interne de l'appareil élastique de la grande lèvre (voyez page 79).

Structure. — La structure du clitoris est la même que celle du corps caverneux de l'homme ; on y retrouve une enveloppe fibreuse, des trabécules musculaires, des capillaires dilatés et anastomosés, des artères hélicines s'ouvrant dans ces capillaires, des veines qui partent de la périphérie de la trame érectile et des nerfs qui se distribuent aux trabécules (Sappey), en d'autres termes, tout ce qui caractérise le tissu érectile ; pendant le coït, le sang s'y accumule et en cause l'érection.

Les artères du clitoris viennent de l'artère périnéale fournie par la honteuse interne ; elles présentent la même distribution que chez l'homme ; on doit donc y distinguer l'artère caverneuse qui, de chaque côté, se rend au corps caverneux, et l'artère dorsale qui se ramifie à la muqueuse du clitoris.

Les veines forment un plexus offrant deux plans : le plan superficiel donne naissance à la veine dorsale; le plan profond communique avec les veines du bulbe du vagin, des petites lèvres et de la vessie.

Les nerfs proviennent de la branche périnéale du honteux interne; ils envoient dans leur trajet des filets aux corps caverneux, et viennent se terminer dans le prépuce qui est le principal siége de la sensibilité génitale chez la femme.

Usages. — Par sa situation, son érectilité et sa sensibilité, le clitoris est un organe de copulation.

<h3 align="center">§ 4. — Vestibule.</h3>

Le vestibule est une surface triangulaire, haute de deux centimètres environ, limitée en haut par le clitoris; en bas, par le méat urinaire; sur les côtés, par les petites lèvres (fig. 36 et 37). Cette surface est unie, lisse; elle recouvre le corps du clitoris; la muqueuse qui la tapisse contient des papilles et un petit nombre de glandes.

<h3 align="center">§ 5. — Méat urinaire.</h3>

Le *méat urinaire* est l'orifice externe de l'urèthre (fig. 36 et 37). De forme circulaire, souvent placé au centre d'un petit bourrelet arrondi et saillant, quelquefois au niveau même de la muqueuse des parties voisines, le méat urinaire est situé sur la ligne médiane, entre le vestibule et l'extrémité antérieure de la paroi supérieure du vagin, immédiatement au-dessus du tubercule qui la termine. Cette disposition permet de sonder les femmes sans les découvrir : à cet effet, on introduit l'indicateur dans le vagin, puis on le retire lentement, en appuyant sa face palmaire sur la paroi antérieure du vagin; on s'arrête quand on sent le tubercule antérieur de ce conduit; alors, avec l'autre main, on fait glisser la sonde sur la pulpe du doigt jusqu'à ce que le bec de l'instrument soit arrêté par la résistance des parties molles; enfin on abaisse le pavillon de façon à relever légèrement le bec de la sonde. De cette manière, on pénètre ordinairement avec assez de facilité dans l'urèthre. Quand cette première tentative ne réussit pas, on peut encore pratiquer le cathétérisme par un autre procédé. Le doigt indicateur va à la recherche du clitoris et glisse de haut en bas sur la partie médiane du vestibule; la première inégalité qu'il rencontre indique l'ouverture de l'urèthre et la sonde y pénètre alors aisément. Tarnier a réussi ainsi nombre de fois, après avoir inutilement essayé du procédé ordinaire.

Chez quelques femmes, surtout après l'accouchement, les parties voisines du méat urinaire sont parfois tellement déformées, qu'il faut de toute nécessité découvrir la femme pour pratiquer le cathétérisme; encore cette opération n'est-elle pas facile, si bien que les plus habiles éprouvent parfois des difficultés. On est sûr de réussir quand, après avoir écarté les grandes et les petites lèvres, on fait glisser le bec de la sonde de haut en bas sur la ligne médiane du vestibule, au-dessous du clitoris qui devient le point de repère principal; par suite de ce mouvement, la sonde trouve, pour ainsi dire d'elle-même, le méat urinaire, si elle a suivi exactement la ligne médiane, tandis qu'elle s'égare et tombe dans des lacunes latérales pour peu qu'on tâtonne à droite ou à gauche (Tarnier). Nous verrons plus tard (article GROSSESSE) à quoi tiennent les difficultés que l'on rencontre pour sonder les femmes enceintes.

La moitié supérieure du méat urinaire est lisse, comme le vestibule qui la forme ; sur sa moitié inférieure on voit des villosités semblables à celles du vagin, mais ordinairement plus développées (Sappey).

§ 6. — Hymen et caroncules myrtiformes.

Chez la femme vierge, l'orifice du vagin est en partie fermé par une membrane assez mince pour être déchirée pendant les premières approches sexuelles, d'où le nom d'*hymen* sous lequel on la désigne.

L'hymen est transversalement placé à la partie postérieure de la vulve qu'il sépare du vagin ; sa direction est oblique de haut en bas et d'avant en arrière, presque horizontale. Il affecte, en général, la forme d'un croissant et présente un bord libre, un bord adhérent et deux faces (fig. 36).

Le bord libre est mince, concave, quelquefois irrégulier et dentelé ; dirigé en avant, il regarde le méat urinaire et circonscrit une ouverture, tantôt assez étroite pour admettre à peine l'extrémité du petit doigt, tantôt assez large et assez souple pour laisser passer l'indicateur sans se déchirer.

Le bord adhérent ou périphérique, un peu plus épais que le bord libre, est convexe ; il se dirige en arrière et se fixe à la partie postérieure de l'orifice vulvaire sur les confins du vagin.

Des deux faces, l'une, *inférieure*, regarde obliquement en bas ; elle est externe, et la muqueuse qui la recouvre se continue avec la muqueuse vulvaire. L'autre, *supérieure*, s'étend au devant de l'orifice vaginal ; elle est interne, et sa muqueuse se continue avec la muqueuse du vagin.

Lorsque les cuisses et les bords de la vulve sont rapprochés, l'hymen se plie sur lui-même et se porte en avant ; sa face inférieure est alors convexe et sa face supérieure concave ; cette disposition est très-évidente chez les enfants nouveau-nés. Lorsqu'au contraire la vulve est fortement écartée, l'hymen est tendu et ses deux faces sont planes.

L'hymen n'a pas toujours la forme semi-lunaire ; quelquefois, en effet, il constitue un diaphragme circulaire, présentant, à sa partie moyenne, une ouverture ovalaire plus rapprochée de la partie antérieure que de la partie postérieure. Plus rarement cette membrane est percée d'un petit orifice central ou de deux orifices latéraux ; parfois même on y rencontre une série de petits pertuis dont la disposition rappelle celle d'une pomme d'arrosoir.

Dans quelques cas, l'hymen est complétement imperforé ; cette anomalie produit la rétention du flux menstruel et cause des accidents graves. Chez certaines femmes, enfin, il existe deux membranes hyménales situées l'une au devant de l'autre ; mais c'est un fait extrêmement rare.

L'hymen se déchire habituellement pendant les premiers rapprochements sexuels ; dans quelques cas il offre cependant une force assez grande pour résister aux efforts naturels qui devaient le rompre et nécessite une intervention chirurgicale; d'autres fois, il persiste après la fécondation et ne se déchire que pendant l'accouchement.

L'existence de cette membrane est constante; aussi est-elle considérée comme le signe de la virginité; cependant elle peut être détruite sous l'influence de causes indépendantes du coït (1).

Structure. — L'hymen est constitué par l'adossement des muqueuses vulvaire et vaginale, entre lesquelles se trouvent quelques fibres musculaires lisses, des fibres de tissu conjonctif, des vaisseaux et des filets nerveux.

Caroncules myrtiformes. — La déchirure de l'hymen est accompagnée d'une légère effusion de sang; ses lambeaux, d'abord irréguliers et saignants, se cicatrisent bientôt, se rétractent vers l'orifice vaginal sur les points mêmes auxquels adhérait la circonférence de la membrane, s'épaississent, prennent par degrés la couleur des parties voisines et constituent de petits tubercules charnus connus sous le nom de *caroncules myrtiformes*, ou mieux de *caroncules hyménales* (P. Dubois). Leur volume et leur forme sont très-variables, ainsi que leur nombre; on en compte le plus souvent de deux à cinq; à peine apparents chez quelques femmes, ils sont très-développés chez d'autres.

Ces caroncules sont susceptibles, sous l'influence de frottements répétés, de s'enflammer, de végéter et de donner lieu à des écoulements purulents; accidents pour lesquels on est obligé d'avoir recours à des lotions fréquentes, à des cautérisations, et même à l'excision.

§ 7. — Orifice vulvaire, fosse naviculaire.

L'*orifice vulvaire*, que l'on désigne, mais à tort, sous le nom d'orifice vaginal (voy. page 93), commence, en avant, au niveau du bord antérieur des grandes lèvres, se dirige en arrière et se termine sur les limites postérieures de l'hymen ou des caroncules myrtiformes, où il se confond avec l'extrémité antérieure du vagin; on pourrait donc le considérer comme un véritable canal. Son étendue antéro-postérieure est, en moyenne, de 2 à 3 centimètres au milieu des grandes lèvres, et de 8 à 10 millimètres tout à fait en bas; mais elle devient si considérable chez les femmes obèses qu'elle rend le toucher vaginal très-difficile.

Dans l'état ordinaire, cet orifice se présente, à l'extérieur, sous l'apparence d'une fente longitudinale, obliquement dirigée de haut en bas et d'avant en arrière; chez les femmes jeunes, chez celles qui ont de l'embonpoint, cette fente est fermée par le contact des deux grandes lèvres; chez les multipares, chez les femmes âgées et amaigries, elle est souvent béante.

Quand on écarte fortement la vulve, son ouverture prend la forme d'un entonnoir très-évasé, à grande circonférence extérieure, dans lequel il faut distinguer deux parties : l'une antérieure ou pubienne, l'autre postérieure ou sous-pubienne (fig. 36 et 37). — La partie antérieure est peu profonde et s'ar-

---

(1) On trouvera des détails complets sur l'anatomie de l'hymen dans la thèse inaugurale du docteur Ledru, soutenue à la Faculté de médecine de Paris en 1855.

rête au devant des pubis ; elle laisse voir, de haut en bas, la commissure supérieure des grandes lèvres, le clitoris, le vestibule et le méat urinaire. — La partie postérieure s'enfonce plus profondément et devient de plus en plus étroite et ovalaire à mesure qu'elle se rapproche du vagin. On y voit, sur les côtés, les faces internes des grandes lèvres et la plus grande partie des petites lèvres.

En bas, entre la fourchette et l'hymen ou les caroncules myrtiformes, se trouve un enfoncement appelé *fosse naviculaire*, très-apparent chez les nullipares, moins accusé chez les femmes qui ont eu des enfants.

Au fond de l'entonnoir vulvaire, on aperçoit l'orifice du vagin surmonté par son tubercule antérieur.

Pendant l'accouchement, les grandes lèvres s'allongent en s'aplatissant, les petites lèvres s'effacent, toutes les parties molles sont distendues, et l'orifice vulvaire se transforme en un canal circulaire, assez dilaté pour donner passage à l'enfant. (Voyez PHÉNOMÈNES DE L'ACCOUCHEMENT.)

§ 8. — Des glandes de la vulve.

Les organes sécréteurs des parties génitales externes, chez la femme, avaient déjà suscité de nombreuses recherches, quand, dans ces dernier temps, une nouvelle impulsion a été donnée à cette étude par les travaux de Robert, Huguier, Sappey, Martin et Léger.

Laissant de côté les bulbes pilifères qui n'offrent rien de particulier dans cette région, nous décrirons : les glandes sudoripares, les glandes sébacées, les follicules mucipares, les glandes vulvo-vaginales.

Glandes sudoripares. — Les glandes *sudoripares* se rencontrent sur le pénil et sur la face externe des grandes lèvres ; elles sont mélangées aux glandes sébacées et entourent la base des bulbes pileux. Elles ne diffèrent pas essentiellement des glandes analogues que l'on rencontre dans les autres parties du corps, seulement elles sont plus nombreuses.

Glandes sébacées. — Les glandes sébacées sont très-abondantes au niveau de la vulve. Celles du mont de Vénus et de la face externe des grandes lèvres se font remarquer par leur volume, qu'on peut évaluer en moyenne à 1 millimètre de diamètre. Elles se composent en général de quatre à six lobules et chaque lobule comprend huit à dix culs-de-sac. Ces grosses glandes s'ouvrent constamment dans un bulbe pileux.

La face interne des grandes lèvres présente aussi d'autres glandes sébacées, au nombre de quarante environ par centimètre carré. Ces glandes sont encore plus nombreuses, mais plus petites, sur les deux faces des petites lèvres, surtout à la face interne, où l'on peut en compter jusqu'à cent cinquante par centimètre carré. Martin et Léger font remarquer que ces glandes, très-apparentes chez la femme adulte, s'atrophient après la ménopause, et qu'il leur a été impossible de les trouver chez le fœtus.

Les mêmes glandes sébacées se rencontrent à la fourchette et au prépuce du clitoris, mais on n'en découvre aucune trace, ni sur le vestibule, ni au pourtour du méat urinaire.

Toutes ces glandes ont pour fonction de produire une matière onctueuse, odorante, qui entretient la souplesse des organes génitaux, les lubrifie, les empêche de contracter entre eux des adhérences anormales et les préserve de l'action irritante de l'urine.

Follicules mucipares. — Les *follicules mucipares* sont isolés ou simplement agminés ; ils se rencontreraient, d'après Huguier, sur plusieurs points du pourtour de l'ouverture vulvaire ; ils manquent souvent et sont toujours difficiles à trouver. Leur existence a été niée par plusieurs anatomistes (Sappey, Martin, Léger). Huguier en a décrit quatre groupes :

1° *Follicules vestibulaires.* — Les follicules vestibulaires, au nombre de huit ou dix, siégeraient sur le vestibule, au-dessous du clitoris ; ils s'ouvriraient par des orifices séparés et très-petits, recouverts en partie par une espèce de valvule qu'on peut soulever avec un stylet (follicules vestibulaires d'Huguier.) Ces follicules ne sont que des enfoncements en cul-de-sac de la muqueuse, sans aucun diverticulum. Cette simplicité de structure a même déterminé Martin et Léger à leur refuser le nom de *follicules mucipares*.

2° *Follicules uréthraux.* — Les follicules uréthraux viennent s'ouvrir à la surface du tubercule médian situé immédiatement au-dessous du méat urinaire. Ces follicules sont placés sous la muqueuse à 1 centimètre environ de profondeur dans le tissu vasculo-cellulaire de l'urèthre auquel ils sont parallèles.

3° *Follicules uréthraux latéraux.* — Les follicules uréthraux latéraux, situés sur les parties latérales de l'urèthre et à une certaine distance de ce conduit ont leurs orifices réunis au fond d'une dépression conique. Ils sont petits, peu nombreux et d'après Huguier, leur existence n'est pas constante.

4° *Follicules latéraux de l'entrée du vagin.* — Ces follicules, au nombre de trois ou quatre, ont un grand volume ; ils sont situés sur les parties latérales de l'orifice vulvaire, immédiatement au-dessous de la membrane hymen ou des caroncules myrtiformes supérieures ; quelques-uns de leurs pertuis sont cachés par ces dernières.

Glandes vulvo-vaginales. — Les glandes vulvo-vaginales sont des organes mucipares, mais tous leurs follicules sont enfermés dans une même enveloppe et aboutissent à un canal excréteur unique. Bien qu'étudiées par Duverney, Bartholin, Morgagni, Winslow, elles étaient complétement inconnues aux anatomistes modernes lorsque Huguier appela de nouveau l'attention sur elles en 1841.

Ces glandes, au nombre de deux, sont situées, l'une à droite, l'autre à gauche. Huguier a fixé leur position d'une manière exacte. On les rencontre sur les parties latérales et postérieures du vagin, à 1 centimètre environ au-dessus de la face supérieure de l'hymen ou des caroncules myrtiformes, dans l'espace angulaire qui résulte de l'adossement du rectum et du vagin, au dessous de l'extrémité inférieure du bulbe.

Leur *volume* varie de celui d'un pois à celui d'une noisette ; il est en rapport avec l'activité des fonctions sexuelles. C'est dans la période moyenne de la vie qu'elles sont le plus développées. Très-petites au moment de la puberté, elles s'atrophient pendant la vieillesse.

La *forme* de ces glandes est variable, mais, le plus souvent, elles sont aplaties et ressemblent à une amande d'abricot. On peut leur distinguer une face externe et une face interne. La face interne adhère au vagin; la face externe est recouverte par le constricteur du vagin et par la branche périnéale du nerf honteux interne.

Structure. — Ces glandes se composent de lobes, de lobules et de granulations. De chaque granulation part un canalicule qui se réunit à ceux des granulations voisines. Tous ces canalicules aboutissent à trois conduits principaux qui finissent eux-mêmes par se réunir pour former un canal unique. Celui-ci vient s'ouvrir immédiatement au devant de la membrane hymen ou des caroncules myrtiformes postérieures, dans l'angle rentrant que forment ces parties avec la vulve (fig. 36 et 37). La longueur du canal peut être évaluée à 15 ou 18 millimètres; sa largeur est de 1 à 3 millimètres.

Pour bien voir l'orifice, il faut renverser en dedans les caroncules; on constate alors qu'il est entouré d'un petit cercle rougeâtre et en partie caché par un repli muqueux falciforme qui le rend difficile à trouver.

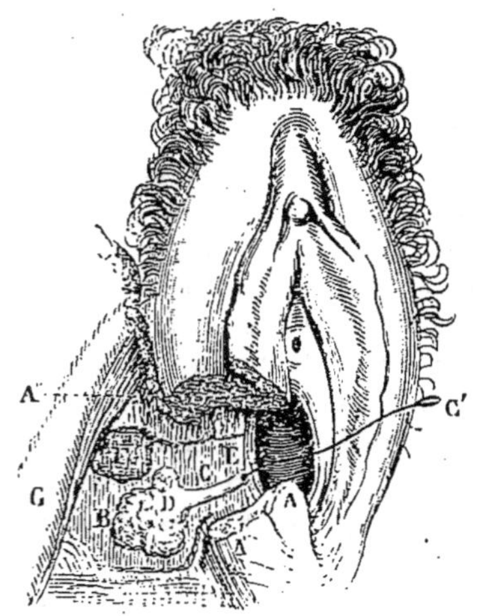

Fig. 38. — Glande vulvo-vaginale du côté droit. (La grande et la petite lèvre, le constricteur du vagin et le bulbe ont été en partie enlevés pour laisser voir la glande.

AA. Sections de la grande lèvre et de la petite lèvre.
B. Glande vulvo-vaginale.
C. Conduit excréteur.
C'. Stylet engagé dans le conduit excréteur.
D. Extrémité glandulaire du conduit excréteur.
E. Extrémité libre du même conduit.
F. Section du bulbe du vagin.
G. Branche ascendante de l'ischion.

La masse totale de la glande est recouverte par une enveloppe cellulo-fibreuse, munie, à sa face interne, d'un grand nombre de prolongements fibreux qui séparent les granulations entre elles et leur servent de support. Ces glandes possèdent des artères, des veines, des vaisseaux lymphatiques et des nerfs.

Les artères, au nombre de deux, viennent de la branche clitoridienne de la honteuse interne; l'une d'elle naît quelquefois directement de cette dernière.

Les veines forment un plexus à la surface de l'organe et se rendent, les unes dans les veines honteuses, les autres dans le plexus veineux du vagin et dans le bulbe.

Les vaisseaux lymphatiques vont se rendre aux ganglions situés dans l'espace triangulaire celluleux compris entre les parois latérales du rectum et du vagin.

Les nerfs proviennent du rameau profond de la branche périnéo-vulvaire du nerf honteux interne.

Ces glandes sécrètent un liquide filant, onctueux et le plus souvent incolore, parfois légèrement opalin. Ce liquide, en lubrifiant les parties extérieures, rend les premières approches moins douloureuses, maintient les organes humides pendant l'acte copulateur et conserve ainsi leur sensibilité.

CHAPITRE III

DES ORGANES GÉNITAUX INTERNES.

Les organes génitaux internes sont au nombre de quatre : le vagin, l'utérus et ses ligaments, les trompes utérines, les ovaires.

ARTICLE PREMIER

DU VAGIN

Le vagin est un canal musculo-membraneux qui s'étend de la vulve à l'utérus ; il est situé dans l'excavation pelvienne, entre le rectum et la vessie. Oblique de haut en bas et d'avant en arrière, il décrit une légère courbe à concavité antérieure ; son obliquité varie d'ailleurs avec la hauteur à laquelle est situé l'utérus. Lorsque la vessie est vide, le vagin forme un angle droit avec l'utérus ; lorsqu'elle est pleine, un angle obtus dont l'ouverture regarde en haut et en avant (voyez fig. 41 et 42).

La longueur du vagin serait de 11 à 13 centimètres, d'après Cazeaux ; de 10 centimètres seulement, d'après Sappey, si on prend les précautions nécessaires pour ne pas l'allonger. Ce dernier anatomiste fait, en outre, remarquer que la paroi antérieure est plus courte que la paroi postérieure de 1 centimètre environ. La longueur du vagin est, du reste, très-variable et, quand elle est exagérée, on a quelque peine à atteindre le col de l'utérus en pratiquant le toucher vaginal. Les Négresses ont ordinairement le vagin plus long que les Européennes. Chez certaines femmes, au contraire, le vagin est très-court et mesure seulement 4 à 5 centimètres. Cette brièveté congénitale peut être facilement distinguée, dit Cruveilhier, de la brièveté apparente due à l'abaissement de l'utérus. Dans le premier cas, en effet, l'utérus ne peut être soulevé avec le doigt pratiquant le toucher vaginal ; dans le second, il est facilement ramené à sa position naturelle.

La brièveté du vagin a pour résultat de rendre douloureux l'acte de la copulation, de produire des phlegmasies utérines et péri-utérines. Dans certains cas, le pénis refoule, pendant le coït, le cul-de-sac postérieur et forme

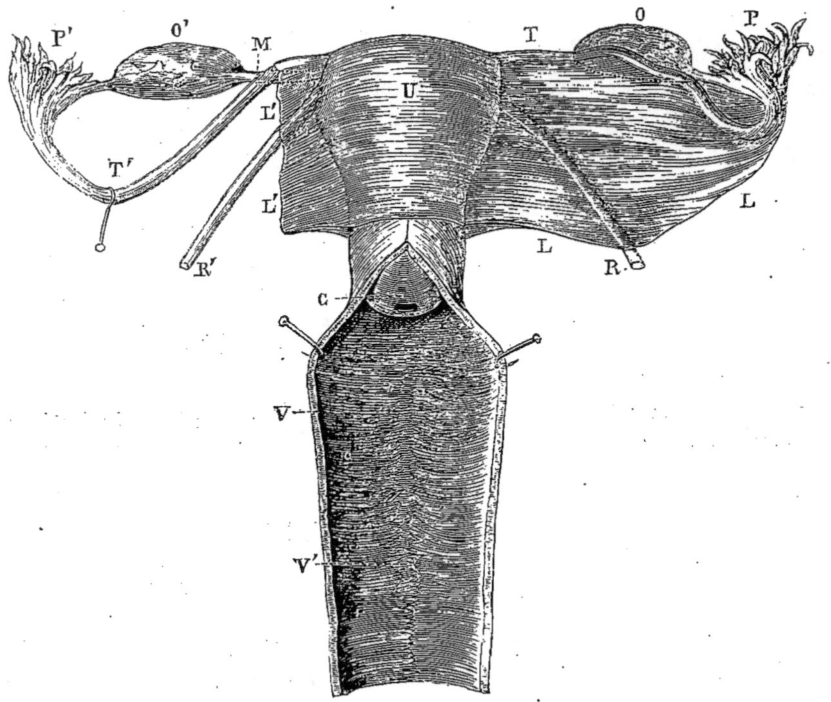

FIG. 39. — Organes génitaux internes. Le ligament large du côté droit a été en partie enlevé pour permettre d'abaisser la trompe afin qu'on puisse voir l'ovaire et son ligament.

C. Partie antérieure du col de l'utérus.
L. Ligament large du côté gauche.
L'. Ligament large du côté droit. (La plus grande partie de ce ligament a été enlevée).
M. Ligament de l'ovaire droit.
O. Ovaire gauche, en partie masqué par la trompe.
O'. Ovaire droit.
P. Pavillon de la trompe gauche.

P'. Pavillon de la trompe droite.
R. Ligament rond du côté gauche.
R'. Ligament rond du côté droit.
T. Trompe gauche.
T'. Trompe droite.
U. Corps de l'utérus vu par sa face antérieure.
V. Vagin, incisé de bas en haut.
V'. Colonne médiane de la face postérieure du vagin.

à la longue, en arrière du museau de tanche, une espèce de vagin artificiel auquel Pajot donne le nom de fausse route vaginale. — Toutes ces causes produisent souvent la stérilité.

Le vagin a la forme d'un cylindre qui aurait été aplati de haut en bas et d'avant en arrière; sa paroi antérieure est directement appliquée contre sa paroi postérieure, de sorte que la section horizontale de ce canal se présente sous l'apparence d'une fente transversale ; on peut très-facilement se rendre compte de cette disposition en introduisant un spéculum sans embout. Cet aplatissement antéro-postérieur change au voisinage de la vulve, où le vagin prend l'aspect d'un orifice ovalaire à grand diamètre antéro-postérieur ; il se modifie également à l'extrémité supérieure qui se moule sur le contour arrondi du col de l'utérus.

Le calibre du vagin est sujet à de nombreuses variations ; en général, il est un peu plus considérable chez les multipares que chez les nullipares. Quand il est modérément distendu, il devient circulaire et présente, en moyenne, un diamètre de 3 à 4 centimètres. Sa largeur varie d'ailleurs sur les différents points de son étendue : c'est au niveau de son union avec la vulve que ce canal présente la plus grande étroitesse ; il se renfle ensuite progressivement jusqu'à son extrémité supérieure, par conséquent c'est au voisinage de l'utérus que sa largeur est la plus considérable. On a donc eu raison de dire que ce conduit est plutôt conique que cylindrique, et de comparer la vulve et le vagin à deux entonnoirs soudés par leurs petites extrémités.

Les parois du vagin n'ont qu'une épaisseur de 3 ou 4 millimètres ; mais elles sont tellement extensibles que cet organe peut recevoir des corps très-volumineux : de gros tampons de charpie, la main de l'accoucheur pendant une version, la tête du fœtus pendant l'accouchement. Dans ce dernier cas, ses parois se laissent refouler jusqu'à ce qu'elles soient en contact avec les parois du bassin, et le diamètre du vagin devient égal à celui de l'excavation. Une pareille distension tient non-seulement à l'extensibilité du vagin, mais encore à une légère hypertrophie pendant la grossesse.

Le vagin présente à étudier : une surface extérieure, une surface intérieure, une extrémité supérieure, un orifice inférieur.

A. — *Surface extérieure.* — Pour mieux préciser les rapports de la surface extérieure, nous lui distinguerons deux faces et deux bords.

1° *Face antérieure.* — La face antérieure répond, en haut à la partie terminale des deux uretères et au bas-fond de la vessie, à laquelle elle adhère sur un espace de 3 centimètres d'un côté à l'autre et d'avant en arrière. Ce rapport est important à connaître, car, si les parties molles se mortifient à ce niveau, il en résulte une fistule vésico-vaginale.

Plus bas, le vagin répond, sur la ligne médiane, à l'urèthre qui lui est uni d'une manière intime par suite d'un échange de fibres musculaires entre les deux conduits. Ce rapport explique la production des fistules uréthro-vaginales.

2° *Face postérieure.* — La face postérieure, dans sa partie la plus élevée, répond au péritoine qui la tapisse sur une étendue de 12 à 15 millimètres seulement, d'après Legendre et Sappey ; mais quelquefois il la recouvre sur le cinquième ou même le quart de sa hauteur. La cloison formée par l'accolement du vagin et du péritoine est mince et peu résistante ; cette particularité a une très-grande importance en obstétrique ; en effet, si, dans une opération, la main ou un instrument mal dirigé heurte le cul-de-sac postérieur du vagin, une déchirure mortelle ouvre le péritoine.

Au-dessous du cul-de-sac péritonéal, la face postérieure du vagin se met en rapport immédiat avec le rectum auquel elle est unie par du tissu conjonctif très-lâche. Aussi, les épanchements rétro-utérins ont souvent pour effet de décoller ces deux conduits à leur partie supérieure, en repoussant en bas le cul-de-sac péritonéal qui descend alors dans une étendue plus considérable qu'à l'état normal.

L'adossement du vagin et du rectum constitue la *cloison recto-vaginale*. Celle-ci, très-mince supérieurement où elle est presque réduite à l'accolement des deux parois viscérales, devient graduellement plus épaisse par l'accroissement de la couche cellulo-graisseuse et l'éloignement réciproque des deux organes (P. Dubois). En outre, la couche vaginale de cette cloison se continue, en avant, avec la partie inférieure de la vulve, jusqu'à la fourchette, et dépasse la couche rectale. Cette double disposition anatomique donne à la cloison recto-vaginale la forme d'un triangle dont le sommet répond au point où commence l'adossement du vagin et du rectum ; la base de ce triangle s'étend sur un espace de 3 à 4 centimètres, de l'anus à la vulve, et constitue cette partie du plancher du bassin qui a reçu le nom de périnée. (Voyez page 68.)

3° *Bords latéraux.* — Les bords du vagin unissent les deux faces ; ils répondent à la partie la plus déclive des ligaments larges, au tissu cellulo-adipeux qui recouvre le plancher de l'excavation du bassin, à l'aponévrose pelvienne supérieure et aux muscles releveurs de l'anus ; inférieurement, ces bords sont recouverts par les bulbes et le constricteur du vagin.

B. — *Surface intérieure.* — Il existe à la surface intérieure du vagin, sur chacune des faces, une série de rides ou saillies transversales qui deviennent plus épaisses au niveau de la ligne médiane où elles se confondent en formant deux renflements longitudinaux. Ces renflements, au nombre de deux, un pour chaque face, constituent les *colonnes du vagin*. La colonne de la face postérieure est moins prononcée que celle de la face antérieure ; cette dernière porte à sa partie inférieure un tubercule saillant, *tubercule antérieur du vagin*, au-dessus duquel s'ouvre le méat urinaire. Ces colonnes sont d'autant moins prononcées qu'elles approchent davantage de l'utérus ; c'est à peine si elles existent dans la moitié supérieure du vagin. — Les saillies transversales vont en s'amincissant à mesure qu'elles s'éloignent des colonnes médianes ; au niveau des bords latéraux, on ne les retrouve que sous forme de tubercules séparés les uns des autres par des intervalles irréguliers. Elles sont plus marquées chez la nullipare que pendant la grossesse ou chez les multipares ; mais c'est à tort qu'elles ont été considérées comme de simples replis de la muqueuse servant uniquement à l'ampliation du vagin au moment de l'accouchement, car elles sont surmontées par des papilles qui ont pour objet de multiplier les frottements pendant la copulation.

En pratiquant le toucher vaginal, on trouve souvent les parois vaginales déformées par la réplétion des viscères voisins. Quand la vessie est pleine, la face antérieure du vagin bombe plus fortement sur le doigt ; par suite du relâchement des tissus, la vessie peut même former une tumeur connue sous le nom de *cystocèle vaginale*. Quand, au contraire, le rectum est distendu par des matières fécales, la face postérieure du vagin fait une saillie qui a été quelquefois la cause d'erreurs de diagnostic; si cette saillie est habituelle et apparaît à la vulve, elle constitue un état pathologique qui a reçu le nom de *rectocèle vaginale*.

C. — *Extrémité supérieure*. — L'extrémité supérieure du vagin embrasse le col de l'utérus, sur lequel elle s'insère à peu près à l'union du tiers inférieur avec le tiers moyen, mais un peu plus haut en arrière qu'en avant. Le col se trouve divisé par cette insertion en deux portions : une portion *sus-vaginale* et une portion *vaginale* ou *museau de tanche*. Au niveau de cette insertion, il y a véritablement continuité de tissu entre le vagin et l'utérus; car si, d'une part, la muqueuse vaginale se réfléchit simplement pour former la muqueuse du museau de tanche, on voit, d'autre part, les fibres musculaires du vagin se continuer sans ligne de démarcation avec les fibres musculaires de l'utérus.

La muqueuse du vagin, en se repliant sur le col, forme un cul-de-sac circulaire que, dans le langage médical, on divise en deux moitiés ; la moitié postérieure, *cul-de-sac postérieur*, est plus profonde que l'antérieure, qui a reçu le nom de *cul-de-sac antérieur*.

D. — *Orifice vaginal*. — Cet orifice, de forme ovalaire, est constitué par des plis de la muqueuse vaginale; il se confond en avant avec la partie postérieure de l'orifice vulvaire (voyez page 85). En haut, il présente le *tubercule antérieur du vagin;* de chaque côté, il est en rapport avec le bulbe du vagin, le muscle ischio-caverneux et la racine correspondante du clitoris; il est entouré et rétréci par le muscle constricteur du vagin (voyez page 72).

Structure. — Le vagin est formé par trois tuniques superposées : la tunique externe ou cellulo-fibreuse; la tunique moyenne, de nature musculaire; la tunique interne ou muqueuse. A ces trois tuniques il faut ajouter des vaisseaux, des nerfs et des organes particuliers ou bulbes du vagin.

1° *Tunique externe*. — Elle se compose de fibres de tissu conjonctif et de fibres élastiques; elle est en rapport, en dehors, avec les organes qui entourent le vagin et, en dedans, avec la tunique moyenne.

2° *Tunique moyenne*. — Cette tunique est formée de fibres musculaires qui s'insèrent, en avant, aux branches ischio-pubiennes pour se continuer, en haut, avec les fibres de la couche moyenne de l'utérus; quelques-unes vont se perdre dans les ligaments utéro-sacrés. D'autres fibres s'entrecroisent dans tous les sens, en laissant entre elles des espaces occupés par des renflements veineux.

3° *Tunique interne* ou *muqueuse*. — La tunique interne, d'un rouge pâle, devient violacée pendant la menstruation et surtout pendant la grossesse. Sa face externe se confond avec la couche précédente; sa face interne est recouverte d'épithélium pavimenteux et hérissée de replis analogues à des papilles. On a cru longtemps que cette muqueuse était riche en follicules mucipares, mais aujourd'hui les anatomistes s'accordent à penser que le vagin ne présente aucune glande.

Les parois du vagin sont constituées en grande partie par un tissu qui a tous les caractères du tissu spongieux érectile; c'est là un point entièrement élucidé par les recherches de Kobelt et de Ch. Rouget.

4° *Vaisseaux et nerfs.* — Les *artères* du vagin naissent directement des hypogastriques qui lui fournissent chacune une branche importante, la vaginale; il reçoit, en outre, quelques rameaux des artères utérines, vésicales inférieures et honteuses internes.

Les *veines* sont nombreuses et volumineuses; elles forment plusieurs plexus ayant leur point de départ au bulbe et se continuant avec les veines de l'utérus. Elles vont se jeter dans les plexus veineux situés sur les parties latérales du vagin et aboutissent aux veines hypogastriques.

Les vaisseaux lymphatiques se rendent aux ganglions latéraux de l'excavation. Cependant ceux qui émanent du quart inférieur du vagin se portent en avant, s'unissent à ceux de la vulve et se rendent avec eux dans les ganglions de l'aine.

Les nerfs viennent des plexus hypogastriques.

5° *Bulbes du vagin.* — On désigne sous ce nom deux organes érectiles situés à l'entrée du vagin, sur les parties latérale et antérieure de son orifice, entre les racines du clitoris. Chacun d'eux a été comparé, par Kobelt, à une petite sangsue gorgée de sang dont l'extrémité buccale répondrait au clitoris, tandis que le corps tomberait sur le côté du vagin. Chaque bulbe a une longueur de 35 millimètres dans l'état d'injection, une largeur de 15, une épaisseur de 10 à 12 millimètres; on peut lui distinguer deux faces, deux bords et deux extrémités.

La face interne, concave, s'applique sur le pourtour de l'orifice vaginal; la face externe, convexe, est recouverte par le muscle constricteur du vagin (voyez page 72); le bord antérieur, mince, donne naissance à des veines qui communiquent avec celles des petites lèvres et du clitoris; le bord postérieur, plus épais, ne donne naissance à aucune veine; l'extrémité inférieure ou grosse extrémité descend un peu au-dessous du diamètre transverse de l'orifice vaginal; l'extrémité supérieure, amincie, est en rapport avec l'urèthre et le clitoris; elle est unie à celle du bulbe opposé par des veines et des fibres musculaires lisses. Aussi a-t-on pu considérer les deux bulbes comme formant un seul organe qui embrasse le

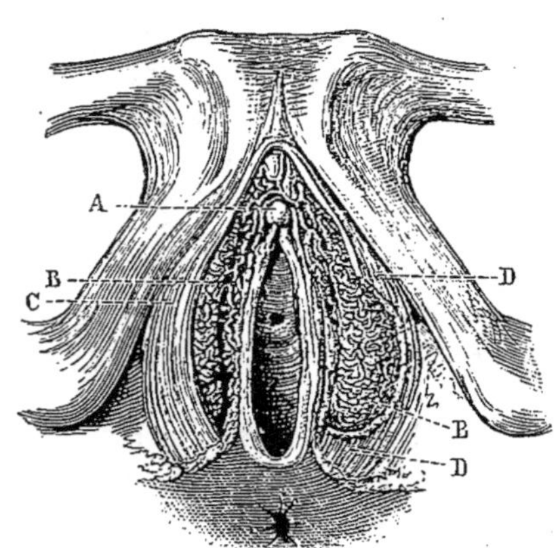

Fig. 40. — Bulbe du vagin.

A. Clitoris.
BB. Bulbes du vagin, situés de chaque côté de l'extrémité inférieure de ce conduit.
C. Moitié droite du muscle constricteur du vagin.
DD. Moitié gauche du muscle constricteur du vagin. Ce muscle a été échancré pour mieux laisser voir le bulbe correspondant.

vagin à sa partie antérieure et sur les côtés, tandis que la partie postérieure, adossée au rectum, en est dépourvue.

Usages. — Le vagin, par son érectilité et sa forme, est un organe de copulation ; il sert aussi de réceptacle au liquide fécondant et livre passage au flux menstruel ainsi qu'au produit de la conception. Ses fonctions principales devraient le faire ranger parmi les organes génitaux externes ; mais sa situation l'a fait classer dans les organes génitaux internes.

ARTICLE II

DE L'UTÉRUS

L'utérus ou *matrice* est l'organe de la gestation ; c'est dans sa cavité que s'arrêtera et se développera le produit de la conception ; c'est lui qui sera chargé d'expulser le fœtus au terme de la grossesse ; il a donc une importance capitale en obstétrique, mais, à un point de vue plus général, on peut le considérer comme un simple renflement du conduit excréteur de l'ovaire.

Forme. — Extérieurement l'utérus a la forme d'un cône aplati d'avant en arrière, dont la base regarde en haut et le sommet en bas. Immédiatement au-dessous de sa partie moyenne, existe une dépression circulaire qui divise l'organe en deux portions : l'une, supérieure, volumineuse, *c'est le corps;* l'autre inférieure, plus étroite, *c'est le col;* d'où est venue l'idée de comparer l'utérus à une gourde ou à une poire aplatie.

Situation. — L'utérus est situé dans l'excavation pelvienne ; il occupe ordinairement la ligne médiane entre la vessie et le rectum, soutenu latéralement par les ligaments larges, embrassé inférieurement par le vagin.

La situation de l'utérus varie aux différents âges. Chez le fœtus, il est beaucoup au-dessus du détroit supérieur, dans la cavité abdominale ; le fond de l'utérus répond alors à la cinquième vertèbre lombaire. Après la naissance, par suite du développement du bassin, l'utérus paraît s'enfoncer peu à peu dans l'excavation.

A l'âge de dix ans, le fond de l'organe répond au niveau du détroit supérieur ; plus tard, on le sent très-bien au-dessus des pubis en déprimant les parois abdominales ; néanmoins chez la grande majorité des femmes, il est au-dessous du plan du détroit supérieur. Chez les vieilles femmes, on le trouve ordinairement incliné à droite ou à gauche, ou renversé en arrière sur le rectum (Cazeaux).

Direction. — L'utérus est ordinairement dirigé de haut en bas et d'avant en arrière. Son axe se confond sensiblement avec celui du détroit supérieur. Sa direction varie du reste avec l'état de vacuité ou de plénitude de la vessie. Quand celle-ci est vide, le corps de l'utérus se rapproche du pubis et le col regarde en arrière. Quand la vessie est pleine, le corps de la matrice est repoussé en arrière et son axe tend à se confondre avec celui du vagin ; le col se porte alors en bas et en avant, se rapproche de la vulve et se présente, pour ainsi dire, de lui-même au doigt explorateur ou au spéculum (fig. 41 et 42).

En dehors de ces changements momentanés de direction, l'utérus peut en

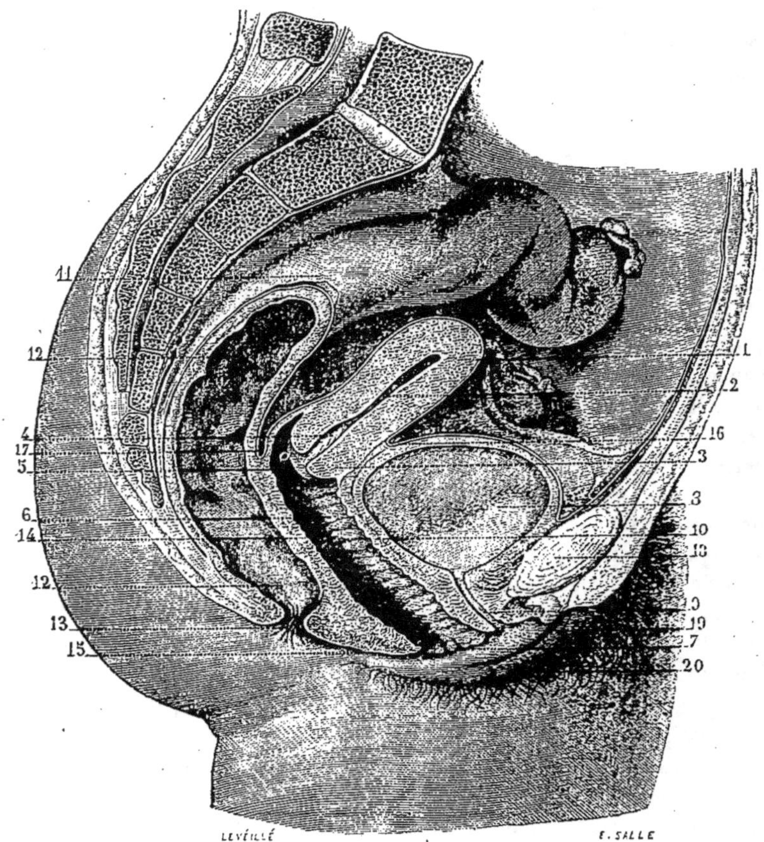

Fig. 41. — Situation, direction, rapports de l'utérus dans l'état de vacuité de la vessie.

1. Corps de l'utérus.
2. Cavité du corps.
3. Col de l'utérus.
4. Cavité du col.
5. Partie sous-vaginale du col, ou museau de tanche.
6. Cavité du vagin.
7. Entrée ou orifice du vagin.
8. Cavité de la vessie.
9. Canal de l'urèthre.
10. Cloison vésico-vaginale formée par l'adossement du bas-fond de la vessie et de la paroi antérieure du vagin.
11. Rectum.
12, 12. Cavité de cet intestin.
13. Orifice anal.
14. Cloison recto-vaginale, constituée par l'union de la paroi antérieure du rectum et de la paroi postérieure du vagin.
15. Périnée.
16. Cul-de-sac vésico-utérin du péritoine.
17. Cul-de-sac que forme cette séreuse en passant du vagin sur le rectum.
18. Symphyse du pubis.
19. Petite lèvre.
20. Grande lèvre de l'orifice vulvaire.

présenter d'autres qui sont permanents. Chez quelques femmes par exemple, l'organe bascule complétement : le fond se porte en avant, de sorte que la

paroi antérieure devient inférieure ; l'utérus est dit alors en *antéversion*. L'état
pathologique inverse dans lequel le fond se porte en arrière et la face posté-

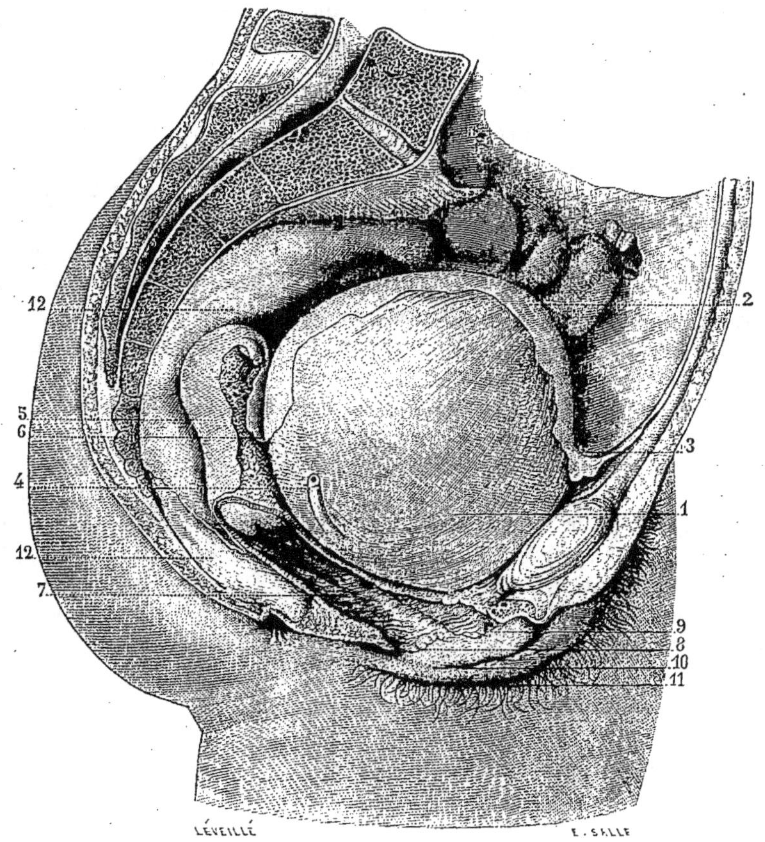

Fig. 42. — Situation, direction, rapports de l'utérus dans l'état de plénitude
de la vessie.

1. Cavité vésicale dans laquelle ont été
injectés par l'uretère 450 grammes
d'eau.
2. Sommet de la vessie s'élevant à 5 centimètres au-dessus de la symphyse pubienne et restant situé bien en arrière
de la paroi abdominale antérieure.
3. Cul-de-sac que décrit le péritoine en
passant de cette paroi sur la vessie ;
on peut remarquer qu'il se rapproche
beaucoup de la symphyse.
4. Partie terminale de l'uretère droit.

5. Utérus très-fortement refoulé en arrière et en bas, et dont la direction
diffère peu de celle du vagin.
6. Cul-de-sac utéro-vésical du péritoine.
7. Cavité du vagin.
8. Son extrémité antérieure.
9. Méat urinaire.
10. Petite lèvre.
11. Grande lèvre.
12, 12. Rectum fortement déprimé par
l'utérus et séparant cet organe de la
concavité du sacrum.

rieure en bas constitue la *rétroversion.* Enfin l'utérus est en *latéroversion*
quand le corps est dévié d'un côté et le col du côté opposé.

7

L'axe du corps et celui du col se confondent à l'état normal ; mais dans certains cas ces deux axes font un angle obtus plus ou moins ouvert, comme si la partie supérieure de l'organe avait été infléchie sur la partie inférieure et réciproquement. Cette inflexion a lieu tantôt en avant, tantôt en arrière, tantôt sur les côtés. D'où les noms d'*antéflexion*, de *rétroflexion*, de *latéroflexion*.

Cette anomalie peut être accidentelle ; elle complique assez souvent l'antéversion et le rétroversion qui peuvent contribuer à la produire ; mais elle est fréquemment congénitale et alors, quand elle se maintient jusqu'à la puberté, et surtout quand elle s'exagère, elle devient parfois une cause de stérilité.

Chez tous les fœtus à terme, l'utérus présente une courbure à concavité antérieure, prononcée surtout à l'union du corps et du col. Mais cette inflexion appartient-elle en propre à l'utérus, comme les recherches de Boulard, Verneuil et Follin tendraient à le faire penser, ou dépend-elle de la forme des organes voisins ?

Cette question, qui avait déjà soulevé de nombreuses controverses, a été reprise par Sappey : d'après lui, cette courbure, chez le fœtus, dépend de l'état de réplétion ou de vacuité de la vessie, sur laquelle l'utérus ne fait, en quelque sorte, que se mouler. Quand la vessie est vide, les viscères abdominaux appuient sur le fond de la matrice et celle-ci se courbe en avant. Si la mort survient dans cet état, la rigidité cadavérique surprend, pour ainsi dire, l'utérus dans sa déviation et, à l'autopsie, l'inflexion paraît permanente et inhérente à la disposition même de l'organe ; mais elle disparaît, si l'on fait une injection dans la vessie, après avoir pris toutefois le soin de plonger pendant quelque temps le cadavre dans l'eau chaude pour rendre aux tissus leur souplesse.

Volume et poids.—Le *volume* de l'utérus n'est pas le même aux différents âges. Cet organe reste peu développé jusqu'à la quinzième année ; à partir de cette époque, il s'accroît progressivement jusqu'à l'âge adulte ; après la ménopause il s'atrophie et revient aux dimensions qu'il avait avant la puberté.

L'utérus augmente de volume à chaque époque menstruelle, au point qu'il acquiert parfois des dimensions doubles et peut faire croire à l'existence d'une grossesse ; mais il ne tarde pas à reprendre ses dimensions normales.

Les rapports sexuels et surtout les grossesses antérieures accroissent d'une manière sensible le volume de l'utérus, comme on peut en juger par les tableaux suivants, empruntés à deux auteurs dont les résultats sont à peu près concordants.

		RICHET m.m.	SAPPEY m.m.
LONGUEUR	Vierges	« « «	0,060
	Nullipares	0,063	0,062
	Multipares	0,068	0,068
LARGEUR	Vierges	« « «	0,038
	Nullipares	0,045	0,040
	Multipares	0,047	0,043
ÉPAISSEUR	Vierges	« « «	0,022
	Nullipares	« « «	0,023
	Multipares	« « «	0,026

Ces mesures indiquent la longueur de la totalité de l'organe, sa largeur la plus grande (entre les insertions des deux trompes) et son épaisseur maximum.

Les dimensions respectives du corps et du col diffèrent chez la femme qui n'a pas eu d'enfants et chez la femme mère. Chez les nullipares, la longueur totale étant de 60 millimètres, celle du corps varie de 30 à 34, et celle du col, par conséquent, de 26 à 30. Le corps, en d'autres termes, représente un peu plus de la moitié de la longueur totale. — Chez les femmes unipares ou multipares, le corps s'allonge de 8 ou 10 millimètres, tandis que le col conserve à peu près les mêmes dimensions.

Le *poids* moyen de l'utérus est de 32 à 42 grammes chez les nullipares, de 48 à 55 chez les multipares. Ce poids augmente beaucoup pendant la grossesse. (Voyez GROSSESSE.)

§ 1. — Surface extérieure de l'utérus.

L'utérus présente une cavité centrale ; il offre donc deux surfaces : l'une extérieure, l'autre intérieure ; sur chacune d'elles on distingue le *corps* et le *col*. Nous prendrons pour type de description la matrice d'une femme nullipare, en nous réservant d'indiquer successivement les modifications de cet organe chez les multipares.

Surface extérieure du corps de l'utérus nullipare. — Le corps de l'utérus nullipare a la forme d'un triangle ; sa hauteur est de 30 à 34 millimètres, sa largeur de 38 à 40, son épaisseur de 22 à 23 millimètres. La largeur est donc un peu plus grande que la hauteur. Il présente à étudier deux faces, l'une antérieure, l'autre postérieure ; deux bords latéraux ; un bord supérieur ou fond de l'utérus ; deux angles supérieurs ; une extrémité inférieure qui s'unit avec le col.

1° *Face antérieure.* — Cette face est triangulaire, lisse et légèrement convexe ; elle se continue : en haut, avec le fond de l'utérus ; latéralement, avec ses bords ; en bas, avec le col. En avant, elle est en rapport avec la face postérieure de la vessie. Toute la face antérieure du corps de la matrice est tapissée par le péritoine, qui descend même sur le tiers supérieur du col pour remonter ensuite sur la vessie, en formant entre les deux organes un cul-de-sac péritonéal appelé *cul-de-sac vésico-utérin.* Suivant quelques anatomistes, le péritoine ne recouvrirait que les trois quarts supérieurs de la face antérieure du corps de l'utérus et se jetterait ensuite sur la vessie ; mais en réalité, comme nous l'avons dit, il descend beaucoup plus bas (fig. 45).

2° *Face postérieure.* — Cette face est triangulaire et lisse, mais plus convexe que la précédente. Comme cette dernière, elle se continue, en haut, avec le fond de l'utérus ; latéralement, avec ses bords ; en bas, avec le col. En arrière, elle est en rapport avec le rectum. Toute la face postérieure du corps de la matrice est tapissée par le péritoine, qui descend, en arrière, sur toute la partie sus-vaginale du col et même sur une petite étendue du vagin (voyez fig. 45) ; pour remonter ensuite sur la face antérieure du rectum, et former, en se réfléchissant, le cul-de-sac *recto-utérin,* ou mieux *recto-vaginal,* plus profond que celui qui existe en avant. Lorsque la vessie est vide, quelques circonvolutions intestinales glissent dans ce cul-de-sac; lorsqu'elle est pleine, l'utérus est repoussé en arrière, les intestins remontent et la face postérieure de l'utérus appuie immédiatement contre le rectum.

3° *Bords latéraux.* — Les bords latéraux, interposés entre les deux faces, sont convexes d'avant en arrière et très-légèrement concaves du haut en bas. On peut leur distinguer deux lèvres et un interstice : les deux lèvres, antérieure et postérieure, se continuent avec les lames correspondantes des ligaments larges, et l'interstice avec le tissu cellulo-vasculaire contenu dans l'épaisseur de ces derniers. Chacun des bords latéraux est limité, en haut, par la trompe utérine; en bas, par le col.

4° *Bord supérieur ou fond de l'utérus.* — Le bord supérieur (extrémité supérieure de Sappey) est la partie la plus volumineuse de l'utérus. Arrondi d'avant en arrière, il est, chez les nullipares, très-légèrement convexe, presque rectiligne dans le sens transversal, faisant à peine une saillie de 2 millimètres au-dessus d'une ligne droite, qui irait d'une extrémité à l'autre. Il est limité, de chaque côté, par l'insertion de la trompe utérine. Le fond de l'utérus est en rapport avec les circonvolutions de l'intestin grêle; il s'incline en avant quand la vessie est vide; en arrière, quand elle est pleine.

5° *Angles supérieurs.* — Ces angles sont situés à la rencontre des bords latéraux avec le bord supérieur; ils sont nettement accusés et se font remarquer en outre par l'insertion des trompes utérines.

6° *Extrémité inférieure.* — L'extrémité inférieure du corps de l'utérus se continue avec la partie supérieure du col; une dépression circulaire indique leurs limites respectives.

Surface extérieure du col de l'utérus nullipare. — Le col de la matrice est très-légèrement aplati d'avant en arrière, presque cylindrique; cependant il est plus renflé à sa partie moyenne qu'à ses deux extrémités; il a donc la forme d'un barillet. Sa longueur est de 26 à 30 millimètres; sa largeur de 23 à 25 millimètres pour la partie moyenne, et de 18 à 20 pour les deux extrémités; son épaisseur est presque égale à sa largeur.

Le vagin, en s'insérant sur l'utérus au niveau de l'union du tiers inférieur avec le tiers moyen du col (voyez page 93), sépare ce dernier en deux portions d'inégale longueur : l'une supérieure, *portion sus-vaginale*, plus longue; l'autre inférieure, *portion vaginale*, plus courte.

1° *Portion sus-vaginale du col.* — La portion sus-vaginale du col a 18 à 20 millimètres de hauteur; elle présente deux faces, deux bords latéraux et deux extrémités.

La *face antérieure* répond à la vessie. La moitié supérieure de cette face (tiers supérieur de la totalité du col) est tapissée par le péritoine, qui forme le cul-de-sac vésico-utérin (voyez page 99); la moitié inférieure (tiers moyen de la totalité du col) adhère au réservoir urinaire par du tissu conjonctif lâche, et c'est l'observation de ce fait anatomique qui a suggéré à Jobert de Lamballe son procédé d'autoplastie par glissement pour le traitement des fistules vésico-vaginales.

La *face postérieure* répond au rectum; elle est tapissée dans toute sa hauteur par le péritoine, qui forme le cul-de-sac recto-utérin (voyez page 99).

Les *bords latéraux* sont épais, arrondis; ils répondent à la partie inférieure des ligaments larges.

La portion sus-vaginale du col se continue par son extrémité supérieure avec le corps de l'utérus, par son extrémité inférieure avec la portion vaginale.

2° *Portion vaginale du col.* — La portion vaginale du col, ou *museau de tanche*, fait au fond du vagin une saillie de 1 centimètre environ, un peu plus

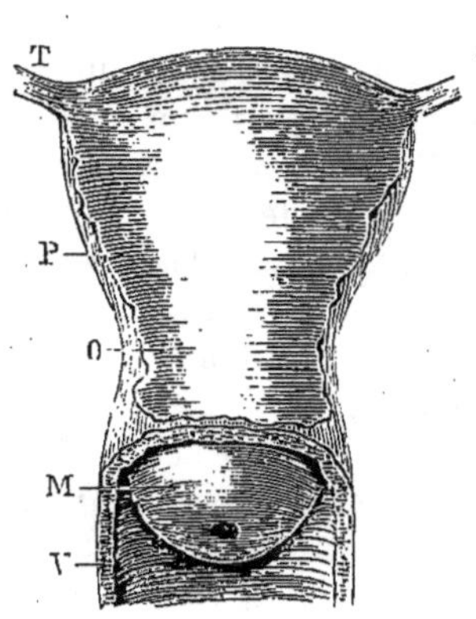

Fig. 43. — Utérus d'une femme vierge vu par sa face antérieure.

M. Portion vaginale du col.
O. Isthme utérin, séparant le corps du col.
P. Corps de l'utérus.
T. Trompes.
V. Vagin.

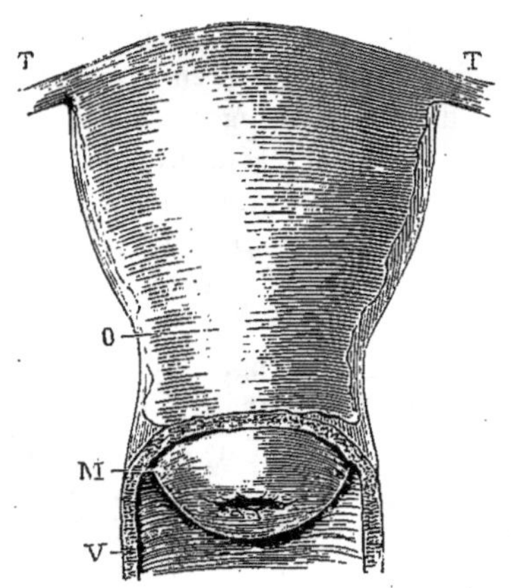

Fig. 44. — Utérus d'une femme multipare.

M. Museau de tanche.
O. Isthme utérin séparant le corps du col.
TT. Trompes.
V. Vagin.

longue en arrière qu'en avant, parce que l'insertion des parois vaginales remonte plus haut sur la face postérieure que sur la face antérieure du col.

Le museau de tanche, de couleur rosée, a la forme d'un cône dont la base aurait 20 millimètres de diamètre; son sommet, libre, arrondi, dirigé en bas, présente une fente transversale de 6 à 8 millimètres d'étendue, qui le divise en deux parties ou *lèvres du museau de tanche;* l'une, placée en avant, est appelée *lèvre antérieure;* l'autre, placée en arrière, est la *lèvre postérieure.* La lèvre antérieure est un peu plus épaisse et descend plus bas que la lèvre postérieure; mais cette différence de niveau est légère en réalité, tandis qu'elle paraît considérable au doigt explorateur qui doit contourner la lèvre antérieure avant d'atteindre la lèvre postérieure.

La fente transversale que nous venons de décrire sur le sommet du museau de tanche est l'*orifice externe de l'utérus nullipare;* elle prend la forme circulaire quand son ouverture laisse écouler du sang ou des mucosités.

Le tissu du museau de tanche est ferme et résistant; sa surface est lisse et régulière; son orifice donne sous le doigt l'idée d'une dépression. C'est donc avec raison qu'Antoine Dubois a pu dire qu'en touchant le museau de tanche on éprouve une sensation analogue à celle qu'on perçoit en appuyant la pulpe du doigt sur l'extrémité du lobule du nez.

Modifications extérieures de l'utérus chez les multipares. —Ces modifications doivent être successivement étudiées au corps et au col.

1° *Modifications extérieures du corps de l'utérus chez les multipares.*—Chez les multipares, les faces antérieure et postérieure sont plus bombées que chez les nullipares. Le fond, au lieu d'être rectiligne comme chez ces dernières, est fortement convexe et fait, en moyenne, un relief de 10 millimètres et non plus de 2, au-dessus d'une ligne transversale qui irait de l'insertion d'une trompe utérine à l'autre; sa courbure est d'ailleurs d'autant plus prononcée que la femme a eu un plus grand nombre d'enfants. C'est à la convexité de ce bord qu'est due l'augmentation de la hauteur totale de l'utérus des multipares (voyez le tableau de la page 98). Chez celles-ci, les bords latéraux ne sont plus concaves, mais convexes, et se relient par une courbe arrondie avec le bord supérieur. Les angles supérieurs sont donc à peine indiqués, et l'on ne distingue bien leur place que par l'insertion des trompes.

En un mot, le corps de l'utérus multipare s'est accru en hauteur, en largeur et en épaisseur; au lieu d'être triangulaire comme chez les nullipares, il offre une forme globuleuse. C'est à ce développement que tiennent les différences de mensuration déjà signalées, pour la totalité de l'organe, entre l'utérus des multipares et celui des vierges et des nullipares (voyez page 98).

2° *Modifications extérieures du col chez les multipares.*—Ces modifications sont très-différentes, suivant qu'on les étudie sur la portion sus-vaginale ou sur le museau de tanche.

a. — La *portion sus-vaginale* du col croît à peine, chez les multipares, de 1 ou 2 millimètres dans sa largeur et son épaisseur. Sa hauteur a plutôt de la tendance à diminuer qu'à augmenter. En somme, les modifications de cette partie du col sont insignifiantes.

b. — Le *museau de tanche* présente, chez les multipares, un aspect complétement différent de celui qu'il offre chez les nullipares; d'abord il n'est plus conique, mais cylindrique ou en forme de massue; son extrémité libre est donc plus large. Ses lèvres, au lieu d'être lisses et régulières, sont inégales, bosselées, mamelonnées; on y trouve des dépressions linéaires qui correspondent à la cicatrice des déchirures produites sur l'orifice externe au moment de l'accouchement. Ces échancrures s'observent surtout au niveau des commissures du col, et plus fréquemment à gauche qu'à droite, à cause de la fréquence plus grande des positions occipito-iliaques gauches, le tissu utérin cédant naturellement là où s'exerce le plus grand effort. — L'orifice est déformé, agrandi, béant; son contour est découpé par les cicatrices que nous venons de signaler. Son ouverture mesure de 10 à 14 millimètres dans le sens transversal; elle est assez large pour admettre l'extrémité du doigt, quelquefois même la moitié de la phalange unguéale.

Le museau de tanche est, en outre, notablement raccourci chez les multipares. Ce raccourcissement est d'autant plus prononcé que la femme a eu plus d'enfants. Il semble que chaque accouchement détruise une portion du col. Ainsi Cazeaux rapporte que chez deux femmes, dont l'une avait eu dix-sept et l'autre dix-neuf enfants, la portion vaginale existait à peine ; on ne trouvait plus aucune saillie à la partie supérieure du vagin ; seulement, le doigt rencontrait deux petits tubercules gros comme une lentille, séparés par un orifice assez évasé, et qui seuls pouvaient faire reconnaître le col. Suivant le même auteur, ce raccourcissement s'expliquerait par l'abaissement des insertions vaginales qui glisseraient de haut en bas sur le museau de tanche ; mais peut-être tient-il à la destruction et à la réduction du col par le fait de nombreuses déchirures et cicatrices.

Chez les femmes qui ont eu un moins grand nombre d'enfants, la destruction du museau de tanche est loin d'être aussi prononcée ; celui-ci possède encore une certaine longueur, mais sa forme est irrégulière, comme nous l'avons dit. — Exceptionnellement le museau de tanche conserve, à s'y méprendre, les caractères qu'il offre chez les nullipares ; nous en avons observé deux ou trois cas chez des femmes qui, il est vrai, avaient eu un seul enfant. Nous avons même rencontré un sujet qui, à sa troisième grossesse, présentait au toucher un col identique à celui d'une primipare. Il est, au contraire, sans exemple que le col puisse emprunter les signes de la multiparité à une cause autre qu'un accouchement antérieur ou l'extraction d'un gros polype. On comprend l'importance que ces notions acquièrent en médecine légale.

§ 2. — Surface interne de l'utérus.

L'utérus présente une surface interne qui circonscrit sa cavité. Celle-ci, aplatie d'avant en arrière, offre, pour la totalité de l'organe, une hauteur de 52 millimètres chez les nullipares, et de 57 millimètres chez les multipares. La différence qui existe entre ces chiffres et la mesure extérieure de l'utérus (voyez page 98) indique l'épaisseur du fond de la matrice.

On doit diviser la cavité de l'utérus en cavité du corps et cavité du col. Chez les nullipares, la longueur de la cavité du corps est un peu moins grande que celle du col ; chez les multipares, les deux longueurs sont à peu près égales, ou même la cavité du corps est un peu plus haute que celle du col.

Cavité du corps.—Elle a la forme d'un triangle ; elle présente deux faces, trois bords et trois angles.

Les deux faces sont planes, à peine séparées l'une de l'autre par une couche mince de mucus ; on peut dire qu'elles se touchent ; mais elles sont facilement écartées par l'introduction d'une sonde ou d'une certaine quantité de liquide. Cependant, chez les femmes âgées, il est assez fréquent de trouver ces deux parois adhérentes dans une plus ou moins grande étendue. Parfois même, mais rarement, il existe une oblitération congénitale de la cavité du corps. Cruveilhier en rapporte un exemple.

Des trois bords, le supérieur s'étend de l'orifice d'une trompe à l'autre; il limite en dedans le fond de la matrice. Les deux bords latéraux vont de l'orifice de chacune des trompes à l'orifice supérieur ou interne du col. Chez les nullipares, ces trois bords sont curvilignes, à convexité dirigée en dedans; chez les multipares, ils sont presque rectilignes ou décrivent même une légère courbe à concavité interne.

Les trois angles se distinguent en supérieurs ou latéraux et inférieur; ils correspondent chacun à une ouverture. Les deux angles supérieurs sont pla-

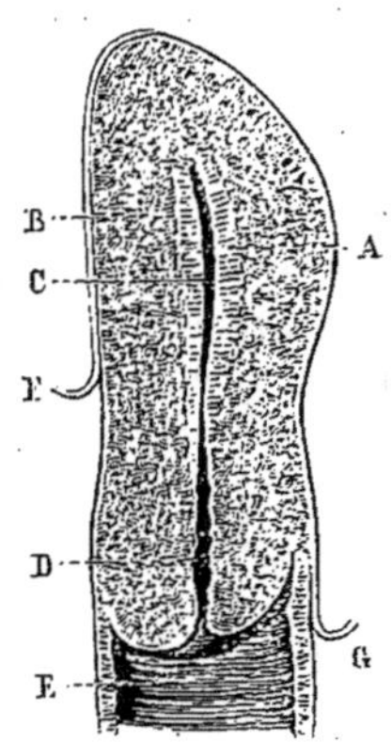

FIG. 45. — Coupe antéro-postérieure
d'un utérus nullipare.

A. Membrane muqueuse.
B. Tissu musculaire.
C. Cavité du corps.
D. Cavité du col.
E. Conduit vaginal.
F. Cul-de-sac vésico-utérin du péritoine.
G. Cul-de-sac recto-vaginal du péritoine.

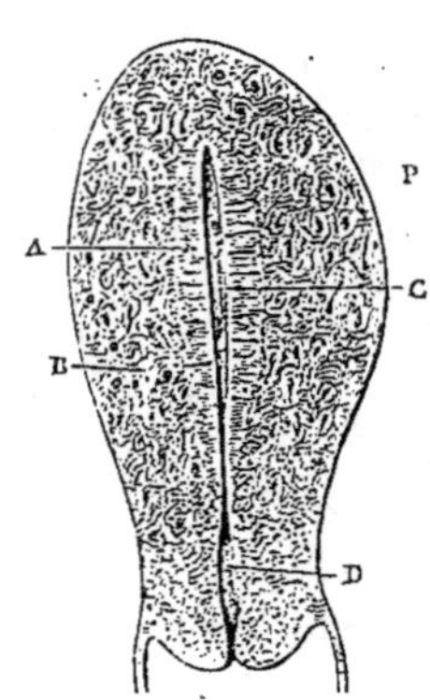

FIG. 46. — Coupe antéro-postérieure
d'un utérus multipare.

A. Muqueuse.
B. Tissu musculaire.
C. Cavité du corps.
D. Cavité du col.
P. Face postérieure.

cés aux deux extrémités du bord supérieur, à sa rencontre avec les bords latéraux; ils présentent l'orifice des trompes utérines, qui est très-petit (voyez page 114). L'angle inférieur est formé par la convergence des deux bords latéraux; il offre une ouverture, l'*orifice interne du col*, qui fait communiquer la cavité du corps avec celle du col.

Cavité du col. — La cavité du col a la forme d'un fuseau aplati d'avant en arrière; elle est par conséquent plus large au milieu qu'en haut ou en bas et présente deux faces, deux bords, deux extrémités ou orifices.

Les parois antérieure et postérieure sont remarquables par la saillie d'une colonne longitudinale d'où partent, à droite et à gauche, des colonnes secondaires, obliques et ascendantes. C'est à cette disposition qu'on a donné le nom d'*arbre de vie*. Suivant la remarque fort juste de Guyon, la colonne verticale placée sur chacune des parois n'occupe pas exactement la ligne médiane; sur la paroi postérieure, la colonne de l'arbre de vie se porte un peu à gauche, tandis que la colonne antérieure dévie un peu à droite. Il en résulte un véritable emboîtement réciproque dans l'adossement des deux parois, disposition marquée surtout au niveau de l'orifice interne, au-dessus duquel les deux colonnes disparaissent.

Les bords de la cavité du col décrivent une courbure dont la concavité regarde en dedans.

L'orifice interne qui termine le col en haut a la forme d'un anneau aplati d'avant en arrière, un peu plus ouvert chez les multipares que chez les nulli-

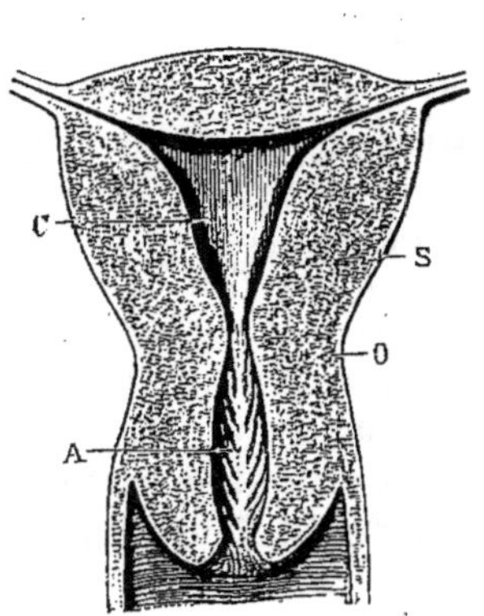

Fig. 47. — Coupe transversale
d'un utérus nullipare

A. Cavité du col et arbre de vie.
C. Cavité du corps.
O. Isthme séparant le corps du col.
S. Tissu propre.

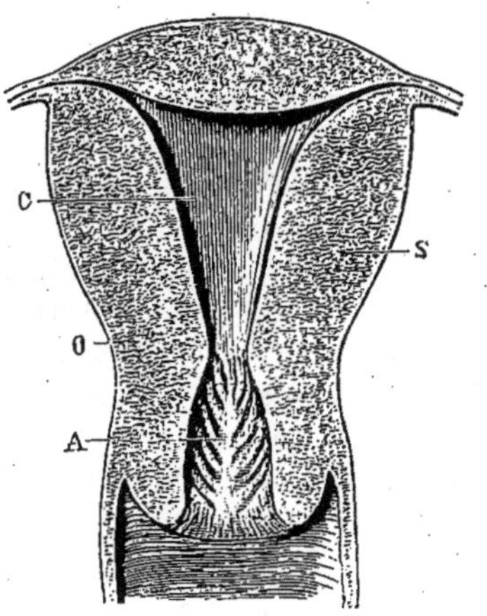

Fig. 48. — Coupe transversale
d'un utérus multipare.

A. Cavité du col et arbre de vie.
C. Cavité du corps.
O. Isthme, séparant le corps du col.
S. Tissu propre.

pares; il présente une certaine hauteur, un demi-centimètre environ, et mériterait tout aussi bien le nom de *canal intermédiaire* que celui d'orifice. Il constitue une sorte de détroit entre les cavités du corps et du col. Guyon, qui a bien fait connaître cette disposition, a observé, en outre, qu'après la ménopause, l'orifice interne se rétrécit assez souvent. Une oblitération absolue se produit même quelquefois; Guyon l'a constatée treize fois sur 20 femmes âgées de cinquante-cinq à soixante-dix ans. Suivant les recherches de Sappey, elle serait moins fréquente, car cet auteur l'a rencontrée deux fois seulement sur 10 femmes qui avaient de soixante à soixante-quinze ans.

L'orifice externe a été décrit avec le museau de tanche; ici, nous n'avons donc rien de particulier à en dire. (Voyez pages 101 et 102).

§ 3. — Structure de l'utérus.

Les parois antérieure et postérieure ont une épaisseur de 8 à 10 millimètres chez les nullipares, de 11 millimètres chez les multipares. Ces parois et, par conséquent, l'utérus en entier sont constitués par trois tuniques superposées : 1° Une tunique externe ou séreuse ; 2° une tunique moyenne ou musculeuse ; 3° une tunique interne ou muqueuse. On y trouve, en outre, du tissu cellulaire conjonctif, des vaisseaux et des nerfs.

A. — *Tunique externe.* — La tunique séreuse est une dépendance du péritoine. Elle recouvre, comme nous l'avons vu, toute la partie sus-vaginale de l'utérus, excepté le tiers moyen de la face antérieure du col qui est directement uni à la vessie et nous verrons bientôt qu'il faut faire une autre exception pour les bords latéraux du corps de la matrice que le péritoine abandonne pour former les feuillets des ligaments larges. (Voyez page 111).

En avant, le péritoine, en se réfléchissant de l'utérus sur la vessie, forme, sur les côtés du cul-de-sac vésico-utérin, deux replis falciformes désignés sous le nom de *ligaments vésico-utérins* (voyez page 114). — En arrière, sur les côtés du cul-de-sac recto-utérin, on trouve deux replis analogues qui recouvent les *ligaments utéro-sacrés* ou *recto-utérins*. (Voyez page 113.)

La séreuse est très-adhérente à la couche musculaire sous-jacente, non-seulement sur la ligne médiane, mais aussi sur les côtés, quoiqu'on ait dit le contraire.

La disposition que présente le péritoine par rapport à l'utérus permet à cet organe de se déplacer facilement, de subir une ampliation considérable pendant la grossesse et un retrait proportionnel après l'accouchement.

B. — *Tunique moyenne.* — La tunique musculeuse est formée à l'état de vacuité, par un tissu grisâtre, très-dense, criant sous le scalpel comme du tissu fibreux. On ne peut étudier complétement la nature et la disposition des fibres entrant dans la composition de ce tissu que si elles sont hypertrophiées par le fait de la grossesse. Il est alors évident qu'elles appartiennent au système musculaire de la vie organique. Nous renvoyons pour la description des couches et des faisceaux musculaires de la tunique moyenne à l'article GROSSESSE.

C. — *Tunique interne.* — Quelques anatomistes, Morgagni et Chaussier, en avaient nié l'existence, mais les recherches de Coste et de Robin ont levé tous les doutes à cet égard.

La muqueuse utérine présente des caractères différents dans le corps et dans le col.

1° *Muqueuse du corps.* — La muqueuse du corps est d'un gris rose ; sa surface est lisse, mais piquetée de points représentant les orifices des glandes que cette membrane renferme dans sa trame. Elle ne possède ni papilles, ni villosités ; elle est friable et adhère étroitement à la tunique sous-jacente. Les fibres musculaires, appartenant à la tunique moyenne pénètrent entre les culs-de-sac des glandes de la muqueuse.

Son épaisseur est de 1 à 2 millimètres, selon Sappey, dans l'état de vacuité de l'organe. A mesure qu'on se rapproche des angles supérieurs, cette épaisseur diminue ; elle est à peine de 1 demi-millimètre à l'embouchure des trompes et diminue aussi au voisinage de l'orifice inférieur, mais beaucoup moins.

Pendant la période menstruelle, Sappey évalue à 3 millimètres l'épaisseur de la muqueuse du corps. Robin, qui en a étudié la structure, distingue une couche superficielle ou épithéliale et une couche profonde.

L'épithélium est cylindrique et muni à sa surface de cils vibratiles ; on admet que ces filaments se meuvent de dehors en dedans.

La couche profonde se compose, d'après Robin, de tissu conjonctif à l'état embryonnaire, c'est-à-dire de noyaux embryoplastiques et de corps fusiformes ; on y trouve encore quelques fibres de tissu lamineux, des cellules spéciales en petite quantité, hors l'état de grossesse ; une matière amorphe unissante ; des glandes, des vaisseaux et des nerfs (1).

Les glandes méritent de fixer quelque temps notre attention. Ce sont des glandes en tubes, rectilignes ou légèrement sinueuses. Elles ont une forme cylindrique et sont un peu renflées à leur extrémité profonde, qui est quelquefois bifide. Ce sont de simples dépressions en doigt de gant de la muqueuse dont le produit de sécrétion n'aurait pas, d'après les recherches récentes de de. Sinéty, les caractères du mucus. Le mucus qu'on trouve dans le corps de l'utérus proviendrait du col par suite d'un mouvement de reflux.

2° *Muqueuse du col.* — La muqueuse du col est plus blanche que celle du corps ; sa consistance est plus ferme, son épaisseur moindre. L'épithélium est cylindrique et vibratile à la partie supérieure, pavimenteux dans le voisinage de l'orifice externe ; mais il est composé dans tout le reste du col par des *cellules caliciformes* (en forme de coupe) dont le rôle est de produire le mucus. Le liquide qu'elles sécrètent forme quelquefois un bouchon gélatineux dans le col.

La muqueuse du col renferme des papilles et des glandes dites en grappe. Ces dernières, formées par des diverticules ramifiés de la muqueuse sont tapissées par des cellules caliciformes et aboutissent à un conduit unique.. Elles sont souvent le siége d'oblitérations et, par suite, de dilatations qui les transforment en kystes. Ceux-ci sont désignés sous le nom d'*œufs de Naboth* (2), parce que cet anatomiste les a pris pour des ovules tombés dans la cavité du col.

---

(1) D'après Léopold (de Leipzig), la trame de la muqueuse se compose simplement de tissu conjonctif à l'état fibrillaire, d'espaces lymphatiques identiques à ceux que Ranvier a décrits dans le tissu conjonctif, en général ; de glandes et de vaisseaux sanguins. Ces glandes et ces vaisseaux sont entourés de gaînes lymphatiques.

(2) Parfois, leur développement est très-actif et il se produit une sorte d'*acné de la muqueuse.*

Sur un col de l'utérus atteint d'*acné chronique,* J. Renaut, répétiteur d'histologie, à l'École pratique des hautes études, a pu suivre le développement des kystes de Naboth, constater

A la périphérie du museau de tanche, la muqueuse est lisse et rosée; elle se continue avec la muqueuse du vagin dont elle présente les caractères.

D. — *Vaisseaux*. — Les artères de l'utérus sont au nombre de quatre : les deux supérieures, *artères ovariques* ou *utéro-ovariennes*, naissent de

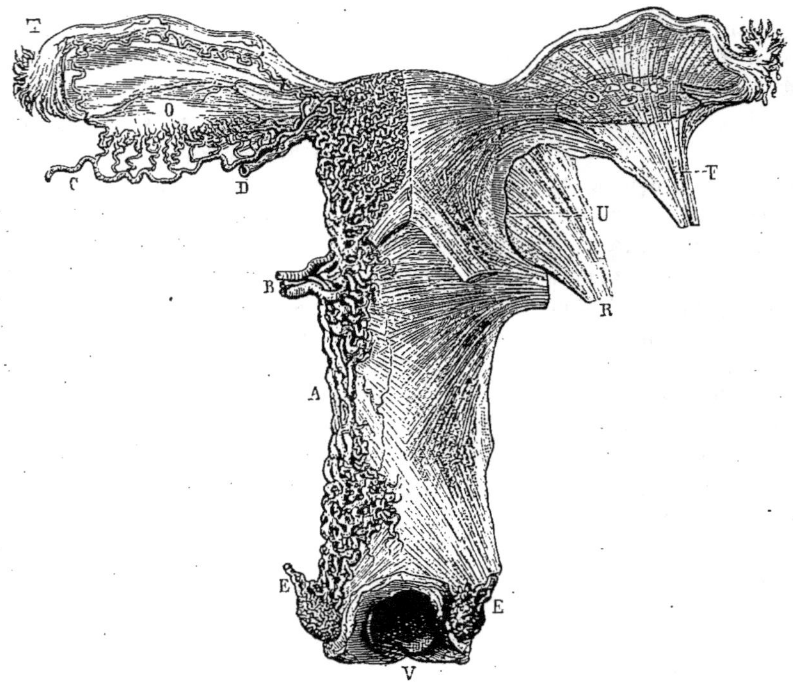

Fig. 49. — Vaisseaux de l'utérus vus par la face postérieure.

A. Plexus vaginal.
B. Vaisseaux utérins.
C. Artère ovarique.
D. Veine ovarique.
EE. Bulbes du vagin.

F. Faisceaux musculaires accompagnant les vaisseaux utéro-ovariens.
R. Fibres musculaires du ligament rond.
O. Ovaires.
T. Trompes.
U. Ligament utéro-sacré.

l'aorte ou de la rénale, descendent en serpentant sur les côtés de la colonne vertébrale, au-devant des muscles psoas et des uretères, gagnent le détroit abdominal, se placent entre les feuillets du bord supérieur des ligaments larges, et, après avoir fourni plusieurs branches aux ovaires et aux trompes,

l'élargissement des glandes, l'accumulation de la mucine et la transformation du tissu utérin voisin en tissu embryonnaire.

A mesure que l'on considère des kystes de plus en plus volumineux, on voit apparaître dans leur cavité des cellules embryonnaires, qui deviennent de plus en plus nombreuses, de sorte que, dans certains d'entre eux, le contenu prend tout à fait l'aspect du corps vitré de l'embryon, formé de cellules arrondies plongées dans une masse de mucine..... (*Société de biologie*, séance du 14 février 1874. *Progrès méd.*)

se distribuent au fond et à la partie supérieure du corps de l'utérus ; les deux inférieures, *artères utérines*, naissent des hypogastriques, rampent dans l'épaisseur des ligaments larges à leur partie inférieure et se distribuent à la moitié inférieure du corps et au col de l'utérus. Les unes et les autres s'anastomosent entre elles et décrivent dans le tissu utérin de nombreuses flexuosités ; elles se font remarquer par leur forme en tire-bouchons qui rappelle la disposition des artères hélicines. Le col est moins vasculaire que le corps.

Les veines suivent le trajet des artères et portent le même nom ; mais on compte plusieurs veines pour chaque artère. Les *veines ovariques* ou *utéro-ovariennes* vont se jeter, celles du côté droit dans la veine cave inférieure, celles du côté gauche dans la veine rénale correspondante. — Les *veines utérines* se jettent dans les veines hypogastriques.

Dans l'utérus les veines présentent un grand développement ; elles forment des canaux fréquemment anastomosés et creusés dans le tissu musculaire auquel elles adhèrent par un tissu conjonctif très-dense. Ces canaux ont reçu le nom de *sinus utérins* ; ils communiquent largement avec les plexus veineux des ligaments larges. C'est de ces plexus que partent les veines ovariques et les veines utérines.

Il résulte de la disposition des artères et des veines utérines, entourées partout de cloisons musculaires, que l'utérus est un véritable organe érectile ; ce fait est très-clairement mis hors de doute dans un excellent mémoire publié par le professeur Rouget. Cet habile anatomiste a démontré qu'en injectant les veines de l'utérus, on met cet organe dans un véritable état d'érection, qu'il se redresse et se gonfle en remontant vers l'abdomen. Son volume est alors moitié plus considérable qu'à l'état ordinaire, et les parois de la cavité utérine s'écartent l'une de l'autre. Ces phénomènes se produisent probablement pendant le coït ; ils doivent par conséquent favoriser l'ascension du liquide spermatique.

Les *vaisseaux lymphatiques* de l'utérus ont été, depuis plusieurs années, l'objet de recherches nombreuses. D'après un mémoire récent de Léopold (1)

____

(1) *Archiv für Gynœkologie*, 6ᵉ édit., 1ᵉʳ, Heft, 1873.
D'après cet auteur, dont les recherches ont porté sur 70 utérus de tout âge, les réseaux lymphatiques peuvent être divisés en trois classes :
1° Lymphatiques sous-séreux ;
2° Lymphatiques de la couche musculeuse ;
3° Lymphatiques de la muqueuse.
Les vaisseaux lymphatiques situés dans le tissu cellulaire sous-séreux présentent des ampoules, des nodosités, des valvules, et envoient des ramifications dans les parties profondes. Ils forment des groupes irréguliers sur les parois antérieure et postérieure de la matrice, et présentent de grosses ampoules au niveau de l'insertion des trompes, sur lesquelles ils empiètent en formant des réseaux allongés.
La tunique musculeuse renfermerait des vaisseaux lymphatiques et des espaces lymphatiques limités les uns et les autres par le tissu conjonctif intermusculaire. On rencontre ces deux espèces de lymphatiques dans les trois couches qui composent la tunique musculeuse. Mais les espaces ont pour siége principal la couche interne.
Les vaisseaux lymphatiques s'observent surtout dans la couche externe et aussi dans la couche moyenne au voisinage des vaisseaux sanguins.
Les vaisseaux lymphatiques de la couche externe communiquent avec ceux qui sont situés dans le tissu cellulaire sous-séreux ; les espaces lymphatiques de la couche musculeuse interne

(de Leipzig), il existerait trois plans de vaisseaux lymphatiques affectant la forme de réseaux dans chacune des tuniques qui composent l'utérus. Un premier plan dans la muqueuse, un second dans la tunique musculaire et un troisième dans le tissu cellulaire sous-péritonéal. Les vaisseaux lymphatiques sous-séreux ont été signalés depuis longtemps par Cruveilhier et décrits par les auteurs qui l'ont suivi. On les trouve sur les faces antérieure et postérieure, principalement au niveau de l'insertion des trompes, puis sur les trompes elles-mêmes et dans les ligaments larges.

Les vaisseaux lymphatiques du corps de l'utérus se rendent aux ganglions lombaires et ceux du col aux ganglions pelviens.

J. Lucas Championnière (1) a signalé la présence d'un ganglion au-dessus du cul-de-sac vaginal à l'union du corps et du col. Cet auteur accorde une certaine influence à ce ganglion dans le développement des affections puerpérales.

E. — *Nerfs.* — Les nerfs de l'utérus émanent du plexus hypogastrique et du plexus ovarique ; ils suivent pendant un certain temps les artères et se dirigent vers la tunique musculaire à laquelle ils paraissent spécialement destinés. Les recherches récentes de Frankenhaeuser (2) ont démontré qu'à l'état de vacuité les nerfs se divisent dans l'épaisseur du ligament large en deux espèces relativement à leur structure, les uns affectent la forme de tubes complets, les autres celle de filets réduits au cylinder-axis. Mais c'est principalement dans la couche musculaire qu'ils perdent leur enveloppe propre et leur portion médullaire. Frankenhaeuser dit avoir suivi le filet-terminal, non-seulement dans le noyau, mais encore dans le nucléole des fibres-cellules de Henle.

Suivant Jobert, la portion vaginale du col serait complétement dépourvue de nerfs, tandis que la partie sus-vaginale serait sillonnée de branches nerveuses qui formeraient un plexus et se rendraient, les unes, ascendantes, au corps de l'utérus, les autres, descendantes, aux parois vaginales.

Mais les recherches de Robert Lee, de Richet et de Boulard, n'ont pas confirmé cette manière de voir ; ce dernier auteur dit même avoir suivi un filament nerveux jusque dans la lèvre antérieure du museau de tanche.

§ 4. — Ligaments de l'utérus.

Les ligaments de l'utérus sont au nombre de huit, quatre de chaque côté. à savoir : les ligaments larges, les ligaments ronds, les ligaments utéro-sacrés et les ligaments vésico-utérins.

---

sont en relation directe avec ceux de la muqueuse. Comme, d'autre part, les espaces lymphatiques sont l'origine des vaisseaux lymphatiques, il s'ensuit qu'il existe dans la paroi utérine une espèce de grand lac lymphatique.

Enfin la tunique muqueuse ne renferme pas de vaisseaux lymphatiques proprement dits. On y rencontre seulement des espaces lymphatiques limités par les mêmes cellules endothéliales que celles qui entourent les vaisseaux sanguins et les glandes très-nombreuses et très-rapprochées de la muqueuse, auxquels elles forment une gaîne lymphatique.

(1) *Lymphatiques et lymphangite utérine.* Paris, 1870, chez Asselin.

(2) *Die Nerven der Gebärmutter und ihre Endigung in den Glatten Muskelfasern.* Iena, 1867, in-folio.

D'une manière générale, on peut dire que les ligaments de l'utérus contiennent tous des fibres musculaires émanant de l'utérus et s'insérant sur un point des parois de la cavité pelvienne. Tous servent de soutien à la matrice et tendent à la ramener dans sa situation normale, lorsqu'une cause accidentelle l'en a écartée.

Ligaments larges. — Les ligaments larges sont constitués par deux feuillets péritonéaux adossés, qui vont transversalement des bords latéraux de l'utérus vers les côtés du bassin; ils forment avec l'organe qu'ils comprennent entre eux, une cloison divisant l'excavation en deux moitiés; l'une, antérieure, destinée à la vessie; l'autre, postérieure, occupée par le rectum. Chaque ligament est quadrilatère et présentent deux faces et quatre bords.

La *face antérieure* répond à la vessie; la *face postérieure* est en rapport avec le rectum, avec les circonvolutions de l'iléon et souvent avec celles de l'S iliaque. — Le *bord interne* est attaché au bord de l'utérus. Pour parler plus exactement, les deux feuillets formant les ligaments larges s'écartent pour recevoir l'utérus dans leur intervalle; mais cet organe est situé presque tout entier en arrière d'un plan transversal qui passerait par ces ligaments. — Le *bord externe* s'attache à la partie latérale de l'excavation, où il se dédouble pour se continuer avec le péritoine pelvien.

Au niveau du *bord inférieur*, les deux lames du ligament large se séparent et se dirigent, l'une en avant, l'autre en arrière, pour tapisser le plancher du bassin; un tissu cellulaire lâche, renfermant peu de graisse, est interposé à ce niveau entre ces deux feuillets et l'aponévrose pelvienne supérieure.

Le *bord supérieur* est libre et formé par le péritoine qui se recourbe pour passer de la face antérieure sur la face postérieure des ligaments larges; il présente trois replis ou *ailerons*. L'aileron postérieur renferme l'ovaire et son ligament; l'aileron médian, la trompe; l'aileron antérieur, le ligament rond. C'est cette disposition du bord supérieur qui a fait comparer, par les anciens anatomistes, le ligament large à une aile de chauve-souris. L'aileron médian est le plus large et le plus élevé; aussi constitue-t-il le véritable bord supérieur.

Les deux lames péritonéales des ligaments comprennent dans leur intervalle des fibres musculaires, le corps de Rosenmüller, des vaisseaux, des nerfs et du tissu conjonctif.

Fibres musculaires. — Rouget a montré que les deux lames péritonéales sont doublées par deux feuillets musculaires extrêmement minces, à fibres lisses. Ces feuillets ne forment pas une couche continue, mais ils présentent des fibres qui s'entrecroisent dans tous les sens et constituent un réseau à direction transversale.

La couche musculaire antérieure se porte en partie sur le ligament rond qu'elle concourt à former; ses fibres les plus internes se continuent avec les fibres superficielles de la face antérieure de l'utérus.

La couche musculaire postérieure se continue en dedans avec les fibres superficielles de la face postérieure de l'utérus ; en dehors, elle se prolonge jusqu'à la symphyse sacro-iliaque à laquelle elle s'attache.

Corps de Rosenmüller. — Le corps de Wolff, organe embryonnaire, laisse en s'atrophiant des vestiges connus sous le nom de *corps de Rosenmüller*, *parovarium* des Allemands. Ce corps persiste pendant toute la vie ; mais il est plus apparent chez les enfants, particulièrement chez le nouveau-né, où il est visible par transparence.

Il est situé dans l'aileron moyen du ligament large, entre l'ovaire et la trompe utérine ; sa hauteur est de 15 à 18 millimètres chez le fœtus né au terme de la grossesse. Il se compose de 15 à 18 canalicules très-fins, terminés inférieurement en culs-de-sac arrondis qui tous sont dirigés vers le hile de l'ovaire. Tous ces canalicules se portent en haut, vers la trompe, pour se jeter dans un canal perpendiculaire à leur direction et parallèle à la trompe.

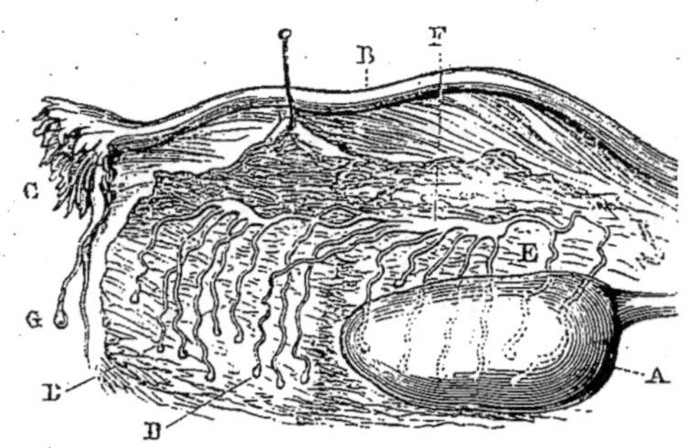

FIG. 50. — Corps de Rosenmüller.

A. Ovaire.
B. Trompe utérine.
C. Pavillon de la trompe.
D. Cul-de-sac des tubes.
E. Canalicule allant jusqu'à l'ovaire.
F. Canal vers lequel les tubes convergent.
G. Petit kyste appendu à la trompe.

Ces tubes renferment une très-faible quantité de liquide transparent ; mais ils offrent quelquefois dans leur trajet des renflements et même de véritables kystes. A ce sujet nous ferons remarquer qu'on rencontre assez souvent, sur le bord libre des ligaments larges, de petits kystes, en nombre variable, qui sont appendus, pour la plupart, à l'extrémité d'un pédicule très-grêle. Peut-être existe-t-il quelques rapports entre ces derniers kystes et les tubes du corps de Rosenmüller.

Les parois des tubes de Rosenmüller sont formées d'une enveloppe fibreuse tapissée, à l'intérieur, par un épithélium à cils vibratiles.

Vaisseaux et nerfs. — Les vaisseaux et les nerfs des ligaments larges viennent de l'utérus et de l'ovaire.

Action des ligaments larges. — Les ligaments larges soutiennent l'utérus sans l'empêcher de basculer en avant ou en arrière ; mais ils s'opposent aux déviations latérales et, d'après Richet, à la flexion du corps sur le col ; ils permettent, en outre, à l'utérus de s'abaisser pendant un effort et le relèvent ensuite ; ils sont plus lâches chez les multipares que chez les nullipares.

Pendant la grossesse, ces ligaments favorisent, par l'écartement de leurs lames, le développement de la matrice ; aussi à la fin de la gestation ils sont presque complétement effacés.

Ligaments ronds. — Les ligaments ronds s'insèrent, en arrière, sur la partie supérieure de l'utérus, un peu au-dessous de la trompe, à l'union de la face antérieure et du bord latéral. Situés, à leur partie moyenne, dans l'aileron antérieur des ligaments larges, ils se dirigent vers l'anneau abdominal du canal inguinal et le traversent; quelques fibres s'insèrent sur la paroi inférieure de ce canal, d'autres sur l'épine du pubis, tandis que le faisceau terminal franchit l'orifice inguinal externe pour aller se perdre dans les grandes lèvres.

Les ligaments ronds se composent d'une enveloppe péritonéale, de fibres musculaires lisses et de fibres musculaires striées; on y trouve encore quelques fibres élastiques, du tissu conjonctif, une artère et des veines.

Chez l'adulte, le péritoine n'accompagne pas le ligament rond dans le canal inguinal; il présente, au niveau de l'orifice supérieur de ce canal, une simple dépression désignée sous le nom de *fossette inguinale externe*. Chez le fœtus, le péritoine qui entoure le ligament rond s'engage dans le canal inguinal et y forme un diverticulum, connu sous le nom de *canal de Nuck*.

Les fibres musculaires lisses du ligament rond naissent des parties latérales de la matrice, particulièrement de sa moitié supérieure, et se portent vers le canal inguinal où elles rencontrent et entourent des fibres striées qui proviennent, selon Rouget, du muscle transverse de l'abdomen. Le ligament rond est donc, à son origine, exclusivement formé de fibres lisses; à sa partie moyenne, de fibres lisses et de fibres striées.

L'artère du ligament rond vient de l'épigastrique; elle occupe le centre de ce ligament. Ses branches collatérales se distribuent aux faisceaux musculaires qui l'entourent; ses branches terminales, à l'utérus. Plusieurs veines accompagnent cette artère; la principale se jette dans la veine iliaque externe ou dans l'une des veines épigastriques. Les autres sortent par l'orifice inguinal externe et vont s'anastomoser avec celles des grandes lèvres et du pénil.

Ces veines se développent beaucoup pendant la grossesse et sont susceptibles de devenir variqueuses, particulièrement au niveau de l'orifice externe du canal inguinal, où elles peuvent simuler une hernie. Haller les avait déjà signalées comme pouvant servir de voie supplémentaire à la circulation veineuse de l'utérus.

Les nerfs qui se rendent dans les faisceaux musculaires proviennent du rameau génital de la branche génito-crurale.

Il existe une certaine quantité de tissu conjonctif et de fibres élastiques unissant toutes ces parties l'une à l'autre.

Le ligament rond a pour usage de ramener la matrice en avant lorsque la déplétion de la vessie lui permet de reprendre sa direction normale (Sappey).

Ligaments utéro-sacrés. — Les ligaments utéro-sacrés partent de la partie inférieure de la face postérieure de l'utérus, immédiatement au-dessus de l'insertion du vagin, et vont s'insérer sur les parties latérales et antérieure des troisième et quatrième vertèbres sacrées. Leurs extrémités utérines se joignent en formant une arcade très-apparente; de sorte que ces ligaments dessinent une courbe à concavité postérieure et supérieure embrassant le rectum. Ils sont formés par un repli du péritoine et par des fibres musculaires lisses qui se continuent en avant avec celles de la matrice. Quelques-unes se perdent sur les côtés du rectum, d'où le nom de *recto-utérins* donné par quelques auteurs à ces ligaments. Ils renferment, en outre, du tissu cellulaire, des fibres élastiques, des vaisseaux sanguins et des nerfs.

Ces ligaments contribuent puissamment à maintenir la matrice au centre du bassin.

Ligaments vésico-utérins. — Les ligaments vésico-utérins sont constitués par deux plis du péritoine qui s'étendent de la matrice à la vessie (voyez page 106); ils contiennent quelques fibres musculaires allant du premier au second de ces organes. Mais ces ligaments sont tellement rudimentaires, dit Sappey, qu'ils méritent à peine d'être décrits.

ARTICLE III

DES TROMPES OU OVIDUCTES

Les *trompes utérines, trompes de Fallope* ou *oviductes*, au nombre de deux, sont des conduits qui transportent les animalcules spermatiques de la cavité utérine à la surface des ovaires et les ovules de la surface des ovaires dans la cavité utérine.

Les trompes sont situées sur les côtés de l'utérus avec lequel elles se continuent, dans l'aileron moyen des ligaments larges dont elles occupent le bord libre.

Elles s'étendent horizontalement des bords de l'utérus vers les parties latérales de l'excavation pelvienne; rectilignes dans un trajet de 2 à 3 centimètres, à partir de leur origine, elles deviennent ensuite flexueuses, particulièrement dans leur moitié externe qui décrit une courbe dont la concavité regarde en arrière, en dedans et en bas.

La longueur des oviductes, lorsqu'on les étend en ligne droite, ne dépasse pas, en général, 12 centimètres. Leur diamètre s'accroît de l'utérus vers l'ovaire; au voisinage de l'utérus, il est ordinairement de 4 millimètres; sur leur partie moyenne, de 5 à 6; au niveau de leur orifice externe, de 7 à 8 (Sappey).

Les trompes utérines ont été comparées par Fallope à une trompette. Elles présentent à étudier une partie tubuleuse, ou *corps de la trompe*, et une partie évasée, ou *pavillon de la trompe*. — Le *corps de la trompe* s'ouvre par son extrémité interne dans la matrice, par son extrémité externe dans le pavillon.

L'extrémité interne présente un orifice de 1 millimètre de diamètre; cet orifice est situé au sommet de l'infundibulum que l'on rencontre au niveau des angles latéraux de la cavité utérine. — *L'extrémité externe* répond au sommet de l'entonnoir formé par le pavillon avec lequel elle communique.

Sur toute l'étendue du canal formé par le corps de la trompe, on observe des plis longitudinaux, d'autant plus prononcés qu'on s'approche davantage du pavillon.

Le *pavillon* répond aux parties latérales de l'excavation. Il est doué d'une grande mobilité et peut se porter en avant, en arrière, en dedans ou retomber sur l'ovaire. Ses mouvements sont parfois gênés par des adhérences accidentelles, et la chute de l'ovule dans la cavité abdominale peut en être la conséquence.

Nous lui distinguerons une surface externe, une surface interne et une circonférence.

La surface externe est lisse et recouverte par le péritoine.

La surface interne regarde en arrière, en dedans et en bas, c'est-à-dire vers l'ovaire. Elle est couverte d'un grand nombre de plis qui partent en rayonnant

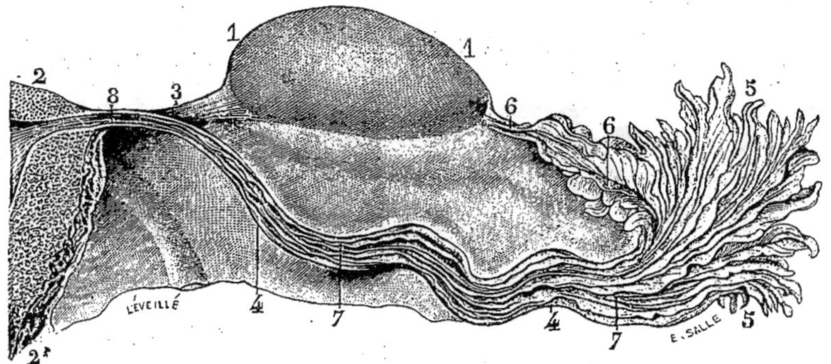

FIG. 51. — Plis longitudinaux de la trompe utérine.

1,1. Ovaire.
2,2. Utérus dont une partie seulement a été conservée.
3. Ligament de l'ovaire.
4,4. La trompe utérine dont les parois ont été incisées sur toute sa longueur pour montrer ses plis longitudinaux.
5,5. Pavillon de la trompe sur la surface interne duquel tous ces plis se prolongent.
6,6. Frange unissant le pavillon à l'ovaire
7,7. Plis longitudinaux de la trompe s'étendant à toute sa longueur.
8. Extrémité interne de la cavité de la trompe se continuant avec le sommet des angles latéraux de l'utérus.

du sommet du pavillon et se dirigent vers sa circonférence. Ces plis sont la continuation de ceux qui existent dans la portion tubuleuse; ils se divisent pour la plupart en replis secondaires et présentent une disposition assez irrégulière.

La *base* ou *circonférence* du pavillon affecte une forme ovale à grand diamètre vertical. Elle est découpée en un grand nombre de languettes, dentelées sur leur bord, auxquelles on a donné le nom de *franges*. Ces franges sont très-différentes de forme et de dimensions; leur extrémité, parfois arrondie, est le plus souvent lancéolée. Leur face externe, recouverte par le péritoine, est blanche et unie; leur face interne présente des plis (voyez STRUCTURE DU PAVILLON), qui se prolongent jusqu'à leur extrémité. L'une des franges inférieures, plus longue que les autres, s'étend jusqu'à l'extrémité externe du bord adhérent de l'ovaire ; elle unit donc l'oviducte à l'ovaire ; aussi a-t-elle reçu le nom de *ligament de la trompe*. Cette frange, large supérieurement, s'effile à mesure qu'elle se rapproche de son point d'attache ; elle est creusée en gouttière, disposition favorable à la migration de l'ovule ; elle contient dans son épaisseur un faisceau musculaire dont quelques fibres se continuent avec celles de l'ovaire et de son ligament. Cette dernière disposition doit favoriser l'application du pavillon de la trompe sur l'ovaire.

G. Richard a signalé la présence de *pavillons accessoires* insérés sur le tiers externe du corps de la trompe. Cette anomalie existerait une fois sur six, d'après cet auteur ; une fois sur seize seulement, d'après

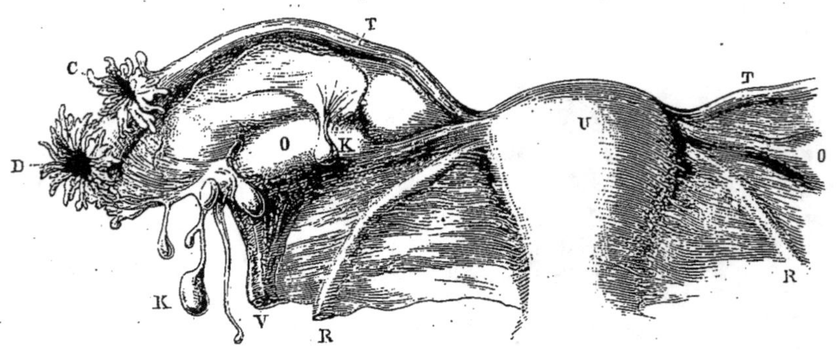

FIG. 52. — Destinée à montrer les pavillons accessoires et les petits kystes appendus au bord libre des ligaments larges.

U. Utérus.
TT. Trompes.
OO. Ovaires.
D. Pavillon normal.

C. Pavillon accessoire.
RR. Ligaments ronds.
KK. Kystes.
V. Vaisseaux se rendant au hile de l'ovaire.

Sappey. Le pavillon accessoire est construit sur le même type que le pavillon principal. On n'en trouve ordinairement qu'un seul ; cependant Richard en a observé jusqu'à trois. Ces pavillons surnuméraires ne sont pas sans avoir des conséquences fâcheuses, car l'ovule fécondé, après avoir passé de l'ovaire dans la trompe, peut tomber de celle-ci dans la cavité abdominale.

Structure. — Les trompes utérines se composent de trois couches superposées : d'une tunique externe ou séreuse, d'une tunique moyenne ou musculeuse, d'une tunique interne ou muqueuse.

La tunique externe est formée par le péritoine, qui tapisse toute la longueur de l'oviducte et se prolonge jusqu'au bord libre du pavillon, où il se termine brusquement.

La tunique moyenne est composée de fibres musculaires qui constituent deux couches : la couche la plus externe est formée par des fibres longitudinales, la couche interne, par des fibres circulaires. On a souvent regardé la trompe comme un prolongement de l'utérus ; elle en serait, au contraire, parfaitement distincte, suivant Robin. Une petite couche celluleuse, interposée entre les deux tissus, permettrait de les isoler avec le scalpel.

. La tunique muqueuse se continue, en dedans, avec la muqueuse utérine et se termine, en dehors, sur le bord libre du pavillon, où elle se relie à la tunique péritonéale, offrant ainsi le seul exemple d'une membrane muqueuse se continuant avec une séreuse. La muqueuse de l'oviducte est dépourvue de papilles et de glandes, mais elle présente, comme nous l'avons déjà indiqué, des plis longitudinaux s'emboitant les uns dans les autres et transformant le canal de la trompe en un grand nombre de petites rigoles capillaires qui doivent porter facilement le sperme jusque sur l'ovaire. La muqueuse de la trompe est recouverte d'un épithélium vibratile dont les cils, qui se meuvent de l'ovaire vers l'utérus, ont probablement pour mission de faire cheminer l'œuf vers l'orifice utérin de l'oviducte.

Vaisseaux et nerfs. — Les artères de la trompe viennent de l'artère ovarique; un grand nombre d'entre elles s'enroulent en tire-bouchons et prennent le nom d'artères hélicines. — Les veines vont se jeter dans la veine ovarique. — Les vaisseaux lymphatiques se joignent à ceux de la matrice et de l'ovaire pour se rendre dans les ganglions lombaires. — Les nerfs, très-nombreux, viennent du plexus qui accompagne l'artère ovarique.

ARTICLE IV

DES OVAIRES

Les ovaires sont les organes fondamentaux de l'appareil génital; ils contiennent les ovules. On les désigne parfois sous le nom de *testes muliebres*, à cause de leur analogie avec les testicules. Au nombre de deux, les ovaires sont placés symétriquement de chaque côté de l'utérus, en arrière de la trompe correspondante, dans l'aileron postérieur du ligament large.

La situation de ces organes varie beaucoup avec l'âge de la femme et la position de l'utérus. Chez l'embryon, ils sont placés dans la région lombaire; chez le fœtus, ils s'abaissent progressivement jusqu'au détroit supérieur; chez l'adulte, ils se trouvent dans l'excavation pelvienne, lorsque l'utérus est à l'état de vacuité.

Pendant la grossesse, ils suivent le déplacement de l'organe gestateur, et occupent successivement la région hypogastrique et la partie inférieure de la région ombilicale ou des flancs. Après l'accouchement, ils sont en rapport avec les fosses iliaques, au niveau desquelles ils contractent parfois des adhérences morbides. Dans ce cas, lorsque l'utérus rentre dans l'excavation pelvienne, le ligament de l'ovaire et la trompe sont tiraillés et s'allongent, quelquefois même ils se rompent. On comprend que ces adhérences et ces ruptures soient une cause de stérilité.

Tout en étant fixés, d'une part, à l'utérus par un ligament qui leur est propre et, d'autre part, aux parois du bassin par le ligament large, les ovaires jouissent d'une certaine mobilité ; aussi se renversent-ils assez souvent dans le cul-de-sac recto-utérin, où ils peuvent devenir adhérents au rectum ; plus rarement, on les trouve dans les hernies inguinales, crurales et autres.

Le *volume* des ovaires n'est pas le même aux différents âges. Ils sont relativement plus développés chez le fœtus que chez l'adulte ; ils diminuent après la naissance pour s'accroître à l'époque de la puberté et s'atrophient dans la vieillesse. A l'état le plus habituel, chaque ovaire offre les dimensions suivantes : diamètre transversal ou longueur, 4 centimètres ; diamètre vertical ou hauteur, 2 centimètres ; diamètre antéro-postérieur ou épaisseur, 1 centimètre et demi. Ce volume augmente beaucoup pendant la menstruation, à tel point qu'il devient double, lorsque l'ovisac touche au terme de la maturité ; il devient même plus considérable encore si l'ovule a été fécondé. Leur *poids* est de 6 ou 8 grammes, à l'état normal.

Ces organes ont la forme d'un ovoïde, à grand diamètre transversal, aplati d'avant en arrière. On peut les comparer à une amande et leur distinguer deux faces, deux bords, deux extrémités (voyez figure 51, page 115).

Les faces sont lisses, unies et légèrement rosées jusqu'à l'époque de la puberté. Mais elles perdent alors leur régularité et se couvrent de cicatrices à mesure que les phénomènes menstruels se succèdent. Ces cicatrices revêtent la forme de dépressions linéaires ou étoilées ; elles présentent une coloration rose ou violacée lorsqu'elles sont récentes ; plus tard, elles sont jaunâtres ; elles deviennent même blanchâtres lorsqu'elles sont anciennes ; elles constituent les *corps jaunes*, que nous décrirons avec l'ovulation (voyez OVULATION ET MENSTRUATION). Chez les femmes de trente à quarante ans, elles sont très-nombreuses ; aussi la surface de l'ovaire offre-t-elle, à cet âge, un aspect rugueux et comme crevassé.

La *face antérieure* regarde un peu en haut ; la *face postérieure* un peu en bas.

Les bords sont dirigés transversalement. Le *bord supérieur* est convexe. Le *bord inférieur* est rectiligne ; il représente le hile de l'ovaire. C'est par ce bord, en effet, que pénètrent les artères destinées à l'organe et que sortent, après s'y être distribués, les veines et les vaisseaux lymphatiques. C'est aussi à ce bord que s'attachent : en dedans, le ligament de l'ovaire ; en dehors, le ligament de la trompe et, sur toute sa longueur, le ligament rond postérieur ou lombaire. (Voyez plus loin.) On connaît encore le bord inférieur sous le nom de bord adhérent.

Les deux extrémités offrent le même aspect que les deux faces et adhèrent : l'externe au ligament de la trompe, l'interne au ligament de l'ovaire.

L'ovaire possède deux ligaments : 1° le *ligament de l'ovaire* qui unit cet organe à l'utérus ; 2° le *ligament rond postérieur* ou *lombaire*. Le ligament de la trompe, précédemment décrit (voyez page 116), pourrait à la rigueur être considéré comme un troisième ligament.

1° *Ligament de l'ovaire.* — Le ligament de l'ovaire est un cordon de 30 à 35 millimètres de longueur, de 3 à 4 millimètres de diamètre, composé de fibres musculaires lisses qui s'insèrent à l'extrémité interne du bord inférieur de cet organe et vont se perdre dans les fibres musculaires de la face postérieure de l'utérus. Il est situé, comme l'ovaire, dans l'aileron postérieur du ligament large.

2° *Ligament rond postérieur ou lombaire.* — C'est bien improprement que ce ligament, signalé et décrit par Rouget, a reçu le nom de *ligament rond postérieur;* car si, par ses fonctions, il est l'analogue du ligament rond de l'utérus, il s'en éloigne beaucoup par sa forme, puisque les faisceaux musculaires qui le composent sont étalés en nappe, au lieu d'être réunis en cordon. Ces faisceaux naissent en haut du fascia sous-péritonéal, au-dessus du détroit supérieur, et suivent le trajet des vaisseaux ovariques qu'ils entourent en grande partie. Parvenus dans le ligament large, ils s'épanouissent en membrane étalée sur son feuillet postérieur, et leurs fibres, affectant alors une direction rayonnante, se rendent : les internes sur la face postérieure de l'utérus, les externes au pavillon de la trompe, et les moyennes, beaucoup plus nombreuses, en partie dans le hile de l'ovaire pour se plonger dans l'épaisseur de la glande, en partie dans l'aileron de la trompe (Sappey).

§ 1. — Structure des ovaires.

L'ovaire est constitué par un parenchyme particulier. Pendant longtemps on a cru que ce parenchyme était entouré par deux enveloppes : l'une, séreuse ; l'autre, fibreuse et analogue à la tunique albuginée du testicule. Mais, d'une part, Sappey a démontré, en 1863, que cette membrane fibreuse n'existe pas, d'autre part, d'après Waldeyer et la plupart des histologistes modernes, le péritoine proprement dit ne recouvre pas l'ovaire, du moins dans l'espèce humaine, car il n'est plus représenté, à la surface de l'organe, que par une simple couche d'épithélium formée par de petites cellules se rapprochant de la forme cylindrique, et différant complétement des grandes cellules plates qui tapissent toute la séreuse abdominale. Cet épithélium, en s'enfonçant dans le tissu sous-jacent, formerait, comme nous le verrons à propos du développement, les *tubes de Pflüger*, point de départ des follicules de de Graaf (voy. Embryologie).

Au-dessous de la couche épithéliale se trouve un tissu particulier qui a reçu le nom de *stroma;* d'un gris blanchâtre, il est constitué en partie par l'entrecroisement de nombreuses fibres de tissu conjonctif entremêlées de fibres musculaires. Ces dernières ont pour siége la partie centrale de l'organe ; les unes appartiennent en propre à l'ovaire, tandis que d'autres sont le prolongement des fibres qui composent ses ligaments. Un grand nombre de vaisseaux artériels, veineux et lymphatiques rampent dans cette trame.

Le stroma renferme encore de petites cavités ; ce sont les *ovisacs* ou *follicules de de Graaf;* leur grosseur est communément celle d'un grain de millet ou de chènevis ; quelques-unes, plus développées, proéminent à la surface de l'ovaire où elles acquièrent, comme nous le verrons plus tard, un volume relativement considérable.

Chez la femme adulte, le nombre des vésicules visibles à l'œil nu varie de 15 à 20 ; mais, à l'aide du microscope, on en aperçoit un bien plus grand nombre qui sont destinées à se développer quand les premières auront disparu.

Les ovisacs avaient été jusqu'ici décrits comme disséminés dans toute la

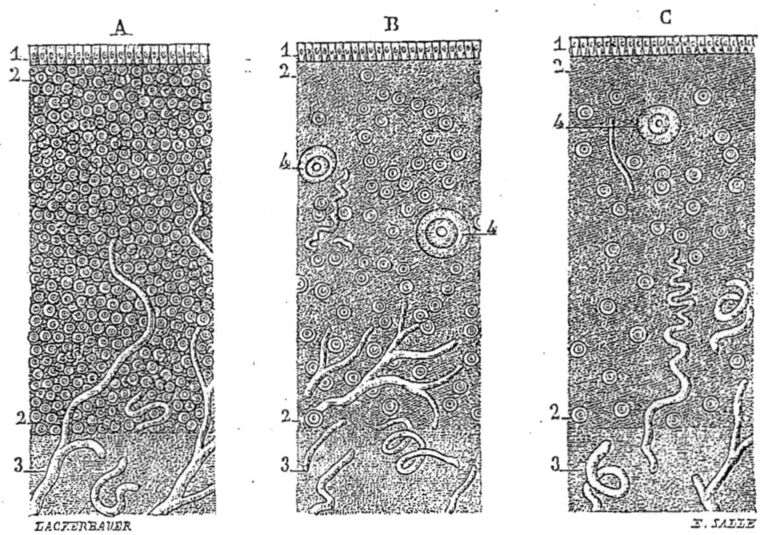

Fig. 53. — Coupe perpendiculaire de la couche ovigène montrant les ovisacs et les ovules chez l'enfant naissant, chez une fille de quatre ans et une femme de vingt ans.

A. Enfant naissant.
B. Fille de quatre ans.
C. Femme de vingt ans.
1,1,1. Couche épithéliale composée d'un seul plan de cellules cylindriques.
2,2,2. Couche ovigène se prolongeant jusqu'à l'épithélium de l'ovaire. Les ovisacs situés dans son épaisseur semblent beaucoup plus nombreux chez le fœtus A, parce qu'ils sont condensés à cet âge sur une très-petite surface. Chez la fille de quatre ans B, ils sont déjà plus espacés, et plus encore chez la femme de vingt ans C.
3,3,3. Partie sous-jacente du bulbe de l'ovaire.
4,4,4. Vésicules plus développées que les ovisacs environnants; et dans lesquelles l'ovule est très-apparent.

masse de l'ovaire à différentes profondeurs; ils se rapprochaient de sa surface, disait-on, à mesure qu'ils se développaient. Mais Schrœn, en Allemagne, et Sappey, en France, ont montré qu'il n'en est point ainsi, et ont nettement établi la position exacte des follicules par des recherches poursuivies isolément vers la même époque (1862-1863.)

Suivant Sappey, lorsqu'on divise un ovaire perpendiculairement à sa surface et dans toute son épaisseur, on trouve que le stroma se compose de deux parties bien distinctes : le *bulbe* et la *couche ovigène*.

1° *Bulbe de l'ovaire.* — La partie centrale, très-volumineuse, a reçu le nom de *bulbe de l'ovaire* et forme presque la totalité de l'organe. De couleur rougeâtre, de consistance spongieuse, elle est manifestement constituée par le stroma tel que nous l'avons décrit, et ne contient aucune vésicule de de Graaf.

2° *Couche ovigène.* — La partie superficielle, de couleur blanche, de consistance ferme et d'apparence homogène, est étalée sur la partie centrale. Cette couche périphérique est le siége exclusif des ovisacs et des ovules (voyez, § 3, OVISACS ET OVULES), on peut l'appeler *couche ovigène*. Elle a un millimètre d'épaisseur seulement. Elle ne renferme pas de fibres musculaires d'après les recherches de Waldeyer et de de Sinety, faites sur l'ovaire de la femme adulte. Elle est composée par des fibres lamineuses ou fusiformes, au milieu desquelles se trouvent les vésicules de de Graaf, qui y sont accumulées en nombre considérable. Sappey a constaté, par ses recherches micrographiques, que chez une femme de dix-huit à vingt ans, lorsque l'ovaire est exempt de toute altération, le nombre des ovisacs et des ovules s'élève à plus de 300 000 pour chaque glande, à près de 700 000 pour chaque femme. Cet anatomiste a donc pu dire : Si tous les œufs que porte une jeune fille à la surface de ses ovaires étaient fécondés, et si ces œufs fécondés parcouraient ensuite toutes les phases de leur développement, une seule femme suffirait pour peupler quatre villes comme Lyon, Marseille, Bordeaux et Rouen, et deux pour peupler une capitale de 1 600 000 âmes comme Paris (voyez *ovisacs et ovules*, § 3 du même article).

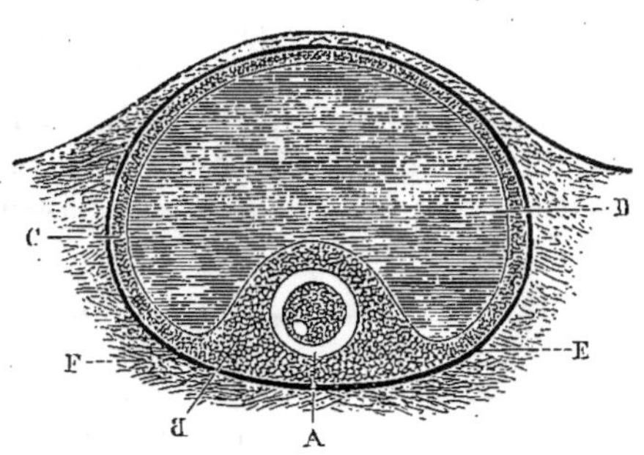

FIG. — 54. Œuf dans la vésicule de de Graaf.

A. Œuf.
B. Cumulus proligère.
C. Membrane granuleuse.
D. Cavité de la vésicule de de Graaf.
E. Membrane propre à l'ovisac.
F. Stroma de l'ovaire.

Chez le fœtus, le nombre des ovisacs est déjà aussi considérable qu'il le sera à l'époque de la puberté; mais comme la glande est alors très-petite, les follicules sont tassés les uns contre les autres, tandis qu'ils s'écartent à mesure que l'ovaire se développe. Après la puberté, le nombre des ovisacs diminue; ils disparaissent même complétement chez les vieilles femmes.

3° — *Vaisseaux et nerfs.* — Les artères des ovaires sont les ovariques ou utéro-ovariennes qui naissent directement de l'aorte ou de la rénale (voyez VAISSEAUX DE L'UTÉRUS, p. 108). Leurs branches terminales, flexueuses et contournées en spirales, rampent entre les fibres qui composent le stroma dans lequel elles se distribuent.

Les veines sont également flexueuses et forment un réseau très-riche qui vient aboutir à un plexus veineux, le *plexus pampiniforme*, placé immédiatement au-dessous de l'ovaire. Ce plexus donne naissance aux veines ovariques qui vont se jeter dans la veine cave inférieure ou dans la veine rénale. Les artères et les veines, entourées de fibres musculaires, constituent un véritable organe érectile; c'est ainsi que l'ovaire doit être considéré.

Des vaisseaux lymphatiques nombreux partent de l'ovaire; ils présentent, en général, la même disposition que les veines et naissent surtout, par un réseau lymphatique très-riche, de la périphérie des gros follicules (vésicules de de Graaf) placés près de la surface de l'organe.

Au sommet du follicule on trouve, suivant His, une région dépourvue de canaux lymphatiques et dans laquelle les vaisseaux sanguins sont également fort rares.

Les vaisseaux lymphatiques finissent par se réunir en six ou huit troncs qui convergent vers le hile de la glande pour aller se jeter dans les ganglions lombaires.

Les nerfs proviennent du plexus ovarique qui, en passant sous le bord adhérent de la glande, lui envoie des filets accompagnant les artères. Le trajet ultérieur de ces filets nerveux n'est pas connu.

§ 2. — Ovisacs et ovules.

Depuis le moment de la naissance jusqu'à la puberté, les *vésicules de de Graaf* ou *ovisacs* se modifient à peine. Leur forme est arrondie; leur diamètre est de $0^{mm},02$ à $0^{mm},04$. Elles ne renferment pas encore de liquide et sont remplies d'épithélium qui, selon Sappey, formerait plusieurs couches concentriques. Leur paroi est mince, résistante, de nature conjonctive, adhérente à la couche ovigène.

A la puberté, la plupart des vésicules se modifient; quelques-unes surtout s'accroissent dans des proportions notables et finissent par acquérir un diamètre de $0^{mm},1$; douze à quinze d'entre elles continuent à s'accroître et mesurent 5 millimètres de diamètre. L'une d'elles parvient à maturité complète dans un espace de trois semaines environ et se rompt alors pour donner passage à l'ovule. Son diamètre est à ce moment de 10 à 15, et même parfois de 20 millimètres. Ces phénomènes de développement et de déhiscence se renouvellent à chaque époque menstruelle. Quand leur contenu s'est échappé, les ovisacs se rétractent et se cicatrisent en formant les *corps jaunes* (voyez Ovulation).

La structure de l'ovisac à l'état de complet développement présente à étudier :

1° Une capsule d'enveloppe ;
2° Le liquide de l'ovisac ;
3° La membrane granuleuse ;
4° L'ovule.

1° *Capsule d'enveloppe.* — La capsule d'enveloppe est constituée par une membrane transparente, extrêmement mince, quoique résistante, non rétractile; elle serait formée, d'après Robin, par des fibres lamineuses, disposées en couches serrées, par de la matière amorphe transparente, à fines granulations, et enfin par des cellules polyédriques à angles arrondis, quelquefois sphéroïdales, appelées cellules de l'ovisac. La paroi de l'ovisac est, en outre, très-vasculaire; les vaisseaux, formant un réseau à mailles arrondies et serrées, commencent à apparaître lorsque le follicule atteint 0^{mm}, 5 à 0^{mm}, 6. Les cellules de l'ovisac, de 0^{mm}, 02 de diamètre, remplissent en partie les lacunes comprises entre les vaisseaux, d'autres enveloppent ces derniers comme d'un manteau (His). C'est alors qu'un liquide s'épanche dans la cavité de l'ovisac.

2° *Liquide de l'ovisac.* — Le liquide qui remplit l'ovisac est clair, visqueux, à réaction alcaline; il renferme des albuminates. On y trouve au microscope

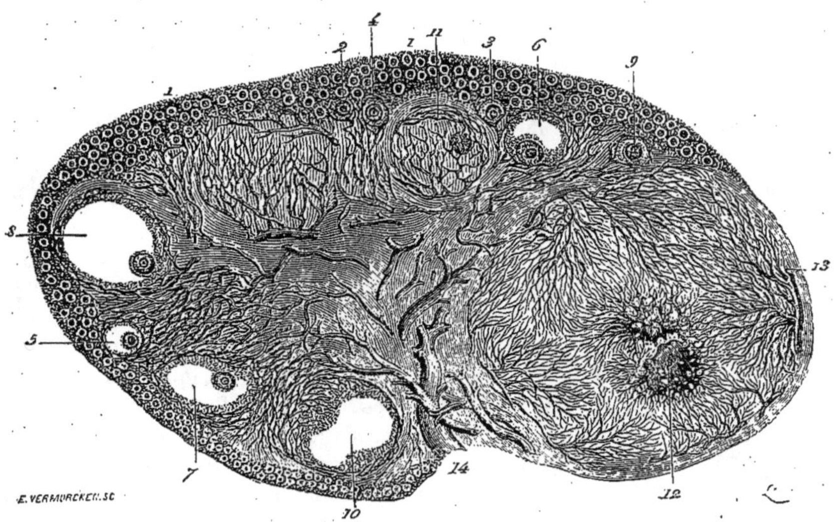

Fig- 55. — Section verticale de l'ovaire de la chatte en gestation (grossissement de 60 diamètres).

1. Follicules de de Graaf à l'état rudimentaire.

2. Follicule commençant à être entouré d'un cercle vasculaire.

3, 4, 5, 6, 7, 8. Follicules à diverses périodes de développement. On y voit la membrane granuleuse et le disque proligère. Dans 5, 6, 7 et 8, on constate que l'ovule occupe le point de l'ovisac opposé à la surface de l'ovaire.

9. Petit follicule sur lequel la section n'a enlevé qu'un disque de la membrane vitelline.

10. Follicule demi-ouvert, dont l'œuf s'est échappé par la section.

11. Portion intacte de la paroi folliculaire, à travers laquelle on voit par transparence la membrane vitelline.

12. Veine centrale d'un corps jaune.

13. Artère périphérique du même corps jaune.

14. Gros vaisseaux du stroma de l'ovaire.

des globules huileux, des granulations. Assez souvent il devient trouble, quand la vésicule de de Graaf est arrivée à maturité.

3° *Membrane granuleuse, disque proligère.* — A la surface interne de la capsule d'enveloppe on trouve, baignée par le liquide de l'ovisac, une couche, faiblement stratifiée, de petites cellules arrondies et à noyaux. On la désigne sous le nom de *membrane granuleuse* (voy. fig. 54). Sur un point cette membrane s'épaissit, c'est-à-dire que les cellules s'y amassent pour former le *disque proligère*. C'est au centre de ce disque que se trouve logé l'ovule. On avait cru d'abord que le disque proligère était tourné vers la périphérie de l'ovaire; mais les recherches de Schrœn et de His ont conduit à un résultat opposé. Ordinairement, l'ovule est fixé dans le point de la paroi folliculaire qui est le plus éloigné de la surface de l'ovaire.

Parfois il existe des espèces de filaments sillonnant la cavité de l'ovisac. Ces filaments, connus sous le nom de *retinacula*, ne sont autre chose qu'une série de cellules épithéliales soudées entre elles et reliant quelques points de la membrane granuleuse au disque proligère.

La viscosité du liquide folliculaire détermine l'adhérence des cellules granuleuses entre elles et à l'ovule; de sorte que celui-ci, en sortant de la vésicule, entraîne une partie du disque proligère.

4° *Ovule*. — C'est à E. de Baër que revient l'honneur d'avoir découvert, en 1827, l'ovule chez les mammifères et dans l'espèce humaine.

L'ovule doit donner naissance à un nouvel être; il occupe donc le premier rang dans l'appareil génital, dont il est pour ainsi dire le chef-d'œuvre. Malgré cette importance, il n'a que $0^{mm},2$ de diamètre et se présente simplement sous la forme d'une cellule sphérique, parfaitement développée, entourée d'une épaisse capsule, désignée sous le nom de *membrane vitelline* ou de *zone transparente*. Cette membrane renferme un liquide granuleux, le *vitellus*, dans lequel se trouve un noyau appelé *vésicule germinative*; celle-ci contient elle-même un nucléole ou *tache germinative*. — Dans quelques espèces animales, le vitellus contient, en outre, un second noyau qui a reçu le nom de *vésicule embryogène*.

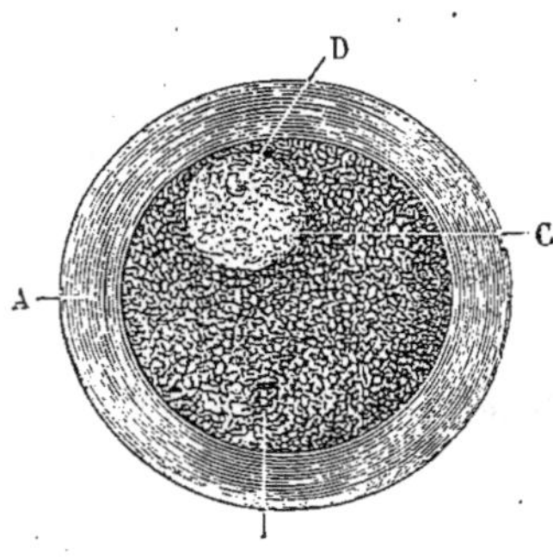

FIG. 56. — Œuf humain.

A. Membrane vitelline ou zone transparente.
B. Vitellus.
C. Vésicule germinative.
D. Tache germinative.

Membrane vitelline. — Cette membrane est épaisse, élastique, résistante, d'aspect homogène et de nature amorphe. On n'y découvre ni fibres, ni vaisseaux, ni granulations. L'assimilation de l'ovule à une cellule complète, dont la membrane vitelline serait la capsule d'enveloppe, n'est pas admise par Reichert, Pflüger, Waldeyer et d'autres. Ces auteurs pensent que la membrane vitelline est une formation cuticulaire. — « Ainsi, dit Ranvier, les ovules primordiaux n'ont pas de membrane; ils sont simplement constitués par une masse de protoplasma granuleux. Plus tard, les cellules de la vésicule de de Graaf qui recouvrent ce protoplasma présentent, sur celle de leurs faces qui lui est appliquée, un plateau strié semblable à celui des cellules épithéliales de l'intestin. Enfin les plateaux cellulaires, d'abord distincts, se souderaient et formeraient ainsi la membrane vitelline. »

Vitellus.—Le liquide granuleux ou protoplasma est appelé *vitellus* ou *jaune de l'œuf.* C'est une masse visqueuse, légèrement jaunâtre, plus ou moins transparente, qui renferme des granulations et des gouttelettes graisseuses avec des molécules d'une substance albuminoïde coagulée.

Vésicule germinative. — Le noyau, connu sous le nom de *vésicule germinative* ou de *vésicule de Purkinje,* occupe une position excentrique dans l'ovule parvenu à maturité; en effet, on le trouve à égale distance du centre et de la membrane vitelline. Cette vésicule est sphérique et renferme un liquide transparent comme le cristal. Elle est remarquable par son excessive ténuité : 0^{mm}, 02 à 0^{mm},04 de diamètre (Frey).

Tache germinative. — Le noyau lui-même renferme un nucléole arrondi, brillant, qui a de 0^{mm},004^{mm} à 0,006 de diamètre. C'est la *tache germinative* ou la *tache de Wagner.*

Vésicule embryogène. — Balbiani a décrit dans l'ovule de quelques espèces animales un corps particulier ou une vésicule spéciale qui mériterait le nom de *vésicule embryogène;* car elle serait destinée à former la matière plastique qui servira au développement du nouvel être. Il existerait donc, dans la cellule ovarique animale, deux noyaux présidant à deux ordres de nutrition distincts.

« Le noyau représenté par la vésicule germinative ancienne, ou vésicule de Purkinje, sert à la nutrition et au développement de l'élément ovarique lui-même; le noyau découvert par Balbiani prépare le germe, c'est-à-dire les matériaux plastiques nutritifs et évolutifs de l'embryon. Aussi, à la maturité de l'œuf, c'est-à-dire après son complet développement, la vésicule de Purkinje disparaît-elle, tandis que l'autre persiste dans l'évolution du nouvel être, de façon à le rattacher organiquement à son ancêtre. » (Cl. Bernard, Ph. génér. p. 152.)

CHAPITRE IV

DES MAMELLES

Les mamelles, au nombre de deux, sont des glandes volumineuses qui sécrètent le lait destiné à servir d'aliment à l'enfant nouveau-né; c'est donc avec raison qu'on les considère comme des annexes de l'appareil génital.

Placées symétriquement à la partie supérieure et antérieure du thorax, de chaque côté du sternum, ces glandes occupent habituellement l'espace compris entre la troisième et la septième côte. Rudimentaires chez l'homme et chez la petite fille, elles se développent chez la femme à l'époque de la puberté.

Leur volume présente de nombreuses variétés individuelles; mais, en général, les femmes de certaines populations se font remarquer par le grand développement de leurs mamelles. C'est ainsi que chez les femmes de quelques peuplades de l'Afrique, ces glandes offrent une longueur excessive.

La mamelle gauche est souvent plus grosse que celle du côté droit, et les nourrices en quête d'un nourrisson le savent si bien, qu'elles montrent d'abord la mamelle la plus volumineuse, et ne se décident qu'à regret à laisser voir l'autre sein.

La forme de la mamelle est celle d'une demi-sphère, ou plutôt d'un cône dont la base serait appliquée sur la poitrine. Chez les femmes qui ont nourri, chez celles qui sont âgées ou amaigries, les mamelles sont souvent pendantes; quelquefois même elles ne restent attachées au thorax que par une sorte de pédicule plus étroit que le reste de la glande. La peau qui recouvre la mamelle présente vers son milieu une saillie qui a reçu le nom de *mamelon.* Autour du mamelon se voit un cercle coloré, de 3 ou 4 centimètres de diamètre, que l'on appelle l'*aréole*. Plus profondément, on trouve le tissu glandulaire, ou glande proprement dite. Passons à l'étude des parties que nous venons d'énumérer.

La *peau* de la mamelle est fine, souple et blanche. Chez les femmes qui ont eu des enfants, elle présente souvent autour de l'aréole une coloration brunâtre, appelée *aréole secondaire, tachetée, mouchetée.* Nous reviendrons plus tard (voyez GROSSESSE) sur la description de cette aréole secondaire, qui a été considérée, avec raison, comme un signe de grossesse; mais il ne faut pas lui accorder une trop grande valeur, car on le trouve quelquefois chez des nullipares et même chez des jeunes filles. — Quand, après un accouchement, les mamelles ont été très-gonflées au moment de la sécrétion laiteuse, la peau de ces glandes peut offrir des éraillures analogues aux vergetures. — La peau de la mamelle présente dans sa structure un petit nombre de particularités : les poils y sont extrêmement fins et ne se voient bien qu'à la loupe; aux follicules pileux sont annexées des glandes sébacées volumineuses.

L'*aréole* est de couleur rosée chez les jeunes filles, de couleur brunâtre chez les femmes qui ont eu des enfants (voyez GROSSESSE). La peau de cette aréole est très-fine et contient un très-grand nombre de glandes sébacées; elle est soulevée çà et là par des tubercules de volume variable, au nombre de douze à vingt, irrégulièrement disposés en cercle. Ces tubercules sont constitués par un amas de glandes sébacées, et cependant, quand on les presse, on fait quelquefois sortir un liquide qui a tous les caractères du lait, tant à l'œil nu qu'au microscope. Comment concilier ici les données de l'anatomie et de la physiologie? Rien ne serait plus simple, d'après Sappey. En effet, chacun de ces tubercules sébacés est assez souvent traversé par un petit conduit galactophore, émané d'un lobule supplémentaire annexé à la masse principale de la glande mammaire. — La face profonde du derme de l'aréole est doublée par une

.couche de fibres musculaires lisses, formant des cercles concentriques très-serrés autour du mamelon, et devenant de plus en plus espacés à mesure qu'ils se rapprochent des bords de l'aréole, où ils disparaissent. Tous ces faisceaux constituent un véritable muscle peaucier qui, en se contractant, comprime le mamelon. C'est encore sous l'influence de ce muscle que la peau de l'aréole se rétracte et se plisse quand on excite le mamelon par la titillation.

L'aréole ne repose pas sur un coussinet graisseux, comme le reste de la peau de la mamelle; elle est, au contraire, en rapport direct avec le tissu glandulaire.

Le *mamelon* occupe le centre de l'aréole; la saillie qu'il y forme est légèrement conique; sa longueur est en moyenne de 10 à 15 millimètres; sa largeur de 8 à 10 millimètres à la base. Mais ces dimensions sont fort variables ainsi que la forme : chez quelques femmes, le mamelon est très-peu développé, et fait à peine saillie; chez d'autres, il est enfoncé dans l'aréole, disposition qui rappelle celle de l'ombilic abdominal. Ailleurs, il est extrêmement volumineux ou disposé en forme de massue. — La peau du mamelon présente de nombreuses papilles séparées par des plis au fond desquels s'ouvrent de très-nombreuses glandes sébacées. — Au-dessous de la peau, on trouve du tissu conjonctif, des fibres élastiques et des faisceaux musculaires semblables à ceux de l'aréole. — Cette structure

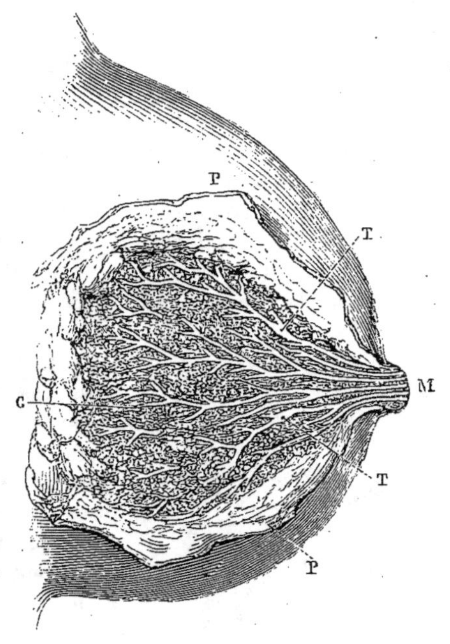

FIG. 57. — Glande mammaire.

M. Mamelon.
T. Sinus lactifère.
C. Canalicule.
PP. Peau.

explique comment les attouchements du mamelon le rendent momentanément plus dur et plus saillant, par suite de la contraction des fibres musculaires; mais il ne faut pas assimiler cet organe aux corps véritablement érectiles, car ses artères sont grêles, peu flexueuses, et ses veines sont peu volumineuses. — Le mamelon est traversé, de la base au sommet, par les conduits lactifères, au nombre de quinze ou vingt, qui viennent s'ouvrir par autant d'orifices très-petits près de l'extrémité libre de cet organe, au fond des plis que les papilles laissent entre elles.

Au-dessous de la peau, entre elle et la glande proprement dite, on trouve une couche de *tissu cellulo-adipeux*, d'autant plus épaisse qu'elle se rapproche davantage de la périphérie de l'organe. C'est à cette couche graisseuse que la mamelle doit sa forme régulièrement arrondie, sa souplesse et souvent la plus grande partie de son volume. Il faut tenir grand compte de cette notion dans le choix d'une nourrice, et ne pas croire que les seins les plus volumineux sont ceux qui fournissent le plus de lait.

La *glande mammaire* proprement dite est placée au-dessous des parties que nous venons de décrire, dans un dédoublement du *fascia superficialis*. Elle forme une masse dure, aplatie, plus épaisse au centre qu'à la circonférence. — Le tissu glandulaire est divisé en quinze ou vingt lobes, séparés les uns des autres par une enveloppe fibreuse et du tissu adipeux. Chaque lobe est formé par l'agglomération d'un certain nombre de lobules qui se composent eux-mêmes de culs-de-sac glandulaires ou *acini*, renflés à leur extrémité. De chacun de ces acini part un canalicule qui se réunit bientôt aux canalicules des acini voisins. Les conduits des lobules s'anastomosent à leur tour pour former dans chaque lobe un canal principal, désigné sous le nom de *conduit lactifère* ou *galactophore*. Chaque lobe ayant son canal principal, le nombre des conduits galactophores est donc égal à celui des lobes, et l'on peut en compter de quinze à vingt. Les conduits galactophores se dirigent tous vers le mamelon ; arrivés sous l'aréole, ils présentent une dilatation qui a reçu le nom de *sinus lactifère ;* puis, ils s'enfoncent dans le mamelon, où ils diminuent de volume et viennent s'ouvrir séparément par des orifices très-étroits ; leurs parois renferment quelques fibres musculaires qui font jaillir le lait quand elles se contractent. Les acini et les canalicules qui y aboutissent sont tapissés d'épithélium cubique ; les conduits galactophores dans le voisinage du mamelon d'épithélium cylindrique (de Sinéty). — P. Dubois pensait que les conduits galactophores étaient souvent anastomosés entre eux ; mais des recherches postérieures ont démontré qu'ils sont tout à fait indépendants les uns des autres dans tout leur trajet.

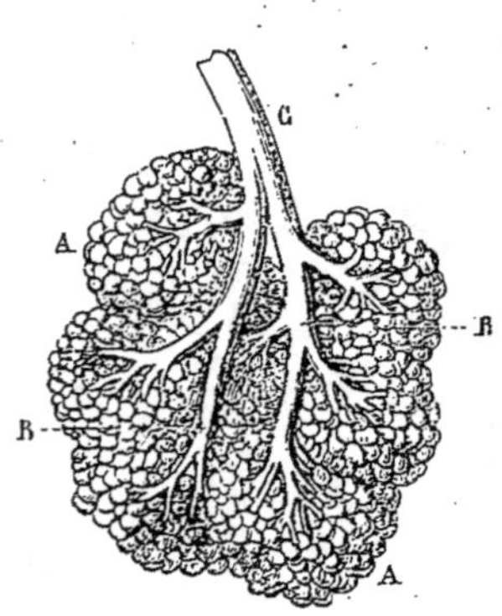

Fig. 58. — Quelques lobules d'un lobe mammaire.

AA. Acini.
BB. Canalicules.
C. Canal formé par plusieurs canalicules.

Les *artères* de la mamelle sont fournies par la mammaire externe, la mammaire interne et les intercostales. — Les *veines* profondes suivent le même trajet et vont se rendre, les unes dans la veine mammaire interne, les autres dans la veine axillaire. Les veines sous-cutanées sont souvent très-apparentes et forment parfois sous l'aréole un cercle incomplet dit *cercle veineux de Haller.* — Les *nerfs* viennent des branches thoraciques, du plexus brachial et des nerfs intercostaux.

Les vaisseaux lymphatiques de la mamelle sont de deux ordres : les uns naissent de la glande elle-même, les autres de la peau qui la recouvre.

Les lymphatiques glandulaires naissent de la périphérie des lobules autour desquels ils forment une trame inextricable. De cette trame partent des rameaux, des branches et enfin des troncs qui se rendent sous l'aréole. Les plus gros forment autour du mamelon le *plexus sous-aréolaire*. Deux vaisseaux efférents volumineux ont leur origine l'un en dedans, l'autre en dehors de ce plexus, et se rendent dans les ganglions axillaires. Ils reçoivent dans leur trajet deux troncs plus petits émanant, en haut et en bas, de la surface de la glande.

Les lymphatiques de la peau de la mamelle forment un réseau délicat et se rendent dans le plexus sous-aréolaire.

Anomalies. — Les glandes mammaires offrent parfois de curieuses anomalies. On a cité des femmes qui avaient quatre mamelles. Tarnier a rapporté un exemple de ce genre : chez une femme qui mourut à la Maternité en 1856, deux mamelles de volume ordinaire occupaient la place normale ; deux autres, tout aussi développées, étaient situées, de chaque côté, à la partie supérieure de l'abdomen, sur la même ligne verticale que les mamelles thoraciques. Du tissu glandulaire existait en abondance dans ces quatre mamelles qui, toutes, contenaient du lait.

L'existence d'un mamelon supplémentaire, placé à quelque distance du mamelon principal, constitue une autre anomalie moins rare. Un cas de ce genre, recueilli par Tarnier qui l'a fait mouler en cire, fait partie du musée obstétrical fondé par le professeur Depaul à l'hôpital des Cliniques. Dans toutes les observations où nous avons rencontré cette anomalie, le mamelon supplémentaire était régulièrement conformé, mais plus petit que le mamelon normal ; il laissait couler du lait quand on pressait la glande. Une femme nous assura que cette disposition était héréditaire dans sa famille.

DEUXIÈME SECTION

FONCTIONS DES ORGANES GÉNITAUX AVANT LA GROSSESSE

Avant d'acquérir la faculté procréatrice, la femme subit une espèce de préparation qui s'effectue pendant la période de la vie désignée sous le nom de *puberté* (de pubis, poil follet). C'est à cette époque qu'on voit apparaître une série de phénomènes extérieurs qui sont l'indice de modifications plus profondes dans l'organisme. Chez la jeune fille, les seins deviennent plus volumineux et plus sensibles ; le bassin s'élargit (voyez page 43), les hanches se dessinent, les formes s'arrondissent, le pubis se couvre de poils ; en même temps, le caractère se modifie. Les ovaires et l'utérus deviennent le siége des phénomènes caractéristiques de la puberté : l'ovulation et la menstruation.

Ces dernières fonctions, quoique temporaires, produisent dans les organes génitaux des modifications permanentes. D'une part, les ovaires augmentent de volume et se couvrent de cicatrices (voyez page 118). D'autre part, l'utérus subit une évolution remarquable : « Chez les jeunes filles, » avant la puberté, il est peu développé, et le col est presque aussi volumi- » neux que le corps ; mais à l'époque où commence la menstruation, ce » dernier acquiert une prépondérance qu'il ne perdra plus désormais, même » chez les très-vieilles femmes, alors que l'organe entier s'atrophie et se » réduit parfois au volume d'une châtaigne (Richet). »

La puberté s'effectue progressivement en plusieurs années ; il ne faut donc pas la confondre avec la *nubilité*, période où, la puberté étant terminée, la femme est apte à se marier. Dès que la femme est pubère, elle peut être fécondée ; mais ce n'est pas sans dangers pour sa santé et celle de son enfant. Après la nubilité, le mariage et la fécondation n'offrent plus les mêmes inconvénients. Aussi le mariage des jeunes filles ne devrait pas, en général, avoir lieu avant l'âge de vingt ans accomplis, puisque le bassin n'est pas complétement développé avant cet âge (voyez page 43). P. Dubois et Pajot font remarquer à ce sujet que chez les animaux, les reproductions prématurées ont pour résultat à peu près constant la détérioration de l'espèce, et que ces reproductions prématurées sont proscrites dans toutes les exploitations agricoles soumises à une direction intelligente.

Nous décrirons successivement l'ovulation, la menstruation et la fécondation.

CHAPITRE PREMIER

OVULATION ET MENSTRUATION

Presque toujours l'ovulation et la menstruation sont étroitement unies et la dernière de ces deux fonctions est généralement considérée comme le complément de la première. Cependant, nous verrons bientôt qu'on peut quelquefois les observer isolément.

ARTICLE PREMIER

DE L'OVULATION

On désigne sous le nom d'*ovulation* le travail en vertu duquel se produisent la maturité et la rupture de la vésicule de de Graaf. Ce travail est suivi de la *migration* de l'ovule et de la production d'un *corps jaune* dans l'intérieur de l'ovaire.

§ 1ᵉʳ. — Maturation et rupture des ovisacs.

Jusqu'à l'âge de la puberté, les vésicules de de Graaf sont peu volumineuses ; mais à cette époque, environ quinze ou vingt de ces vésicules paraissent se

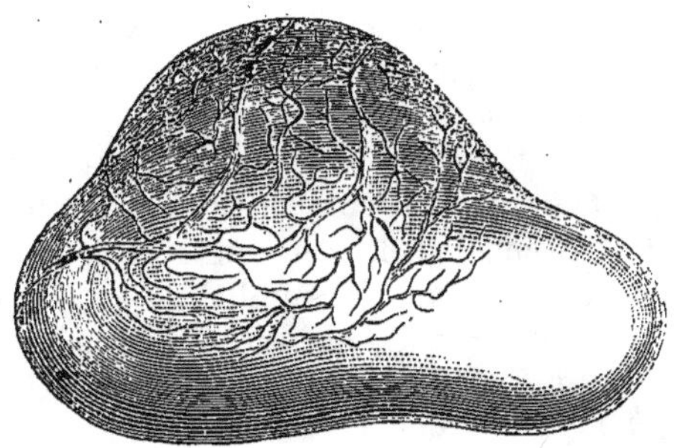

Fig. 59. — Ovaire présentant une vésicule de de Graaf à son plus grand développement et peu de temps avant sa rupture.

développer plus rapidement que les autres. Une d'elles, surtout, prend un accroissement considérable, se rapproche de plus en plus de la périphérie de l'ovaire et fait, à la surface de l'organe, une saillie du volume d'une cerise ; les nombreux vaisseaux qui la tapissent s'atrophient au point le plus culminant ; sa paroi elle-même perd à ce niveau une grande partie de son épaisseur ; le tissu ovarique et la couche péritonéale (voyez *Structure de l'ovaire*) qui la recouvrent s'amincissent graduellement; toutes ces couches finissent par se rompre et l'ovule est chassé de l'ovaire, pour être recueilli par le pavillon de la trompe; on peut donc sous certains rapports comparer la déhiscence d'un ovisac à l'ouverture spontanée d'un abcès chaud. A partir de l'àge de la puberté, une vésicule de de Graaf subit chaque mois cette évolu-

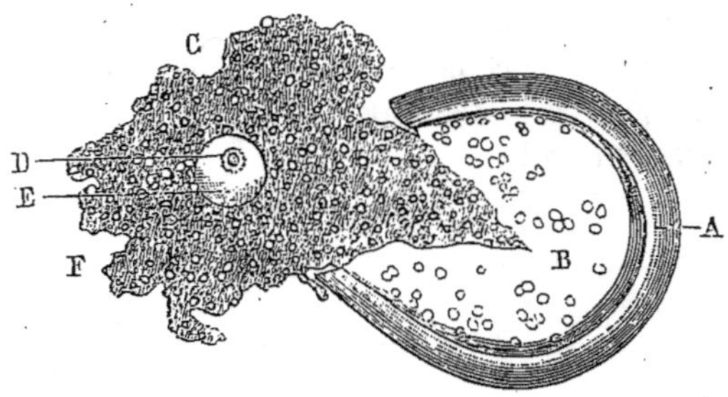

FIG. 60. — Rupture de la vésicule de de Graaf et issue de l'œuf.

A. Vésicule de de Graaf.
B, C, F. Granulations de la membrane granuleuse et du disque proligère.
E. Ovule.
D. Vésicule germinative.

tion, que l'on désigne sous le nom de *ponte spontanée*, pour indiquer que cette ponte se produit indépendamment des rapprochements sexuels.

Quelle est la cause du développement graduel de la vésicule de de Graaf? Quel est le mécanisme de sa distension et de sa rupture consécutive?

On admet généralement que ces phénomènes sont dus à l'hypersécrétion du liquide séro-albumineux contenu dans la vésicule. Pour comprendre la production de cette hydropisie folliculaire, il faut tenir compte de la disposition des fibres musculaires de l'ovaire (voyez page 119). En effet, pendant la maturation de la vésicule, ces fibres se contractent toutes par action réflexe; celles qui entourent les plexus vasculaires diminuent le calibre des veines et retardent la circulation du sang qui sort de l'ovaire; il en résulte une augmentation de tension dans les capillaires et, par suite, l'issue hors de ces vaisseaux d'une plus grande quantité de sérosité qui s'épanche en partie dans la vésicule et la distend. La paroi de la vésicule et les tissus qui la recouvrent cèdent à cette tension croissante, et l'ovule est expulsé six ou huit jours après le début des phénomènes que nous venons de décrire. On voit donc que le mécanisme de la ponte spontanée est le résultat d'une véritable érection de l'ovaire. Cet organe présente, en effet, tous les caractères d'un tissu érectile (voyez pages 119 et 121); aussi dès qu'un ovisac est assez développé pour titiller l'ovaire, l'érection se produit et se traduit par une augmentation de volume de la glande. Cette augmentation est quelquefois appréciable par le palper abdominal et le toucher vaginal; elle était très-évidente dans un cas de hernie des ovaires rapporté par Oldham. Morel-Lavallée a observé un fait du même genre.

L'ovaire qui supporte la vésicule en voie de développement est d'ailleurs plus volumineux que son congénère. Depaul et Guéniot insistent avec raison sur cette différence. « C'est ainsi que chez une fille vierge de vingt-six ans, qui avait succombé à une dysenterie, le jour même où devait apparaître le flux menstruel, Raciborski obtint à la mensuration des ovaires les résultats suivants : longueur de l'ovaire droit, siége de la vésicule dilatée 42 millimètres ; largeur ou hauteur, 32 millimètres. Pour l'ovaire gauche, ces dimensions étaient moindres et représentées, la première par 40, et la seconde par 15 millimètres seulement. »

« Une autre fille, âgée de dix-neuf ans, également vierge, et qui était morte de scarlatine deux ou trois jours avant le retour présumé d'une époque menstruelle, avait des ovaires dont les dimensions furent trouvées par le même observateur presque aussi différentes que dans le cas précédent. L'ovaire gauche, en effet, qui renfermait le follicule en voie de maturité, mesurait 5 centimètres de long et 38 millimètres de large ; tandis que l'ovaire droit, qui offrait la même longueur, ne mesurait que 23 millimètres de large. »

« Dans un travail récent, Albert Puech a pareillement consigné le résultat de trois autopsies dont les détails se trouvent résumés dans le tableau suivant. »

	OVAIRE	LONGUEUR.	HAUTEUR.	ÉPAISSEUR.	DATE de l'écoulement menstruel.
1er fait.	Droit (vésicule).	45^{mm}	36^{mm}	2C^{mm}	2ᵉ jour.
	Gauche —	44	24	12	
2ᵉ fait.	Gauche (vésicule).	38	29	22	3ᵉ jour.
	Droit —	38	18	8	
3ᵉ fait.	Droit (vésicule).	47	30	24	Écoulement fini le jour de la mort.
	Gauche —	42	20	12	

« Cet accroissement passager des dimensions de l'ovaire intéresse particulièrement, comme le remarque Puech, la hauteur et l'épaisseur de l'organe, tandis que sa longueur, au contraire, paraît peu se modifier. » (1).

La congestion ovarique est relativement faible si la vésicule de de Graaf arrivée à maturité est superficiellement située ; il suffit alors d'un léger effort pour achever son évolution et sa rupture. Cette congestion est, au contraire, plus marquée, si l'ovule est contenu dans un follicule situé plus profondément ; dans ce cas, le parenchyme de l'organe devient plus volumineux, plus mou, et d'un rouge plus foncé ; des épanchements sanguins peuvent alors se produire, soit dans la vésicule hypertrophiée, soit dans les ovisacs voisins ou même dans le stroma de l'ovaire.

(1) Depaul et Guéniot, *Dictionnaire encyclopédique des sciences médicales*, article MENSTRUATION.

Lorsque la rupture de la vésicule s'effectue, les vaisseaux qui parcourent ses parois, quoique en partie atrophiés, se rompent avec elle et donnent lieu à un écoulement sanguin. Cette hémorrhagie est, en général, très-peu abondante, et colore seulement en rose le liquide qui s'épanche dans la vésicule de de Graaf après la chute de l'ovule; c'est par exception qu'elle produit un caillot capable de remplir la cavité de l'ovisac (voyez CORPS JAUNES, page 136).

§ 2. — Migration des ovules.

Au moment de la déhiscence de l'ovisac, l'ovule pénètre dans la trompe, dont le pavillon est déjà exactement appliqué sur l'ovaire. Haller avait expliqué cette adaptation par la contraction des fibres musculaires situées dans les parois des trompes et par l'érectilité de ces canaux. Après Haller, la plupart des observateurs ont constaté, dans les oviductes, au moment du rut ou de la menstruation, une couleur violacée avec hyperhémie et turgescence des parois. La fluxion dont ces organes sont le siége n'est donc pas douteuse, mais, selon les physiologistes modernes, elle serait insuffisante pour appliquer le pavillon sur l'ovaire. Il faut, d'après Rouget, chercher l'explication de ce mouvement dans la direction des fibres musculaires qui existent dans l'ovaire, la trompe et son pavillon (voyez pages 116 et 119). Ces fibres, en se contractant, appliquent le pavillon sur l'ovaire. Tout se réduit, dit Rouget, au mécanisme par lequel se ferme l'ouverture d'une bourse, lorsqu'on exerce des tractions sur les liens dont les attaches s'étendent sur toute la longueur de ses bords.

Quant à la pénétration de l'ovule dans la trompe, Kehrer (1) la regarde comme le résultat d'une espèce d'éjaculation de l'ovaire; en d'autres termes, l'œuf serait lancé dans le pavillon tubaire comme le sperme dans le vagin. Liégeois partage l'opinion de Kehrer; voici, en effet, comment il s'exprime à ce sujet : « Le pavillon étant appliqué sur l'ovaire, la vésicule reviendra immédiatement sur elle-même : dans sa partie saillante, par le fait de l'élasticité de ses parois; dans sa partie adhérente, par le fait de la contraction des faisceaux charnus qui l'entourent. Soumis dès lors à ces deux forces, l'ovule d'abord, les cellules de la membrane granuleuse et le liquide séro-albumineux intravésiculaire ensuite, seront repoussés avec une certaine force dans le pavillon, et gagneront rapidement l'extrémité externe de la trompe en suivant les sillons que les franges présentent sur leur face interne (2). » Mais cette explication laisse à désirer, car quelle que soit la force d'expansion du pavillon, celui-ci ne pourra jamais embrasser toute la surface de l'ovaire; de plus, Kiwisch (3) objecte que l'ovule ne peut pas être projeté brusquement dans le pavillon, parce que la déchirure de la vésicule de de Graaf se trouve souvent obstruée par la

(1) Zeitschr. für rat. Med., vol. XX, p. 19.
(2) Page 279.
(3) Monatschrift für Geburtskunde, vol. Ier, p. 96.

pression d'un organe voisin. Enfin nous ajouterons que la déchirure de l'ovisac est fort petite, car elle mesure ordinairement 3 ou 4 millimètres, 10 millimètres dans des cas exceptionnels. L'ovule arrêté par les obstacles que nous venons d'énumérer sera donc forcé de cheminer lentement.

Voici comment Kiwisch explique le phénomène en question : « Les ruptures les plus fréquentes se produisent au bord supérieur ou libre de l'ovaire, et c'est de là que l'ovule, obéissant à la loi de la pesanteur, glisse en descendant soit sur la face antérieure, soit sur la face postérieure de l'organe; le plus souvent, sur la face antérieure qui se trouve ordinairement en rapport avec la muqueuse des franges tubaires. Une fois en contact avec cette muqueuse, l'ovule parvient sûrement dans la cavité de la trompe. Si, au contraire, l'œuf ne rencontre pas la face interne du pavillon, il se perd dans la cavité pelvienne, accident qui paraît confirmé par les résultats si souvent négatifs du coït, et par les grossesses extra-utérines. » Hyrtl, Kussmaul admettent l'explication de Kiwisch, qui paraît confirmée par le fait suivant : il existe, suivant Becker (1), à la surface péritonéale de l'ovaire une espèce de perspiration qui donne naissance à un flux séreux dont la production est constante. Peut-être est-ce ce flux qui entraîne l'ovule vers le pavillon de la trompe; selon Kiwisch, ce phénomène expliquerait comment des œufs venant de portions de l'ovaire qui ne sont pas en contact avec les franges peuvent pénétrer dans l'oviducte.

Schröder (2) admet aussi la perspiration ovarique et, d'après lui, le courant séreux peut être assez fort pour que l'œuf, expulsé par l'un des ovaires, soit recueilli par la trompe du côté opposé. A l'appui de cette manière de voir, Schröder cite, avec Kussmaul, bon nombre d'observations qu'il emprunte à différents auteurs (Rokitanski, Oldham, Czihak, Luschka, etc....). Voici comment on peut résumer ces observations : l'une des trompes étant oblitérée depuis plusieurs années et l'autre perméable, l'œuf avait pénétré dans la cavité utérine, bien que l'ovisac d'où il s'était échappé, fût situé sur l'ovaire correspondant à la trompe oblitérée, ainsi qu'il était facile de le reconnaître à l'aspect du dernier corps jaune.

D'après Henle, l'ovule passerait de l'ovaire dans le pavillon de la trompe en suivant une gouttière creusée aux dépens du ligament unissant l'une des franges du pavillon tubaire à la surface de la glande génitale, et cette gouttière serait tapissée, ainsi que l'a constaté Waldeyer, d'une façon constante chez les lapines et quelquefois chez la femme, d'une couche continue d'épithélium à cils vibratiles, dont les mouvements ne seraient pas sans influence sur la progression de l'ovule.

Quoi qu'il en soit, une fois dans le pavillon de la trompe, l'ovule parcourt toute la longueur du canal tubaire et tombe dans la cavité utérine douze ou quatorze jours après avoir quitté l'ovaire. Pour expliquer cette translation on peut invoquer l'action des cils vibratiles (voyez page 117); mais celle-ci serait

____

(1) *Recherches sur l'histoire naturelle de l'homme,* de Moleschott, vol. II, p. 71.
(2) Traduction de Charpentier, p. 25.

insuffisante s'il ne venait s'y joindre la contraction vermiculaire des oviductes dont les mouvements ont été constatés par Colin, sur des brebis tuées
à l'époque du rut.

Au moment où il sort de la vésicule de de Graaf, l'ovule est enveloppé
de cellules provenant du disque proligère. Pendant son trajet dans les deux
tiers internes de la trompe, il s'entoure de couches d'albumine sécrétées
par l'oviducte et qui disparaissent à son arrivée dans la matrice. L'ovule, en
arrivant dans la cavité de la matrice, se trouve donc en rapport direct avec
la muqueuse utérine sur laquelle il se greffe, quand il a été fécondé; dans
le cas contraire, il est bientôt détruit.

La déchirure de l'ovisac peut se produire alternativement sur chaque ovaire,
mais cet ordre est loin d'être toujours régulier, et le même ovaire est quelquefois le siége de plusieurs ovulations consécutives. Chez les femelles qui
portent plusieurs petits, on observe des faits semblables à ceux que nous
avons décrits plus haut, mais, chez elles, plusieurs ovisacs arrivent en même
temps à maturité sur chaque ovaire.

Dans l'espèce humaine le travail de l'ovulation est intermittent et périodique; il recommence environ trois semaines après la cessation des règles
précédentes et aboutit chaque fois à la rupture d'une vésicule de de Graaf. Il
disparaît définitivement à l'âge de la ménopause (voyez page 160).

§ 3. — Formation des corps jaunes.

Après la chute de l'ovule et son passage dans la trompe, une certaine quantité de sérosité s'épanche dans l'ovisac qui vient de se vider; la paroi de la
vésicule de de Graaf revient graduellement sur elle-même; la cavité, d'abord
spacieuse, se rétrécit; les bords de la plaie se rapprochent et finissent par
se réunir. En un mot, l'ovisac subit un travail de réparation qui donne
naissance au *corps jaune*. Ce corps est, en effet, de couleur jaune chez la
femme, chez la vache, etc.; mais chez la truie, la chienne, la lapine, la
brebis, etc., la coloration de cette masse est gris blanchâtre. L'expression
de *corps jaune* appliquée à l'ensemble des mammifères est donc impropre.
Robin a proposé le terme d'*oariule* (ὠάριον, ovule; οὐλή, cicatrice) et Raciborski
celui de *métoarion* (μετά, après; ὠάριον, ovule); nous conserverons toutefois
la dénomination généralement usitée.

Ce corps a été signalé d'abord par Fallope (1561), puis par Wolcherus
Coïter (1572); mais on a ignoré pendant longtemps son véritable rôle. Malpighi, tout en lui donnant son nom de *corpus luteum*, s'est trompé sur son
origine et sa nature, car il le considérait comme une glande destinée à
sécréter l'ovule. En 1679, Regnier de Graaf donna le premier une bonne description du corps jaune et vit qu'il est le résultat de la transformation d'un
follicule. C'était un grand progrès, mais de Graaf eut le tort de regarder cette
transformation comme le fait exclusif du coït fécondant. Aussi on lui objecta
avec raison que les cicatrices, qui sont les derniers vestiges de ces corps, exis-

tent souvent au nombre de dix à vingt sur le même ovaire, et ne pouvaient, par conséquent, provenir de grossesses antérieures. Haller regardait les oariules comme le résultat d'excitations vénériennes, et croyait qu'on les rencontrait seulement chez les femmes qui avaient eu des rapprochements sexuels. En 1837, Coste établit qu'à l'époque du rut, les vésicules de de Graaf, arrivées à maturité, se déchirent, et que cette déchirure est indépendante de l'acte de la copulation, puisqu'on trouve des corps jaunes sur les ovaires des femelles vierges.

Ce furent John Power, en 1821, et surtout Girdwood, en 1826, qui les premiers soupçonnèrent la relation existant entre l'ovulation et la menstruation. Ce dernier auteur, en faisant l'autopsie de jeunes filles, trouva sur les ovaires un nombre de cicatrices égal ou sensiblement égal à celui des périodes menstruelles antérieures. En 1834, Robert Lee fit une remarque analogue sur quatre femmes qui succombèrent après une époque de règles. Enfin, en 1839, Gendrin (1) eut le mérite de démontrer d'une façon péremptoire que la menstruation coïncide avec la maturité des follicules de de Graaf; que ceux-ci se vident de leur contenu (ovule et liquide granuleux), sans qu'il y ait nécessairement fécondation, ni même copulation, et qu'il en résulte la formation de corps jaunes. Les conclusions de cet auteur, déduites d'observations faites sur des femmes mortes pendant la période menstruelle ou peu de temps après, ont été confirmées par les remarquables travaux de Négrier d'Angers (1840), de Bischoff d'Heidelberg (1843), de Raciborski (1842 et 1843), et enfin, par ceux de (1847), qui généralisa le phénomène de l'ovulation spontanée en l'étendant aux espèces animales inférieures.

Il résulte de toutes ces recherches que l'évolution des vésicules de de Graaf et les corps jaunes se produisent généralement en dehors de tout rapprochement sexuel et de toute fécondation. Il n'en est pas moins vrai, cependant, que le coït a une certaine influence sur la maturité des vésicules; d'après Coste, la vue seule du mâle suffit même pour hâter leur développement.

On voit par ce qui précède que l'ovulation et la formation d'un corps jaune sont en rapport avec la menstruation. C'est là une loi généralement admise; nous devons ajouter cependant que plusieurs faits récents semblent faire exception (voyez page 145).

Mais quelle est la nature de cette évolution de la vésicule, qui aboutit à la formation des corps jaunes? Les observateurs ne l'interprètent pas tous de la même façon. Raciborski et Pouchet avaient pensé que la coloration jaune de l'oariule était due à la production d'un caillot dans la cavité de l'ovisac. Cette explication, adoptée par Henle, a été rejetée par un grand nombre d'anato-

(1) Nous donnons à Gendrin la priorité sur Négrier, parce qu'il publia avant celui-ci un Mémoire sur la question (voyez *Traité philosophique de médecine pratique;* Paris, 1839, t. II. ch. MENSTRUATION). Mais nous devons dire, pour être justes, que Négrier avait, plusieurs années auparavant (7 novembre 1831), fait, à la Société de médecine d'Angers, une communication qui était restée inédite et dans laquelle il établissait la relation existant entre les menstrues et les fonctions des ovaires.

mistes, parmi lesquels nous citerons Coste et Zwicki (1) ; ce dernier auteur démontra que si l'on trouve dans quelques autopsies un caillot assez volu-

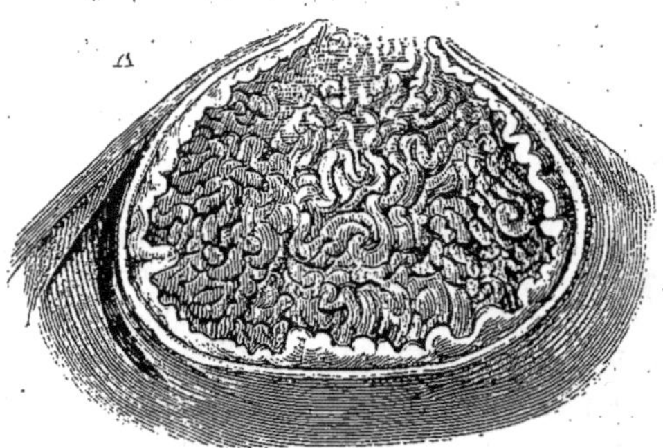

FIG. 61.

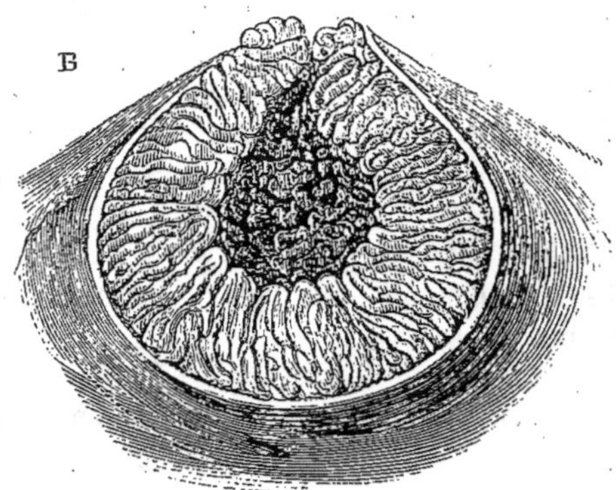

FIG. 62.

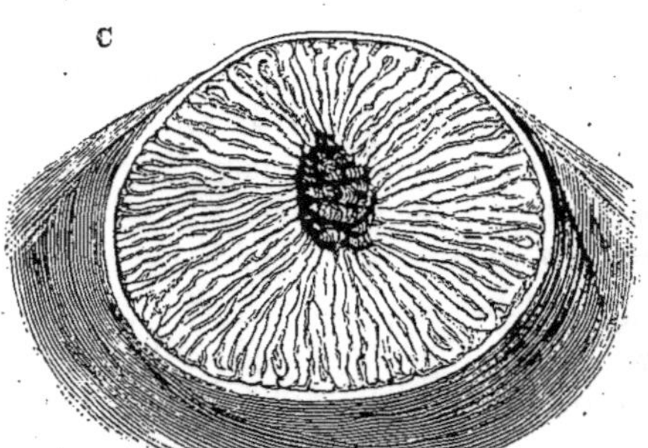

FIG. 63.

A, B, C, corps jaunes de la menstruation.

mineux pour remplir l'ovisac, cette hémorrhagie doit être imputée à une cause accidentelle, et que, loin de favoriser la formation du corps jaune, elle

(1) Périer, *Thèse d'agrégation*, 1866, p. 109.

ne fait que la troubler. Négrier, Wharton Jones, Montgomery, Barry ont supposé à tort qu'il existait deux feuillets dans la paroi folliculaire, et c'est
entre ces feuillets qu'il ont placé la production de la substance du corps jaune.
C'est là une double erreur.

Coste, Courty, Longet, Kölliker, admettent aussi l'existence de deux feuillets, mais ceux-ci, d'après ces derniers auteurs, se comporteraient différemment : le plus externe se rétracterait et le plus interne s'hypertrophierait, ce
qui l'obligerait à se plisser. Cette opinion est à peu près exacte, car si les anatomistes n'admettent plus qu'un feuillet dans la paroi de la vésicule de de
Graaf (voyez page 122), il reste néanmoins démontré que ce feuillet se
plisse après l'expulsion de l'œuf et acquiert rapidement, dans les jours
qui suivent la déchirure, une épaisseur pouvant atteindre et même dépasser 1 millimètre. Les plis de cette membrane se mettent bientôt en
contact par leurs sommets, puis se soudent. La cavité de la vésicule de
de Graaf et la sérosité qui s'y était primitivement épanchée ont alors disparu. Quelquefois cependant la soudure des plis est incomplète et l'espace
resté libre produit une petite cavité kystique remplie de sérosité.

L'épaississement de la membrane de l'ovisac est dû à plusieurs causes : la
matière amorphe qu'elle contient s'accroît dans des proportions assez considérables (Robin).; il s'y dépose aussi une notable quantité de graisse, soit en
liberté au milieu de cette matière, soit renfermée dans des cellules où elle
entoure souvent le noyau, de manière à le rendre difficile à voir. Les cellules
de l'ovisac se multiplient et grossissent considérablement ; quelques-unes
augmentent jusqu'à tripler de volume. Cette augmentation qu'on peut constater directement porte, tantôt sur la cellule et son noyau, tantôt sur la cellule seule. On voit aussi des noyaux libres, pâles, ovoïdes, transparents,
généralement sans nucléoles, gros comme des globules de sang. — Tous
ces phénomènes produisent un accroissement notable dans les dimensions du
corps jaune qui devient presque aussi volumineux que l'ovisac avant sa
rupture.

En même temps les éléments conjonctifs deviennent plus abondants, ainsi
que les vaisseaux ; mais l'hypergénèse des éléments cellulaires est moins considérable que l'augmentation de la matière amorphe, ce qui peut rendre
compte de la friabilité du tissu que nous décrivons. Enfin, nous devons noter
la présence de pigment et de cristaux d'hématoïdine, derniers vestiges du
sang épanché dans la vésicule au moment de sa rupture. La fibrine a disparu,
ainsi que les globules, en passant par l'état granuleux (Robin).

A un moment donné, les corps jaunes sont en voie régressive : les cellules
s'atrophient, leur paroi se rapproche du noyau qui, lui aussi, s'atrophie ; enfin,
elles disparaissent par résorption, ainsi que la matière amorphe qui les unit.
La cicatrice qui représente alors le corps jaune disparu ne montre plus que
du tissu lamineux qui se confond avec la trame de l'ovaire. Cependant on
y retrouve encore parfois des vésicules graisseuses ou de la graisse libre, des
matières colorantes, amorphes ou cristallines (Robin).

Telle est l'évolution normale des corps jaunes de la menstruation. Selon

Coste, la période d'accroissement ne dure jamais plus de dix jours, chez les femmes non fécondées, et la transformation des oariules en cicatrices est achevée trente jours après la rupture de la vésicule de de Graaf. Lorsqu'il y a fécondation, les métamorphoses que subit cette vésicule aboutissent également à la formation d'un corps jaune, qui diffère assez de celui de la menstruation pour que certains auteurs aient refusé à ce dernier le nom de *corps jaune vrai.*

Corps jaune de la grossesse. — Il existe une différence notable entre les corps jaunes qui se forment à la suite de la conception et ceux de la menstruation. La durée des premiers est beaucoup plus longue que celle des

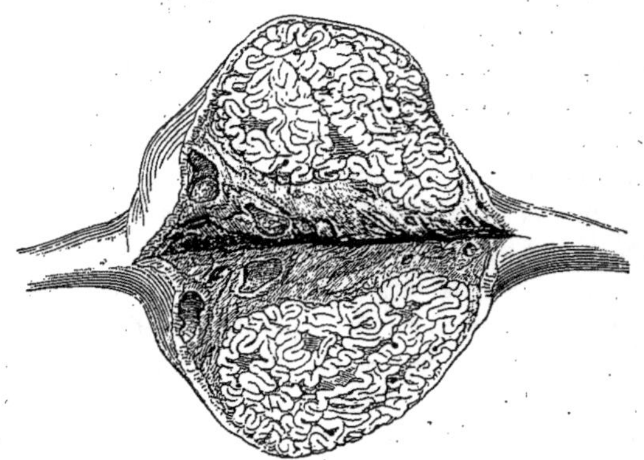

FIG. 64. — Corps jaune recueilli chez une femme
à six mois de grossesse.

seconds, leur volume devient aussi beaucoup plus considérable, quoique au fond leur nature soit identique. L'oariule de la grossesse atteint son volume maximum trente ou quarante jours après la conception ; il reste alors stationnaire, pour décroître vers la fin du troisième mois de la gestation. Dans le courant du quatrième, le corps jaune diminue de près d'un tiers, et vers la fin du cinquième, il est ordinairement réduit de moitié. Du sixième au neuvième, il a perdu les deux tiers au moins de son volume. Le plus souvent il forme pourtant encore, dans les premiers jours qui suivent l'accouchement, un tubercule qui n'a pas moins de sept à huit millimètres de diamètre. Ce tubercule diminue ensuite assez rapidement ; mais il faut près d'un mois pour qu'il soit réduit à l'état d'un petit noyau induré (Coste). Toutefois il n'y a rien d'absolu dans la marche décroissante de ce phénomène. En effet, Coste a vu des femmes mortes au sixième et même au huitième mois de la grossesse, offrir des corps jaunes aussi volumineux que d'autres au quatrième.

Quoique ce ne soit, en général, qu'après la parturition que les corps jaunes de la grossesse s'effacent, Coste a pu constater chez une femme morte dans le courant du huitième mois de la gestation, que le travail de résorption était déjà complet. Mais les faits de ce genre sont très-rares.

ARTICLE II

DE LA MENSTRUATION

Chez la femme, l'évolution d'une vésicule de de Graaf et la ponte spontanée se reproduisent avec une intermittence périodique, à peu près de mois en mois, et déterminent ordinairement, dans tous les organes génitaux, l'hy-perhémie que nous avons déjà signalée dans l'ovaire et la trompe de Fallope (voyez pages 133 et 134). — D'après Richet, le système veineux qui occupe les ligaments larges est distendu outre mesure et les bosselures qui résultent de cette réplétion sont appréciables par le toucher vaginal ; elles peuvent même être assez considérables pour former une tumeur molle et fluctuante qui disparaîtra quelques jours après la cessation de l'écoulement menstruel. — L'utérus, en particulier, est très-congestionné, et la fluxion dont il devient le siége, plus intense que celle de l'ovaire, produit bientôt, à la surface de la muqueuse utérine, un écoulement sanguin qui traverse le museau de tanche, parcourt le vagin et sort par la vulve. Cet écoulement a reçu le nom de *menstruation* ou de *flux menstruel*.

§ 1. — Du flux menstruel

Le *flux menstruel* (de *menses*, mois) est souvent désigné sous le nom de *menstruation*, d'*écoulement menstruel*, de *menstrues*, de *règles*, de *mois*, d'*époques*, de *flux* ou d'*écoulement cataménial* (de κατά, par ; μήν, mois), et les femmes le désignent encore par d'autres appellations.

Processus du flux menstruel. — Les phénomènes qui apparaissent dans l'utérus pendant la menstruation, sont bien connus depuis les publications de Coste, de Robin, de Richet et de Rouget. Il résulte des recherches de ces savants, que tout l'appareil vasculaire de la matrice s'injecte d'une façon inusitée et produit une véritable érection qui s'explique par la forme hélicine des artères et la disposition des faisceaux musculaires autour des sinus utérins.

Avant ces travaux, on admettait bien que sous l'influence de l'évolution vésiculaire, les artères ovariennes, et par suite les artères utérines qui sont en communication avec elles, recevaient une quantité plus considérable de sang. Mais comme on ne connaissait pas d'obstacle pouvant ralentir le cours du sang veineux de la matrice, il était difficile d'admettre que la tension fût toujours suffisante pour produire la rupture des capillaires de la muqueuse utérine. Il n'en est plus de même depuis que les travaux de Rouget ont fait connaître l'obstacle à la circulation veineuse : en effet, cet habile physiologiste a constaté l'existence de faisceaux musculaires qui englobent non-seulement l'ovaire et la trompe, mais le système vasculaire propre à l'utérus et à ses annexes. (Voyez pages 116 et 119.) L'évolution du follicule détermine par action réflexe la contraction de ces faisceaux ; or, les artères ont des parois assez épaisses pour résister à la compression, tandis que les veines se laissent facilement aplatir ; les sinus utérins eux-mêmes sont entourés d'anneaux musculaires (voyez section III, chapitre I), qui doivent aussi ralentir le cours du sang. La circulation en retour étant gênée, il en résulte une augmentation de tension dans les vaisseaux capillaires ou autres et tous les phénomènes qui en sont la conséquence, c'est-à-dire l'érection du tissu utérin et la rupture des capillaires de sa muqueuse.

Sur le cadavre, on peut reproduire artificiellement cette érection en injectant les vaisseaux utérins. On voit alors la matrice se gonfler et prendre un volume plus considérable ; le corps de l'utérus se redresse et son axe correspond mieux à l'axe du col ; la cavité utérine s'agrandit par l'écartement des parois qui la forment.

Sur la femme vivante, l'agrandissement de la cavité utérine a été déterminé avec une grande précision scientifique par le professeur Richet. Dans ses recherches sur l'anatomie de l'utérus, cet auteur a pratiqué l'hystérométrie un grand nombre de fois, soit pendant la période menstruelle, soit pendant l'intervalle des règles, et il résulte des mesures qu'il a obtenues par ce procédé que la matrice atteint son volume physiologique maximum au moment de l'époque menstruelle. On constate une différence de 5 à 10 millimètres dans le diamètre vertical de la cavité de l'organe gestateur, selon qu'on le mesure immédiatement après les règles ou douze à quinze jours après. Le chiffre maximum que ce diamètre peut atteindre est de 72 millimètres chez les multipares et de 65 millimètres chez les nullipares (Richet) (1).

La nécropsie de femmes mortes pendant une époque menstruelle a permis, en outre, de s'assurer que les parois de l'utérus deviennent plus épaisses, les tissus plus rouges et plus spongieux. Selon Richet, les fibres musculaires devraient cet aspect rougeâtre, non-seulement à la présence d'une plus grande quantité de sang dans les capillaires de l'organe, mais probablement aussi à un commencement de *mise en activité*. Chez certaines femmes, en effet, on observe des coliques qui ne sont autre chose que des contractions destinées à expulser le sang contenu dans la cavité utérine. — Le col est tuméfié, un peu ramolli, violacé, légérement entr'ouvert, de sorte que son état se rapproche de celui qu'on observe au début de la gestation. Le volume de la matrice est augmenté, quelquefois doublé, et le fond de l'organe peut devenir accessible au palper hypogastrique. Il n'est donc pas étonnant que cet accroissement ait pu, dans les examens cliniques, causer des erreurs de diagnostic en faisant croire à une grossesse qui n'existait pas.

La muqueuse du corps de l'utérus augmente d'épaisseur ; elle prend une teinte rouge sombre, quelquefois même rouge bleuâtre. Ses vaisseaux se dilatent ; ses glandes s'hypertrophient et deviennent le siége d'une sécrétion abondante. Il existe un réseau capillaire sous-épithélial, décrit par Robin, qui devient très-apparent à cette époque ; les mailles de ce réseau, de forme irrégulièrement losangique, entourent les orifices manifestement agrandis des glandules utérines, et l'aspect qui en résulte a été comparé à celui d'un crible. En même temps qu'elle devient plus épaisse, la muqueuse acquiert en surface

____

(1) Richet, *Traité pratique d'anatomie médico-chirurgicale.*

un développement tel que, très à l'étroit dans la cavité de la matrice, elle forme des plis adossés l'un à l'autre et rappelant par leur aspect les circonvolutions cérébrales. Toutes ces modifications sont d'autant plus marquées qu'on approche davantage du fond de l'utérus et du bord latéral qui répond à l'ovaire contenant le follicule en voie d'évolution.

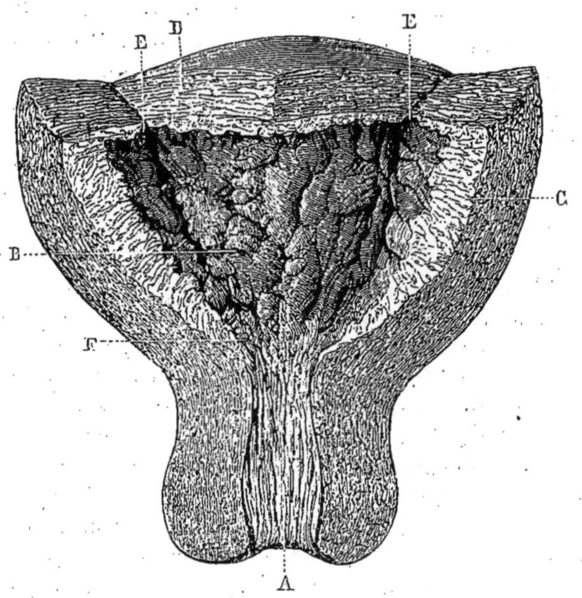

Fig. 65. — Utérus ouvert pour montrer l'hypertrophie de la muqueuse à l'époque des règles.

A. Muqueuse du col.
B. Muqueuse du corps très-boursouflée.
C. Épaisseur de la coupe de la muqueuse.
D. Tissu propre.
E, F. Muqueuse diminuant d'épaisseur au niveau du col et de l'orifice des trompes.

Il est facile de prouver que l'écoulement menstruel provient de l'utérus et non du vagin : d'une part, chez les femmes atteintes de prolapsus utérin complet, on voit le sang s'échapper de l'orifice externe du museau de tanche; d'autre part, quand on applique le spéculum, pendant les règles, on peut s'assurer que l'écoulement sanguin vient de la cavité utérine. Les investigations cadavériques permettent de mieux préciser encore la source de l'écoulement menstruel : la muqueuse du corps de l'utérus commence par se desquamer, c'est-à-dire par perdre sa couche épithéliale. Puis les vaisseaux du réseau capillaire superficiel, dont les parois sont très-minces, se rompent sous l'effort exercé par le sang. Cette rupture ne saurait être mise en doute, car on a pu constater directement les petites crevasses de la muqueuse sur des femmes mortes pendant la période menstruelle (1).

Quant aux vaisseaux de la muqueuse du col, plus résistants que ceux du

(1) Suivant le docteur John Williams, les modifications de la muqueuse utérine seraient encore plus profondes que celles indiquées plus haut : en effet, d'après cet auteur, cette

corps, ils se dilatent sans se rompre ; aussi l'écoulement qui résulte de l'hyperhémie de cette membrane est-il muqueux et non sanguinolent. L'érection cataméniale du col est d'ailleurs beaucoup moins accusée que celle du corps de l'utérus, ses artères étant moins flexueuses et ses veines moins volumineuses.

Corrélation de la menstruation et de l'ovulation. — Il est de notion vulgaire que chez une femme les menstrues indiquent l'aptitude à la fécondation, et de nombreuses autopsies ont établi la corrélation de la menstruation et de l'ovulation (voyez OVULATION) ; d'autres faits ont mis en lumière la subordination habituelle de l'écoulement menstruel à l'évolution d'une vésicule de de Graaf. Ainsi Chéreau a montré qu'il n'y a pas de flux menstruel chez les femmes affectées d'absence congénitale des ovaires. — Percival Pott vit les règles disparaître définitivement après l'ablation des deux ovaires chez une femme qui présentait une double hernie inguinale dans laquelle ces organes étaient compris. — Bird a rapporté une observation analogue chez une femme qui avait subi une double ovariotomie. — Roberts raconte que dans l'Asie centrale on châtre des petites filles pour les préposer plus tard à la garde des harems. Les victimes de cette mutilation perdent les caractères extérieurs du sexe féminin et ne présentent jamais de flux menstruel.

On a essayé de déterminer d'une manière rigoureuse quel est, pendant la durée de l'écoulement cataménial, le moment auquel a lieu la rupture de la vésicule de de Graaf. Il paraît résulter des recherches nécroscopiques assez nombreuses, faites précisément dans le dessein d'élucider la question, que ce phénomène se produit à une époque variable suivant les sujets et les circonstances. Toutefois on peut admettre avec Rouget que, le plus souvent, la chute de l'ovule a lieu dans les derniers jours des règles.

Les animaux nous offrent un autre champ d'observation, car, chez eux, la période de *rut* ou de *chaleur* doit être considérée comme analogue à l'époque menstruelle de l'espèce humaine ; ainsi les femelles de quelques singes ont, de mois en mois, un écoulement sanguinolent qui s'échappe des parties génitales. — Pour d'autres animaux, le rut est moins régulier, ou se montre de loin en loin, à certaines saisons ; mais chaque fois il est accompagné de la congestion des organes génitaux externes avec écoulement de mucosités. Selon Raynard, ces mucosités sont même sanguinolentes dans quelques espèces : les truies, les chiennes, les chattes, les lapines, etc..... Or, chez tous les

---

membrane serait envahie dans toute son épaisseur par la dégénérescence graisseuse et s'exfolierait complètement, cellule par cellule. On observerait donc ici un phénomène analogue à la formation et à la chute de la caduque (voyez GROSSESSE ET DÉLIVRANCE).

Kundrat et Engelmann admettent aussi qu'il existe une dégénérescence graisseuse s'étendant à toute l'épaisseur de l'organe et la regardent comme la cause de l'écoulement sanguin.

Léopold (de Leipzig) n'a constaté cette altération que dans la couche la plus superficielle de la muqueuse et des glandes. De plus, au lieu de précéder le flux menstruel et d'en être la cause, la dégénérescence graisseuse ne se produirait, suivant cet auteur, que dans le cours de l'écoulement cataménial.

Léopold n'a pas constaté, que le processus marche de l'orifice vers le fond de l'utérus, comme le prétend Williams ; il a observé, au contraire, que le travail de réparation a lieu en même temps sur toute la surface de la muqueuse. (Léopold, *Archiv für Gynœkologie*, 1877.)

mammifères, l'expérimentation permet de constater les relations intimes qui unissent l'ovulation aux phénomènes extérieurs du rut, et celui-ci disparaît à tout jamais quand on châtre les femelles.

Les observations recueillies dans l'espèce humaine, les expérimentations faites sur les animaux s'accordent donc pour démontrer que le flux menstruel est sous la dépendance de l'ovulation. Cependant Carus, Aran, Raciborski, Liégeois, et, plus récemment, Slavianski, de Sinéty, ont constaté, chez de toutes petites filles, le développement d'un grand nombre de follicules de de Graaf et leur maturité apparente. Seulement, chez elles, la ponte spontanée ne s'effectue pas, bien que Ritchie l'ait prétendu, et ces follicules se détruisent par un travail régressif désigné sous le nom d'*atrésie*. En interprétant ces faits, Aran a pu dire avec raison que la théorie actuelle de la menstruation serait renversée s'il était prouvé que la déhiscence des ovisacs se produit chez les petites filles.

Dans des travaux récents, Giraudet (de Tours), Beigel, Paul Mundé, de Sinéty, ont même nié la corrélation de l'ovulation et de la menstruation. L'argumentation de ces auteurs repose sur les deux propositions suivantes : d'une part, la ponte spontanée peut se produire indépendamment de tout écoulement menstruel ; d'autre part, il existe un certain nombre d'exemples où les règles ont lieu sans ovulation. — Examinons les faits qu'on peut invoquer en faveur de chacune de ces deux propositions.

A. — *Ovulation sans menstruation.* — Quand il existe un vice de conformation caractérisé par l'absence congénitale de l'utérus, si les ovaires sont régulièrement conformés, l'ovulation et les corps jaunes se produisent sans être accompagnés de flux cataménial.

Chez quelques jeunes femmes, d'ailleurs bien conformées, l'ovulation précède de plusieurs années la menstruation, ainsi qu'on peut s'en convaincre en lisant les travaux de Négrier, Giraudet......... Nous citerons seulement la remarquable observation du professeur Gubler : une jeune fille de vingt-trois ans, fortement constituée et habituellement bien portante, morte d'une méningite aiguë, n'avait jamais eu ses règles, ce qui n'empêcha pas qu'à l'autopsie on trouvât les deux ovaires bien développés et portant des cicatrices comme chez les femmes qui ont été régulièrement menstruées. On en compta onze sur l'ovaire gauche et six sur le droit. (Gubler.)

Chez d'autres femmes, quoiqu'il y ait disparition des règles depuis un certain temps, soit par chlorose, soit par anémie, soit par toute autre maladie, on trouve à l'autopsie les traces de corps jaunes récents. De Sinéty a pu observer ce fait chez une femme phthisique dont il fit l'examen nécroscopique à l'hôpital de la Charité.

Il y a des femmes qui deviennent enceintes lorsque la menstruation est suspendue ; l'exemple le plus fréquent nous en est fourni par les mères qui allaitent leur enfant et chez lesquelles la grossesse devance la réapparition du flux menstruel. — Nous rappellerons encore les faits, rares à la vérité, où les femmes conçoivent après la ménopause (voyez MÉNOPAUSE). —

Enfin, il y a des femmes qui, sans avoir jamais été menstruées, ont eu plusieurs enfants.

B. — *Écoulement menstruel sans ovulation.* — Disons tout d'abord qu'on a quelquefois cherché, en vain, un follicule rompu, chez des femmes mortes pendant la menstruation. Ainsi Kölliker a noté dix fois l'absence de corps jaunes chez des femmes, ayant succombé pendant la durée de l'écoulement cataménial. Girwood, Coste, Giraudet, Godard, Ashwell et Paget ont signalé des faits semblables — Gubler a observé dans un grand nombre de maladies aiguës des flux sanguins analogues aux règles, quoiqu'ils fussent indépendants de tout travail d'ovulation, et il les a caractérisés du nom d'*épistaxis utérines*.

Contrairement à l'observation de Bird signalée plus haut (voyez page 144), nous citerons un certain nombre d'exemples de persistance des règles après l'extirpation des deux ovaires. Les observations de ce genre sont dues aux docteurs Atlee (de Philadelphie), Spencer-Wells, Baker-Brown, Clay (de Manchester), Stohrer, Reeves Jackson (de Chicago) (1), Goodman (2), Kœberlé, Léon Lefort. Dans ces cas il s'agit bien de règles véritables et non de ces écoulements sanguins qui apparaissent une fois ou deux seulement, quelques jours ou quelques semaines après l'opération.

Pour Beigel, ces derniers faits auraient une grande valeur contre la théorie qu'il veut renverser. Mais, comme le remarque Gusserow (de Strasbourg), on a pu laisser, dans ces opérations d'ovariotomie, une portion de tissu ovarien non malade et susceptible de produire des ovules. Des recherches anatomiques n'ont pas été faites à ce point de vue, dans les cas d'Atlee, de Stohrer, etc., signalés plus haut, mais Waldeyer a parfois constaté dans le pédicule de certains kystes de l'ovaire la présence du tissu ovarien et même l'existence de corps jaunes. — Il est donc possible qu'après une double ovariotomie, la portion de pédicule laissée dans le ventre contienne quelques parcelles d'ovaire capables de fonctionner encore.

De Sinéty a communiqué à la Société de biologie, dans sa séance du 2 décembre 1876, la relation d'une double ovariotomie faite par Terrier, après laquelle les règles avaient persisté. Le pédicule du kyste examiné au microscope par de Sinéty ne contenait aucune parcelle de tissu ovarien. Nous devons rapprocher de cette observation celle d'une jeune fille hystérique morte le 20 juillet 1876 à la Salpêtrière, et chez laquelle de Sinéty ne trouva aucune cicatrice indiquant une ovulation même très-ancienne, quoique les menstrues se fussent montrées trois mois avant la mort. En outre, et c'est là le point le

---

(1) Les règles avaient cessé la veille de l'opération ; trente et un jours après, elles reparurent et durèrent quatre jours, avec les caractères habituels. Puis elles cessèrent de se montrer pendant quatre-vingt-trois jours. Ensuite, elles revinrent régulièrement tous les vingt-huit ou vingt-neuf jours, durant de trois à cinq jours et présentant tous les caractères d'une menstruation ordinaire. Il en fut ainsi pendant vingt mois. Il y eut ensuite une interruption de quatre mois après laquelle elles se montrèrent pour la dernière fois, alors que la femme était âgée de quarante-sept ans.

(2) Goodman a réuni vingt-sept observations d'ovariotomie double. Dans dix cas, les règles ne furent en aucune façon influencées par l'opération. Dans un cas, la perte cataméniale fut augmentée, dans deux cas elle devint irrégulière. (*Richmond and Louisville médical journal*, décembre 1875.)

plus important, l'état de la muqueuse utérine indiquait que l'écoulement menstruel était imminent, et sur aucun des deux ovaires il n'y avait de follicule
non-seulement arrivé à maturité, mais présentant le moindre développement.

Si les faits de ce genre se multipliaient, nous devons convenir qu'ils
seraient capables d'ébranler sérieusement la théorie de Gendrin, de Négrier
et de Bischoff, si généralement admise jusqu'à présent.

Du premier écoulement menstruel. — A la puberté, le premier écoulement menstruel, chez quelques jeunes filles, apparaît sans phénomènes
précurseurs; il se produit de prime-saut, inopinément, soit pendant la
veille, soit pendant le sommeil; mais il n'en est pas toujours ainsi. Assez souvent, la menstruation ne s'établit qu'après une série d'efforts : chaque mois,
des pesanteurs douloureuses se font sentir dans les cuisses, l'hypogastre et les
lombes; le ventre se ballonne; des coliques se manifestent; les seins se gonflent et deviennent plus sensibles; quelques mucosités s'échappent de la vulve,
sans écoulement cataménial proprement dit; puis tout rentre dans l'ordre. —
Ces poussées successives peuvent se renouveler plusieurs fois, plus ou moins
périodiquement; elles déterminent enfin un véritable flux menstruel.

Dans certains cas, les phénomènes précurseurs de la première menstruation sont beaucoup plus violents; mais ils sont alors identiques à ceux qu'on
observe chez quelques femmes dont les menstrues sont très-douloureuses,
quoique régulièrement établies (voyez page 155).

Parmi les causes qui influent sur l'apparition de la puberté il faut citer :
1° l'énergie du sens génital; 2° la latitude et la température moyenne du lieu
d'habitation; 3° l'éducation et le régime alimentaire; 4° la race.

1° *Influence de l'énergie du sens génital.* — Raciborski définit le sens génital, « la vigueur plus ou moins grande que la nature déploie dans le développement des vésicules de de Graaf (1). »

Tous les appareils de l'économie ne sont pas égaux chez le même individu.
Certains sujets se font remarquer par la finesse des sens, par l'activité
du cerveau ou le développement de l'appareil locomoteur. Il en est de même
pour le sens génital. Suivant qu'il est plus ou moins fort, les règles arrivent
plus ou moins tôt, toutes choses égales d'ailleurs, et plus les règles sont précoces, plus elles cessent tard d'une manière générale. « C'est dans les ovaires
» que se trouve, chez les jeunes filles, le titre de la puissance génitale et par
» ticulièrement en ce qui est relatif à la première menstruation. Il y a des
» enfants chez qui, dès les premières années de la vie, on peut déjà aperce
» voir quelques vésicules à l'œil nu, et d'autres où, à l'âge de six ans on en
» trouve à peine autant (2). »

Le sens génital, étant susceptible de varier d'énergie, aussi bien dans les
pays chauds que dans les pays froids, amène souvent des résultats qui, considérés isolément, peuvent paraître en opposition avec le climat. Ainsi on
trouve des exemples de menstruation très-précoces dans les régions du Nord

(1) Introduction au *Traité de la menstruation*, page 11.
(2) Raciborski, pages 172 et 173.

et des menstruations tardives dans les régions du Sud. C'est que le sens génital est le premier mobile de l'ovulation, ce qui n'exclut pas d'ailleurs la
part d'action exercée par le climat, l'éducation et le régime alimentaire.
Seulement, d'après Raciborski, on a eu tort d'attacher à ces causes et, en
particulier, au climat une importance par trop prépondérante. Le sens
génital emprunte seulement une énergie plus grande au concours de tous
ces agents, quand ils sont favorables à son développement; il sait aussi réagir
contre ceux qui opèrent en sens inverse, sans cesser toutefois d'être, en partie,
soumis à leur influence.

« Ainsi toutes les jeunes filles qui, par la nature de leur sens génital,
étaient destinées à une maturité précoce, seront réglées d'autant plus tôt
qu'elles auront habité des pays situés dans un climat plus chaud, et qu'elles
auront appartenu à la classe aisée de la société. Celles, au contraire, chez qui
l'apathie du sens génital ne promettait déjà qu'une maturité lente et tardive,
pourront voir leur puberté reculée encore davantage par un climat très-froid,
la misère, le travail trop pénible, l'air malsain. C'est à la synergie de cette
double action qu'il faut attribuer la proportion relativement plus grande des
menstruations exceptionnellement précoces dans les pays très-chauds, ainsi
que le nombre infiniment plus grand des menstruations tardives dans les pays
plus rapprochés du pôle (1). »

2° *Influence de la latitude géographique et de la température moyenne.* —
Pour arriver à des résultats quelque peu précis, il faut comparer entre elles
un grand nombre de contrées et les choisir éloignées l'une de l'autre afin
d'éliminer les influences qui pourraient résulter, pour des pays voisins, de
leur situation relativement à la mer, de la direction des vents, de la nature
des terrains, de l'altitude, etc.

Cette précaution prise, on constate que la latitude agit sur la puberté; on
peut même dire que l'apparition des règles est d'autant plus précoce que la
femme habite sous une latitude plus rapprochée de l'équateur, mais il ne
faut point entendre par là, une proportion rigoureusement mathématique.
Ainsi d'après Raciborski, « un an de différence dans l'âge de la puberté,
correspond à une différence tantôt de 8 degrés, tantôt de 9 degrés, et tantôt
de 4 degrés de latitude (2). » Il résulte des statistiques de cet auteur, portant sur 25,592 observations, que le plus grand nombre des femmes du
globe ont leurs règles de 13 à 16 ans; des statistiques de Joulin et de Lagneau
comprenant la première 14 678 faits, la deuxième 15 945, que la menstruation apparaît ordinairement de 12 à 16 ans.

Joulin a divisé en trois grandes zônes les peuples qu'il a compris dans sa
statistique; la zône tempérée est située entre le 33ᵉ degré et le 54ᵉ degré de
latitude nord, avec Manchester et Madère comme extrêmes limites; la seconde
zône, appartenant aux climats chauds, est située entre le 33ᵉ degré et l'équateur; la troisième zône, correspondant aux régions froides, s'étend du 54ᵉ de-

(1) Raciborski, *Traité de la menstruation*, page 176.
(2) Raciborski, page 195.

gré jusqu'au pôle. D'après cet auteur, la menstruation s'établirait dans les climats tempérés en moyenne vers la 15ᵉ année; dans les climats chauds vers la 12ᵉ année, et enfin dans les climats froids de 15 à 16 ans. La puberté est donc plus tardive dans les pays froids que dans les climats tempérés, et dans ceux-ci que dans les climats chauds.

Les chiffres précédents n'expriment qu'une moyenne, et les périodes menstruelles, sans cesser d'être normales, peuvent s'établir entre 12 et 18 ans pour les climats tempérés; entre 11 et 15 pour les climats chauds, et entre 13 et 21 pour les climats froids.

L'influence des latitudes et des climats, on le sait déjà, n'est évidente que lorsqu'on la considère pour des contrées situées à de grandes distances les unes des autres. Dans un même pays on trouve, au contraire, des exceptions qu'il est souvent difficile d'expliquer. Ainsi, d'après Raciborski, la première manifestation des règles, dans certaines villes de France, a lieu de la manière suivante : Toulon, 14 ans 5 jours; Marseille, 13 ans 7 mois 24 jours; Montpellier, 14 ans 6 mois 1 jour; Lyon, 15 ans 5 mois 16 jours; Paris, 14 ans 7 mois.

L'influence de la *température moyenne*, les mêmes précautions étant prises que pour la latitude, est également très-manifeste; ainsi, à + 25° on trouve comme moyenne de la puberté 12 ans 9 mois et 14 jours; à 0° on trouve 16 ans 7 mois et 27 jours, ce qui constitue en tout 3 ans 10 mois et 13 jours de différence, ou environ 55 jours par chaque degré de température. Par conséquent 6 degrés de différence dans la température produisent généralement à peu près onze mois de différence dans la moyenne de la puberté. L'influence de la température sur l'époque de la puberté ne se borne pas, d'après Raciborski, à élever ou à abaisser le chiffre représentant la moyenne de la première éruption des règles, mais elle se réflète dans tous les détails. Partout sous l'influence de la chaleur, le nombre des menstruations précoces augmente et celui des menstruations tardives diminue. C'est le contraire qui se produit sous l'influence du froid.

3° *Influence de l'éducation et du régime alimentaire.* — Par rapport à l'éducation nous comparerons les jeunes filles des grandes villes à celles des campagnes environnantes. Dans les recherches faites aux environs immédiats de Paris, sur la rive gauche de la Seine, on a trouvé, pour la première apparition de la puberté, une moyenne de 15 ans 5 mois et 8 jours; c'est-à-dire, 10 mois plus tard qu'à Paris (voir plus haut). En outre, « tandis que sur 100 femmes, Paris peut en fournir 71, c'est-à-dire, à peu près les 3/4, formées avant la 15ᵉ année révolue, les villages qui ne sont éloignés de Paris que de deux lieues seulement, n'en donnent plus que 46 sur 100, c'est-à-dire, que plus de la moitié des femmes qui les habitent n'arrivent à la puberté qu'après l'âge de 15 ans (1). »

Leudet a trouvé comme moyenne pour les jeunes filles des familles riches de Rouen, 13 ans 7 dixièmes et pour les paysannes des environs, 14 ans 5 dixièmes.

---

(1) Raciborski, page 208.

Faye et Vogt de Christiania donnent pour moyenne de la première éruption des règles dans la capitale de la Norvége 15 ans 8 mois et 12 jours, et pour moyenne des provinces 16 ans 1 mois et 13 jours.

Une statistique du professeur Stoltz indique pour les femmes de Strasbourg, 15 ans 4 mois 9 jours; une de Lévy pour celles des environs de Strasbourg, 16 ans 1 mois et 24 jours, ce qui constitue une différence de 9 mois et 15 jours en faveur de la ville.

Le *régime alimentaire* a aussi une grande influence sur l'époque de la puberté. « Tous les auteurs qui se sont occupés de statistiques relatives à l'âge de la puberté dans les grandes villes et qui ont eu soin d'établir des catégories fondées sur la position sociale des habitants, n'ont pas manqué de s'apercevoir que dans la classe pauvre, mal nourrie et fatiguant beaucoup, la première éruption des règles avait toujours lieu plus tard que dans la classe aisée de la société (1). »

Brierre de Boismont a trouvé pour moyenne de la première éruption des règles chez les jeunes Parisiennes appartenant à l'ancienne noblesse, à la finance et à la bourgeoisie, 13 ans 8 mois; chez les jeunes filles de la classe pauvre, 14 ans 10 mois, c'est-à-dire 1 an 2 mois de différence.

Pour Rouen, Leudet a également indiqué une différence de 1 an et 2 mois : « Lorsqu'on trouve déjà 98 jeunes filles sur 1000, réglées à 11 ans dans la classe aisée, on n'en trouve encore dans la classe ouvrière que 41 sur 1000, c'est-à-dire pas même la moitié autant..... C'est à peine si l'on trouve 36 exemples sur 1000 jeunes filles de la classe aisée où la menstruation n'ait commencé qu'à 17 ans, tandis qu'il y en a eu 123 sur 1000, c'est-à-dire quatre fois autant dans la classe ouvrière. »

Bernard a reconnu, pour Marseille, 6 mois de différence en faveur de la classe aisée; L. Mayer, 1 an et 4 mois pour Berlin et les villes de l'Allemagne centrale; Vogt et Faye, 5 mois pour Christiania.

4° *Influence de la race.* — D'après Webb cité par Raciborski, les jeunes filles nées aux Indes de parents anglais sont néanmoins réglées tardivement, vers l'âge de 15 ans, comme si elles étaient nées et restées en Angleterre.

D'après des notes prises par le docteur Dropsy résidant en Volhynie, la moyenne de l'âge de la puberté chez les paysannes et dans la noblesse présenterait une différence de 1 an 10 mois et 24 jours ; ce qui confirme les lois générales établies précédemment relativement à la position sociale. Mais la différence entre les juives et les paysannes est plus frappante. Ces deux classes vivent à peu près dans les mêmes conditions, sinon que les paysannes respirent au moins un air sain, tandis que les juives, mal logées, misérablement nourries et respirant un air malsain, se trouvent certainement placées dans des conditions hygiéniques plus fâcheuses; nonobstant tout cela, la première éruption des règles a lieu chez les juives 1 an 6 mois et 14 jours plus tôt que chez les paysannes. Les filles nobles vivant dans une grande aisance, n'ont que 4 mois 10 jours d'avantage sur les

____

(1) Raciborski, page 219.

juives. Ce résultat est significatif et semble confirmer l'existence des dispositions primitives à la précocité dans la race sémitique (Raciborski).

5° *Anomalies dans l'apparition de la première menstruation.* — Dans certains cas exceptionnels, les règles ne se montrent pour la première fois qu'à l'âge de 20, 24 et 26 ans. Il y a même des cas où les règles n'apparaissent jamais. Quoique moins aptes à la fécondation, les femmes qui présentent ces anomalies peuvent cependant devenir enceintes, parce que chez elles l'absence des règles n'exclut pas d'une manière absolue l'évolution d'une vésicule de de Graaf et la ponte spontanée.

Par contre, il y a des petites filles qui sont réglées quelques mois seulement après leur naissance, ou à l'âge de 2, 4 et 8 ans. Ces sortes de menstruations, désignées sous le nom de *menstruations enfantines,* ne doivent pas être considérées comme de simples épistaxis, mais comme des hémorrhagies liées à la maturité précoce d'une vésicule de de Graaf; ce qui le prouve, c'est qu'il existe en même temps un développement insolite des seins et des organes sexuels (1). Mais il ne faut pas confondre ces faits avec les petits écoulements sanguinolents et passagers qu'on observe assez souvent chez les petites filles, quelques jours après leur naissance.

Caractères physiques du flux menstruel. — Le sang menstruel est ordinairement d'une consistance visqueuse, surtout au début et au déclin des règles. Les mucosités qui s'y mélangent sont parfois irritantes et si le coït a lieu dans ces circonstances, l'homme peut y contracter une blennorrhée. Les principaux caractères du sang menstruel portent sur la coloration, l'odeur, l'examen microscopique et chimique, ainsi que sur la quantité de l'écoulement.

1° *Coloration.* — Le liquide qui s'écoule des voies génitales est d'une couleur différente suivant qu'on le considère au début, au milieu ou à la fin de la période menstruelle. Au début, il est muqueux, légèrement teinté en rose; au milieu de l'époque, le sang est presque pur et de couleur foncée comme s'il sortait d'une veine; à la fin, il devient de plus en plus pâle, à

(1) Le docteur Susewind dit avoir connu une fille de 27 mois, qui était réglée à 1 an; l'hémorrhagie revenait chez elle très-régulièrement tous les mois et était accompagnée chaque fois des symptômes de molimen hémorrhagique comme on en voit chez la plupart des femmes aux approches des règles. Les seins et le mont de Vénus ressemblaient chez cette petite fille à ce qu'ils sont ordinairement à l'âge de 14 ou 15 ans.

D'Outrepont parle également d'une fille très-précoce qui à l'âge de 2 semaines avait quatre dents et qui commença à être réglée à 9 mois. Elle avait alors de longs cheveux noirs, les seins très-proéminents. On a eu occasion d'observer chez elle la menstruation jusqu'à l'âge de 9 ans; elle venait très-régulièrement tous les mois.

Carus cite l'observation d'une femme qui commença à être réglée à 2 ans et devint grosse à 8. Elle a toujours joui d'une bonne santé et a succombé dans un âge très-avancé.

L'observation suivante a été publiée par le docteur Le Beau: Mathilde H...., née à la Nouvelle-Orléans le 31 septembre 1827, vint au monde avec des seins parfaitement développés, le mont de Vénus couvert de poils comme chez une fille de 13 à 14 ans. A l'âge de 3 ans ses règles parurent et continuèrent tous les mois avec la même abondance que chez une femme parfaite. Chaque période durait trois jours.

Le docteur Comarmond, médecin à Lyon, a recueilli une observation analogue aux précédentes : chez une petite fille âgée de 3 mois, la mère ne vit pas sans inquiétude les seins se développer, les parties génitales et les aisselles se couvrir de poils. Bientôt les règles coulèrent comme chez une femme bien formée. Cette enfant avait 7 mois quand le docteur Comarmond la vit pour la première fois.

mesure qu'il diminue d'abondance. Du reste, la coloration du flux cataménial varie avec les sujets; chez les femmes chlorotiques, le sang des règles est moins riche en globules rouges que chez les pléthoriques.

2ª *Odeur*. — Le liquide menstruel répand une odeur que l'on a comparée à celle du souci des jardins (*Calendula officinalis*), et que Virchow attribue à la présence des acides gras. Cette odeur, variable avec les sujets, est parfois désagréable; mais elle est innocente des méfaits dont l'accusent les croyances populaires.

3° *Examen microscopique et chimique*. — L'examen microscopique démontre dans ce liquide l'existence de globules sanguins qui, en petit nombre au début, augmentent à mesure que l'écoulement devient plus abondant et diminuent ensuite, quand il décroît. On trouve encore des globules blancs, des cellules épithéliales provenant du vagin et de l'utérus. Tous ces éléments, dit Ch. Robin, nagent dans un sérum mélangé au liquide sécrété par les parois des organes génitaux.

On a longtemps discuté la question de savoir si le sang menstruel contenait de la fibrine, c'est-à-dire s'il était susceptible ou non de se coaguler; nous pouvons aujourd'hui considérer ce débat comme vidé par les observations de Whitehead, de Mandl, de Raciborski et de Scanzoni. Ces auteurs ont constaté que, si on recueille le sang au moment où il sort de l'utérus, sans le laisser se mélanger avec les liquides vaginaux, il demeure alcalin et se coagule comme le sang ordinaire; qu'au contraire, son mélange avec ces liquides lui donne une réaction acide et empêche sa coagulation. Quelquefois on y remarque cependant de petits grumeaux; il s'y forme même des caillots volumineux si l'écoulement du sang est assez abondant et assez rapide pour que son mélange aux liquides de provenance vaginale n'ait pas le temps de s'effectuer.

4° *Quantité*. — Habituellement la quantité de sang évacué à chaque époque est à peu près constante chez la même femme, bien qu'elle varie quelquefois. Elle présente, au contraire, de très-grandes différences suivant les sujets. Ajoutons qu'il est difficile de l'apprécier exactement. — D'après les statistiques de Smellie, elle atteint environ 130 grammes chez les femmes anglaises; il en serait de même chez celles de l'Allemagne du Nord. — D'après de Haën, elle serait comprise ordinairement entre 91 et 248 grammes, et ne s'élèverait jamais au-dessus de 310 grammes. Ce chiffre est peut-être trop faible, mais, toutes les fois que l'écoulement menstruel dépasse 500 grammes, nous pensons qu'il faut attribuer cette abondance excessive à une cause pathologique. On dit alors qu'il y a *ménorrhagie*.

Dans la pratique journalière, on emploie un autre mode d'évaluation en tenant simplement compte du nombre de serviettes salies par la femme pour se protéger pendant un temps déterminé. Selon Sims, trois ou quatre serviettes en vingt-quatre heures correspondent à une menstruation normale.

La race, le climat, la constitution, le régime, le genre de vie, paraissent avoir une grande influence sur l'abondance de l'écoulement. — Les femmes robustes, celles qui vivent dans les climats chauds, ou bien encore celles qui ont une existence oisive et prennent une nourriture succulente, ont des règles beaucoup plus abondantes que les femmes placées dans les conditions opposées. — Quant aux filles de la campagne qui viennent habiter Paris comme domestiques, il est ordinaire d'observer chez elles une diminution dans la durée de leurs règles ; mais nous croyons, avec Cazeaux, qu'il faut attribuer ce phénomène à l'influence qu'exerce sur leur constitution la privation du grand air, du soleil et de l'exercice, auxquels elles étaient habituées depuis l'enfance et non pas au changement de régime alimentaire, car leur nourriture est généralement meilleure que celle qu'elles recevaient dans leurs familles.

La quantité de sang perdu n'est pas la même pendant toute la durée de l'époque menstruelle. L'écoulement est, en général, peu abondant le premier et le second jour ; il augmente le troisième et le quatrième jour pour diminuer ensuite graduellement ; il est ordinairement plus abondant la nuit que le jour et paraît activé, tantôt par la station verticale ou assise, tantôt par le décubitus dorsal ; du reste, il n'est pas toujours continu ; on le voit quelquefois cesser pendant quelques heures, plus rarement pendant quelques jours, pour reparaître sous l'influence d'un exercice quelconque, d'une promenade à pied ou à cheval, d'une course en voiture, ou même sans cause appréciable. L'impression du froid, le travail de la digestion, des lotions froides et prolongées, les émotions morales, peuvent l'amoindrir, le suspendre ou l'arrêter ; il en est de même du coït, bien que le plus souvent il l'exagère.

Durée et périodicité de l'écoulement menstruel. — La durée des règles, loin d'être la même chez toutes les femmes varie au contraire de un à huit jours ; dans certains cas, le sang coule à peine pendant quelques heures. Ces différences n'existent pas quand on observe une seule femme ; chez chaque femme, en effet, l'écoulement menstruel affecte ordinairement un type qui se reproduit à toutes les périodes cataméniales ; pourtant cette uniformité n'est pas sans exceptions : sur 600 femmes observées par P. Dubois, la durée du flux menstruel était régulière chez 480 d'entre elles, irrégulière chez les 120 autres.

Réglées pendant	1 jour	11 femmes.
— —	2 —	32 —
— —	3 —	104 —
— —	4 —	84 —
— —	5 —	63 —
— —	6 —	62 —
— —	7 —	1 —
— —	8 —	115 —
— —	9 —	4 —
— —	10 —	2 —
— —	12 —	2 —
— irrégulièrement		120 —

Dans le tableau précédent, on est frappé de voir le chiffre 115 placé entre les chiffres 1 et 4. P. Dubois a expliqué cette anomalie d'une façon très-judicieuse : « Ce chiffre (115), le plus élevé dans cette table et dans plusieurs autres qui ont été publiées, ne me paraît pas avoir la signification qu'on lui a prêtée, et tout porte à croire qu'il résulte d'une indication inexacte. Celle-ci dérive d'une erreur très-commune qui consiste à considérer la révolution d'une semaine comme comprenant 8 jours, tandis qu'elle n'en comprend en réalité que 7. Que les règles commencent, par exemple, dans la journée du lundi et qu'elles finissent dans la journée du dimanche suivant, elles paraîtront avoir duré 8 jours, et en réalité elles n'auront duré que 7 jours ou même seulement un peu plus de 6. Aussi remarque-t-on que, sur 600 femmes, une seule a dit que ses règles duraient 7 jours; on en peut, je crois, légitimement conclure que le chiffre 115 représente tout à la fois la durée de 8 jours et celle de 7 et peut-être même une partie de celle de 6. » (P. Dubois et Pajot).

Les relevés de Brierre de Boismont donnent des résultats analogues à ceux de Paul Dubois et Pajot. D'après le premier de ces auteurs, les nombres de jours que l'on rencontre le plus souvent sont, par ordre de fréquence : 8, 3, 4, 2, 5, 1, 6, 10, 7.

Quels que soient le climat et la latitude du pays dans lequel vivent les femmes, au centre de l'Europe comme en Laponie ou en Afrique, la durée moyenne de l'écoulement menstruel est la même et ne présente partout que des variétés individuelles. Il est curieux d'opposer cette uniformité aux différences que nous avons constatées dans l'apparition de la première menstruation (voyez page 148).

Périodicité. — Le phénomène de l'hémorrhagie menstruelle se manifeste chez les femmes adultes, sous toutes les latitudes et sous tous les climats, et se reproduit chaque mois, comme son nom l'indique, avec une périodicité ordinairement régulière.

Quand la menstruation est définitivement établie, l'intervalle compris entre le début de deux époques consécutives est loin d'être le même pour tous les sujets, et peut, chez la même femme, affecter successivement des types différents. D'après les gynécologistes allemands, il serait en moyenne de 28 jours; suivant Brierre de Boismont, de 30 jours. Malgré une croyance très-accréditée chez les femmes, le retour périodique des règles correspond rarement au même quantième du mois solaire ou à la même phase du mois lunaire. — Chez certains sujets, le flux cataménial n'apparaît que toutes les 5, 6 ou 8 semaines; fréquemment il anticipe, au contraire, de 2, 4 et 5 jours, sur la date du mois solaire; parfois, la période est seulement de 22, 20, 15 jours et même moins. Chez d'autres, on observe au milieu de la période intercalaire un léger écoulement muqueux ou sanguinolent qui dure à peine quelques heures (*Règles surnuméraires*).

Au lieu d'être périodiques, les règles sont quelquefois irrégulières et apparaissent de loin en loin, à des époques indéterminées. Cette anomalie se rencontre principalement chez les femmes obèses et chez celles qui sont peu fécondes.

L'intervalle qui sépare les deux premières époques menstruelles est parfois de plusieurs mois, d'un an et même de plusieurs années. Les mères de famille sont souvent préoccupées de cette aménorrhée, mais quand elle se manifeste chez une jeune fille en bonne santé on doit se borner à attendre, sans administrer de remèdes intempestifs; quand au contraire elle est accompagnée de chlorose on doit conseiller un régime fortifiant et les ferrugineux.

Troubles de l'organisme pendant les époques menstruelles (1). — Chez quelques femmes, l'écoulement menstruel se produit sans amener aucun trouble dans l'organisme; chez d'autres, les symptômes précurseurs sont légers; mais il n'en est pas toujours ainsi, car souvent la menstruation et l'ovulation éveillent dans l'économie de nombreux phénomènes sympathiques dont la durée varie de 1 à 8 jours. Nous avons déjà indiqué ces phénomènes, à propos de la première menstruation (voyez page 147); il nous reste à décrire ceux qui accompagnent l'écoulement menstruel, quand il est régulièrement établi..

Les organes génitaux externes deviennent quelquefois le siège d'une congestion assez prononcée pour déterminer l'érection du clitoris (Liégeois), un prurit désagréable et, dans certains cas, une éruption d'acné au niveau des grandes lèvres (Joulin). La muqueuse du vagin est plus souple; ses vaisseaux sont plus dilatés; selon Frike, sa température s'élèverait constamment d'une fraction de degré. Cette hyperhémie se traduit par une coloration violacée de la muqueuse des voies génitales et par une sécrétion plus abondante. Quelques femmes sont même atteintes d'une véritable leucorrhée pendant les jours qui précèdent et suivent leurs règles.

Un fait digne d'être noté c'est le gonflement des glandes mammaires qui survient chez un grand nombre de femmes à l'époque de la menstruation; quelquefois même ces glandes deviennent douloureuses, surtout au niveau du mamelon, et sécrètent un liquide analogue au colostrum. Scanzoni dit avoir eu l'occasion de constater chez certaines femmes, un engorgement douloureux des conduits galactophores et des ganglions lymphatiques axillaires correspondants; parfois il se produit une coloration plus intense du mamelon et de son aréole.

Selon Litzmann, « le travail de la menstruation, comme toutes les excitations du système génital, accroît la sensibilité réflexe » ce qui explique une série de phénomènes nerveux revêtant les formes les plus variées : frissons suivis de sensations de chaleur, vertiges, céphalalgie, névralgies diverses, accès d'hystérie avec toutes leurs variétés, bâillements, envies de dormir, sentiment de raideur à la nuque, inappétence ou boulimie, entéralgie, météorisme intestinal, borborygmes, palpitations, raucité de la voix, fétidité de l'haleine, hoquets, vomissements, crampes, ténesme rectal, envies fréquentes d'uriner, diarrhée (Aran, Paul Dubois et Pajot, Courty), accélération du pouls (Bordeu). En même temps les femmes éprouvent une sensation de pesanteur et de chaleur dans le bas-ventre, de lassitude douloureuse dans les reins et les cuisses.

Certains sens paraissent troublés. La face est quelquefois bouffie ou marbrée de taches rouges; les yeux sont entourés et bordés d'un cercle bleuâtre; assez

---

(1) « L'hémorrhagie physiologique qui a lieu au commencement des règles, loin de produire une diminution dans le nombre des globules rouges, ainsi qu'on pourrait s'y attendre, s'accompagne d'une augmentation notable dans le nombre de ces éléments. Mais les globules nouvellement formés sont plus petits que les nouveaux, la moyenne des dimensions globulaires s'abaisse, et souvent, malgré un chiffre plus élevé de globules rouges, le sang possède une *richesse globulaire* un peu moindre que pendant la période intermenstruelle. » (Hayem).

souvent une petite éruption cutanée apparaît sur le visage, particulièrement autour de la bouche; le corps thyroïde devient plus volumineux. La femme au moment de ses règles est capricieuse, d'humeur difficile.

D'après Bischoff, c'est surtout à la fin de la période menstruelle, au moment de la chute de l'ovule, que se manifeste le plus grand désir sexuel, désir qui persiste tant que l'œuf parcourt les deux tiers supérieurs de la trompe.

Habituellement, le plus grand nombre des phénomènes sympathiques que nous venons d'énumérer, s'amoindrissent ou disparaissent quand l'écoulement sanguin est franchement établi. D'autres fois, ils acquièrent une grande intensité, et chaque menstruation produit une indisposition assez pénible pour que la femme soit obligée de garder la chambre et même le lit, pendant un ou plusieurs jours. Il n'est pas rare que le mariage, et mieux un accouchement, modifient avantageusement l'indisposition causée par la menstruation et la fassent rentrer dans les limites ordinaires; mais chez quelques femmes les règles restent douloureuses pendant toute la vie cataméniale, malgré plusieurs grossesses.

Tel est le résumé des troubles de l'organisme pendant les règles; mais les variétés individuelles sont nombreuses et chaque femme offre, pour ainsi dire, une modalité symptomatique particulière.

Certaines femmes, au moment de leurs règles, rendent par la vulve des lambeaux muqueux et même un véritable sac membraneux, présentant deux faces : la face externe est tomenteuse, la face interne est lisse et parsemée de pertuis glandulaires. Ces lambeaux et ce sac sont constitués par la membrane muqueuse de l'utérus qui, dans ce cas, s'exfolie comme elle le fait au moment de l'accouchement (voyez CADUQUE). Cette exfoliation ne se montre que chez les femmes dont les règles sont précédées ou acompagnées de violentes coliques; elle a reçu le nom de *dysménorrhée membraneuse;* elle produit souvent la stérilité. Bien que la dysménorrhée membraneuse puisse se rencontrer chez des jeunes filles vierges, on l'a comparée à l'avortement; c'est en effet une sorte d'avortement ovulaire, puisque la muqueuse utérine est en totalité ou en partie expulsée avec l'ovule. comme dans un avortement véritable, elle l'est avec l'œuf fécondé.

Rétention des règles. — Parfois l'écoulement menstruel se produit à la surface interne de l'utérus, mais le sang n'apparaît pas au dehors, parce qu'il est retenu dans les parties génitales soit par une cloison vaginale, soit par une oblitération du col de l'utérus. Le professeur Richet a vu la rétention du flux menstruel et les accidents graves qui en résultent, se produire par le fait d'une simple atrésie de l'orifice externe. Cette atrésie était due elle-même à la cicatrisation d'une ulcération traitée par des cautérisations au nitrate d'argent.

Déviation des règles. — Quelquefois le flux menstruel est accompagné par une hémorrhagie qui se manifeste sur un organe autre que la matrice, principalement à la surface d'une muqueuse, parfois sur la peau (Parrot) (1)

---

(1) Parrot, *Étude sur la sueur de sang et les hémorrhagies névropathiques.* (*Gazette hebdomadaire,* 1859.)

ou dans le tissu cellulaire sous-cutané; on désigne ces différents écoulements sanguins sous le nom de *règles supplémentaires*. Plus rarement, l'hémorrhagie utérine fait complétement défaut et se trouve remplacée par une exhalation sanguine dont la source n'est pas dans l'utérus. Ce phénomène, difficile à expliquer, a reçu le nom de *déviation des règles*. La science possède un grand nombre d'observations dans lesquelles les règles déviées se sont fait jour par le poumon, l'intestin, le nez, la bouche, la surface d'une plaie ou d'une tumeur érectile, le mamelon et le vagin. Cazeaux a rapporté un exemple de ce genre (1). C'est donc principalement sur les muqueuses que se manifeste la déviation des règles ; cependant elle peut exceptionnellement avoir lieu dans d'autres tissus, comme le prouve la remarquable observation rapportée par Jacquemier (2).

Les règles déviées se comportent comme une menstruation utérine ; elles disparaissent pendant la grossesse pour reparaître après l'accouchement (Courty), et semblent coïncider avec l'évolution d'une vésicule de de Graaf, car Puech a trouvé, chez une femme morte peu de temps après avoir présenté une déviation des règles, les traces de la déchirure récente d'un ovisac.

Rôle physiologique des menstrues. — Avant la découverte de l'ovulation dans l'espèce humaine, le flux menstruel était regardé comme la manifestation d'une tension pléthorique, car la pléthore jouait alors un grand rôle dans les théories médicales et, on la considérait comme un état physiologique qui, pendant la grossesse et l'allaitement, permettait à la mère de fournir les matériaux nécessaires à la nutrition de son enfant. Quand la femme n'était pas enceinte, la nature prévoyante créait, disait-on, une voie capable d'éliminer le superflu de la masse sanguine. L'explication des règles paraissait donc facile et l'on pensait que de mois en mois l'organisme se débarrassait de l'excédant du liquide sanguin.

Les investigations des physiologistes modernes ont fait oublier l'explication précédente, mais si nous connaissons aujourd'hui les phénomènes de l'ovulation et le mécanisme de la menstruation, nous sommes encore fort embarrassés pour dire nettement quelle est l'utilité de cette dernière fonction.

Pourquoi, en effet, chez les animaux vivipares, l'ovulation n'est-elle pas toujours accompagnée de menstruation ? Pourquoi ce phénomène est-il plus marqué dans l'espèce humaine que chez quelques mammifères qui perdent du sang

(1) Voici le résumé de cette observation : Chez une jeune femme, bien conformée en apparence, mais chez laquelle plusieurs tentatives infructueuses de rapprochement sexuel avaient fait soupçonner une anomalie des organes génitaux, l'examen fait par les docteurs Thirial et Cazeaux leur permit de constater les particularités suivantes : la vulve était bien conformée, mais le vagin, après un trajet de deux centimètres seulement, se terminait par un cul-de-sac imperforé. En introduisant un doigt dans le rectum et une sonde dans la vessie, on pouvait se convaincre que la partie supérieure du vagin et l'utérus n'existaient pas. Cependant, cette femme avait eu deux époques menstruelles bien caractérisées (mai et juillet 1849) avant l'examen auquel elle fut soumise (novembre 1849). — Cazeaux tire de ce fait la conclusion que le sang des règles avait eu sa source dans la muqueuse vaginale.

(2) Une jeune personne de province, bien constituée, forte, présentant à un assez haut degré la prédominance du système vasculaire, ne voit pas paraître l'hémorrhagie menstruelle, lorsque les autres signes de la puberté se manifestent; mais il survient à cette époque, pour la première fois, un phénomène insolite : deux ou trois tumeurs molles, fluctuantes, indolentes, sans changement de couleur à la peau, ou bleuâtres, suivant qu'elles sont plus ou

au moment du rut ? Ces questions restent sans réponse, à moins qu'on ne veuille admettre que la menstruation résulte de la conformation anatomique propre aux bipèdes ; mais ce serait là une proposition bien vague et peu satisfaisante.

D'ailleurs en supposant que la menstruation, au lieu d'être l'apanage de la femme, fût commune à toutes les femelles, l'incertitude des physiologistes ne serait pas complétement dissipée. Comment, même dans cette hypothèse, expliquer l'apparition des règles quand par exception l'ovulation fait défaut ? Comment comprendre que dans la déviation des règles le sang puisse se faire jour sur des organes dont la structure n'est pas comparable à celle de l'utérus ? On dira, il est vrai, que dans ces cas l'hémorrhagie est un effet de l'habitude ; mais l'esprit n'est guère satisfait de cette explication ; autant vaudrait faire intervenir la pléthore.

On conçoit que la fluxion sanguine de la matrice et des trompes soit nécessaire pour faciliter la fécondation, la migration de l'ovule et son implantation sur la muqueuse utérine qui présente, suivant l'expression d'Aveling, une véritable *nidation ;* mais l'hémorrhagie cataméniale est alors au moins inutile. En dehors de toute imprégnation, le flux menstruel aurait pour Guillemot et Gubler l'avantage de prévenir la formation d'une membrane caduque. Quelque ingénieuse que soit cette vue de l'esprit, on peut objecter que la destruction rapide de l'ovule non fécondé était suffisante pour faire disparaître l'hyperhémie de l'appareil génital sans qu'il y eût besoin de l'issue de plusieurs milliers de gouttelettes sanguines.

Nous ne passerons pas en revue toutes les hypothèses émises à propos de l'influence de la menstruation sur l'organisme, car nous avons examiné les principales et nous les avons trouvées fausses ou incertaines. Nous voici donc, par exclusion, ramenés à l'idée ancienne d'une dépuration de l'organisme par le flux menstruel. Cette opinion a été rajeunie dans ces derniers temps par les recherches des professeurs Andral et Gavarret. D'après ces savants expérimentateurs, la quantité d'acide carbonique exhalé par les poumons augmente jusqu'à 30 ans chez l'homme ; jusqu'à la puberté seulement, chez la femme. De plus, chez celle-ci, elle diminue dès que la menstruation est établie pour augmenter de nouveau après la ménopause. Si pour une cause quelconque les règles sont suspendues pendant plusieurs mois (grossesse, allaitement, aménorrhée.....) la quantité d'acide carbonique s'accroît comme après la ménopause. Enfin la vieillesse amène chez la femme, comme chez l'homme, la diminution de ces phénomènes de combustion.

moins superficielles, se développent sur la partie supérieure des cuisses. Après un temps plus ou moins long, ces tumeurs s'ulcèrent, et il s'en échappe un sang liquide et noir. Pendant cinq mois elles reviennent d'une manière périodique, sur les cuisses et sur le bassin. Vers cette époque, cette jeune fille vint à Paris, où l'on prit le parti d'ouvrir les tumeurs à mesure qu'elles se formaient, et d'appliquer, à des époques déterminées, de mois en mois, pendant trois ou quatre jours, deux ou trois sangsues à la vulve. Au second mois, les tumeurs sanguines ne parurent pas ; au troisième, l'hémorrhagie menstruelle prit son cours par la vulve. Il en fut de même les trois mois suivants, sans qu'on appliquât de sangsues. De retour en province, ses règles se suspendent pendant deux époques, et les tumeurs reparaissent. Le même traitement arrête le développement des tumeurs et rend la menstruation régulière. Depuis, il s'est écoulé 5 à 6 ans, et aucun phénomène insolite n'a reparu.

Nous ne prétendons pas que ce fait explique à lui seul l'utilité des règles, néanmoins son importance n'a pas échappé à Aran, Gubler, Joulin, Depaul et Guéniot, et nous dirons avec le premier de ces auteurs : « L'écoulement menstruel sert donc à quelque chose ; ce n'est ni une superfluité ni un embarras, mais bien une excrétion qui a sa raison d'être à une certaine époque de la vie. »

§ 2. — Suspension temporaire des règles.

Quand les règles sont régulièrement établies, un grand nombre de maladies peuvent en suspendre la périodicité. Nous n'avons pas à étudier ces faits qui nous entraîneraient hors de notre cadre, mais nous devons dire que l'aménorrhée s'observe sans qu'on puisse en trouver la cause, chez quelques femmes qui jouissent d'une santé florissante ; chez d'autres, le flux menstruel est quelquefois brusquement arrêté, au milieu de son cours, par un refroidissement, une saignée du bras, une hémorrhagie traumatique ou par une violente émotion morale : joie, chagrin, frayeur ou colère. Les bains tièdes et les douches hydrothérapiques n'arrêtent pas les règles, si ces deux modes de balnéation sont administrés avec les précautions convenables.

Les premières approches du mariage produisent assez souvent, pendant plusieurs mois, la suspension des règles. Les jeunes femmes croient alors d'autant plus volontiers à une grossesse, qu'elles éprouvent, en même temps, quelques troubles digestifs, tels que nausées ou vomissements. Il faut être en garde contre cette cause d'erreur.

La grossesse interrompt presque toujours la menstruation ; mais nous traiterons plus tard cette question avec le développement nécessaire (voyez GROSSESSE).

Après l'accouchement, si les femmes ne nourrissent pas, les règles reviennent ordinairement après 6 ou 7 semaines ; c'est ce qu'on appelle le *retour de couche*. Le rétablissement de la menstruation devance quelquefois le terme ordinaire et se produit 25 ou 30 jours après l'accouchement ; mais il faut prendre garde de confondre ce fait rare avec des hémorrhagies qui dépendent de l'état puerpéral. Assez souvent le retour de couche se fait attendre pendant plusieurs mois, sans que la santé des femmes soit autrement troublée ; toute médication serait donc au moins inutile. Dans ces circonstances, P. Dubois a cependant observé chez des femmes jeunes encore la suppression définitive de la menstruation.

Pendant l'allaitement, l'activité génitale semble accaparée par les mamelles, et la menstruation est suspendue ; mais ici on trouve de nombreuses exceptions à la règle générale. Chez quelques nourrices, l'écoulement menstruel revient périodiquement, de mois en mois, comme si elles n'allaitaient point, et, soit dit en passant, c'est là un mauvais signe pour la qualité du lait ; chez d'autres, la menstruation se rétablit, 5, 6, 8, 10, 12, 15 mois après l'accouchement ; chez quelques autres, sous une influence qu'il est souvent difficile d'apprécier, le flux menstruel apparaît une fois et cesse ensuite pendant le reste de la durée de l'allaitement, ou bien encore il se reproduit de loin en loin. Chez un petit nombre de femmes, presque toujours excellentes nourrices, la menstruation ne revient qu'après le sevrage de l'enfant, l'allaitement eût-il duré 15 ou 20 mois, 2 ans et même davantage. — La suspension des règles chez les nourrices n'exclut pas la possibilité de l'ovulation, car bon nombre d'entre elles deviennent enceintes sans avoir eu leur retour de couche, et ne se doutent de leur nouvelle grossesse qu'en sentant remuer le fœtus.

§ 3. — De la ménopause.

Sous le nom de *ménopause* (μήν, mois ; παυσίς, arrêt), d'*âge de retour*, d'*âge climatérique*, d'*âge critique*, on désigne l'époque de la vie à laquelle la menstruation disparaît définitivement. Les règles cessent ordinairement de 40 à 50 ans. Sur 60 femmes observées dans nos climats par Pétrequin, la menstruation tarit :

De 35 à 40 ans...........................	chez	1/8	des femmes.
De 40 à 45 ans...........................	—	1/4	—
De 45 à 50 ans...........................	—	1/2	—
De 50 à 55 ans...........................	—	1/8	—

Le terme le plus ordinaire de la fécondité se trouve donc entre 45 et 50 ans, puisque c'est dans cette période de la vie que la moitié des femmes perdent leurs menstrues. On peut encore dire d'une façon plus générale que l'activité génitale disparaît chez les 3/4 d'entre elles de 40 à 50 ans. Mais on constate sur ce point de grandes variations. Ainsi, il est des femmes qui cessent d'être menstruées à 21 ans, d'autres dépassent 60 ans. Courty a connu une femme qui était encore réglée à 65 ans.

Les climats ont une grande influence sur l'époque de la ménopause. On peut s'en convaincre par le tableau suivant emprunté à Émile Bertin.

Pays.	Auteurs.	Age moyen de la cessation des règles.
Norvége..........	Faye	48,07
Pologne..........	Lebrun......................	47,05
France..........	Raciborski et Brierre de Boismont...	45,46
Indes..........	Cerise........................	32,50
Java..........	Gérard........................	30,00
Portugal..........	Roderic......................	50,00

On voit que les règles cessent d'autant plus tôt qu'on avance davantage vers le Sud, en faisant abstraction toutefois du Portugal.

Durée de la menstruation. — D'après Petrequin, la durée des fonctions menstruelles serait en moyenne de 25 à 30 ans, dans nos climats. C'est ce qui résulterait du tableau suivant dressé par cet auteur. Sur 60 femmes observées par lui, il constata pour le phénomène qui nous occupe :

Un minimum de durée de....	20 à 25 ans	chez moins de....	1/4
Un médium —	.... 25 à 30	—	plus de.....	1/2
Un maximum —	.... 31 à 38	—	environ.....	1/4

D'après un relevé de Tilt, la durée de l'activité sexuelle, chez la femme, serait un peu plus longue à Londres qu'à Paris.

Il existe, du reste, un certain nombre de conditions qui font varier cette moyenne. Ainsi, les climats dans lesquels la puberté se manifeste d'une façon précoce, sont aussi ceux où les règles disparaissent le plus tôt; réciproquement, c'est dans les climats où la fonction menstruelle s'établit le plus tardivement qu'on la voit persister jusqu'à un âge plus avancé.

Mais d'après Raciborski, il en serait tout autrement des différences individuelles survenant dans le même climat; ainsi, la durée de la menstruation est beaucoup plus longue chez les femmes qui ont été réglées de bonne heure et qui ont eu beaucoup d'enfants que chez les autres. Courty a vu plusieurs exemples de femmes menstruées depuis l'âge de 12 ans jusqu'à 50 ou 52 ans, de sorte que la durée de la menstruation était chez elles de 40 ans au lieu de 25 à 30 ans qui est la durée moyenne. Le même auteur dit avoir vu les règles persister quelques années seulement, quand la première apparition de ce phénomène avait été très-tardive. Ces variations se produisant dans le même climat, doivent être attribuées à des différences dans l'activité sexuelle et surtout dans l'état physiologique des ovaires.

Phénomènes qui caractérisent la ménopause. — Chez certaines femmes, quand les fonctions menstruelles sont près de cesser, les époques deviennent irrégulières, le sang est de moins en moins abondant, puis ne reparaît plus; chez d'autres, au contraire, la cessation des règles est annoncée par des pertes abondantes dont la durée est variable. Cet accident cause en général de grandes inquiétudes dans les familles, parce que l'époque de la vie à laquelle il se produit est considérée comme une période de transition dangereuse pour les femmes, et qu'on a attribué à la ménopause une influence exagérée sur le développement des affections organiques de l'utérus. Aussi a-t-on donné à cette période le nom d'âge critique.

Quelquefois les règles disparaissent subitement et définitivement sous l'influence du froid, d'une émotion morale ou même sans cause apparente.

Quoi qu'il en soit, la disparition de la fonction menstruelle entraîne chez quelques femmes des troubles assez sérieux du côté de l'appareil circulatoire et du système nerveux. Chez les unes, on constate une tendance à la pléthore, aux congestions et aux hémorrhagies cérébrales, à la goutte et au rhumatisme chronique (Charcot); chez les autres, une excitation nerveuse, des étouffements, des palpitations, des bouffées de chaleur au visage, de la céphalalgie, des vertiges, etc. Barié (1) a rapporté dans sa thèse des exemples de paraplégie, de folie, d'hystéro-épilepsie survenant pendant la ménopause sans qu'on pût invoquer d'autres causes.

C'est également à cette époque qu'on voit apparaître des éruptions diverses, l'obésité, la sécrétion des mamelles, etc. Bazin a constaté le *rappel* de la scrofule et Trousseau celui de la chlorose (Barié). On a même vu à l'âge de retour des sueurs périodiques et quelquefois, mais plus rarement, des hémorrhagies succéder aux phénomènes menstruels, comme cela arrive quand les règles sont déviées.

(1) Barié, *Etude sur la Ménopause,* Thèse de Paris, 1877.

Lorsque l'âge de retour est prématuré, il n'en résulte pas d'inconvénients graves, comme on est généralement tenté de le croire. Les causes de la ménopause anticipée sont encore obscures, mais Courty l'attribue principalement à toutes les circonstances qui débilitent l'organisme, telles que : accouchements répétés, métrorrhagies, affections organiques, etc., et aux maladies qui ont pour cause l'appauvrissement du sang ou la perturbation du système nerveux. Si l'on y ajoute les maladies des ovaires avec ou sans néoplasmes entraînant l'atrophie et quelquefois la disparition de ces organes, l'on aura une idée assez exacte des principales conditions qui suspendent prématurément le travail de l'ovulation sous l'influence duquel se trouve habituellement le flux cataménial.

Quand l'écoulement menstruel se reproduit encore au delà de la 55e année, il y a lieu de se demander si l'hémorrhagie est dans ce cas le signe extérieur de la maturation périodique des ovules. Scanzoni et Kiwisch ne le croient pas, et le premier de ces accoucheurs fonde son opinion sur le résultat de l'autopsie d'une femme de 61 ans qui avait conservé jusqu'à cette époque une menstruation régulière. Les ovaires étaient cependant complétement atrophiés et couverts d'une foule de petites cicatrices, et les recherches les plus minutieuses ne permirent pas de découvrir dans le stroma la moindre trace d'une vésicule de de Graaf ou d'un corps jaune. Courty est d'avis qu'il faut, pour juger la question, tenir compte des conditions dans lesquelles se présente le retard de la ménopause. Toutes les fois que l'écoulement sanguin continue à se produire mensuellement avec ses qualités habituelles, cet auteur croit qu'il s'agit de véritables règles symptomatiques d'un travail ovarique, et la preuve que les choses peuvent se passer ainsi, c'est que des grossesses surviennent quelquefois chez des femmes qui présentent ces hémorrhagies périodiques à un âge relativement avancé.

Il n'en est pas de même quand un écoulement de sang reparaît après une interruption prolongée ; il est rare dans ces cas qu'il s'agisse d'un flux menstruel. Cependant le fait n'est pas impossible, car Puech, cité par Courty, rapporte qu'une femme privée de ses règles depuis six ans devint enceinte vers l'âge de 46 ans ; la menstruation reparut pendant la grossesse, pour cesser définitivement après l'accouchement. Le même auteur signale encore des observations plus concluantes ; dans l'une, la grossesse survint trois ans après la disparition des règles, chez une femme de 46 ans (Lemoine) ; dans l'autre, l'accouchement s'effectua, chez une femme de 61 ans, 10 à 12 ans après que le flux cataménial eut cessé (Renaudin). Deshayes (de Rouen) rapporte un cas de ce genre dans la *Gazette hebdomadaire* (1873) : la conception eut lieu à l'âge de 50 ans, deux ans après la cessation définitive des menstrues.

En dehors de ces faits tout à fait exceptionnels, les hémorrhagies qui se produisent après l'âge de retour ne méritent pas le nom de règles : il est rare qu'elles soient véritablement périodiques ; elles sont liées ordinairement à quelques lésions des organes génitaux (corps fibreux, polypes muqueux) ou à une affection du cœur comme l'a signalé Scanzoni.

Changements divers survenant dans l'organisme de la femme après la mé-nopause. — Lorsque les règles ont disparu, les grandes lèvres se flétrissent, la vulve devient plus pâle et les mamelles s'affaissent.

L'ovaire et l'utérus subissent des modifications profondes : la trame de l'ovaire s'atrophie, les parois des ovisacs deviennent fibreuses et s'épaississent ; le liquide intra-vésiculaire se résorbe, la vascularité de l'ovaire diminue ; les vaisseaux des parois de la vésicule de de Graaf s'atrophient et finissent par disparaître. Celles-ci suivant Ordonnez seraient même envahies par des granulations calcaires. — Le corps de l'utérus s'atrophie, la cavité cervicale se rétrécit et quelquefois s'oblitère, les artères utérines deviennent athéromateuses et s'incrustent de concrétions calcaires.

CHAPITRE II

DE LA FÉCONDATION

La *fécondation*, désignée aussi sous le nom de conception ou d'*imprégnation*, se fait par le contact et la combinaison des germes mâle et femelle ; elle nécessite le rapprochement des deux sexes ou *copulation*, dont l'étude doit, par conséquent, précéder celle de la *fécondation* proprement dite.

ARTICLE PREMIER

DE LA COPULATION

La *copulation* ou *coït* a pour but de porter dans les organes génitaux de la femme le liquide qui contient le germe mâle afin que celui-ci puisse s'unir à l'ovule.

La copulation est accompagnée, dans les deux sexes, de sensations dont l'attrait suffit pour assurer l'accomplissement d'une fonction qui tient sous sa dépendance la reproduction de l'espèce. Il n'est cependant pas rare que, chez la femme, ces sensations soient incomplètes ; parfois elles s'éveillent tardivement, de 25 à 30 ans ; il se peut même qu'elles fassent complétement défaut pendant toute la vie ; mais cette anomalie n'a pas d'influence fâcheuse sur l'aptitude à la fécondation, car on l'observe chez des femmes très-fécondes. D'autres faits démontrent encore que les sensations qui se rattachent à la copulation sont à peu près inutiles pour la fécondation proprement dite ; ainsi, des femmes ont pu être fécondées pendant le sommeil chloroformique ou le coma alcoolique, et nous verrons plus loin (voyez FÉCONDATION ARTIFICIELLE) qu'une simple injection de sperme suffit pour opérer la fécondation. — Parfois, au contraire, les rapprochements sexuels déterminent, chez les femmes nerveuses, des douleurs vulvaires et vaginales qui rendent le coït très-douloureux ou même impossible. *L'hyperesthé-*

sie vulvaire est, en outre, fréquemment accompagnée de *vaginisme*, c'est-à-dire du spasme douloureux des fibres contractiles du vagin et de son muscle orbiculaire. Cette maladie est très-fréquente et difficile à guérir.

Dans l'espèce humaine le désir instinctif des rapprochements sexuels commence à se manifester vers l'époque de la puberté, se fait surtout sentir pendant l'âge adulte et peut persister jusqu'à la vieillesse. Il est indépendant, jusqu'à un certain point, de l'aptitude à la reproduction : Joulin dit l'avoir observé chez des femmes qui avaient dépassé l'âge de la ménopause, et les habitudes vicieuses qu'on rencontre trop souvent chez les enfants témoignent que les sensations génésiques ne sont pas liées nécessairement à l'ovulation.

La copulation n'est que le prélude de la fécondation. Le premier de ces actes rapproche les germes mâle et femelle; le second les met en contact intime. Nous avons déjà étudié l'ovule (voyez page 124); il nous reste à décrire le liquide fécondant ou sperme.

Du liquide fécondant. — Le sperme, sécrété par les testicules, parcourt les canaux déférents et s'amasse dans les vésicules séminales qui lui servent de réservoirs. Pendant le coït, il est projeté dans les organes génitaux de la femme.

Propriétés physiques. — La couleur du sperme est blanchâtre ou blanc-grisâtre; sa densité est plus grande que celle de l'eau; sa consistance est mucilagineuse plutôt que visqueuse; il fait sur le linge des taches empesées dans lesquelles, malgré la dessiccation et l'ancienneté, les médecins légistes savent retrouver les spermatozoaires; son odeur a été comparée à celle que répand la limaille d'os ou la fleur du châtaignier; mais cette odeur, suivant Wagner, provient probablement des sucs sécrétoires qui y sont mêlés, et qui proviennent de la prostate, des glandes de Cooper et des glandes de Littre, car le sperme à l'état de pureté ne semble pas posséder d'odeur particulière.

Caractères chimiques. — La réaction chimique du sperme est neutre ou alcaline. L'analyse faite par Vauquelin a donné :

Eau..	90
Matières extractives.......................................	6
Phosphates calcaires et hydrochlorates de chaux...........	3
Soude...	1

Il existe dans le sperme un corps albumineux qui a été nommé par Berzelius *spermatine*, et que Robin a comparé à la mucosine.

Caractères microscopiques. — Si on examine le sperme au microscope, on y trouve des cellules épithéliales pavimenteuses; des cellules cylindriques; des noyaux sphériques; des leucocytes; de fines granulations arrondies, sphériques, réfractant la lumière à la façon des matières grasses; des vibrions, si le sperme a subi pendant un certain temps le contact de l'air; des cristaux de phosphate magnésien; des plaques grisâtres réfractant faiblement la lumière (sympexions), et surtout des filaments mobiles nommés *spermatozoïdes, spermatozoaires* ou *zoospermes.*

Ces filaments, découverts par Louis Hamm (1667) et non par Leuwenhoeck, représentent la partie réellement fécondante du sperme. Leur forme et leurs dimensions sont très-variables suivant les espèces animales. Chez l'homme ils sont très-petits, et leur longueur totale ne surpasse pas $\frac{1}{20}$ ou $\frac{1}{25}$ de millimètre (Wagner). Ils peuvent être comparés pour leur forme à des têtards de grenouille et se composent de trois parties : le corps, la tête, la queue.

Le *corps* est petit, ovale, un peu aplati en forme d'amande et transparent ; son épaisseur est de $\frac{1}{300}$ à $\frac{1}{400}$ de millimètre (Wagner) (1).

La *queue*, filiforme, est épaisse à son origine et assez grosse pour qu'on puisse voir un double contour ; vers son extrémité, elle devient si fine qu'on ne peut la suivre, même au moyen des plus forts grossissements (Wagner).

La *tête* n'a guère en longueur que la vingtième partie de celle de la queue : vue à un grossissement de 750 diamètres, elle paraît encavée (Liégeois).

A. Spermatozoïde du cochon d'Inde.

B. Du taureau.

C. Du mouton.

D. Du cheval.

E. Du lapin.

F. Du rat.

G, G' De l'homme.

H. Du coq.

I. Du moineau.

K. Du pigeon.

L. De la perche.

M. Du brochet.

N, O. De la grenouille (en hiver).

P. Granulations mobiles du sperme chez le même animal.

Q. Spermatozoïdes de la grenouille (en été).

R. Plaque épithéliale pavimenteuse.

S. Spermatozoïdes à petite tête que l'on rencontre parfois chez l'homme.

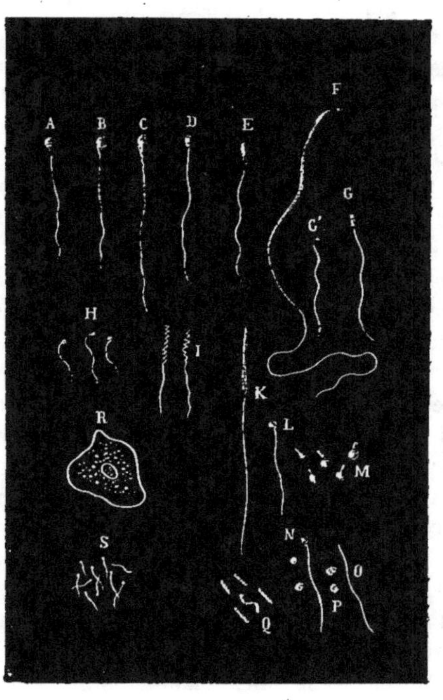

Fig. 66. — Spermatozoïdes de diverses espèces animales.

Quelquefois la tête ou la partie antérieure de la queue est entourée par une espèce de collerette, débris du noyau dans lequel le spermatozoïde s'est développé. Généralement la queue fait suite à l'axe de la tête ; dans quelques cas, elle fait un angle avec celle-ci ou elle est enroulée autour d'elle.

Godart (2) a rencontré cinq fois, sur plus de 300 individus, une deuxième variété de filaments spermatiques dans le sperme éjaculé. Ces filaments ont une tête très-petite, mais parfaitement formée ; la queue n'offre rien de spécial.

(1) *Histoire de la génération et du développement*, trad. par A. Hebets, 1841.
(2) *Étude sur la Monorchidie et la Cryptorchidie chez l'homme*. Paris, 1857.

Leurs mouvements sont tellement vifs et rapides que l'œil peut à peine les suivre sous le champ du microscope. Ils ont encore ceci de particulier, c'est que leurs mouvements persistent longtemps après que ceux des spermatozoïdes de la première variété ont cessé. D'après Liégeois, les spermatozoïdes à petite tête signalés par Godart existeraient assez fréquemment au milieu des spermatozoïdes types.

Godart a aussi signalé dans le sperme éjaculé des filaments munis d'une tête assez volumineuse ; ceux-ci seraient plus rares.

Les spermatozoïdes examinés après l'éjaculation sont animés de mouvements et peuvent parcourir en une seconde une distance à peu près égale à la longueur de leur corps. Il est admis généralement qu'ils reçoivent leur impulsion de la queue. Le professeur Grohe (de Greifswald) émet une opinion contraire et croit que la locomotion du spermatozoïde dépend du déplacement de la tête. Quoi qu'il en soit, les animalcules spermatiques déploient une certaine force dans leurs mouvements ; car, lorsqu'ils rencontrent un cristal ou une cellule épithéliale, par exemple, ils leur impriment un choc assez violent pour les déplacer et se frayer passage.

Quand le sperme est abandonné à lui-même, il est rare que les mouvements des spermatozoïdes durent plus de vingt-quatre heures, à moins que le sperme ne soit conservé dans un vase bien fermé, auquel cas ils peuvent persister quarante à soixante heures (Liégeois). Si le sperme a été déposé dans les voies génitales de la femelle, les mouvements durent plus longtemps. Bischoff, Prévost et Dumas les ont vus dans du sperme pris dans les trompes de chiennes et de lapines, sept à huit jours après la copulation. Chez la vache, on les a constatés six jours après le coït. Enfin, pour ce qui concerne les spermatozoïdes de l'homme, le docteur S. R. Percy (de New-York) dit en avoir recueilli de vivants dans le col de l'utérus, huit jours après le dernier coït, sur une femme qui avait bien voulu se prêter à cette expérience. Ces faits ne doivent pas être perdus de vue quand on veut calculer l'époque probable de la fécondation qui suit le dernier rapprochement sexuel.

La mort du sujet n'anéantit pas immédiatement les mouvements des spermatozoïdes ; Godart examinant le sperme d'un supplicié, en a trouvé qui étaient encore mobiles soixante-douze heures après la décapitation.

Le nombre d'animalcules que contient le sperme est très-variable suivant les individus et les conditions dans lesquelles ce liquide est recueilli. Chez certains sujets, le sperme peut ne contenir que de rares spermatozoïdes sans qu'aucune affection locale ou constitutionnelle explique cette anomalie.

Les recherches de Casper et de Hirtz paraissent prouver que l'absence complète des spermatozoïdes chez des hommes d'une bonne constitution et d'une grande vigueur n'est pas un fait absolument rare. Montegazza (1), sur 78 sujets de seize à soixante ans, en a trouvé 11 chez lesquels il n'existait aucun spermatozoïde. Ces 11 sujets étaient ainsi répartis : 5 de seize à vingt ans,

____

(1) *Journal de l'Anatomie et de la Physiologie normales*, année 1868 et *Pathologie de l'homme et des animaux*.

3 de vingt à quarante, 3 de quarante à soixante (voyez STÉRILITÉ, page 174).

Cet auteur a démontré, ainsi que Godart, que les mouvements de ces éléments cessent sous l'influence des températures extrêmes, pour se reproduire lorsqu'on les a ramenés à la température de 37 degrés, qui est la plus favorable à leur développement. L'eau froide les tue, l'eau tiède entretient leur vitalité. Selon Prévost et Dumas, l'étincelle électrique les foudroie ; le courant galvanique est, au contraire, sans effet. Les liquides alcalins à un degré moyen de concentration sont favorables à leurs évolutions, ceux dont la réaction alcaline est exagérée sont funestes à leur vitalité (Donné). Les liquides acides ou alcooliques, même dilués, paralysent leurs mouvements. L'écoulement leucorrhéique produit le même résultat. Le flux menstruel, au contraire, augmente leur activité.

Époque de l'apparition des spermatozoïdes. — Le sperme peut s'échapper des voies génitales vers l'âge de douze à quinze ans ; mais ce liquide ne possède pas encore de spermatozoïdes : ordinairement ceux-ci ne commencent à se montrer qu'à l'époque de la puberté, vers l'âge de dix-huit ans, suivant Montegazza ; mais de nombreux exemples prouvent que parfois ils apparaissent beaucoup plus tôt. Après la puberté, leur développement devient permanent, et on les retrouve aux diverses périodes de la vie, même à l'âge sénile. Wagner, le premier, observa des spermatozoïdes chez un vieillard de soixante-dix ans. Les travaux de Duplay (1) et du docteur Dieu ont surtout contribué à élucider cette question. Le premier de ces auteurs, examinant à ce point de vue 51 vieillards, a trouvé trente-sept fois des spermatozoïdes. Sur ces 37 individus, il y avait 8 sexagénaires, 20 septuagénaires, 9 octogénaires ; chez 7 sujets, dont le sperme contenait autant d'animalcules que chez l'adulte, le plus âgé avait quatre-vingt-deux ans et le moins âgé soixante-treize ans. Voici les résultats que le docteur Dieu, aide-major aux Invalides, a observés et consignés dans le *Journal de l'Anatomie et de la Physiologie normales et pathologiques* (année 1867). Sur 105 vétérans dont cet auteur a examiné le sperme recueilli dans les vésicules séminales, après la mort, soixante-quatre fois les spermatozoïdes ont manqué, quarante et une fois ils ont pu être constatés.

Il résulte de ces recherches qu'un grand nombre de vieillards de soixante à quatre-vingts ans, la moitié environ (Liégeois), sont encore aptes à la fécondation. C'est un privilége tout à fait spécial à l'homme, car nous savons qu'arrivée à une certaine période de la vie (âge de la ménopause), la femme ne possède plus la faculté de produire des ovules.

Nature des spermatozoïdes. — Les physiologistes sont loin d'être d'accord sur la nature des spermatozoïdes. Dès le début, lorsqu'on a vu ces filaments animés de mouvements dans le milieu qui les contient, on a été porté à leur accorder les attributs de l'animalité. C'est une opinion qui a été soutenue par Ehremberg, Valentin, Gerber, Czermak, Pouchet, Joulin et qui actuellement encore est défendue par le professeur Pajot. Ce dernier auteur est

____

(1) *Recherches sur le sperme des vieillards.* (*Archiv. génér. de Médecine*, décembre 1852.)

disposé à leur accorder la volition et l'instinct de conservation, et se fonde sur la manière dont il les a vus se débattre pour vaincre l'obstacle fortuit qui arrêtait leur marche. Leur aptitude à se répandre sur les œufs et à y pénétrer ajoute encore à la valeur de cette manière de voir, mais on lui oppose que, malgré cela, il manque aux spermatozoïdes un des caractères principaux de l'animalité : la possibilité de se reproduire. Aussi Longet, Coste, Liégeois, Béclard et Robin les considèrent-ils comme des éléments analogues aux cellules de l'épithélium vibratile, vivant aux dépens du milieu qui leur est propre, de même que les hématies vivent aux dépens du plasma sanguin, doués de propriétés spéciales et particulièrement de la contractilité dont leurs mouvements sont la conséquence. Toutefois nous continuerons pour la commodité du langage, à désigner parfois ces éléments sous le nom d'animalcules.

Du rôle des spermatozoïdes. — Les spermatozoïdes sont indispensables à la fécondation, car s'ils viennent à disparaître pour une cause quelconque, affection diathésique ou constitutionnelle, maladie du testicule ou de ses canaux déférents, la stérilité est le résultat de leur disparition. Nous verrons plus tard quel est le rôle intime que ces animalcules jouent dans la grande fonction de reproduction.

ARTICLE II

DE LA FÉCONDATION

Pour que la fécondation proprement dite s'opère, il faut que les germes mâle et femelle puissent s'unir et se fusionner. Le contact matériel du sperme et de l'ovule est donc absolument nécessaire.

La théorie de l'imprégnation à distance soutenue par Harvey, Fabrice de Hilden, Gardien et Chaussier a été réfutée par les expériences de Spallanzani (1787), de Prévost et Dumas (1824).

Ces observateurs placèrent, dans des verres de montre séparés, d'une part, des œufs, d'autre part, du sperme de grenouilles ; puis ils superposèrent ces verres de manière à ne laisser entre les deux éléments qu'une distance aussi faible que possible ; jamais dans ces conditions on ne put obtenir de fécondation. Les œufs mis en contact direct avec les spermatozoaires donnèrent, au contraire, naissance à des têtards.

Si on place, sur des œufs, du sperme privé de ses animalcules, il ne se produit aucune des modifications qui aboutissent à la formation d'un nouvel être. Spallanzani (1786), le premier, Prévost et Dumas (1824), après lui, firent cette démonstration en plaçant du sperme dilué sur un filtre composé de sept ou huit feuilles de papier superposées. Les spermatozoïdes restent sur le papier et peuvent féconder des œufs ; au contraire, la partie liquide qui a traversé le filtre est stérile. A l'appui de la même opinion, Coste fait remarquer que, chez la grenouille mâle, la partie liquide du sperme est contenue dans une poche particulière et complétement séparée des spermatozoaires ; or, ce liquide est impropre à la fécondation, tandis que celle-ci est facilement obtenue avec les spermatozoaires. Le microscope fournit la même preuve en montrant que tout sperme privé d'animalcules est infécond. On sait, par exemple, que les mulets ne peuvent pas se reproduire ; précisément, chez ces animaux, le liquide spermatique ne contient pas d'animalcules. Des exemples analogues abondent dans la science.

La quantité de sperme nécessaire pour produire la fécondation est extrêmement faible. Spallanzani a pu féconder un œuf avec une gouttelette d'une solution composée de 15 centigrammes de sperme et de 540 grammes d'eau. Dans les expériences de Prévost et Dumas, 225 spermatozoaires fécondèrent 61 œufs sur 300.

Lieu où se fait le contact du sperme et de l'ovule. — Longtemps on a cru que le contact du sperme et de l'ovule avait lieu dans la cavité utérine. Cependant, les grossesses extra-utérines faisaient penser que la fécondation peut aussi s'opérer sur un point rapproché de l'ovaire. Nuck plaça une ligature sur l'une des cornes de la matrice d'une chienne accouplée trois jours auparavant, et au bout de quelque temps il trouva deux embryons arrivés dans la trompe et arrêtés par la ligature.

Aujourd'hui, il est hors de doute que, dans les conditions normales, la fécondation peut se produire sur l'ovaire même ou dans la partie la plus externe de la trompe. Bischoff a été le premier à constater ce fait : vingt heures après l'accouplement d'une chienne, il trouva des spermatozoaires au niveau de l'ovaire ; Wagner et Barry ont répété la même expérience avec le même succès. Il était dès lors prouvé que la fécondation peut s'effectuer sur l'ovaire ; restait à savoir si elle ne se produit pas également dans la cavité utérine. Coste fit faire un nouveau pas à cette question en démontrant que le contact fécondant ne peut avoir lieu que sur l'ovaire ou dans le tiers externe de l'oviducte. En effet, l'ovule non fécondé s'altère rapidement à mesure qu'il se rapproche de l'orifice interne de ce canal ; de plus, une fois engagé dans les deux tiers internes de la trompe, il y est entouré d'une couche d'albumine qui s'oppose complétement à ce que les spermatozoaires pénètrent jusqu'à lui. On n'arrive à cette preuve qu'en accouplant des animaux après l'époque du rut passée, et en les sacrifiant quelques heures plus tard. Dans ces conditions, on trouve des œufs et des spermatozoïdes sur toute la longueur de la trompe, mais dans les deux tiers internes de ce canal aucun spermatozoaire n'aura pénétré jusqu'à la membrane vitelline qui est alors protégée par une enveloppe albumineuse.

Ascension des spermatozoaires. — D'après l'opinion ancienne, celle de Riolan, Morgagni, Boërhaave, le sperme serait aspiré par l'utérus comme par une ventouse. Pouchet adopte cette explication, en faveur de laquelle on peut faire valoir le gonflement et l'écartement des parois de l'utérus pendant l'érection de cet organe (voyez page 142). Bischoff explique la progression des spermatozoaires par les mouvements propres de l'utérus et des oviductes ; Muller, par l'action des cils vibratiles de la matrice ; Béclard, par la contraction et le relâchement alternatifs du col de l'utérus ; Henle, le professeur Pajot, Joulin, Mathias Duval, par les mouvements des animalcules qui se dirigeraient vers l'ovaire d'après un instinct particulier. Enfin, de nombreuses observations recueillies dans l'espèce humaine démontrent que quelques gouttes de sperme mises en contact avec l'orifice vulvaire ont pu déterminer la fécondation ; pour expliquer, dans ces cas, la migration ascensionnelle des spermatozoaires, on fait intervenir les contractions du vagin ou les mouvements propres aux animalcules.

Toutes ces opinions soulèvent des objections : d'une part, la fécondation est possible quand les parois utérines, envahies par des tumeurs cancéreuses ou autres, sont incapables de se contracter normalement ; d'autre part, chez les crustacés décapodes et les mollusques céphalopodes, les spermatozoaires sont dépourvus de mouvements et cependant ils sont transportés sur l'ovaire.

Selon Coste, le transport du sperme serait le résultat d'un phénomène de capillarité et ce liquide monterait entre les parois utérines et dans les rigoles du canal tubaire, comme l'eau s'élève entre deux lames de verre juxtaposées ou dans un tube capillaire. Liégeois émet le même avis et le motive par des expériences intéressantes : qu'on prenne une vessie de lapine, détachée récemment de l'animal et vidée d'urine ; qu'on étale cette vessie sur une table et qu'on dépose au col vésical quelques gouttes de sperme ; bientôt les spermatozoïdes, morts ou vivants, pourront être retrouvés sur toute l'étendue de la paroi interne. Enfin, qu'on détache du même animal l'ensemble des organes génitaux : vagin, matrice, oviducte ; qu'on place du sperme, frais ou non, à l'entrée du vagin que l'on aura coupé obliquement à dessein, sans même entre-bâiller l'ouverture, et vingt minutes après, les spermatozoïdes pourront être retrouvés depuis le point où ils ont été déposés jusqu'à l'extrémité des trompes.

Au milieu de tant de faits et d'opinions contradictoires, à quelle conclusion doit-on s'arrêter ? Il nous semble qu'on aurait tort d'adopter exclusivement l'une des explications précédentes, car elles contiennent peut-être toutes une parcelle de vérité. Pour assurer un résultat important, la nature est souvent prodigue de ressources et de moyens, et la reproduction de l'espèce est la plus admirable de toutes ses œuvres.

Quelle que soit l'opinion qu'on adopte, la translation des spermatozoïdes jusqu'à l'ovaire, exige nécessairement un certain temps. Aussi quelle créance doit-on accorder aux femmes qui prétendent reconnaître le coït fécondant à une sensation particulière ? Si cette sensation était réelle, comme le pensait Cazeaux, elle correspondrait non pas à la fécondation proprement dite, mais à la déchirure d'une vésicule de de Graaf qui se romprait pendant le coït et rendrait ainsi la fécondation fort probable.

Pénétration des spermatozoaires dans l'ovule. — Il est aujourd'hui démontré que les animalcules spermatiques pénètrent dans l'ovule, mais on est moins bien fixé sur la manière dont se fait cette pénétration. D'après Barry (1840), l'ovule présenterait une petite ouverture destinée précisément au passage des spermatozoïdes. Cette assertion fut vivement combattue dès qu'elle fut émise, mais elle fut plus tard confirmée par les observations de Newport, de Nelson et de Kéber qui donna le nom de *micropyle* à l'ouverture ovulaire traversée par les spermatozoaires.

La pénétration des spermatozoïdes par le micropyle a été vue directement sur les insectes par Meissner, sur les mollusques par Kéber, sur les hirudinées du genre néphélis et sur les diptères par Ch. Robin. Enfin Coste a découvert sur l'œuf des saumons, des truites et des épinoches, un ombilic au centre duquel existe un trou microscopique traversant la membrane vitelline, et muni en dedans d'une petite soupape.

Van Beneden et Hensen, dont les travaux sont récents (1875-1876), ont nié l'existence du *micropyle* sur les œufs de lapine. Pour ces auteurs, l'orifice qui a été désigné sous ce nom, serait le produit d'une déchirure accidentelle ou le résultat de perforations faites par les aiguilles, au moins chez les mammifères. — Ils admettent que les spermatozoïdes au lieu de pénétrer par un point unique à travers la membrane vitelline, y pénètrent de tous côtés et s'y meuvent facilement. Il se produirait probablement, selon Robin, un ramollissement de cette membrane qui faciliterait la progression des spermatozoaires, et ceux-ci s'introduiraient en grand nombre dans l'ovule, puisque Hensen, sur une seule coupe transversale d'un œuf de lapine, en a observé 22, ce qui lui fit supposer que 50 spermatozoaires au moins avaient pénétré dans l'œuf tout entier. La pénétration des animalcules dans l'intérieur de celui-ci aurait lieu chez le lapin, environ treize heures après la copulation (Hensen). Ces animalcules traversent la membrane vitelline en rampant parallèlement à la surface. Quelques-uns cependant lui sont perpendiculaires. Ils parviennent ainsi dans un liquide remplissant l'espace situé entre la membrane vitelline et le vitellus, espace qui résulte de la condensation de ce dernier (voyez Ovologie).

Le liquide en question (*liquide périvitellin* de Robin) paraît très-propre à entretenir la vitalité des spermatozoïdes. Ceux-ci peuvent s'y mouvoir pendant deux heures environ, selon Robin. De là, ils pénétreraient dans le vitellus lui-même, d'après Barry. Weil et Hensen auraient même observé des têtes de spermatozoïdes inaltérés, dans les premières sphères de segmentation ; (voyez Ovologie) mais van Beneden ne les a jamais rencontrés qu'à la surface du vitellus à laquelle ils adhèrent fortement par la tête.

Malgré de nombreuses recherches, on n'a pas vu de micropyle sur l'ovule humain, et on ne sait pas encore exactement comment les spermatozoïdes réussissent à s'y introduire.

Phénomènes intimes de la fécondation. — Personne ne croit plus que l'ovule soit un nid dans lequel le spermatozoaire, l'*homunculus*, se place pour se développer et se transformer en embryon et en fœtus. La pénétration des spermatozoïdes dans l'ovule une fois effectuée, les différentes parties de l'animalcule se dissocient, se dissolvent, et se combinent vraisemblablement, molécule à molécule, avec les éléments vitellins. C'est dans le milieu qui résulte de la fusion des deux germes que le nouvel être puisera les éléments de son organisation ; c'est de là qu'il tirera les dispositions organiques qui le rendront semblable à ses parents et le soumettront aux lois de l'hérédité.

Un seul spermatozoaire serait insuffisant pour opérer la fécondation d'un œuf. D'après les expériences que Newport a pu mener à bien sur quelques espèces animales très-éloignées, il est vrai, de l'espèce humaine, le travail

embryogénique avorte dans les œufs qui n'ont reçu qu'un ou deux spermatozoaires ; tandis qu'il se poursuit normalement là où la dose de la matière
fécondante a été plus forte ; dès lors on conçoit que ces animalcules puissent
provenir de deux copulations et de deux mâles. Mais si les spermatozoaires
pénètrent en grand nombre dans l'ovule, ils ne serviront pas tous à la fécondation. Ch. Robin a vu dans les œufs de néphélis quelques animalcules disparaître dans la substance de l'œuf, et d'autres, inanimés mais intacts, rester
entre l'embryon et la membrane vitelline.

La science ne va pas au delà de ces limites. L'esprit humain reste en présence d'hypothèses mystérieuses, et le voile qui les recouvre ne sera peut-être
jamais soulevé complétement.

Les spermatozoaires étendent leur influence au delà de l'œuf qu'ils fécon-
dent. Les éleveurs et les chasseurs savent qu'une jument ou qu'une chienne
de race pure, lorsqu'elle a été fécondée une seule fois par un mâle de race
abâtardie, engendre longtemps des produits abâtardis, alors même qu'elle ne
serait plus saillie que par des étalons de choix. — Un couple de lapins blancs
donne des petits de la même couleur, c'est là une observation qu'on peut
facilement constater sur plusieurs portées successives ; qu'on sépare ensuite
la femelle et qu'on l'accouple avec un lapin gris ou noir, naturellement, les
petits seront bigarrés, mais qu'on rende ensuite la même femelle à son premier mâle, et elle continuera, dans les portées suivantes, à faire des petits
dont le poil sera tacheté. — Simpson a noté le fait suivant : une femme
blanche ayant eu des rapports sexuels avec un nègre, accoucha d'un mulâtre ;
plus tard, dans une autre grossesse, elle donna le jour à une fille qui portait
des traces évidentes de sang noir, bien que le père de celle-ci appartînt à la
race blanche.

Les spermatozoaires en fécondant les œufs arrivés à maturité, pénètrent-
ils dans les ovisacs réservés à d'autres pontes, et en impressionnent-ils les
ovules sans les féconder? Influencent-ils l'organisme entier de la femme ou
de la femelle, en y laissant une empreinte indélébile? Ces questions sont restées sans solution, et la science n'a fait qu'enregistrer les faits qui y sont relatifs.

Du moment le plus favorable à la fécondation. — Le moment le plus favorable à la fécondation correspond à la période menstruelle. C'est un fait qui,
déjà connu des médecins de l'antiquité, s'explique maintenant à merveille par
les notions précises que nous avons sur la ponte spontanée et ses rapports avec
la menstruation.

Les recherches statistiques de Raciborski ont démontré que la grossesse se
produit chez quelques femmes, dans les deux ou trois jours qui précèdent
le flux menstruel ou à son début ; chez le plus grand nombre, dans les premiers jours qui suivent les règles. D'après ce gynécologue, sur 15 femmes qui
n'avaient eu qu'un rapprochement sexuel, la grossesse survint dans les conditions suivantes : cinq fois, dans les deux ou trois jours qui précédèrent l'époque
présumée de la menstruation ; une fois, pendant le premier jour de l'écoulement menstruel ; huit fois, dans les deux jours qui suivirent les règles ; une fois,
le dixième jour après la cessation des menstrues. — A propos de cette sta-

tistique, il faut remarquer que dans nos mœurs il est relativement rare que la copulation ait lieu pendant la durée des règles; sans quoi, les coïts fécondants seraient plus nombreux, car l'on sait depuis longtemps que certaines femmes ne peuvent devenir enceintes qu'en ayant des rapprochements sexuels pendant leur époque menstruelle; cependant Schröder fait remarquer que les femmes juives sont très-fécondes, bien qu'elles doivent s'abstenir du coït pendant leurs règles et dans les sept jours qui suivent.

Il n'en est pas moins vrai, qu'un coït pratiqué vers le milieu de la période intermenstruelle peut être fécondant; ce qui s'explique par la vitalité persistante des spermatozoaires déposés dans les organes génitaux de la femme quelque temps avant la chute de l'ovule (voyez page 166), ou par la maturité et la rupture anticipée d'une vésicule. Chez les femelles animales, on observe entre les époques du rut une période complétement *agénésique*, mais celle-ci n'existe pas dans l'espèce humaine, bien que Avrard (de La Rochelle) ait prétendu le contraire. Toutefois il faut reconnaître que les chances de fécondation diminuent vers le milieu de la période intermenstruelle.

Quant aux saisons les plus favorables à la fécondation, leur influence, très-évidente chez les animaux, est beaucoup moins sensible dans l'espèce humaine où des milliers de fécondations ont lieu chaque jour de l'année. Cependant les grossesses dont le début date du printemps, sont plus nombreuses, toutes choses égales d'ailleurs, que celles qui commencent dans les autres saisons.

De la procréation des sexes à volonté. — Nous ne discuterons pas longuement les opinions qui ont été émises sur ce sujet, car elles sont souvent bizarres et l'attrait de curiosité qu'elles ont soulevé a toujours été déçu.

D'après Hippocrate, les garçons seraient engendrés par le testicule droit et les filles par le gauche. Millot, à la fin du dernier siècle attribuait la procréation de tel ou tel sexe à l'influence des ovaires : l'ovaire droit fournirait des œufs mâles et le gauche, des œufs femelles. Ces deux hypothèses ne résistent pas à un examen sérieux, car des individus des deux sexes, accidentellement privés de l'une ou l'autre glande, procréent indifféremment des garçons et des filles.

Girou de Buzareingues prétend que la vigueur relative de l'un des parents détermine le plus souvent le sexe de l'enfant. Un mâle plein de force et une femelle étiolée engendreraient un mâle; une femelle vigoureuse et un mâle affaibli procréeraient une femelle. Nous avons essayé bien souvent, dans l'espèce humaine, de contrôler cette opinion en examinant des époux très-disparates en vigueur, mais nous n'avons rien trouvé qui lui fût favorable.

D'après une opinion ancienne reprise par Boudin, le sexe masculin prédomine quand le père est plus âgé que la mère; le sexe féminin, quand la mère est plus âgée que le père; les deux sexes tendent à s'équilibrer quand le père et la mère sont de même âge. Cette hypothèse n'est pas mieux fondée que les précédentes.

Pour Thury, l'œuf avant sa maturité complète donnerait naissance à une femelle; à sa maturité, il formerait un mâle. Les expériences ont consisté à faire saillir un certain nombre de vaches au commencement du rut; d'autres furent saillies à la fin de la même époque. Dans le premier cas, on obtient des femelles; dans le second, des mâles. Dans vingt-neuf tentatives du même genre, Cornaz a toujours obtenu le produit qu'il cherchait, mâle ou femelle. — Cette loi paraît établie pour l'espèce bovine, mais elle ne se vérifie pas chez les lapines qui engendrent des mâles et des femelles quelle que soit l'époque de leur accouplement. Il en est de même chez les ovipares : en effet, Coste fait remarquer qu'une poule, après un seul accouplement, peut pondre de cinq à sept œufs féconds, dans un espace de dix-sept à dix-huit jours, et les premiers œufs pondus, plus mûrs par conséquent que les autres au moment de la fécondation, fournissent aussi bien des femelles que des mâles; la même irrégularité dans les sexes obtenus s'observe dans les derniers œufs de cette poule. — Dans l'espèce humaine, l'observation paraît infirmer de nouveau la loi de Thury : en effet, la plupart des grossesses commencent après les règles alors que l'ovule est arrivé à maturité complète. Néanmoins, la proportion des enfants de sexe masculin y est à peine plus considérable que celle des enfants de sexe féminin : 106 garçons pour 100 filles.

Il semble donc démontré que, pour des espèces animales différentes, la génération n'obéit pas toujours à des lois uniformes. Pour que l'expérimentation soit décisive, de nouvelles recherches sont nécessaires.

§ 1. — Stérilité.

La stérilité reconnaît des causes différentes soit chez l'homme, soit chez la femme.

Stérilité de l'homme. — Chez l'homme nous signalerons :

1° L'absence de l'éjaculation du sperme (aspermatisme); 2° certains obstacles placés sur le trajet de l'urèthre, qui rendent l'éjaculation difficile (dyspermatisme); 3° l'absence de spermatozoïdes dans le sperme éjaculé (aspermatozie); 4° certains vices de conformation des parties génitales extérieures (épispadias, hypospadias, etc.).

Dans une séance récente de la Société des sciences de Lyon (1), les docteurs Laroyenne, Coutagne, Jullien et Laure ont communiqué à leurs auditeurs une série d'observations de stérilité dans lesquelles la femme était parfaitement organisée pour une fécondation régulière, tandis que l'homme présentait des traces de syphilis plus ou moins ancienne; chez plusieurs sujets ainsi contaminés, l'examen microscopique démontra que les spermatozoïdes étaient ou déformés ou privés de vie.

Après avoir relaté ces faits, le docteur Caffe, de Paris, ajoute qu'il a donné des soins, avec son ami le docteur Coster, à un Américain qui n'avait pas d'enfants. En examinant le sperme de cet Américain, on trouva les animalcules spermatiques privés de vie. Le mari voulait répudier sa femme, qui était remarquablement bien conformée; mais comme il confessa qu'il avait eu la syphilis, un traitement spécifique et une saison à Bagnères-de-Luchon lui furent prescrits; au bout de six mois, la guérison était complète, les sperma-

____

(1) *Journal des connaissances médicales* du 15 mars 1875.

tozoïdes avaient repris leur vitalité et plusieurs enfants naquirent, à la grande joie des époux.

Dans le même article, le professeur Pajot s'exprime ainsi : Sur 80 mariages stériles pour des causes diverses, six hommes n'avaient pas de spermatozoïdes, et un septième mari n'avait jamais eu d'éjaculation en douze années, bien que le coït eût lieu conjugalement dans tous les cas. Aucun de ces hommes n'avait plus de quarante ans, trois étaient d'une stature et d'une force exceptionnelles, deux étaient des hommes ordinaires, les deux derniers étaient maigres, petits, avec des sommets suspects. Tous remplissaient leur fonction de mari avec succès. Les sept femmes ne présentaient ni maladies, ni vices rédhibitoires. Sur les sept hommes, quatre avaient eu des orchites doubles, les trois autres n'avaient jamais eu de maladies génitales. Tous ces hommes ont été traités par les moyens locaux et généraux : frictions résolutives, exercice musculaire, gymnastique, hydrothérapie, bains de mer, régime, etc. — Aucun n'a guéri, sauf le malade qui n'éjaculait pas, car au bout de six mois de traitement, il rendit sa femme enceinte.

Stérilité de la femme. — La stérilité chez la femme, est liée, d'après Courty, aux trois conditions suivantes : 1° l'inaptitude au coït ou impuissance ; 2° l'inaptitude à l'imprégnation ou infécondité ; 3° l'inaptitude à la germination ou stérilité proprement dite.

1° L'impuissance chez la femme est rare ; elle reconnaît pour causes principales : l'oblitération congénitale ou acquise de la vulve ; l'oblitération, l'étroitesse extrême, l'absence totale ou partielle du vagin ; l'ouverture de ce canal dans la vessie ou le rectum ; enfin un état de coarctation, décrit sous le nom de *vaginisme* et dû à la contraction spasmodique du *sphincter cunni*. Les femmes atteintes de cet accident éprouvent des douleurs tellement violentes pendant le coït, qu'elles sont obligées de s'y soustraire (voyez page 183) ; mais il faut savoir que le vaginisme n'est pas une cause absolue de stérilité, car il suffit que le sperme soit versé à l'extérieur de la vulve pour que la fécondation puisse avoir lieu ; l'un de nous en a vu un exemple remarquable.

2° L'inaptitude à l'imprégnation résulte d'obstacles mécaniques ayant leur siége dans le canal tubo-utérin. Ces obstacles peuvent résider dans l'utérus et les trompes ou dépendre de la présence dans ces organes, de sécrétions anormales, impropres à la conservation des spermatozoïdes.

Nous citerons tout d'abord les arrêts de développement de l'utérus : utérus embryonnaire (*uterus embryonalis*) ; utérus fœtal (*uterus fœtalis*) ; utérus d'enfant (*uterus infantilis*), utérus *pubescent* de Puech, c'est-à-dire ayant conservé les caractères propres à cet organe pendant la puberté ; puis l'atrophie utérine consécutive à l'accouchement, signalée par Simpson, Puech et Courty ; l'impénétrabilité de la matrice, c'est-à-dire, l'absence complète de cavité dans cet organe régulièrement développé à l'extérieur (Boivin et Dugès) ; l'imperforation et les simples rétrécissements congénitaux ou acquis du col ; les diaphragmes membraneux situés au fond du vagin.

Les déviations et principalement les flexions du corps de l'utérus sur le col lorsqu'elles sont très-prononcées sont des causes fréquentes de stérilité. Selon

Marion Sims, un tiers des femmes stériles sont atteintes d'antéversion, un tiers de rétroversion. Sur 272 femmes stériles, Mayer (1) en a trouvé 97 qui étaient atteintes de flexion. L'inversion, qui heureusement est un accident rare, détermine nécessairement l'inaptitude à la fécondation.

Les autres déplacements, c'est-à-dire, les hernies de l'utérus, des trompes et des ovaires, n'amènent pas fatalement la stérilité, mais ils rendent la conception moins facile.

Signalons pour terminer l'énumération des obstacles mécaniques, ceux que l'on rencontre au niveau des trompes. La pelvi-péritonite, l'hématocèle rétro-utérine, les tumeurs péri-utérines, peuvent, en déterminant des oblitérations, ou des adhérences de ces conduits aux organes ambiants, produire l'infécondité.

L'hypertrophie générale ou partielle du col, la conicité exagérée du museau de tanche, la tuméfaction inflammatoire, les fongosités, les altérations organiques de cet organe (cancer, corps fibreux, polypes), constituent, non des causes absolues d'infécondité, mais des conditions défavorables à la rencontre du sperme et des ovules.

Les liquides sécrétés avec abondance par l'utérus peuvent empêcher la pénétration du sperme par suite de leur viscosité, ou tuer les spermatozoïdes par un excès d'acidité ou d'alcalinité.

Il y a des femmes chez lesquelles l'infécondité paraît liée à un trouble de la fonction génitale, soit au défaut, soit à l'excès de l'orgasme vénérien qui met en rapport l'ovaire et la trompe et favorise par une érection du canal utéro-tubaire, le rapprochement de l'ovule et du sperme.

Baker Brown admet une espèce de stérilité par action réflexe, ayant son origine dans les maladies d'organes voisins de l'utérus telles que : tumeurs vasculaires du méat urinaire, hémorroïdes fluentes, fissures et fistules à l'anus, ascarides vermiculaires, etc., ce qui est difficile à prouver.

3° L'inaptitude à l'ovulation doit être considérée comme la cause la plus grave de stérilité. Celle-ci peut être absolue et permanente ou bien relative ou passagère. Dans le premier cas, elle tient à l'absence, au défaut de développement, à l'atrophie, à une altération organique (cancer, tubercules, kystes, dégénérescence fibreuse) des ovaires. Dans le second cas, elle tient à la suspension de la fonction germinative de ces organes produite soit par un état pathologique local sans néoplasmes (phlegmasie aiguë ou chronique), soit par une affection morbide générale telle que scrofule, phthisie, rachitisme, chlorose, intoxication alcoolique (Lancereaux), soit enfin par une altération de la constitution due à l'âge, aux excès de travail ou de plaisir, à l'amaigrissement extrême, à l'obésité, etc.

§ 2. — De la fécondation artificielle.

On sait que la condition essentielle à la fécondation est le contact de l'ovule et des spermatozoïdes. Or, nous venons de voir qu'il existe des femmes

(1) Virchow's *Archiv für pathologische Anatomie*, 1856.

chez lesquelles le sperme ne peut arriver à son but, soit à cause de déviations, de flexions de l'utérus, de conformation spéciale du col, etc., soit à cause de vices de conformation des organes génitaux de l'homme : épispadias, hypospadias, etc. C'est dans ces circonstances qu'on a tenté de produire la fécondation, en faisant pénétrer artificiellement par des moyens divers, le sperme dans la cavité utérine.

La pratique de la fécondation artificielle est aussi ancienne qu'usuelle en arboriculture ; mais Spallanzani est le premier qui l'expérimenta sur les animaux (1780). Il injecta dans la matrice d'une chienne en chaleur 1 gramme environ de sperme provenant d'un jeune chien, au moyen d'une seringue chauffée à 30 degrés Réaumur. L'expérience réussit complétement, car 62 jours après l'injection, la chienne mit bas trois petits vivants qui, par leur couleur, ressemblaient non-seulement à la femelle, mais au mâle qui avait fourni la semence.

Cette expérience fut répétée 16 mois après, avec le même succès, par Pierre Rossi (de Pise). En imitant ces physiologistes, on pourrait obtenir facilement le croisement des espèces animales difficiles à accoupler ; à ce point de vue, il est regrettable que la fécondation artificielle ne soit pas plus souvent employée chez les animaux.

Ce fut Hunter qui le premier conseilla les injections de sperme dans l'espèce humaine, et un homme atteint d'hypospadias, en suivant ce conseil, parvint à rendre sa femme enceinte. Ces faits paraissent avoir été oubliés pendant un certain temps, mais la question est de nouveau à l'ordre du jour.

Le docteur Girault, de Paris, a obtenu de nombreux et remarquables succès qu'il a consignés dans un mémoire très-intéressant. Sa première observation date de 1837. Depuis cette époque, cet honorable médecin nous a déclaré qu'il avait réussi dix-huit fois à rendre mères des femmes déclarées positivement stériles (l'une d'entre elles était mariée depuis 12 ans) : ces tentatives ont porté sur 40 sujets. Il est rare de réussir avec une seule injection ; cependant Girault y est parvenu quelquefois.

Chez plusieurs femmes, il a été obligé de faire jusqu'à dix injections, ce qui représente environ un intervalle de dix mois. Mais les femmes n'ont généralement pas assez de patience pour subir autant d'essais et se lassent souvent à la troisième tentative infructueuse.

Girault opère, dans la majorité des cas, quatre jours après la cessation des règles ou quelques jours avant. Il lui est arrivé cependant de féconder une femme qui était au vingt-deuxième jour de la période intercalaire.

Le manuel opératoire employé par Girault est excessivement simple. Il se sert d'un tube métallique, du volume d'une sonde d'homme de calibre moyen et muni à une de ses extrémités d'un entonnoir dans lequel l'opérateur verse le sperme conservé avant son arrivée, dans un verre plongeant dans l'eau tiède. Pour maintenir le fluide séminal à une température convenable, lorsqu'il est introduit dans le tube il suffit de frotter préalablement celui-ci entre le pouce et l'index, ce qui l'échauffe suffisamment.

Girault fait descendre le sperme jusqu'à l'extrémité du tube qu'il bouche avec le doigt, puis il place un petit fausset dans l'entonnoir, de sorte que c'est alors la pression atmosphérique qui empêche le liquide de s'échapper du tube. Il introduit celui-ci dans la cavité utérine, la plupart du temps sans se servir du spéculum; puis il ôte le fausset et il souffle sur l'entonnoir afin de chasser jusqu'aux dernières gouttes du sperme.

Marion Sims, de New-York (1), a essayé la fécondation artificielle sur six femmes et a réussi une fois à produire la conception. L'instrument dont il se sert n'est autre qu'une petite seringue de Pravaz dans laquelle le trocart capillaire est remplacé par une canule en verre ayant la forme et le volume d'un hystéromètre. Roubaud a fait construire pour cet usage une seringue particulière.

Voici comment Courty décrit le procédé qui lui paraît le meilleur pour conserver au sperme sa vitalité, aux spermatozoïdes leurs mouvements et pour sauvegarder les lois de la pudeur et toutes les convenances. « On revêtira le membre viril d'un condom, en ayant soin de ne pas appliquer complétement le cæcum sur le gland. Le coït étant terminé, le produit de l'éjaculation restera dans le cæcum; par un coup de ciseaux donné à la baudruche, on l'en fera sortir et on le recueillera dans une petite seringue de verre préalablement chauffée (en la tenant plongée depuis quelques minutes dans de l'eau à 40 degrés) et munie d'une sonde utérine métallique ou élastique, à l'aide de laquelle il sera facile de le faire pénétrer dans la cavité utérine avec les plus grands ménagements; on prescrira à la femme le repos complet pendant une journée. »

Pour faire ces injections spermatiques, le professeur Pajot a fait fabriquer un petit appareil dont la disposition est très-ingénieuse. C'est une espèce d'hystéromètre creux percé, à son extrémité boutonnée, d'un orifice et muni, à l'autre extrémité, d'un piston permettant de chasser dans la cavité du col le sperme contenu dans l'intérieur de l'instrument. Pour recueillir le sperme, voici la disposition imaginée par Pajot. L'extrémité boutonnée se compose, dans une étendue de 4 à 5 centimètres, de deux demi-cylindres pouvant glisser l'un sur l'autre, de sorte qu'on a une gouttière ou un tube à volonté. Cette gouttière permet de ramasser au fond du vagin le sperme qui a été déposé dans ce conduit, à la suite d'un coït récent et qui a conservé, par conséquent, une température convenable. Alors, on complète le tube, et le sperme s'y trouve emprisonné. On introduit l'instrument dans la cavité cervicale et avec le piston on y projette le liquide séminal. La femme doit être placée, le bassin incliné de façon que le fond de l'utérus soit plus déclive que le col. Le professeur de la Faculté n'a encore obtenu jusqu'à présent qu'un seul succès; mais nous savons que dans quelques essais où il a échoué, il a reconnu, après examen ultérieur du fluide séminal, que celui-ci ne renfermait pas d'animalcules. Avant de tenter la fécondation artificielle, il est donc indispensable de rechercher au moyen du microscope, si le sperme renferme des spermatozoïdes doués d'une vitalité suffisante.

____

(1) *Chirurgie utérine*, 1856, page 445 et fig. 140.

On pourrait facilement improviser un excellent appareil, en se servant
d'une petite seringue, sur la canule de laquelle on assujettirait le bout d'une
sonde élastique assez fine pour qu'elle pût être introduite dans la cavité utérine. On verserait dans cette seringue le liquide spermatique qui aurait été
conservé dans un verre baignant dans de l'eau tiède.

Quel que soit le procédé employé, il nous paraît utile de faire pénétrer
l'extrémité de la canule ou de la sonde au-dessus de l'orifice interne du col.

La fécondation artificielle est une entreprise délicate, aussi n'a-t-elle pas
encore pénétré dans les habitudes médicales ; de plus, elle soulève souvent
chez les personnes auxquelles on la propose des répugnances et des scru-
pules respectables. Elle peut néanmoins devenir opportune dans quelques
cas exceptionnels. Quand un médecin est consulté à cet égard, il doit
examiner séparément le mari et la femme ; mais si, dans cet examen, il
trouve une cause incurable de stérilité, soit du côté de la femme, soit du côté
du mari, il gardera le secret le plus absolu sur le résultat de ses investigations, même vis-à-vis des intéressés et pèsera bien toute la portée de ses
paroles et de ses conseils. C'est là une obligation de haute moralité. Il devra
s'enquérir avec soin de la date du mariage et calmer les impatiences intempestives. — Quand on est vivement sollicité et qu'aucune raison ne s'oppose
au succès espéré, on peut tenter l'opération ; mais pour qu'aucun soupçon
ne puisse venir à l'esprit de qui que ce soit, la présence de deux médecins est, à notre avis, désirable. Les instruments, avant leur emploi, devront
être plongés et maintenus pendant quelques minutes dans l'eau bouillante,
afin qu'il soit évident pour tous qu'il n'y adhère aucun corpuscule vivant ; on
les ramènera ensuite à la température de 37 degrés centigrades environ. La
présence du mari, pendant toute la durée de l'opération, sera rigoureusement
exigée.

TROISIÈME SECTION

DE LA GROSSESSE

La *grossesse* ou *gestation* est l'état qui commence au moment de l'union des germes mâle et femelle et finit avec l'expulsion du produit de la conception. L'ovule fécondé traverse d'abord la trompe de Fallope, de son orifice externe à son orifice interne. Puis, il pénètre dans la cavité utérine où il se greffe, se développe et séjourne pendant neuf mois environ. Enfin, au bout de ce temps, le nouvel être est expulsé pour vivre d'une vie indépendante.

Quand la grossesse se passe dans les conditions que nous venons d'indiquer, elle est réputée *bonne, naturelle, normale, utérine.* Elle est dite *simple,* lorsque l'utérus ne contient qu'un seul fœtus; *composée* ou *multiple,* quand il en renferme plusieurs et, suivant leur nombre, la grossesse est gémellaire ou double, triple, quadruple... (voyez GROSSESSE MULTIPLE). On appelle *jumeaux* les enfants issus d'une même grossesse et tous les petits d'une même portée.

Sous le nom de *grossesse extra-utérine,* on désigne un état pathologique dans lequel l'ovule fécondé se développe en dehors la cavité utérine. (Voyez PATHOLOGIE DE LA GROSSESSE.)

La grossesse normale est un état fort complexe, dans lequel on observe la coexistence et les connexions intimes des organismes maternel et fœtal. Nous étudierons successivement : 1° les modifications des organes maternels; 2° le développement de l'œuf et de l'embryon; 3° les annexes du fœtus à terme; 4° l'anatomie et la physiologie du fœtus; 5° les signes et le diagnostic de la grossesse simple; 6° la grossesse multiple; 7° la durée de la grossesse; 8° l'hygiène des femmes enceintes.

CHAPITRE PREMIER

MODIFICATIONS DE L'ORGANISME MATERNEL

La grossesse modifie profondément l'organisme maternel, soit au point de vue anatomique, soit au point de vue physiologique. Ces modifications portent non-seulement sur l'appareil génital, mais encore sur plusieurs autres appareils.

ARTICLE PREMIER

MODIFICATIONS DE L'APPAREIL GÉNITAL

De toutes les transformations de l'appareil génital, les plus importantes sont celles de l'utérus, aussi commencerons-nous par elles. Nous les étudierons dans le corps et dans le col, parce que chacune de ces parties, quoique appartenant au même organe, présente des modifications pour ainsi dire spéciales. Nous décrirons ensuite les changements que les tuniques de la matrice éprouvent dans leur structure.

§ 1. — Modifications du corps de l'utérus.

Pendant la grossesse, le corps de l'utérus offre des changements de volume, de capacité, de poids, de forme, de situation, de direction, de rapports, et ses parois sont modifiées dans leur épaisseur et leur consistance.

Augmentation de volume. — Chez la femme enceinte, le volume, la capacité et le poids du col de l'utérus restent à peu près ce qu'ils étaient avant la fécondation; mais, il en est autrement pour le corps de l'organe.

L'augmentation de volume du corps de l'utérus est tellement évidente qu'elle est de notion vulgaire; mais elle a été mesurée et, d'après Levret, l'utérus vierge aurait 16 pouces carrés (1 décimètre carré) de surface, et l'utérus à terme, 339 pouces carrés (21 décimètres carrés). Il nous reste à montrer que cette augmentation de volume dépend de deux causes synergiques : la distension passive ou mécanique des parois utérines et leur hypertrophie.

La distension des parois utérines est proportionnelle au développement de l'œuf et joue le rôle principal dans l'augmentation de volume; aussi dès que le fœtus et ses annexes sont expulsés, l'utérus se rétracte et perd la plus grande partie du volume qu'il avait acquis pendant la grossesse, comme il est facile de s'en convaincre en portant la main sur le ventre d'une femme qui vient d'accoucher.

A la distension mécanique des parois utérines vient s'ajouter leur hypertrophie. Cette hypertrophie dont le processus se manifeste d'une façon rudimentaire à chaque époque menstruelle (voyez page 142) arrive à son maximum pendant la gestation, et la meilleure preuve qu'on puisse en donner, c'est que l'utérus pèse après l'accouchement, vingt fois plus qu'avant la grossesse (voyez plus loin). Tout le monde sait d'ailleurs que chez les femmes mortes au début de l'état puerpéral, l'utérus se fait remarquer par l'exagération relative de son volume et par l'épaisseur considérable de ses parois. Enfin, le microscope permet de constater que, dans ce cas, les fibres musculaires sont devenues plus grosses et plus nombreuses. — Köster (1) fait encore valoir, en faveur de l'hypertrophie active, la remarque suivante : « Chez certains animaux à utérus bicorne, il arrive qu'une seule corne contienne un fœtus, ce qui n'empêche pas l'autre de subir un accroissement assez marqué. » — L'hypertrophie des parois de la matrice se produit même dans les grossesses extra-utérines, dans des limites restreintes, à la vérité, mais d'une

(1) *De uteri functionibus;* Francfort, 1842, p. 40.

façon qui ne peut laisser aucun doute, et pourtant, dans ce cas, n'est-il pas de toute évidence qu'il ne peut être question de dilatation mécanique, puisque le produit de la conception n'est pas dans l'utérus?

Le volume de l'utérus varie donc avec l'hypertrophie plus ou moins grande de ses parois, mais surtout avec le développement de l'œuf. Différentes circonstances telles que la quantité de liquide amniotique, la grosseur du fœtus, la présence de jumeaux, etc., ont ici une grande influence. Toutes choses égales d'ailleurs, l'utérus est d'autant plus volumineux que le terme de la grossesse est plus proche; proportionnellement, il augmente plus dans les derniers mois que dans les premiers. Pour donner une idée de la marche de cet accroissement, différents auteurs ont dressé des tableaux dans lesquels sont placés les chiffres qui représentent les dimensions de l'organe aux différentes époques de la gestation.

TABLEAU D'APRÈS CAZEAUX

MESURES DE L'UTÉRUS	DIAMÈTRE VERTICAL	DIAMÈTRE TRANSVERSAL	DIAMÈTRE ANTÉRO-POSTÉRIEUR
AVANT LA GROSSESSE	6 à 7 centimètres	4 centimètres 1/2	2 centimètres 1/2
3e mois de la grossesse	7 centimètres	7 centimètres	7 centimètres
4e — —	9 centimètres 1/2	9 centimètres 1/2	9 centimètres 1/2
6e — —	22 centimètres	16 centimètres	16 centimètres
9e — —	32 à 37 centim.	24 centimètres	22 à 23 cent. 1/2

Arthur Farre (1) donne le tableau suivant pour les dimensions verticales et transversales de l'utérus gravide.

TABLEAU D'APRÈS FARRE

MESURES DE L'UTÉRUS	LONGUEUR	LARGEUR
AVANT LA GROSSESSE	60 à 70 millimètres	40 à 45 millimètres
A la fin du 3e mois de la grossesse	113 à 126 millimètres	101 millimètres
— 4e — —	138 à 151 —	126 —
— 5e — —	151 à 176 —	139 —
— 6e — —	201 à 226 —	164 —
— 7e — —	252 —	189 —
— 8e — —	277 —	202 —
— 9e — —	302 —	227 —

(1) *Cyclop. of Anat. and phys. Art. uterus and its appendages*, p. 645.

Scanzoni, en admettant ces derniers chiffres pour les diamètres vertical et transversal, ajoute que le diamètre antéro-postérieur, à la fin de la grossesse, peut être évalué à 209 millimètres.

Nous devons faire remarquer que la largeur et l'épaisseur indiquées dans ces tableaux ont été prises au point maximum, et que l'une des colonnes exprime la hauteur totale de l'utérus, en y comprenant la longueur du col qu'il faut évaluer à 30 ou 40 millimètres environ, car cette dernière mesure ne varie guère (voyez MODIFICATIONS DU COL), que la femme soit enceinte ou non.

Augmentation de capacité. — D'après Simpson, la capacité de la cavité utérine, chez une femme multipare, est, avant la conception, de 2 à 3 centimètres cubes et de 6 à 8 litres au terme de la gestation ; mais cette dernière évaluation est exagérée, et, en moyenne, cette capacité ne dépasse pas 4 ou 5 litres. La dilatation de l'utérus varie d'ailleurs avec le volume de l'enfant et la quantité du liquide amniotique ; elle devient parfois considérable dans la grossesse gémellaire et l'hydropisie de l'amnios.

Augmentation de poids. — Au terme de la grossesse, la matrice et l'œuf qu'elle renferme pèsent ensemble 6 à 7 kilogrammes. Mais quel est le poids de l'utérus, abstraction faite de l'œuf qu'il contient? Rappelons d'abord qu'avant la conception le poids de l'utérus est de 42 grammes chez les nullipares et de 55 grammes chez les multipares (voyez page 99). Après l'accouchement et l'expulsion du placenta, le poids de la matrice sans ses annexes est, d'après Nœgelé (1), de 750 à 1000 grammes; d'après le professeur Depaul (2), de 600 à 800 grammes. Ces chiffres, quoique considérables, nous paraissent encore trop minimes, et, selon Tarnier (3), le poids de l'utérus dans les conditions énoncées plus haut varie de 900 à 1200 et 1500 grammes. Il était de 1700 grammes dans un cas observé par Moreau. La matrice devient donc au moins vingt fois (vingt-quatre fois selon Meckel) plus pesante que dans l'état de vacuité.

L'augmentation de poids semble d'ailleurs en raison directe de l'augmentation de surface (voyez plus haut).

Changements de forme. — Toutes les portions du corps de l'utérus ne se développent pas en même temps, mais successivement. D'abord, les faces antérieure et postérieure s'écartent l'une de l'autre et se confondent, sans ligne de démarcation, avec les bords et le fond de l'utérus. De triangulaire qu'elle était, la matrice devient piriforme, mais elle reste encore un peu aplatie dans le sens antéro-postérieur. Au troisième mois, elle est sphéroïdale et comparable à un petit ballon. Puis, le fond devient de plus en plus bombé et se développe principalement, tandis que le segment inférieur éprouve des changements insignifiants. Aussi, si l'on vient à faire l'autopsie d'une femme morte au cinquième ou sixième mois de la grossesse, on trouve que le point d'insertion des trompes, qui sur l'utérus à l'état de vacuité est au niveau du bord supé-

(1) Nœgelé, *loc. cit.*, p. 82.
(2) Depaul, *loc. cit.*, p. 124.
(3) Cazeaux et Tarnier, *Traité d'accouchements*, 8ᵉ édition, p. 100.

rieur de l'organe, se trouve beaucoup plus bas sur l'utérus gravide. Celui-ci a pris à ce moment l'aspect d'un ovoïde.

Dans les trois derniers mois de la grossesse, le segment inférieur de la matrice se développe à son tour et celle-ci affecte nettement la forme d'un ovale légèrement aplati d'avant en arrière dont la grosse extrémité serait tournée en haut. D'après Hergott (1), l'un des côtés du fond de la matrice, celui dans lequel est logée l'extrémité correspondante de l'ovoïde fœtal, côté qui présente le plus de résistance au palper, est souvent plus élevé que l'autre qui n'est occupé que par l'eau de l'amnios ou par le placenta. Quelquefois ces deux parties latérales sont au même niveau et il existe une dépression intermédiaire; alors la matrice a la forme d'un cœur de carte à jouer; l'un des côtés est vide, l'autre renferme le fœtus. On constate cette forme sur l'utérus figuré sous le n° 3 dans la thèse d'Hergott.

A la fin de la grossesse, le segment inférieur de l'utérus plonge dans le petit bassin, tandis que les deux tiers ou les trois quarts supérieurs de l'organe remontent dans l'abdomen. A cette époque, les parois utérines sont devenues assez malléables pour se mouler sur le sacrum et la colonne vertébrale; elles présentent donc, au niveau du promontoire, un angle rentrant très-accusé. (fig. 69). D'autres fois, la matrice prend une direction inverse, s'infléchit en avant, se recourbe au-dessus des pubis, et le ventre tombe au devant des cuisses.

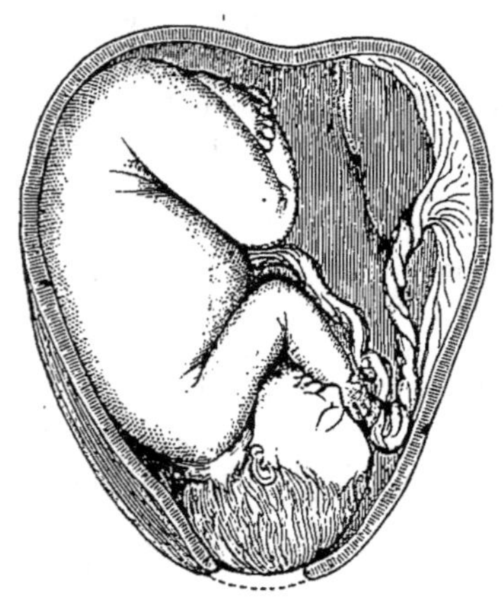

Fig. 67. — Représentant un utérus gravide ayant la forme d'un cœur de carte à jouer, l'angle gauche étant plus élevé que l'angle droit (d'après Hergott).

La présentation et même la position du fœtus, la grossesse gémellaire, l'hydropisie de l'amnios, les vices de conformation du bassin et de la colonne vertébrale, l'inégalité de résistance des parois de la matrice sont autant d'éléments qui peuvent modifier la forme de cet organe.

A toutes ces causes, nous devons ajouter le développement irrégulier de l'utérus. Le professeur Depaul (2) fait observer avec raison que les bords latéraux se développent inégalement; aussi est-il très-rare de trouver les deux trompes au même niveau; il y a ordinairement 1 ou 2 centimètres de différence, dans la hauteur à laquelle se trouvent placées les insertions des deux oviductes.

Habituellement, la paroi postérieure du corps de l'utérus, dans ses deux tiers supérieurs, se développe plus que la paroi antérieure; ce qui le prouve,

---

(1) *Essais sur les différentes variétés de forme de la matrice pendant la gestation et l'accouchement.* (Hergott, Strasbourg, 1839.)
(2) *Leçons cliniques,* p. 103.

c'est que l'insertion des trompes n'est plus située à la réunion de la moitié antérieure avec la moitié postérieure, mais bien plus en avant, c'est-à-dire à la réunion du tiers antérieur avec les deux tiers postérieurs de la matrice dilatée. Le contraire se produit au segment inférieur, car on trouve, même dans les cas normaux, qu'il est plus développé en avant qu'en arrière, de sorte que le diamètre longitudinal partant du fond de la matrice passe en avant du col. Ce fait explique pourquoi le col paraît fortement dévié en arrière, ce qui le rend souvent fort difficile à atteindre à la fin de la grossesse, et pourquoi la tête, en s'engageant dans l'excavation, est ordinairement coiffée par la paroi antérieure du segment inférieur de l'utérus. Quelquefois, cette disposition naturelle s'exagère et il se forme une espèce de poche que Wigand désignait sous les noms de dilatation sacciforme : *saccus cœcus uteri* (1).

Cette dilatation peut également se produire en arrière, quoique plus rarement. Le professeur Depaul en a cependant observé deux exemples très-remarquables, et l'un de nous a vu récemment un fait de ce genre. (Voyez DYSTOCIE.)

Situation de l'utérus gravide. — La situation de l'utérus, aux différentes époques de la grossesse, offre d'assez grandes différences individuelles dont on n'a pas toujours tenu un compte suffisant. Si l'on s'en rapporte aux descriptions classiques, le fond de l'utérus, pendant les deux premiers mois de la grossesse, bombe légèrement ; mais on n'en constate pas encore la présence au-dessus du détroit supérieur, car, en même temps que le fond s'élève, le segment inférieur s'abaisse dans le vagin. Cet abaissement tiendrait, d'après Cazeaux, à deux causes : 1° à l'augmentation de volume et de poids de l'organe, qui s'enfoncerait plus profondément dans le bassin en obéissant aux lois de la pesanteur ; 2° à la pression de la masse intestinale qui repose sur le fond élargi de l'utérus gravide. Celui-ci se logerait dans la concavité du sacrum ; son corps se renverserait en arrière et à droite, à cause de la présence du rectum à gauche. Le col serait par conséquent à cette époque de la grossesse, dirigé en bas, en avant et à gauche.

Les changements que nous venons de signaler sont loin d'être constants : chez un grand nombre de femmes, le fond de l'utérus, dès les premières semaines de la grossesse, dépasse le bord supérieur des pubis ; le col ne subit ni abaissement, ni déviation ; l'organe n'éprouve aucun mouvement de bascule qui le porte dans la concavité du sacrum.

Quoi qu'il en soit, ordinairement à la fin du troisième mois, l'utérus, dont l'accroissement est continu, ne trouvant plus dans l'excavation un espace suffisant s'élève au-dessus du détroit supérieur, parallèlement à l'axe de ce détroit, et dépasse la symphyse pubienne d'un travers de doigt environ. Cependant, Tarnier a observé un fait dans lequel le fond de la matrice, au quatrième mois de la grossesse, dépassait à peine de quelques millimètres le pubis, sans qu'il y eût d'abaissement ou de prolapsus utérin qu'on pût invoquer comme explication de cette anomalie.

(1) *Die Geburt des Menschen,* t. II, p. 100. Berlin, 1820.

On admet généralement qu'à 4 mois, le fond est situé à peu près à deux ou trois travers de doigt au-dessus du pubis ; à 5 mois, à un travers de doigt au-dessous de l'ombilic ; à 6 mois à un travers de doigt au-dessus ; à 7 mois à trois travers de doigt ; à 8 mois à quatre ou cinq travers de doigt (Cazeaux). Au commencement du neuvième mois, l'utérus continue à s'élever ; au con-

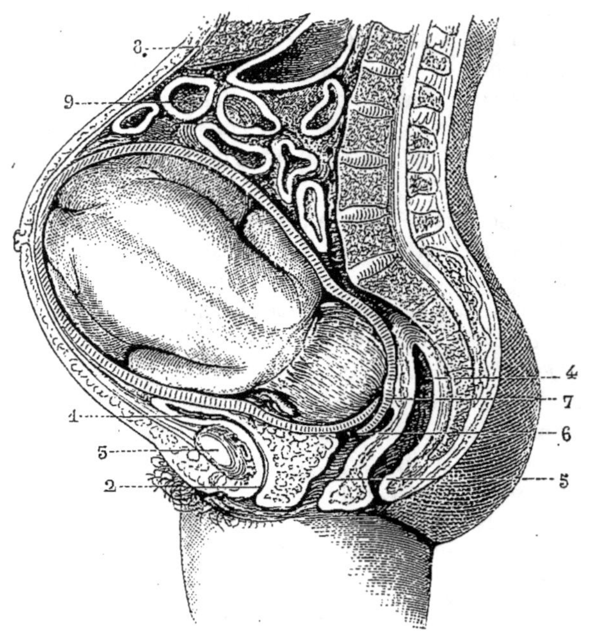

Fig. 68. — Situation de l'utérus arrivé à un degré avancé de grossesse, . dans l'attitude verticale de la femme.

1. Vessie.
2. Urèthre.
3. Pubis.
4. Rectum.
5. Vagin.

6. Orifice externe de l'utérus.
7. Orifice interne.
8. Foie.
9. Intestin.

traire, le plus souvent il s'abaisse un peu dans la dernière quinzaine de la grossesse.

Pour apprécier rigoureusement l'élévation du fond de l'utérus aux différentes époques de la grossesse, il convient de choisir, pour point de repère la partie supérieure de la symphyse du pubis qui reste fixe, plutôt que l'ombilic, dont la situation est très-variable chez les différentes femmes. C'est le procédé qui a été suivi par Hecker et Wieland dans leurs mensurations. Ce dernier auteur est arrivé aux résultats suivants : au quatrième mois, 5 ou 6 centimètres séparent le fond de la matrice du bord supérieur de la symphyse pubienne. A 5 mois, il est à 8 ou 9 centimètres au-dessus du détroit supérieur. Il continue à s'élever progressivement jusqu'au neuvième mois ; à ce moment, le fond est à 22 ou

24 centimètres au-dessus de la symphyse; il est alors à son apogée. Au contraire, il s'abaisse légèrement dans la dernière quinzaine et n'est plus qu'à 20 ou 22 centimètres au-dessus de ce point-fixe. Ce dernier fait s'expliquerait non par un affaissement de l'organe et une augmentation de ses diamètres horizontaux, mais par l'engagement plus profond de la tête dans l'excavation pelvienne.

Nous rappellerons ces résultats quand nous traiterons du diagnostic de l'âge de la grossesse.

Pendant que la plus grande partie du corps de l'utérus s'élève dans l'abdo-

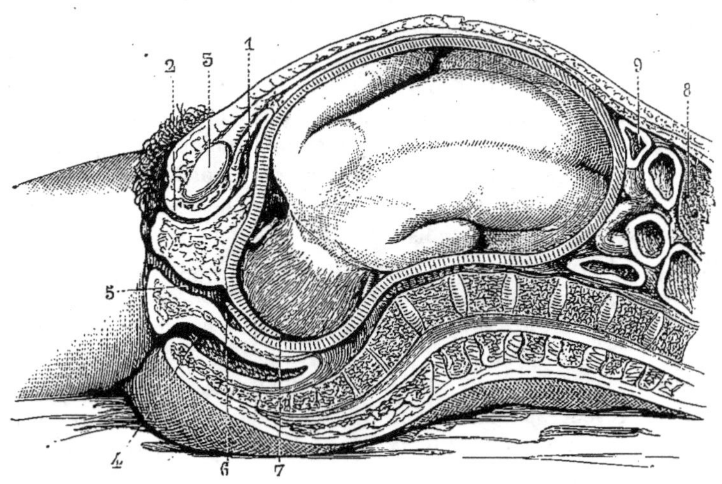

FIG. 69. — Situation de l'utérus arrivé à un degré avancé de grossesse, dans le décubitus dorsal de la femme.

1. Vessie.
2. Urèthre.
3. Pubis.
4. Rectum.
5. Vagin.

6. Orifice externe de l'utérus.
7. Orifice interne.
8. Foie.
9. Intestin.

men, son segment inférieur occupe la partie supérieure du petit bassin et y fait une saillie qui augmente avec les progrès de la grossesse. Cette saillie, sur laquelle le col est inséré, devient assez souvent considérable dans les trois derniers mois de la gestation, descend dans l'excavation pelvienne et même jusque sur le plancher périnéal; mais quand elle se produit avec des caractères aussi tranchés, elle est l'indice d'une présentation du sommet. De plus, cette disposition est, en général, beaucoup moins prononcée et moins fréquente chez les multipares que chez les primipares.

Changements de direction. — Nous avons vu que, pendant les deux premiers mois de la grossesse, l'utérus, en se développant dans l'excavation, s'inclinait quelquefois en arrière, puis s'élevait en suivant l'axe du détroit supérieur. En continuant à croître dans la cavité abdominale, il rencontre la paroi abdominale antérieure, qui le repousse en arrière, et quand l'élasticité de cette paroi est suffisante, comme cela se voit ordinairement chez les primipares, l'axe de l'utérus passe en arrière de l'axe du détroit supérieur et fait avec lui un angle de 10 degrés environ, ouvert en haut. On voit bien cette inclinaison dans les planches de Braune. Un résultat inverse se produit lorsque la paroi abdominale est très-lâche, car alors le ventre prend la forme d'une besace qui tombe au-devant des pubis.

Habituellement, la matrice est en rapport immédiat avec la colonne vertébrale et ne peut guère rester en équilibre sur la saillie en dos d'âne que forment les corps vertébraux; c'est pour cette raison qu'elle roule, pour ainsi dire, tantôt à droite, tantôt à gauche, mais dans la majorité des cas, à droite. Cette obliquité latérale n'est cependant pas constante. P. Dubois et Pajot ont constaté que sur 100 femmes prises au hasard, l'utérus occupait la ligne médiane chez 20 d'entre elles. Chez les 80 autres, l'obliquité latérale existait soixante-seize fois à droite, et quatre fois seulement à gauche.

On a donné, de cette inclinaison de l'utérus à droite, des explications diverses, mais nous pouvons dire qu'aujourd'hui encore il n'en est pas une qui ne soit susceptible d'objections sérieuses et qui puisse être adoptée sans réserve. Ainsi Levret pensait que l'utérus s'incline du côté où s'insère le placenta ; cette opinion mérite à peine d'être réfutée, car on sait aujourd'hui que le placenta est fréquemment inséré à gauche et en arrière, quand l'utérus est dévié vers la droite.

Désormeaux croyait que cette déviation était produite, au début de la grossesse, par la présence à gauche de l'S iliaque du côlon, rempli de matières fécales, et qu'elle devait être attribuée, vers la fin de la gestation, à la direction du mésentère ; celui-ci dirigé, selon cet auteur, *de haut en bas et de droite à gauche*, forcerait les anses intestinales à se porter en haut et à gauche, et l'utérus, par conséquent, à se développer et à s'incliner du côté opposé, c'est-à-dire à droite et en haut. Mais P. Dubois fait remarquer, d'une part, que si l'utérus rencontre, dans les premiers mois de la conception, l'S iliaque à gauche, il rencontre le cæcum à droite, ce qui rétablit l'équilibre ; Velpeau, d'autre part, objecte avec raison que la direction du mésentère est oblique *de haut en bas et de gauche à droite*, c'est-à-dire inverse de celle qui, par erreur, lui est assignée par Désormeaux. On pourrait cependant reprendre l'explication donnée par ce dernier auteur, et dire que les attaches du mésentère dirigent les anses de l'intestin grêle vers le côté gauche de l'abdomen, et que celles-ci repoussent la matrice vers le côté droit. A l'appui de cette manière de voir, nous citerons l'opinion de Saint-Cyr : « Chez la jument, la matrice, à mesure qu'elle se développe, reste à peu près sur la ligne médiane, en se déviant cependant légèrement à gauche, à cause des grosses masses du côlon, qui occupent le flanc droit. C'est le contraire pour la vache et les autres ruminants, chez lesquels la présence du rumen dans le flanc gauche reporte très-sensiblement à droite la matrice et son contenu. »

Enfin, on a invoqué l'habitude de se servir du bras droit. En effet, quand on porte, avec ce bras, un fardeau un peu lourd, un seau par exemple, le corps se penche du côté gauche, pour faire contre-poids, et les dernières côtes gauches se rapprochent de l'os des îles. Dans cette attitude, l'utérus trouvant plus de place à droite qu'à gauche, se dirigerait vers l'espace le plus large. Un résultat contraire devrait être observé chez les gauchères. Une enquête scientifique, établie à ce sujet, n'a pas confirmé cette explication. — Il en est de même de l'habitude de se coucher à droite : sur 76 femmes observées par Cazeaux, et *qui toutes avaient l'utérus incliné à droite*, 38 se couchaient sur le côté droit, 20 sur le côté gauche, 14 alternativement sur l'un ou l'autre côté, 4 enfin sur le dos.

Madame Boivin a attribué l'obliquité latérale droite de l'utérus à l'action exercée sur cet organe par le ligament rond qui serait plus court, plus volumineux, plus riche en fibres musculaires du côté droit que du côté gauche. Le professeur Pajot, pour contrôler l'explication donnée par madame Boivin, entreprit, avec le docteur Rambaud, ancien prosecteur des hôpitaux, de nouvelles mensurations sur la longueur des deux ligaments ronds. Il résulte de leurs recherches que, même chez les femmes déjà accouchées, la plus grande longueur du ligament rond du côté gauche n'est pas aussi fréquente qu'on le dit, et qu'elle est surtout bien moins commune que ne l'est l'inclinaison latérale droite de la matrice pendant la grossesse. Ainsi, comme nous le disions en commençant, nous n'avons pas d'explication complètement satisfaisante de cette déviation à droite de l'utérus à moins qu'on ne la rapporte au mésentère ; remarquons seulement que l'organe gestateur se comporte de la même façon que les tumeurs de l'excavation développées chez les hommes, qui en s'élevant dans la grande cavité abdominale s'inclinent aussi à droite.

Rotation de l'utérus gravide. — Indépendamment de son inclinaison latérale, l'utérus subit un mouvement général de rotation sur son axe, improprement appelé mouvement de *torsion*, qui porte la face antérieure à droite, pendant que la face postérieure regarde à gauche et en arrière ; aussi, quand dans une autopsie on enlève la paroi abdominale sans toucher à la matrice, on voit en avant les annexes de l'utérus et l'ovaire du côté gauche, tandis que les annexes du côté droit sont cachées et situées en arrière près de la symphyse sacro-iliaque droite. Cette rotation est importante à connaître, car, lorsqu'on fait une opération césarienne, il faut qu'un aide remédie à cette disposition et ramène sur la ligne médiane la face antérieure de l'organe, sans quoi l'incision porterait sur les troncs vasculaires volumineux qui se distribuent à la matrice et qui y pénètrent par les régions latérales. C'est encore à cette rotation, amenant le bord latéral gauche sous la paroi abdominale antérieure, qu'il faut attribuer la fréquence plus grande du souffle utérin de ce côté. Celui-ci se fait naturellement entendre dans les régions où les vaisseaux sont le plus développés et le plus superficiels.

D'après Velpeau, le mouvement de rotation a lieu en sens inverse quand le fond de l'utérus est incliné vers le côté gauche de l'abdomen, et dans ce cas la face antérieure de l'organe regarde en avant et à gauche.

Rapports de l'utérus gravide. — Au terme de la grossesse, la face antérieure du corps de l'utérus répond, dans ses trois quarts supérieurs, à la face interne de la paroi abdominale antérieure contre laquelle repose cet organe. Le rapport n'est pas toujours immédiat; il arrive quelquefois que le grand

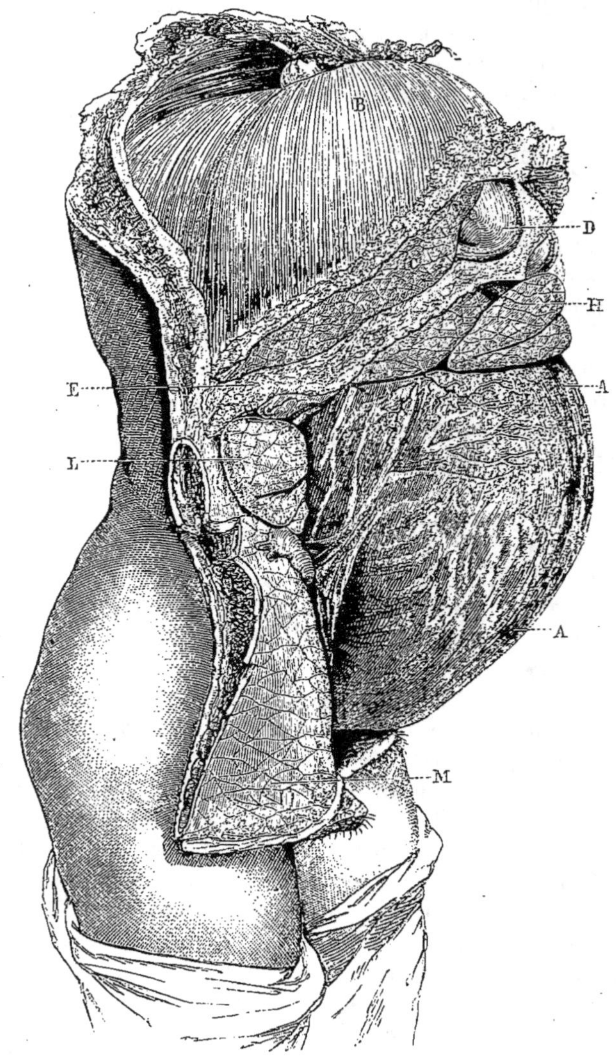

FIG. 70. — Rapports de l'utérus au terme de la grossesse
(d'après William Hunter).

A, A. Utérus.
B. Diaphragme.
C. Lobe droit du foie.
D. Lobe gauche.

E. Épiploon.
H. Anse de l'intestin grêle.
L. Colon ascendant.
M. Paroi abdominale antérieure.

épiploon ou qu'une portion de la masse intestinale se glisse entre l'utérus et la paroi du ventre; P. Dubois rencontra cette dernière anomalie chez une femme sur laquelle il pratiquait la section césarienne. L'opérateur, au moment où il fait son incision, doit toujours être en garde contre une pareille éventualité. — Dans son quart inférieur, cette même face antérieure est en rapport avec la face postérieure de la vessie, dans une étendue qui varie avec la vacuité ou la réplétion de ce dernier organe. Quand la vessie est vide, elle est appliquée contre la symphyse pubienne, qu'elle déborde un peu ; mais lorsqu'elle est distendue par l'urine, elle remonte dans la région hypogastrique et forme, en avant du globe utérin, une grosse tumeur fluctuante dont il est facile de reconnaître la nature. Tout à fait en bas, la face antérieure répond au vagin.

La face postérieure est en rapport, en bas, avec, le rectum, le sacrum, l'angle sacro-vertébral, et moins directement avec les vaisseaux iliaques primitifs et les premières branches des nerfs sacrés ; en haut, avec la colonne vertébrale, l'aorte, la veine cave inférieure, les piliers du diaphragme, le mésentère et la partie inférieure de l'iléon. Souvent quelques anses intestinales s'interposent entre la colonne vertébrale et la moitié supérieure de la face postérieure de la matrice.

Le bord supérieur, ou fond de l'utérus, répond au côlon transverse, à la grande courbure de l'estomac, au bord antérieur du foie et soulève même parfois l'appendice xiphoïde et les dernières fausses-côtes qu'il repousse en dehors.

Les bords latéraux sont en rapport, en bas, avec les vaisseaux iliaques internes et externes, les nerfs obturateurs et les muscles psoas-iliaques qui tapissent les fosses iliaques internes. En haut, le bord latéral droit est en rapport avec le cæcum et le côlon ascendant ; le bord latéral gauche avec l'S iliaque, le côlon descendant et une grande partie de l'intestin grêle, qui se porte à la partie supérieure gauche de l'abdomen par suite de l'inclinaison ordinaire de l'utérus vers la droite.

L'extrémité inférieure de l'utérus fait saillie dans le vagin et répond, en avant, à la vessie ; en arrière, au rectum.

Épaisseur des parois de l'utérus. — Les accoucheurs se sont souvent demandé si les parois de la matrice augmentaient ou diminuaient d'épaisseur pendant la grossesse, et jusqu'au travail de l'accouchement : des discussions nombreuses et passionnées ont eu lieu en faveur de l'une et de l'autre opinion. François Mauriceau était très-partisan de l'amincissement, comme on peut s'en convaincre par le passage de son *Traité des maladies des femmes*, où il s'étonne de voir « presque tous les fameux anatomistes assurer que la matrice devient d'autant plus épaisse qu'elle s'étend et se dilate depuis le jour de la conception jusques au terme de l'accouchement...., tandis qu'il est très-certain que plus la matrice se dilate dans la grossesse, plus elle devient mince et déliée ; parce que (comme dit Galien en termes exprès...) son épaisseur est en ce temps consumée par sa grande extension. . . . . . Qu'on se désabuse donc de cette vieille erreur dont presque tout le monde est infatué... »

Un des adversaires les plus sérieux de F. Mauriceau était Henri Deventer qui ne croyait pas que l'amincissement pût se produire dans le cours de la gestation, si ce n'est d'une façon tout à fait exceptionnelle.

Velpeau et plus récemment le professeur Depaul, ont émis l'opinion que les parois de la matrice conservent à peu près la même épaisseur pendant la grossesse que dans l'état de vacuité.

Nous croyons, au contraire, avec Mauriceau, que l'amincissement est la règle ordinaire, et nous nous fondons sur les faits suivants :

1° Chez un grand nombre de femmes enceintes, on sent les parties fœtales avec une grande facilité, quand on pratique le palper abdominal, et dans quelques cas il semble que la main soit à peine séparée de ces parties par une couche de quelques millimètres d'épaisseur ;

2° Dans une autopsie faite à la fin de la grossesse, Tarnier a constaté que les parois du corps de l'utérus présentaient, dans la plus grande partie de leur étendue, un amincissement considérable remarqué par Nélaton qui assistait à cette autopsie. Leur épaisseur variait entre 2 et 5 millimètres. Or, dans l'état de vacuité, l'épaisseur des parois utérines est, d'après P. Dubois, de 8 millimètres pour le fond de l'organe ; de 17 millimètres pour les faces antérieure et postérieure, au milieu de la cavité du corps, et de 5 millimètres auprès de l'insertion des trompes ;

3° Ripault (1) rapporte, dans sa thèse, l'observation d'une femme morte du choléra, chez laquelle, ayant fait l'opération césarienne *post mortem*, il trouva la paroi de la matrice épaisse à peine de 2 à 5 millimètres au niveau de l'incision qu'il avait pratiquée ; ayant fait ensuite l'ouverture complète du cadavre, il constata que l'utérus était mince dans toute son étendue : en avant, en haut et au col, dont l'orifice permettait l'introduction du doigt. L'endroit où le placenta était adhérent n'avait pas une épaisseur bien plus marquée que le reste de l'organe. Saviard (2), faisant l'autopsie d'une femme morte d'éclampsie, constata que la paroi de la matrice était épaisse de quatre lignes (9 millimètres) à l'endroit où le placenta était inséré, et d'une ligne (2 millimètres) seulement aux autres endroits, « conformément, dit-il, à ce que les meilleurs praticiens et les plus judicieux observateurs en ont écrit ».

Outre ces exemples d'amincissement général, il existe encore dans la science des cas d'amincissement partiel : amincissement du fond (Smellie), amincissement de la paroi postérieure (Hunter).

Il est bien entendu que nous ne tenons nul compte dans ce chapitre des amincissements pathologiques. Nous n'avons en vue que les amincissements résultant d'une disposition naturelle, sans lésion de la matrice ni des organes environnants.

Malgré cet amincissement, la masse totale des parois utérines augmente considérablement pendant la grossesse, par suite de l'accroissement en surface.

Il suffit, pour s'en assurer, de peser l'utérus d'une femme morte à la fin de la gestation ; nous ne reviendrons pas sur les chiffres que nous avons donnés plus haut (voyez page 183).

(1) *Thèse inaugurale*. Paris, 1836, p. 8.
(2) *Nouveau recueil d'observations chirurgicales* de Saviard, ancien maître chirurgien de l'Hôtel-Dieu de Paris, 1 vol., 1702.

En résumé, nous croyons que l'épaisseur des parois utérines diminue, d'une manière générale vers la fin de la grossesse, mais nous nous empressons d'ajouter que cette épaisseur est très-variable chez les différentes femmes et fort inégale dans les divers points de l'organe.

Consistance. — A l'état de vacuité, les parois utérines sont fermes, résistantes comme si elles étaient constituées par du tissu fibreux. Pendant la grossesse, cette consistance diminue ; les parois deviennent d'une mollesse élastique et donnent au doigt qui les touche une sensation particulière comparable à celle qu'on obtient en déprimant une bande de caoutchouc préalablement tendue. Cette souplesse des parois utérines explique pourquoi elles peuvent se mouler sur les parties fœtales dont les mouvements spontanés produisent des bosselures susceptibles de se déplacer à vue d'œil. Rien n'est plus facile également que de sentir par le palper abdominal les extrémités céphalique et pelvienne du fœtus, et nous verrons plus tard le parti que l'on peut en tirer au point de vue du diagnostic des présentations et des positions.

Les parois de la cavité utérine ne sont donc pas rigides, elles sont, au contraire, assez souples pour que les diamètres de cette cavité puissent varier de manière à permettre au fœtus non-seulement de tourner autour de son axe longitudinal, ce qui l'amène à présenter le dos tantôt en avant, tantôt en arrière, tantôt à droite et tantôt à gauche, mais encore d'exécuter, dans certains cas, une culbute autour de son axe transversal, ce qui détermine un changement de présentation.

Modifications de structure. — Nous étudierons plus loin les modifications de structure du corps de l'utérus (voyez pages 201 et suivantes).

§ 2. — DES MODIFICATIONS DU COL DE L'UTÉRUS

Pendant la grossesse, les modifications du col sont aussi importantes que celles du corps de l'utérus, mais très-différentes. En effet, le col participe très-peu à l'hypertrophie du reste de l'organe et garde à peu près le volume qu'il avait avant la fécondation. Sous ce rapport, il existe un contraste frappant entre le corps et le col de la matrice. — On a cru longtemps, il est vrai, que le col, sans devenir beaucoup plus gros, augmentait notablement de volume en prenant plus de longueur et qu'il mesurait 5 à 6 centimètres de l'orifice externe à l'orifice interne. C'était là une appréciation exagérée et l'erreur a été détruite par le résultat des nécropsies faites pendant la grossesse. L'hypertrophie du col est cependant réelle et même sujette à quelques variétés ; mais habituellement l'accroissement est à peine de quelques millimètres et relativement si léger que la plupart des auteurs classiques ont pu le nier d'une façon absolue.

Parmi les modifications du col, nous aurons à étudier : les changements de forme, de situation et de direction ; le ramollissement, l'effacement, l'état des orifices.

Changements de forme. — La forme du col doit être étudiée dans deux

périodes bien distinctes : 1° jusqu'au milieu du neuvième mois de la grossesse ; 2° dans les quinze derniers jours. Dans la première période,
quoiqu'elle soit de beaucoup la plus longue, les modifications de forme sont
relativement légères ; dans la seconde, le col subit, au contraire, une véritable transformation qui mérite d'être étudiée à part (voyez plus loin EFFA-
CEMENT). Ici nous ne nous occuperons que de la première période qui finit à
huit mois et demi.

Chez les primipares, dès le début de la grossesse, le col devient plus
conique, le sommet du cône étant représenté par l'orifice externe. Bientôt la
partie moyenne de la cavité cervicale se dilate un peu, de manière à donner
à la totalité du col la forme d'un fuseau allongé. Cette petite dilatation dépend
de l'accumulation dans cette cavité d'une certaine quantité de mucus épais et
gluant qui est sécrété par les glandes de la muqueuse adjacente.

Chez les multipares, la partie moyenne du canal cervical contient aussi du
mucus épais, mais le col, au lieu d'être fusiforme comme chez les primipares, reste cylindrique ; souvent même le museau de tanche, en se ramol-
lissant (voyez plus loin RAMOLLISSEMENT), prend la forme d'une massue, évidée
au niveau de l'orifice externe.

En résumé, les modifications de forme, chez les primipares et les multipares, sont en rapport avec les différences que le col présente avant la
grossesse (voyez pages 100 et 102). Quand nous étudierons l'état des orifices,
les lèvres du museau de tanche nous offriront d'autres caractères différentiels
(voyez page 100).

Changements de situation et de direction. — On admet généralement
que pendant les trois premiers mois de la grossesse, le col s'abaisse et se
dirige en avant et un peu à gauche. Ce changement de situation et de direction serait la conséquence du mouvement en sens inverse qu'exécuterait le
corps de l'utérus dont le fond se renverserait en arrière ; mais nous pensons
qu'on a exagéré la fréquence de tous ces déplacements qui sont loin d'être
constants (voyez page 185).

Après le troisième mois, le col de l'utérus, entraîné par l'ascension du
corps, s'élève et se porte ordinairement en arrière et à gauche parce que le
fond de l'organe s'incline en avant et à droite. Il n'y a pas de doute possible
sur la réalité de ce dernier déplacement.

Souvent aussi, dans les deux ou trois derniers mois, la tête de l'enfant,
quand le sommet se présente le premier, s'engage dans l'excavation en
poussant devant elle la paroi antérieure du segment inférieur du corps de
l'utérus ; celle-ci peut même descendre plus bas que le museau de tanche
(voyez page 185). Le col se trouve alors fortement abaissé et refoulé en
arrière de sorte que son orifice externe regarde la concavité du sacrum. Dans
certains cas, il est même tellement dévié en haut et en arrière qu'on a
beaucoup de peine à l'atteindre avec l'extrémité de l'index ; on n'y parvient
qu'avec des efforts et en faisant soulever fortement le bassin de la femme.
(Voyez TOUCHER VAGINAL). — L'abaissement de la partie fœtale (sommet),
l'amincissement de la paroi antérieure du segment inférieur du corps de

l'utérus et sa transformation en une poche capable de loger une grande portion de la tête, le déplacement du col en arrière, sont en général beaucoup moins accusés, chez les multipares que chez les primipares (voyez page 187)

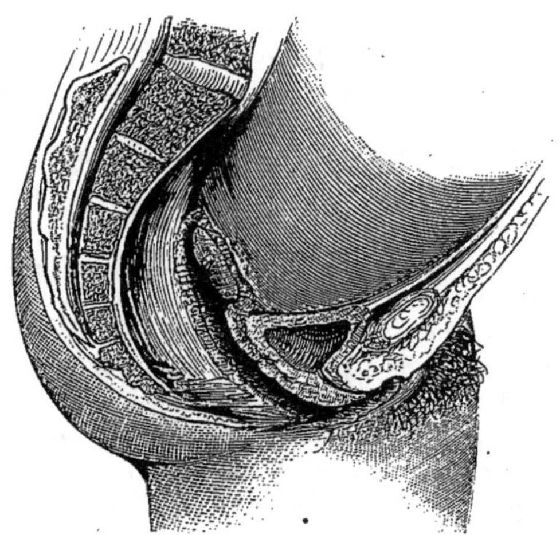

FIG. 71. — Disposition du col utérin dont la situation en haut et en arrière le rend peu accessible au toucher.

La déviation du col en arrière est si fréquente qu'elle peut être considérée comme normale. Il est très-rare, au contraire, que le col soit repoussé en avant et remonte derrière le pubis ; cette anomalie sera étudiée avec la dystocie.

Après son ramollissement (voyez plus loin), le col devient incapable de résister aux pressions qui s'exercent sur lui, et parfois il se courbe sur son axe et s'incline sur le corps de la matrice, avec lequel il fait un angle ouvert en avant. Le doigt qui parcourt alors la cavité cervicale trouve un canal curviligne. Ce changement de direction est très-évident chez les femmes dont le col est pour ainsi dire aplati entre le plancher périnéal et la partie fœtale profondément engagée dans l'excavation.

Ramollissement. — Le col de l'utérus commence à diminuer de consistance dès les premières semaines de la gestation. Ce phénomène se manifeste d'abord au niveau de la partie la plus inférieure du museau de tanche dont il n'atteint encore que la couche la plus superficielle (ramollissement cortical de la pointe). — A la fin du premier mois, on peut s'assurer avec le doigt explorateur que la muqueuse du museau de tanche est ramollie dans sa partie la plus inférieure, tandis qu'au-dessus d'elle le tissu utérin est resté ferme, résistant, et n'a encore subi aucune modification. On a comparé la sensation qu'on éprouve, en pratiquant ce toucher, à celle qu'on obtient en appuyant le doigt sur une table recouverte d'un drap épais, ou mieux d'une bande de caoutchouc. — Puis, à mesure que la grossesse parcourt ses phases, le ramollissement envahit, par couches successives, toute la hauteur du col, jusqu'à son orifice interne. — Le ramollissement procède donc de *bas en haut, de l'orifice externe vers l'orifice interne.*

Ses progrès sont un peu différents suivant qu'on les considère chez une primipare ou chez une multipare. Chez la première on constate que vers le quatrième mois, par exemple, l'épaisseur des lèvres du museau de tanche est ramollie dans une étendue de trois millimètres environ. À six mois, le ramollissement a envahi la moitié de la portion vaginale ; à sept mois, les trois quarts ; à huit mois, la portion vaginale tout entière. La partie sus-vaginale du col se ramollit dans la première quinzaine du neuvième mois. On voit donc que, chez les primipares, on pourrait, d'après l'étendue du ramollissement, diagnostiquer, du moins approximativement, le terme de la grossesse. — Chez les multipares, l'étendue du ramollissement indique d'une manière moins précise l'âge de la grossesse. Chez celles-ci, en effet, ce phénomène paraît marcher plus rapidement parce que, d'une part, la portion vaginale du col est plus courte et que, d'autre part, le tissu de l'organe est mieux préparé à cette modification par les grossesses antérieures.

Chez toutes les femmes, la marche du ramollissement est d'autant plus rapide qu'on se rapproche davantage du terme de la grossesse ; néanmoins, on constate, même à ce point de vue, de nombreuses variétés individuelles.

Le ramollissement mérite encore qu'on apprécie ses différents degrés : ainsi, à la fin de la gestation, lorsqu'il est complet et envahit le col tout entier, nous avons presque toujours constaté une différence dans les sensations que donne celui-ci lorsqu'il appartient à une primipare ou à une multipare. Chez la première, en effet, on constate encore, de la part de cet organe, une certaine résistance qui permet de le distinguer facilement des parois vaginales, et la partie centrale reste plus ferme que la périphérie. Chez la seconde, au contraire, le ramollissement est porté à un degré tel, que le col ressemble à un chiffon mouillé qui se trouverait dans l'intérieur du vagin, de sorte qu'il devient très-difficile au doigt explorateur de distinguer les sensations fournies par le tissu cervical et la paroi vaginale devenue elle-même plus molle.

On a cherché à pénétrer la cause du mécanisme de ce ramollissement du col ; mais les explications qui avaient été données jusqu'à présent n'étaient pas satisfaisantes. Dans un travail récent, Lott (1) attribue ce phénomène à différentes causes : 1° *au début de la grossesse* « à une richesse plus grande en plasma, à une augmentation notable de volume des éléments organiques préexistants et, jusqu'à un certain point, à la formation d'éléments nouveaux ; 2° *à la fin de la gestation*, aux phénomènes de stase résultant de la pression de la tête sur le segment inférieur. »

Effacement. — Avant les travaux de Stoltz, publiés en 1826, voici ce qui était enseigné par les accoucheurs les plus autorisés, relativement à l'efface-ment du col : dès le sixième mois, le col commence à s'évaser dans sa

____

(1) Zur Anat. und Phys. des Cervix Uteri. Wien (*Rev. crit.*, par Lauth, *Gaz. méd. de Stras-bourg.*, 1er juillet 1872.)

partie supérieure et concourt ainsi à l'ampliation du corps de la matrice ; à mesure qu'on se rapproche du terme de la grossesse, cet évasement de la partie supérieure continue, et par conséquent le raccourcissement du col augmente progressivement jusqu'au neuvième mois, où cet organe est réduit à un bourrelet plus ou moins épais.

Stoltz a fait justice de ces assertions inexactes, et c'est à lui que revient le mérite d'avoir démontré que *le col ne change pas de longueur avant les quinze derniers jours de la grossesse.* Ce qui a pu faire croire, dit ce professeur, à une diminution dans la longueur du col, c'est l'affaissement de cet organe qui résulte de son ramollissement. Mais il est facile, quand le col est ouvert, de se convaincre que ce raccourcissement n'est qu'apparent, car on peut alors, en introduisant le doigt dans la cavité cervicale, étendre ses parois et constater qu'elles ont conservé leur longueur normale.

Dans la dernière quinzaine de la grossesse, le col s'efface réellement, c'est-à-dire qu'il diminue de longueur en s'évasant *de haut en bas,* de sorte que finalement il est réduit à son orifice externe. Voici comment s'opère cet effacement : l'orifice interne d'abord, puis les parties du col, situées au-dessous de cet orifice, s'étalent et viennent successivement et d'autant plus tardivement qu'elles sont plus inférieures, se confondre avec la cavité du corps. Lorsque l'effacement est complet, l'utérus tout entier, corps et col, ne circonscrit plus qu'une cavité unique, de forme ovoïde, percée en bas et un peu en arrière d'un orifice qui n'est autre que l'orifice externe. Le segment inférieur de cette grande cavité est, à cette époque, constitué par le col, dont les parois amincies et distendues se sont étalées de manière à prendre la forme d'une petite sébile, dont le diamètre aurait environ 1 décimètre de large. On en distingue facilement le pourtour chez une femme enceinte morte au terme de la grossesse.

Nous n'admettons donc pas, comme on l'a prétendu, que l'orifice interne se rapproche de l'orifice externe jusqu'à se confondre avec lui. Nous n'admettons pas davantage l'effacement de bas en haut et la persistance de l'orifice interne, opinion que soutiennent encore quelques accoucheurs (1). Cette dernière erreur vient sans doute de ce que l'orifice externe des multipares est béant et si souple que le doigt le traverse sans le sentir, tandis qu'il est arrêté par l'orifice interne. L'illusion est donc analogue à celle qui se produit à l'entrée des voies génitales quand la vulve est entr'ouverte, car alors le doigt franchit l'orifice vulvaire sans en distinguer le contour et arrive directement sur l'ouverture antérieure du vagin. Pour nous, il est hors de doute que l'effacement du col procède toujours de haut en bas de l'orifice interne vers l'orifice externe, et nous en avons trouvé une preuve péremptoire dans les faits suivants : lorsque, pendant le travail, nous avons eu l'occasion de faire

____

(1) Pour Pénard, le col s'efface de *bas en haut* et non pas de haut en bas, chez les primipares comme chez les multipares. (Pénard, *Guide pratique de l'accoucheur*, Paris, 1865, p. 43 et 44.) — Charpentier résume son opinion en disant : Dans la première gestation, le col disparaît donc de l'intérieur à l'extérieur, et dans les subséquentes, de l'extérieur à l'intérieur. (Charpentier, *Notes ajoutées à la traduction de Schröder.* Paris, 1875, p. 103.)

des incisions sur l'orifice rigide ou contracturé; nous avons, soit sur le vivant, soit à l'autopsie, aussi bien chez les multipares que chez les primipares, retrouvé ces incisions non pas sur l'orifice interne, mais sur l'orifice externe. — Enfin, quand on examine le col après l'accouchement on le trouve *reformé*, pour nous servir d'une expression du professeur Pajot, et chez toutes les femmes multipares ou primipares, l'orifice interne est nettement accusé, alors que l'orifice externe est encore si largement dilaté qu'il est méconnaissable. Cette uniformité dans le retour du col à sa première forme chez les primipares et chez les multipares plaide encore, on en conviendra, en faveur de l'identité de l'effacement chez les unes et chez les autres.

Chez certaines primipares, l'effacement du col commence seulement quelques jours avant le début du travail, et dans ces cas il n'est pas rare qu'au moment de l'apparition des contractions douloureuses, le col présente encore au fond du vagin un petit moignon légèrement saillant. Chez d'autres femmes l'effacement débute trois semaines, un mois même, avant le terme de la grossesse.

L'effacement est dû à l'influence des contractions indolores qui se produisent pendant le cours de la grossesse, au moment où par suite du ramollissement de l'orifice interne, elles peuvent vaincre la résistance des fibres musculaires du col qui jusque-là ne leur avaient point cédé.

En résumé, il faut noter la marche inverse du ramollissement et de l'effacement du col. En effet, tandis que le ramollissement procède *de bas en haut*, l'effacement procède *de haut en bas*.

État des orifices. — Les détails dans lesquels nous venons d'entrer, nous permettent d'aborder la description des orifices qu'il faut étudier dans trois phases distinctes : 1° du début de la grossesse jusqu'au moment où le col s'efface; 2° pendant l'effacement; 3° après cet effacement.

1° *État des orifices jusqu'au moment de l'effacement du col.* — Les orifices du col présentent chez les primipares et les multipares des différences assez marquées pour que nous les étudiions successivement chez les unes et chez les autres.

A. — Chez les *primipares*, l'orifice externe, au lieu de présenter une fente linéaire et transversale, s'arrondit et prend une forme ovale et circulaire. Les bords en sont lisses, polis, sans inégalités, sans déchirures. Il est admis généralement que l'orifice externe reste fermé jusqu'à la fin de la grossesse chez les primipares. On ne fait guère d'exception que pour les femmes qui sont soumises à un toucher répété dans les cliniques obstétricales, et pour celles dont les contractions utérines ont été mises en jeu par la trépidation d'une voiture, d'un chemin de fer, ou par des rapprochements sexuels récents et fréquents. Pour notre part nous avons rencontré assez souvent le col entr'ouvert, c'est-à-dire, admettant la pulpe de l'indicateur, chez des primipares qui étaient dans le courant du neuvième et même du huitième mois de leur grossesse.

Enfin dans certains cas, exceptionnels, il est vrai, nous avons trouvé le col assez ouvert pour permettre l'introduction de la dernière phalange, sans que nous ayons cependant pu atteindre l'orifice interne qui reste fermé jusqu'au moment où l'effacement commence. Le doigt qui traverse l'orifice externe se trouve serré à ce niveau par un anneau mince et résistant représenté par quelques fibres circulaires ; plus haut, l'espace est plus grand et fusiforme.

B. — Chez les *multipares*, l'orifice externe est beaucoup plus large, béant, prêt à s'agrandir sous le doigt. Ses bords irréguliers présentent des bosselures et des échancrures dues à la cicatrisation des déchirures produites dans les accouchements antérieurs. — Les bords de cet orifice se renversent quelquefois en dehors de manière à affecter la forme d'un pavillon de trompette.

Dès le début de la conception, la partie inférieure de la cavité cervicale est ouverte et l'on peut y pénétrer d'autant plus profondément que la grossesse est plus avancée. Le degré de perméabilité dépend d'ailleurs du ramollissement, et en suit la marche progressive. Ainsi à sept mois la moitié du col est

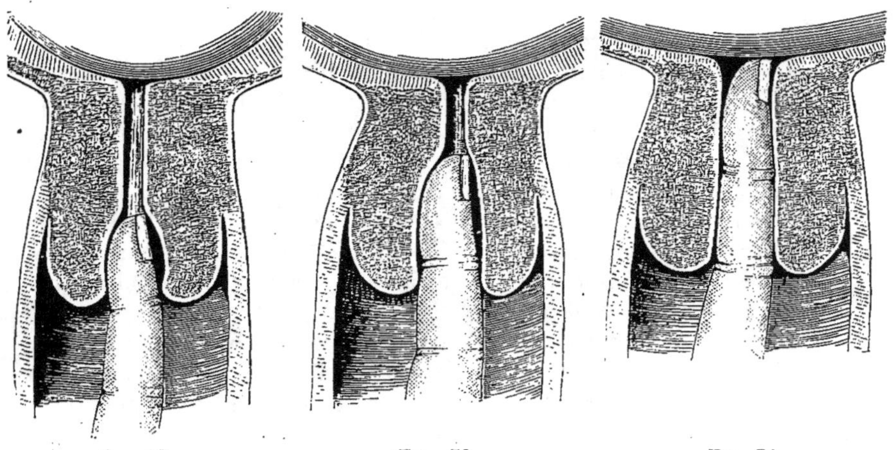

FIG. 72.   FIG. 73.   FIG. 74.

Figures indiquant la perméabilité graduelle du col aux diverses époques de la grossesse.

perméable ; à huit mois, le doigt en parcourt les trois quarts inférieurs ; à huit mois et demi on arrive jusqu'à l'orifice interne qui reste fermé et froncé comme le nœud d'une bourse. Aussi a-t-on comparé le col des multipares pendant la grossesse, à un dé à coudre, à un doigt de gant, à un entonnoir (Cazeaux), à un éteignoir (Pajot).

L'occlusion de l'orifice interne n'est pas constante : chez les femmes qui ont eu un grand nombre d'enfants, cet orifice est entr'ouvert et se laisse facilement traverser par le doigt explorateur. Il en est de même chez quelques femmes affectées de pertes, et chez celles qui servent au toucher, soit à la Clinique, soit à la Maternité. Nous avons alors constaté que l'orifice interne était suffisamment large, dans le courant du huitième mois et même un peu avant, pour que nous pussions le franchir et sentir les membranes de l'œuf sur une certaine étendue. La totalité du canal cervical ainsi parcourue paraît très-longue parce qu'elle se compose des portions vaginale et sus-vaginale.

Le col présente donc, chez les primipares et chez les multipares, des caractères tellement tranchés qu'ils permettent ordinairement de distinguer les unes des autres.

Wieland, qui a observé attentivement un assez grand nombre de femmes enceintes pendant son internat à la Maternité de Paris, n'a pas trouvé les différences que nous venons de signaler relativement à l'ouverture des orifices.

D'après cet auteur, il y aurait dès le septième mois autant de primipares que de multipares ayant le col ouvert ou entr'ouvert et cette similitude se maintiendrait jusqu'à huit mois et demi. L'auteur en conclut que les différences signalées jusqu'à présent dans les modifications du col entre les primipares et les multipares sont plus théoriques que vraies.

Nous avons dit que nous admettions la possibilité d'exceptions, même assez nombreuses, à la règle reconnue généralement comme vraie. Nous craignons cependant que les résultats obtenus par Wieland ne soient la conséquence d'une exploration trop minutieuse, trop ardente ; les orifices, en effet, n'opposent pas d'obstacles invincibles au doigt qui cherche à les franchir et un observateur pourra rester en deçà ou aller au delà de ceux-ci, suivant qu'il déploiera plus ou moins de force dans ses recherches.

En pratique il vaut toujours mieux se comporter comme si l'orifice était fermé, car la dilatation forcée de l'orifice interne, par exemple, pourrait provoquer des contractions utérines susceptibles de déterminer l'expulsion prématurée du produit de la conception.

2° *État des orifices pendant l'effacement du col.* — Jusqu'à huit mois et demi, les orifices du col de l'utérus sont au nombre de deux : l'externe et l'interne. Pendant l'effacement, l'orifice interne disparaît et se trouve remplacé par un anneau du col situé immédiatement au-dessous de la portion qui vient de s'évaser. Cet anneau est de plus en plus inférieur à mesure que l'effacement devient plus complet. — Pendant tout ce temps l'orifice externe présente les caractères que nous avons précédemment décrits chez les primipares et chez les multipares.

3° *État de l'orifice externe après l'effacement du col.* — Après l'effacement du col l'orifice externe persiste ; mais, ici encore, nous trouverons des différences très-grandes entre les primipares et les multipares.

A. — Chez les *primipares*, l'orifice externe est le plus souvent fermé ; quelquefois perméable ; exceptionnellement entr'ouvert (voyéz DIAGNOSTIC DU TRAVAIL DE L'ACCOUCHEMENT). Son contour est régulier, mince et tendu, il serre l'extrémité du doigt qu'on y engage, comme le ferait une boutonnière étroite que l'on aurait pratiquée dans une toile fine. — Il est quelquefois placé sur un petit moignon, légèrement saillant ; mais souvent il se confond si bien avec les parties voisines qu'il est assez difficile à trouver, sa situation n'étant décelée que par une légère dépression.

B. — Chez les *multipares*, au contraire, l'orifice externe est irrégulier, béant, entr'ouvert, permettant au doigt de le traverser facilement et de toucher les membranes de l'œuf. Ses lèvres, au lieu d'être minces et tendues comme chez les primipares, sont épaisses, molles, boursouflées comme si elles avaient macéré dans l'eau ; elles forment, au fond du vagin, un gros bourrelet qui se laisse facilement déprimer par le doigt.

TABLEAU DIFFÉRENTIEL DES MODIFICATIONS DU COL CHEZ LES PRIMIPARES ET LES MULTIPARES.

ÉTAT DU COL.	PRIMIPARES.	MULTIPARES.
Forme du col jusqu'à 8 mois 1/2.	Fusiforme.	Cylindrique ou en massue.
Orifice externe jusqu'à 8 mois 1/2.	Fermé, régulier, ovale ou arrondi	Béant, irrégulier, découpé et renversé en forme de pavillon de trompette.
Canal cervical jusqu'à 8 mois 1/2.	Fuseau allongé.	Dé à coudre. Doigt de gant. Entonnoir (Cazeaux). Éteignoir (Pajot).
Orifice interne jusqu'à 8 mois 1/2.	Fermé jusqu'à 8 mois 1/2.	Ordinairement fermé ; quelquefois ouvert, surtout chez les femmes qui ont eu un grand nombre d'enfants.
Orifice externe au terme de la grossesse.	Fermé et limité par des lèvres minces, tendues et régulières.	Ouvert et limité par des lèvres épaisses, molles et irrégulières.

§ 3. — **Modifications de la tunique séreuse de l'utérus.**

Au terme de la grossesse, la tunique séreuse de l'utérus a le même aspect et la même épaisseur qu'avant la fécondation et cependant la surface de la matrice est, à ce moment, au moins vingt fois plus considérable que chez une vierge (voyez p. 181). Comment expliquer ce phénomène ? Les replis que le péritoine forme au voisinage de l'utérus, espèces de mésentères, suivant l'expression de P. Dubois, tels que les ligaments larges, les ligaments vésico-utérins, et recto-utérins se dédoublent, a-t-on dit, et s'effacent en partie ; la séreuse qui les constituait passe sur l'utérus qui se trouve en quelque sorte recouvert par un péritoine d'emprunt qu'il a attiré vers lui en se développant. Cette explication, quoique plausible, ne doit être acceptée qu'avec une certaine réserve : en effet, les ligaments larges ont seuls une étendue suffisante pour que leur dédoublement mérite d'attirer l'attention ; or, à la fin de la grossesse, ces ligaments ont, il est vrai, perdu la plus grande partie de leur largeur, mais ils ont notablement augmenté de hauteur et leur extrémité supérieure remonte au-dessus de la partie la plus élevée des fosses iliaques. Le glissement du péritoine est donc beaucoup moins considérable qu'il ne le paraît ; d'ailleurs il est forcément limité à la moitié inférieure de l'utérus, car, au fond de cet organe, l'insertion de la trompe, du ligament rond et du ligament de l'ovaire, forme des points d'arrêt qui empêchent tout glissement de la séreuse adjacente.

Il faut donc admettre que la séreuse qui recouvre l'utérus participe au travail d'hyperplasie générale dont la matrice est le siége pendant la grossesse.

Ce n'est pas qu'il ne s'y produise en certains points des éraillures, qui montrent que le péritoine n'a pas toujours suivi l'extension de l'organe qu'il tapisse ; mais ces éraillures sont peu importantes et ne prouvent pas que la séreuse ne subit pas d'hypertrophie ; on la trouve même épaissie en certains points, mais dans la plus grande partie de son étendue, elle a son épaisseur normale. Cette expansion du péritoine sans amincissement n'est pas d'ailleurs un fait nouveau, car on la trouve dans toutes les hernies volumineuses (Cazeaux).

§ 4. — Modifications de la tunique musculeuse.

La tunique musculeuse de l'utérus est formée de fibres musculaires de la vie organique, comme nous l'avons dit en étudiant l'anatomie normale de cet organe. Mais ces fibres, atrophiées pendant l'état de vacuité au point d'être méconnaissables, deviennent évidentes pendant la grossesse. Des recherches micrographiques nombreuses ont d'ailleurs élucidé cette question et révélé les modifications intimes subies par le tissu musculaire de l'utérus. Suivant le professeur Robin, les fibres musculaires ou fibres-cellules de l'utérus sont, pendant l'état de vacuité, remarquables par leurs petites dimensions et leur coloration grisâtre ; aussi il est difficile de les distinguer à l'œil nu de la trame cellulaire qui les environne. Pendant la grossesse elles augmentent dans toutes leurs dimensions, surtout en longueur, et de nouvelles fibres se forment de toutes pièces à côté des fibres anciennes, surtout dans les couches les plus internes de la tunique moyenne. « La tunique musculaire subit une augmentation de volume d'où dépend principalement l'accroissement de l'utérus. Deux phénomènes concourent à produire cette augmentation : *l'accroissement de volume des éléments musculeux déjà existants et la formation d'éléments musculeux nouveaux.* Le premier est si considérable, que les fibres-cellules contractiles, au lieu de $0^{mm},05$ à $0^{mm},07$ de longueur et $0^{mm},005$ de largeur qu'elles présentent habituellement, mesurent au cinquième mois $0^{mm},14$ à $0^{mm},27$ dans le sens de la longueur et $0^{mm},005$ à $0^{mm},014$ et même $0^{mm},02$ dans le sens de la largeur ; dans la seconde moitié du sixième mois $0^{mm},20$ à $0^{mm},52$ en longueur, $0^{mm},009$ à $0^{mm},014$ en largeur et $0^{mm},005$ à $0^{mm},006$ en épaisseur ; de sorte qu'elles deviennent environ sept à onze fois plus longues et deux à sept fois plus larges. La *production de nouvelles fibres musculaires* s'observe surtout pendant la première moitié de la grossesse et dans la couche interne de la tunique musculeuse ; on trouve là une multitude de jeunes cellules de $0^{mm},02$ à $0^{mm},04$ de diamètre, présentant toutes les formes transitoires aux fibres-cellules de $0^{mm},05$ à $0^{mm},07$ de longueur ; rien de semblable ne se remarque dans les couches extérieures. Cette génération de fibres musculaires parait s'arrêter au sixième mois : du moins n'ai-je trouvé dans l'utérus pendant la vingt-sixième semaine de la grossesse, que des fibres-cellules énormes sans aucune trace des formes antécédentes. A cet accroissement de fibres musculaires correspond celui du *tissu conjonctif* qui les réunit entre elles ; vers la fin de la grossesse ce dernier présente par places des fibrilles parfaitement distinctes. » (Kölliker).

En résumé, l'accroissement en volume des éléments musculaires déjà existants, la formation de fibres nouvelles, concourent donc en même temps à l'hypertrophie de l'utérus.

Mais l'augmentation de volume ou de nombre n'est pas la seule modification que subissent les fibres musculaires de l'utérus pendant la grossesse. Elles prennent en outre un aspect strié qui les rapproche des muscles de la vie animale. Ce fait a été contesté ; mais Ranvier l'a étudié et en a reconnu la réalité. Voici la note qu'il a bien voulu nous adresser, on y trouvera le résumé de la communication qu'il a faite à la Société de biologie : « Chez la femme et les femelles du chien et du lapin, l'utérus à l'état de vacuité possède des fibres musculaires homogènes. A la fin de la grossesse, ces fibres présentent une striation évidente, bien qu'elle soit loin d'être aussi nette que sur les muscles striés ordinaires. »

L'hypertrophie de la couche musculaire est très-marquée quand on l'étudie sur le corps de l'utérus ; mais elle est à peine appréciable au col dont les fibres, quoique plus rouges, n'augmentent presque pas de volume.

La disposition des faisceaux musculaires de la matrice, ou en d'autres termes, la texture de la tunique musculeuse de l'utérus gravide est d'une complication qui a conduit les anatomistes à des descriptions très-différentes les unes des autres. L'accord paraît pourtant se faire depuis la publication des belles recherches d'Hélie (de Nantes). Aussi, nous proposons-nous de donner la description de cette texture, en adoptant les résultats des patientes investigations de cet habile anatomiste ; toutefois, nous nous réservons de signaler, à mesure que nous les rencontrerons, les faisceaux décrits par les auteurs qui l'ont précédé dans cette étude.

Trois couches superposées constituent le tissu musculaire de l'utérus, mais avant d'indiquer la direction des faisceaux musculaires dans chacune de ces couches, il convient de dire que les fibres passent d'une couche à l'autre, d'un faisceau à l'autre, d'un plan musculaire à l'autre et s'entre-croisent à chaque instant ; et par conséquent que ce serait prendre une très-fausse idée de la texture de l'utérus que de penser qu'elle a absolument la régularité qu'on est obligé de lui attribuer dans la description. Ces restrictions faites, étudions successivement la couche externe, la couche moyenne, puis la couche interne.

Couche musculaire externe. — La texture de la couche externe est très-différente suivant qu'on l'étudie au corps ou au col de l'utérus.

A. — *Couche musculaire externe du corps de l'utérus.* — Elle se compose
de plusieurs plans de fibres longitudinales et transversales qni alternent les
uns avec les autres. Le plan le plus superficiel est longitudinal ; il est formé
par un faisceau médian, décrit la première fois par Sue (1753), puis par
Calza (1807), Mme Boivin (1821), Deville (1844), Dubois et Pajot (1860) ; la partie moyenne de ce faisceau est courbée en anse sur le fond de l'utérus, tandis
que ses deux extrémités descendent l'une sur la face postérieure et l'autre sur
la face antérieure de la matrice. Ce *faisceau ansiforme* se prolonge toujours
plus bas en avant qu'en arrière. En arrière, il commence à l'union du corps et
du col ; il est formé par des fibres, qui de transversales qu'elles étaient, devien-

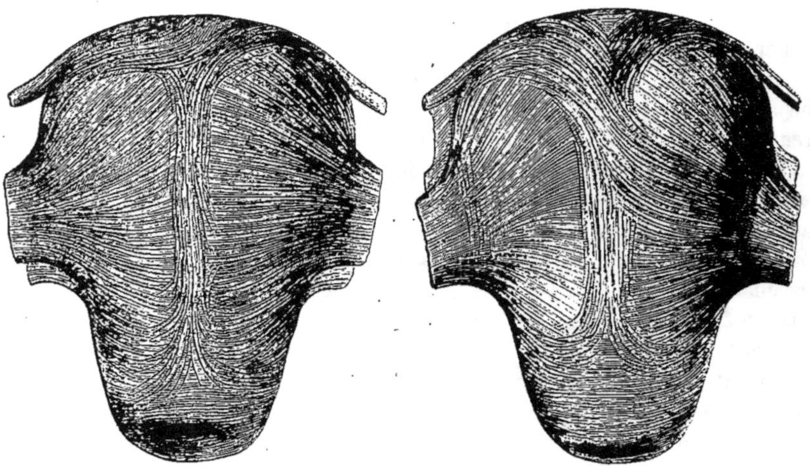

Fig. 75. — Couche musculaire externe   Fig. 76. — Couche musculaire externe
de l'utérus gravide (face antérieure).   de l'utérus gravide (face postérieure).

nent verticales en changeant brusquement de direction pour se recourber en
haut, ainsi que l'a très-bien indiqué Deville. En s'élevant, ce faisceau reçoit
successivement de nouvelles fibres qui s'infléchissent de la même manière
pour le renforcer. Lorsqu'il approche du fond de l'utérus, ses fibres latérales
se recourbent en dehors et se dirigent sur les trompes et les ligaments larges
sur lesquels elles se perdent.

Les fibres moyennes du faisceau ansiforme contournent donc seules le fond
de l'utérus, et descendent sur la face antérieure, où elles se recourbent successivement en dehors, pour gagner les ligaments larges et les ligaments
ronds.

Une partie des fibres qui émergent ainsi du faisceau ansiforme ne se portent
sur les parties latérales qu'après avoir traversé la ligne médiane de l'utérus,
et passé d'un côté à l'autre : du bord droit de la face postérieure de la matrice,
elles se rendent sur son angle supérieur gauche ou sur le côté gauche de sa
face antérieure. Ces fibres entre-croisées suivent donc exactement la direction

en Z. C'est ce qu'avait indiqué Deville. Mais d'après Hélie, cet entre-croisement est loin d'être constant; il est d'ailleurs borné à quelques fibres. La plus grande partie des fibres ansiformes naissent et se terminent sur le même côté sans avoir croisé la ligne médiane.

Le faisceau ansiforme n'est presque jamais borné à un seul plan. Il se compose le plus ordinairement de deux plans séparés par une couche de fibres transversales; le plan superficiel est mince, le plan profond plus épais.

Étudions maintenant les fibres transversales qui, avec le faisceau précédent forment la surface du corps de l'utérus. Ces fibres transversales signalées par Sue (1768), Meckel (1791), Mme Boivin (1821), Deville (1844), constituent la plus grande partie de la couche musculaire externe. Elles concourent à former le faisceau ansiforme en se recourbant brusquement en haut, comme nous l'avons dit; mais la plupart restent étrangères à sa formation, et traversent la ligne médiane en passant au-dessous de lui et entre ses deux plans, quelquefois même sur son plan superficiel postérieur; elles vont d'un côté à l'autre; elles se prolongent en dehors, dans les ligaments larges, et surtout dans le ligament de l'ovaire, dans le ligament rond et sur la trompe. En les suivant en sens inverse, on peut dire qu'elles naissent de tous ces points, et qu'arrivées au bord de l'utérus elles se dédoublent en deux feuillets, pour passer les unes sur la face antérieure, les autres sur la face postérieure de cet organe; les plus élevées couvrent le fond et se recourbent en arcs sur ses angles.

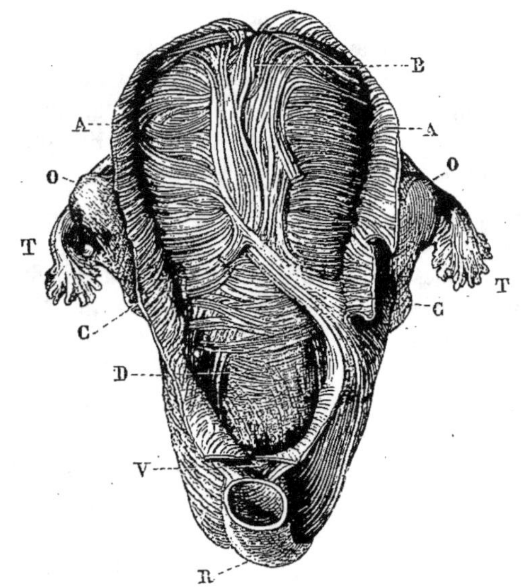

Fig. 77. — Second plan de la couche musculaire externe de l'utérus gravide.

A. Couche superficielle incisée et renversée sur les bords de l'utérus.
B. Couche profonde du faisceau ansiforme.
C. Fibres transversales émergeant du faisceau ansiforme.
D. Fibres du col.
O. Ovaire.
R. Rectum.
T. Trompe.
V. Vessie.

Quelques-unes de ces fibres quittent la couche externe pour plonger dans la couche musculaire moyenne. Il est à remarquer que les anatomistes qui ont étudié le tissu musculaire de l'utérus n'ont pas indiqué la texture des bords de cet organe, et qu'ils se sont bornés à mentionner les fibres qui se prolongent sur les annexes. Hélie a comblé cette lacune. Lorsqu'on écarte les deux lames du ligament large et les fibres musculaires qui s'y rendent, on voit sur toute la hauteur des bords de l'utérus des fibres musculaires horizontales et *circulaires*, qui vont d'une face à l'autre. Arrivées au bord de la matrice ces fibres se recourbent en arcs et se rendent à la face opposée à celle qu'elles occupaient à leur point de départ; c'est là leur disposition générale, mais leur trajet est très-compliqué. Elles s'écartent pour donner passage aux vaisseaux; elles ne restent pas, durant tout leur trajet, dans le plan où elles étaient primitivement. Superficielles, par exemple, en avant, elles deviennent plus profondes en arrière, et réciproquement.

Au-dessus des trompes et à leur niveau, la disposition des fibres est différente. Les fibres transversales décrivent de grands arcs sur le fond de l'utérus, d'un angle à l'autre. Une partie de ces fibres se rend à la trompe, au ligament rond et au ligament ovarique, mais la plupart descendent sur le bord de l'utérus. Dans leur trajet descendant elles rencontrent les vaisseaux, qui dérangent leur régularité, puis elles plongent plus profondément et se recourbent en avant ou en arrière pour devenir transversales sur l'une ou l'autre des faces de l'utérus.

B. — *Couche musculaire externe du col.* — Au col de l'utérus, l'hypertrophie des fibres musculaires est beaucoup moins considérable qu'au corps de cet organe. Ces fibres y ont aussi une direction plus simple; elles ne forment pas de faisceau ansiforme, et se portent presque toutes un peu obliquement en bas, des bords de l'utérus vers la ligne médiane, où elles s'entre-croisent avec les fibres venues du côté opposé. Sur les bords du col, elles se contournent et passent d'une face à l'autre. Les plus superficielles de ces fibres se continuent : en avant, avec les replis vésico-utérins et quelques fibres musculaires de la vessie ; en arrière, avec les ligaments recto-utérins; en bas, avec les fibres du vagin.

La couche musculaire externe ne descend guère au-dessous des insertions du vagin, et nous verrons plus tard que le museau de tanche est presque exclusivement formé par la couche musculaire interne.

Couche musculaire moyenne. — La couche moyenne est la plus épaisse de toutes, mais elle n'existe qu'au niveau du corps de l'utérus. On n'en trouve aucune trace dans le col.

Lorsque, par la dissection, on a enlevé successivement sur le corps de l'utérus le faisceau ansiforme et les différents plans de fibres transversales qui composent la couche musculaire externe, on arrive à la couche moyenne dont la disposition est différente. Mais entre ces deux couches, il n'y a pas de limite précise ; les fibres profondes de la couche externe prennent peu à peu et par gradation la disposition propre à la couche moyenne. Ce n'est donc qu'après l'enlèvement de ces lamelles intermédiaires qu'on découvre nettement la couche moyenne avec tous ses caractères. Il en est de même lorsqu'on découvre la couche moyenne en enlevant toute l'épaisseur de la couche profonde.

Cette couche moyenne se fait remarquer d'abord par le nombre des vais-

seaux qu'elle contient; en outre, elle est toujours plus épaisse dans la région
qui correspond à l'insertion du placenta.

Elle se compose de bandes de largeur variable qui se croisent dans toutes
les directions ; les unes sont transversales, d'autres obliques, quelques-unes
longitudinales ; de larges trous, que traversent les veines ou sinus, écartent
ces bandes les unes des autres ou séparent les fibres d'une même bande. Les
faisceaux musculaires se recourbent en anse autour des veines utérines
[fibres arciformes de William Hunter (1772), fibres en anse de Calza (1807)],
et chaque anse, croisée par une autre, forme avec elle un anneau complet qui
entoure une veine. Une série de ces anneaux forme un canal à la veine.

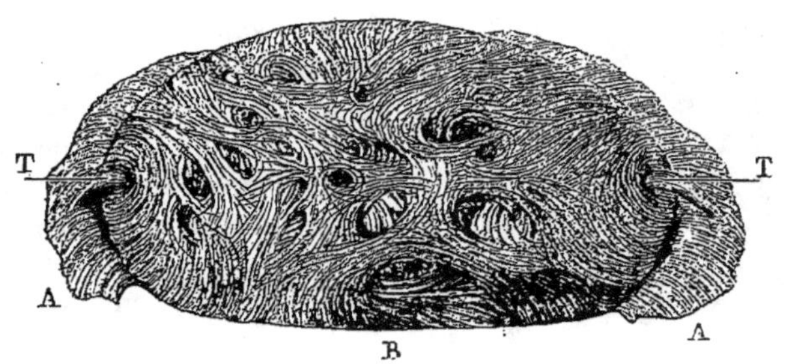

FIG. 78. — Couche musculaire moyenne de l'utérus gravide (Fond de l'organe, sur
lequel était inséré le placenta). — Les faisceaux entre-croisés forment autour
des vaisseaux des anses ou des anneaux qui les étreignent.

A, A. Couche superficielle disséquée.　　　R. Faisceaux appartenant à la couche
T, T. Trompes.　　　interne.

De grands anneaux, semblables aux précédents quant à leur disposition,
entourent plusieurs veines à la fois, et chacune de celles-ci a, dans l'anneau
principal, ses anneaux spéciaux. Le plus souvent, le faisceau courbé en anse
ne forme que la moitié, les deux tiers du cercle qu'un autre faisceau vient
compléter en se croisant avec les extrémités du premier auquel il s'unit intimement.

Chaque vaisseau veineux est donc entouré de fibres contractiles annulaires
et chemine dans un véritable canal contractile pendant tout son trajet dans
la couche moyenne.

Les artères sont, comme les veines entourées d'anneaux musculaires, mais
avec cette différence que les artères sont pourvues d'une gaîne celluleuse
qui leur permet de glisser dans les anneaux, tandis que les veines, réduites
à leur membrane interne, adhèrent aux fibres musculaires.

Couche musculaire interne. — Cette couche doit être successivement
étudiée au corps et au col de l'utérus.

A. — *Couche musculaire interne du corps de l'utérus.* — Quand on
incise l'utérus, on voit constamment au milieu de la paroi postérieure un
faisceau triangulaire légèrement saillant, dont la base s'étend d'une trompe

à l'autre, et dont le sommet descend jusqu'à l'orifice interne du col. Ce faisceau triangulaire a été décrit la première fois par Calza et Sue. Celui-ci admettait pour chaque face l'existence de deux triangles adossés sur la ligne mé-

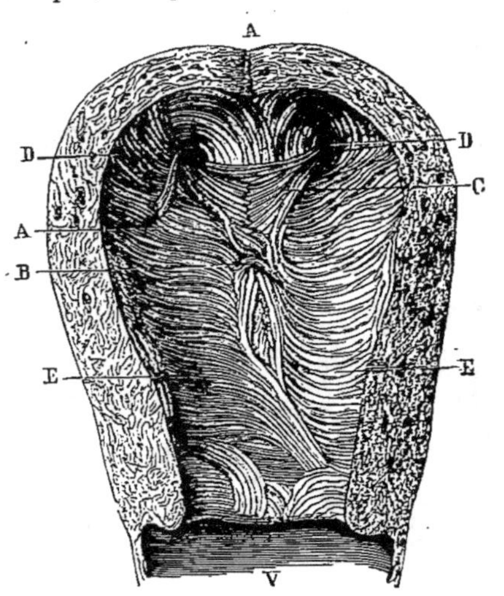

FIG. 79. — Couche musculaire interne
(paroi antérieure).

A. Coupe des parois utérines.
B. Faisceau triangulaire.
C. Fibres se rendant aux trompes.
D. D. Orifices des trompes.
E. Fibres transversales.
V. Vagin.

diane (*muscles quadri-jumeaux utérins*) ; en réalité, le triangle est unique et formé d'après Hélie comme le faisceau ansiforme par des fibres horizontales qui se recourbent brusquement en haut. Les fibres nouvelles ou de renforcement s'ajoutent toujours à son bord gauche, tandis que de son bord droit émergent successivement des fibres qui deviennent transversales en se portant vers le bord droit de la matrice. Ces fibres ont donc à peu près la forme d'un Z.

En approchant des trompes, le faisceau triangulaire se divise en deux minces fascicules qui vont, chacun de son côté, plonger par une pointe aiguë, dans la trompe correspondante où ils se terminent brusquement. Enfin, des fibres transversales, étendues directement d'un orifice tubaire à l'au-

tre, terminent le faisceau triangulaire et forment sa base.

Un faisceau triangulaire exactement semblable, existe sur la paroi antérieure (fig. 79); seulement les fibres transversales se recourbent pour devenir
verticales le long de son bord droit, tandis que de son bord gauche émergent
des fibres qui prennent une direction horizontale pour se jeter sur le bord
gauche de la matrice.

Sur les côtés de ces faisceaux triangulaires et dans toute la hauteur du
corps de l'utérus, les fibres musculaires de la couche interne ont une direction transversale et passent d'une face à l'autre; elles sont donc annulaires.
En approchant du milieu des parois antérieure et postérieure, les unes subissent une inflexion pour constituer le faisceau triangulaire, tandis que les
autres, bien plus nombreuses, continuent leur trajet transversal en passant
sous ce faisceau. A l'orifice interne du col, les fibres transversales forment
un faisceau annulaire et saillant qui limite nettement la cavité du corps et la
cavité du col. Au fond de l'utérus, c'est-à-dire au-dessus de l'orifice des
trompes, les fibres musculaires forment des arceaux (fibres arciformes) dirigés d'avant en arrière, qui constituent la voûte de la cavité. En descendant
sur les faces antérieure et postérieure, ces fibres passent sous la bande

transversale du faisceau triangulaire qui les recouvre, puis elles s'infléchissent pour se confondre avec les fibres horizontales.

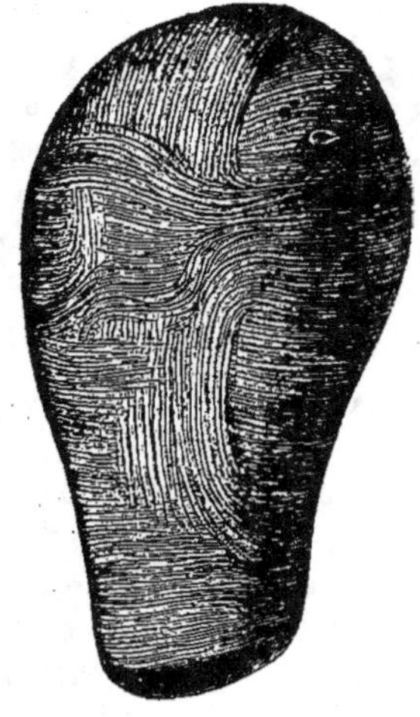

FIG. 80.— Couche musculaire interne de l'utérus gravide. —Figure montrant la disposition des *fibres arciformes* sur la paroi antérieure.

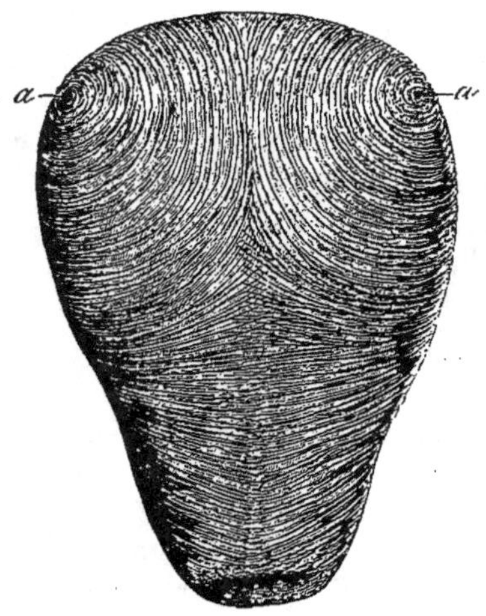

FIG. 81. — Couche musculaire interne de l'utérus gravide. — Figure indiquant la disposition des fibres musculaires de cette couche autour de l'orifice interne des trompes.

a, a. Orifice interne des trompes.

À l'orifice des trompes, les fibres de la couche interne sont disposées en anneaux concentriques; les plus petits touchent l'orifice tubaire; les plus grands, souvent incomplets, se continuent avec les arceaux de la voûte et s'adossent, sur la ligne médiane, avec ceux du côté opposé, comme l'a très-bien indiqué Mme Boivin. Cette disposition avait même été déjà observée par Sue (1768), A. Leroy (1788) et Calza (1807) qui désignaient ces faisceaux annulaires sous le nom de *muscles orbiculaires des trompes.*

B. — *Couche interne du col.* — Nous avons déjà dit que l'hypertrophie des fibres musculaires du col est à peu près nulle dans la couche externe (voyez page 100); il en est de même ici. Cependant lorsqu'on enlève la muqueuse, on voit distinctement les fibres musculaires sous-jacentes. On reconnaît alors que la saillie de l'arbre de vie est constituée par des faisceaux musculaires verticaux dont les fibres s'écartent de chaque côté en formant des arcades superposées. Près de l'orifice externe, les fibres sont entrelacées, mais presque toujours annulaires, et la même disposition se retrouve dans toute la hauteur et l'épaisseur du museau de tanche.

Résumé de la texture musculaire de l'utérus. — La texture de la tunique musculaire de l'utérus est différente au corps et au col.

Au corps de la matrice, on trouve trois couches musculaires superposées : 1° la couche externe avec son faisceau ansiforme, ses fibres transversales dont l'extrémité se prolonge sur les annexes de l'utérus, et ses fibres circulaires;

2° la couche moyenne avec ses bandes musculaires qui décrivent des anses et des anneaux incomplets autour des vaisseaux utérins ; 3° la couche interne, avec ses deux faisceaux triangulaires, ses fibres annulaires, arciformes et orbiculaires.

Au col, la disposition des fibres musculaires est relativement simple ; on n'y trouve que deux couches qui se continuent en haut avec les couches externe et interne du corps de l'utérus ; on n'y voit aucune trace de la couche moyenne. La plupart des fibres musculaires du col sont annulaires ou légèrement obliques ; quelques-unes seulement forment des arcades au niveau de l'arbre de vie. Le museau de tanche est presque exclusivement formé par la couche interne.

§ 5. — Modifications de la tunique muqueuse de l'utérus.

Les modifications de la muqueuse sont très-différentes suivant qu'on les étudie au corps de l'utérus ou au col.

Transformation de la muqueuse du corps de l'utérus en membrane caduque. — L'œuf parvenu à un certain degré de développement possède deux enveloppes qui lui sont propres : l'*amnios*, et, plus en dehors, le *chorion* dont la face externe est hérissée de petits prolongements désignés sous le nom de *villosités choriales* (voyez *Ovologie*). En outre, l'œuf est bientôt recouvert et entouré par une troisième enveloppe qui lui est fournie par l'utérus et à laquelle on a donné le nom de *membrane caduque*. On sait aujourd'hui que la caduque (de *caduca*, qui tombe) est formée par la muqueuse utérine qui se détache de la matrice pour contracter des adhérences intimes à la surface de l'œuf avec lequel elle se confond si bien qu'elle est expulsée avec lui au moment de la délivrance. Organe maternel au début, la caduque finit donc par n'être qu'une dépendance de l'œuf. Mais avant de décrire la caduque telle que nous la connaissons aujourd'hui, il est nécessaire d'exposer la théorie qui avait été généralement acceptée jusqu'à ces derniers temps ; sans cela, les dénominations employées dans la description de la caduque seraient souvent inintelligibles.

Théorie ancienne. — Les anciens physiologistes, ne connaissant pas l'existence de la muqueuse utérine, ne pouvaient en faire dériver la caduque. Voici comment ils expliquaient la formation de cette membrane. D'après William Hunter (1), sous l'influence excitante de la fécondation, par conséquent avant l'arrivée de l'ovule dans la cavité utérine, il se produit à l'intérieur de cette cavité une sécrétion de lymphe coagulable qui formera la caduque. Moreau (2), Breschet (3), Velpeau (4), admettent la même hypothèse, et pour ces auteurs, le liquide séro-albumineux ainsi épanché s'épaissit dans sa couche externe et forme une membrane molle, tapissant la face interne du corps de l'utérus, même au niveau des orifices tubaires et de l'ori-

(1) William Hunter, *Anatomia uteri gravidi, tabulis illustrata.* Birmingham, 1774.
(2) Moreau, *Essai sur la disposition de la membrane caduque* (dissert. inaug.). Paris, 1814.
(3) Breschet, *Mém. de l'Acad. roy. de médecine.* Paris, 1833, t. II.
(4) Velpeau, *Ovologie et Embryologie humaine.* Paris, 1833.

fice du col. Quand l'œuf passe de la trompe dans la matrice, il rencontre et repousse cette membrane de nouvelle, formation, la déprime et la décolle dans une petite étendue, puis s'insinue entre elle et la tunique musculaire. Dès lors, on distingue deux parties dans la membrane que nous décrivons : celle qui a été décollée et repoussée par l'œuf bombe vers le centre de la cavité utérine, aussi l'appelle-t-on *caduque réfléchie ;* toute celle qui est adhérente à la face interne de l'utérus prend le nom de *caduque directe*.

Mais on s'aperçut que l'œuf n'était pas en contact immédiat avec la tunique musculaire de l'utérus, mais qu'il en était, au contraire, séparé par une membrane identique aux caduques directe et réfléchie. Les partisans de la théorie Huntérienne durent, pour expliquer ce fait, constaté d'une façon positive sur des femmes mortes pendant la grossesse, avoir recours à une nouvelle hypothèse : ils imaginèrent que la lymphe plastique continuait à se produire sur le point où la caduque primitive avait été décollée par l'œuf, et qu'il se formait ainsi derrière celui-ci une seconde membrane qui ne tardait pas à s'unir aux caduques directe et réfléchie, avec lesquelles elle se continuait en consti-

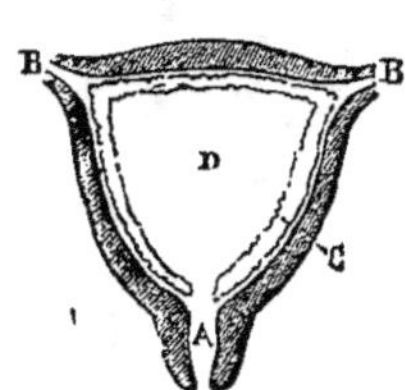

FIG. 82. — Caduque avant l'arrivée
de l'œuf (théorie ancienne).

A. Cavité du col.
B, B. Orifices des trompes.
C. Caduque.
D. Cavité de la caduque.

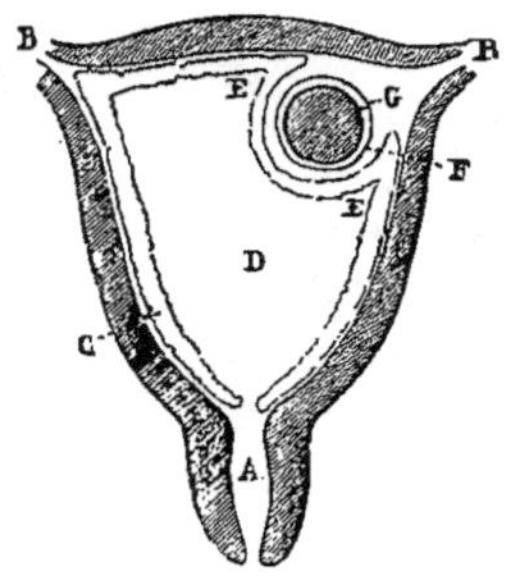

FIG. 83. — Caduque après l'arrivée
de l'œuf (théorie ancienne).

C. Membrane caduque pariétale.
D. Cavité de la caduque.
E, E. Caduque réfléchie.
F. Chorion.
G. Amnios.

tuant avec elles une loge entourant l'œuf de toutes parts. C'est à cette seconde membrane, qu'on donna le nom de caduque *intermédiaire* ou *sérotine* (de *serotina*, tardive).

La lymphe plastique destinée à former les caduques directe et réfléchie s'organisait seulement dans sa couche la plus externe ; sa partie centrale restait liquide et constituait l'*hydropérione* (de ὕδωρ, eau ; περὶ, autour ; ὠὸν œuf). Ce liquide remplissait la cavité située entre les caduques directe et réfléchie.

Théorie actuelle. — La théorie de Hunter fut renversée par les recherches de Coste (1). En effet, cet éminent investigateur constatait, d'une part, que

(1) Coste, *Origine de la caduque*. Acad. des sciences. Paris, 4 et 25 juillet 1842.

chez les femmes enceintes les orifices des trompes et l'orifice interne du col
sont libres au moment où l'œuf arrive dans la matrice et que celui-ci n'a, par
conséquent, aucune membrane à repousser ; il s'apercevait, d'autre part, que
l'hydropérione n'existe pas ; enfin, il démontrait que la caduque au lieu d'être

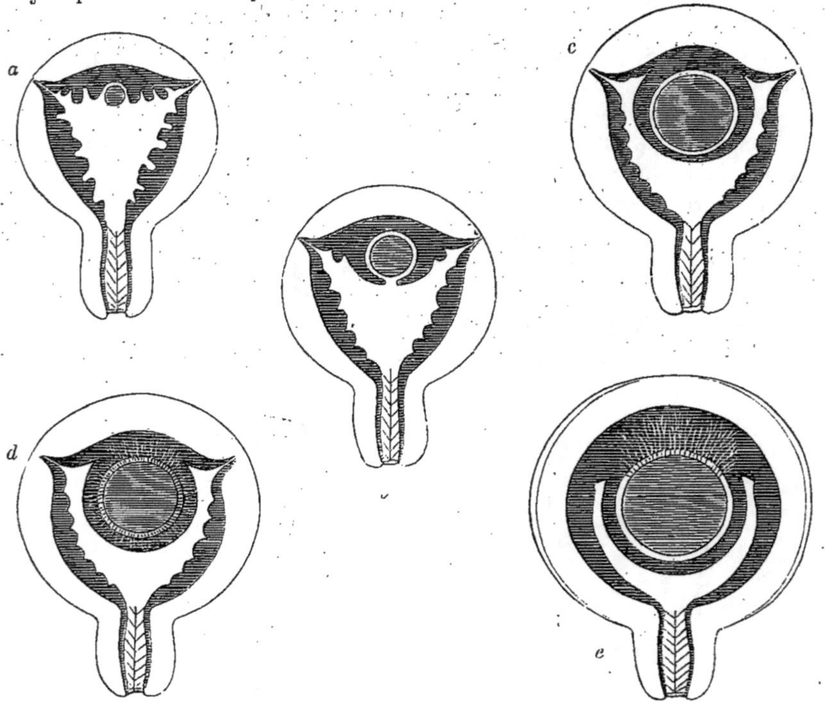

FIG. 84. — Les figures *a*, *b*, *c*, *d*, *e* sont des schémas destinés à faire voir
les rapports que l'œuf contracte avec la muqueuse utérine.

Fig. *a*. L'œuf est placé dans une dépression de la muqueuse.

Fig. *b*. Les bords de la dépression s'élèvent tout autour de l'œuf et l'enveloppent incomplétement.

Fig. *c*. L'œuf est entouré complétement par la caduque ovulaire ; celle-ci tend à se rapprocher de la caduque utérine.

Fig. *d*. La caduque ovulaire et la caduque utéro-placentaire sont traversées toutes deux par les villosités issues de la membrane vitelline.

Fig. *e*. Les villosités de la caduque ovulaire ont disparu en même temps que son tissu s'est atrophié ; les villosités de la caduque utéro-placentaire se sont, au contraire, notablement accrues.

constituée par une membrane de nouvelle formation, n'est due en réalité
qu'à une transformation particulière de la muqueuse utérine. Bientôt Ch. Robin (1) pouvait suivre pas à pas les modifications de toutes les parties de la
caduque et prouver que partout leurs éléments histologiques dérivent de ceux

(1) Ch. Robin, *Mémoire pour servir à l'histoire anatomique et pathologique de la membrane muqueuse utérine*. Archiv. génér. de méd. Paris, 1848. — *Note sur l'épithélium du corps de l'utérus pendant la grossesse*. Soc. de biologie. Paris, 1855. — *Mémoire sur les modifications de la muqueuse utérine pendant et après la grosssesse*. Acad. des sciences Paris, 1861.

de la muqueuse utérine. Par quelle série de transformations a dû passer cette muqueuse pour arriver à constituer la caduque? C'est ce que nous allons exposer.

Lorsque l'œuf fécondé arrive, huit ou dix jours après sa sortie de l'ovaire;

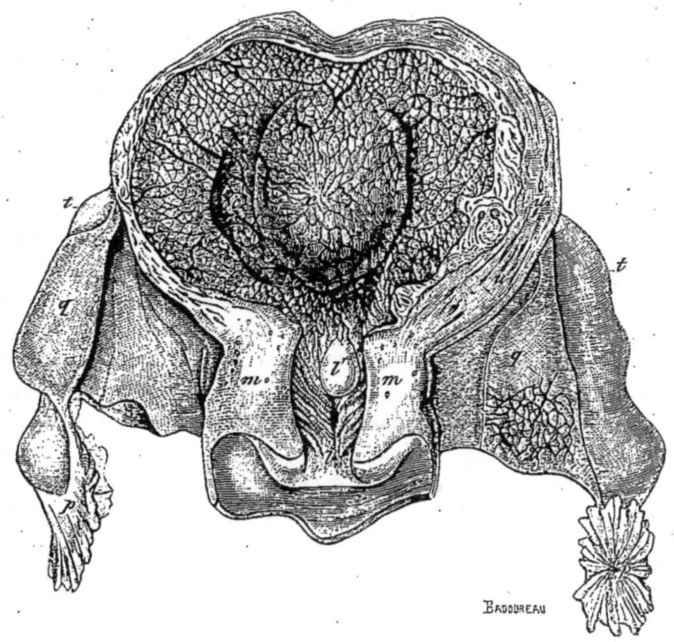

FIG. 85. — Utérus au vingtième ou vingt-cinquième jour de gestation, réduit à la moitié de sa grandeur naturelle (COSTE).

c, c. Muqueuse utérine avec sa riche vascularisation.

c'. Portion de la muqueuse qui recouvre l'œuf.

x. Petit espace circulaire autour duquel les vaisseaux venaient s'éteindre et dont le centre offrait l'apparence d'un ombilic dont l'occlusion serait récente.

u, u. Portion musculaire de l'utérus sur laquelle on voit la coupe d'une multitude de sinus veineux plus ou moins développés.

m, m. Portion musculaire du col, se distinguant de celle du corps, par l'absence de sinus veineux.

l. Portion vaginale du col.

l'. Glande de Naboth, énormément distendue.

q, q. Ovaires. Celui de droite porte un corps jaune fort développé, très-vasculaire à sa surface.

t, t. Trompes utérines.

p, p. Pavillon des trompes.

dans la cavité utérine, il y rencontre une muqueuse turgescente, mamelonnée, formant un grand nombre de plis que l'on a comparés aux circonvolutions cérébrales (voyez *Menstruation*). Il est arrêté dans le voisinage de la trompe par l'un de ces plis et pressé entre deux points opposés de la muqueuse, il la déprime et s'y creuse une petite loge. Bientôt les bords de la dépression s'élèvent peu à peu en forme de bourrelet et entourent l'œuf. Il se produit là un phénomène analogue à celui que l'on observe au niveau d'un cautère bourgeonnant autour d'un

pois. Les bords de la dépression occupée par l'œuf bourgeonnent de même, s'hypertrophient et rétrécissent progressivement l'ouverture par laquelle il communique encore avec la cavité utérine ; plus tard, cette ouverture est réduite à un
pertuis qui se présente sous la forme d'un enfoncement appelé l'*ombilic* de la
caduque. Enfin cet ombilic disparaît lui-même par l'agglutination de ses bords
et l'œuf se trouve alors complétement emprisonné dans une espèce de kyste dont
toutes les parois sont constituées par la muqueuse de la matrice. —La portion
de muqueuse qui a bourgeonné et évolué pour recouvrir l'œuf prend le nom de
caduque ovulaire; elle correspond à la *caduque réfléchie* de Hunter. — La
portion de muqueuse que l'œuf a déprimée et sur laquelle il s'est implanté, en
arrivant dans la cavité utérine, se trouvera plus tard en rapport avec les villosités
choriales qui, en s'hypertrophiant, donneront naissance au placenta (voir *Ovologie*) ; elle contribuera même à la formation de cet organe, aussi a-t-elle reçu le
nom de *caduque inter-utéro-placentaire*, ou simplement de *caduque placentaire*. Elle correspond à la caduque *sérotine* des anciens. — Le nom de *caduque
utérine* est réservé à la muqueuse qui n'a pas contracté de rapports directs
avec l'œuf. Cette dernière membrane tapisse la plus grande partie de la cavité
utérine et se continue au niveau de l'œuf, avec les caduques ovulaire et utéro-
placentaire ; elle correspond à la *caduque directe* de l'ancienne théorie.

Au début de la grossesse, l'œuf est d'un très-petit volume et la caduque qui
le recouvre est en contact avec une portion très-restreinte de la caduque utérine.
A mesure que l'œuf se développe, le contact des caduques ovulaire et utérine
s'établit sur une surface de plus en plus large. Ainsi, Coste a figuré et décrit
l'utérus d'une femme primipare qui s'était suicidée vers le vingtième ou
vingt et unième jour de sa grossesse : l'organe avait le double à peu près de
son volume normal. Après l'avoir incisé longitudinalement par sa paroi postérieure, on l'ouvrit et on l'étala de manière à montrer toute l'étendue de la
cavité utérine. Celle-ci était libre comme dans l'état de vacuité et ne contenait aucun liquide. Seulement, la muqueuse beaucoup plus épaisse qu'à l'état
normal, comme boursouflée, formait des plis nombreux, irréguliers, et était
parcourue dans toute son étendue par un réseau vasculaire très-riche. Malgré cette hypertrophie générale de la muqueuse, on pouvait voir à la face antérieure de l'utérus, dans le point compris entre les deux trompes, une sorte
de tumeur molle, comme si en ce point la muqueuse eût été plus épaisse que
partout ailleurs (fig. 85). Après avoir incisé cette portion de la muqueuse et
en avoir soulevé un lambeau, on vit au-dessous d'elle un œuf couvert de villosités choriales (fig. 86). On enleva cet œuf et derrière lui on reconnut la
muqueuse inter-utéro-placentaire (fig. 87). Les orifices des trompes et du
col étaient du reste entièrement libres et perméables comme à l'ordinaire. —
Sur une autre femme qui s'était suicidée vers le quarantième jour de sa grossesse, l'utérus, beaucoup plus volumineux que le précédent, fut incisé longitudinalement par sa face antérieure et disposé de manière à mettre à découvert la plus grande étendue possible de la cavité utérine. Comme dans le cas
précédent, la muqueuse était partout vasculaire et très-hypertrophiée; dans
quelques points elle était même boursouflée et sillonnée par des plis et des

rides. Les deux tiers supérieurs de la cavité utérine étaient occupés par une tumeur molle, fluctuante, qui était située à la face postérieure, dans l'espace compris entre les deux trompes. Cette tumeur avait à l'extérieur toute l'apparence et l'organisation de la muqueuse qui tapissait le reste de la matrice. Le

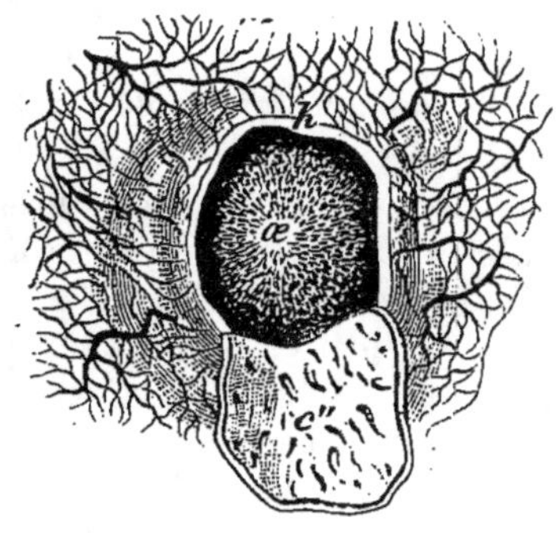

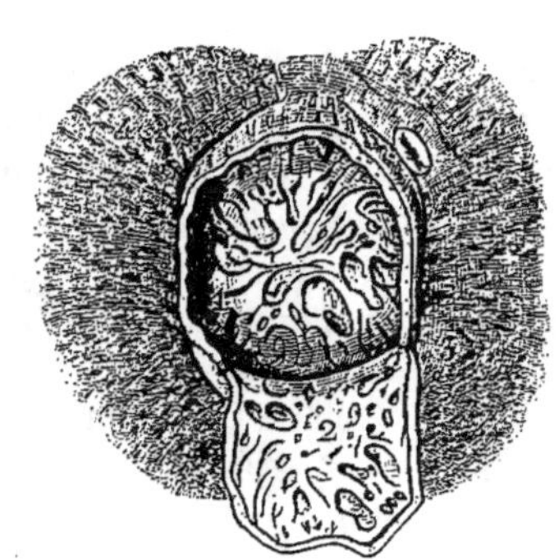

Fig. 86. — Même pièce que la précédente, seulement une portion de la muqueuse utérine sous laquelle l'œuf était placé a été incisée circulairement, et le lambeau qui résulte de cette incision a été renversé de manière à laisser voir sa face profonde ou ovulaire.

h. Coupe de la muqueuse qui recouvre l'œuf, montrant l'épaisseur de cette muqueuse.
c″ Face interne du lambeau de la muqueuse utérine qui recouvrait l'œuf (caduque réfléchie, caduque ovulaire).
œ. Ovule hérissé de villosités.

Fig. 87. — La portion de la muqueuse utérine sous laquelle l'œuf était placé a été incisée comme dans la figure 86; on a de plus enlevé l'œuf de manière à laisser voir complétement les parois de la cavité dans laquelle il était renfermé.

1. Loge dans laquelle l'œuf était renfermé, parsemée de lacunes irrégulières, dans lesquelles étaient engagées les villosités choriales (caduque inter-utéro-placentaire).
2. Face interne du lambeau de la muqueuse qui recouvrait l'œuf.

tiers inférieur de la cavité utérine était libre, en sorte qu'on pouvait pénétrer dans la cavité du col sans rencontrer d'obstacle. L'orifice des trompes était aussi perméable. Après avoir incisé le point le plus saillant de la tumeur on arriva dans une loge qui renfermait l'œuf (Cazeaux).

Vers la fin du troisième mois, la caduque ovulaire est en contact avec toute l'étendue de la caduque utérine et passe au-devant des orifices des trompes et de l'orifice interne du col. Quoique les deux membranes soient en contact il existe entre elles un espace virtuel, c'est-à-dire qu'on réussirait à les éloigner de l'autre par une injection d'eau ou une insufflation d'air (1). L'écartement de ces deux caduques peut donc être produit d'une manière artificielle, mais il n'existe pas d'intervalle où du liquide (hydropérione) puisse s'amasser, comme le supposaient Breschet et Velpeau.

A partir du quatrième mois, la caduque ovulaire commence à se souder à

____

(1) Cette expérience réussit très-bien quand on insuffle de l'air par la trompe utérine.

la caduque utérine et se confondra si bien avec elle, qu'il sera impossible de l'en séparer. Désormais ces deux caduques ne formeront plus qu'une membrane unique. Vers la même époque, cette membrane contracte de solides et très-nombreuses adhérences avec l'enveloppe extérieure de l'œuf (le chorion). En même temps, ses adhérences à la tunique musculeuse de l'utérus deviennent de moins en moins intimes, et il suffira d'un léger effort pour l'en séparer (voyez *Chute de la caduque*).

Après l'aperçu général que nous venons de donner sur l'évolution de la caduque, il nous reste quelques points à étudier spécialement.

A. - *Évolution de la caduque utérine.* — La caduque utérine, caduque *pariétale*, caduque *directe*, caduque *vraie* (*decidua vera*), offre un aspect très-différent suivant l'époque de la grossesse à laquelle on la considère. Pendant les deux premiers mois, elle est épaisse, très-vasculaire, couverte de plis nombreux, criblée à sa face interne de petits pertuis qui sont les orifices des glandes utérines. Après cette époque, elle perd progressivement les caractères de vitalité énergique qu'elle avait présentés jusqu'alors ; ses replis s'effacent; son épaisseur diminue; on voit disparaître peu à peu la plupart de ses vaisseaux et un certain nombre des éléments qui la constituent.

En un mot, au travail d'hypertrophie du début de la grossesse, succède un travail d'atrophie. Mais c'est surtout au quatrième mois que cette atrophie devient manifeste. En effet, à partir de cette époque, la caduque utérine s'amincit au point de n'avoir plus qu'un millimètre d'épaisseur au septième mois, et moins encore à la fin de la grossesse. Ce changement d'aspect correspond à une évolution des éléments qui entrent dans la structure de la muqueuse utérine.

Modifications du revêtement épithélial de la caduque utérine. — D'après Ch. Robin (1), l'épithélium à cils vibratiles de la muqueuse utérine (voyez p. 107) est de bonne heure remplacé par un épithélium pavimenteux dont les cellules offrent de nombreuses variétés de forme.

Peu de temps après la fécondation, l'épithélium primitif s'exfolie cellule par cellule, et celui qui le remplace est constitué par des cellules pavimenteuses larges de 12 à 18 millièmes de millimètre, régulièrement polyédriques et contenant un noyau sphérique, finement granuleux, avec ou sans nucléole.

A mesure que la grossesse avance, ces cellules sont remplacées par d'autres beaucoup plus grandes, plus allongées (4 à 9 centièmes de millimètre), minces, pâles, aplaties et irrégulières.

Jusqu'au deuxième mois, la caduque utérine posséderait, d'après Ch. Robin, une couche épithéliale continue ; mais à partir de deux mois ou deux mois et demi, cette couche manquerait sur quelques points. L'étendue des parties privées d'épithélium va en augmentant à mesure que la grossesse parcourt ses phases, et vers la fin de la gestation, près du terme de l'accouchement, ce n'est que sur quelques points d'une étendue très-restreinte qu'on retrouve cet épithélium.

(1) Ch. Robin, *Mémoire sur quelques points de l'anatomie et de la physiologie de la muqueuse et de l'épithélium utérin pendant la grossesse. Journal de physiologie* de Brown-Séquard. Paris, 1858.

· Kœlliker (1) met en doute l'épithélium de nouvelle formation décrit par Ch. Robin, tout en convenant que l'épithélium à cils vibratiles de la muqueuse utérine a disparu sur la caduque. Le même auteur a bien rencontré parfois, dans la première moitié de la grossesse, quelques plaques d'épithélium pavimenteux éparses · çà et là à la surface de la caduque, mais dès que les caduques ovulaire et utérine sont unies (voyez p. 216) et surtout à partir du cinquième mois, il n'a jamais rencontré aucune trace d'épithélium. Friedländer émet la même opinion.

Modifications des glandes de la caduque utérine. — D'après la description de Weber, Sharpey, Bischoff, Coste et Ch. Robin, les glandes de la muqueuse utérine ont tellement augmenté de volume dès les premières semaines de la gestation, que la caduque paraît formée de tubes rangés les uns à côté des autres et entourés de vaisseaux. Ces glandes subissent donc dans les premiers mois de la grossesse une hypertrophie générale dont le processus a été récemment étudié par un grand nombre d'observateurs, parmi lesquels nous citerons Friedländer, Kundrat, Engelmann, Langhans, Kœlliker, Ercolani, de Sinéty. D'une part, les tubes glandulaires deviennent très-longs et par suite sinueux, parce qu'ils croissent plus rapidement que le reste de la muqueuse; il en résulte une disposition qui a fait comparer les glandes utérines aux glandes sudoripares. D'autre part, ces tubes s'élargissent, non pas dans toute leur hauteur, mais seulement dans les couches superficielle et moyenne de la caduque; aussi, les orifices des glandes sont-ils considérablement élargis. Au contraire, les culs-de-sac glandulaires en rapport avec la tunique musculeuse s'accroissent peu.

Pendant les derniers mois de la gestation, les tubes glandulaires et leurs pertuis ont à peu près disparu dans la couche superficielle et même dans la couche moyenne de la caduque utérine, unie à cette époque à la caduque ovulaire, tandis que la couche profonde conserve ses culs-de-sac glandulaires.

Les glandes de la muqueuse utérine et de la caduque sont revêtues à leur intérieur d'une pellicule épithéliale. Mais à mesure qu'on approche du terme de la gestation, l'épithélium disparaît de la surface vers la profondeur ; cependant il ne manque jamais dans les culs-de-sac glandulaires de la couche profonde.

Modifications des fibres de tissu lamineux, des noyaux embryoplastiques, des corps fusiformes et de la matière amorphe qui entrent dans la trame de la caduque utérine. — Les fibres de tissu lamineux, les noyaux embryoplastiques, les corps fusiformes et la matière amorphe dont nous avons, d'après Robin, signalé l'existence dans la muqueuse utérine (voyez p. 107) se retrouvent dans la caduque pariétale. Tous ces éléments entrent dans la composition de la trame qui entoure les glandes utérines dont ils suivent successivement l'hypertrophie et l'atrophie; ils augmentent donc considérablement de volume au début de la gestation, tandis qu'à la fin de la gros-

____

(1) Kœlliker, *Entwicklungsgeschichte des Menschen und der hœheren Thiere*, p. 327 et suivantes.

sesse on ne les retrouve plus guère que dans la couche profonde de la caduque, autour des culs-de-sac glandulaires.

Modifications des cellules spéciales de la caduque utérine. — Les *cellules spéciales* de la muqueuse utérine (voyez page 107), décrites pour la première fois par Ch. Robin, sont peu nombreuses avant la grossesse, mais elles se multiplient considérablement dans la caduque. Elles ont été désignées par Friedländer sous le nom de *cellules de la caduque (decidualzellen).* Ce sont des cellules volumineuses, sphériques ou globuleuses, ayant un diamètre de 30 à 40 millièmes de millimètre. Leurs contours sont bien nets. Elles renferment un noyau et des nucléoles.

Ces cellules, considérées par un grand nombre d'auteurs comme des éléments épithéliaux, dérivent très-probablement du tissu conjonctif. On les observe dans toute l'épaisseur de la caduque, mais elles s'accumulent principalement dans sa couche superficielle. D'après Friedländer, certaines d'entre elles se transforment peu à peu et se terminent en aiguilles. Ce sont les cellules des couches profondes qui subissent cette transformation, tandis que celles de la couche superficielle restent sphériques et constituent les *cellules rondes.*

En résumé, d'après Friedländer, à la fin de la grossesse, la caduque utérine serait dépourvue de revêtement épithélial (voyez p. 217) et se réduirait à deux couches : une couche glandulaire et une couche de cellules spéciales.

La première couche, en rapport avec la tunique musculaire de l'utérus, se compose de culs-de-sac glandulaires tapissés d'épithélium, et réunis entre eux par du tissu conjonctif. La seconde couche se compose de cellules volumineuses, rondes dans la portion la plus superficielle de la caduque, terminées en aiguilles dans la portion qui avoisine la couche glandulaire (voyez fig. 85).

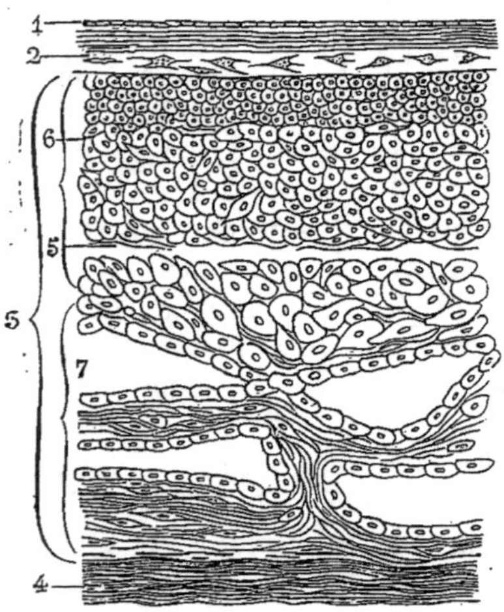

FIG. 88. — Coupe de la caduque d'après Friedländer.

1. Amnios avec son épithélium.
2. Chorion.
3. Caduque.
4. Tunique musculaire.
5. Ligne de partage des cellules dites à aiguilles.
6. Couche des cellules rondes.
7. Culs-de-sac glandulaires.

De Sinéty (1) n'a pas trouvé entre les glandes et les grosses cellules rondes une ligne de démarcation aussi nette que celle qui a été indiquée par Friedländer (voyez *Chute de la caduque*).

Vaisseaux de la caduque utérine. — Pendant les premiers mois de la grossesse, les vaisseaux sanguins de la muqueuse utérine conservent à peu près

____

(1) De Sinéty, *Annales de gynécologie*, 1876.

la même disposition qu'avant la conception ; seulement, ils sont plus volumineux. Issus des gros troncs situés dans la couche musculaire, ils forment entre celle-ci et la caduque une série de sinuosités très-rapprochées les unes des autres, puis ils pénètrent dans l'épaisseur de la caduque qui est couverte de nombreux rameaux vasculaires. De larges sinus veineux existent dans toute l'étendue de cette membrane, mais ils sont surtout développés au voisinage du placenta, où ils forment de nombreuses anastomoses et donnent naissance au *sinus circulaire* (*voyez Placenta*).

Les vaisseaux sanguins de la caduque présentent à toutes les époques de la grossesse des parois propres ; mais celles-ci se réduisent, vers la fin de la gestation, à l'endothélium et à une mince couche de tissu conjonctif se confondant avec le tissu des parties voisines. Au terme de la grossesse, la plupart de ces vaisseaux sont oblitérés et atrophiés dans la caduque utérine, si ce n'est au voisinage de la caduque inter-utéro-placentaire.

Indépendamment des vaisseaux sanguins, la caduque renfermerait encore, d'après Kœlliker, une certaine quantité de corpuscules lymphatiques, et Léopold (de Leipzig) a signalé la présence d'espaces lymphatiques autour des glandes et des vaisseaux de la muqueuse de l'utérus gravide (voyez page 109 et 110).

Atrophie de la caduque utérine. — L'évolution des éléments de la caduque utérine comprend deux phases : la première est caractérisée par l'hypertrophie ; la seconde par l'atrophie. On voit successivement disparaître l'epithélium, la plupart des vaisseaux sanguins et une grande partie de la longueur des canaux glandulaires. A la fin de la grossesse, la caduque utérine est, avons-nous dit, réduite, d'après Friedländer, à deux couches : la plus profonde est constituée par des culs-de-sac glandulaires et du tissu conjonctif ; la seconde se compose de grosses cellules rondes (voyez p. 218). — Les changements que les éléments de la caduque utérine subissent pendant leur atrophie sont *régressifs* et *mécaniques*. Vers le troisième mois de la gestation, ces éléments subissent la dégénérescence graisseuse, phénomène qui se manifeste par l'apparition, principalement autour du noyau des cellules, de granulations graisseuses qui vont en augmentant de nombre jusqu'au terme de la grossesse. Cette régression a même été invoquée comme l'une des causes qui déterminent le travail de l'accouchement (voyez Section IV). — En outre, il se produit dans les éléments de la caduque des déformations que Fochier (1) attribue à une action mécanique résultant de la pression de la caduque ovulaire sur la caduque utérine. D'après Ch. Robin qui les a parfaitement décrites, ces déformations commenceraient dès le deuxième mois de la grossesse : « Elles consisteraient principalement en une élongation et un aplatissement plus ou moins irréguliers des grosses cellules globuleuses et des culs-de-sac glandulaires. »

B. — *Évolution de la caduque ovulaire.* — Dès que la caduque *ovulaire* (caduque *réfléchie, épichorion* de Chaussier) est formée, sa structure est

____

(1) Fochier, *Thèse inaugurale.* Paris, 1870.

identique à celle de la caduque utérine ; mais à mesure que l'œuf s'accroît, elle s'amincit de plus en plus. Les lacunes de sa face ovulaire, dans lesquelles pénètrent les villosités choriales, disparaissent peu à peu parce que ces villosités, ne trouvant plus dans cette caduque les éléments de nourriture qu'elles y puisaient auparavant, s'atrophient avec cette membrane.

Au début de la grossesse, la caduque ovulaire subit les mêmes modifications histologiques que la caduque utérine. Ses éléments présentent le même processus hypertrophique ; mais le travail d'atrophie est beaucoup plus précoce dans la caduque ovulaire, car il débute un mois après la conception. Il se manifeste tout d'abord vers le pôle opposé à la caduque placentaire et se traduit par un amincissement qui occupe un petit espace circulaire ayant ce pôle pour centre. Cet espace s'étend progressivement jusqu'au niveau des points où la caduque ovulaire se continue avec la caduque utérine et placentaire.

D'après Kölliker, les glandes, les vaisseaux sanguins et l'épithélium diminuent peu à peu, à mesure que la caduque ovulaire s'amincit. Celle-ci ne mesure que un demi-millimètre d'épaisseur vers le milieu de la grossesse, et tous les éléments que nous venons d'énumérer ont alors disparu (1) ; il ne reste plus que des cellules rondes et fusiformes, avec une substance intermédiaire semblable à celle de la caduque utérine. Encore, ces deux dernières espèces de cellules s'éloignent-elles de celles de la caduque utérine par un aplatissement qui fait que l'on y rencontre beaucoup plus fréquemment les formes polygonales, tandis que les gros éléments sphériques sont plus rares. Ceux-ci ont même disparu complétement au terme de la grossesse et il ne reste plus que des éléments polygonaux et fusiformes très-aplatis et remplis de granulations graisseuses (Kölliker).

D'après Ch. Robin, la caduque ovulaire n'est plus constituée, au terme de la grossesse, que par une couche d'apparence anhiste, sur laquelle on retrouve cependant des cellules épithéliales, pâles, adhérentes entre elles et répondant à la caduque utérine.

C. — *Évolution de la caduque placentaire.* — La caduque *placentaire*, caduque *utéro-placentaire* ou *inter-utéro-placentaire*, caduque *intermédiaire*, *membrane utéro-épichoriale*, se continue, d'une part, avec la caduque ovulaire, d'autre part avec la caduque utérine ; sa face externe répond à la tunique musculaire de l'utérus, sa face interne aux villosités choriales. Tout à fait au début du développement de l'œuf, elle ne présente aucune différence de structure avec la caduque ovulaire et s'hypertrophie comme elle ; ses vaisseaux augmentent de volume et se mettent en rapport avec les villosités choriales correspondantes. C'est seulement à partir du moment où la vascularité disparaît de la caduque ovulaire, que la caduque utéro-placentaire s'écarte, quant à son organisation, de la première de ces membranes. Il se fait alors en elle un travail hypertrophique inverse de l'atrophie qui envahit la caduque ovulaire. Ce travail hypertrophique a pour résultat la formation du

---

(1) On peut cependant retrouver les orifices et les culs-de-sac glandulaires au niveau des points où la caduque ovulaire se continue avec la caduque utérine.

placenta *maternel* (voyez *Placenta*). En même temps les villosités choriales qui sont en rapport avec cette caduque s'hypertrophient ainsi que les vaisseaux qu'elles contiennent, et le placenta *fœtal* résulte de ce développement (voyez *Placenta*).

Nous étudierons les particularités de la structure de la caduque utéro-placentaire quand nous décrirons le placenta. Toutefois notons immédiatement les modifications de l'épithélium à cause du désaccord qui existe entre Ch. Robin d'une part, Kölliker et Friedländer d'autre part. D'après le premier de ces auteurs, l'épithélium de la caduque utéro-placentaire subit des transformations analogues à celles de l'épithélium des autres caduques ; il persisterait donc à la fin de la grossesse sous forme de cellules rondes ou ovoïdes, munies de noyaux nucléolés. — Kölliker et Friedländer ne partagent pas cette manière de voir et n'ont jamais rencontré d'épithélium sur la caduque placentaire, du moins à la fin de la grossesse.

D. — *Chute de la caduque.* — Pendant la délivrance, il se fait une déchirure entre la muqueuse du col et celle du corps de l'utérus. La première conserve ses adhérences avec le tissu cervical ; la seconde, connue sous le nom de *caduque,* se sépare de l'utérus et est expulsée avec les annexes du fœtus auxquelles elle adhère. Le processus qui prépare cette expulsion a été interprété de différentes manières : D'après Ch. Robin, au quatrième mois de la grossesse, la caduque utérine perd une partie de ses adhérences à la matrice, dont elle se séparera d'autant plus facilement que la gestation sera plus avancée. Cette facilité de séparation tiendrait à ce que vers la fin du quatrième mois commencerait à se développer, entre la caduque *utérine* et la tunique musculaire, une membrane de nouvelle formation. Cette membrane, d'abord très-mince et d'apparence glutineuse, serait la première trace d'une nouvelle muqueuse destinée à remplacer celle qui tombera sous le nom de *caduque utérine.* Les fibres musculaires de la matrice ne resteraient donc pas à nu lorsque la caduque utérine sera expulsée avec l'œuf, mais elles seraient recouvertes par la nouvelle muqueuse dont les éléments s'organiseraient rapidement après la délivrance. Dans cette théorie, la caduque utérine, ébranlée pendant la grossesse par la nouvelle muqueuse en voie de formation, se détache complétement au moment de la délivrance, entraîne avec elle la caduque ovulaire et tombe avec les enveloppes propres de l'œuf. Quant à la caduque utéro-placentaire, elle se dédouble et, d'après Ch. Robin, sa couche épithéliale est expulsée avec le placenta, tandis que ses autres couches restent adhérentes à l'utérus et serviront à la régénération de la nouvelle muqueuse.

Friedländer explique autrement l'expulsion de la caduque et, pour cet auteur, le processus d'élimination est le même dans les caduques utérine et placentaire : au moment de la délivrance, ces caduques se partagent en deux parties, et la ligne de partage se fait vers le milieu de la couche des cellules terminées en aiguilles (voyez p. 218) de la même manière que dans les cas où l'épiderme se détache (phlyctènes, vésicules, etc.) ; le partage se fait alors vers le milieu de la couche de Malpighi. La portion la plus superficielle de celle-ci et toute la couche des cellules rondes tombent avec l'œuf ; les culs-de-sac glandulaires restent adhérents à l'utérus avec les cellules à aiguilles les plus profondes. Ainsi, d'après Friedländer, l'œuf entraîne avec lui toute la caduque ovulaire et la couche la plus superficielle (cellules rondes) des caduques utérine et placentaire. La tunique musculaire du corps de l'utérus reste partout tapissée par quelques cellules à aiguilles et par toute la couche des culs-de-sac glandulaires. C'est aux dépens de cette dernière couche que se reformerait la nouvelle muqueuse de l'utérus.

Enfin, de Sinéty n'admet pas qu'il y ait une démarcation bien nette entre la couche des cellules rondes et les glandes, car sur un utérus à terme il a vu celles-ci parvenir jusqu'à la surface de la caduque. Néanmoins, d'après cet auteur, au moment de la délivrance, la caduque se divise en deux parties ; mais on observe souvent des débris de glandes sur la caduque expulsée avec les membranes de l'œuf, tandis qu'une partie de ces mêmes glandes reste adhérente à l'utérus. Quelques heures après l'accouchement, la lumière de ces dernières glandes comme le tissu qui les sépare sont, d'après de Sinéty, complétement remplis et infiltrés de petites cellules rondes (éléments embryonnaires ou globules blancs) qui donnent au tissu l'aspect d'un tissu embryonnaire. C'est aux dépens de ces éléments que la nouvelle muqueuse utérine se régénère.

E. — *Aspect de la caduque sur un œuf expulsé au terme de la grossesse.* — Lorsqu'après la délivrance on examine l'œuf humain, en ayant soin de le disposer de telle sorte que la face utérine du placenta soit tournée vers l'extérieur on aperçoit la caduque, dont l'épaisseur, d'ailleurs variable, est de 1 demi-millimètre environ. Elle présente deux faces : la face interne adhère au chorion ; la face externe, naguère en rapport avec l'utérus, et maintenant à nu, est irrégulière et de couleur jaunâtre. On y voit çà et là, encore pleins de sang, quelques-uns des petits vaisseaux qui la parcouraient pendant qu'elle adhérait à l'utérus, bien que, pour la plupart, ses vaisseaux soient oblitérés et atrophiés.

Cette membrane, dont l'aspect est couenneux et comme aréolaire, est molle et facile à déchirer. En la raclant avec l'ongle, on peut l'enlever par lambeaux. Sa friabilité et son opacité permettent de la distinguer facilement des autres enveloppes de l'œuf, qui sont résistantes et transparentes. En arrivant sur le bord du placenta, la caduque devient plus épaisse, puis elle se confond avec la face utérine de cet organe (voyez *Placenta*).

Modifications de la muqueuse du col de l'utérus. — La muqueuse du col est épaisse, grisâtre, comme œdématiée, mais bien plus résistante que celle du corps de la matrice. Elle conserve, selon Robin, la structure qu'elle avait avant la grossesse. Toutefois, les fragments de tissu portés sous le microscope sont remarquables par l'écartement de leurs éléments. Les intervalles que ces éléments laissent entre eux sont remplis par une matière amorphe, homogène, transparente, molle, presque dépourvue de granulations, et qui rend les préparations translucides. De nombreux capillaires rampent entre ces éléments (Robin), mais le réseau capillaire sous-épithélial, à mailles allongées, qui caractérise la muqueuse du corps de l'utérus, cesse complétement au niveau de la muqueuse du col et établit une limite bien tranchée entre les deux régions.

D'après Lott, il se produit, pendant la grossesse, une véritable hypertrophie de l'épithélium du col utérin, soit au voisinage de l'orifice externe (épithélium pavimenteux), soit surtout au niveau de la portion moyenne (épithélium caliciforme). Les cellules caliciformes prolifèrent dans les diverticules de la muqueuse que nous avons considérés comme des culs-de-sac glandulaires (voyez p. 107) et produisent une grande quantité de mucus qui remplit la cavité du col et forme ce qui a été désigné sous le nom de *bouchon gélatineux* de la grossesse.

La muqueuse du col ne tombe pas au moment de l'accouchement; en un mot, elle n'est pas caduque, de sorte qu'après l'expulsion de la muqueuse du corps de l'utérus, il existe une espèce de bourrelet au niveau du point où la séparation s'est faite (voy. p. 221).

§ 6. — Vaisseaux et nerfs de l'utérus gravide

Les vaisseaux de l'utérus gravide participent à l'hypertrophie générale de l'organe. Non-seulement ils s'accroissent d'une manière considérable, mais un grand nombre de vaisseaux qui n'existaient pas ou qui n'étaient pas visibles se développent, et des dispositions toutes nouvelles apparaissent (Jacquemier).

1° *Artères.* — L'augmentation de volume des troncs artériels qui se rendent à l'utérus est considérable ; celle des branches que ces troncs fournissent aux parois utérines l'est encore bien davantage. Jacquemier a mesuré chez des femmes, mortes peu de temps après l'accouchement ou vers la fin de la grossesse, les troncs des artères ovariques, dont le diamètre a rarement dépassé 4 millimètres et demi. Les artères utérines sont toujours un peu plus grosses. Parvenus sur les parties latérales de l'utérus, tous ces vaisseaux, au lieu de diminuer, augmentent sensiblement de volume, ainsi que les branches qu'ils fournissent en se divisant. Celles-ci deviennent non-seulement plus volumineuses que les troncs d'où elles naissent, mais elles s'allongent considérablement, ce qui n'a rien d'étonnant quand on songe à l'ampliation que subit l'utérus depuis le moment de la conception jusqu'au terme de la grossesse. Et ce qui prouve qu'il s'agit là d'un phénomène d'hypertrophie, et non d'un simple déploiement des artères, c'est que ces vaisseaux sont aussi flexueux sur un utérus gravide qu'à l'état de vacuité. Les nombreuses divisions qui se rendent à l'utérus forment, dans sa couche superficielle, un vaste réseau plexiforme à branches grêles qui résulte, non-seulement des fréquentes anastomoses des artères utérines et ovariques, du même côté, mais encore des anastomoses des artères d'un côté avec celles du côté opposé. Parmi ces anastomoses, on remarque, à droite et à gauche, une grosse branche qui va de l'artère utérine, d'un côté, à l'artère ovarique du même côté. Cette branche anastomotique, plus volumineuse que la radiale, a une direction à peu près parallèle à l'artère épigastrique. Elle a été décrite sous le nom d'*artère puerpérale* par le docteur Glénard (de Lyon), qui la considère comme le siége habituel du souffle utérin (voyez *Signes de la grossesse*).

De toutes ces anastomoses partent des rameaux qui pénètrent profondément dans le tissu utérin, qu'ils sillonnent de toutes parts; mais les divisions artérielles qui correspondent à l'insertion du placenta sont plus volumineuses que les autres. Un grand nombre de ramuscules arrivent à la face interne de l'utérus, se subdivisent dans la muqueuse et s'y terminent : ceux qui se distribuent dans la caduque utérine sont excessivement grêles et courts; ceux qui se rendent à la caduque inter-utéro-placentaire sont plus gros et plus longs. Ils ont reçu le nom d'*artères utéro-placentaires* (voyez *Placenta*).

Une gaîne celluleuse très-mince, mais parfaitement visible sur les divisions qui ont un certain volume, accompagne les artères utérines, et leurs parois ne se confondent pas, comme celles des veines, d'une manière intime avec le tissu musculaire qui les environne.

Les ramifications artérielles se continuent avec les capillaires, qui, à leur tour, donnent naissance aux veines. Les capillaires de l'utérus ne semblent différer en rien de ceux des autres tissus, si ce n'est qu'ils sont plus perméables aux injections (Jacquemier). Ils s'élargissent donc pendant la grossesse. Cette disposition rend compte de l'activité de la circulation utérine et nous fait comprendre comment le sang peut passer rapidement et en grande, abondance des artères dans les sinus veineux.

2° *Veines.* — Si l'on examine les veines dans leurs troncs depuis leur sortie de l'utérus jusqu'à leur embouchure dans l'hypogastrique et la veine cave inférieure (voyez page 109), on constate que leur nombre a beaucoup augmenté. Les veines ovariques, dont le diamètre, à l'état de vacuité, est de 3 à 4 millimètres (Jacquemier), sont devenues presque aussi volumineuses que les veines iliaques internes ou externes; les utérines sont un peu moins grosses. Dans les parois de la matrice, le système veineux est constitué par un ensemble de larges canaux ou *sinus utérins* communiquant les uns avec les autres, situés dans la couche moyenne (voyez p. 207), à égale distance de la face interne et de la face externe; l'ensemble de ces canaux anastomosés forme un plexus dont plusieurs divisions sont de la grosseur du petit doigt.

Ces canaux sont beaucoup plus larges et plus nombreux dans la portion des parois de l'utérus qui correspond au placenta; ils diminuent en s'éloignant de la circonférence de cet organe. Là, un grand nombre de canaux veineux ou *sinus utérins* approchent de la face interne, la plupart dans une direction très-oblique, et rampent dans une étendue plus ou moins grande à la face interne de l'utérus, recouverts en dedans par une lame très-mince de tissu musculaire, ou seulement par la muqueuse, puis ils pénètrent dans la caduque utéro-placentaire et entre les lobes des cotylédons (voyez *Caduque* et *Placenta*, page 210). Ce sont les veines utéro-placentaires.

Le plexus veineux situé dans la couche musculaire moyenne reçoit un grand nombre de radicules veineuses provenant soit de la couche externe, soit de la couche interne, soit de la caduque elle-même (voyez *Vaisseaux de la caduque*, p. 218). Cette disposition a la plus grande analogie avec la manière dont se comportent les veines du cerveau et de ses membranes relativement au sinus de la dure-mère.

Les sinus utérins paraissent réduits à leur seule tunique interne qui, par sa face externe, adhère d'une manière intime avec le tissu musculaire : ce sont donc de véritables canaux contractiles. Les veines utérines paraissent toutes dépourvues de valvules. Les injections poussées par les troncs pénètrent dans toutes les directions sans rencontrer d'obstacles (Jacquemier).

3° *Vaisseaux lymphatiques.* — Les lymphatiques utérins augmentent considérablement pendant la gestation. « Ils sont alors, disait Cruikshank, aussi volumineux qu'une plume d'oie, et si nombreux que, lorsqu'on les a injectés au mercure, on serait presque tenté de croire que la matrice n'est qu'un tissu de vaisseaux lymphatiques. » Ces vaisseaux présentent souvent des renflements en forme d'ampoules qui ont été signalés par Cruveilhier. Dans une thèse remarquable, un chirurgien des hôpitaux de Paris, le docteur Just Lucas-Championnière, a étudié ces lymphatiques et les ganglions auxquels ils se rendent; mais comme, à part leur développement considérable, ils ne paraissent pas différer de ce qu'ils sont en dehors de la grossesse, nous n'y insisterons pas ici (voyez page 110).

4° *Nerfs de l'utérus gravide.* — Les nerfs de l'utérus subissent, pendant la grossesse, un développement considérable, qui avait été signalé par Hunter. Robert Lee dit avoir vu de larges bandes nerveuses au-dessous de la tunique séreuse. Mais certains anatomistes ont nié la structure nerveuse de ces bandes et les ont considérées comme formées de tissu conjonctif. Dans l'épaisseur du muscle utérin, l'augmentation du volume des nerfs n'est pas contestée ; seulement, les observateurs ne l'expliquent pas tous de la même façon, et, sur ce sujet, nous renvoyons le lecteur aux travaux de Remak (1840), Kölliker, Kilian, Koch (1865), de Polle et surtout de Frankenhœuser (1) (1862 et 1867).

§ 7. — Modifications des propriétés de l'utérus

Toutes les propriétés de l'utérus gravide existent à l'état rudimentaire chez la femme nullipare, et la gestation ne fait que les exalter. Le professeur Pajot a donc pu dire avec raison : « *La grossesse ne crée aucune propriété nouvelle.* »

Le tissu utérin possède cinq propriétés principales : la sensibilité, l'irritabilité, l'extensibilité, la contractilité, la rétractilité. Ces trois dernières propriétés pourraient être considérées comme de simples modalités de la contractilité; mais, au point de vue obstétrical, il nous a paru préférable de les étudier séparément.

Sensibilité. — La sensibilité du col de l'utérus est peu développée, et tous les médecins savent qu'on peut toucher le col pendant l'état de vacuité sans

(1) *Die Nerven der Gebaermutter, und ihre Endigung in den glatten Muskelfasern.* Iena, 1867, in-fol.

que la femme en ait, pour ainsi dire, conscience ; on peut même le cautériser au fer rouge sans provoquer une douleur bien nette. Il en est à peu près de même pendant la grossesse, et l'on a admis à tort que la sensibilité devenait alors beaucoup plus vive. Cette sensibilité varie d'ailleurs avec l'agent qui la met en jeu, et il nous a semblé qu'une distension forcée était accompagnée d'une douleur très-accusée. Pour ne rien exagérer, il faut dire que la sensibilité du col existe, mais qu'elle est obscure pendant la grossesse comme pendant l'état de vacuité.

Quant au corps de l'utérus, la sensibilité y serait, selon certains auteurs, encore plus obscure qu'au col ; mais la pratique du cathétérisme utérin a révélé dans le corps de la matrice une sensibilité beaucoup plus grande que celle qu'on lui attribuait autrefois ; nous en donnerons pour preuve les accidents nerveux dont l'introduction d'un hystéromètre est souvent suivie. Cette sensibilité persiste pendant la grossesse, car les mouvements de l'enfant causent souvent des douleurs lorsqu'ils sont énergiques, et, dans la version, on a l'occasion de constater directement que le corps de l'utérus est douloureusement impressionné par le contact de la main. Enfin, pendant le travail de l'accouchement, les contractions utérines provoquent des douleurs très-vives (voyez *Accouchement*).

Irritabilité. — Nous désignons sous ce nom une propriété en vertu de laquelle l'utérus entre plus ou moins facilement en contraction par suite de l'excitation subie par ses fibres nerveuses. Cette *irritabilité* propre à l'utérus est très-augmentée pendant la grossesse. Aussi, dans cet état, l'irritation du col (tampon vaginal, douches vaginales, corps étrangers introduits dans la cavité cervicale, coït même) suffit-elle quelquefois pour mettre en jeu les contractions et même pour produire l'expulsion prématurée du produit de la conception. Nous verrons bientôt qu'il en est de même pour tous les excitants qui agissent directement sur le corps de la matrice. Il y a des femmes chez lesquelles la moindre influence détermine des contractions utérines et l'avortement se produit sans qu'on puisse en trouver bien nettement la cause (voyez *Avortement*). D'autres femmes, au contraire, résistent aux plus grandes secousses physiques et morales sans que l'organe de la gestation se contracte. On est donc obligé, sous ce rapport, d'admettre des différences individuelles, des idiosyncrasies, une irritabilité plus ou moins grande.

Extensibilité. — C'est grâce à leur souplesse et à leur extensibilité que les parois utérines se laissent distendre par l'œuf jusqu'au terme de la gestation ; que la matrice peut même acquérir des dimensions exagérées dans les cas de grossesse gémellaire ou d'hydropisie de l'amnios. C'est encore à cause d'elles que le sang peut s'accumuler dans l'intérieur de la cavité utérine, soit avant, soit après l'accouchement. Enfin, comment, sans l'*extensibilité utérine*, pourrait-on expliquer les déplacements de totalité du fœtus et sa rotation complète autour d'un axe transversal, qui change une présentation du sommet en présentation du siége et réciproquement ? Cette propriété réside dans le corps de l'utérus et aussi dans le col, où elle devient très-manifeste quand l'orifice, ayant une dilatation insuffisante, se laisse néanmoins facilement franchir, soit par la main qui va pratiquer la version, soit par les branches du forceps, quand une extraction artificielle devient nécessaire.

Contractilité. — La contractilité est la propriété la plus importante et la plus manifeste du tissu utérin. Elle est caractérisée par la faculté que possèdent les fibres de l'utérus de se resserrer d'une manière intermittente sur les corps que cet organe renferme, pour les expulser de sa cavité. Il se produit alors des contractions entièrement semblables à celles des autres organes creux : vessie, rectum, estomac, intestin.

La *contractilité* existe dans l'utérus à l'état de vacuité, mais d'une façon rudimentaire. Par exemple on la voit se manifester chez certaines femmes à l'époque des règles, dans les cas de dysménorrhée; elle favorise alors l'expulsion de quelques caillots ou de quelques débris de muqueuse. De même lorsqu'un polype fibreux est inséré sur les parois de la matrice et fait saillie dans la cavité utérine, des contractions peuvent se produire et devenir assez énergiques pour chasser dans le vagin le corps fibreux en étirant son pédicule

Pendant la grossesse, les contractions utérines deviennent de plus en plus manifestes à mesure qu'on se rapproche davantage du terme de la gestation ; mais elles sont encore faibles, indolores, irrégulières et séparées par des intermittences très-longues. C'est pendant le travail de l'accouchement qu'elles atteignent toute leur énergie ; alors elles provoquent presque toujours de vives douleurs (voyez *Accouchement*).

La contractilité réside dans toutes les fibres musculaires de la matrice ; mais, tandis qu'elle est très-développée dans le corps de l'organe, particulièrement au niveau du fond, elle est moins prononcée dans le col. Cette propriété peut, dans certains cas, se manifester quelque temps après la mort de la femme : Leroux a senti l'utérus se contracter un quart d'heure après le dernier soupir.

Passons maintenant en revue les différentes causes qui, pendant la grossesse, sont susceptibles de provoquer ou d'amoindrir les contractions de l'utérus.

Excitation directe de l'utérus. — L'excitation produite par un tampon vaginal ou par des douches dont le jet est dirigé sur le museau de tanche ; l'introduction de corps étrangers dans la cavité du col ; l'application, au-dessus de l'orifice interne, d'un ballon élastique rempli d'eau ; le décollement et la rupture des membranes de l'œuf, etc... sont susceptibles de déterminer les contractions utérines. Parmi les excitants directs nous devons encore ranger le froid, la chaleur, les pressions et les frictions extérieures dont on sait tirer parti dans la pratique des accouchements. — La distension extrême de la matrice, causée par une grossesse multiple ou par une hydropisie de l'amnios suffit quelquefois pour mettre prématurément en jeu la contractilité utérine et interrompre le cours de la gestation. — La mort du fœtus détermine fatalement, après un espace de temps plus ou moins long, des contractions utérines qui aboutissent à l'expulsion du produit de la conception.

Brown-Séquard a signalé une autre cause d'excitation à laquelle il attache une grande importance : d'après ce savant physiologiste, le contact de l'acide carbonique dont le sang veineux est chargé produirait sur les fibres musculaires une excitation assez vive pour en déterminer la contraction. Parmi les expériences qui viennent à l'appui de cette manière de voir, nous citerons seulement la suivante : On lie la trachée artère d'une lapine pleine ; après huit ou dix secondes d'asphyxie commencée, des contractions se manifestent dans l'utérus ; la ligature est enlevée et les contractions cessent ; elle est appliquée de nouveau et les contractions reparaissent (Brown-Séquard). Nous ne méconnaissons pas l'intérêt qui s'attache à cette expérience, mais il ne faut pas se hâter de conclure qu'elle nous révèle la cause des contractions utérines normales. Nous ferons en effet remarquer que, pendant la grossesse, les contractions sont peu fréquentes et peu intenses, bien que les fibres musculaires de la matrice soient, chez la femme enceinte, baignées par une grande quantité de sang veineux ; tandis qu'avec les mêmes conditions circulatoires la contractilité utérine devient très-énergique pendant l'accouchement.

Influence du système nerveux. — La contractilité utérine se manifeste indépendamment de la volonté, et réciproquement, la volonté ne peut pas suspendre la contractilité utérine, une fois que cette dernière est en exercice. Les émotions un peu vives peuvent, au contraire, faire disparaître momentanément la contractilité de la matrice (voyez *Travail de l'accouchement*), ou déterminer des contractions utérines assez fortes pour produire une fausse couche (voyez *Avortement*).

Dans la grande majorité des cas, c'est par une action réflexe partie soit de la matrice elle-même, soit de divers points de l'économie, que le tissu utérin se contracte. La contractilité utérine peut être mise en jeu par des excitations cutanées faites à distance de la sphère génitale, et la sympathie qui existe entre l'utérus et les mamelles favorise particulièrement les phénomènes d'ordre réflexe en vertu desquels se manifeste la contraction utérine, ainsi qu'il est facile de l'observer lorsqu'on place des ventouses sur les seins, ou simplement lorsque l'enfant exerce une succion sur le mamelon.

Quelle est l'influence respective des systèmes cérébro-spinal et ganglionnaire sur la contractilité utérine ? Les physiologistes sont loin d'être d'accord sur ce sujet, et, jusqu'à présent, les observations cliniques et les études expérimentales ont souvent donné des résultats opposés. Cependant, le système nerveux ganglionnaire paraît avoir une plus grande part que le système cérébro-spinal dans les mouvements de l'utérus. Nous relaterons quelques faits qui viennent à l'appui de cette opinion. Dans un cas observé par Chaussier, les mouvements de l'utérus persistèrent malgré l'abolition de l'influence directrice du cerveau ; voici, du reste, l'observation, telle que Jacquemier l'a rapportée (1) : « Le 1er mai 1807, on transporta à l'hospice de la Maternité une brodeuse, âgée de vingt-deux ans, qui était au commencement du neuvième mois de sa seconde grossesse, et qui, depuis quelques semaines, était

____

(1) Jacquemier, *Manuel d'accouchement*, p. 119.

attaquée d'insensibilité et de paralysie des membres inférieurs. Les fonctions paraissaient s'exécuter en bon ordre ; la malade conservait sa fraîcheur
et son embonpoint. Elle rapportait le début de sa maladie au troisième mois
de sa grossesse ; au septième, la paralysie était complète. Depuis ce temps,
l'excrétion de l'urine et des matières fécales était moins facile, moins fréquente
qu'auparavant. Le 4 juin, à trois heures du matin, l'accouchement s'opéra
tout à coup avec si peu de douleurs, que la femme ne s'en aperçut que par la
déplétion de l'abdomen et les cris de l'enfant qui était vigoureux. Cette
malade succomba dix jours après l'accouchement. La moelle était comprimée,
mais non interrompue, au niveau de la première vertèbre du dos, par des acé-
phalocystes qui l'embrassaient circulairement, le kyste communiquant avec la
poitrine entre la troisième et la quatrième côte. Ainsi, la sensibilité seule de
l'utérus avait été atteinte, sans que la contractilité paraisse même avoir été
affaiblie. »

Voici maintenant le résultat des expériences entreprises par Kehrer : La
corne de l'utérus d'une lapine en travail de parturition, extirpée après la
ligature préalable des vaisseaux, présente des contractions rhythmiques pendant un temps assez long, d'une demi-heure à une heure, si l'on a pris soin
de la maintenir à une température de 33 à 40 degrés centigrades. Kehrer
opérait de la façon suivante : après avoir pratiqué une ligature aux deux
extrémités d'une corne de l'utérus, ainsi qu'aux troncs des vaisseaux utérins
et ovariques, il excisait la corne utérine comprise entre les deux ligatures ; il
la plaçait avec un thermomètre dans un vase de verre fermé par un bouchon
et contenant un peu d'eau pour éviter le desséchement ; le tout était mis dans
un bain d'eau et porté à la température indiquée ; alors, on pouvait observer
d'une façon très-nette, pendant une demi-heure, une heure, et quelquefois
davantage, des contractions suivies ou interrompues qui ont une marche des
plus variées (1). La persistance de ces contractions est-elle due à la présence
des ganglions nerveux dans le tissu cellulaire sous-muqueux ou sous-péritonéal, comme quelques auteurs le prétendent? C'est une question qu'on doit
se poser et à laquelle il est impossible de répondre d'une façon positive dans
l'état actuel de la science. Ce sujet réclame des recherches plus étendues.

Quoi qu'il en soit, il ne faudrait pas croire que la moelle n'ait aucune
influence sur la mise en jeu de la contractilité utérine. Braschet, en effet, a
constaté que la paraplégie produite par la section de la moelle épinière, sur
des femelles pleines, est accompagnée de la diminution des forces contractiles
de l'utérus lors de la parturition. Ce que nous allons dire à propos de l'effet
des courants électriques tend aussi à établir l'influence de la moelle.

Application de l'électricité sur l'utérus gravide. — Il est très-intéressant
d'étudier l'influence de l'électricité sur la contractilité de l'utérus gravide.
Cette étude a été faite sur des animaux, par Tripier, de Saint-Germain, Ranvier en France, par Mackensie en Angleterre. Voici, à cet égard, une note que

____

(1) Kehrer, *Beiträge für vergleichenden und experimentellen Geburtskunde,* 1864,
S. 28.

Ranvier a eu l'obligeance de nous communiquer : « ..... Il est impossible de faire contracter l'utérus, à l'état de vacuité, en l'excitant avec des courants interrompus, même les plus forts, alors que ces mêmes courants déterminent des contractions de l'intestin et de la vessie. Or j'ai constaté dernièrement, sur une lapine arrivée à la fin de la gestation, que le tissu utérin se contracte, dans ces conditions nouvelles, comme le feraient l'intestin et la vessie. » Mackensie a constaté que l'influence de l'électricité est surtout manifeste quand le courant galvanique agit d'une manière continue et qu'il est dirigé longitudinalement de la moelle épinière à travers l'utérus. Les applications locales de l'électricité produisent, suivant cet auteur, un effet moins marqué; un courant transversal ne détermine que des contractions partielles. De ces faits, il résulte que c'est principalement sous l'influence des excitations transmises à l'utérus par le système nerveux que la contractilité de cet organe se manifeste.

Action de certains médicaments. — L'ergot de seigle, la rue, la sabine, la digitale ont été considérées comme propres à exciter les contractions utérines; mais leur influence a été exagérée (voyez *Thérapeutique obstétricale,* section XI).

Les opiacés ont une action toute contraire. On peut souvent, par leur emploi, suspendre les contractions qui se manifestent prématurément avec trop d'énergie; quelquefois on empêche ainsi l'avortement de se produire. Le chloroforme et le chloral agissent dans le même sens (voyez *Thérapeutique obstétricale*).

Rétractilité. — Il y a lieu de distinguer, avec le professeur Pajot, la rétractilité du tissu utérin de la contractilité proprement dite. La rétractilité est une propriété en vertu de laquelle les parois de la matrice tendent incessamment à revenir sur elles-mêmes. Elle diffère de la contractilité en ce que celle-ci est intermittente, passagère, tandis que la rétractilité est permanente. C'est grâce à cette propriété que, pendant la grossesse, les parois de la matrice sont maintenues étroitement appliquées sur l'œuf; que, pendant la délivrance, le tissu utérin ferme les orifices béants des vaisseaux rompus par le décollement du placenta. C'est elle aussi qui, après l'accouchement, empêche l'utérus de trop se distendre et s'oppose ainsi à l'accumulation des caillots dans son intérieur. Enfin c'est à cette propriété qu'il convient de rapporter l'état spasmodique de l'utérus, qui, dans certains accouchements laborieux, s'applique avec une très-grande force sur son contenu et rend très-difficiles les manœuvres de la version (Dubois, Pajot). — Osiander, ayant pratiqué l'opération césarienne sur un cadavre, trouva, le lendemain, la matrice aussi rétractée que chez une nouvelle accouchée. Il existe dans la science un certain nombre de faits analogues, et la rétractilité joue certainement un rôle capital dans les accouchements *post mortem* (voyez *Accouchement*).

La rétractilité est susceptible d'épuisement, ce qui constitue l'inertie de la matrice. La trop grande distension de l'organe, la longueur exagérée du travail, la multiparité paraissent être les principales conditions de cet affaiblissement de la rétractilité. Wundt a étudié expérimentalement cet effet de la distension musculaire exagérée. L'excitation du tissu utérin par le froid, les frictions, etc..., peuvent réveiller la rétractilité.

Cette importante propriété n'existe pas au même degré dans tout l'utérus. C'est surtout la partie supérieure du corps qui en est douée. On sait qu'après l'accouchement, le col reste mou, même quand le fond de l'utérus forme à l'hypogastre un corps dur; c'est pourquoi les hémorrhagies consécutives à l'accouchement et même à la délivrance ne sont jamais plus à craindre que dans les cas où le placenta s'insère sur le segment inférieur de l'organe. Est-il possible de préciser davantage la localisation anatomique de la rétractilité? Selon Dewees, elle siégerait dans la couche interne de la tunique musculeuse. Nous ne partageons pas cette opinion; pour nous, il n'est point douteux que cette propriété réside à la fois dans les trois couches musculaires.

§ 8. — Modifications des annexes de l'utérus

Les ligaments larges, les ligaments ronds, les ovaires et les trompes participent au travail d'hypertrophie de l'utérus.

A. — *Ligaments larges.* — Pendant la grossesse, l'utérus, en s'élevant dans la cavité abdominale, entraîne les ligaments larges qui lui adhèrent par leurs bords internes, tandis que leurs bords externes sont fixés aux parties latérales de l'excavation. Il en résulte qu'au terme de la gestation, ces ligaments prennent une direction à peu près verticale et s'étendent des flancs (voyez page 48) au petit bassin; en même temps, l'espace qui existe entre les deux lames péritonéales dont ils sont formés est en partie envahi par la matrice développée. Indépendamment de ces changements, ils deviennent le siége d'un travail hyperplasique portant sur tous les éléments qui entrent dans leur composition; mais le fait est surtout évident pour les fibres musculaires et les vaisseaux. En résumé, les ligaments larges augmentent de longueur et d'épaisseur, diminuent de largeur et prennent une direction verticale.

B. — *Ligaments ronds.* — Les ligaments ronds suivent la direction verticale qui a été prise par les ligaments larges et s'étendent de la région ombilicale au canal inguinal. Leur point d'insertion sur l'utérus change d'une façon très-évidente : la paroi postérieure de cet organe se développant plus que l'antérieure (voyez page 100), ces ligaments, qui avant la grossesse s'inséraient sur les bords latéraux de l'utérus, s'insèrent, sur un utérus à terme, environ à l'union des quatre cinquièmes postérieurs et du cinquième antérieur des faces latérales qui ont remplacé les bords latéraux. En outre, ils augmentent notablement de volume par l'hypertrophie de leurs fibres musculaires et de leurs vaisseaux (voyez page 113), et forment deux gros cordons dont on sent facilement les contractions pendant l'accouchement et la délivrance, surtout chez les sujets maigres.

C. — *Ovaires.* — Les ovaires obéissent aux changements subis par les ligaments larges. Ils remontent dans les flancs, perdent la direction tranversale qu'ils avaient dans l'état de vacuité, pour devenir presque verticaux, et se rapprochent de l'utérus. Le volume de ces organes est très-augmenté, du double, dit Jacquemier; cependant, leurs fonctions ovulaires sont suspendues pendant la gestation (voyez *Signes de la grossesse*), mais la vésicule de de Graaf, qui a donné naissance à l'ovule fécondé, est le siége de phénomènes qui aboutissent à la formation du corps jaune de la grossesse (voyez page 140).

D. — *Trompes.* —. Les trompes prennent comme les ovaires une direction verticale et se rapprochent du corps de l'utérus. Elles s'inséraient d'abord au niveau des angles latéraux de la matrice et se trouvaient sur une même ligne horizontale que le fond de l'organe (voyez *Anatomie obstétricale*, p.114). — Pendant la grossesse, le fond de la matrice devient convexe et se développe considérablement; ses angles s'arrondissent (voyez p. 183) et le point d'insertion des trompes a lieu à l'union du quart supérieur et des trois quarts inférieurs de la hauteur totale de l'utérus.

Les trompes, dont la texture se rapproche de celle de l'utérus, participent à l'hypertrophie générale. En outre, leur épithélium subit des modifications qu'il convient de signaler. D'après Robin, cet épithélium perd ses cils vibratiles et devient même en grande partie nucléaire. Il se compose, à la fin de la grossesse, de noyaux ovoïdes, allongés, quelquefois recourbés en quart de cercle, quelquefois sphériques, longs de 10 à 14 centièmes de millimètre et larges de moitié, finement granuleux et dépourvus de nucléoles. A côté de ces éléments, on trouve quelques cellules prismatiques ou ovoïdes, irrégulières et dont le noyau ressemble aux noyaux libres, mais est ordinairement plus petit. — Enfin la cavité des trompes est ordinairement remplie d'un liquide blanc jaunâtre qui ressemble à du pus par son aspect, mais non par sa composition, car on n'y trouve que des noyaux, de l'épithélium et de fines granulations graisseuses en suspension dans un liquide visqueux, mais pas de leucocytes (Robin).

§ 9. — Modifications du vagin, de la vulve et du périnée

Nous groupons ici les modifications du vagin, de la vulve et du périnée, parce que ces trois parties sont ordinairement explorées dans le même examen.

A. — *Modifications du vagin.* — Le vagin participe aux changements que subit l'utérus. A partir du quatrième mois de la grossesse, ce dernier organe, en s'élevant au-dessus du détroit supérieur, tiraille le canal vulvo-vaginal qui s'allonge un peu. Dans les derniers temps de la gestation, au contraire, la tête du fœtus en s'engageant dans l'excavation pelvienne (voyez p. 187) y fait descendre le segment inférieur de l'utérus. Sous cette influence, le vagin se raccourcit et s'évase à sa partie supérieure. Il se produit là une dilatation assez large pour coiffer la portion la plus déclive de l'extrémité céphalique. Souvent aussi, à la même époque, le vagin présente à trois ou quatre centimètres de l'orifice du museau de tanche un pli saillant, en forme de couronne, dont le circuit est tantôt complet, tantôt incomplet.

Les fibres musculaires du vagin s'hypertrophient pendant la grossesse ainsi que l'a démontré Rouget ; mais leur accroissement est léger si on le compare à celui des fibres musculaires de la matrice. Cependant cet accroissement favorise l'énorme distension à laquelle le vagin doit se prêter pour laisser passer le fœtus, et donne l'explication de la rapidité avec laquelle ce conduit revient, sinon à son étroitesse primitive, du moins à des dimensions beaucoup moindres que celles qu'il avait acquises pendant l'accouchement.

Le système vasculaire du vagin subit un développement considérable : ses artères augmentent à tel point que leurs battements sont facilement perceptibles et constituent ce qu'on a appelé le *pouls vaginal* d'Osiander. Les capillaires se dilatent dans la même proportion ; aussi la muqueuse vaginale est-elle le siége d'une coloration violacée qui a été mise à profit dans le diagnostic de la grossesse ; mais il ne faut pas oublier que cette coloration se retrouve dans la menstruation, quoique à un plus faible degré. Les veines deviennent souvent variqueuses par suite de la compression des troncs auxquels elles se rendent.

Un grand nombre de femmes enceintes sont atteintes de leucorrhée et, dans ce cas, la muqueuse vaginale présente quelquefois une altération particulière désignée sous le nom de *vaginite granuleuse* (voyez *Pathologie de la grossesse*).

B. — *Modifications de la vulve.* — La vulve devient plus humide et plus souple ; elle est quelquefois variqueuse et gonflée, surtout à la fin de la grossesse, époque à laquelle les tissus qui environnent le méat urinaire présentent fréquemment une turgescence qui donne lieu à une saillie du volume du pouce.—La peau des grandes lèvres, principalement chez les femmes brunes, devient d'une couleur noirâtre qui est due à un dépôt de pigment analogue à celui qui s'accumule dans l'aréole vraie (voyez *Modifications des mamelles*). La muqueuse vulvaire offre une coloration violacée analogue à celle du vagin.

C. — *Modifications du périnée.* — Pendant la grossesse, le périnée participe un peu à l'hypertrophie des organes génitaux ; sa vascularité devient plus grande ; ses veines sont souvent plus dilatées par suite de la compression des troncs dans lesquels elles se rendent. Cette gêne circulatoire produit quelquefois de l'œdème sur tout le plancher périnéal. — Chez les femmes brunes, la surface cutanée du périnée devient le siége d'une coloration pigmentaire semblable à celle des grandes lèvres.

De toutes les modifications du périnée, la plus importante est celle qui est relative à l'élasticité des tissus qui le composent. Dans de nombreuses recherches expérimentales, nous avons souvent essayé de faire des applications de forceps sur des cadavres de femmes mortes sans être ou enceintes, ou nouvellement accouchées, et nous avons toujours remarqué combien, dans ces conditions, le plancher périnéal est résistant et combien il est difficile de le distendre sans le déchirer sur une grande étendue. Pendant la gestation, au contraire, le périnée acquiert une souplesse qui lui permettra de se dilater au moment de l'accouchement et de se transformer en un canal assez large pour livrer passage au fœtus (voyez *Phénomènes de l'accouchement*).

§ 10. — Modifications de la paroi abdominale antérieure

La paroi antérieure de l'abdomen se laisse progressivement distendre par l'utérus gravide. Cette distension varie d'ailleurs avec l'attitude des femmes enceintes ; c'est ce qui ressort très-clairement des mensurations faites par Carl Schröder au terme de la grossesse. En effet, dans le décubitus dorsal, la distance de l'appendice xiphoïde au bord de la symphyse pubienne est, en suivant la courbure du ventre, de 40 à 41 centimètres, tandis que la même distance est de 47 centimètres dans la station verticale. Cet accroissement porte principalement sur l'épigastre, puisque la distance entre l'appendice xiphoïde et le nombril augmente de 4 centimètres et demi lorsque la femme est debout.

Les modifications de la paroi abdominale doivent être étudiées dans la peau et dans la couche musculo-aponévrotique.

Modifications de la peau de l'abdomen. — La peau de la paroi abdominale offre à étudier : les modifications de la cicatrice ombilicale ; les vergetures ; la distribution du pigment.

1° *Modifications de la cicatrice ombilicale.* — La cicatrice ombilicale devient, a-t-on dit, plus profonde pendant les deux premiers mois de la grossesse. Ce fait une fois admis, on ne tarda pas à en donner l'explication suivante : Au début de la gestation, l'utérus s'abaisse dans le petit bassin (voyez p. 185) et

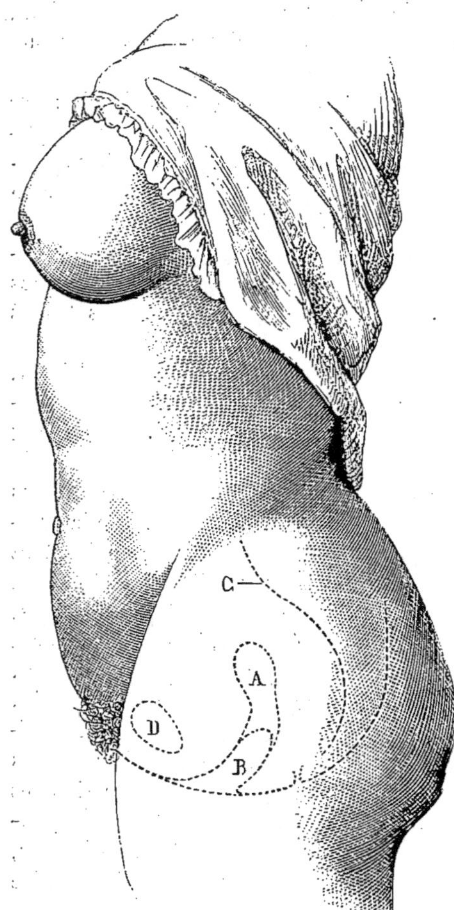

Fig. 89. — Paroi abdominale antérieure chez une femme dont l'utérus est à l'état de vacuité.

A. Utérus.
B. Vagin.
C. Sacrum.
D. Pubis.

entraîne avec lui la vessie ; le ligament qui a remplacé l'ouraque se trouve alors tiraillé et l'ombilic se déprime ; ce tiraillement provoque même au pourtour de l'anneau ombilical une sensation douloureuse qui envahit quelquefois les régions voisines. — Bornons-nous à dire que l'enfoncement de l'ombilic est loin d'être constant et que l'explication de ce phénomène est au moins problématique.

L'effacement de la dé-
pression ombilicale offre,
au contraire, une réelle
importance : à partir du
milieu de la grossesse, le
fond de l'ombilic s'élève
peu à peu et se rapproche
du niveau de la voussure
abdominale qu'il affleure
au septième mois. Dans
les deux derniers mois, la
peau de la cicatrice ombilicale est même saillante
au-dessus de la surface du
reste de l'abdomen. —
L'anneau ombilical est
quelquefois dilaté de ma-
nière à admettre facile-
ment l'extrémité de l'in-
dex, et pendant que la
femme se livre à des ef-
forts, une portion d'épi-
ploon ou d'intestin peut
s'y engager et faire hernie
sous la peau.

2° *Vergetures*. — On
désigne sous le nom de
vergetures des *stries*
(*striæ gravidarum*) qui
sillonnent la peau de l'abdomen des femmes en-
ceintes. On les observe
principalement dans la
région sous-ombilicale, et
on les attribue à des éraillures du derme qui, vers
la fin de la grossesse, se

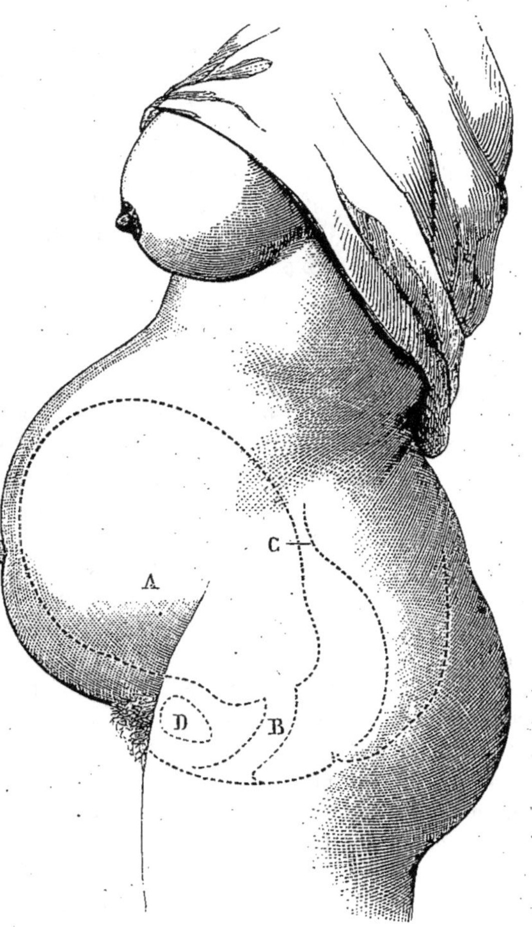

Fig. 90. — Paroi abdominale antérieure distendue
par le fait de la grossesse.

A. Utérus gravide.
B. Vagin.
C Sacrum.
D. Pubis.

trouve distendu d'une façon excessive. Elles sont superficielles et très-légèrement déprimées ; cependant, dans certaines circonstances particulières, elles
font saillie au dessus du niveau de la peau. Cette saillie anormale tient à une
infiltration séreuse du tissu conjonctif sous-cutané et se produit lorsqu'il existe
une compression exagérée de la veine épigastrique.

Les vergetures apparues pendant le cours d'une première grossesse ont une teinte rosée ou rouge bleuâtre et sont souvent accompagnées de vives démangeaisons. Les intervalles qui les séparent sont, chez les femmes blondes et surtout chez les rousses, d'un blanc mat, comme le reste de la peau ; ils sont brunâtres chez les femmes à cheveux noirs, et cette coloration, quelquefois très-prononcée, est le résultat d'un dépôt pigmentaire. Les vergetures sont ordinairement disposées d'une façon assez régulière et forment des zônes concentriques autour d'un point qui serait placé à 3 ou 5 centimètres au-dessous de l'ombilic. Quelquefois elles décrivent des demi-cercles à concavité supérieure et sont situées de chaque côté de la ligne médiane en nombre inégal et sans ordre déterminé. Ces variétés dans la disposition de ces stries tiennent probablement à des différences dans la tension des diverses régions de l'abdomen. Chez certaines femmes, on ne les rencontre pas seulement sur le ventre, mais sur la partie antérieure des cuisses, sur les fesses, sur le dos.

A quelle époque de la grossesse voit-on apparaître les vergetures chez les primipares? Elles sont généralement si peu nombreuses et tellement disséminées pendant la première moitié de la gestation, qu'elles passent inaperçues. C'est seulement vers le septième et le huitième mois qu'elles deviennent très-nombreuses et bien marquées.—Elles changent d'aspect après l'accouchement, pâlissent, se réduisent un peu, mais ne disparaissent jamais complétement. Les vergetures anciennes deviennent blanchâtres, et lorsqu'elles sont distendues par le fait d'une nouvelle gestation, elles présentent des reflets nacrés.

Le plus souvent, à chaque grossesse, de nouvelles stries s'ajoutent aux anciennes. La plupart des femmes multipares présentent donc, pendant leur grossesse, des vergetures récentes et des vergetures anciennes. Les premières ont une couleur rosée ; les secondes, une couleur blanche et nacrée qu'elles ont acquise depuis l'accouchement précédent. C'est là un caractère différentiel qui peut avoir de l'importance en médecine légale. Mais que de différences individuelles au point de vue des vergetures ! Chez quelques femmes, après une seule grossesse, la peau de l'abdomen est couverte de stries cicatricielles si nombreuses, envahie par un dépôt pigmentaire si abondant, qu'elle est singulièrement déformée et presque méconnaissable ; chez d'autres, quoique multipares, il faut une certaine attention pour distinguer les vergetures ; enfin chez un petit nombre de femmes privilégiées, on n'en observe jamais, quel que soit le nombre de leurs grossesses. Ainsi, Montgomery (1) a observé une femme dont le ventre était complétement indemne de stries cicatricielles, quoique elle eût mis au monde cinq enfants, dont le dernier avait cinq ans. Au milieu de tant de variétés individuelles, la seule règle générale qu'on puisse formuler est la suivante : Les vergetures manquent d'autant plus rarement que les grossesses antérieures sont plus nombreuses. Hecker (2), pro-

(1) Montgomery, *An exposition of the signs and symptoms of pregnancy*, 2e édit., London, 1856, page 583.
(2) Hecker et Buhl, *Klinik der Geburtskunde*. München 1861, 1862.

fesseur à la Maternité de Munich, et Credé (2), directeur de l'Institut gynécologique de Leipzig, se sont livrés à des recherches intéressantes pour déterminer la fréquence du phénomène qui nous occupe. Credé a trouvé qu'il faisait défaut dix fois sur cent. Ce résultat n'est pas tout à fait conforme à celui auquel Hecker est arrivé ; car le professeur de Munich constata que les vergetures manquaient 33 fois sur 494 femmes enceintes qu'il examina particulièrement à ce point de vue, c'est-à-dire 6,6 sur 100. Les vergetures ont manqué 16 fois chez 141 primipares, c'est-à-dire, 11 fois sur 100, et seulement 8 fois chez 152 secondipares, c'est-à-dire 5 fois sur 100. Ce résultat prouve que ce phénomène, lorsqu'il n'a pas eu lieu dans une première grossesse, se produit quelquefois dans une seconde. La distension peut être alors plus forte par le fait d'une hydropisie de l'amnios, par la présence d'un enfant volumineux, ou de jumeaux, circonstances qui n'existaient pas lors du premier accouchement.

Les vergetures peuvent exister en dehors de la grossesse, dans différentes maladies où il se produit une distension exagérée et rapide de la peau. Nous citerons les kystes de l'ovaire, l'ascite, les tumeurs de la cavité péritonéale qui exercent une pression considérable sur les parois de l'abdomen ; puis, dans un autre ordre d'idées, l'anasarque, le développement général du tissu adipeux. Ces cicatrices cutanées peuvent alors envahir toutes les régions du corps ; c'est ainsi que Credé a constaté leur existence sur l'abdomen, la partie supérieure des cuisses, les seins, les fesses et les mollets d'une jeune fille de dix-sept ans dont les tissus portaient des traces manifestes d'œdème. Cette jeune fille étant morte phthisique, l'autopsie permit de constater d'une façon certaine l'existence de sa virginité.

3° *Distribution du pigment.* — Chez un grand nombre de femmes, on trouve sur la ligne médiane de l'abdomen une raie brune, de quelques millimètres de large, allant du mont de Vénus à l'ombilic et se continuant quelquefois jusqu'à l'appendice xiphoïde. Cette ligne, tracée comme avec un pinceau, selon l'expression du professeur Pajot, est surtout bien apparente chez le femmes brunes ; chez les négresses, elle est noire comme de l'encre ; chez les blondes et les rousses, elle est à peine marquée ou manque complétement. Cette règle est d'ailleurs loin d'être absolue, et nous avons pu nous-mêmes en constater de nombreuses exceptions. La ligne brune existe au-dessus et au-dessous de l'ombilic ; mais la partie sus-ombilicale a une teinte moins foncée que la partie sous-ombilicale. La première n'est pas la continuation de la seconde, elle est généralement déviée vers la droite ; on dirait que la peau de la région sus-ombilicale a été tiraillée du côté droit.

Chez les femmes brunes, il n'est pas rare de trouver toute la peau du ventre et du haut des cuisses foncée en couleur, bistrée et quelquefois parsemée de petites taches blanches qui rappellent exactement l'aréole mouchetée (voyez *Modifications des mamelles*).

---

(2) Credé, *Ueber die narbenähnlichen Streifen in das Haut des Bauches und der Oberschenkel bei Schwangeren und Entbundenen* (Monatsch. für Geburtsk. Bd. xiv, Heft 5).

Modifications de la couche musculo-aponévrotique de l'abdomen.— Les muscles et les aponévroses des parois de l'abdomen, repoussés en dehors par l'utérus gravide, s'allongent et s'amincissent. La distension de ces tissus porte principalement sur la ligne blanche. En effet, les muscles droits s'éloignent l'un de l'autre, et l'intervalle qui les sépare, au lieu d'être réduit à une bandelette de 2 ou 3 centimètres (voyez page 50), occupe une surface qui, au niveau de l'ombilic, a au moins 11 centimètres de largeur (Cazeaux) et très-peu d'épaisseur. C'est là un fait qu'il ne faut pas oublier quand on pratique l'opération césarienne. Par suite de l'écartement considérable de la ligne blanche, les fibres aponévrotiques qui la constituent sont assez souvent affaiblies et forcées, incapables par conséquent de résister à la pression des viscères. Dans ce cas, dès que les femmes sont accouchées et se livrent à des efforts, on voit une tumeur oblongue apparaître sur la ligne médiane de l'abdomen ; on dit alors qu'il y a *éventration*. A chaque nouvelle grossesse, cette éventration devient de plus en plus considérable et finit par constituer une véritable infirmité qui oblige les femmes à porter une ceinture élastique.

D'après le docteur Glénard (de Lyon), le losange dessiné par la ligne blanche dilatée a son angle inférieur à 7 centimètres au-dessus du pubis ; mais si, pendant la grossesse, cette ligne cède jusqu'à la symphyse, les muscles droits pourront glisser en arrière sur les côtés de l'utérus ; celui-ci, dès lors privé de son soutien habituel, basculera en avant et donnera au ventre la forme d'une besace pouvant descendre jusqu'au milieu des cuisses.

§ 11. — Modifications des articulations du bassin.

La suractivité fonctionnelle imprimée par la grossesse à l'appareil génital s'étend aux éléments qui constituent les différentes articulations du bassin.

1° *Modifications de la symphyse pubienne.* — Le fibro-cartilage inter-pubien augmente de volume, d'une façon assez prononcée pour que l'on puisse facilement sentir à la face postérieure de la symphyse des pubis la saillie qu'il forme à ce niveau. Les fibres qui composent ce fibro-cartilage sont plus apparentes, moins serrées et imbibées d'une plus grande quantité de fluides séreux. Son aspect ressemble davantage à celui des disques inter-vertébraux. Les parties ligamenteuses qui recouvrent l'articulation ne s'hypertrophient pas sensiblement, mais elles deviennent plus rouges, plus élastiques, moins tendues ; elles s'allongent même pour se prêter à l'écartement des surfaces osseuses pubiennes, qui peut devenir le double de ce qu'il était avant la gestation. Chez les femmes mortes immédiatement après l'accouchement, on trouve fréquemment un écartement de 11 à 15 millimètres (Jacquemier), quelquefois de 27 millimètres (Boivin). — L'existence des mouvements au niveau de la symphyse pubienne, dans le cours de la gestation, a été récemment démontrée par Budin, au moyen d'un procédé très-simple et très-ingénieux : La femme étant debout, on introduit le doigt dans le vagin, et la pulpe de l'index étant dirigée en haut, exactement appliquée sous le bord inférieur de la symphyse, on fait marcher la femme. A chaque pas, on sent l'une des branches osseuses qui chevauche sur l'autre, descend considérablement et refoule le doigt en bas ; puis cette branche remonte, et c'est celle du côté opposé qui descend à son tour. La branche qui reste élevée correspond au membre inférieur qui se déplace et progresse. Budin étudia l'état de la symphyse pubienne sur plus de 80 femmes enceintes, et constata chez toutes une certaine mobilité de cette articulation dans les derniers mois de la grossesse. D'après cet auteur, la mobilité augmente au fur et à mesure qu'on se rapproche du terme de la gestation. Elle est d'autant plus considérable, en général, que la femme a eu plus d'enfants. Il n'y a point là cependant de règle absolue. Peu étendue chez les primipares, elle l'est beaucoup plus chez les femmes qui ont eu déjà de nombreuses grossesses ; dans ces derniers cas, elle est parfois vraiment extraordinaire.

2° *Modifications des symphyses sacro-iliaques.* — Les changements qui se produisent dans les articulations sacro-iliaques sont bien moins prononcés que dans la symphyse pubienne. Cependant le tissu interarticulaire et les ligaments périphériques deviennent plus humides et plus souples. Cet état, qui a pu être constaté dès le quatrième mois (Jacquemier), s'accentue avec les progrès de la grossesse et suffit pour donner au sacrum une mobilité sur laquelle nous avons déjà appelé l'attention (voyez la note de la page 19).

3° *Modifications des articulations sacro-coccygienne et intercoccygiennes.* — De toutes les articulations du bassin, les plus mobiles, chez toutes les femmes (voyez page 20), sont celles qui unissent le sacrum au coccyx et les différentes pièces de ce dernier os entre elles. Cette mobilité augmente encore pendant la grossesse, par suite du ramollissement des tissus articulaires, et facilite la rétropulsion du coccyx (voyez page 31).

Utilité des mouvements des articulations du bassin. — Les modifications articulaires que nous venons d'indiquer dans les symphyses pubienne et sacro-iliaques ont pour effet de rendre incertaine la démarche des femmes enceintes ; mais on a beaucoup discuté sur leur but et leur utilité. Il est évident, dit Jacquemier, que la légère ampliation qu'elles donnent n'est nullement nécessaire dans les conditions de conformation normale, et complétement insuffisante lorsque le bassin est vicié. Ce n'est que dans le cas où il existe une disproportion minime entre le volume de la tête et la capacité du pelvis, qu'un écartement, même très-faible, des surfaces articulaires peut être de quelque utilité. Ce phénomène, rudimentaire chez la femme, est très-marqué dans quelques espèces animales, chez le cochon d'Inde, par exemple, (voyez p. 16), où il devient une condition indispensable de la parturition.

Mais le rôle principal des articulations pelviennes, modifiées pendant la gestation, est de faciliter la décomposition des mouvements et d'atténuer les secousses qui se produisent pendant la marche. L'utérus gravide qui repose sur les fosses iliaques est, de cette façon, mieux à l'abri des ébranlements dont la ceinture pelvienne est fréquemment le siége dans les conditions ordinaires de la vie.

Quant à la rétropulsion du coccyx pendant la parturition, elle tient à deux causes : d'une part, à la mobilité des articulations sacro-coccygienne et inter-coccygiennes ; d'autre part, au mouvement de bascule du sacrum (voyez la note de la page 19) ; aussi est-elle assez considérable pour jouer un rôle important dans le mécanisme de l'accouchement (voyez *Accouchement*).

§ 12. — Modifications des mamelles

Les mamelles subissent pendant la grossesse des modifications qui les préparent à la fonction qu'elles doivent remplir après l'accouchement.

A. — *Gonflement des seins.* — Dès le début de la gestation, ces organes deviennent plus volumineux, plus lourds ; cette augmentation de volume s'accompagne ordinairement de picotements, d'élancements douloureux, et il n'est pas rare d'observer l'engorgement des ganglions axillaires correspondants. En outre, les veines sous-cutanées deviennent plus volumineuses et plus apparentes. Il arrive quelquefois que non-seulement les seins se gonflent, mais encore qu'ils présentent des bosselures et des nodosités ; ce phénomène est tellement prononcé chez certaines femmes, qu'il peut donner lieu à un phlegmon et même à un abcès de la glande mammaire. — La peau des mamelles subit souvent une distension assez considérable pour qu'il s'y produise des éraillures et des *vergetures* tout à fait analogues à celles que nous avons décrites sur la peau de l'abdomen. — Le gonflement des seins disparaît souvent vers le quatrième ou le cinquième mois pour reparaître à la fin de la gestation. Chez quelques sujets, les seins, après s'être gonflés au début de la gestation, diminuent rapidement de volume et restent flasques jusqu'après l'accouchement ; c'est une circonstance fâcheuse, dit Donné, et les femmes qui la présentent sont de mauvaises nourrices. — Quelques semaines avant la parturition, il s'échappe du mamelon, surtout par la pression, quelques gouttelettes d'un liquide jaunâtre qui tache le linge. Ce liquide, appelé *colostrum*, est du lait encore imparfait. D'après Robin, c'est vers le troisième ou le quatrième mois de la grossesse que les culs-de-sac mammaires deviennent visibles, et quelque temps après, les acini qu'ils forment peuvent être aperçus sur la coupe de la glande.

B. — *Modifications du mamelon.* — Vers la fin du second mois de la grossesse selon Montgomery, souvent un peu plus tard d'après Cazeaux, le mamelon devient plus volumineux, plus sensible, plus érectile ; sa couleur est aussi plus foncée.

C. — *Modifications de l'aréole vraie.* — L'aréole, telle que nous l'avons décrite en étudiant l'anatomie des mamelles (voyez page 126), reçoit souvent, en obstétrique, le nom d'*aréole vraie* ou d'*aréole primitive*. On la distingue ainsi de l'*aréole secondaire* que nous ferons bientôt connaître. — Les changements qui se produisent dans l'*aréole vraie* sont de trois espèces : sa coloration plus foncée, son boursouflement, l'hypertrophie de ses tubercules.

1° *Coloration de l'aréole vraie.* — Peu de temps après la fécondation, la peau de l'aréole vraie prend une teinte plus foncée qui s'accentue avec les progrès de la grossesse et varie du jaune au brun noirâtre ; chez les négresses elle est d'un noir d'ébène, ainsi que nous avons eu l'occasion de le constater plusieurs fois. Mais il faut dire que chez quelques femmes blondes, et surtout chez les rousses, la coloration brune de l'aréole manque complétement et se trouve remplacée, particulièrement chez ces dernières, par une teinte d'un rose tendre. — La coloration dont l'aréole a été le siége pendant une première grossesse peut ne plus s'effacer, de telle sorte qu'au point de vue du diagnostic de la grossesse, ce phénomène a beaucoup moins de valeur chez les multipares que chez les primipares.

2° *Boursouflement de l'aréole vraie.* — Chez certaines femmes, la gestation détermine une telle turgescence dans l'aréole, que celle-ci paraît comme

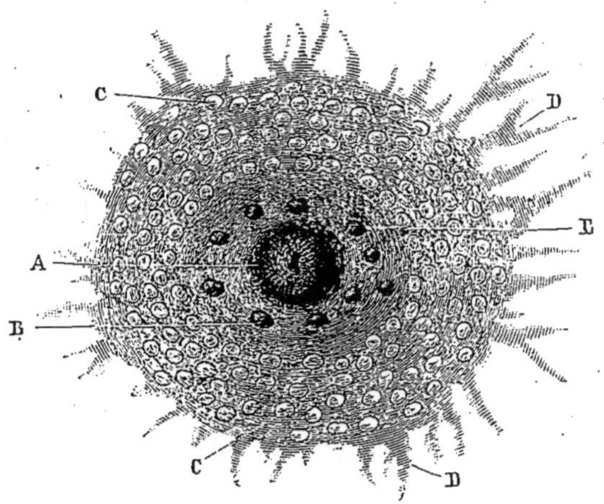

FIG. 91. — Représentant les modifications de la mamelle pendant la grossesse.

A. Mamelon.
B. Tubercules de Montgomery.
C. Taches de l'aréole mouchetée avec point noir au centre, représentant l'orifice d'une glande sébacée.
D. Vergetures.

boursouflée, et fait sur le reste du globe mammaire une saillie comparable à celle d'un verre de montre. Souvent même, en regardant le sein de profil, on aperçoit un sillon circulaire qui sépare l'aréole boursouflée du reste de l'organe.

3° *Hypertrophie des tubercules de l'aréole.* — Les tubercules de l'aréole ou *tubercules de Montgomery*, du nom de l'auteur qui a le mieux étudié leurs modifications, forment çà et là, à la surface de l'aréole, de petites élevures que nous avons déjà décrites (voyez page 126). Ces tubercules s'hypertrophient chez les femmes enceintes et font sur la peau une saillie de 2 à 4 millimètres ; à la fin de la grossesse, on peut en faire sortir par la pression un liquide qui a l'aspect et les caractères micrographiques du colostrum. Aussi, ces tubercules, que Sappey regardait autrefois comme des glandes sébacées (voyez page 126 , sont-ils considérés maintenant par ce dernier auteur lui-

16

même, par Stoltz, Depaul et Mathias Duval, comme des glandes mammaires rudimentaires. Quoi qu'il en soit, les tubercules de Montgomery persistent pendant l'allaitement; mais lorsque les femmes ne nourrissent plus, ils diminuent sans disparaître complétement. Ajoutons que ces tubercules ne sont pas toujours notablement hypertrophiés pendant la grossesse.

D. — *Production d'une aréole secondaire.* — Autour de l'aréole vraie, il s'en forme une seconde qu'on appelle *aréole secondaire, tachetée, mouchetée, tigrée* ou *pommelée.* Celle-ci ést beaucoup moins bien limitée que la première; elle envahit quelquefois une grande partie de la peau qui recouvre les mamelles. Quand on examine attentivement l'aréole *mouchetée,* voici ce qu'on observe : la coloration pigmentaire de la peau ne s'arrête pas brusquement à la circonférence de l'aréole vraie, mais à partir des bords de celle-ci le pigment se dépose dans la peau voisine où il forme une couche de moins en moins foncée qui s'étend plus ou moins loin, selon les femmes. Cette aréole secondaire est parsemée d'un nombre considérable de petites taches blanches qui lui donnent un aspect particulier. Ces taches, de forme arrondie, sont autant de points où le pigment ne s'est pas déposé. Chaque tache blanche présente à son centre un petit point noir qui est l'orifice d'une glande sébacée; on y trouve, en outre, un petit poil, quand on l'examine à la loupe.

ARTICLE II

MODIFICATIONS DES DIFFÉRENTS SYSTÈMES ET APPAREILS DE L'ORGANISME MATERNEL

L'organisme est profondément modifié pendant la grossesse, et la science enregistre chaque jour de nouveaux faits qui font supposer que, chez la femme enceinte, il n'y a peut-être pas une seule fibre ou une seule goutte de liquide qui n'éprouve quelque modification. Parmi les changements aujourd'hui bien connus, les uns sont purement physiologiques, tandis que d'autres font partie du domaine de la pathologie. Les indispositions, les maladies même sont fréquentes chez les femmes enceintes; mais il est inexact de dire que la grossesse est une maladie de neuf mois, car bon nombre de femmes ne se portent jamais mieux que pendant leur grossesse; c'est là un état physiologique par excellence. Entre les phénomènes organiques qui, pendant la gestation, sont compatibles avec la santé et ceux qui constituent une maladie, la limite est quelquefois difficile à trouver : nous avons néanmoins essayé de la poser aussi nettement que possible. Nous étudierons ici les modifications qu'on rencontre chez les femmes enceintes bien portantes, en renvoyant à une autre partie de cet ouvrage tout ce qui est pathologique.

§ 1ᵉʳ. — Modifications de l'appareil digestif

Nous décrirons d'abord les changements anatomiques de l'appareil digestif, puis ses modifications fonctionnelles.

Compression du rectum. — Les femmes enceintes sont habituellement constipées; aussi le rectum est-il distendu, chez elles, par des matières fécales, et forme-t-il, à la partie latérale et postérieure de l'excavation pelvienne, une tumeur volumineuse qui a causé plus d'une erreur de diagnostic, car elle a été quelquefois prise pour une partie fœtale. Pour éviter une pareille méprise, il suffit, pendant le toucher vaginal, d'appuyer l'extrémité du doigt indicateur sur le rectum, et ce doigt, en repoussant les matières fécales, y détermine une empreinte qui ne se produirait pas s'il s'agissait d'une partie fœtale ou d'une tumeur du bassin. — La constipation des femmes enceintes est généralement attribuée à la compression que l'utérus gravide exerce sur l'intestin; cependant il faut remarquer que l'ampoule rectale est ordinairement remplie de matières fécales, bien que cette ampoule soit située au-dessous du point comprimé. Il faut donc admettre qu'il y a synergie entre le rectum et le reste du gros intestin. — La constipation et surtout la compression que l'utérus gravide exerce sur les troncs veineux qui se rendent à l'extrémité inférieure du tube digestif déterminent souvent le développement d'hémorrhoïdes. (Voyez *Modifications de l'appareil circulatoire.*)

État graisseux du foie. — Depuis les recherches de Tarnier (*Thèse inaugurale*, Paris, 1857), on sait que le foie éprouve pendant la gestation des modifications intimement liées à l'état exceptionnel, quoique physiologique, dans lequel se trouve la femme enceinte. Ces modifications, appréciables à l'œil nu, sont encore plus évidentes au microscope. Voici comment Tarnier a décrit, dans sa thèse inaugurale, les modifications qui constituent l'état graisseux du foie pendant la grossesse : « L'organe est augmenté de volume, le tissu hépatique ne présente pas une couleur uniforme ; la substance est parsemée de petites taches jaunes, extrêmement nombreuses, qui lui donnent un aspect granité. Ces petites taches jaunes semblent former autant de points saillants d'un volume variant depuis celui d'une petite tête d'épingle jusqu'à celui d'un grain de millet. Ces taches sont quelquefois disséminées, d'autres fois réunies ; elles forment dans ce dernier cas des espèces de petits îlots ; enfin, dans quelques points, l'agglomération est telle qu'il en résulte une large plaque jaune de plusieurs centimètres de diamètre. Ce n'est pas seulement à la superficie que le foie présente cet aspect : on le retrouve à la surface des tranches qu'on coupe dans l'épaisseur de l'organe. J'ai examiné avec Vulpian ce tissu au microscope; nous y avons trouvé des cellules hépatiques bien conservées, au milieu desquelles on aperçoit de très-nombreuses gouttelettes de graisse. » Tarnier avait rattaché la glycosurie des femmes enceintes à l'état graisseux du foie; de Sinéty, aujourd'hui, pense que cet état graisseux ne se développe qu'avec la lactation, progresse pendant toute sa durée et finit avec elle. Toutefois, il convient de remarquer que la glycosurie et la lactation sont intimement liées entre elles. (Voyez *État puerpéral physiologique.*)

Les expériences de de Sinéty ont porté sur le chien, le lapin et le lièvre. D'après cet auteur, la graisse occupe dans le lobule du foie, chez les femelles en lactation, une disposition toute particulière : située dans les rangées des cellules qui entourent la veine centrale, elle gagne quelquefois la partie moyenne et même, quoique rarement, les cellules de la périphérie. Cette localisation de la graisse a paru à de Sinéty plus limitée chez la femme et chez la chienne que chez les animaux herbivores; mais toujours cet habile physiologiste a trouvé la graisse abondante au centre du lobule, tandis qu'elle manquait ou était très-rare à la périphérie. Cette disposition est l'inverse de celle qu'on observe dans les dégénérescences ou infiltrations graisseuses du foie dues à une cause pathologique ou à l'engraissement artificiel. Le processus alors marche de la périphérie au centre du lobule (1).

Modifications de la digestion et de la nutrition. — Quelquefois, immédiatement après la fécondation, la digestion subit des modifications qui montrent en signes non équivoques l'influence exercée sur elle par la grossesse. On peut, avec le professeur Pajot, diviser assez naturellement ces modifications en trois classes : *excitation, diminution, troubles et perversion*.

L'excitation des fonctions digestives, dit cet auteur, est de ces trois classes la moins commune. On l'observe quelquefois néanmoins. L'appétit devient plus vif, la digestion plus facile, la circulation s'accroît manifestement, un embonpoint général survient, la face est plus vermeille, les muqueuses sont plus rouges. La diminution de l'appétit est plus fréquente; elle entraîne un certain amaigrissement, la pâleur, l'altération des traits. A la suite de ces modifications surviennent très-souvent les troubles et la perversion de la digestion. Les vomissements sont si ordinaires dans la grossesse qu'ils mettent quelquefois sur la voie du diagnostic. Chez certaines femmes, ils deviennent tellement fréquents qu'ils donnent lieu à des troubles sérieux de la santé. Nous les étudierons avec la pathologie de la grossesse.

Les femmes enceintes sont habituellement constipées; mais la diarrhée alterne assez souvent avec la constipation et paraît alors résulter de l'irritation causée par l'accumulation de matières durcies dans le gros intestin.

Dans certains cas très-rares, la diarrhée est incoercible et revêt un caractère pathologique. (Voyez *Pathologie de la grossesse.*)

Augmentation du poids du corps chez les femmes enceintes. — D'après les recherches d'Hecker, professeur d'accouchements à la Maternité de Munich, et de son assistant Gassner, le poids des femmes enceintes présente constamment dans les trois derniers mois une augmentation sensible. Celle-ci serait, en moyenne, de 2400 grammes dans le septième mois; de 1690 grammes dans le huitième mois; de 1540 grammes dans le neuvième mois (2).

Il existe des variations individuelles qui dépendent du poids du corps, avec lequel l'augmentation est en raison directe.

____

(1) *Comm. Acad. des sciences.* Comptes rendus, n° 26 (23 décembre 1872).
(2) *Monatschrift für Geburtskunde*, janv. et fév. 1862.

Cette augmentation de poids est plus prononcée chez les multipares que chez les primipares.

Dans le cas où le poids a diminué au huitième ou au neuvième mois, Gassner constata l'existence de conditions défavorables à la nutrition, par exemple la mort du fœtus et sa rétention dans l'utérus. Ce phénomène, observé trois fois, eut toujours pour conséquence une diminution de poids de 2 à 3 kilogrammes dans l'espace de huit à quinze jours.

Gassner admet comme causes de l'augmentation du poids des femmes enceintes le développement de l'œuf et de la substance de l'utérus, l'infiltration des liquides dans l'appareil génital; mais il croit également que l'organisme entier participe à cet accroissement par le fait de l'activité plus grande de la fonction d'assimilation ; et il se fonde sur les variations qui se produisent à de courts intervalles, par exemple toutes les semaines, dans les deux derniers mois de la gestation.

§ 2. — Modifications de l'appareil circulatoire

Indépendamment de l'hypertrophie des vaisseaux utérins, sur laquelle nous ne reviendrons pas ici, l'appareil circulatoire présente, pendant la grossesse, des modifications profondes que nous classerons de la façon suivante : augmentation de la masse sanguine ; modifications des parties constitutives du sang; hypertrophie du cœur; modifications des systèmes artériel et veineux.

Augmentation de la masse sanguine. — L'augmentation de la masse sanguine pendant la gestation n'a pas été appréciée par des pesées; cependant elle est réelle, surtout dans la seconde moitié de la grossesse. En effet, d'une part, les sinus utérins nouvellement développés contiennent une grande quantité de sang; d'autre part, on constate souvent dans tous les vaisseaux artériels, veineux et capillaires du tronc et des membres, une plénitude plus marquée qu'en temps ordinaire. Cette plénitude détermine l'issue d'un surcroît de sérosité, et celle-ci, en imbibant tous les tissus, produit le gonflement qu'un grand nombre de femmes enceintes, d'ailleurs très-bien portantes, accusent dans la plupart des parties du corps et que l'on peut résumer ainsi : les traits du visage s'épaississent; les membres deviennent plus gros; les mains sont gonflées; les doigts sont comprimés et comme étranglés par les bagues qui auparavant ne causaient aucune gêne, etc...

Modifications des parties constitutives du sang. — C'est aux professeurs Andral et Gavarret que revient l'honneur d'avoir fait connaître les modifications des parties constitutives du sang pendant la grossesse. Ils ont été suivis dans cette voie par Becquerel et Rodier, puis par le professeur Regnault (1). Ce sont les résultats concordants auxquels ces observateurs sont arrivés que

____

(1) Les recherches récentes de Nasse sur le sang des femmes enceintes ou des femelles pleines ont conduit cet auteur à des résultats généraux qui ne diffèrent pas sensiblement de ceux que nous avons mentionnés d'après les physiologistes français. (*Archiv. für Gynœcologie* Bd X, Heft. 2, S. 315. 1876).

nous allons exposer, en examinant successivement les modifications des principaux éléments du sang (eau, globules, albumine, fibrine).

Eau. — Chez une femme qui n'est pas enceinte, la quantité moyenne d'eau contenue dans le sang est de 791,1 sur 1000, tandis que pendant la gestation cette quantité monte, d'après Becquerel et Rodier, à 801,6 sur 1000. Cette augmentation est encore plus grande dans les analyses de Regnault, qui a trouvé que la quantité moyenne de l'eau contenue dans le sang était de 816,01 dans les sept premiers mois de la grossesse, de 817,70 dans les deux derniers mois. Ce dernier observateur fait remarquer en outre que, non-seulement le sérum se trouve en plus grande abondance relativement à la fibrine et aux globules, mais qu'il devient lui-même moins riche en parties solides. C'est ce qui ressort de l'examen d'un tableau que l'on trouvera plus loin.

Globules. — Le chiffre normal des globules contenus dans le sang des femmes, en dehors de la gestation, est en moyenne de 127 grammes sur 1000, d'après Andral et Gavarret; de 125 sur 1000, selon Becquerel et Rodier. Or, toutes les analyses faites jusqu'à présent ont donné, chez une femme arrivée à une époque avancée de la grossesse, une moyenne bien inférieure. En effet, sur 34 saignées examinées par Andral et Gavarret, il n'y en a eu qu'une seule, à la fin du second mois, dont les globules se soient élevés à 128 sur 1000, par conséquent au-dessus de la moyenne physiologique. Chez une autre femme, enceinte d'un à deux mois, le sang présenta juste la moyenne physiologique de globules; mais dans les 32 autres cas les globules restèrent au-dessous de cette moyenne, variant de 125 à 120 dans six cas, de 120 à 95 dans les 26 autres cas. — Becquerel et Rodier ont analysé le sang de neuf femmes enceintes, et voici le résultat de leurs analyses, relativement aux globules :

MOYENNE.	MAXIMUM	MINIMUM
111,8	127,1	87,7

Regnault a même déterminé la proportion des globules à chaque mois de la grossesse, et les résultats auxquels il est arrivé sont réunis dans le tableau que l'on trouvera plus loin.

Il ressort de ce tableau : 1° que la diminution des globules existe dès le début de la gestation; 2° que cette diminution est peu marquée pendant les cinq ou six premiers mois, puisque le chiffre moyen correspondant à cette moitié période est de 121,04; 3° qu'elle est quelquefois considérable dans la seconde et surtout à la fin de la gestation, époque à laquelle la moyenne est représentée par le nombre 104,49.

Le sang contient des globules rouges et des globules blancs; or, l'examen microscopique a permis de constater que le nombre de ces derniers augmente pendant la grossesse; il y a même des cas où cette augmentation est exagérée et constitue un état morbide désigné sous le nom de *leucocythémie*. Mais jamais l'augmentation des globules blancs ne compense, même approximativement, la diminution des globules rouges.

Albumine. — D'après Milne-Edwards (1), le sang est riche en albumine chez les personnes d'une constitution vigoureuse dont la digestion s'accomplit bien, et en offre moins chez les personnes qui sont mal nourries ; enfin chez les femmes *affaiblies par les progrès de la gestation*, cette matière *diminue un peu*. — D'après Becquerel et Rodier, la quantité moyenne d'albumine contenue dans le sang d'une femme, avant ou après la grossesse, est de 70,5 sur 1000. Chez les neuf femmes enceintes dont ils ont analysé le sang, ils ont trouvé que la moyenne de l'albumine était descendue à 66,1 sur 1000 ; le maximum était de 68,8 et le minimum de 62,4.

TABLEAU INDIQUANT LA COMPOSITION DE 1000 PARTIES DE SANG CHEZ 25 FEMMES A DIVERSES ÉPOQUES DE LA GESTATION (REGNAULT).

Nos des observations.	ÉPOQUE DE LA GROSSESSE.	Age.	Fibrine.	Albumine.	Globules.	Principes fixes du sérum moins l'albumine.	Eau et principes volatils.
1	2e mois	10	2,60	70,50	125,35	11,75	789,80
2	Fin du 2e mois	21	2,80	70,18	126.40	9,30	791,32
3	3 mois	32	2,70	67,30	122,60	10,20	797,20
4	3 mois	27	1,98	70,25	126,22	8,65	792,60
5	3 mois 1/2	18	2,90	68,09	116,91	11,40	800,70
6	4 mois	39	2,40	69,35	127,18	10,50	790,57
7	5 mois	31	2,43	69,40	123,90	8,75	795,52
8	6 mois 1/2	29	2,80	68,85	99,76	10,50	818,09
9	7 mois	27	3,25	69,20	120,40	7,90	799,25
10	7 mois	35	2,79	68,30	107,92	9,75	811,24
11	7 mois	22	2,20	68,66	118,40	10,20	799,54
12	7 mois 1/2	23	4,16	69,18	99,41	8,43	818,82
13	Fin du 7e mois	19	3,30	69,07	112,50	9,65	805,48
14	Fin du 7e mois	25	2,78	65,43	100,77	10,20	820,82
15	Commencement du 8e mois.	29	3,31	66,18	115,44	9,43	805,62
16	Commencement du 8e mois.	38	3,74	64,92	99,36	11,20	820,78
17	Commencement du 8e mois.	29	4,16	67,20	103,40	9,50	815,74
18	8e mois	22	4,47	66,82	95,60	10,95	822,16
19	9e mois	25	3,70	68,25	108,90	9,85	809,30
20	9 mois	24	4,89	65,47	91,40	10,75	827,49
21	9 mois	33	4,42	66,38	115,25	9,24	804,71
22	9 mois	27	3,69	64,45	90,20	10,40	831,26
23	9 mois	25	4,39	65,80	94,90	11,65	823,36
24	9 mois	28	3,86	68,92	102,80	9,96	814,46
25	9 mois	26	4,28	66,27	99,75	9,80	819,90

Regnault a constaté que la proportion moyenne d'albumine s'abaisse à 68,6 dans les sept premiers mois, et à 66,4 dans les deux derniers.

Fibrine. — La fibrine diminue de proportion dans le sang des femmes enceintes jusqu'au sixième mois environ ; mais à partir de cette époque, elle augmente à mesure qu'on se rapproche davantage de l'accouchement (voir le tableau de Regnault). En effet, Andral et Gavarret admettent que la moyenne physiologique de la fibrine, chez une femme qui n'est pas enceinte, est de 3 sur 1000. Or, les trente-quatre saignées dont ils ont fait l'analyse ont donné des résultats

(1) *Leçons sur la physiologie*, etc., tome I, page 276.

différents, suivant l'époque de la grossesse à laquelle elles ont été pratiquées. Ainsi, pendant les six premiers mois, la moyenne n'a été que 2,5 ; le minimum 1,9 ; le maximum 2,9 seulement. Au contraire, pendant les trois derniers mois, la proportion moyenne de fibrine devient supérieure à la moyenne physiologique ; elle atteint sensiblement le chiffre 4 ; le maximum est 4,8. Vers la fin du dernier mois, la moyenne est 4,3. Cette augmentation de fibrine explique pourquoi le sang provenant d'une saignée faite chez une femme enceinte présente, après être resté en repos dans la palette où il a été recueilli pendant le temps nécessaire, un caillot rétracté et couvert d'une couenne. Cependant cet aspect est moins fréquent qu'on ne l'a dit et qu'on ne serait tenté de le croire. Jacquemier, sur près de 200 saignées pratiquées à une époque avancée de la grossesse, n'a constaté la présence de la couenne qu'une fois sur six, et elle était presque toujours peu épaisse. Cet auteur fait encore remarquer que la plupart des femmes dont le sang était couenneux avaient de la fièvre ; quelques-unes seulement étaient exemptes de maladies apparentes. L'augmentation de la fibrine chez les femmes enceintes persiste un certain temps après l'accouchement. Il ne faut pas oublier ces faits quand on étudie les maladies puerpérales, sans quoi on est exposé à expliquer cet excès de fibrine par la nature inflammatoire de la maladie, tandis qu'il n'est que l'expression d'un état *physiologique transitoire*.

Fer. — Becquerel et Rodier ont montré que la quantité de fer diminue un peu pendant la grossesse.

Le fer, étant représenté physiologiquement par 0,541 sur 1000, ils ont trouvé ce chiffre descendu à 0,449.

Résumé des modifications du sang. — En résumé, pendant la gestation, le sang présente les changements suivants : augmentation de la quantité d'eau ; diminution des globules rouges, du fer et de l'albumine ; diminution de la fibrine pendant les six premiers mois de la grossesse et augmentation de cette substance dans les trois derniers mois. Ces changements constituent un état physiologique particulier qu'il ne faut confondre ni avec la pléthore, comme on le prétendait encore au commencement de ce siècle, ni avec la chlorose, ainsi que le soutenait Cazeaux dans toutes les éditions de son livre.

La cause et le but de toutes les modifications que nous venons d'étudier dans le sang des femmes enceintes nous échappent ; cependant il ne nous paraît pas déraisonnable d'admettre que l'augmentation de fibrine, en rendant le sang plus coagulable, concourt avantageusement à modérer l'hémorrhagie qui accompagne toujours la délivrance. Nous aurons plus loin l'occasion de revenir sur ce sujet.

Hypertrophie du cœur. — Dans un mémoire adressé à l'Académie des sciences, le 6 août 1857, Larcher signala le premier l'hypertrophie normale du cœur pendant la grossesse. Les recherches de ce médecin distingué ont été faites pendant son internat à la Maternité de Paris, en 1826 et 1827, et ont porté sur 130 femmes de dix-huit à trente-cinq ans, mortes à différentes époques de la gestation ou peu de temps après l'accouchement. Larcher a constaté que le ventricule aortique est manifestement hypertrophié ; l'épaisseur de ses parois est augmentée d'un quart au moins, d'un tiers au plus. Le ventricule droit et les oreillettes conservent leur épaisseur normale.

D'après Larcher, cette hypertrophie du ventricule gauche imprime au mouvement circulatoire une plus grande énergie, qui se traduit à l'auscultation par un bruit de souffle ; c'est aussi, selon lui, cette plus grande muscularité du cœur à sang rouge qui permet à l'organisme de pourvoir à l'existence de deux êtres.

Le fait annoncé par Larcher n'a pas été accepté sans contrôle. Voulant savoir à quoi s'en tenir sur ce sujet, Beau pria Ducrest, interné à la Maternité en 1843, de prendre la mesure des parois du cœur sur les femmes qui succomberaient peu de temps après l'accouchement. Voici le résultat des recherches de Ducrest qui ont porté sur 100 femmes âgées de vingt à trente ans : « Chez toutes, la mesure des parois du cœur a été prise à la partie la plus épaisse du ventricule gauche. Le maximum de cette épaisseur est de 0^m,018 dans 5 cas ; il s'élève même dans 1 cas à 0^m,022 ; le chiffre le plus bas est 0^m,011 dans 8 cas ; chez la plupart, l'épaisseur est de 0^m,016 ; la moyenne de toutes ces mesures est de 0^m,015. Si maintenant on compare le chiffre de cette moyenne avec celui de 0^m,010 donné par Bizot, comme représentant l'épaisseur normale du ventricule gauche chez la femme, on voit qu'il est supérieur de 0^m,005. » Les résultats obtenus par Ducrest sont donc pleinement confirmatifs des observations de Larcher. — Blot a vérifié l'exactitude des faits que nous venons d'énoncer, non-seulement par la mensuration, qui est toujours très-difficile, mais surtout par des pesées faites avec le plus grand soin ; sur 20 femmes mortes en couches, la moyenne du poids total du cœur était de 291^{gr}, 85, tandis que dans l'état ordinaire, chez une jeune femme, le cœur ne pèse que de 220 à 230 grammes. Il y a donc pendant la grossesse une augmentation de plus du cinquième du poids total. Blot fait remarquer, à l'exemple des auteurs qui l'ont précédé dans ces recherches, que l'hypertrophie cardiaque porte presque exclusivement sur le ventricule gauche et qu'en outre elle est temporaire comme l'hypertrophie utérine (1).

Du souffle cardiaque. — Les phénomènes d'hypertrophie qui envahissent le cœur, les modifications profondes qui surviennent dans la composition du sang (voir page 245) n'ont pas seulement pour résultat de rendre les battements du cœur plus vifs et plus étendus. Dans un grand nombre de cas, les bruits normaux sont altérés ; sur 257 femmes enceintes bien portantes que Jacquemier a auscultées dans les trois derniers mois de la grossesse, cet excellent observateur a trouvé une fois sur quatre un bruit de souffle qui correspondait au premier temps, dans trois cas exceptés. Ce souffle est d'une intensité généralement assez faible, mais très-variable ; souvent ce n'est qu'un

____

(1) En 1862, C. Gerhard se fondant sur quatre autopsies seulement, et sur ses observations cliniques, nia l'hypertrophie du cœur propre à la grossesse (*De situ et magnitudine cordis gravidarum.* Iena, 1862). Dans une monographie récente, Löhlein s'appuyant sur l'autorité de Friedreich, de Virchow, de Niemeyer-Seitz, de Dusch et sur quelques observations personnelles, conteste les résultats de Larcher, de Ducrest et de Blot (*Weber das Verhalten des Herzens bei Schwangern und Wöchnerinnen.* Stuttgart, 1876).

léger frottement qui ne couvre pas complétement le bruit du cœur auquel il correspond. On ne le retrouve plus après l'accouchement, mais il est difficile de savoir si ce bruit de souffle tient à l'hypertrophie du cœur ou à un état chloro-anémique.

Modification des systèmes artériel et veineux. — On constate ordinairement pendant la grossesse une activité plus grande de la circulation générale; aussi les systèmes artériel et veineux présentent-ils quelques particularités intéressantes.

Système artériel. — Le pouls est plus dur, plus développé et souvent plus fréquent qu'à l'état normal; il est, dit Bordeu, comme fiévreux. Les *nœvi materni*, quand il en existe, deviennent plus vasculaires, plus apparents, et ce fait doit faire penser qu'il en est de même pour les tumeurs érectiles (1).

Système veineux. — Nous ne reviendrons pas sur le développement des veines utérines et mammaires que nous avons déjà étudié, mais nous appellerons l'attention sur l'état de la circulation veineuse dans la moitié inférieure du corps. L'utérus gravide comprime la veine cave inférieure et les veines iliaques; par suite de cette compression, la gêne de la circulation en retour, pendant la seconde période de la grossesse, peut être assez prononcée pour produire l'œdème et les varices des membres inférieurs, du vagin, de la vulve et de la paroi abdominale. (Voyez *Pathologie de la grossesse.*)

On observe aussi des hémorrhoïdes qui sont la conséquence ordinaire de la pression de l'utérus sur les vaisseaux hypogastriques, mais qui peuvent également résulter de la constipation et de l'accumulation de matières dures dans le rectum. (Voyez *Pathologie de la grossesse*).

§ 3. — Modifications de l'appareil respiratoire

Les modifications de l'appareil respiratoire sont *mécaniques* ou *chimiques*.

A. *Modifications d'ordre mécanique.* — L'utérus en se développant détermine, surtout à une période avancée de la grossesse, des changements dans la forme et la capacité du thorax. Küchenmeister (1849) et, après lui, Fabius ayant entrepris des expériences spirométriques pour éclaircir cette question, constatèrent que la base du thorax augmente de largeur dans les derniers mois de la gestation.

Les recherches de ces auteurs ne portaient que sur 10 sujets; mais elles ont été confirmées par les expériences analogues de Wintrich et par les mesures plus récentes de Dohrn, professeur à l'Université de Marbourg (2).

Ce dernier auteur avait eu l'idée de mesurer le thorax à des hauteurs différentes; mais la difficulté de trouver chez toutes les femmes des points de

---

(1) Tarnier, récemment consulté sur les dangers du mariage pour une jeune fille atteinte d'une tumeur érectile volumineuse occupant une partie du cou et de la face, prit l'avis de plusieurs de ses collègues de la Société de chirurgie. L'avis unanime fut que la tumeur augmenterait probablement s'il survenait une grossesse, et qu'il fallait déconseiller le mariage.

(2) *Monatschrift für Geburtskunde*, Bd. XXIV, St. 414.

repère invariables le fit renoncer à ce projet ; il se contenta de faire deux séries de mensurations les unes au niveau d'une ligne menée horizontalement autour du thorax au niveau de la partie supérieure du creux de l'aisselle ; les autres au niveau d'une ligne menée horizontalement autour de la base du thorax et partant de l'appendice xiphoïde. Pendant que Dohrn prenait ces mesures, la femme était assise, le tronc placé verticalement et les épaules tombant naturellement. L'instrument dont s'est servi le professeur de Marbourg pour ces mesures, n'est autre que la chaînette articulée (cyrtomètre) de Woillez. Ses expériences portèrent sur 50 femmes] et furent faites, pour chaque sujet, une fois dans les dernières semaines de la grossesse, et une fois pendant les huit premiers jours des couches. Voici les résultats de ces mesures : Dans la plupart des cas, la base du thorax présente pendant la grossesse une largeur plus grande que pendant les suites de couches, mais, au contraire, une étendue antéro-postérieure moindre. Après l'évacuation de l'utérus, ce rapport se renverse : le diamètre transverse du thorax diminue, son diamètre antéro-postérieur augmente. Ces changements de forme sont moins constants et moins évidents au niveau du creux de l'aisselle qu'à la base du thorax. Voici comment, d'après le docteur Dohrn, on peut expliquer ce résultat : Si une tumeur, l'utérus gravide, par exemple, se développe dans l'abdomen, elle presse de bas en haut contre le diaphragme ; alors les points d'insertion de ce muscle subissent un tiraillement ; toute la circonférence de la base du thorax est tirée vers l'intérieur et la portion de la paroi thoracique qui est la plus faible obéit à cette traction. Cette partie est précisément celle où les cartilages costaux flexibles sont enchâssés entre les côtes et le sternum, et cet os se trouve porté en arrière. Le diamètre antéro-postérieur diminuant, le diamètre transverse, au contraire, augmente, parce que le recul du sternum est aussi accompagné de celui des extrémités sternales des côtes, et, comme conséquence de ce retrait en arrière, la courbure latérale des côtes forme un angle plus aigu en dehors.

En résumé, si l'utérus gravide produit en se développant une augmentation de largeur de la base du thorax, il a, par contre, pour conséquence une diminution du diamètre antéro-postérieur. Faut-il en conclure que la capacité de la cavité thoracique ne change pas ? Assurément non. En effet, le diaphragme est refoulé en haut par l'utérus et s'abaisse moins facilement ; le diamètre vertical de la cavité thoracique est donc diminué. Aussi voit-on, dans les derniers mois de la grossesse, les mouvements d'inspiration devenir moins complets et plus fréquents ; une marche trop rapide, l'action de monter, en d'autres termes tout effort les accélère encore davantage et constitue une cause fréquente de dyspnée. Cette dyspnée est surtout prononcée chez les femmes enceintes qui présentent un vice de conformation du bassin ou une déviation de la colonne vertébrale : scoliose, cyphose, ou lordose.

La gêne de la respiration est moins grande dans les derniers jours de la grossesse, lorsque le fond de l'utérus s'est abaissé par suite de l'engagement de la tête dans l'excavation.

B. *Modifications d'ordre chimique.* — D'après les recherches d'Andral et Gavarret, l'exhalation d'acide carbonique par les poumons augmente pendant toute la durée de la grossesse, comme à l'époque de la ménopause (voyez p. 158).

§ 4. — Modifications de l'appareil urinaire

Les modifications de l'appareil urinaire portent sur la vessie, l'urèthre, le méat urinaire, les reins et l'urine.

A. *Vessie, urèthre, méat urinaire.* — A partir du quatrième mois de la grossesse, la vessie est peu à peu entraînée au-dessus du détroit supérieur par suite du développement de l'utérus, qui la repousse en avant; aussi l'accumulation de l'urine dans la vessie produit dans la région hypogastrique une saillie parfois considérable. L'urèthre est tiraillé en haut, allongé, appliqué derrière la symphyse pubienne; il présente, par conséquent, une courbure à concavité antérieure. Le méat urinaire se cache sous les pubis et devient moins facile à découvrir qu'en temps ordinaire. Les tissus qui entourent cet orifice sont, en outre, œdématiés — Toutes ces modifications augmentent les difficultés du cathétérisme et nécessitent quelquefois l'emploi d'une sonde courbe ou élastique.

La compression que la matrice exerce sur la vessie a souvent pour résultat de produire des envies fréquentes d'uriner. Vers la fin de la grossesse, on observe des phénomènes de dysurie, parfois même de cystite et d'hématurie.

Très-rarement il existe une rétention d'urine causée par la compression du col de la vessie, par le tiraillement exagéré et le boursouflement de l'urèthre.

B. *Modifications des reins.* — La compression des veines émulgentes par l'utérus gravide produit la congestion des reins, et celle-ci est parfois assez prononcée pour donner naissance à de l'albuminurie (voyez *Pathologie de la grossesse*); mais des observations directes sont nécessaires pour qu'on puisse rigoureusement apprécier le poids de ces organes chez les femmes enceintes et les changements anatomiques dont ils sont le siége.

C. *Modifications de l'urine.* — Les qualités de l'urine sont profondément modifiées pendant la grossesse. Ces modifications ont été l'objet de recherches récentes de la part de Chalvet et de Barlemont. (Thèse inaugurale. Paris, 1870.)

La réaction de l'urine des femmes enceintes est, comme dans l'état normal, le plus souvent acide, quelquefois neutre, surtout vers les derniers mois de la grossesse, rarement alcaline. Quant à sa composition chimique, elle se modifie de la manière suivante : la quantité d'eau augmente dans l'urine des femmes enceintes et la quantité des matières solides est, dans les premiers mois de la grossesse, un peu moins forte qu'à l'état normal et va en décroissant progressivement à mesure qu'on approche du terme de la gestation. Les chlorures augmentent, il est vrai; mais les phosphates, les sulfates, l'urée, l'acide urique, la créatine, la créatinine diminuent. La diminution des sulfates, des phosphates et de l'urée est surtout remarquable et avait déjà été constatée par Lehmann et par Donné. Ces deux éminents physiologistes admettent que les éléments qui font défaut dans l'urine sont destinés à constituer le nouvel être et à former ses os et ses autres organes. Quant à l'augmentation des chlorures dans le liquide rénal, Chalvet et Barlemont l'attribuent à une désassimilation des tissus de la mère, qui a pour but de fournir à l'enfant, à un moment donné, les matériaux nécessaires à sa constitution et à son développement. La partie de l'organisme soumise à une désorganisation moléculaire met en liberté les chlorures qui, selon Lehmann, passent sans altération dans les urines, parce qu'ils se dissolvent facilement dans l'eau, ne forment des composés insolubles avec aucun des principes immédiats du corps et ne sont aisément oxydables ni décomposables.

Kyestéine. — Nous ne pouvons guère parler des modifications que présentent les urines des femmes enceintes, sans dire quelques mots de la kyestéine (de κύησις, grossesse). Nauche avait ainsi dénommé une substance particulière qui, d'après lui, n'existait que dans l'urine des femmes enceintes et devait, par conséquent, constituer un signe certain de conception. Voici, suivant cet auteur et ceux qui partagèrent son opinion, Eguisier (1), Tanchou, Stark (2), Letheby, Kane (3), etc., dans quelles circonstances apparaît la kyestéine. Si l'on conserve dans un verre à réactif de l'urine fraîchement recueillie provenant d'une femme enceinte, puis qu'on la place dans un endroit bien éclairé et bien aéré, on observe les particularités suivantes : Après trente-six heures de repos, on voit apparaître à la surface de l'urine une pellicule irisée (la kyestéine), d'abord mince, qui s'épaissit peu à peu. Vers le cinquième jour, cette pellicule se fendille du centre à la circonférence et se divise en parcelles qui tombent au fond du vase, où elles forment un dépôt. D'autres pellicules peuvent succéder à la kyestéine : ce sont celles que la putréfaction détermine sur l'urine ordinaire.

Les phénomènes ci-dessus décrits sont parfaitement exacts ; mais la pellicule irisée qui apparaît dans les conditions que nous avons indiquées n'est pas formée par une substance organique spéciale qui se produirait exclusivement pendant la gestation, car on l'a observée dans un grand nombre d'autres circonstances, chez les femmes et chez les hommes [Regnault (4), Cazeaux, Hœfle (5), Scanzoni].

L'examen microscopique et l'analyse chimique ont démontré que la pellicule indûment appelée *kyestéine* était principalement formée de cristaux de phosphate ammoniaco-magnésien, de vibrions et de monades.

Glycose. — En 1856, H. Blot publia dans la *Gazette hebdomadaire de médecine et de chirurgie* un mémoire très-remarquable, dans lequel il signalait pour la première fois, sous le nom de *glycosurie physiologique*, la présence

---

(1) Eguisier, *Du diagnostic de la grossesse par l'examen de l'urine.* Paris, 1842.

(2) Stark, *On the signs of pregnancy (Edimb. med. and surg. Journal,* vol. LVII, 1842).

(3) Kane (Elisha), *American Journal of the medical sciences.* July 1842.

(4) Regnault, *De quelques caractères de l'urine pendant la gestation (Revue médico-chirurgicale,* 1847).

(5) Hœfle, *Chemie und Mikroscopie aus Krankenbette,* St. 148. Erlangen, 1850.

du sucre dans les urines des femmes enceintes ou en couches. C'est là un fait important désormais acquis à la science. Nous étudierons plus tard la glycosurie physiologique qui accompagne les suites de couches (voyez *Section VI*); qu'il nous suffise maintenant de dire que, d'après ses premières recherches, H. Blot admettait l'existence de la glycosurie chez la moitié des femmes grosses; mais cette fréquence a été mise en doute par Kirsten (1), qui n'a rencontré le sucre pendant la gestation que très-rarement et en très-petite quantité.

§ 5. — Modifications du système nerveux

On peut dire d'une manière générale que le système nerveux est plus impressionnable pendant la grossesse que pendant la vacuité de l'utérus, et cette irritabilité nerveuse fait sentir son influence sur l'intelligence, les facultés affectives et sur différentes fonctions. Les femmes enceintes se plaignent souvent de bouffées de chaleur, de malaise, de faiblesse, et sont souvent prises d'envies irrésistibles de dormir. Elles sont quelquefois plus gaies, mais habituellement plus tristes que de coutume et se montrent très-préoccupées des dangers auxquels leur vie sera exposée pendant l'accouchement. Elles éprouvent une répugnance invincible pour certaines odeurs et certains aliments, ou une prédilection marquée pour des mets et des boissons dont elles faisaient rarement usage auparavant. Parfois elles prennent en aversion les personnes qu'elles aimaient le mieux ou désirent ardemment la possession de certains objets. Ce dernier fait est si commun, qu'il a été caractérisé du nom d'*envies des femmes grosses*. Leurs goûts changent; leur humeur est inquiète, leur esprit actif et préoccupé des soins qui incombent à une mère de famille. Goubelly cite l'observation d'une dame qui n'avait le jugement sain que pendant la grossesse, malgré l'abolition de la mémoire, et Tarnier a connu une multipare dont l'intelligence, très-obtuse habituellement, devenait ordinaire à chaque grossesse.

Les modifications du système nerveux ne sont pas constantes, mais elles peuvent acquérir, par leur intensité, un caractère morbide qui se manifeste par des névroses à types divers que nous étudierons avec la pathologie de la grossesse (voyez *Section VIII*).

§ 6. — Modifications du système cutané

Nous ne reviendrons pas sur ce que nous avons dit des vergetures (voyez p. 235) et de la pigmentation des téguments des grandes lèvres, de la paroi abdominale et des mamelles (voyez p. 233, 237 et 240). Quant aux autres taches qui se manifestent sur la peau du visage et de différentes parties du corps, nous renvoyons leur étude à la pathologie de la grossesse (voyez *Section VIII*); mais nous devons signaler ici les modifications de quelques-unes des annexes du système cutané. Dans une thèse récente, le docteur Esbach a constaté la diminution de l'épaisseur des ongles pendant la gestation : cette

---

(1) Kirsten, *Ueber das Vorkommen von Zucker im Harn der Schwangeren, Gebärenden und Wöchnerinnen* (*Monatsch. für Geburtsk.* Bd IX, St 437. 1857).

épaisseur, qui, à l'état uormal, est chez les femmes de 34 centièmes de millimètre, descend, pendant la grossesse, à 26 centièmes de millimètre. (Thèse
de Paris, 1876.)

§. 7. — Modifications du systeme osseux

Le système osseux des femmes enceintes offre à étudier les particularités
suivantes : le ramollissement des articulations pelviennes, que nous avons
déjà décrit avec les autres modifications de l'appareil génital (voyez p. 238),
et sur lequel, par conséquent, nous n'avons pas à revenir; l'incurvation du
rachis; la production des ostéophytes.

Incurvation du rachis. — Pendant la station verticale, le poids de l'utérus
gravide tire la colonne vertébrale en avant, et pour faire équilibre à cette
traction, la femme porte instinctivement les épaules en arrière, de sorte que
la courbure de la région lombaire se trouve exagérée. La colonne vertébrale
présente donc une direction et une courbure insolites, qui, jointes à l'influence exercée par le ramollissement des symphyses pelviennes, donnent à
la démarche des femmes enceintes une allure particulière.

Des ostéophytes. — Rokitanski, en 1838, a découvert que plus de la moitié
des femmes enceintes présentent, entre la table interne des os du crâne et la
face externe de la dure-mère, des *dépôts* d'une substance ressemblant à du
tissu osseux, et qu'il désigne sous le nom de *néoplasmes osseux* ou d'*ostéophytes* (1).

Le docteur Ducrest (2), ancien interne de la Maternité de Paris, est le
premier qui ait étudié en France ces productions nouvelles. Il les croit,
comme le professeur de Vienne, indépendantes d'un état pathologique et
liées à la gestation. Sur 231 femmes mortes en couches, dont il examina la
surface interne du crâne, ce médecin distingué rencontra 90 fois des ostéophytes c'est-à-dire, dans plus d'un tiers des cas (proportion un peu inférieure
à celle qui a été trouvée par Rokitanski) ; au contraire, sur 71 crânes, dont
35 appartenaient à des hommes et 36 à des femmes mortes hors de couches,
que Ducrest examina avec le docteur Cossy, alors interne des hôpitaux, il
n'en trouva aucun qui présentât d'ostéophytes. Ceux-ci, par conséquent, sont
en relation de cause à effet avec l'état puerpéral, bien qu'on puisse les rencontrer dans d'autres circonstances, ainsi que nous le disons plus loin.

Afin de continuer les recherches de Ducrest, le docteur Alexis Moreau
a ouvert le crâne de 98 femmes mortes en couches à la Maternité de Paris;
42 présentaient des concrétions osseuses à différents degrés de développement; cette proportion se rapproche de celle qu'a trouvée Rokitanski.
A. Moreau est l'auteur qui a donné des ostéophytes crâniens la description la plus complète et la plus exacte. Pour en faciliter l'étude, nous les
diviserons, à son exemple, en trois degrés.

(1) *Handbuch der pathologischen Anatomie*, ou *Med. Jahrb. d. k. k. Œsterr. Staates*,
Neueste Folge. Band. XV, 4 St.
(2) Ducrest, *Thèse de Paris*, 1844, n° 12.

Dans le premier degré, la surface interne du crâne, au lieu d'être blanche et lisse, comme cela se remarque à l'état normal, présente, dans quelques points de son étendue, des plaques de couleur plus foncée ; ces plaques, qui ont de 1 à 1 centimètre et demi de largeur sur un demi-millimètre environ d'épaisseur, peuvent être facilement rayées et enlevées par l'ongle quand elles sont à l'état frais ; elles pénètrent dans les parties les plus profondes des anfractuosités de la surface interne du crâne, principalement sur le frontal et les pariétaux, quelquefois sur l'occipital. On n'en rencontre pas, en général, au niveau des sutures ni dans les impressions des artères méningées. Elles sont arrondies sur les bords et ne présentent pas de formes irrégulières. Ces plaques sont adhérentes à l'os et à la dure-mère : quand elles sont sèches, leur couleur est légèrement jaunâtre ; elles sont rugueuses sur la face qui répond aux os, légèrement polies sur celle qui répond à la dure-mère.

Dans le deuxième degré, ces plaques sont plus étendues ; elles ont quelquefois jusqu'à 3 centimètres de long sur 2 ou 2 et demi de large ; même à l'état frais, on ne les enlève pas facilement avec l'ongle : elles sont d'autant plus abondantes qu'on les examine plus près de la région frontale, et, dans cette région même, elles passent sur les sutures et tapissent les empreintes que laissent les artères à la face interne du crâne ; la ligne médiane en présente moins que les côtés ; leur coloration est rouge et paraît dépendre de la présence du sang : la macération les fait passer au jaune clair, elles sont très-adhérentes aux os et non à la dure-mère. Si, pendant qu'elles sont encore à l'état frais, on vient à détacher ces plaques, on les trouve composées d'un tissu spongieux, enfermé entre deux lames de tissu plus compacte et représentant assez bien les dispositions de structure des os plats.

Dans le troisième degré, il n'existe plus de plaques isolées développées seulement sur la voûte du crâne, mais une véritable calotte osseuse surnuméraire, doublant la dure-mère, offrant une résistance et une épaisseur plus considérables que cette membrane ; l'ostéophyte est à son plus haut degré de développement ; outre la voûte du crâne, qu'il tapisse dans toute son étendue, il s'avance sur la base, mais ne la revêt qu'incomplétement. Jamais A. Moreau ne l'a vu pénétrer dans le grand trou occipital. Ces plaques, examinées au microscope, ont présenté des différences dans l'aspect de leurs deux surfaces ; ainsi, celle qui répond à la dure-mère est lisse et polie, tandis que celle qui répond aux os est rugueuse et présente de nombreux filaments qui paraissent être de petits vaisseaux allant de l'os normal à l'ostéophyte. Cette disposition ne peut se voir qu'à l'état frais.

Sur 42 crânes présentant des ostéophytes, Moreau (1) a trouvé :

Le premier degré. . .   13 fois.
Le deuxième. . . . . .   21 fois.
Le troisième. . . . . .   8 fois.

Douze fois seulement, il a rencontré des plaques osseuses à l'extérieur du crâne ; ces concrétions externes y étaient d'autant plus abondantes qu'il y en

(1) A. Moreau, *Thèse de Paris*, 1844.

avait un plus grand nombre à l'intérieur du crâne, où elles étaient au deuxième
et surtout au troisième degré.

Quelle est la composition chimique de l'ostéophyte crânien ? Kuhn, qui en
a fait l'analyse, a trouvé qu'il était plus riche en chaux et en acide carbonique, plus pauvre en acide phosphorique et en parties animales susceptibles
d'être détruites par la calcination, que l'os du crâne dont il émane (1).

Cette modification anatomique, qui naît sous l'influence de la grossesse
et disparaît ensuite, nous semble des plus curieuses ; elle nous échappe, il
est vrai, dans l'appréciation de ses causes et de son importance ; mais son
existence n'en reste pas moins confirmée.

Moreau a cherché les ostéophytes sur les autres parties du squelette ; les
os iliaques ont fixé particulièrement son attention, à cause de leur analogie
de forme et de structure avec les os du crâne ; mais ses recherches ont toujours été vaines. Cependant, Follin (2) a observé, avec Claude Bernard, des
ostéophytes semblables à ceux du crâne, dans l'intérieur du bassin, chez des
femmes mortes en couches (voy. *Vices de conformation du bassin*).

Rokitansky et Ducrest ne regardent pas les ostéophytes comme exclusivement
propres à la grossesse, et Virchow assure avoir souvent trouvé ces productions
chez les phthisiques. Nous ferons seulement remarquer que les ostéophytes
sont plus fréquents, plus développés, pendant la grossesse que dans tout autre
état physiologique ou pathologique et que leur présence ne provoque pas de
troubles dans les fonctions cérébrales.

CHAPITRE II

OVOLOGIE ET EMBRYOLOGIE

Après sa sortie de l'ovaire, l'œuf passe dans la trompe, où il subit une série
de modifications qui sont, les unes indépendantes de la fécondation, les autres
propres aux œufs fécondés ; puis, il arrive dans l'utérus et s'y développe jusqu'au terme de la grossesse.

ARTICLE PREMIER

DES MODIFICATIONS COMMUNES AUX ŒUFS FÉCONDÉS ET AUX ŒUFS NON FÉCONDÉS

Dans le tiers externe de la trompe, l'œuf est environné par les granulations qui constituent le disque proligère; dans les deux tiers internes, ces
granulations ont disparu : elles sont remplacées par une couche d'albumine
qui entoure la membrane vitelline et qui est sécrétée par la membrane muqueuse de l'oviducte. Depuis le moment de sa sortie de l'ovisac jusqu'à son

---

(1) Nægele et Grenser, Trad. Aubenas, page 93.
(2) *Comptes rendus de la Société de phiologie*, par Lebert. Séance du 6 janvier 1849.

arrivée dans l'utérus, l'œuf subit des modifications importantes ; nous allons faire connaître, dans cet article, celles qui sont communes aux œufs fécondés et aux œufs non fécondés.

Disparition des vésicules germinative et embryogène. — Dès que l'œuf est arrivé dans l'oviducte, il n'est déjà plus possible d'y distinguer la vésicule et la tache germinatives. La disparition de cette vésicule et de sa tache est donc la première modification subie par l'œuf. Cette disparition est le signe de la maturité de l'œuf et elle se produit alors même qu'il n'y a pas fécondation. Il est probable que la vésicule germinative disparaît par liquéfaction ; cependant Œllacher (1) pense que cette vésicule, au lieu de se liquéfier, est expulsée hors de l'œuf par un pertuis qu'il a vu sur des œufs de truite.

D'après van Beneden (1875), qui a observé les œufs de lapine, la vésicule germinative se porte du centre à la périphérie de l'œuf arrivé à maturité et s'applique contre la membrane vitelline. La paroi de la vésicule germinative s'amincit alors et finit par se rompre, en laissant échapper son contenu liquide qui se mêle au vitellus ambiant, tandis que le noyau de cette vésicule s'aplatit contre la membrane vitelline à laquelle il reste soudé sous forme de plaque lenticulaire.

En présence de ces opinions diverses, ce qui paraît certain, c'est que la vésicule germinative passe du centre à la circonférence de l'œuf, lorsque celui-ci est arrivé à maturité, et qu'elle finit alors par disparaître. Comment s'effectue cette disparition ? C'est un point qui ne nous semble pas encore exactement déterminé.

Quant à la vésicule embryogène, elle cesse d'être visible même avant la disparition de la vésicule germinative ; mais on ne sait pas ce qu'elle devient. (Balbiani.)

Condensation du vitellus. — Pendant la migration de l'œuf dans la partie externe de la trompe, le vitellus se rétracte et sa surface se sépare de la membrane vitelline. Il se forme donc entre cette membrane et le vitellus un espace rempli par un liquide qui, selon Bischoff, ne sera autre que de l'albumine ayant pénétré par endosmose de l'extérieur de l'œuf à l'intérieur. D'après le professeur Robin, au contraire, le liquide proviendrait du vitellus. Il y aurait, pour ainsi dire, un accroissement de densité de ce corps, par suite du déplacement excentrique du liquide qu'il renferme. Ainsi le retrait du vitellus résulterait du déplacement des parties liquides qui, au lieu d'être répandues dans toute la masse du vitellus, se porteraient à la périphérie. Quant au vitellus lui-même, il deviendrait plus dense par suite du rapprochement des granulations qu'il contient. (Robin, van Beneden.)

Le phénomène de condensation ou de retrait du vitellus commence avant la disparition de la vésicule germinative, mais ne s'accomplit entièrement qu'après cette disparition. (Robin.)

Déformations et mouvements giratoires du vitellus. — Le vitellus, pendant qu'il se condense (van Beneden) ou consécutivement à ce phé-

---

(1) *Lehrbuch der vergleichenden Embryologie der Wirbelthiere.*

nomène de condensation (Robin), subit une série de déformations en vertu desquelles il passe successivement par les formes pyramidale, conoïde, ovoïde ou autres (1), après quoi il revient à la forme régulièrement sphéroïde qu'il avait d'abord. En même temps le vitellus exécute un mouvement de rotation sur lui-même et fait un tour complet en cinquante ou cinquante-cinq minutes. Ces déformations et ces mouvements giratoires sont le résultat de *contractions* dites *amiboïdes* ou *sarcodiques* du vitellus. Robin les a observés sur les œufs des hirudinées, des mollusques et des grenouilles quelques minutes ou une demi-heure au plus après la ponte; ils cessent au bout de quatre à cinq heures, et alors le vitellus reprend une forme régulièrement sphérique ou ovoïde, suivant les espèces animales. Au bout d'un quart d'heure de repos, se montre la saillie qui va donner naissance au premier globule polaire (voy. plus bas); dès que cette saillie atteint toute sa longueur, les déformations recommencent, et tantôt elles s'accompagnent de la rotation lente du vitellus, tantôt celui-ci reste immobile. Après la séparation du premier globule polaire, le vitellus reprend sa forme régulière pendant un quart d'heure environ, puis se déforme de nouveau lorsque survient la saillie dont proviendra le second globule polaire. Ces faits se répètent autant de fois qu'il se produit de ces globules aux dépens du vitellus, après quoi celui-ci reste immobile et régulier pendant que se développe le noyau vitellin (voy. p. 261), c'est-à-dire pendant une heure ou deux. Puis les déformations recommenceront encore au début de la division de ce noyau vitellin (voy. p. 262).

Des globules polaires. — Pendant que le vitellus se déforme et tourne lentement sur lui-même, on voit se produire en un point de sa surface une série de phénomènes très-curieux qui aboutissent à la formation des *globules polaires*. Découverts par Carus, en 1828, ces globules furent aperçus ensuite par Dumortier et Pouchet sur les limnées, par Bischoff sur les lapines; mais tous ces auteurs n'avaient reconnu ni leur signification ni leur mode d'origine. Ils furent bien étudiés par Robin, d'abord sur les œufs des néphélis, puis sur ceux d'autres espèces animales.

Voici comment ils se forment : les granulations qui composent la masse du vitellus disparaissent en un point de sa surface et se trouvent remplacées par un liquide particulier dont la quantité augmente progressivement. Il en résulte un espace translucide qui forme peu à peu, à la surface du vitellus (fig. 92), une saillie hémisphérique d'abord, puis conoïde et enfin piriforme. Le pédicule qui attache cette saillie au vitellus finit par se rompre, et le globule polaire devient libre. Aussitôt après, un second, puis un troisième globule peuvent succéder au premier. Dans quelques espèces animales, après l'achèvement du dernier de ces globules, ils se réunissent tous en un seul

---

(1) Parfois il se déprime à ses deux extrémités, ce qui lui donne la forme d'un tonneau, puis est étranglé vers son milieu ou vers une de ses extrémités par un sillon circulaire qui peut être assez profond pour faire croire que c'est la segmentation qui débute, tandis qu'après quelques minutes, il reprend une forme régulière. D'autres fois, son contour devient légèrement sinueux, ce qui résulte de la présence de dépressions plus ou moins prononcées qui s'étendent sur une portion seulement de sa circonférence (Robin).

qui présente bientôt une paroi et une cavité distinctes. D'après Robin, ce globule polaire une fois produit reste sous la membrane vitelline, étranger aux phénomènes qui se passeront près de lui. Il semble devenir inutile

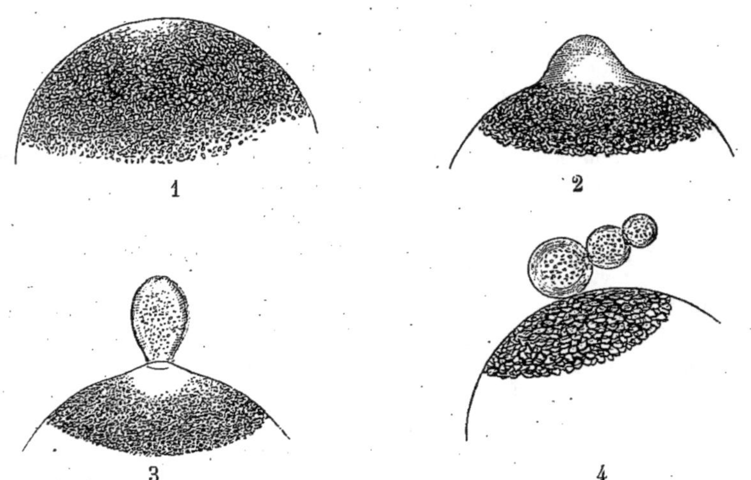

FIG. 92. — Formation des globules polaires dans des œufs de *Nephelis octoculata* (d'après Ch. Robin).

1. Un espace clair s'est produit à l'un des pôles du vitellus par le retrait de ses granules, qui s'accumulent en une zone plus foncée entre cet espace et le centre du vitellus.

2. La production d'un globule polaire débute par une saillie de la substance de l'espace clair.

3. Resserrement de la base de la saillie et formation d'un pédicule qui attache le globule polaire au vitellus.

4. Le pédicule est rompu et l'on voit trois globules polaires superposés, séparés l'un de l'autre et de la masse vitelline.

aussitôt qu'il est formé; sa production ne fait que préparer le début de la segmentation du vitellus que nous allons bientôt étudier (1).

Le point du vitellus où naissent ces globules est, d'une manière constante, celui par lequel passera bientôt le premier sillon circulaire de segmentation, qui divisera le vitellus (voy. p. 262). C'est pourquoi Robin es a appelés globules polaires. Van Beneden les nomme *corps directeurs*.

ARTICLE II

MODIFICATIONS PROPRES AUX ŒUFS FÉCONDÉS

Que la fécondation ait lieu ou non, la vésicule embryogène cesse d'être visible, la vésicule germinative disparaît, le vitellus se condense, les mouve-

____

(1) D'après Balbiani, au contraire, qui a fait ses observations sur les insectes, les globules polaires auraient un rôle plus actif; après être sortis du vitellus et s'en être séparés, ils y rentreraient lorsqu'il est transformé en blastoderme; cette pénétration aurait lieu dans la région qui devient l'ovaire, et les globules polaires formeraient alors les ovules primitifs de l'embryon.

ments giratoires se produisent et les globules polaires se forment, mais rien de plus ne survient, et les changements qui nous restent à étudier ne se montrent que sur des œufs qui ont été fécondés.

Formation du noyau vitellin et segmentation du vitellus. — Dans la seconde moitié ou le tiers interne de la trompe, la couche d'albumine qui environne l'œuf fécondé augmente ainsi que l'épaisseur de la membrane vitelline. Mais les changements les plus remarquables sont ceux qui s'accomplissent dans le vitellus; ils comprennent la *formation du noyau vitellin*, sa *segmentation* et celle *du vitellus*. Pendant la formation du noyau vitellin, c'est-à-dire pendant une heure ou deux, le vitellus reste immobile et régulier. Les déformations recommencent (voy. p. 259), mais avec plus de lenteur, dès que débute la division du noyau vitellin qui précède la première segmentation du vitellus (voy. *Segmentation*, p. 262).

Formation du noyau vitellin. — D'après le professeur Robin, le noyau vitellin apparaîtrait sous l'aspect d'une tache claire au centre du vitellus en voie de condensation; il en écarterait peu à peu les éléments et grossirait rapidement, puisqu'en une heure environ, il acquerrait un diamètre de 4 à 6 centièmes de millimètre. Cette tache, qui n'a rien de commun avec la vésicule germinative, ni avec les globules polaires, est formée par un liquide épais et ne possède ni paroi ni cavité distinctes.

D'après les recherches récentes de Bütschli (1), d'Auerbach, de Strasburger, d'Édouard van Beneden et de Balbiani, dont les résultats sont concordants, le *noyau vitellin* ou *noyau embryonnaire* se formerait d'une façon différente de celle que nous venons d'indiquer d'après Robin. Nous rapporterons les résultats obtenus par E. van Beneden dont les observations ont été faites sur des œufs de lapine. D'après cet auteur, le noyau vitellin définitif, qui va devenir le point de départ de la segmentation, est formé par la conjugaison de deux noyaux primitifs séparés et éloignés tout d'abord, puisque l'un est situé au centre, tandis que l'autre est à la périphérie du vitellus. Van Beneden appelle le premier *pronucleus central* et le second *pronucleus périphérique*. Le pronucleus central, a la forme d'un croissant aplati et à cornes émoussées; le pronucleus périphérique est sphérique, à contours réguliers et notablement plus petit que l'autre. Les deux pronuclei se rapprochent l'un de l'autre et finissent par se toucher au milieu du vitellus. Le pronucleus périphérique grandit rapidement tout en conservant sa forme sphérique; le pronucleus central qui reste appliqué sur l'autre, diminue de volume. Finalement, il n'existe plus au centre de l'œuf qu'un seul noyau vitellin formé aux dépens des deux noyaux primitifs; mais, on ne peut pas dire s'il y a fusion des deux pronuclei, ou si l'un se développe aux dépens de la substance de l'autre. Van Beneden admet que le pronucleus superficiel se forme au moins partiellement aux dépens de la substance spermatique, et que d'autre part, le pronucleus central est constitué exclusivement d'éléments fournis par l'œuf. Le noyau vitellin définitif serait donc, d'après cet

(1) *Zeitsch. f. wiss. Zoologie*, tome XXV.

auteur, le résultat de l'union d'éléments mâles avec des éléments femelles (1).

Segmentation du noyau vitellin et du vitellus. — C'est à Bischoff que l'on doit réellement la découverte de la segmentation de l'œuf des mammifères, mais ses observations ont été complétées par les travaux de Robin, de Hensen et de van Beneden.

La segmentation du vitellus est précédée par la division du noyau vitellin. Celui-ci s'allonge et s'étrangle vers le milieu comme un sablier, puis se sépare en deux moitiés. Cette séparation est le signal de la segmentation du vitellus qui se partage lui-même en deux globes au centre desquels se trouve la moitié correspondante du noyau divisé.

D'après Bischoff, Coste, Robin et la plupart des auteurs qui ont précédé van Beneden, chaque moitié du noyau vitellin et du vitellus se divise à son

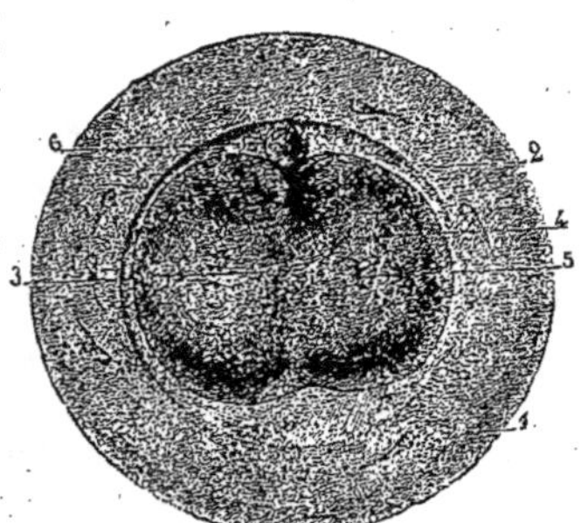

Fig. 93. — Segmentation du vitellus (d'après Coste).

<table>
<tr><td>Division en deux globes vitellins.</td><td>Division en quatre globes vitellins.</td></tr>
<tr><td>1. Couche d'albumine qui entoure la membrane vitelline.
2. Membrane vitelline.
3. Vitellus en voie de segmentation.
4. Noyau vitellin.
5. Nucléole.
6. Globule polaire.</td><td>1. Couche d'albumine.
2. Membrane vitelline.
3, 4. Noyaux vitellins et leur nucléole.
5. Globule polaire.
6. Spermatozoaire.</td></tr>
</table>

tour en deux parties égales, et ainsi de suite, de façon que par le fait de ses subdivisions successives, on voit le vitellus, entier au début, se séparer en deux parties régulièrement arrondies (voy. fig. 93), puis en quatre (fig. 93), puis en huit; chacune de ces dernières se subdivise encore successivement, de sorte que les sphères vitellines, au centre de chacune desquelles se trouve une parcelle du noyau vitellin, deviennent de plus en plus nombreuses, de plus en plus petites et finissent par donner à la masse totale du vitellus l'aspect d'une mûre; de là le nom de *corps mûriforme* (voy. fig. 94 et 95), sous lequel ces auteurs ont désigné le vitellus, après que sa segmentation est achevée. Mais d'après van Beneden, qui a analysé de plus près les phénomènes de segmen-

(1) *La maturation de l'œuf, la fécondation, les premières phases du développement embryonnaire des mammifères, d'après des recherches faites sur le lapin.* ED. VAN BENEDEN, 1875. Bruxelles.

tation, ceux-ci seraient un peu plus complexes et présenteraient à étudier les particularités suivantes :

Au moment où la première segmentation vient de se terminer, chaque globe vitellin possède une forme sphérique régulière ; mais quelque temps après, ils s'affaissent un peu l'un sur l'autre et s'accolent par une surface plus ou moins étendue. Au centre de chaque globe, on constate immédiatement après sa formation une tache claire formée de deux parties distinctes : l'une arrondie, plus petite, qui n'est autre que le noyau vitellin

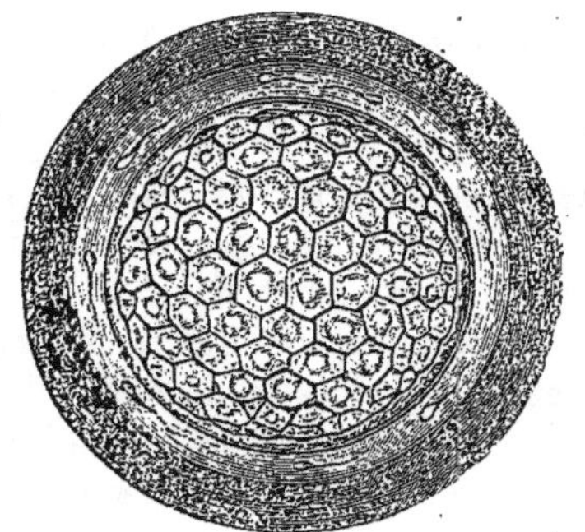

Fig. 94. — Segmentation ayant donné lieu à un grand nombre de sphères vitellines, aplaties par pression réciproque (d'après Coste).

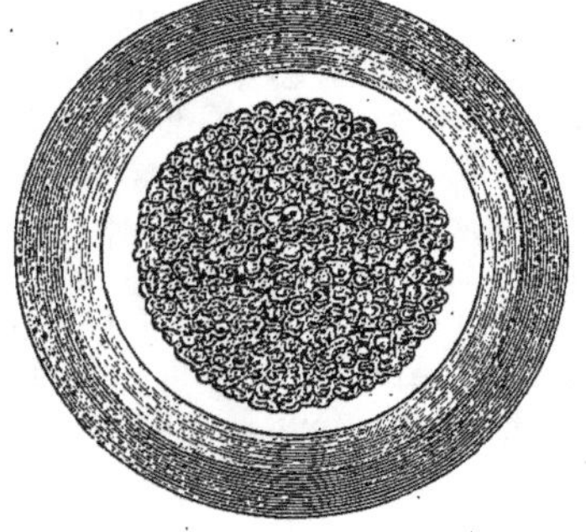

Fig. 95. — Corps mûriforme rétracté (d'après Coste).

divisé comme nous l'avons vu plus haut : c'est le *pronucleus dérivé* de van Beneden ; l'autre, plus volumineuse, bosselée, couvrant en partie la première et développée aux dépens du protoplasma voisin : c'est le *pronucleus engendré* (van Beneden). Le pronucleus dérivé s'accroît progressivement aux dépens du pronucléus engendré et finit par absorber complétement ce dernier. Il devient alors le noyau unique du globe vitellin au centre dùquel il s'est formé. Généralement les deux globes vitellins qui résultent de la première segmentation n'ont ni les mêmes dimensions ni le même aspect et se comportent d'une façon différente sous l'influence des réactifs histologiques. L'un des deux est plus volumineux et plus transparent que l'autre. Nous verrons plus loin (p. 267) que le point où apparaîtra l'embryon, est d'abord formé de deux lames superposées et composées de cellules différentes, que nous désignerons sous le nom de feuillets primordiaux ; de ces deux feuillets, l'un est superficiel, l'autre profond. Van Beneden les appelle *ectoderme* et *endoderme*, pour abréger le langage. Or, cet auteur a constaté que les cellules de l'ectoderme dérivent du plus grand des deux premiers globes de segmentation, tandis que les cellules de l'endoderme dérivent du plus petit. Il existerait donc, d'après van Beneden, un *globe ectodermique* et un *globe endodermique*.

Chaque moitié du vitellus se sépare ensuite en deux parties, de sorte qu'il se forme quatre globes, dont deux grands et deux petits ; les deux premiers sont clairs, les deux seconds foncés. Leur disposition est telle, qu'une ligne droite joignant les centres des deux globes clairs croiserait perpendiculairement celle qui joindrait les centres des deux autres globes. Le noyau vitellin de chaque globe se forme aux dépens de deux pronuclei de la même manière que dans les deux premiers globes. Les deux globes plus volumineux proviennent du premier globe ectodemique et les deux autres du premier globe endodermique. Chaque quart du vitellus se sépare en deux parties; d'où résulte la formation de huit globes sphéroïdaux au début, mais s'affaissant et se déformant vers la fin de cette phase de segmentation.

On observe, en outre, des modifications dans la situation relative des globes vitellins; l'un des globes endodermiques devient central, les trois autres et les quatre globes ectodermiques restant superficiels. L'ensemble de ces huit globes a une forme sphéroïdale.

Il semblerait *a priori* que la phase suivante de segmentation dût donner naissance à seize globes; mais il résulte des observations de Bischoff sur le chien et de van Beneden sur le lapin qu'il n'en est point ainsi, parce que les globes ectodermiques se multiplient plus rapidement que les globes endodermiques. Aussi à la phase de huit globes succède celle de douze, dont quatre grands et huit petits; ces derniers proviennent de la segmentation simultanée des quatre globes ectodermiques de la phase précédente.

Puis on observe la division en seize, la division en vingt-quatre. Au delà, la détermination exacte du nombre des sphères devient fort difficile; on en compte approximativement 32, 48, 64 et même 96. Cette dernière phase est atteinte, chez le lapin, en moyenne soixante-dix heures après l'accouplement (van Beneden). Si on cherche la disposition réciproque de ces sphères ultimes de segmentation, on constate que les globes ectodermiques forment une couche superficielle périphérique tapissant la membrane vitelline et renferment une masse centrale composée par les globes endodermiques. Ceux-ci, examinés au microscope, ont l'aspect de cellules polygonales, plus grandes et plus foncées que celles de la couche superficielle. Les cellules ectodermiques sont cuboïdes, convexes en dehors et en dedans et aplaties sur leurs faces latérales. En un point de la couche superficielle qu'elles forment, elles manquent et sont remplacées par quelques cellules endodermiques, identiques aux cellules de la masse centrale. Cette solution de continuité qui existe dans la couche ectodermique a été désignée par Ray Lankester sous le nom de *blastopore;* les quelques cellules endodermiques qui s'y trouvent engagées constituent le *bouchon de Ecker* ou *bouchon endodermique.* La masse endodermique centrale a donc la forme d'une carafe pleine dont le bouchon de Ecker constitue le goulot (1).

---

(1) Le mode de segmentation que nous venons de décrire est relatif aux mammifères. Le vitellus se segmente d'une façon différente dans les œufs d'oiseaux, de batraciens et de poissons, mais nous renvoyons les lecteurs que ce sujet intéresserait aux traités de Kölliker (1), de Schenk (2), de Foster et Balfour (3). Nous nous contenterons d'indiquer ici qu'il

(1) Kœlliker, *Entwicklungsgeschichte des Menschen,* 2e Auflage, 1876.
(2) Schenk *Lehrbuch der vergleichenden Embryologie der Wirbelthiere.* Wien, 1874.
(3) Foster et Balfour, *Éléments d'embryologie,* trad. Rochefort, 1877.

Formation de la vésicule blastodermique. — Après l'accomplissement des phénomènes que nous venons d'étudier, on observe, d'après van Bene-

existe deux espèces de segmentation : une *segmentation totale* et une *segmentation partielle*. La segmentation totale se produit chez les mammifères; c'est celle que nous avons décrité

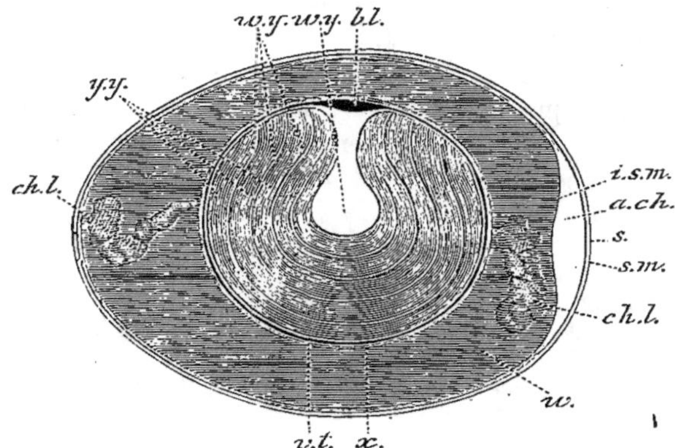

Fig. 96. — Coupe schématique d'un œuf de poule avant l'incubation.

bl. Cicatricule ou blastoderme.
wy. Vitellus blanc, se composant d'une partie centrale en forme de gourde et d'un certain nombre de couches concentriques disséminées dans le vitellus jaune.
yy. Vitellus jaune.
vt Membrane vitelline.
x. Couche d'albumine entourant immédiatement la membrane vitelline.

w. Couche épaisse d'albumine, plus dense que la précédente.
chl. Chalazes.
ach. Chambre à air située à l'extrémité la plus large de l'œuf.
s. Ecaille de l'œuf. Celle-ci est tapissée à sa face interne par une membrane qui, au niveau de la chambre à air, se divise en deux lames : l'une interne, *ism*, appliquée sur la couche albumineuse, l'autre, *sm*, appliquée sur l'écaille.

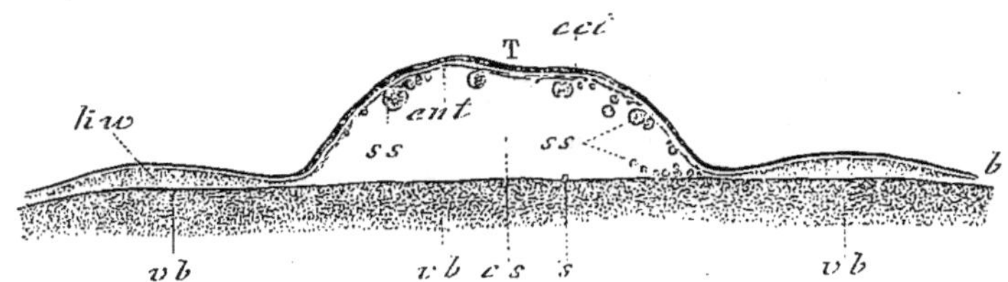

Fig. 97. Cicatricule d'un œuf de poule qui, sur cette séparation, se trouve, dans sa partie moyenne, très-éloignée du vitellus blanc; aussi la cavité de segmentation est-elle plus grande qu'à l'état normal. On y voit les *cellules formatives*, qui proviennent de la segmentation du vitellus blanc d'une part sur le sol de la cavité de segmentation, et d'autre part tapissant la face interne l'endoderme.

cct. Ectoderme.
ent. Entoderme ou endoderme.
vb. Portion du vitellus blanc située sous le blastoderme.
kw. Circonférence épaisse de l'entoderme (*Keimwulst*).
ss, ss. Cellules formatives résultant de a segmentation du vitellus blanc, situées d'une part à la

face interne du blastoderme et d'autre part sur le sol de la cavité de segmentation.
b. Circonférence du blastoderme à laquelle prennent part l'ectoderme et l'endoderme.
cs. Cavité de segmentation.
s. Le sol de cette cavité.
T. Le toit.

ci-dessus; le vitellus tout entier se segmente et les sphères de segmentation participent toutes, plus tard, à la formation de l'embryon et de ses annexes. La segmentation totale se produit encore chez quelques animaux du groupe des invertébrés, parmi lesquels nous citerons

den, vers la fin du troisième jour, chez le lapin, la disparition du blastopore dont on ne trouve plus de traces dans des œufs de soixante-dix-huit heures environ. Puis on constate l'apparition d'une fissure qui sépare la membrane ectodermique de la masse endodermique; cette fissure s'étend sur tout le pourtour de l'œuf, sauf dans le point où existait le blastopore. Ensuite la membrane ectodermique se distend, les cellules endodermiques forment au contraire une petite masse qui lui adhère dans le point naguère occupé par le blastopore, de sorte que la fissure se transforme en une large cavité. Dès lors, l'ectoderme et la masse endodermique qui limitent cette cavité constituent une vésicule entourée par la membrane vitelline. Cette vésicule a reçu le nom de *vésicule blastodermique* ou de *blastoderme* (1) ; elle atteint le

les nématodes et les radiés. Les œufs qui subissent la segmentation totale sont dits *holoblastiques* (de ὅλος entier, βλαστὸς germe). Les œufs qui subissent la segmentation partielle sont appelés *méroblastiques* (de μέρος partie et βλαστ ς germe). Le type de ces derniers est fourni par l'œuf de poule (voy. fig. 96). Une partie du vitellus se segmente et sert à la formation de l'embryon; aussi est-elle désignée sous le nom de vitellus *de formation*. On l'appelle aussi *cicatricule* et plus tard *blastoderme*. La cicatricule est un petit disque blanchâtre de 4 millimètres environ de diamètre, situé immédiatement au-dessous de la membrane vitelline; on y distingue une aire transparente entourée d'une bordure blanche, avec une tache au centre. — L'autre partie du vitellus ne se segmente pas et sert à la nutrition de l'embryon ; c'est le *vitellus jaune* ou *vitellus de nutrition*. Il constitue à lui seul la plus grande partie du vitellus ; à son centre, on remarque une portion, de structure et d'aspect différents, ayant la forme d'une fiole munie d'un col évasé en entonnoir; c'est le *vitellus blanc*. Entre celui-ci et la partie médiane de la cicatricule, existe une cavité qu'on appelle *cavité de segmentation*, dont l'étendue est moindre que la surface du vitellus blanc (voyez fig. 97). La cicatricule qui occupe toujours la partie supérieure du vitellus, quelle que soit la position de l'œuf, forme le toit de cette cavité et le vitellus blanc en forme le sol. On admet que le vitellus blanc se segmente tardivement et donne naissance à des cellules dites *formatives* dont nous étudierons plus loin la destination. (Voir FORMATION DES FEUILLETS BLASTODERMIQUES, p. 267.)

(1) Coste expliquait de la façon suivante la formation de la vésicule blastodermique : chaque petite sphère du corps mûriforme subit une modification intime qui la transforme en une cellule composée d'une enveloppe homogène et d'un contenu granuleux. Peu de temps après, du liquide s'amasse au centre du corps mûriforme et refoule à la périphérie les cellules

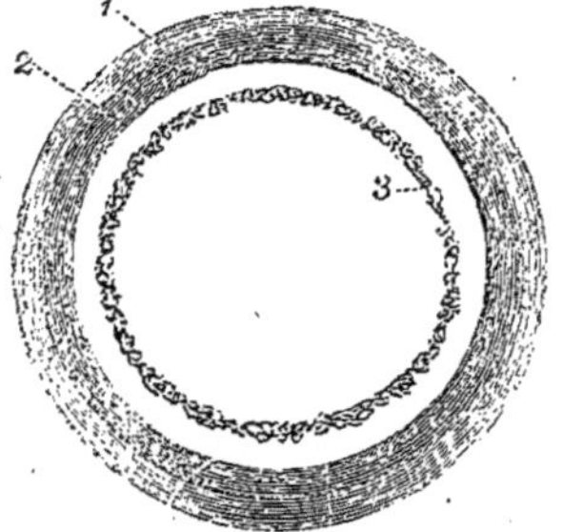

FIG. 98. — Formation de la membrane ou vésicule blastodermique (d'après Coste).

1. Couche d'albumine.
2. Membrane vitelline.
3. Membrane ou vésicule blastodermique.

qui résultent de la transformation des sphères de segmentation. Les cellules du corps mûriforme ainsi refoulées s'aplatissent les unes contre les autres et finissent bientôt par s'appliquer contre la membrane vitelline qu'elles doublent en quelque sorte ; en adhérant les unes aux autres, elles constituent donc une seconde membrane emboîtée dans la membrane vitelline. C'est la *membrane* ou *vésicule blastodermique*, encore appelée simplement *blasoderme* (fig. 98).

diamètre de 0,17 de millimètres sur des œufs de quatre-vingt-douze heures, et celui de 0,9 de millimètre à 2 millimètres sur des œufs de cent à cent quinze heures. Van Beneden désigne la cavité dont nous venons d'indiquer la formation sous le nom de *cavité blastodermique* et fait remarquer qu'elle n'est pas homologue à la cavité de segmentation du poulet, comme on pourrait le croire. Par suite de son aplatissement successif, la masse endodermique finit par prendre la forme d'une lentille biconvexe appliquée en un point de la face interne de l'ectoderme, et van Beneden appelle *gastrodisque* la région de la vésicule blastodermique qui correspond à cette masse discoïde. A mesure que la vésicule tout entière se distend et s'accroît, on voit le gastro-disque s'étendre de plus en plus. Dans la partie centrale du gastrodisque, l'endoderme est formé par deux couchés superposées de cellules arrondies, très-petites comparativement aux cellules de l'ectoderme, et plus ou moins serrées les unes contre les autres. Sur les bords du gastrodisque, l'endoderme est bien encore formé pas les mêmes cellules, mais celles-ci, au lieu de consti-tuer deux couches distinctes, se trouvent disséminées une à une sur la face interne de la membrane ectodermique.

Ainsi, la masse endodermique, après avoir affecté la forme lenticulaire, s'étale en une plaque composée, dans sa partie centrale, d'une double rangée de cellules, tandis que de ses bords partent en divergeant et indépendamment les unes des autres, des cellules isolées qui cheminent à la manière d'amibes sur la face interne de l'ectoderme. Ces dernières cellules se multiplient, et c'est par elles que se fera l'extension progressive du gastrodisque (1).

Formation des feuillets blastodermiques et de l'aire embryonnaire. — La vésicule blastodermique (2) continue à s'accroître et atteint, chez le lapin, un diamètre de 2 à 4 millimètres sur des œufs de cinq jours (120 à 130 heures). A cette époque, le gastrodisque s'est considérablement étendu ; l'ectoderme n'a pas changé de structure, tandis que l'endoderme a subi des modifications im-portantes. Les cellules endodermiques qui occupent les bords du gastrodisque et les cellules endodermiques les plus profondes de la région centrale du même gastrodisque se sont transformées en cellules plates, ayant à peu près les mêmes dimensions que celles de l'ectoderme ; elles forment ainsi une couche continue qui représente le *feuillet interne* du blastoderme. Le *feuillet externe* est constitué par l'ectoderme. Entre ces deux feuillets, existe une couche

(1) Hensen, qui a fait aussi ses observations sur le lapin (1876), décrit d'une façon analogue l'évolution de l'endoderme.

(2) Coste croyait, comme nous l'avons dit ci-dessus, que toutes les sphères de segmentation formaient la membrane blastodermique, c'est-à-dire l'enveloppe unique de la vésicule blasto-dermique. — Pour Coste, cette membrane, qui renfermait exclusivement un liquide dont nous avons déjà parlé (voy p. 266), représentait donc la totalité du blastoderme; aussi expli-quait-il de la façon suivante la formation de l'aire embryonnaire et des feuillets blastoder-miques : dès que la membrane blastodermique est formée, elle présente, dans une partie restreinte de son étendue, un épaississement qui a reçu le nom de *tache embryonnaire*, *d'aire germinative*, ou encore *d'aire embryonnaire*. Au niveau de cette tache, le blastoderme fait, du côté de la membrane vitelline, une saillie en forme de bouclier et se dédouble en deux feuillets, l'un *superficiel*, l'autre *profond*; un feuillet intermédiaire apparaît consécutivement c'est le *feuillet moyen*.

formée par les cellules les plus superficielles de la partie centrale de l'endoderme ; celles-ci ont conservé les caractères des cellules endodermiques de la phase précédente. C'est aux dépens de cette couche que se développe le *feuillet moyen* (1). Celui-ci est, au début, très-restreint dans son étendue et ne dépasse pas les limites de la masse centrale du gastrodisque. Là, la vésicule blastodermique est formée par trois feuillets superposés. Cette région où il existe trois feuillets est l'*aire embryonnaire* ou *région tridermique* du blastoderme (van Beneden). On la nomme encore : *tache embryonnaire* ou *aire germinative*. Dans toute la partie du gastrodisque située en dehors de l'aire embryonnaire, il existe deux feuillets, l'externe et l'interne, accolés l'un à l'autre. C'est la *région didermique* du blastoderme. Enfin, au delà du gastrodisque, le reste de la vésicule est formé par le feuillet externe seulement. Cette région du blastoderme est dite *monodermique*.

Sur des œufs de sept à huit jours, la vésicule blastodermique a la forme d'un ellipsoïde de révolution, dont l'axe moyen est de 7 à 8 millimètres chez le lapin. Le gastrodisque a envahi les trois quarts et même les quatre cinquièmes de la vésicule blastodermique. La région monodermique se réduit de plus en plus. La région tridermique, ou aire embryonnaire, s'est un peu étendue en surface, mais elle s'est surtout notablement épaissie. Cet épaississement dépend exclusivement de la multiplication des cellules du feuillet moyen. L'aire embryonnaire est devenue parfaitement circulaire et ne montre encore aucune trace de la ligne primitive (van Beneden). (Voy. *Ligne primitive*, p. 270.)

Par la suite, le feuillet interne et même le feuillet moyen s'étendront à toute la surface du blastoderme, qui sera ainsi *tridermique* dans toute son étendue. Alors l'aire embryonnaire ne se distingue plus du reste de la vésicule blastodermique par le nombre de ses feuillets, mais seulement par une épaisseur plus grande. L'étendue de cette aire est d'ailleurs relativement restreinte.

En résumé, au lieu des deux *feuillets primordiaux, superficiel* et *pro-*

---

(1) Les auteurs n'ont pas tous la même opinion relativement à la formation de ce feuillet moyen.

Pour Kölliker, dont les observations ont été faites sur les œufs de poule, le *feuillet moyen* proviendrait du feuillet superficiel.

Pour Peremescko, Durante, etc., le feuillet moyen se formerait de toutes pièces aux dépens de cellules migratrices qui s'insinueraient entre le feuillet superficiel et le feuillet profond. Les observations de Peremescko ont été faites sur des œufs de poule, c'est-à-dire sur des œufs où le blastoderme, dans les premières périodes de son développement, ne comprend qu'une partie du jaune. Dans ces œufs les cellules migratrices que nous avons appelées cellules *formatives* (voy. p. 266) et que l'on regarde généralement comme provenant de la segmentation tardive du vitellus blanc, peuvent venir s'insinuer entre les deux feuillets primitifs et y former le feuillet moyen ; on admet même qu'elles peuvent traverser le feuillet profond pour se placer entre lui et le feuillet superficiel (voy. *Traité d'histologie* de Ranvier, p. 230).

Gœtte, Foster et Balfour assignent au feuillet moyen une origine analogue à celle que lui attribue van Beneden, c'est-à-dire que pour ces auteurs, dont les observations ont été faites sur les œufs de poule, le feuillet moyen résulterait de la différenciation des éléments du feuillet profond qui se transforme alors en *feuillet interne* et *feuillet moyen*. Seulement ils font aussi jouer un certain rôle aux *cellules migratrices* ou *cellules formatives* mais ce rôle est relativement secondaire.

Enfin, il existe une opinion soutenue par His et Hensen, d'après laquelle le feuillet moyen proviendrait à la fois du feuillet superficiel et du feuillet profond.

fond, ectoderme et endoderme de van Beneden, il existe finalement trois *feuillets définitifs* aux dépens desquels se développeront les différents organes de l'embryon, et qui se prolongeront sur ses annexes (vésicules ombilicale et allantoïde, amnios et chorion) de la manière que nous décrirons plus loin. Ces trois feuillets, que nous appelons *feuillet externe, feuillet moyen, feuillet interne,* sont désignés sous des dénominations différentes par les auteurs ; aussi croyons-nous utile d'en donner ici la synonymie.

Le feuillet *externe* est le feuillet *sensoriel cutané* de Remak, *l'ectoderme* de Kölliker, *l'épiblaste* de Foster et Balfour.

Le *feuillet moyen* est appelé *feuillet moteur germinatif* (Remak), *mésoderme* (Kölliker), *mésoblaste* (Foster et Balfour).

Le feuillet *interne* est désigné sous les noms de *feuillet intestino-glandulaire* (Remak), *d'entoderme* (Kölliker), *d'hypoblaste* (Foster et Balfour) (1).

Aire obscure, aire transparente, aire vasculaire — L'aire ou tache em-

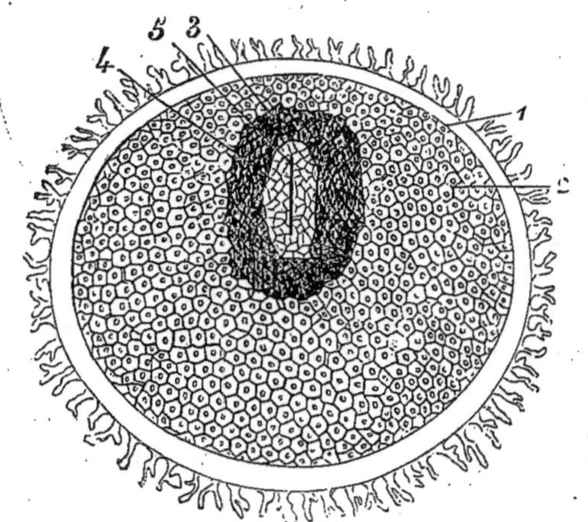

FIG. 99 (figure schématique). — Formation de la tache embryonnaire.

1. Membrane vitelline hérissée de villo-   3. Tache embryonnaire.
    sités.   4. Aire transparente.
2. Blastoderme.   5. Ligne primitive.

bryonnaire est d'abord circulaire et uniformément obscure, puis son centre s'éclaircit. On y distingue alors deux portions, l'une périphérique et annulaire

(1) Le *feuillet séreux* des anciens auteurs comprend tout le feuillet externe et une partie du feuillet moyen, puisque d'après ces auteurs, tous les organes de la vie animale (peau, squelette, muscles, etc.) seraient formés du feuillet séreux ; or, en réalité, le feuillet externe ne donne naissance, comme nous le verrons prochainement (voy p. 281), qu'à l'épiderme et à certaines parties du système nerveux. De même le *feuillet muqueux* des anciens auteurs correspond au feuillet interne et à une partie du feuillet moyen. Le *feuillet vasculaire* des anciens auteurs ne répond donc qu'à une partie seulement du feuillet moyen, celle où se développent surtout les vaisseaux sanguins.

qui est obscure, *aire obscure*, *area obscura*; l'autre centrale, qui est transparente, *aire transparente*, *area pellucida* (1).

Bientôt la tache embryonnaire devient ovale. Pour suivre les modifications ultérieures de cette tache qui va se transformer en embryon, nous supposerons que l'ovale qu'elle forme a son grand axe dirigé verticalement, l'extrémité céphalique de l'embryon étant tournée en haut.

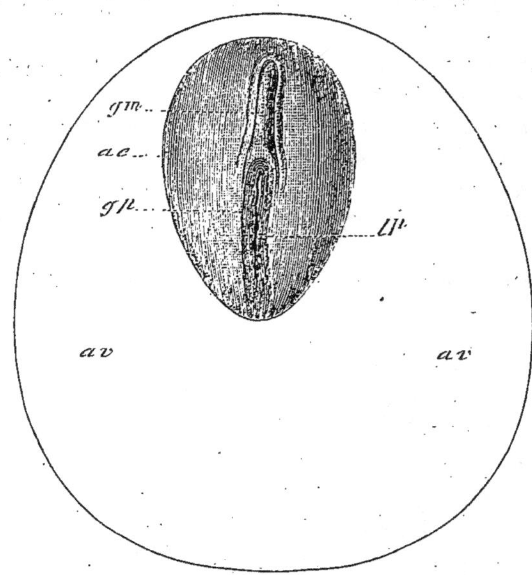

Fig. 100. — Montrant les rapports de l'aire vasculaire et de l'aire embryonnaire. Œuf de lapin de sept jours (d'après Kölliker).

ae. Aire embryonnaire.   lp. Ligne primitive.
av. Aire vasculaire.   gm. Gouttière médullaire.
gp. Gouttière primitive.

Peu après, en même temps que se forme la ligne primitive, dont nous allons bientôt parler, on voit apparaître les vaisseaux dans l'épaisseur du feuillet moyen, tout autour de l'aire embryonnaire. La région du blastoderme, ainsi vascularisée, constitue l'*aire vasculaire*. La tache embryonnaire n'en occupe pas le centre : elle se trouve, au contraire, presque tout entière située dans la moitié supérieure de cette aire (fig. 100).

Ligne primitive, gouttière primitive. — L'aire transparente prend aussi une forme ovale, et l'on voit apparaître en son milieu une ligne étroite et sombre occupant les 2/3 inférieurs du grand axe de l'ovale. C'est la *ligne primitive* (fig. 101).

D'après Hensen, qui l'a bien observée chez le lapin, cette ligne se présen-

(1) Hensen n'admet pas l'existence de l'aire transparente, contrairement aux résultats obtenus par de Baër, Bischoff, Prévost et Dumas, Kölliker, etc.; pour lui, toute la tache embryonnaire serait opaque et se transformerait en embryon.

terait, à l'origine, sous la forme d'une massue, c'est-à-dire d'une saillie arrondie en bas, s'amincissant en haut, et occupant l'extrémité la plus inférieure de la tache embryonnaire (1) (voy. fig. 101).

Peu de temps après son apparition, la ligne primitive présente à sa surface et dans toute sa longueur un sillon étroit et peu profond. C'est là *gouttière primitive* (fig. 102). Cette gouttière, qui n'est autre chose qu'une dépression longitudinale des feuillets externe et moyen accolés l'un à l'autre, forme un pli très-étroit dont le sommet est dirigé vers le centre de l'œuf et dont l'ouverture regarde la membrane vitelline. On peut comparer cette gouttière à l'enfoncement qu'on produirait en appuyant le dos d'un couteau sur une vessie pleine d'eau.

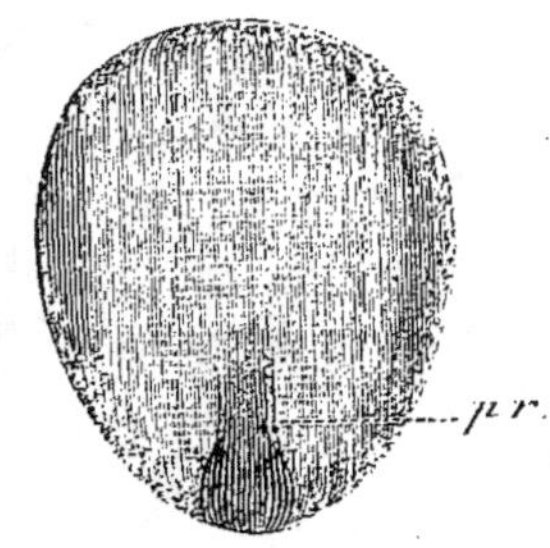

Fig. 101. — Aire embryonnaire d'un œuf de lapin de sept jours, ayant une longueur de 5 millimètres (d'après Hensen).

pr .Début de la ligne primitive.

Le feuillet externe et le feuillet moyen participent à la formation de la gouttière primitive ; le feuillet interne en reste indépendant. L'épaisseur du feuillet externe est sensiblement la même au fond et sur les côtés de la gouttière primitive ; le feuillet moyen, au contraire, est plus mince au fond que sur les côtés (Foster et Balfour).

Ligne obscure, gouttière médullaire. — Il y a peu de temps encore, les embryologistes admettaient que la gouttière primitive servait à la formation du canal médullaire. Mais Dursy a démontré le premier que la gouttière primitive apparaît et disparaît de bonne heure sans prendre de part directe au développement d'aucune partie du corps de l'embryon. Elle est remplacée par la *gouttière médullaire*, qui donne réellement naissance au canal médullaire. Voici comment cette dernière gouttière se formerait d'après Foster et Balfour, qui ont observé son développement sur des embryons de poulet : vers la seizième heure de l'incubation, ou un peu plus tard, on voit apparaître à l'extrémité supérieure de la gouttière primitive une *ligne obscure* (fig. 102), limitée brusquement en haut par un repli *semi-circulaire* qui se montre à l'extrémité supérieure de l'aire transparente : c'est le rudiment du *repli céphalique* (voy. p. 277). Sur des préparations fraîches, la *ligne obscure* semble être la

(1) D'après Kölliker, cette ligne primitive se compose du feuillet externe ou ectoderme fortement épaissi qui renferme, à ce niveau, trois couches de cellules. Le feuillet interne existe sous l'ectoderme épaissi, mais n'a subi aucune modification. Le feuillet moyen ou mésoderme n'existe pas encore isolé des autres feuillets. Sur les parties latérales de la ligne primitive, l'ectoderme diminue progressivement d'épaisseur ; aussi n'y distingue-t-on plus d'abord que deux rangées de cellules superposées et finalement une seule rangée de cellules cylindriques, sur le bord de la ligne primitive comme dans toute l'aire embryonnaire. En même temps que la ligne primitive apparaît, le mésoderme se forme aux dépens de la partie épaissie de l'ectoderme et s'étend, à partir de la ligne primitive , entre l'ectoderme et l'endoderme. — Ces idées sont particulières à Kölliker et ne s'accordent pas avec celles de van Beneden qui, comme nous l'avons vu plus haut, fait dériver le feuillet moyen de l'endoderme et non de l'ectoderme et qui, de plus, admet, comme nous l'avons dit également, que la ligne primitive apparaît après la formation de ce feuillet moyen.

continuation de la gouttière primitive ; mais, sur des blastodermes durcis, on acquiert bientôt la conviction que cette dépendance n'est qu'apparente. Il se produit ensuite, tout le long de la partie centrale de la nouvelle ligne obscure,

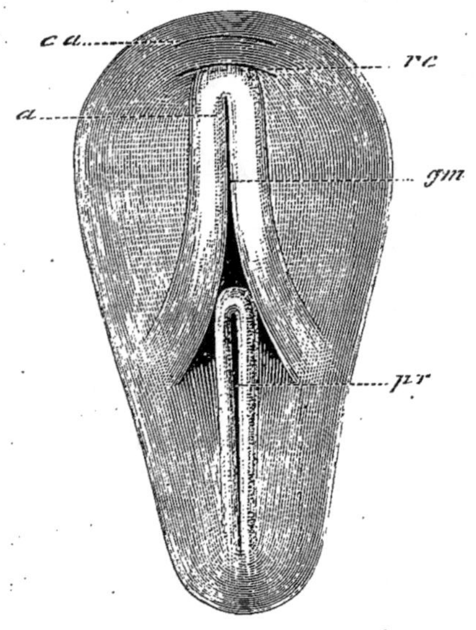

Fig. 102. — Aire embryonnaire dix-huit heures après l'incubation, chez le poulet (d'après Foster et Balfour).

pr. Gouttière primitive.
gm. Gouttière médullaire embrassant entre les bords divergents de son extrémité inférieure la gouttière primitive.
a. Bord de la gouttière médullaire.
rc. Repli céphalique à son début.
ca. Capuchon amniotique à son origine.

une dépression qui, étroite en haut, s'élargit, puis se bifurque en bas et renferme entre ses bords divergents l'extrémité supérieure de la gouttière primitive. Cette dépression, qui se convertira en un tube complet, s'appelle la *gouttière médullaire*.

La gouttière médullaire se distingue de la gouttière primitive par plusieurs points essentiels : en avant de la gouttière médullaire, la corde dorsale (voy. p. 274) se forme aux dépens des cellules du feuillet moyen ; en avant de la gouttière primitive, il ne se produit aucun organe aux dépens du feuillet moyen En avant de la gouttière médullaire, les éléments du feuillet moyen ne se mêlent jamais à ceux du feuillet externe. Ce mélange existe plus ou moins en avant de la gouttière primitive.

Ordinairement, le feuillet externe devient plus mince au fond de la gouttière médullaire que sur les côtés ; on n'observe rien de pareil au niveau de la gouttière primitive.

La gouttière primitive atteint sa plus grande étendue avant l'apparition de la gouttière médullaire ; elle devient de moins en moins manifeste et disparaît enfin complétement. Après trente ou quarante heures d'incubation, on en trouve encore quelques vestiges à l'extrémité inférieure du canal médullaire ; mais, après cinquante heures, ces vestiges eux-mêmes ont disparu.

La distinction entre la gouttière primitive et la gouttière médullaire a été confirmée par d'autres observateurs que Dursy, Foster et Balfour, particulièrement par Gœtte.

Hensen et Kölliker ont observé la gouttière médullaire sur les œufs de lapine. Elle occupait les deux tiers supérieurs de la tache embryonnaire d'un œuf de huit jours et quatre heures ; elle était plus mince vers le milieu qu'en haut et en bas. Cette gouttière était limitée par des bords saillants qui, en haut, cessaient près de l'extrémité supérieure de la tache embryonnaire sans qu'il y eût de continuité entre eux. En bas, ces bords ne divergeaient pas comme dans les faits observés par Foster et Balfour, et même à une certaine époque du développement ils se rapprochaient l'un de l'autre et finissaient par se réunir en formant un arc pointu. Au-dessous se voyait le vestige de la ligne primitive (voyez fig. 103).

L'extrémité supérieure de la gouttière médullaire est la plus large; elle porte le nom d'*extrémité céphalique* parce que la tête de l'embryon s'y développera. L'extrémité inférieure présente finalement une forme lancéolée; on la désigne sous le nom d'*extrémité caudale;* elle répondra à la partie terminale du tronc de l'embryon et celui-ci en se développant aura le dos en rapport avec la membrane vitelline, tandis que son plan antérieur regardera le centre de l'œuf.

La portion du feuillet externe qui s'est déprimée pour constituer la gouttière médullaire présente deux parois longitudinales, comparables aux deux côtés d'un sillon tracé par le soc d'une charrue, ce sont les *lames médullaires*. Les autres parties du feuillet externe, celles qui n'ont pas participé à la formation de la ligne obscure, et qui sont encore étalées à la surface de la tache embryonnaire, sont appelées *lames épidermiques* ou *cornées* (voyez fig. 104).

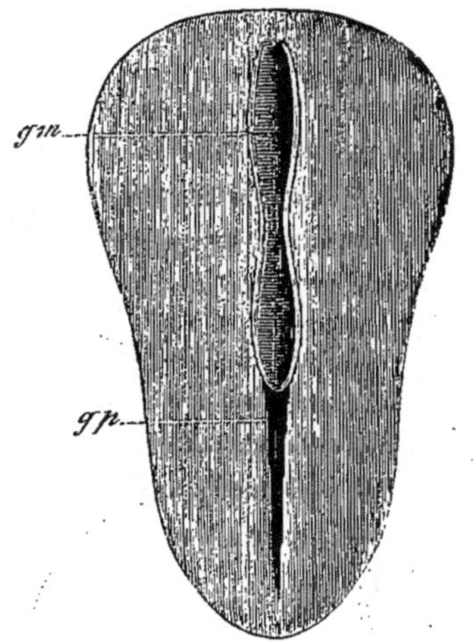

Fig. 103. — Aire embryonnaire d'un œuf de lapine de huit jours et quatre heures (d'après Kölliker). Cette figure montre que la gouttière médullaire se rétrécit à sa partie moyenne et présente une forme lancéolée à sa partie inférieure. — L'aire embryonnaire a pris à cette époque une forme ovale.

gm. Gouttière médullaire.
gp. Vestiges de la ligne primitive.

On a donné le nom de *crêtes dorsales*, aux deux arêtes qui, dans le feuillet externe, servent de limites respectives aux lames médullaires et aux lames cornées (voyez fig. 104).

La gouttière médullaire va en s'agrandissant et représente bientôt un sillon large et profond : *sillon dorsal.* En même temps, la crête dorsale du côté droit et celle du côté gauche, situées à l'intersection des lames médullaires et des lames épidermiques, deviennent plus saillantes, convergent l'une vers l'autre, prennent le nom de *lames dorsales,* et finissent par se souder entre elles sur la ligne médiane et postérieure de l'embryon. La gouttière médullaire se trouve ainsi transformée en un canal qui est le point de départ du développement des centres nerveux; c'est le *canal médullaire* (voyez fig. 104).

Les lames dorsales soudées entre elles servent de moyen d'union entre les lames épidermiques droite et gauche, dont elles sont le prolongement. Les lames épidermiques et les lames dorsales, ainsi réunies, forment une couche non interrompue qui passe directement d'un côté à l'autre du dos. Bientôt la partie la plus superficielle de cette couche se sépare de la

partie profonde; la première forme l'épiderme du dos; la seconde constitue la
paroi du canal médullaire.

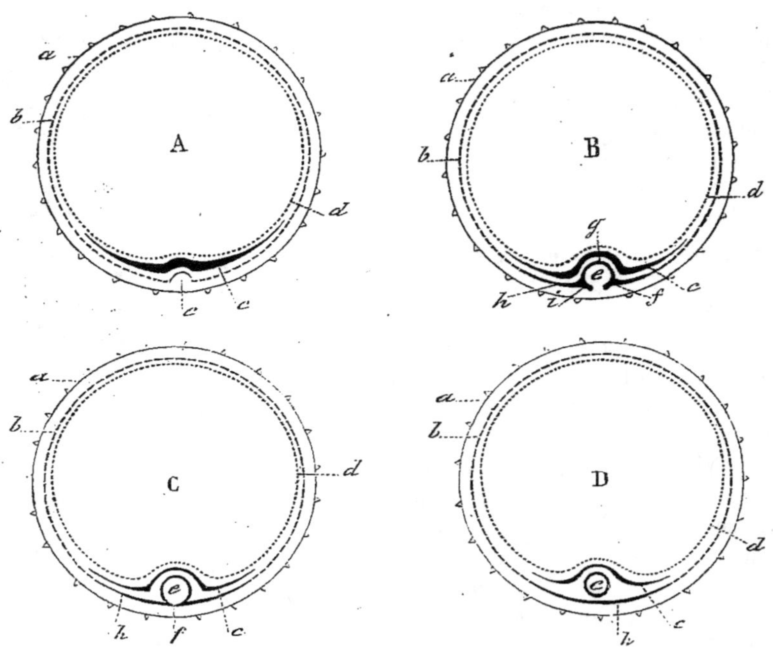

Fig. 104. — Schémas destinés à montrer les lames dorsales, médullaires, cornées, etc.
Coupes de l'œuf perpendiculaires à l'axe de l'embryon.

A. — *a*. Membrane vitelline.
    b. Feuillet externe.
    c. Feuillet moyen.
    d. Feuillet interne.
    e. Gouttière médullaire.
B. — *a*, *b*, *c*, *d*, *e*. Même signification que
    sur la figure précédente.
    f. Crête dorsale.
    g. Lames médullaires.
    h. Lames épidermiques ou cornées.
    i. Autre crête dorsale.

C. — *a*, *b*, *c*, *d*. Même signification que
    dans les figures précédentes.
    e. Canal médullaire adhérent aux
    lames dorsales.
    f. Lames dorsales résultant du déve-
    loppement des crêtes dorsales.
    h. Lames épidermiques ou cornées.
D. — *e*. Canal médullaire séparé de l'épi-
    derme du dos.
    h. Lames dorsales et cornées réunies
    formant l'épiderme du dos.

**Apparition de la corde dorsale. Clivage du feuillet moyen. Lames
vertébrales, lames latérales.** — Avant que la gouttière médullaire soit
convertie en canal, on voit apparaître en avant d'elle, dans le feuillet moyen,
un cordon cylindrique (fig. 105) situé sur la ligne médiane; nous l'étudierons
plus loin (voyez page 288) sous lenom de *corde dorsale* ou *notocorde*. Peu après,
quand la gouttière médullaire vient de se fermer, le reste du feuillet moyen
subit à droite et à gauche une sorte de dédoublement ou de *clivage* qui le
divise en deux lames séparées par une cavité (fig. 106). Ce clivage s'arrête
à quelque distance de la ligne médiane. De chaque côté de la ligne médiane
reste donc une bande longitudinale non divisée qu'on appelle *lame verté-*

brale; au niveau des lames vertébrales, les trois feuillets du blastoderme restent unis comme auparavant (fig. 106).

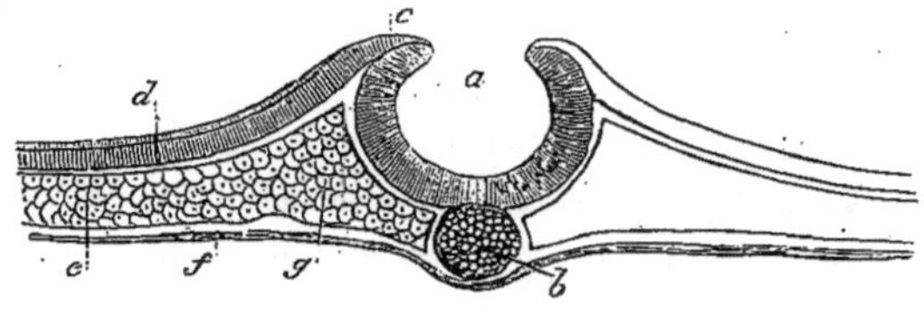

F_{IG}. 105. — Coupe transversale d'un embryon de poulet dans une région où il n'existe pas encore de protovertèbres. Les lames protovertébrales sont encore confondues avec les lames latérales. La gouttière médullaire n'est pas encore fermée. (Seconde moitié du second jour de l'incubation, d'après Kölliker.)

a. Gouttière médullaire.
b. Corde dorsale.
c. Crête dorsale.
d. Lame épidermique ou cornée.
e. Cellules du feuillet moyen dans la ré-gion qui deviendra la lame latérale après le clivage.
g. Cellules du feuillet moyen dans la ré-gion qui deviendra la lame vertébrale après le clivage.
f. Feuillet interne.

On a donné le nom de *lame latérale* à la portion du feuillet moyen qui, de chaque côté, a subi le clivage. En réalité, le feuillet moyen forme là deux lames qui restent accolées, l'une au feuillet externe, l'autre au feuillet interne. On

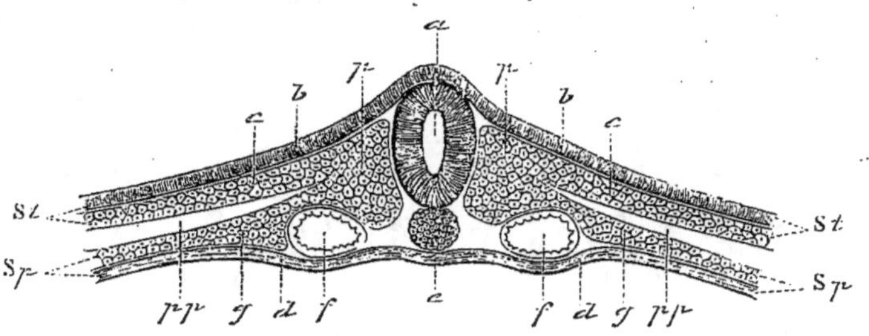

F_{IG}. 106. — Coupe transversale d'un embryon de poulet, dans la région où se for-mera la troisième protovertèbre. La lame latérale se différencie de la lame ver-tébrale par le clivage du feuillet moyen (d'après Kölliker).

a. Canal médullaire.
b. Lame épidermique ou cornée.
c. Lame musculo-cutanée ⎫
g. Lame fibro-intestinale ⎪ formant la
pp. Cavité de clivage ou ⎬ lame
   cavité pleuro – périto-⎪ latérale.
   néale à son début ⎭
p. Lame vertébrale.
e. Corde dorsale ou notocorde.
f. Aorte.
d. Feuillet interne.
S*t.* Somatopleure.
S*p.* Splanchnopleure.

appelle la première *lame musculo-cutanée* et la seconde *lame fibro-intestinale.*

La lame musculo-cutanée et le feuillet externe forment ensemble la *somato-pleure* (de σῶμα, corps ; πλευρόν, côté). — La lame fibro-intestinale et le feuil-let interne forment ensemble la *splanchnopleure* (de σπλάγχνον, viscère ; πλευρόν, côté). — La cavité qui sépare la *somatopleure* de la *splanchnopleure* a reçu le nom de *cavité pleuro-péritonéale* ou de *cœlome* (fig. 106).

En arrière, le clivage s'arrête à quelque distance de la ligne médiane et postérieure de l'embryon (fig. 106) ; en haut et en bas, au niveau des extrémités céphalique et caudale, il se termine dans ce que nous appelons les *replis céphalique et caudal* (voyez page 277) ; à droite et à gauche, il envahit toute la largeur des parties latérales de l'embryon (fig. 106), et nous verrons plus loin (page 360) qu'il se prolonge même au delà de l'embryon, dans toute l'étendue du feuillet moyen de la vésicule blastodermique, là où cette vésicule ne s'est pas transformée en embryon (voyez fig. 165).

Incurvation de la tache embryonnaire en forme de nacelle. — Division de la vésicule blastodermique en partie embryonnaire et en partie extra-embryonnaire. — La tache embryonnaire n'est qu'un segment de la vésicule

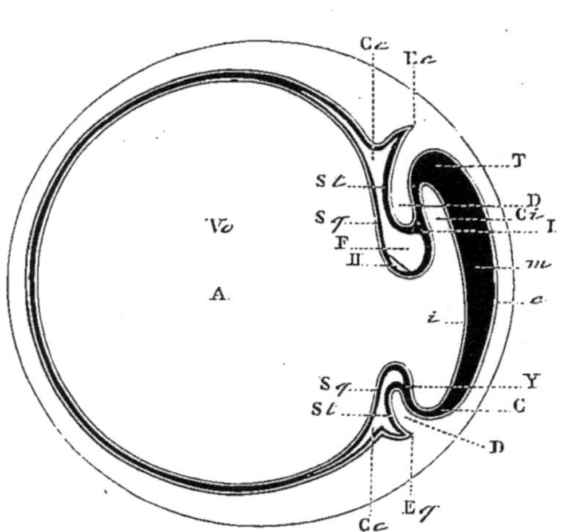

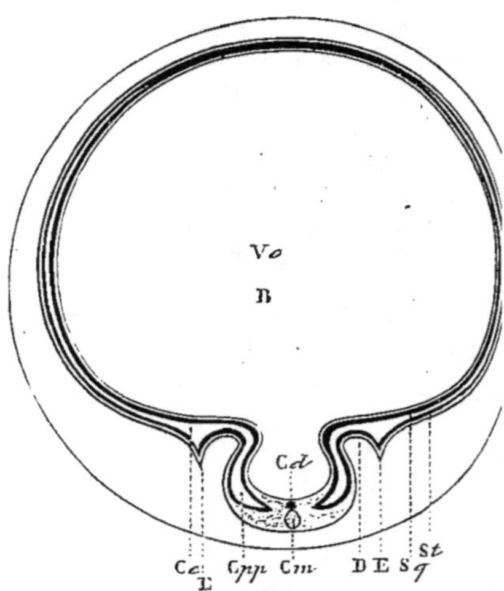

Fig. 107 A. — Section verticale de l'œuf destinée à montrer les replis céphalique et caudal de l'embryon.

Vo. Vésicule ombilicale.
m. Feuillet moyen.
i. Feuillet interne.
I. Repli céphalique au point où il se dédouble en splanchnopleure et somatopleure.
Y. Repli caudal au point où il se dédouble en splanchnopleure et somatopleure.
St. Somatopleure.
Sq. Splanchnopleure.
T. Extrémité céphalique.
C. Extrémité caudale.
D. Dépression séparant la partie embryonnaire de la partie extra-embryonnaire.
Ec. Éperon, origine du capuchon céphalique de l'amnios.
Eq. Éperon, origine du capuchon caudal de l'amnios.

Fig. 107 B. — Section transversale de l'œuf destinée à montrer les replis latéraux de l'embryon.

Ci. Cavité céphalo-intestinale.
F. Fosse cardiaque.
H. Cœur.
Ce. Cœlome externe.
Fig. B. — Vo Vésicule ombilicale.
Cd. Corde dorsale.
Cm. Canal médullaire.
Cpp. Cavité pleuro-péritonéale (cœlome interne).
Ce. Cœlome externe.
Sq. Prolongement extra-embryonnaire de la splanchnopleure.
St. Prolongement extra-embryonnaire de la somatopleure.
D. Dépression séparant la partie embryonnaire de la partie extra-embryonnaire.
EE. Éperons, origine des capuchons latéraux de l'amnios.

blastodermique. A une certaine époque, cette tache se transforme en embryon, et au début de cette transformation l'embryon est, comme la tache embryon-

naire qui vient de lui donner naissance, étalé en forme de plaque ovalaire dont
les bords se continuent sans ligne de démarcation avec le reste de la vésicule
blastodermique (voyez fig. 104). Mais bientôt cet embryon s'incurve
vers le centre de l'œuf et prend la forme d'une nacelle (fig. 107, A et B). En
effet, les extrémités céphalique et caudale subissent une inflexion qui les
rapproche un peu l'une de l'autre (fig. 107, A); les parties latérales se recourbent d'arrière en avant et convergent l'une vers l'autre (fig. 107, B).

En s'incurvant vers le centre de l'œuf, les bords de la tache embryonnaire
forment un repli circulaire, dans lequel on a cependant considéré quatre parties que l'on désigne sous le nom de *repli céphalique*, *repli caudal* et *replis latéraux* (fig. 107, A et B). Plus loin, nous étudierons séparément ces replis (1),
mais il ne faut pas oublier qu'en réalité ils sont en continuité les uns avec les autres.

Avant l'incurvation de la tache embryonnaire en forme de nacelle, la vésicule blastodermique était sphérique, mais elle présente bientôt un changement de forme qui coïncide avec cette incurvation; en effet, ses parois subissent tout autour de la tache embryonnaire une dépression (D, fig. 107,
A et B), constituant un étranglement qui tend à diviser cette vésicule en deux
parties, l'une embryonnaire, l'autre extra-embryonnaire. La plus petite répond au corps de l'embryon; elle a pour paroi la tache embryonnaire elle-
même incurvée en forme de nacelle; sa cavité formera la cavité intestinale.
La plus grande constituera la plupart des parties extra-embryonnaires de l'œuf :
la *vésicule ombilicale* d'une part (fig. 107); l'*amnios* et le *chorion* d'autre
part (voyez page 361 et page 362). — La cavité de la vésicule ombilicale communique d'abord largement avec la cavité intestinale (fig. 107) par une ouverture qui correspondra à l'ombilic.

Le clivage ou dédoublement du feuillet moyen existe au niveau même de
l'étranglement (D, fig. 107) de la vésicule blastodermique et se prolonge, du
côté de l'embryon, dans l'épaisseur des *replis céphalique, caudal et latéraux*.
Il se prolonge aussi, au delà de l'embryon, dans les parois de la vésicule blastodermique (fig. 107 et page 360). Il forme ainsi une vaste cavité dont les
diverses parties portent différents noms. Nous la rencontrerons dans l'épaisseur
des *replis latéraux*, sous le nom de *cavité pleuro-péritonéale* ou *cœlome* (voyez
page 279); dans l'épaisseur du repli céphalique sous le nom de *cavité cardiaque* (voyez page 278). Toutes ces cavités communiquent entre elles, du
moins au début.

Replis embryonnaires céphalique, caudal et latéraux. — Étudions
maintenant les différentes parties du repli circulaire formé par les bords de
la tache embryonnaire incurvée en forme de nacelle; nous remarquerons
d'abord que toutes ses parties n'apparaissent pas simultanément, mais successivement, en commençant par le repli céphalique.   •

A. *Du repli céphalique.* — Le repli céphalique se forme avant les replis
latéraux et caudal. Il apparaît, d'après Foster et Balfour, vers la seizième

---

(1) Il ne faut pas confondre ces replis avec les capuchons amniotiques dont on trouvera
plus loin la description (voyez page 363).

heure de l'incubation chez le poulet, c'est-à-dire après la ligne primitive et en même temps que la ligne obscure qu'il limite à son extrémité supérieure.

Ce repli (fig. 107) part de la partie supérieure de l'aire transparente, et se porte en bas et en avant; il décrit par conséquent une courbe à concavité inférieure; mais il descend plus bas sur ses parties latérales qu'en son milieu, de sorte qu'il a la forme d'un fer à cheval dont les branches seront en continuité avec les replis latéraux, quand ceux-ci apparaîtront. Ces branches latérales sont d'abord séparées par un intervalle libre, mais bientôt elles s'accroissent transversalement, s'avancent l'une vers l'autre et finissent par se souder sur la ligne médiane. La gouttière intérieure du repli céphalique devient alors un cul-de-sac ouvert seulement à sa partie inférieure. On désigne ce cul-de-sac sous le nom de *cavité céphalo-intestinale* ou *intestin supérieur, intestin antérieur, pré-intestin;* il donnera naissance ultérieurement au pharynx et à l'œsophage (voy. fig. 107). Cette cavité a pour paroi postérieure la partie supérieure de l'aire transparente elle-même, pour paroi supérieure l'extrémité supérieure du repli céphalique, et pour paroi antérieure les parties latérales du fer à cheval maintenant soudées entre elles. — Les trois feuillets blastodermiques sont compris, accolés l'un à l'autre, dans la partie supérieure du repli céphalique tel que nous venons de le décrire.

Au contraire, au niveau de la gouttière extérieure qui étrangle le blastoderme, les trois feuillets ne sont plus accolés. Le feuillet moyen subit le clivage dont nous avons parlé, et se creuse d'une cavité qui, par sa partie inférieure, se continue de chaque côté avec la cavité pleuro-péritonéale située dans le repli latéral correspondant. On lui a donné le nom de *cavité cardiaque,* non pas qu'elle soit la cavité du cœur de l'embryon, mais parce que cet organe va se développer dans sa paroi postérieure. His l'a encore appelée *cavité cervicale,* parce qu'elle existe dans une région qui deviendra le cou de l'embryon, ou *cavité pariétale,* parce qu'elle est située, pour ainsi dire, dans la paroi antérieure du pré-intestin. D'après Hensen, il existerait sur l'embryon de lapin deux cavités cardiaques, séparées avant la soudure des bords latéraux du fer à cheval constituant au début le repli céphalique; les cavités cardiaques se souderaient en même temps que les bords latéraux de ce repli, qui forment la paroi antérieure de la cavité céphalo-intestinale (voyez Développement du cœur, p. 337).

B. *Du repli caudal.* — Le repli caudal (fig. 107) apparaît quelque temps après le repli céphalique, et un peu avant les replis latéraux. Comme le repli céphalique, il a la forme générale d'un fer à cheval, mais tourné en sens inverse. Il est constitué par les trois feuillets du blastoderme et forme un cul-de-sac moins profond que la cavité céphalo-intestinale. Ce cul-de-sac constitue la cavité pelvi-intestinale ou *intestin inférieur, intestin postérieur.* Au niveau de la gouttière extérieure qui étrangle le blastoderme, le repli caudal est encore formé par les trois feuillets, mais ceux-ci sont séparés en deux lames par un intervalle qui communique avec les cavités pleuro-péritonéales; cet intervalle n'a pas reçu de nom particulier.

C. *Replis latéraux.* — On les appelle aussi *lames ventrales.* Leur direction est parallèle à l'axe de l'embryon; ils se continuent par leurs extrémités avec les replis céphalique et caudal. Le clivage du feuillet moyen divise chacun des replis latéraux (fig. 107) en deux lames que nous avons désignées sous les noms de somatopleure et de splanchnopleure (voyez page 275). Entre les deux, s'étend la cavité pleuro-péritonéale ou cœlome. Nous avons déjà dit que les cœlomes communiquent avec la cavité cardiaque.

Occlusion du sac embryonnaire; ombilic; pédicule vitello-intestinal. — Tous ces replis s'accroissent en convergeant vers un point médian qui sera l'*ombilic*. Le repli céphalique se porte en bas ; le repli caudal en haut ; les replis latéraux s'avancent l'un vers l'autre pour se souder, tout le long de la ligne médiane sauf au niveau de l'ombilic. Le corps de l'embryon prend l'aspect d'un sac, *sac embryonnaire* ou *intestinal*, (fig. 165) qui n'est plus uni au reste de la vésicule blastodermique que par un pédicule de plus en plus étroit, auquel on a donné le nom de *pédicule vitello-intestinal*.

Le sac embryonnaire constitue en réalité deux sacs concentriques. Le plus interne, qui résulte de la soudure des deux splanchnopleures, forme l'intestin primitif (voy. p. 284); le plus externe, qui résulte de la soudure des deux somatopleures, forme les parois de la cavité thoraco-abdominale et les deux extrémités de l'embryon. Entre les deux sacs est une cavité, maintenant unique, par suite de la fusion des deux cavités pleuro-péritonéales. Un travail ultérieur, encore mal connu, produira le diaphragme qui séparera l'abdomen de la poitrine. Au niveau de l'ombilic ou du pédicule vitello-intestinal, la cavité pleuro-péritonéale communique encore pendant quelque temps avec le cœlome externe. Par cette communication nous verrons passer l'allantoïde (voy. fig. 166) qui, née de l'embryon, va s'épanouir dans la partie extra-embryonnaire de l'œuf.

ARTICLE III

DÉVELOPPEMENT DE L'EMBRYON

Nous venons de voir comment l'embryon se trouve délimité d'avec ses annexes. Nous allons maintenant nous occuper de lui exclusivement, remettant à un chapitre ultérieur l'histoire du développement et du rôle des parties extra-embryonnaires de l'œuf, c'est-à-dire de la vésicule ombilicale, de la portion extra-embryonnaire de l'allantoïde, de l'amnios, du chorion et du placenta.

En embryologie, on a presque toujours supposé l'embryon couché tantôt sur le dos, tantôt sur le ventre, et les mots à l'aide desquels on détermine la situation respective des organes (*au-dessus, au-dessous, en avant, en arrière, supérieur, inférieur, antérieur, postérieur...*) sont alors employés dans un sens différent de celui qu'on leur accorde dans les ouvrages d'anatomie descriptive. C'est là une véritable difficulté de langage qui, jointe à celle du sujet, trouble les élèves et contribue à les éloigner d'une étude très-importante. Pour remédier à cet inconvénient, nous prévenons le lecteur, une fois pour toutes, que dans notre description nous avons supposé l'embryon placé debout, comme un adulte, le dos en rapport avec la membrane vitelline, et regardant le centre de l'œuf par son plan antérieur; sauf exceptions rares et faciles à apprécier, nous restituerons aux mots leur signification ordinaire, celle qui a cours dans tous les amphithéâtres de dissection, quand nous voudrons désigner les rapports des organes entre eux.

Jetons d'abord un coup d'œil d'ensemble sur l'évolution générale de l'embryon. — Nous l'avons vu plus haut s'individualiser et se séparer de la vésicule blastodermique, en prenant la forme d'une nacelle. Il se courbe en même temps sur son axe longitudinal de manière à présenter une anse à concavité antérieure, où se développent le cœur et les autres viscères. Les deux extrémités céphalique et caudale se rapprochent donc l'une de l'autre, par suite de cette incurvation de l'embryon. L'extrémité céphalique se sépare de bonne heure du tronc par un rétrécissement qui constitue le cou. La poitrine d'abord confondue, comme forme extérieure, avec l'abdomen, s'en distingue ensuite vers le milieu du deuxième mois, parce qu'à cette époque le foie remplit presque complétement toute la cavité abdominale. Quant à l'extrémité caudale, qui dès la quatrième semaine forme un bourgeon saillant à la partie inférieure de l'embryon, elle disparaît peu à peu et ne fait plus de saillie à partir de la dixième semaine. La première ébauche des membres paraît sous forme de petits bourgeons arrondis vers la quatrième semaine.

L'extrémité céphalique se développe beaucoup plus rapidement que les autres régions, de sorte que, dans les premiers temps, la moitié supérieure de l'aire embryonnaire appartient à la tête, un quart au cou et un quart au reste du corps. Cette extrémité présente deux courbures : l'une supérieure qui divise la tête en deux portions; l'autre inférieure, qui la sépare du cou, et que l'on désigne sous le nom d'angle de la nuque. Ces courbures correspondent aux incurvations des vésicules cérébrales (voy. p. 286). — Une inflexion analogue existe à l'extrémité caudale et la sépare du tronc. — Cette extrémité présente, en outre, l'ébauche d'une torsion en spirale, à peine indiquée sur l'embryon humain.

L'embryon lui-même offre une courbure en spirale ou une sorte de torsion autour de son axe longitudinal, de sorte que si le corps est vu de face, la tête se voit de profil. Ces courbures finiront plus tard par disparaître sans laisser de traces.

Nous allons étudier maintenant d'une façon particulière le développement des organes de l'embryon : cette étude est compliquée et difficile à suivre. On voit en effet les feuillets qui constituent l'embryon au début s'hypertrophier dans certaines portions, s'atrophier dans quelques-unes avec une incroyable rapidité; se recourber en larges plaques ou s'allonger en cordons rectilignes; se souder entre eux ou se séparer l'un de l'autre pour circonscrire des cavités splanchniques; tantôt faire saillie sous forme de bourgeons parfois considérables, tantôt s'étaler en lames minces et étendues qui s'insinueront entre des organes déjà ébauchés; se laisser déprimer à l'extérieur par des fentes ou des excavations s'ouvrant à la surface de la peau; être envahis à l'intérieur par des canaux séreux et muqueux; se liquéfier ici, là se transformer en parois solides et même osseuses; suffire isolément à la production de tel appareil organique ou, le plus souvent, se réunir pour donner naissance en commun à tel viscère. En un mot, les métamorphoses des trois feuillets de la tache embryonnaire sont extrêmement nombreuses et variées ; néanmoins on est parvenu, du moins d'une façon générale, à déterminer la part qui revient à chacun d'eux dans la production des différents organes du corps humain ; mais on a dû souvent raisonner par analogie, en s'appuyant sur les données de l'embryologie comparée.

Parties fournies par chacun des trois feuillets blastodermiques (1). — Nous avons vu que le feuillet externe forme les parois du canal médullaire, et que le reste de son étendue dans l'embryon porte le nom de *lames épidermiques* ou *cornées*. Les parois du canal médullaire constitueront les centres nerveux, encéphale et moelle (sauf peut-être les cordons blancs de la moelle), et même certaines parties profondes des organes des sens : la rétine, la couche pigmentaire de la choroïde et de l'iris. Les lames cornées fourniront l'épiderme de la peau, l'épithélium des glandes cutanées et de la mamelle, les cheveux, les poils, les ongles qui sont des annexes de l'épiderme cutané. En outre, elles formeront le cristallin, la couche épithéliale de la cornée, celle du labyrinthe membraneux et des cavités qui s'ouvrent à la surface de la peau : conjonctives, fosses nasales, bouche, voies génitales externes.

On a donné au feuillet externe le nom de *nervoso-cutané*.

Le feuillet interne, qu'on a appelé feuillet *intestino-glandulaire*, est l'origine de l'épithélium des voies digestives (sauf la bouche et l'anus) et de leurs annexes (gros canaux biliaires, vésicule du fiel, gros conduits pancréatiques). Il est aussi l'origine de l'épithélium des voies aériennes (sauf les fosses nasales).

Le feuillet moyen, de beaucoup le plus important, fournira tout le reste, c'est-à dire que, sauf les centres nerveux et quelques parties de l'œil et de l'oreille, il donnera naissance à tous les organes compris entre l'épiderme cutané et la couche épithéliale des voies digestives et aériennes.

Comme on le voit, le feuillet externe ne constitue à lui seul aucun organe, à l'exception des centres nerveux ; et le feuillet interne ne constitue à lui seul aucun organe, sans exception.

Division de l'embryon en cinq grandes régions. — A l'époque où nous sommes parvenus, l'embryon présente cinq grandes régions : une médiane (voyez fig. 108) ; deux latérales, de chaque côté, formées par la somatopleure et la splanchnopleure.

Au niveau de la région médiane (fig. 107,B), les trois feuillets du blastoderme sont unis. Au contraire, au niveau des régions latérales, le clivage du feuillet moyen (voyez fig. 106) sépare la somatopleure de la splanchnopleure (voyez p. 275).

Ces régions, très-distinctes au point de vue anatomique, ne le sont pas moins au point de vue de leur évolution ultérieure. Nous allons les décrire sommairement.

Région médiane de l'embryon. — La région médiane est convexe en

---

(1) Nous ne nous occupons ici que des parties embryonnaires ; nous montrerons plus tard ce que chaque feuillet devient au delà de l'embryon.

arrière, concave en avant, où elle présente une gouttière longitudinale
(fig. 107) qui contribuera à former l'intestin (1).

La partie postérieure de la région médiane se continue, de chaque côté,
avec les somatopleures ; la partie antérieure de cette région médiane se continue, de chaque côté, avec les splanchnopleures. Entre la somatopleure et
la splanchnopleure du même côté existe un espace qui est d'abord virtuel ;
mais, par la suite, la lame vertébrale augmente d'épaisseur, éloigne l'une de
l'autre la somatopleure et la splanchnopleure et présente entre les deux une
surface libre au fond de la cavité pleuro-péritonéale (fig. 108,Lg).

Les extrémités supérieure et inférieure de la région médiane ne sont autres

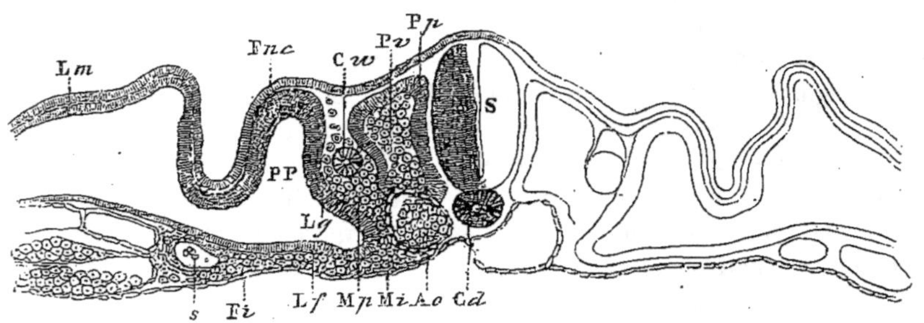

Fig. 108. — Coupe transversale à travers la moitié inférieure d'un embryon de
poulet du troisième jour (d'après Schenk).

S. Système nerveux central.
Fnc. Feuillet externe ou nervoso-corné.
Pv. Portion centrale de la protovertèbre.
Pp. Portion périphérique de la protover-
　　tèbre.
Mp. Masse protovertébrale disposée autour
　　du corps de Wolff. (Cellules de la masse
　　intermédiaire de Foster et Balfour.)
s. Vaisseau.
Ao. Aorte.
Cd. Corde dorsale.
PP. Cavité pleuro-péritonéale.
Lg. Lame germinative.

Cw. Conduit du corps de Wolff.
Lm. Lame musculo-cutanée accolée au
　　feuillet externe et formant avec lui la
　　somatopleure.

Lf. Lame fibro-intestinale
Mi. Masse proto-verté-
　　brale s'insinuant entre
　　la lame fibro-intesti-
　　nale et le feuillet in-
　　terne (lame intestinale
　　de Schenk)
Fi. Feuillet interne

splanchno-
pleure.

que les extrémités céphalique et caudale de l'embryon lui-même. Elles sont
constituées par les replis correspondants ou du moins par la portion de ces
replis qui n'a pas subi le clivage (fig. 107).

Si l'on examine une coupe transversale de la région médiane, fig. (108) on y
trouve, en arrière, les lames épidermiques du feuillet externe, se continuant
latéralement avec la couche superficielle des somatopleures ; en avant, le feuillet

(1) Plus tard, les cellules du feuillet moyen, qui répondent à la partie postérieure ou fond
de la gouttière, s'hypertrophient de manière à constituer une lame longitudinale,
médiane, antéro-postérieure, qui repousse la gouttière en avant de la masse que nous
décrivons ici sous le nom de région médiane de l'embryon. Cette lame est l'origine du
mésentère. Désormais nous considérerons la gouttière comme appartenant exclusivement aux
splanchnopleures. Ce que nous aurons à dire de l'évolution de ces dernières lui est de tout
point applicable. C'est aussi avec les splanchnopleures que nous décrirons le développement
du mésentère.

interne se continuant latéralement avec la couche profonde des splanchnopleures ; entre les deux, le canal médullaire dont les parois proviennent du
feuillet externe ; en avant de lui, la corde dorsale. De chaque côté de
la corde dorsale les éléments du mésoblaste ou feuillet moyen constituent

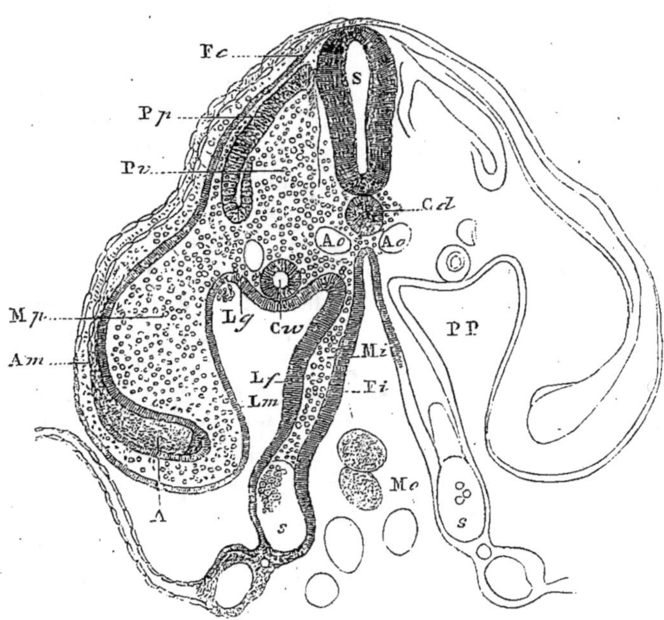

Fig. 109. — Coupe transversale d'un embryon de poulet à la hauteur de l'intestin
moyen, au commencement du quatrième jour de l'incubation (d'après Schenk).

S. Système nerveux central.

Pv. Cellules de la cavité centrale de la protovertèbre, se confondant à cette époque avec les cellules de la masse protovertébrale.

Pp. Couche périphérique de la protovertèbre, ayant subi la transformation qui aboutit à la *lame* ou *plaque musculaire*.

Cw. Conduit du corps de Wolff.

Ao. Aorte.

A. Cavité amniotique.

Am. Amnios.

PP. Cavité pleuro-péritonéale ou cœlome.

Cd. Corde dorsale.

Mo. Conduit omphalo-mésentérique.

s, s. Espaces sanguins, vaisseaux omphalo-mésentériques.

Mi. Masse proto-vertébrale s'insinuant entre la lame fibro-intestinale et le feuillet interne (lame intestinale de Schenk) } splanchnopleure.

Fi. Feuillet interne

Lf. Lame fibro-intestinale

Lg. Lame germinative (Waldeyer)

Fc. Feuillet corné

Lm. Lame musculo-cutanée

Mp. Masse proto-vertébrale s'insinuant entre le feuillet corné et la lame musculo-cutanée } somatopleure.

ce que nous étudierons plus loin sous les noms de *protovertèbres* et de
masse proto vertébrale (voy. p. 290). Ces éléments envoient, comme
nous allons le dire, des prolongements dans les splanchnopleures et les somatopleures. — Les cellules situées à la surface libre que la région centrale

présente de chaque côté, au fond de la cavité pleuro-péritonéale, se différencient des cellules voisines et forment la *lame germinative* qui se continue en avant avec la *lame fibro-intestinale*, en arrière avec la *lame musculocutanée*, dont les cellules subissent les mêmes changements et présentent le même aspect. A elles trois, ces lames tapissent complétement les parois de la cavité pleuro-péritonéale (fig. 108 et 109).

Splanchnopleures. — Les deux splanchnopleures, avons-nous dit (page 275), se continuent, par leur bord postérieur, avec la région médiane. Par leur bord antérieur, elles s'avancent l'une vers l'autre, se soudent et circonscrivent un canal, le canal intestinal. Leur face externe est tapissée par la lame fibro-intestinale et forme la paroi interne de la cavité pleuro-péritonéale. Sur une coupe, on voit s'insinuer progressivement, entre le feuillet interne et la lame fibro-intestinale, les cellules mésoblastiques provenant de la masse proto-vertébrale. Elles forment une troisième lame, que Schenk appelle *lame intestinale* (fig. 109). La lame intestinale se distingue de la lame fibro-intestinale, quoique appartenant comme elle au feuillet moyen, parce que les cellules de cette dernière ont changé d'aspect et, de sphériques, sont devenues cylindriques. L'extrémité supérieure des deux splanchnopleures se prolonge dans la partie clivée du repli céphalique et forme la paroi qui sépare la cavité céphalo-intestinale de la cavité cardiaque, paroi où, comme nous l'avons dit, se développe le cœur (fig. 107). Leur extrémité inférieure se prolonge de même dans la partie clivée du repli caudal.

Somatopleures. — Les somatopleures ont une disposition très-analogue à celle des splanchnopleures. Leurs bords postérieurs s'insèrent sur la région médiane. Leurs bords antérieurs vont se souder l'un à l'autre pour former en avant les parois du thorax et de l'abdomen. Leur face externe, convexe, se continue avec la face postérieure de la région médiane ; elle est tapissée par les lames épidermiques du feuillet externe. Leur face interne, concave, est tapissée par la lame musculo-cutanée et forme la paroi externe de la cavité pleuro-péritonéale. Entre ces deux lames s'insinuent, comme dans les splanchnopleures, des cellules sphériques qui proviennent de la masse proto-vertébrale (fig. 109). Les extrémités des somatopleures forment, au niveau des replis céphalique et caudal, la paroi antérieure de la cavité de clivage, comme les splanchno-pleures en forment la paroi postérieure.

Organes fournis par chacune des régions de l'embryon. — Nous avons dit que l'évolution de chacune de ces régions est bien distincte.

La région médiane fournit: 1° les centres nerveux, leurs enveloppes membraneuses et osseuses, c'est-à-dire les méninges, la colonne vertébrale, le crâne et les parties molles qui les entourent, ainsi que les yeux et les oreilles qui sont situés dans le crâne ; 2° les organes génito-urinaires internes.

Les splanchnopleures fournissent : 1° les voies digestives (sauf les cavités buccale et anale) et leurs annexes; 2° les voies aériennes et leurs annexes : corps thyroïde, thymus, etc. ; 3° le cœur et les gros vaisseaux ; c'est-à-dire qu'elles fournissent tous les viscères contenus dans le cou et dans les cavités thoracique et abdominale.

Les somatopleures fournissent les parois thoracique et abdominale et les membres. Elles fournissent également, à leur extrémité supérieure, les parois du cou et la face, à leur extrémité inférieure, l'anus et les organes génito-urinaires externes.

Mais dans l'intérêt de la clarté, nous croyons devoir renoncer à l'ordre philosophique et rattacher le développement de la face et du cou à celui du crâne, le développement de l'anus et des organes génito-urinaires externes à celui des organes génito-urinaires internes. Sauf cette double dérogation, nous suivrons l'ordre qui vient d'être exposé.

Ce qui nous reste à dire du développement de l'embryon comporte donc trois grands paragraphes : évolution de la région médiane, évolution des splanchnopleures, évolution des somatopleures. Nous traiterons, dans un quatrième paragraphe, du développement de certains organes ou tissus qui se rencontrent dans toutes les régions et n'appartiennent en propre à aucune : nous voulons parler des vaisseaux, des nerfs, des os, des muscles, du tissu conjonctif et de la peau.

§ 1er. — Évolution de la région médiane de l'embryon

Nous étudierons successivement le développement des centres nerveux, celui des méninges, des racines des nerfs spinaux, de la colonne vertébrale, du crâne, de la face et du cou, des organes des sens, et enfin celui des organes génito-urinaires.

Développement de l'axe cérébro-spinal. — Les centres nerveux sont

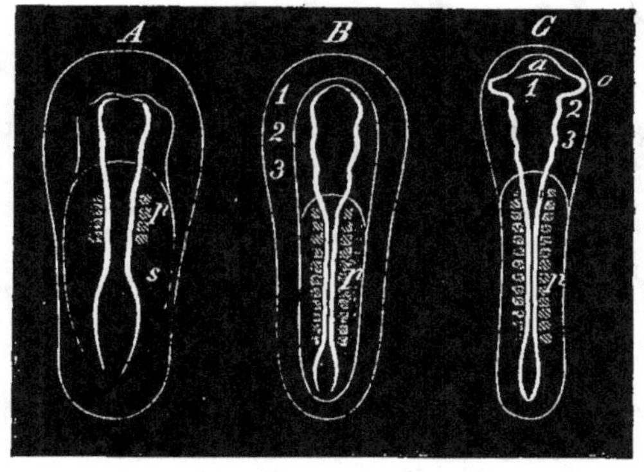

Fig. 110. — Sillon médullaire vu dans le sens longitudinal (d'après Wagner).

A. Développement du système nerveux d'un embryon de poulet 24 heures après l'incubation.
B. Id. 36 heures après l'incubation.
C. Id. chez un embryon plus âgé.
p. Protovertèbres.

s. Sinus rhomboïdal.

a. Vésicules cérébrales { 1. antérieure. 2. moyenne. 3. postérieure.

o. Vésicule oculaire primitive.

exclusivement formés aux dépens de la portion du feuillet externe qui s'est déprimée pour constituer le canal médullaire (voyez page 273).

Avant que la gouttière médullaire ne soit fermée (voyez page 273), son extrémité céphalique présente trois dilatations placées les unes à la suite des autres et séparées par des étranglements (voyez fig. 110); son extrémité caudale se termine par un renflement fusiforme, dit *sinus rhomboïdal*.

Quand le canal médullaire est définitivement constitué, les trois dilatations céphaliques de la gouttière primitive se sont transformées en trois *vésicules cérébrales : antérieure, moyenne* et *postérieure*. Ces vésicules sont remplies d'un liquide clair et communiquent non-seulement entre elles, mais avec le canal médullaire dont elles sont une expansion. Ces trois vésicules augmentent peu à peu de volume, mais d'une façon inégale, et changent en même temps de situation à cause de l'incurvation de l'extrémité céphalique qui prend la forme d'une crosse en se recourbant en avant. La vésicule supérieure se recourbe en bas et en avant; la vésicule moyenne, qui est la plus volumineuse, s'élève notablement au-dessus des deux autres; la vésicule inférieure est située en arrière et· au-dessous de la vésicule moyenne; elle fait avec la moelle à laquelle elle est réunie un angle saillant en arrière, dit *angle de la nuque*.

Bientôt, il se forme sur les vésicules cérébrales un sillon antéro-postérieur

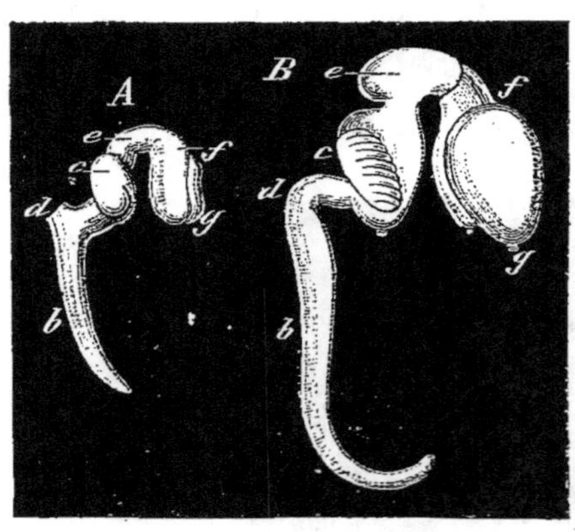

·FIG. 111. — Développement de la moelle épinière et du cerveau chez l'homme (d'après Tiedmann).

A. Cerveau et moelle épinière d'un embryon de sept semaines, vus de côté.
B. Les mêmes chez un embryon plus âgé.
g. *Cerveau antérieur* (hémisphères cérébraux, etc.).
f. *Cerveau intermédiaire* (couches optiques, etc.).
e. *Cerveau moyen* (tubercules quadrijumeaux, etc.).
c. *Cerveau postérieur* (cervelet, etc.).
d. Angle formé par l'*arrière-cerveau* et la moelle épinière.
de *c* à *d*. *Arrière-cerveau* (bulbe).
b. Moelle épinière.

qui siége sur la ligne médiane et indique l'ébauche de la séparation du cerveau en deux moitiés, droite et gauche. Dans le cours ultérieur du développement, la vésicule antérieure se divise en deux parties : une antérieure ou *cerveau antérieur*, une postérieure désignée sous le nom de *cerveau intermédiaire;* la vésicule moyenne ne se divise pas et constitue le *cerveau moyen;* la vésicule postérieure est partagée, par un angle saillant transversal, en deux parties : une antérieure ou *cerveau postérieur*, et une postérieure ou *arrière-cerveau*. Par conséquent, au lieu des trois vésicules cérébrales primitives, on trouve cinq vésicules secondaires séparées les unes des autres par des sillons transverses.

1° Le *cerveau antérieur* donne naissance aux deux hémisphères cérébraux.

au corps calleux, aux corps striés, au trigone cérébral, aux parois des ventricules latéraux (fig. 111).

2° Le *cerveau intermédiaire* produit les couches optiques et le plancher du troisième ventricule (fig. 111).

3° Le *cerveau moyen*, qui présente dans la période embryonnaire un gros volume, devient de plus en plus petit à mesure que le développement est plus avancé et se transforme finalement en tubercules quadrijumeaux. La cavité centrale représente l'aqueduc de Sylvius (fig. 111).

4° C'est aux dépens du *cerveau postérieur* que se développeront le cervelet et le pont de Varole. — Sa cavité centrale forme le quatrième ventricule (fig. 111).

5° L'*arrière-cerveau* forme le bulbe : pyramides, olives et corps restiformes qui apparaissent au troisième mois et sont déjà très-développés au quatrième et au cinquième mois (fig. 111).

Le reste du canal médullaire donne naissance à la moelle.

La surface du cerveau de l'embryon est lisse au début de sa formation et les circonvolutions n'apparaissent que plus tard.

D'après les recherches récentes de Duret (1), le lobe occipital est celui qui serait le plus hâtif dans son développement. La scissure de Sylvius apparaîtrait dès le début du troisième mois, sous forme d'une dépression qui s'accuserait de plus en plus et se transformerait en une véritable échancrure dans le courant de ce mois.

La corne d'Ammon apparaîtrait à quatre mois, sous forme d'une circonvolution retournée, et c'est à cette même époque qu'on voit naître le pédoncule du bulbe et de la moelle.

C'est ordinairement entre cinq et six mois qu'on constate l'existence bien nette de la scissure de Rolando. Les plis qui forment les circonvolutions de la face externe du cerveau se montrent entre le septième et le huitième mois, et l'on peut constater, du septième au neuvième mois, le développement des plis centraux (Duret).

Moelle épinière. — La moelle épinière se développe aux dépens des cellules primitivement homogènes qui forment les parois du canal médullaire, ou *lames médullaires* (voyez page 273).

Plus tard, ces cellules se disposent en deux couches de destination et d'aspect différents : la couche interne formera l'épithélium qui tapisse la cavité centrale de la moelle; l'externe donnera naissance à la substance grise, aux cordons antérieurs, postérieurs et latéraux. Pour la plupart des auteurs, ces cordons ont la même origine que la substance grise. Mais ce n'est pas l'opinion de Foster et Balfour (2), qui ont, au contraire, une grande tendance à faire dériver la substance blanche de la portion du mésoblaste qui entoure le canal médullaire. Quoi qu'il en soit, les cordons antéro-latéraux se forment avant les cordons postérieurs dont ils sont séparés par un sillon

(1) *Développement et ordre d'apparition des circonvolutions cérébrales et de l'expansion pédonculaire chez le fœtus.* — Société de Biologie, séance du 17 mars 1877.

(2) Foster et Balfour, *Éléments d'embryologie*, trad. de Rochefort, p. 220.

très-apparent. Aussi voit-on, sur les préparations microscopiques, les premiers cordons présenter une grande largeur, lorsque les seconds apparaissent sous forme d'une bande étroite ou même sont à peine visibles.

Les cordons antérieurs, séparés des cordons latéraux par les racines antérieures qui se rendent dans les cornes antérieures de la substance grise, se développent de chaque côté de la ligne médiane, laissant entre eux un espace d'abord large et peu profond, mais qui se rétrécit de plus en plus à mesure qu'il gagne en profondeur : c'est le *sillon antérieur*.

Mathias Duval (1) a observé, contrairement aux idées émises par Lockhart-Clarke (2) et par Foster et Balfour (3), que le *sillon postérieur* se forme d'une façon analogue, c'est-à-dire par le développement respectif de chacun des deux cordons postérieurs et leur rapprochement de la ligne médiane.

Les deux moitiés de la moelle n'ont d'abord aucun rapport de continuité entre elles, si ce n'est par la *commissure grise antérieure*. On constate ensuite la formation de la *commissure grise postérieure*, puis celle de la *commissure blanche antérieure*.

Jusqu'au quatrième mois, la moelle occupe toute la longueur du canal rachidien. Mais, à partir de cette époque, elle prend moins de développement que la colonne vertébrale. Elle semble alors remonter dans le canal dont la partie inférieure ne renfermera désormais que les nerfs lombaires et sacrés, c'est-à-dire la *queue de cheval*.

Les ganglions spinaux et les racines spinales ne se développent pas aux dépens du canal médullaire. Ces organes sont fournis par les protovertèbres, dont on trouvera la description plus loin. Les nerfs olfactif et optique proviennent du canal médullaire; tous les autres nerfs encéphaliques, les nerfs rachidiens et le grand sympathique se forment aux dépens du feuillet moyen.

Méninges. — Les enveloppes des centres nerveux (méninges cérébrales et spinales) naissent aux dépens des éléments du feuillet moyen. La pie-mère est déjà visible sur l'embryon de six semaines. L'arachnoïde apparaît généralement plus tard, c'est-à-dire vers le cinquième mois (Tiedmann).

Corde dorsale. — A l'époque où le système nerveux central prend naissance aux dépens du feuillet externe, on voit, en avant du canal médullaire, un certain nombre de cellules du feuillet moyen se séparer des autres et former un petit cordon cylindrique, d'apparence gélatineuse (fig. 105), qui s'étend depuis l'extrémité céphalique jusqu'à l'extrémité caudale de l'embryon. Ce cordon cylindrique constitue la *corde dorsale*, décrite par le professeur Robin sous le nom de *notocorde*.

Plus tard apparaîtront les corps des vertèbres (voyez plus loin, page 292); mais au moment de leur apparition ils sont encore à l'état cartilagineux, et

---

(1) Mathias Duval, *Recherches sur le sinus rhomboïdal des oiseaux.* — *Journal de l'anatomie et de la physiologie,* etc., de Ch. Robin et G. Pouchet, année 1877, t. XIII.

(2) J. Lockhart-Clarke, *Researches on the development of the spinal cord.* — *Philosoph. transact.,* 1852, p. 726, et *Journal de l'anat. et de la physiol.* de Ch. Robin, 1864, p. 198.

(3) *Éléments d'embryologie,* trad. de Rochefort, p. 223.

sont traversés par la corde dorsale comme par une broche qui passerait
par leur centre. De plus, au niveau de chacun des disques intervertébraux

futurs, la corde dorsale présente un
renflement globuleux, de sorte qu'elle
est alternativement cylindrique et
sphérique et ressemblé à un chapelet
(fig. 112).

La portion cylindrique disparaîtra
par le fait de l'ossification des corps
vertébraux, et il n'existera plus que
la portion sphérique destinée à former le contenu de la cavité des disques intervertébraux (fig. 112).
Cette cavité ne se retrouve plus chez
l'homme, dans le sacrum et le coccyx,
de la neuvième à la douzième année
Elle ne disparaît dans les régions
cervicale, dorsale et lombaire que
vers soixante ans (Robin). Au
lieu de renfermer une substance
molle, gélatineuse et élastique, elle
est alors comblée par du tissu
fibreux.

D'après Robin, la corde dorsale se
compose : 1º d'un filament plein (noto-

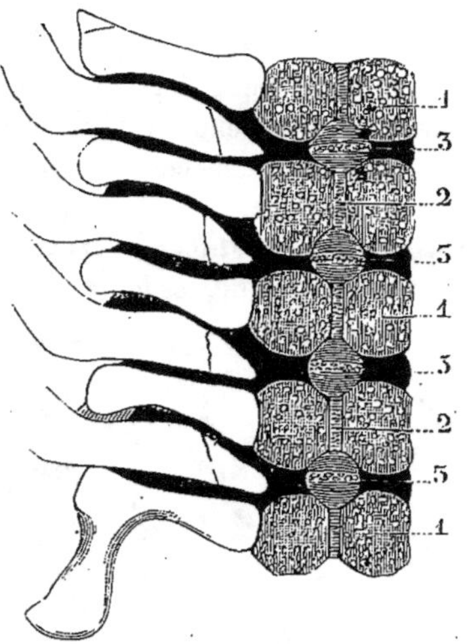

FIG. 112. — Portion du rachis d'un embryon de lapin (d'après Ch. Robin).

1. Corps vertébraux.
2. Corde dorsale.
3. Renflements globuleux, un peu elliptiques tranversalement.

corde proprement dite) formé de cellules polyédriques à protoplasma finement granuleux et renfermant un noyau; 2º d'une gaîne mince et transparente séparée de la notocorde proprement dite par un espace rempli d'une
substance demi-liquide, hyaline.

Les observations de Robin ont été faites sur le lapin (1). Foster, Balfour et
Gegenbaur, dont les recherches ont porté sur des embryons de poulet, ont
donné de la notocorde une description sensiblement différente de celle du
professeur Robin. En effet, d'après ces auteurs, la corde dorsale ne présenterait pas de renflement au niveau des régions intervertébrales, mais au
contraire un étranglement; de plus, au niveau des futurs corps vertébraux,
on constaterait deux étranglements et trois renflements, de sorte que dans
l'espace qui correspond à chaque vertèbre et aux régions intervertébrales situées
au-dessus et au-dessous d'elle, il existe en tout quatre étranglements et trois
renflements. Ces variations de volume de la notocorde, ces alternatives de

(1) D'après Hensen, la corde dorsale se formerait, chez le lapin, non pas aux dépens du feuillet
moyen, mais aux dépens du feuillet interne. Kölliker a montré qu'il n'en était rien et que
l'erreur d'Hensen tenait à certaines particularités du développement initial de la notocorde
chez le lapin : la grande largeur de cette corde, sa minceur et surtout le peu d'épaisseur
de la couche d'endoderme placée au-dessous font qu'on se demande si elle ne proviendrait
pas de cet endoderme lui-même. Une observation attentive fait bientôt justice de cette opinion
erronée.

resserrement et de dilatation sont le résultat de son évolution ; car, au début, elle a la forme d'une tige cylindrique à section elliptique, et ce n'est que plus tard, par le fait de la rétraction de sa gaîne, que se produisent les resserrements, les étranglements signalés ci-dessus. La notocorde disparaîtrait complétement, d'après Gegenbaur, dans les régions intervertébrales, très-peu de temps après le début de l'ossification des corps vertébraux ; mais elle persisterait en partie dans ces derniers, où elle finirait par se transformer directement en cartilage.

Protovertèbres. Masse protovertébrale. — Quelque temps après l'apparition de la corde dorsale, les *lames vertébrales* (voy. p. 274) se segmentent trans-

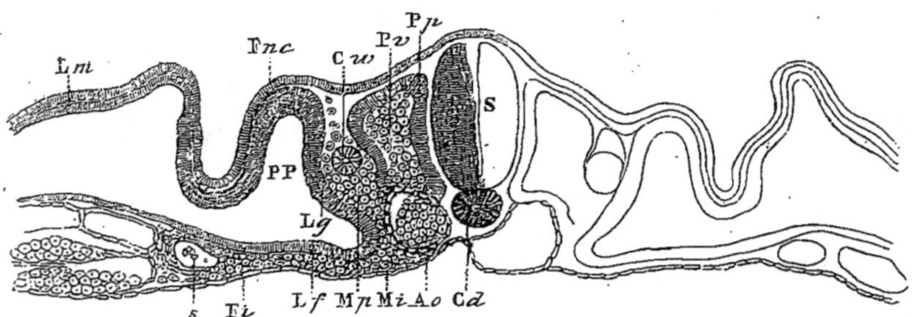

FIG. 113. — Coupe transversale à travers la moitié inférieure d'un embryon de poulet du troisième jour (d'après Schenk).

S. Système nerveux central.
Fnc. Feuillet externe ou nervoso-corné.
Pv. Portion centrale de la protovertèbre.
Pp. Portion périphérique de la protovertèbre.
Mp. Masse protovertébrale disposée autour du corps de Wolff. (Cellules de la masse intermédiaire de Foster et Balfour.)
s. Vaisseau.
Ao. Aorte.
Cd. Corde dorsale.
PP. Cavité pleuro-péritonéale.
Lg. Lame germinative.

Cw. Conduit du corps de Wolff.
Lm. Lame musculo-cutanée accolée au feuillet externe et formant avec lui la somatopleure.

Lf. Lame fibro-intestinale
Mi. Masse proto-vertébrale s'insinuant entre la lame fibro-intestinale et le feuillet interne (lame intestinale de Schenk) } splanchnopleure.
Fi. Feuillet interne

versalement en pièces cubiques, qui forment de chaque côté du canal médullaire et de la corde dorsale une rangée longitudinale. Ce sont les *protovertèbres*, dont le nombre doit égaler celui des vertèbres futures. La segmentation n'a pas lieu en même temps dans toute la longueur des lames vertébrales. Elle se fait successivement, en allant de l'extrémité céphalique vers l'extrémité caudale (fig. 113 et 114).

Autour des protovertèbres naissent des cellules qui appartiennent aussi au feuillet moyen, mais qui se distinguent par leur moindre tassement.

La protovertèbre forme d'abord une masse homogène. Plus tard, on peut distinguer une masse centrale et une couche périphérique. La couche périphérique ou corticale, assez épaisse, est formée de cellules cylindriques affectant une disposition rayonnée autour de la masse centrale. Celle-ci est constituée par des cellules sphériques, plus transparentes que les premières ;

His, Schenk, Foster et Balfour font remarquer qu'il n'existe pas de cavité centrale renfermant un liquide, comme l'ont dit à tort Remak et Kölliker. A mesure que le développement progresse, les cellules de la masse centrale prolifèrent ; les cellules qui forment la portion antérieure et interne de la couche corticale perdent leurs caractères et ne peuvent plus être distinguées

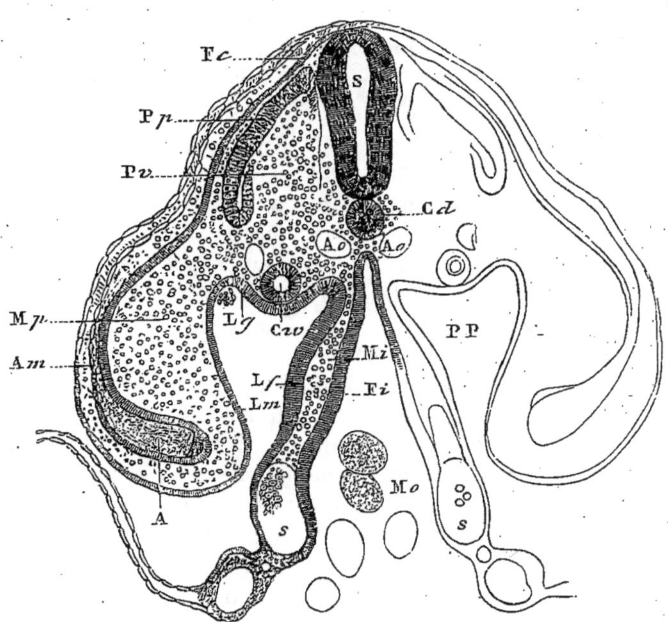

FIG. 114. — Coupe transversale d'un embryon de poulet à la hauteur de l'intestin moyen, au commencement du quatrième jour de l'incubation (d'après Schenk).

S. Système nerveux central.

Pv. Cellules de la cavité centrale de la protovertèbre, se confondant à cette époque avec les cellules de la masse protovertébrale.

Pp. Couche périphérique de la protovertèbre, ayant subi la transformation qui aboutit à la *lame* ou *plaque musculaire*.

Cw. Conduit du corps de Wolff.

Ao. Aorte.

A. Cavité amniotique.

Am. Amnios.

PP. Cavité pleuro-péritonéale ou cœlome.

Cd. Corde dorsale.

Mo. Conduit omphalo-mésentérique.

s, s. Espaces sanguins, vaisseaux omphalo-mésentériques.

Mi. Masse proto-vertébrale s'insinuant entre la lame fibro-intestinale et le feuillet interne (lame intestinale de Schenk) — splanchnopleure.

Fi. Feuillet interne

Lf. Lame fibro-intestinale

Lg. Lame germinative (Waldeyer)

Fc. Feuillet corné

Lm. Lame musculo-cutanée

Mp. Masse proto-vertébrale s'insinuant entre le feuillet corné et la lame musculo-cutanée — somatopleure.

des cellules de la masse centrale. La portion postérieure et externe de la couche corticale reste seule distincte, sous le nom de *lame* ou *plaque musculaire*. Les cellules de la masse centrale, celles de la partie interne de la couche corticale et les cellules extérieures à la protovertèbre se confondent alors et forment une seule masse homogène que Schenk appelle la *masse protovertébrale*. Foster et Balfour donnent des noms différents aux diverses parties de cette masse, suivant la place qu'elles occupent. Par exemple, ils appellent *protovertèbre proprement dite* la partie comprise entre la plaque musculaire et le canal médullaire; *masse intermédiaire*, la partie située en avant, entre la précédente et la lame germinative (fig. 113, 114 et 133).

La lame musculaire donne naissance à certains muscles du tronc. Quels sont ces muscles? La question est encore très-discutée. Aussi renvoyons-nous sur ce point au traité de Foster et Balfour (1) où sont exposées les différentes opinions des auteurs.

La protovertèbre proprement dite était considérée par les anciens embryogénistes comme donnant naissance aux vertèbres ainsi qu'au crâne et aux méninges. Foster et Balfour admettent encore cette opinion, sous cette réserve que chaque corps vertébral se forme aux dépens de la moitié inférieure d'une protovertèbre et de la moitié supérieure de la protovertèbre suivante.

D'autres auteurs, par exemple Schenk et Waldeyer, pensent que toute la partie de la protovertèbre qui ne se transforme pas en plaque musculaire donne seulement naissance au ganglion rachidien, à la racine postérieure qui est située sur le trajet de ce ganglion, et à la racine antérieure qui se réunit à la précédente pour former le nerf spinal correspondant.

Quant à la colonne vertébrale, elle se formerait aux dépens des cellules mésoblastiques situées entre la protovertèbre d'une part, le canal médullaire et la notocorde d'autre part.

Développement de la colonne vertébrale et du crâne. — Nous étudierons successivement le développement de la colonne vertébrale et celui du crâne.

A. — *Développement de la colonne vertébrale.* — La masse protovertébrale passe, d'une part, entre le canal médullaire et la lame épidermique (fig. 108); d'autre part, elle s'insinue, de chaque côté, en avant du canal médullaire et entoure la corde dorsale. Cette prolifération met en communication intime la masse protovertébrale du côté droit et celle du côté gauche; les deux moitiés, d'abord séparées, ne forment bientôt plus qu'une seule masse. Cette masse fournit donc, en ce point, deux gaînes juxtaposées : une gaîne postérieure autour du canal médullaire; une gaîne antérieure, autour de la corde dorsale (fig. 109). La section transversale de ces gaînes représente deux anneaux formant par leur réunion un 8 de chiffre. La gaîne qui entoure le système nerveux central constituera les méninges, les arcs vertébraux et leurs ligaments; la gaîne qui entoure la corde dorsale donnera naissance aux corps vertébraux et aux disques intervertébraux dont la cavité est produite, d'après Robin, par les renflements de la corde dorsale (voy. p. 288).

Les vertèbres (corps, lames et apophyses) subissent d'abord la transformation cartilagineuse; cette transformation s'opère de telle manière que, d'une part, la notocorde se trouve entourée d'un tube cartilagineux ne pré-

(1) *Loc. cit.*, p. 188.

sentant aucune trace de segmentation et à l'extérieur duquel sont placés de distance en distance les ganglions rachidiens; et, d'autre part, le canal médullaire est entouré par une série d'arcs cartilagineux soudés en avant au tube cartilagineux qui entoure la notocorde et simplement séparés de l'arc précédent et du suivant par la masse protovertébrale qui servira à former les ligaments.

Le tube cartilagineux homogène, entourant la notocorde, subit des modifications histologiques qui permettent de distinguer sur toute sa longueur des *parties vertébrales* et des *parties intervertébrales;* les premières correspondent aux arcs qui entourent le canal médullaire. Cette nouvelle segmentation ne suit pas les lignes du fractionnement primitif, c'est-à-dire les limites supérieure et inférieure des protovertèbres; elle se fait sur le milieu de ces dernières.

Quand la transformation cartilagineuse est achevée, l'ossification commence. Chaque vertèbre se développe par trois points d'ossification primitifs et sept points complémentaires. Les premiers points d'ossification apparaissent du quarantième au cinquantième jour de la vie embryonnaire. Les vertèbres cervicales s'ossifient les premières, puis viennent les thoraciques et les lombaires. Nous renvoyons pour de plus amples détails aux traités d'anatomie descriptive.

Au développement de la colonne vertébrale se rattache un vice de conformation, le *spina bifida,* caractérisé par l'arrêt de développement des lames, des vertèbres et des apophyses épineuses.

B. — *Développement du crâne* (1). — Le crâne se développe d'une façon analogue à la colonne vertébrale. Les *lames latérales* se prolongent au niveau de l'extrémité céphalique, où elles portent le nom de *lames céphaliques* ou *sensorielles.* Un anneau de masse protovertébrale entoure l'extrémité céphalique de la notocorde et un autre plus large entoure les vésicules cérébrales en voie de développement. Le premier anneau servira à former les os de la base du crâne. Le second se transformera en une capsule membraneuse qui entoure l'encéphale et aux dépens de laquelle se développeront les os de la voûte. Les os de la base passent par l'état cartilagineux; les os de la voûte, au contraire, proviennent de l'ossification directe de la capsule membraneuse — Les os de la base qui passent par l'état cartilagineux avant de s'ossifier sont : l'apophyse basilaire de l'occipital, le corps du sphénoïde, les apophyses mastoïdes et pétrées du temporal, l'ethmoïde et la cloison cartilagineuse du nez. — Parmi les os du crâne qui s'ossifient directement sans passer par l'état cartilagineux, nous citerons les suivants : l'os frontal, les pariétaux, les portions écailleuses de l'os temporal et de l'occipital, les ailes du sphénoïde, les lames internes des apophyses ptérygoïdes, les os du nez, le vomer, l'os intermaxillaire.

---

(1) Nous ne pouvons donner ici qu'un abrégé très-succinct du développement du crâne; nous renvoyons les lecteurs que ce sujet intéresserait soit au Mémoire de O. Parker (*Phil. Trans.*, 1866, vol. CLVI, part. I), soit au résumé de ce Mémoire que donnent Foster et Balfour dans leurs *Éléments d'Embryologie.*

Développement général de la face et du cou. — La cloison du nez et la portion incisive de la mâchoire supérieure se développent aux dépens d'un bourgeon médian, le bourgeon frontal, fourni par l'extrémité supérieure ou plutôt antérieure de la capsule crânienne. Tout le reste de la face et les parois du cou se développent aux dépens de parties latérales, nommées arcs pharyngiens (voy. plus bas) qui, de chaque côté, prolongent en avant la base du crâne. Les fosses nasales et la bouche apparaissent, vers le quatorzième jour, sous l'aspect d'une dépression, d'abord unique, qui se creuse entre le bourgeon frontal et les deux premiers arcs pharyngiens (voy. p. 295). Cette dépression ou *cavité naso-buccale* est tapissée intérieurement par le feuillet externe. La paroi qui la sépare de l'intestin supérieur, ou cavité céphalo-intestinale, rudiment du pharynx, porte le nom de *membrane pharyngienne*; elle disparaît ensuite par un phénomène de résorption.

Tel est, envisagé d'une manière générale, le développement de la face et des parois du cou. Examinons-le plus en détail.

Fentes pharyngiennes. Arcs pharyngiens. — Nous avons dit (p. 277) que le repli céphalique forme les parois d'un cul-de-sac, nommé cavité céphalo-intestinale ou pré-intestin, qui est le rudiment du pharynx et de l'œsophage, du larynx et de la trachée. Sauf en bas et en avant, ces parois sont constituées par les trois feuillets du blastoderme, sans dédoublement.

A la fin de la deuxième semaine, on voit se former, par résorption des trois feuillets, des fentes qui, de chaque côté, se dirigent de haut en bas et d'arrière en avant. Au niveau de ces fentes, le feuillet interne se met en continuité avec le feuillet externe, et le pharynx s'ouvre à l'extérieur de l'embryon. On nomme ces fentes *fentes pharyngiennes* ou *fentes branchiales*. Elles sont au nombre de quatre de chaque côté. La dépression naso-buccale (voy. plus bas) est en quelque sorte une cinquième fente, mais elle est médiane et elle ne s'ouvre que tardivement dans le pharynx.

Avant la fin du deuxième mois toutes les fentes pharyngiennes s'oblitèrent sauf la première, qui est l'origine du conduit auditif externe, de la caisse du tympan et de la trompe d'Eustache. Chez certains sujets, une ou plusieurs des fentes branchiales qui s'oblitèrent ordinairement persistent à la naissance, et il en résulte un vice de conformation congénital désigné sous le nom de *fistules branchiales* (1).

Vers le quinzième jour de la vie intra-utérine, c'est-à-dire en même temps que se produisent ces fentes, les parois pharyngiennes s'épaississent, par hypertrophie. Ces épaississements des éléments du feuillet moyen qui n'est point clivé à ce niveau forment de chaque côté des arcs dits *arcs pharyngiens, arcs branchiaux*, dont on a justement comparé la disposition à celle des côtes. Ils sont situés au-dessous de la base du crâne et dirigés comme les fentes qu'ils limitent de haut en bas et d'arrière en avant; ils apparaissent successivement par paires dans l'espace d'un mois. On en compte au début quatre ou cinq de chaque côté.

____

(1) Voy. *thèse inaugurale* de Cusset. Paris 1877.

L'arc pharyngien supérieur rejoint son congénère, en avant, sur la ligne médiane, mais le second, c'est-à-dire celui qui est au-dessous, n'atteint pas à ce niveau; le troisième, le quatrième, le cinquième, en sont de plus en plus

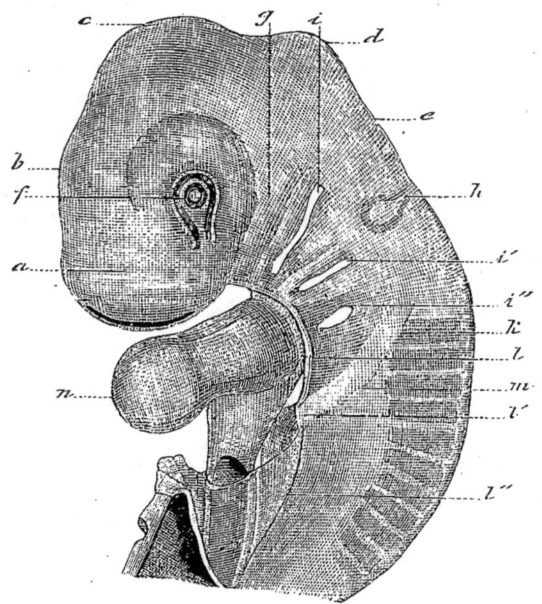

Fig. 115. — Extrémité supérieure d'un embryon de poulet de trois jours (d'après Kölliker).

a. Cerveau antérieur.
b. Cerveau intermédiaire.
c. Cerveau moyen.
d. Cerveau postérieur.
e. Arrière-cerveau.
f. OEil.
g. Premier arc pharyngien.
h. Vésicule auditive.

i, i', i''. Fentes pharyngiennes ou branchiales.
k. Première protovertèbre.
l, l', l''. Bord de section de la paroi antérieure de la cavité cervicale recouvrant le cœur.
m. Veine jugulaire.
n. Cœur.

éloignés, du moins au début. Il en résulte, sur la face antérieure du cou, un espace ayant la forme d'un triangle dont le sommet est dirigé vers la tête. Les deux arcs pharyngiens inférieurs disparaissent par les progrès du développement; les trois premiers arcs persistent de chaque côté et participent à la formation des parties osseuses et cartilagineuses de la face et du cou.

Transformations des trois arcs pharyngiens persistants. — Nous étudierons ces transformations : 1° dans l'arc pharyngien inférieur; 2° dans l'arc pharyngien moyen ; 3° dans l'arc pharyngien supérieur.

1° *Arc pharyngien inférieur.* — L'arc pharyngien inférieur est en même temps un peu postérieur; il s'unit à celui du côté opposé, dont il était d'abord séparé, pour donner naissance au corps et aux grandes cornes de l'os hyoïde.

2° *Arc pharyngien moyen.* — L'arc pharyngien moyen servira à former l'étrier (Reichert), l'apophyse styloïde et les petites cornes de l'os hyoïde.

3° *Arc pharyngien supérieur.* — L'arc pharyngien supérieur est situé au-dessus et en avant du précédent. Il se divise à son extrémité antérieure en deux branches : l'une supérieure, l'autre inférieure. La branche de bifurcation inférieure, ou *bourgeon maxillaire inférieur*, se réunit à celle du côté opposé pour former l'os maxillaire inférieur. A la partie externe de celui-ci, se développent l'enclume et le marteau ; l'enclume reste unie au maxillaire inférieur, pendant une longue période de la vie embryonnaire, par un pédicule cartilagineux appelé *apophyse de Meckel*. La lèvre inférieure se développe aussi aux dépens des bourgeons maxillaires inférieurs par deux moitiés latérales qui se soudent sur la ligne médiane comme les deux moitiés de l'os maxillaire inférieur.

La branche de bifurcation supérieure de l'arc pharyngien supérieur, de chaque côté, constitue le *bourgeon maxillaire supérieur* et contribue à limiter en haut la cavité naso-buccale et à former les os, les muscles, le tissu conjonctif et les vaisseaux de la portion du visage située au-dessus de cette cavité.

Développement de la face. — D'après Coste, la face est représentée au quatorzième jour du développement d'un embryon humain par une simple dépression qui est le rudiment de la cavité naso-buccale limitée, en bas et de chaque côté, par l'arc pharyngien supérieur, avant sa bifurcation ; en haut, par le bourgeon frontal qui provient de la partie antérieure du crâne (voy. fig. 116, 117, 118, 119, 120).

Dans le cours du développement, le bourgeon frontal se partage en deux parties : *bourgeons frontaux latéraux*. Chaque bourgeon *frontal latéral* se divise lui-même en deux autres bourgeons : *nasal externe* et *nasal interne*, séparés par une dépression dite *fossette olfactive* (origine de la narine, et non de la fosse nasale) et par un sillon appelé *sillon nasal* qui descend de la fossette olfactive dans la cavité buccale.

Le *bourgeon maxillaire supérieur*, branche de bifurcation supérieure de l'arc pharyngien antéro-supérieur (voy. plus haut), se réunit au bourgeon nasal externe ; entre eux existe un sillon qui se dirige vers l'œil ; c'est le *sillon lacrymal*. Après s'être réuni au bourgeon nasal externe, le bourgeon maxillaire supérieur, d'abord latéral, se porte peu à peu en dedans et finit par se souder au bourgeon nasal interne. Dès lors le sillon nasal limité d'abord par les deux bourgeons, nasal interne et nasal externe, est transformé en canal nasal qui fait communiquer les fossettes olfactives avec la cavité buccale, et qui a pour parois les bourgeons : nasal interne, nasal externe et maxillaire supérieur.

Les bourgeons nasaux internes sont peu à peu repoussés vers la ligne médiane et se soudent entre eux pour former le *bourgeon incisif.*

Le *bourgeon incisif* formera plus tard la partie médiane de la lèvre supérieure et l'os intermaxillaire ; il complétera la mâchoire supérieure en se soudant aux *bourgeons maxillaires supérieurs* de chaque côté.

Le défaut de réunion du bourgeon incisif à l'un des bourgeons maxillaires supérieurs ou à ces deux bourgeons donne lieu au bec-de-lièvre simple ou double.

Passons maintenant en revue très-brièvement le développement des os en particulier. Le bourgeon incisif donne naissance à l'os intermaxillaire et au vomer. Le bourgeon nasal externe forme les masses latérales de l'ethmoïde,

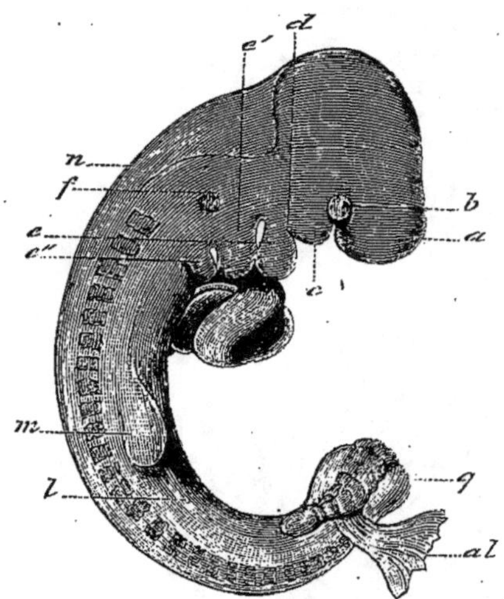

FIG. 116. — Embryon de lapin de dix jours (d'après Kölliker).

a. Bourgeon frontal.
b. OEil.
c Bourgeon maxillaire supérieur du premier arc pharyngien.
d. Région de la cavité naso-buccale.
e, e', e''. Premier, deuxième, troisième arcs pharyngiens.
f. Fossette labyrinthique (organe de l'audition).
n. Angle de la nuque.
l. Lame ventrale.
g. Extrémité caudale de l'embryon.
m. Origine du membre inférieur.

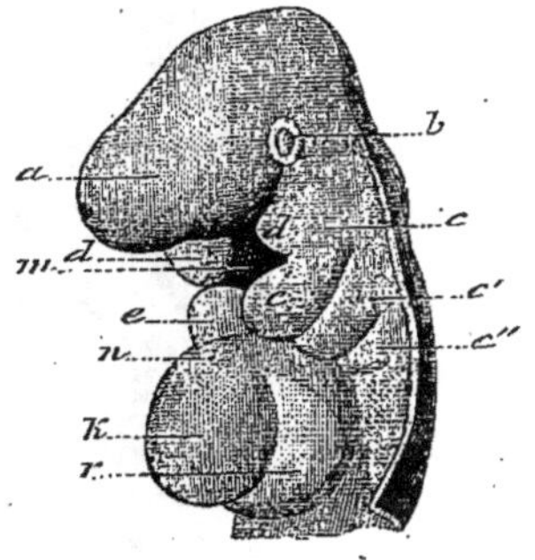

FIG. 117. — Embryon de lapin de dix jours (d'après Kölliker).

al. Allantoïde.
a. Bourgeon frontal.
b. OEil.
c, c', c''. Premier, deuxième, troisième arcs pharyngiens.
d, d. Bourgeons maxillaires supérieurs.
e, e. Bourgeons maxillaires inférieurs.
m. Cavité naso-buccale.
n. Bulbe de l'aorte.
k. Ventricule du cœur.
r. Oreillette.

l'unguis et les os du nez. Aux dépens du bourgeon maxillaire supérieur se développent le maxillaire supérieur, le cornet inférieur, l'os malaire, l'os palatin et la lame interne de l'apophyse ptérygoïde. Nous avons dit que le bourgeon maxillaire inférieur donnait naissance au maxillaire inférieur, au cartilage de Meckel, à l'enclume et au marteau.

Développement de la cloison du nez et de la voûte palatine. — Comme nous l'avons indiqué sommairement (p. 294), la première trace de la bouche et des fosses nasales est une légère dépression du feuillet externe, située entre les arcs pharyngiens supérieurs, avant leur bifurcation, et le bourgeon frontal. A un stade plus avancé, cette dépression agrandie est circonscrite par les bourgeons maxillaires supérieurs et inférieurs, et par le bourgeon frontal. Elle forme profondément un cul-de-sac, dit *cul-de-sac buccal*, qui avoisine le cul-de-sac antérieur de l'intestin primitif, que l'on désigne sous le nom d'*intestin supérieur* ou *antérieur*, de *cavité céphalo-intestinale* ou *céphalo-pharyngienne.* Les deux cavités buccale et céphalo-intestinale sont

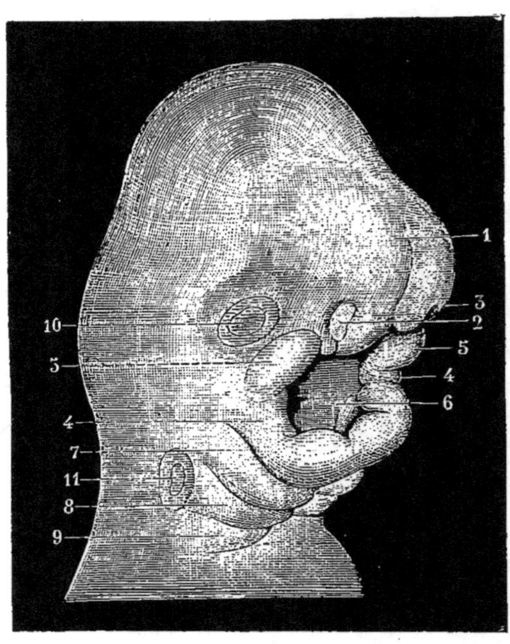

FIG. 118. — Face d'un embryon humain de vingt-cinq à vingt-huit jours
(d'après Coste).

1. Bourgeon frontal.
2, 3. Fossettes olfactives droite et gauche.
4. Bourgeons maxillaires inférieurs, réunis sur la ligne médiane.
5. Bourgeons maxillaires supérieurs.
6. Bouche.
7. Deuxième arc pharyngien.
8. Troisième arc pharyngien.
9. Quatrième arc pharyngien.
10. Vésicule oculaire primitive.
11. Vésicule auditive primitive (grossissement, 15 diamètres).

séparées l'une de l'autre par une membrane dite *membrane pharyngienne* qui se résorbe ultérieurement, de sorte que le tube digestif finit par être en communication avec la cavité naso-buccale. Les cloisons qui doivent diviser cette cavité unique apparaissent sous la forme de trois replis saillants. L'un, médian et vertical, descend de la paroi supérieure ; il est fourni par le bourgeon nasal interne ; c'est lui qui donne naissance à la cloison du nez (lame perpendiculaire de l'ethmoïde et vomer), à l'os inter-maxillaire, aux incisives supérieures et à la partie correspondante de la lèvre. Les deux autres, latéraux et horizontaux, sont fournis par les bourgeons maxillaires supérieurs ;

ce sont les *lamelles palatines*. Les deux lamelles palatines sont séparées d'abord par une fente, la *fente palatine*, qui fait communiquer la cavité nasale avec la cavité buccale. Mais elles s'avancent progressivement de dehors en dedans en rétrécissant de plus en plus la fente intermédiaire, qui finit par disparaître tout à fait, et vont s'unir, en avant, au bourgeon incisif, en arrière, l'une à l'autre. Elles divisent ainsi la cavité primitive en une

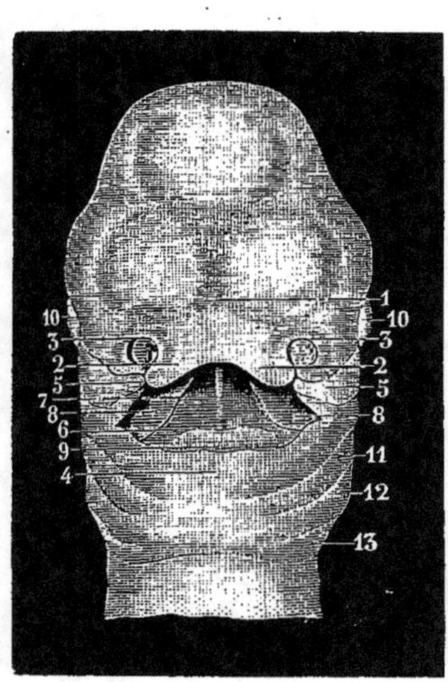

FIG. 119.—Face d'un embryon humain de 35 jours (d'après Coste).

1. Bourgeon médian.
2. Bourgeon incisif.
3. Narines.
4. Lèvres et mâchoire inférieures.
5. Bourgeon maxillaire supérieur.
6. Bouche.
7. Vestige de la cloison des fosses nasales.
8. Vestige des deux moitiés de la voûte palatine.
9. Langue.
10. Yeux.
11, 12, 13. Arcs pharyngiens.

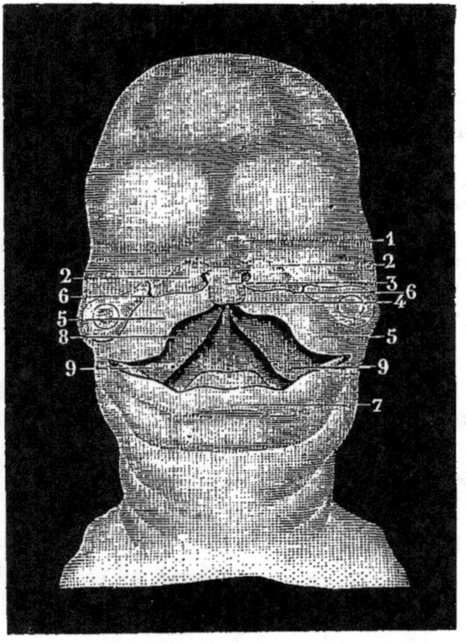

FIG. 120. — Face d'un embryon humain de 40 jours (d'après Coste).

1. Premier vestige du nez.
2. Premier vestige des ailes du nez.
3. Vestige de la sous-cloison.
4. Bourgeon incisif.
5. Bourgeon maxillaire supérieur.
6. Sillon du sac lacrymal et du canal nasal.
7. Lèvre inférieure.
8. Bouche.
9. Moitiés latérales de la voûte palatine.

cavité supérieure ou *respiratoire* et en une cavité inférieure ou *digestive*.

La soudure des deux lamelles, qui commence vers la huitième semaine, se poursuit d'avant en arrière et se trouve complète vers la neuvième semaine (Coste). Le défaut ou l'arrêt de soudure des lamelles palatines a pour conséquence le vice de conformation désigné sous le nom de *division de la voûte palatine,* qui accompagne fréquemment le bec-de-lièvre, mais qui existe parfois isolément.

Développement de la langue. — La langue se développe par deux moitiés d'abord séparées qui se réunissent ensuite sur la ligne médiane. Vers la cinquième semaine, c'est-à-dire après la jonction des bourgeons maxillaires inférieurs, on constate, en arrière de chacun de ces bourgeons, une petite saillie à laquelle vient s'unir un prolongement issu de l'arc pharyngien moyen. Cette saillie et ce prolongement forment ensemble le corps charnu de la langue. L'épithélium lingual provient du feuillet externe du blastoderme.

Développement des glandes salivaires. — Les glandes salivaires se forment aux dépens des couches profondes de l'épithélium de la muqueuse buccale, et leurs transformations sont analogues à celles des glandes de la peau. (voy. p. 359). Elles apparaissent dans la seconde moitié du second mois et sont complétement formées au troisième mois. La glande sous-maxillaire se montre la première, puis viennent la sublinguale et la parotide.

Développement des dents. — Le développement des dents ressemble beaucoup à celui des poils et des ongles (voy. p. 359). En effet, l'émail provient du feuillet externe, car il se forme aux dépens de l'épithélium de la cavité buccale; l'ivoire et la pulpe dentaire sont des transformations du corps muqueux de Malpighi et le cément est une production du derme.

Vers la sixième semaine de la vie embryonnaire, la dent apparaît dans l'épaisseur de la muqueuse buccale qui tapisse les gouttières alvéolaires, sous forme d'un petit bourgeon appelé *germe dentaire.* Puis ce germe s'ossifie et fait saillie au dehors. Nous aurons donc à étudier la formation du germe dentaire, l'ossification de ce germe et l'éruption de la dent.

A. — *Formation du germe dentaire.* — Le germe dentaire a une forme conique et présente à considérer :

1° La *papille* située à la partie profonde et centrale du germe : elle se compose elle-même d'une portion centrale, constituée par du tissu conjonctif, des vaisseaux et des nerfs et d'une couche périphérique, appelée *membrane de l'ivoire,* formée de cellules juxtaposées, *cellules dentaires.*

2° *L'organe de l'émail,* espèce de capuchon coiffant la papille et en relation avec l'épithélium buccal par un prolongement de celui-ci : le *gubernaculum dentis.*

3° Le *sac dentaire,* recouvrant l'organe de l'émail et formant, par conséquent, l'enveloppe extérieure du germe dentaire.

Évolution du germe dentaire. — C'est l'organe de l'émail qui apparaît tout d'abord; il se forme aux dépens de l'épithélium de la muqueuse buccale. Celle-ci se compose, comme toutes les muqueuses, du derme et des trois couches de l'épithélium : couche superficielle formée de cellules pavimenteuses, couche moyenne à cellules arrondies, couche profonde à cellules cylindriques. A l'endroit où se formera le germe, Kölliker a constaté l'existence d'une petite saillie de la muqueuse, appelée *crête dentaire.* Au-dessous de cette crête, il se produit une cavité qui déprime de dehors en dedans, par conséquent vers le derme, la couche profonde et la couche moyenne de l'épithélium réunies, tandis que la couche superficielle reste en place. Le fond de cette cavité s'élargit, de sorte que le germe est alors représenté par un bourgeon, ayant la forme d'une bouteille dont le goulot est situé vers la surface, et dont la panse est enchâssée dans le derme. Le fond de celle-ci se déprime de dedans en dehors en forme de cul de bouteille, et le derme pé-

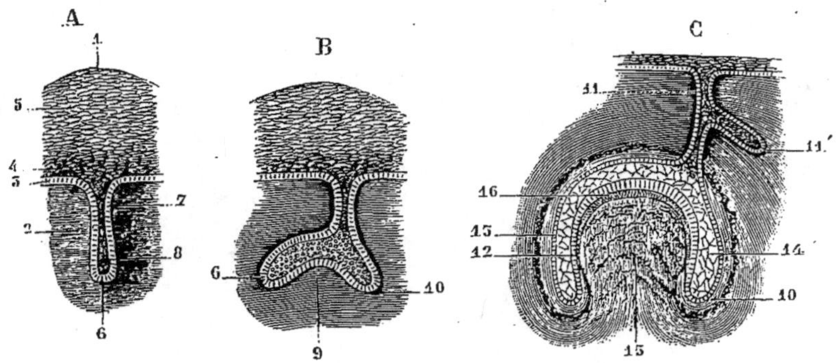

Fig. 121. — Figures schématiques représentant le développement des dents.

A. Première ébauche de l'organe de l'émail.
1. Crête dentaire.
2. Derme de la muqueuse.
3. Couche profonde de l'épithélium.
4. Couche moyenne.
5. Couche superficielle.
6. Germe de l'organe de l'émail.
7. Sa partie extérieure formée par la couche profonde de l'épithélium.
8. Son intérieur rempli par les cellules de la couche épithéliale moyenne.
B. Première trace de la papille dentaire et du sac dentaire.
6. Germe de l'organe de l'émail.
9. Saillie du derme muqueux soulevant le fond de l'organe de l'émail et constituant l'ébauche de la papille dentaire.
10. Premières traces du sac dentaire.
C. Stade plus avancé.
10. Premières traces du sac. dentaire.
11'. Pédicule rattachant l'organe de l'émail à l'épithélium buccal (*gubernaculum dentis*).
11. Première trace de l'organe de l'émail de la dent permanente.
12. Membrane de l'émail formée par les cellules internes de l'organe de l'émail.
13. Couche formée par les cellules externes de cet organe.
14. Cellules moyennes formant la pulpe de l'émail.
15. Papille dentaire.
16. Cellules de l'ivoire.

nètre dans cette seconde dépression pour former la papille. Peu à peu le goulot de la bouteille se rétrécit, le fond déprimé s'applique sur les parois de celle-ci pour former l'organe de l'émail. Le goulot rétréci forme le pédicule ou *gubernaculum dentis* qui attache à l'épithélium l'organe de l'émail. Finalement l'organe de l'émail se compose de trois couches : une couche de cellules externes, une couche de cellules internes cylindriques formant la *membrane de l'émail*, et une couche de cellules intermédiaires qui constitue la *pulpe de l'émail*.

A un stade plus avancé, les cellules les plus externes de la papille (voy. p. 300) se groupent de façon à constituer la membrane de l'ivoire.

Le sac dentaire est formé par la condensation du derme autour de l'organe de l'émail.

B. — *Ossification du germe dentaire*. — L'ossification du germe dentaire comprend : 1° La formation de l'ivoire ; 2° la formation de l'émail ; 3° la formation du cément.

1° *Formation de l'ivoire.* — Les cellules dentaires émettent des prolongements dirigés vers l'organe de l'émail, appelés *fibres dentaires,* qui se ramifient. La substance intermédiaire aux cellules et aux fibres dentaires s'ossifie par suite du dépôt de substances calcaires s'effectuant de dehors en dedans. Ces substances finissent par former un petit disque au sommet de la papille ; la portion non ossifiée de celle-ci constitue la *pulpe dentaire.*

2° *Formation de l'émail.* — Immédiatement après l'apparition de l'ivoire,

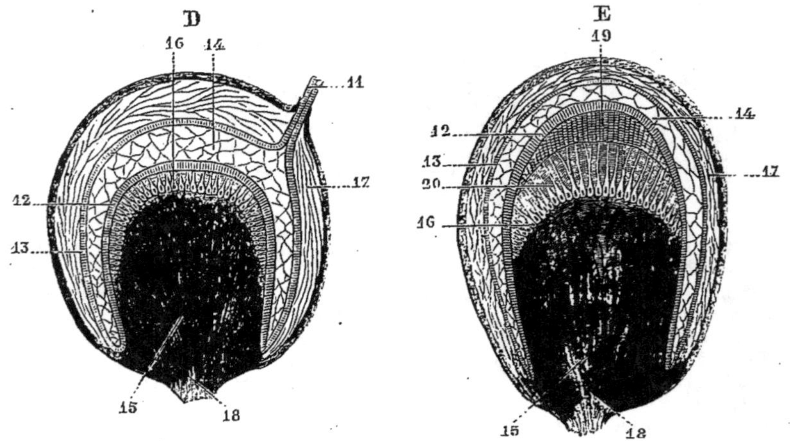

. FIG. 122. — Figures schématiques représentant :

D. Le germe dentaire complétement formé.
11. *Gubernaculum dentis.*
12. Couche interne de l'organe de l'émail (membrane de l'émail).
13. Couche externe.
14. Couche moyenne.
15. Papille dentaire.
16. Cellules de l'ivoire.
17. Sac dentaire.
18. Pédicule de la papille dentaire donnant passage aux vaisseaux et aux nerfs.

E. L'ossification du germe dentaire; l'apparition de l'émail et de l'ivoire.
12. Couche interne de l'organe de l'émail (membrane de l'émail).
13. Couche externe de l'émail.
14. Couche moyenne.
15. Papille dentaire.
16. Cellules de l'ivoire.
17. Sac dentaire.
18. Pédicule vasculaire et nerveux de la papille dentaire.
19. Prismes de l'émail.
20. Ivoire de nouvelle formation avec les fibres dentaires.

chaque disque d'ivoire situé au sommet de la papille ou des divisions de la papille, si la dent doit avoir plusieurs racines, se coiffe d'un petit capuchon d'émail. Le mécanisme de la production de l'émail est encore obscur ; ce que l'on sait, c'est que le dépôt des couches d'émail a lieu de dedans en dehors, en sens inverse, par conséquent, des dépôts de l'ivoire.

3° *Formation du cément.* — Le cément se forme, comme les dépôts périostiques des os, aux dépens de la paroi interne du sac dentaire. Cette production du cément a lieu quelque temps avant l'éruption des dents.

C. — *Éruption des dents.* — On distingue deux espèces de dents : les *dents temporaires* ou *dents de lait,* et les *dents permanentes.*

1° *Dents de lait.* — L'éruption des dents de lait se fait de la manière suivante : la gencive est dure et blanchâtre ; les dents enfoncées dans son épaisseur n'ont ni racine ni cément et sont entourées par le sac dentaire. La racine, en se formant peu à peu, repousse la couronne contre le sac dentaire soudé à la gencive, et la dent finit par perforer les deux membranes qui la séparaient de la cavité buccale. La gencive se rétracte sur la dent et la portion restante du sac dentaire constitue le périoste alvéolo-dentaire.

Les germes des dents de lait commencent à apparaître vers la moitié du second mois et sont tous formés vers la moitié du troisième mois de la vie intra-utérine. Leur ossification est complète du cinquième au septième mois ; mais ce n'est qu'après la naissance, vers le sixième mois, que se produit leur éruption.

Les dents de même espèce apparaissent par paires, à droite et à gauche, et celles de la mâchoire inférieure précèdent celles de la mâchoire supérieure.

Leur éruption se fait ordinairement dans l'ordre suivant, d'après Beaunis et Bouchard :

Incisive moyenne inférieure........	De 6 à 8 mois.
Incisive moyenne supérieure.......	Quelques semaines plus tard.
Incisive latérale inférieure.........	De 7 à 9 mois.
Incisive latérale supérieure	Quelques semaines plus tard.
Première molaire..................	12 mois.
Canine	15 à 20 mois.
Deuxième molaire...............	2 à 6 ans.

La dentition temporaire est ordinairement complète au début de la troisième année.

Dents permanentes. — Les germes des dents permanentes se forment à partir du cinquième mois de la vie fœtale, de la même façon que les germes des dents temporaires et aux dépens d'un prolongement latéral du pédicule qui rattache ces derniers à l'épithélium buccal (voy. fig. 118, C).

Leur ossification se fait dans l'ordre suivant : la première grosse molaire s'ossifie au neuvième mois de la vie fœtale ; les autres dents s'ossifient après la naissance, les incisives dans la première année, les canines dans la deuxième, les petites molaires dans la troisième ; à cinq ans, elles sont toutes ossifiées, sauf les dents de sagesse.

L'éruption des dents permanentes débute par la résorption des cloisons osseuses qui les séparent des dents de lait. Les racines de celles-ci se résorbent, tandis que les racines des premières s'allongent et finissent par faire tomber les couronnes des dents temporaires.

L'éruption des dents permanentes a lieu dans l'ordre suivant :

Première grosse molaire..	Sept ans.
Incisives moyennes............	Huit ans.
Incisives latérales.............	Neuf ans.
Première petite molaire........ .	Dix ans.
Deuxième petite molaire........	Onze ans.
Canine......................	Douze ans.
Deuxième grosse molaire.......	Treize ans.
Dent de sagesse..	Dix-huit à vingt-cinq ans et quelquefois plus tard

Développement des organes des sens. — Tous les organes des sens empruntent des éléments au feuillet moyen et aux lames épidermiques qui proviennent du feuillet externe. Deux, l'organe de l'odorat et celui de la vision, en empruntent en outre au canal médullaire.

Nous traiterons plus loin (p. 358) de la peau, qui est l'organe du tact. Nous n'avons rien de plus à dire, à propos de l'organe du goût, que ce que nous venons de dire de la bouche. Nous avons quelques mots à ajouter relativement à l'organe de l'odorat. Nous décrirons ensuite le développement de l'appareil visuel et de l'appareil auditif.

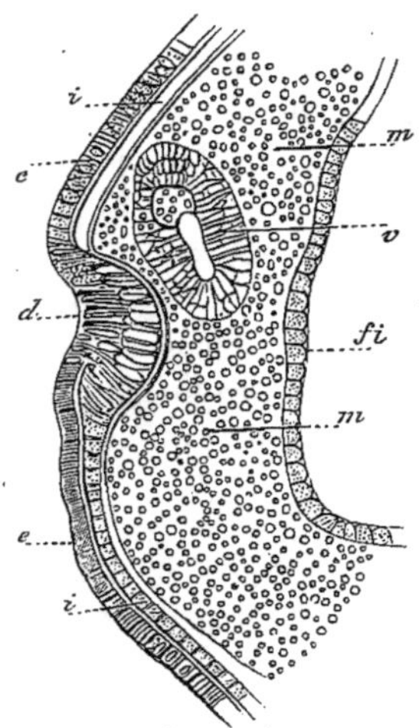

Fig. 123. — Coupe transversale d'un embryon de *bufo cinereus* de deux à trois jours, au niveau de la fosse de l'organe de l'odorat (d'après Schenk).

v. Vésicule oculaire.
d. Dépression du feuillet externe au niveau de l'organe de l'odorat.
e. Couche externe du feuillet externe.
i. Couche interne du même feuillet.
m, m. Éléments du feuillet moyen.
fi. Feuillet interne.

Développement de l'organe de l'odorat. — De chaque côté de la vésicule cérébrale antérieure, la lame épidermique s'épaissit. Au niveau du relief qui en résulte se forme ensuite une fossette, la *fossette olfactive*, située entre le bourgeon nasal externe et le bourgeon nasal interne. Cette fossette ne devient jamais une vésicule complète comme les fossettes oculaire et labyrinthique dont nous allons bientôt parler. Nous avons montré ci-dessus comment le développement du bourgeon maxillaire supérieur convertit la fossette en *canal nasal*, qui communique avec la cavité naso-buccale, non encore divisée. Nous avons décrit le développement des fosses nasales (voy. p. 294 et 297).

L'organe de l'odorat se développe aux dépens du feuillet moyen, à l'exception de l'épithélium de la membrane de Schneider, qui provient du feuillet externe. La partie intra-crânienne des nerfs olfactifs provient aussi de ce dernier feuillet, et se forme par un prolongement que le cerveau antérieur émet de chaque côté.

Développement de l'appareil de la vision. — L'œil est formé en partie par le feuillet externe, en partie par le feuillet moyen. Les deux portions du feuillet externe, canal médullaire et lames épidermiques, prennent part à sa formation.

A. — *Organes visuels provenant du feuillet externe.* — La vésicule cérébrale antérieure (fig. 110) présente deux prolongements latéraux et symétriques formés, comme le canal médullaire, par la portion du feuillet externe qui a constitué la gouttière médullaire (voy. p. 271). Ces deux prolongements, désignés sous le nom de *vésicules oculaires primitives* (fig. 124), sont creux et reliés à la vésicule cérébrale chacun par un pédicule ; ils croissent en refoulant les éléments du feuillet moyen, jusqu'à ce qu'ils aient rencontré latéralement ies lames épidermiques (voyez p. 273). Ils contiennent tous les matériaux nécessaires au développement du nerf optique, de la rétine, de la couche

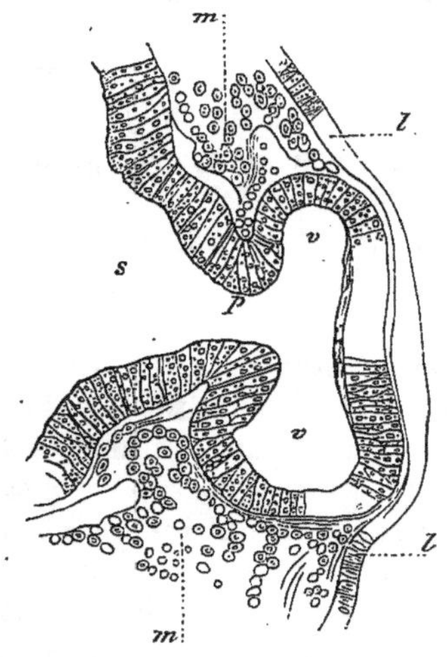

FIG. 124.— Coupe transversale de l'extrémité céphalique d'un embryon de poulet âgé de deux jours, au niveau de la région où se développe l'œil (d'après Schenk).

s. Système nerveux central dont les parois se continuent avec celles de la vésicule oculaire primitive.

v, v. Vésicule oculaire primitive.

p. Pédicule par lequel la vésicule oculaire primitive communique avec le système nerveux central.

m, m. Éléments du feuillet moyen situés utour de la vésicule oculaire et de son édicule.

l, l. Lame épidermique ou cornée, épaissie en face de la vésicule oculaire.

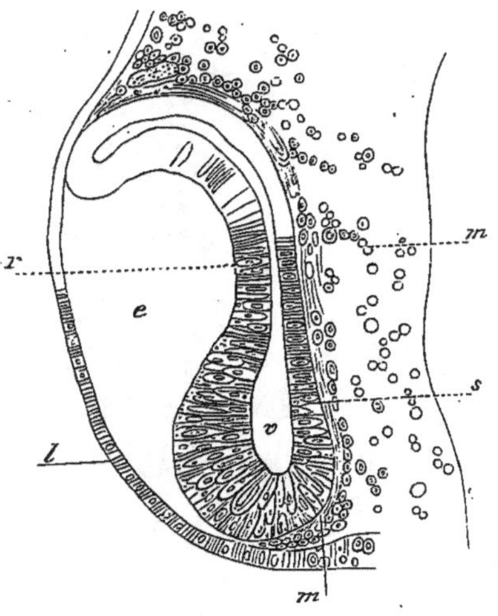

FIG. 125. — Même coupe que ci-dessus, à une période plus avancée du développement et destinée à montrer la trasformation de la vésicule oculaire primitive en vésicule oculaire secondaire (d'après Schenk).

v. Vésicule oculaire primitive.
e. Excavation de la paroi externe de cette vésicule.
r. Couche servant à former la rétine.
s. Couche servant à former le *stratum pigmentosum choroïdeœ*.
l. Lame épidermique ou cornée.
m, m. Éléments du feuillet moyen (masse protovertébrale de Schenk) situés autour de la vésicule oculaire primitive s'insinuant entre la vésicule oculaire primitive et le feuillet externe, pour pénétrer dans la vésicule oculaire secondaire, c'est-à-dire dans l'intérieur de l'œil.

pigmentaire de la choroïde et de celle de l'iris. Comment se forment les organes que nous venons de mentionner? C'est ce que nous allons examiner.

En se développant, chaque vésicule oculaire primitive finit, avons-nous dit, par toucher la lame épidermique (fig. 124); elle est alors sphérique, mais elle change bientôt d'aspect. En effet, la moitié externe de cette vésicule, à peine en contact avec la lame épidermique (épiderme cutané), est refoulée en arrière, prend la forme d'une cupule de gland de chêne (fig. 125) et laisse entre elle et la lame épidermique un espace qui devient de plus en plus grand (fig. 125), si bien qu'elle finit par être adossée à la moitié interne de la même vésicule oculaire (fig. 125) comme on adosse les deux moitiés d'un bonnet de coton avant de s'en coiffer. La cupule est alors à double paroi c'est-à-dire qu'on y trouve deux parois oculo-vésiculaires dont l'une est la doublure de l'autre (*r* et *s*, fig. 125). Peu après, ces deux parois s'accolent pour ne plus former que deux couches contiguës, et la cavité de la vésicule oculaire primitive (*v*, fig. 125) disparaît complétement.

Pendant cette évolution, la vésicule cérébrale antérieure s'est divisée en cerveau antérieur et cerveau intermédiaire (voyez page 286) ; c'est à ce dernier que vient aboutir le pédicule de la vésicule oculaire primitive. Ce pédicule, d'abord creux (*p*, fig. 124 et *c*, fig. 126), devient plein et représente le nerf optique. La couche oculo-vésiculaire postérieure (*s*, fig. 125) formera la partie pigmentaire de la choroïde et de la face postérieure de l'iris ; la couche oculo-vésiculaire antérieure, la rétine (*r*, fig. 125).

La rétropulsion, dont la moitié externe de la vésicule oculaire primitive est le siége et que nous venons de décrire, est liée à l'évolution de la lame épidermique (*l*, fig. 125) qui recouvre cette vésicule. A ce niveau, en effet, et par un mécanisme que nous étudierons plus loin (voyez page 307), la lame épidermique donne naissance au cristallin qui envahit la cupule formée par l'adossement des deux parois oculo-vésiculaires (*r* et *s* de la figure 125). Cette cupule, d'abord largement

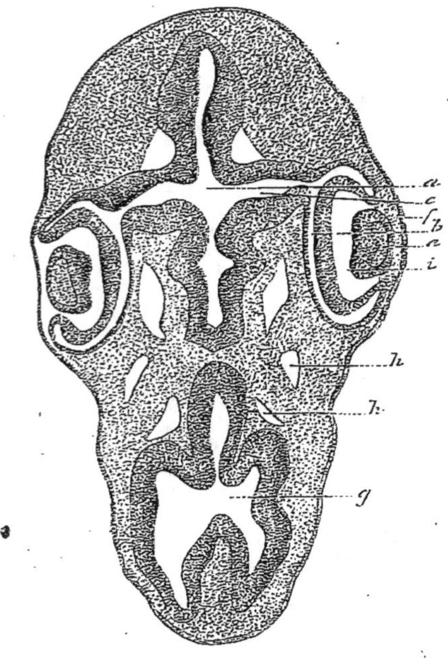

FIG. 126. — Coupe horizontale de la têts montrant la vésicule oculaire secondaire (d'après Mathias Duval).

a. Coupe de la partie antérieure du cerveau.
b. Cavité de la vésicule oculaire primitive.
c. Canal qui unit les deux parties précédentes.
e. Cristallin.
f. Peau.
g. Coupe de la partie postérieure du cerveau.
h, h. Coupe de vaisseaux.
i. Vésicule oculaire secondaire.

ouverte, recevra le cristallin comme un bonnet de coton reçoit la tête ; puis elle se refermera sur lui, à la manière d'une bourse dont on tire les cordons, et se trouvera transformée en *vésicule oculaire secondaire* ou cavité du globe oculaire. Elle ne présentera plus qu'une petite ouverture centrale, *la pupille*.

La vésicule oculaire secondaire présente une fente à la partie inférieure et interne de l'œil, comme si, à ce niveau, elle avait été incisée d'avant en arrière. Cette fente, *fente de l'œil* ou *coloboma*, résulte d'un simple arrêt de développement local. Elle laisse pénétrer dans la cavité oculaire des éléments du feuillet moyen. Dans quelques espèces animales, chez les mammifères et chez l'homme en particulier, cette fente se continue en arrière avec une dépression qui se prolonge jusque sur le pédicule de la vésicule oculaire. Aussi le nerf optique qui résulte de la transformation de ce pédicule est-il creusé au début d'un sillon, d'une gouttière à concavité inférieure dans laquelle se loge un vaisseau provenant du feuillet blastodermique moyen (voyez plus loin, page 308). Les deux bords de la gouttière se rapprochent ultérieurement l'un de l'autre et s'unissent, de sorte que le vaisseau est enfermé dans le nerf optique ; il forme l'*artère centrale de la rétine*. Le coloboma se ferme également par soudure de ses bords.

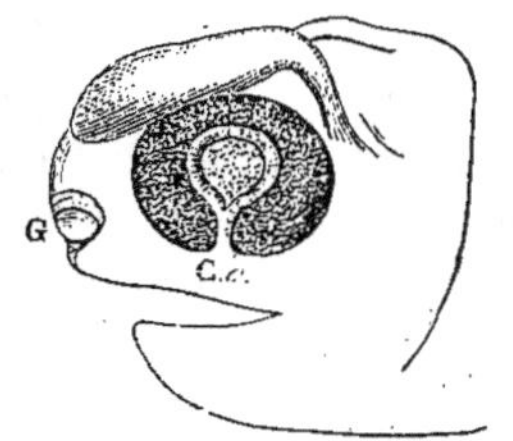

FIG. 127. — Vésicule oculaire secondaire complétement formée (d'après Schenk).

Co. Coloboma.
G. Fossette de l'odorat.

Formation du cristallin et de la couche épithéliale qui tapisse la face antérieure de la cornée. — Jusqu'à présent nous avons passé en revue les différents organes (nerf optique, rétine, couche pigmentaire de la choroïde et de l'iris) développés aux dépens de la vésicule oculaire primitive, laquelle n'est

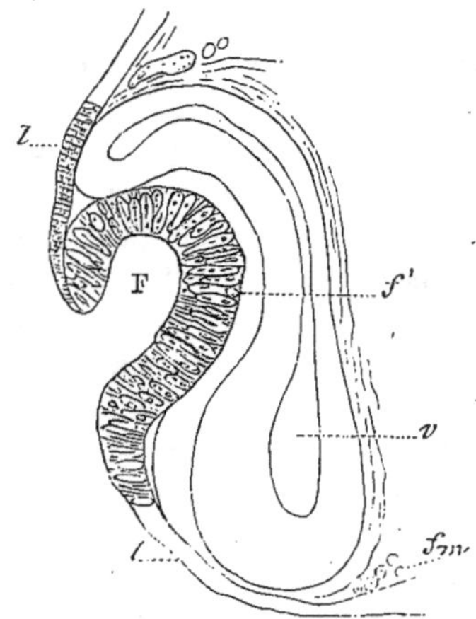

FIG. 128. — Coupe transversale d'un embryon de poulet, destinée à montrer la fosse lenticulaire (d'après Schenk).

F. Fosse du cristallin ou fosse lenticulaire.

l. Lame cornée ou épidermique.

f'. Portion de la lame cornée qui se déprime pour former la paroi de la fosse lenticulaire.

v. Vestiges de la vésicule oculaire primitive.

fm. Cellules du feuillet moyen (masse protovertébrale) tendant à s'insinuer entre la lame épidermique et la vésicule oculaire primitive, pour pénétrer ensuite dans la vésicule oculaire secondaire, en voie de formation.

qu'une expansion du système nerveux central et par conséquent du canal médullaire ; nous allons maintenant étudier le développement du cristallin qui provient de la lame épidermique.

En un endroit circonscrit de la lame épidermique, juste en face de la vésicule oculaire primitive, on trouve un épaississement qui correspond exactement à l'étendue de cette vésicule. Cet épaississement est l'ébauche du cristallin. Peu à peu se forme, à ce niveau, une dépression qui devient assez profonde pour qu'on la désigne sous le nom de *fosse du cristallin* ou *fosse lenticulaire* (fig. 128). Puis cette fosse lenticulaire se convertit en capsule cristallinienne par l'accroissement convergent de ses bords, surtout de son bord supérieur qui se contourne en une lamelle dont la coupe simule un crochet à concavité dirigée en bas (voyez fig. 128).

Ces bords finissent par venir en contact, de sorte que la fosse est fermée. La lentille qui en résulte, d'abord adhérente à la lame épidermique, s'en sépare ensuite complétement (voyez fig. 126). Entre les deux s'insinuent des éléments du feuillet moyen qui viennent former la membrane propre de la cornée.

La couche épithéliale étendue sur la face antérieure de cette membrane n'est autre que la partie de la lame épidermique qui s'est séparée du cristallin pour rester superficielle.

B. — *Organes visuels provenant du feuillet moyen.* — Les éléments du feuillet moyen qui entourent la vésicule oculaire primitive (fig. 124, 125 et 126) s'organisent d'une part en sclérotique et s'insinuent d'autre part, comme nous venons de le dire, entre le cristallin et l'épithélium antérieur de la cornée transparente, pour constituer la membrane propre de cette cornée. En outre, ils donneront naissance à la couche vasculaire de la choroïde et de l'iris et formeront un pli qui pénétrera par le coloboma dans la cavité oculaire où il proliférera en produisant le corps vitré et la capsule qui entoure le cristallin. Cette capsule est d'abord vasculaire. Sa partie antérieure, qui adhère aux bords de l'iris et reçoit des vaisseaux de cette membrane, a reçu le nom de membrane pupillaire. Vers le septième mois de la vie intra-utérine, la capsule cristallinienne cesse d'être vasculaire et perd ses connexions avec l'iris. C'est ce qui a fait dire que la membrane pupillaire disparaît à cette époque.

Paupières et canal nasal. — Les paupières apparaissent au milieu du troisième mois sous forme de deux replis cutanés qui s'avancent l'un vers l'autre en recouvrant peu à peu le globe oculaire. Une fois en contact, ces replis se soudent entre eux ; vers la fin de la grossesse ils se sépareront de nouveau.

La formation du canal nasal est intimement liée au développement de la face, ainsi que nous l'avons vu plus haut page 296.

Développement de l'oreille. — Deux feuillets blastodermiques, l'externe et le moyen, concourent à la formation de l'oreille.

A. — *Oreille interne.* — La lame épidermique (voyez page 273) doit fournir à l'oreille interne la couche épithéliale du labyrinthe membraneux ; ce phénomène se produit par une espèce d'invagination analogue à celle que nous avons décrite pour le cristallin (voyez page 307). En effet, au-dessous de chaque vésicule oculaire, à la hauteur de la troisième vésicule cérébrale, on observe chez tous les animaux vertébrés un épaississement de la lame épidermique. A l'endroit où existait primitivement ce relief, apparaît dans le cours ultérieur du développement une excavation qui est la *fosse labyrinthique* (fig. 129). Celle-ci se forme de la même manière que la fosse lenticulaire (voyez page 307) et se sépare de la lame cornée ou épidermique ; elle constitue alors la *vésicule labyrinthique* (fig. 130) et se trouve bientôt entourée des éléments du feuillet blastodermique moyen qui formeront le labyrinthe membraneux et le labyrinthe osseux.

Le nerf auditif naît indépendamment de la fosse labyrinthique et du cerveau, auxquels il se réunit plus tard.

B. — *Oreille moyenne et oreille externe.* — L'oreille moyenne et l'oreille externe représentent les vestiges de la première fente pharyngienne (voyez page 294). Cette fente prend bientôt la forme d'un canal qui s'ouvre par l'une

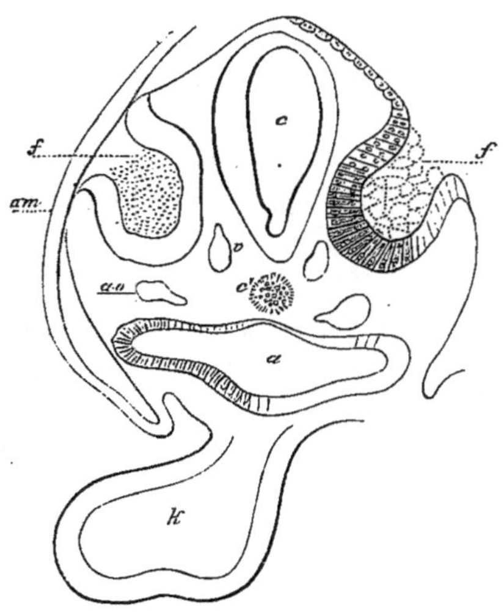

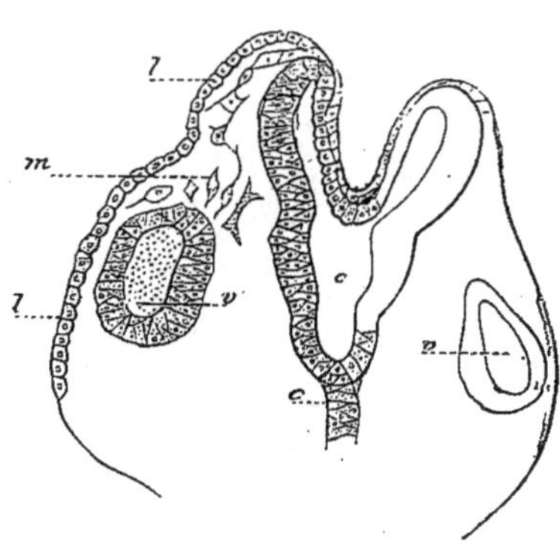

FIG. 129. — Coupe transversale d'un embryon de poulet de trois jours, destinée à montrer la fossette du labyrinthe.

c. Système nerveux central.
c′. Corde dorsale.
ao. Aorte.
v. Veine cardinale.
a. Intestin antérieur.
k. Cœur.
am. Amnios.
f, f. Fosse labyrinthique (de chaque côté)

FIG. 130. — Coupe transversale d'un embryon de poulet, montrant la vésicule labyrinthique complétement séparée du feuillet externe (d'après Schenk).

c. Système nerveux central.
c. Corde dorsale.
v, v. Vésicule labyrinthique.
m Éléments du feuillet moyen.
. Lame cornée ou épidermique.

de ses extrémités dans le pharynx et par l'autre à la surface de l'épiderme cutané. Une cloison médiane, la membrane du tympan, sépare ensuite ce canal en deux parties : l'externe constituera le conduit auditif externe; l'interne, la caisse du tympan et la trompe d'Eustache. Les osselets de l'ouïe proviennent des deux arcs pharyngiens supérieurs (voyez page 296).

Le pavillon de l'oreille est constitué par les éléments du feuillet moyen appartenant au second arc pharyngien et par le feuillet externe qui recouvre cet arc. A mesure que la tête subira son incurvation à concavité inférieure et antérieure, la saillie du pavillon se développera davantage et se portera en haut et en avant; de plus, elle se divisera en deux parties, l'une volumineuse et postérieure qui donnera naissance à la conque de l'oreille, l'autre petite et antérieure, qui formera le lobule.

Développement des organes génito-urinaires. — Indépendamment des organes que nous venons d'étudier, la région médiane de l'embryon fournit encore les organes génito-urinaires dont nous allons décrire le développement.

Éminence génitale. Pli uro-génital. — Les organes génitaux internes, les reins et les uretères se développent aux dépens des cellules du feuillet

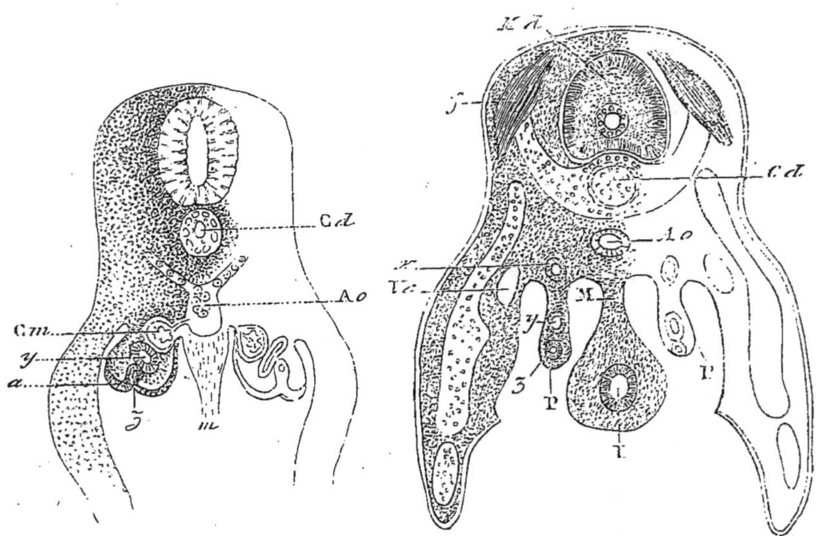

FIG. 131. — Coupe transversale d'un embryon de poulet de quatre-vingt-dix-neuf heures, au niveau de l'éminence génitale (d'après Waldeyer). — Combinaison de deux coupes. — La moitié droite correspond à la coupe la plus antérieure.

Cd. Corde dorsale.
Ao. Aorte.
Cm. Corpuscule de Malpighi.
m. Mésentère.
a. Épithélium germinatif.
z. Canal de Müller formé par la dépression de l'épithélium germinatif.
y. Corps de Wolff.

FIG. 132. — Coupe transversale de la partie inférieure du tronc d'un embryon mâle de poulet, âgé de huit jours (d'après Waldeyer).

Md. Moelle.
f. Faisceau musculaire.
Cd. Corde dorsale.
Ao. Aorte.
Vc. Veine cardinale.
I. Intestin.
P. Pli uro-génital contenant :
x. Le canal rénal (uretère).
y. Le canal de Wolff.
z. Le canal de Müller.
M. Mésentère.

moyen, qui constituent la *masse intermédiaire* de Foster et Balfour, et l'*épithélium germinatif* ou *lame germinative* qui recouvre cette masse. Dans cette région se forment des organes, les uns temporaires, les autres permanents, que nous allons décrire : le corps de Wolff, le canal de Müller, le rein définitif, le testicule ou l'ovaire. En même temps, cette région augmente considérablement de volume et fait saillie dans la cavité pleuro-péritonéale ; elle est limitée de chaque côté par une fente étroite qui dépend de la cavité pleuro-péritonéale. (fig. 133 et 135). Cette saillie a reçu le nom d'*éminence génitale*. De chaque côté sa partie externe prend, par suite des progrès du développement, l'aspect d'un véritable pli saillant et parallèle à l'axe de l'embryon, qu'on appelle le *pli uro-génital*. On y rencontre, en avant, c'est-à-dire vers le bord libre, le canal de Müller ; au milieu, le conduit du corps de Wolff ; en arrière, c'est-à-dire vers la base, l'uretère. La saillie de ce repli s'atténue et disparaît vers l'extrémité caudale de l'embryon. En même temps les canaux qu'il contient se rapprochent de la splanchnopleure et viennent, comme nous le verrons, s'ouvrir dans la partie inférieure de l'intestin, qui reçoit à cause de cela le nom de *cloaque* (voy. p. 324).

En dedans du pli uro-génital on rencontre une éminence secondaire, origine du testicule ou de l'ovaire, à laquelle on a donné le nom d'*éminence sexuelle*. Il importe de ne pas la confondre avec l'éminence génitale, dont elle n'est que la partie interne (fig. 135, page 316).

L'épithélium germinatif, dont les cellules sont cylindriques, est très-développé au niveau de l'éminence sexuelle. Il existe aussi sur le repli uro-génital, sauf à sa partie inférieure, où l'on rencontre seulement un épithélium pavimenteux semblable à celui qui tapisse, à cette époque, les parois du cœlome.

Corps de Wolff. — Les corps de Wolff sont des organes transitoires qui contribuent au développement des organes génito-urinaires et qui de plus sont chargés d'éliminer les produits de combustion pendant la vie embryonnaire. Ils jouent donc pendant ce temps le même rôle que les reins chez l'adulte. Aussi, les a-t-on désignés sous le nom de *reins primitifs* (Rathke), *reins primordiaux* (Jacobson), *reins d'Oken*. Chez la plupart des ichthyopsidés (batraciens et poissons), ils constituent les reins permanents pendant toute la durée de la vie.

Ils ont, du reste, une structure analogue à celle des reins ; ils se composent comme eux d'un long tube excréteur, parallèle à l'axe de l'embryon, où viennent aboutir un certain nombre de canalicules longs et étroits, enroulés sur eux-mêmes, renflés à leur extrémité et contenant dans ce renflement un glomérule vasculaire.

Les corps de Wolff s'étendent depuis la cinquième protovertèbre jusqu'à la partie inférieure de l'embryon ; leur conduit excréteur s'ouvre, avec deux autres canaux qui l'accompagnent (canal du rein définitif et canal de Müller), dans la partie élargie de l'intestin désignée sous le nom de *cloaque* (voyez page 324).

Développement. — Le corps de Wolff se développe de très-bonne heure. Son *canal excréteur* est déjà visible avant que les replis latéraux soient complétement constitués. Les auteurs ne sont pas d'accord sur la manière dont ce canal se forme. Pour Waldeyer, Schenk, Foster et Balfour, il naît, ainsi que nous l'avons dit, aux dépens des éléments du feuillet moyen, il apparaît à son origine sous la forme d'un cylindre plein situé près du feuillet externe. Puis ce cylindre devient creux par suite de la disposition radiée que prennent les cellules autour de son axe. Le canal, ainsi formé, en même temps qu'il se développe, s'éloigne de la peau, se rapproche du cœlome (voyez fig. 133), soulève la lame germinative près de la somatopleure et produit ainsi l'éminence génitale ou du moins sa partie externe qui deviendra plus tard le pli uro-génital, par suite de son accroissement progressif vers la cavité pleuro-péritonéale.

En faveur de cette origine, on peut invoquer, ainsi que le fait Pouchet, la fréquence des kystes dermoïdes et fibreux du testicule et de l'ovaire. Les corps de Wolff, en effet, étant primitivement en rapport avec le feuillet

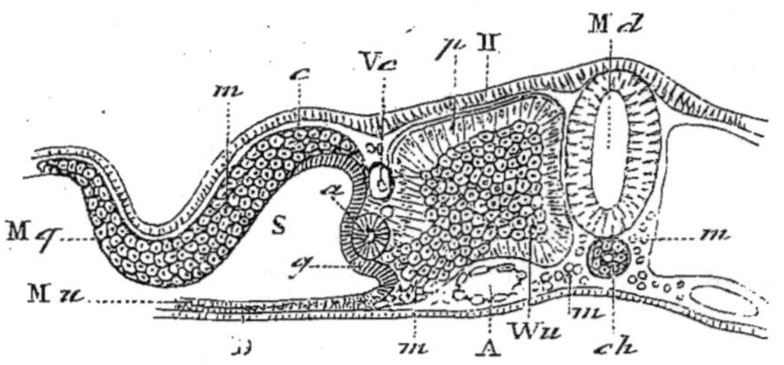

Fig. 133. — Coupe transversale d'un embryon de poulet de cinquante à soixante heures, vers le milieu du tronc (d'après Waldeyer).

H. Feuillet corné.

Vc. Veine cardinale.

c. Intervalle entre le feuillet externe et la lame musculo-cutanée, dans lequel s'insinuent les éléments de la masse protovertébrale.

g. Éminence génitale faisant saillie dans la cavité pleuro-péritonéale.

a. Conduit du corps de Wolff, qui s'est enfoncé et comme enchâssé dans la lame germinative.

S. Cavité pleuro-péritonéale.

Mq. Lame musculo-cutanée.

Mu. Lame fibro-intestinale.

D. Feuillet intestino-glandulaire.

Wu. Partie centrale de la protovertèbre.

p. Couche périphérique de la protovertèbre.

A. Aorte.

m, m, m. Éléments de la masse protovertébrale (Schenk), ou du mésoblaste (Foster et Balfour), entourant la corde dorsale, tendant à entourer le canal médullaire et s'insinuant soit dans la somatopleure (entre le feuillet externe et la lame musculo-cutanée), soit dans la splanchnopleure (entre le feuillet interne et la lame fibro-intestinale).

externe du blastoderme et venant finalement se mettre en contact avec les organes internes de la génération, peuvent transporter, pour ainsi dire, les éléments de la peau dans les tumeurs de l'ovaire et du testicule.

His faisait autrefois provenir le corps de Wolff de cellules du feuillet externe qui seraient mélangées avec celles du feuillet moyen, autour du canal médullaire au moment de la formation de ce canal. His a maintenant renoncé à sa première opinion, et place l'origine du corps de Wolff dans le feuillet moyen, comme Schenk et Waldeyer. Mais Hensen et van Beneden (1) adoptent encore l'ancienne opinion de His.

Pour Gœtte, Rosenberg et Romiti, dont les travaux datent de 1873, l'origine des corps de Wolff serait toute différente. D'après ces auteurs, le canal excréteur du corps de Wolff résulterait d'une dépression de la paroi même du cœlome. Il se formerait, à la partie supérieure de celui-ci, une espèce de cône

____

(1) D'après van Beneden, l'ectoderme est le feuillet mâle et l'endoderme le feuillet femelle ; ce dernier donne naissance à l'ovaire, tandis que l'ectoderme est l'origine du testicule ou plutôt du corps de Wolff. Nous remarquerons seulement que les observations de van Beneden ont été faites sur les polypes auxquels il distingue deux feuillets : l'ectoderme et l'endoderme, analogues, selon la remarque de Huxley, aux deux feuillets primordiaux des vertébrés, c'est-à-dire à ce que nous avons désigné sous les noms de *feuillet superficiel* et *feuillet profond* (voy. p. 268).

épithélial, plein, dont la pointe s'avancerait de haut en bas vers le cloaque. Ce filament épithélial perdrait bientôt sa continuité avec l'épithélium germinatif, au point où s'est faite la dépression primitive, et se creuserait en un canal qui est le canal principal du corps de Wolff, sur lequel viennent ultérieurement se greffer les canalicules (fig. 135).

Les *canalicules* du corps de Wolff naîtraient d'une façon indépendante, d'après les investigations de His, Bornhaupt, Rosenberg et Gœtte, pour se réunir plus tard au conduit excréteur. D'après Waldeyer, au contraire, les canalicules du corps de Wolff seraient formés par une expansion de la couche épithéliale du conduit principal. Au début, les culs-de-sac sont larges, comme hémisphériques (voyez fig. 134); plus tard, ils deviennent plus longs et plus étroits. Les canalicules naissent sur les parties latérales du conduit excréteur qui est longitudinal et affectent une direction transversale. Des cellules de la masse protovertébrale sont interposées entre ces canalicules. Les glomérules en dérivent de même que les réseaux vasculaires. Par suite de leur direction sinueuse, les canalicules sont sectionnés sous divers angles, lorsqu'on pratique des coupes pour les étudier (voy. fig. 135); mais il est toujours facile de les distinguer du conduit principal, parce que leur épithélium est plus épais.

Transformations du corps de Wolff. — Nous exposerons plus loin (p. 319) comment l'uretère et le rein naissent d'un diverticulum que le canal excréteur du corps de Wolff émet à sa partie postéro-inférieure, et qui se prolonge en remontant derrière l'organe d'où il tire son origine.

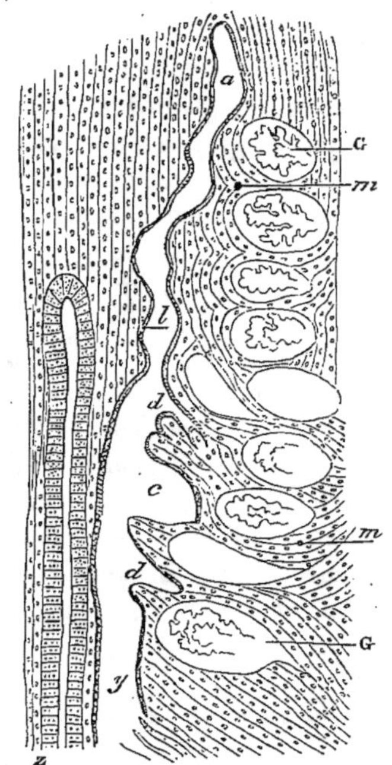

Fig. 134. — Section longitudinale du corps de Wolff et des organes voisins, sur un embryon de poulet de quatre jours (d'après Waldeyer).

y. Conduit de Wolff.
G. Glomérules.
a. Extrémité en cul-de-sac du conduit de Wolff.
c. Canal latéral gros et court émanant du conduit de Wolff.
d. Canal latéral étroit émanant du conduit de Wolff.
l. Bourgeon latéral du conduit de Wolff.
m, m. Masse protovertébrale s'insinuant entre les canaux latéraux et les glomérules de Malpighi.
z. Canal de Müller.

Quant au corps de Wolff lui-même et à son canal excréteur, ils entrent dans la composition de l'appareil génital interne. Ils subissent alors des transformations différentes chez l'embryon mâle et chez l'embryon femelle. Pour les décrire, on a divisé le corps de Wolff en deux régions; l'une *supérieure* appelée aussi *sexuelle*, l'autre, *inférieure* appelée aussi *rénale* (Waldeyer).

Chez l'embryon mâle, la région sexuelle ou supérieure donne naissance à l'épididyme ; celui-ci se continue avec le canal déférent, qui n'est autre que le canal excréteur du corps de Wolff. La région *inférieure* ou *rénale* s'atrophie et devient le *vas aberrans*, le *corps innominé* de Giraldès (parépididyme de Henle, paradidyme de Waldeyer).

Les canaux épididymaires se mettent en communication avec les canaux testiculaires qui, selon certains auteurs, se développent d'une façon indépendante et qui, selon d'autres, naissent des canalicules du corps de Wolff (voyez Développement du testicule, page 317).

Chez l'embryon femelle, la trompe, c'est-à-dire l'organe analogue au canal déférent du mâle, dérive, non pas du corps de Wolff ou de son canal excréteur, mais, comme on le verra tout à l'heure, du canal de Müller. Le corps de Wolff et son canal s'atrophient ; la partie supérieure devient le corps de Rosenmüller, découvert par cet auteur en 1802 et bien étudié par Follin. Waldeyer le désigne sous le nom d'*époophore*. La partie inférieure devient le *parovarium* (His) ou *paroophore* (Waldeyer). Chez les femelles des mammifères, on observe ces deux parties : dans les ligaments larges, l'organe de Rosenmüller, tel que nous l'avons décrit (voyez page 112) ; vers le pédicule de l'ovaire, le parovarium, sous forme de traînées jaunâtres « formées de cellules pleines » (G. Pouchet). Parfois, on trouve dans le ligament large, le canal excréteur du corps de Wolff non atrophié, qui constitue chez les ruminants et les porcs le canal de Gærtner.

Canal de Müller. — Le canal de Müller est situé d'abord à la partie externe du corps de Wolff. Il apparaît après lui et s'étend parallèlement à son conduit excréteur.

Le canal de Müller s'ouvre, à son extrémité supérieure qui correspond à peu près à la cinquième protovertèbre, dans la cavité pleuro-péritonéale ; par son extrémité inférieure, il s'abouche dans le cloaque. Il se forme en grande partie aux dépens de l'épithélium germinatif de Waldeyer : dès que le corps de Wolff est apparu, on observe une dépression linéaire de cet épithélium qui s'enfonce peu à peu d'avant en arrière dans la masse protovertébrale, se creuse de plus en plus en gouttière et se transforme, par le rapprochement de ses bords (fig. 135), en un conduit qui s'isole de l'épithélium germinatif de la même façon que le canal médullaire s'est isolé du feuillet externe : c'est le *conduit* ou *canal de Müller*. Auprès de l'extrémité inférieure de l'embryon, au point où l'épithélium germinatif fait défaut, la formation du conduit de Müller est différente ; au lieu de la dépression signalée ci-dessus, on trouve un cordon plein d'abord, creux ensuite, qui se fraye un passage à travers la masse protovertébrale, se réunit, d'une part, à la portion supérieure du conduit de Müller et va, d'autre part, s'unir au canal de Wolff, près du point où celui-ci s'ouvre dans le cloaque. Plus tard, le canal de Müller s'ouvre directement dans le cloaque, sans s'unir préalablement au canal de Wolff.

Le canal de Müller subit des transformations différentes chez l'embryon mâle et chez l'embryon femelle.

Chez l'embryon mâle, il s'atrophie : son extrémité inférieure en s'unissant à celle du côté opposé forme l'*utricule prostatique*, petite poche ovoïde située sur la ligne médiane, entre les deux canaux déférents et s'ouvrant au sommet du *verumontanum*.

Chez l'embryon femelle, le canal de Müller persiste; sa partie supérieure donne naissance à la trompe dont l'orifice externe s'ouvre dans la cavité péritonéale.

C'est aux dépens de sa partie inférieure que se développent l'utérus et le vagin. Au début de la vie intra-utérine, il existe donc deux utérus et deux vagins indépendants. Les deux canaux de Müller se soudent à leur partie inférieure vers le second mois de la gestation, chez les mammifères. A cette époque, il existe un seul vagin cloisonné et deux utérus indépendants. Plus tard la soudure s'étend aux utérus. Elle devient complète à la fin du second mois, dans l'espèce humaine (Dohrn); de sorte qu'il n'existe alors qu'un seul vagin et un seul utérus, cloisonnés dans toute leur hauteur.

La cloison se résorbe peu à peu de bas en haut; alors, on a successivement un vagin unique et un utérus bifide; un vagin unique et un utérus simple.

Les anomalies que l'on rencontre dans les organes génitaux s'expliquent aisément par un arrêt de développement, par un trouble survenu dans l'évolution que nous venons de décrire. La forme que présentent les anomalies dépend du moment auquel ce trouble s'est produit. C'est ainsi qu'on a observé un vagin et un utérus doubles; un vagin unique avec un utérus double ou seulement bifide dans sa moitié supérieure, un vagin et un utérus cloisonnés sur une plus ou moins grande étendue.

L'épithélium de l'utérus et du vagin provient du canal de Müller lui-même, c'est-à-dire de l'épithélium germinatif; les éléments conjonctifs et musculaires de ces organes ont leur origine dans la masse protovertébrale qui entoure le canal de Müller.

Éminence sexuelle. — Nous avons dit que l'ovaire, ou le testicule, se développe aux dépens d'un renflement situé à la partie interne de l'éminence génitale, du côté de la splanchnopleure. Ce renflement, désigné sous le nom d'*éminence sexuelle* (voy. fig. 135), résulte de l'épaississement graduel de la couche épithéliale et du mésoblaste adjacent. En effet, les cellules épithéliales qui recouvrent la partie interne de l'éminence génitale conservent leur forme cylindrique et se disposent en plusieurs couches; quelques-unes deviennent volumineuses et renferment un noyau réfringent; elles se distinguent facilement des cellules voisines et constituent les *ovules primitifs*. Il résulte de là que les éléments de la génération future sont préexistants dans l'embryon féminin. Pendant la gestation, l'utérus de la mère renferme les origines de deux générations successives : d'abord l'embryon, puis les ovules de cet embryon féminin. Du reste, ces ovules existent aussi bien, au début, chez les embryons mâles que chez les embryons femelles. L'*éminence sexuelle* présente chez les uns comme chez les autres les mêmes caractères, pendant les premières phases du développement. Il est impossible à cette époque de reconnaître le sexe : chez le poulet, c'est de la quatre-vingtième à la centième heure d'incubation que se manifestent les différences distinctives de l'un ou l'autre sexe.

Développement de l'ovaire. — Chez les femelles, les ovules primitifs s'accroissent, se multiplient et l'épithélium tout entier devient plus

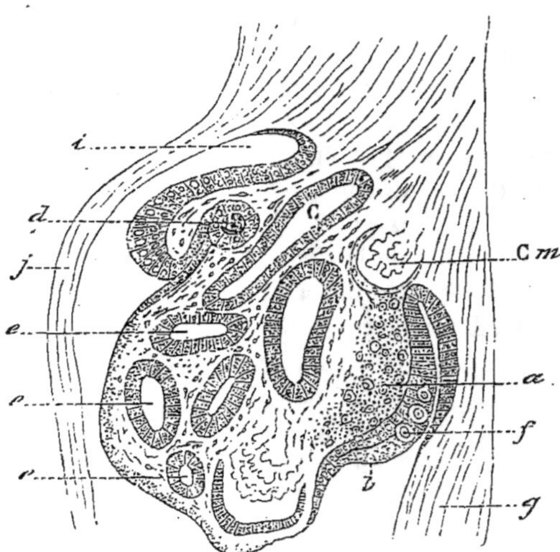

Fig. 135. — Coupe transversale du tubercule germinatif ou éminence génitale, avec le corps de Wolff, le canal de Müller et l'ovaire dans la première période de leur développement. — Combinaison de deux préparations dont l'une représentait le corps de Wolff avec la dépression du canal de Müller, et l'autre, le corps de Wolff au même degré de développement, avec l'ovaire à son origine. — Embryon de poulet à la fin du quatrième jour d'incubation (d'après Waldeyer).

<table>
<tr><td>

a. Stroma de l'ovaire.
b. Couche corticale épaissie de l'ovaire. On y voit les cellules épithéliales qui donnent naissance aux ovules.
C. Coupe transversale du conduit principal de Wolff.
d. Canal de Müller au moment de sa formation. Dépression de l'épithélium germinatif.

</td><td>

e, e, e. Coupe transversale des canalicules latéraux du corps de Wolff.
g. Mésentère.
Cm. Corpuscule de Malpighi.
j. Somatopleure.
i. Espace séparant la somatopleure de l'éminence génitale.

</td></tr>
</table>

épais et proéminent. Les cellules fusiformes de la masse protovertébrale sous-jacente s'accroissent également avec rapidité et constituent le stroma de l'ovaire. D'après Waldeyer, les ovules pénètrent directement dans ce stroma; seulement ils entraînent une partie des cellules épithéliales parmi lesquelles ils ont pris naissance, et ce sont ces cellules qui constitueront la membrane granuleuse de l'ovisac. La capsule de la vésicule de de Graaf se formera consécutivement aux dépens du mésoblaste.

Suivant Pflüger, les choses se passeraient moins simplement; l'épithélium germinatif prolifère et envoie dans la masse protovertébrale qui formera le stroma de l'ovaire, des espèces de tubes pleins de cellules, qui ne sont autre chose que les *cordons glanduleux*, les *tubes de Pflüger* (1863) (voy. *Anat. obst.*, p. 119). Ces tubes, limités par des cloisons formées de masse protovertébrale, se séparent de la surface de l'organe, où ils s'ouvraient primitivement et présentent chacun une série d'étranglements qui les ont fait comparer à des chapelets (voy. fig. 136). Chaque portion de tube comprise entre deux étranglements renferme : 1° une grosse cellule avec un noyau; 2° une

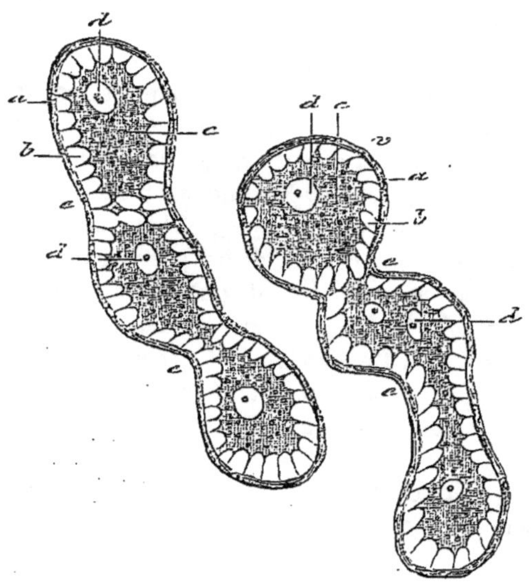

FIG. 136. — Tubes de Pflüger séparés de la surface de l'organe où ils ont pris naissance par une dépression de la couche épithéliale (d'après Frey).

a. Paroi conjonctive.
b. Paroi épithéliale.
c. Petites cellules, parfois réduites au noyau, ayant proliféré et devant former la membrane granuleuse.
d. Ovule primitif.

e, e. Étranglements sur différents points du tube et lui donnant la forme de chapelet.
v. Vésicule de de Graaf presque isolée du reste du tube, par suite de cet étranglement.

grande quantité de petites cellules presque réduites à l'état de noyaux et très-condensées. La grosse cellule deviendra l'ovule, et le noyau la vésicule germinative; les petites cellules fourniront les éléments de la membrane granuleuse. Tous les tronçons du tube de Pflüger renfermant chacun un ovule, se séparent complétement les uns des autres et forment les *follicules de de Graaf.*

Développement du testicule. — Chez les mâles l'épithélium et la masse protovertébrale sous-jacente cessent de se développer. L'épithélium germinatif est moins épais sur le futur testicule qu'il ne l'est sur le futur ovaire. Les ovules, au lieu de s'accroître et de se multiplier, diminuent de volume et disparaissent; l'éminence sexuelle elle-même s'efface.

Vers le septième jour, ou plutôt du sixième au huitième jour, sur un embryon de poulet, on aperçoit, dans la masse protovertébrale, des traînées encore indécises, premier rudiment des canalicules spermatiques. Ces traînées sont caractérisées par un amas de cellules groupées de façon à former des cylindres. Ceux-ci, pleins d'abord, se creusent ensuite et deviennent les canalicules spermatiques. D'après Sernoff, il se produit dans la masse de l'organe une différenciation : un certain nombre de cellules gardent leur aspect sphérique et forment les traînées que nous venons de décrire, tandis que d'autres prennent la forme allongée et deviennent fusiformes. Les cellules sphériques serviront à former l'épithélium du canalicule spermatique ; les cellules fusiformes formeront la tunique de ce canalicule.

Les canalicules, une fois formés, à quelle époque et comment se mettent-ils en communication avec le corps de Wolff ? C'est là un point encore inconnu. Nous avons distingué dans le corps de Wolff deux parties : l'une supérieure ou sexuelle, devenant l'épididyme ; l'autre inférieure, devenant le corps innominé de Giraldès (voyez p. 314). Les canaux testiculaires s'aboucheraient donc avec les canaux de la partie supérieure du corps de Wolff ; mais nous ne savons pas encore de quelle manière se fait cette union.

Waldeyer, Schenk et Wittich, au lieu d'admettre la formation indépendante des canalicules spermatiques, les font provenir directement du corps de Wolff : les canalicules de celui-ci, en pénétrant dans la masse génitale, deviendraient plus fins et prendraient les caractères des canalicules spermatiques.

Merkel a montré que les cellules des canalicules séminifères, au moment de la naissance, présentent une augmentation de volume passagère. En d'autres termes, il se manifeste, à la naissance, un phénomène semblable à celui qui se présentera de nouveau au moment de la puberté.

Descente du testicule. — Gubernaculum testis. — Au début de la vie intra-utérine, le testicule est situé à la partie supérieure de la cavité abdominale ; mais il ne tarde pas à descendre pour se porter dans le canal inguinal, où il arrive vers le troisième mois. Avant cette époque, le testicule, placé immédiatement au-dessous du rein, en avant du psoas, est entouré par le péritoine et rattaché à la paroi postérieure de l'abdomen et au corps de Wolff par un repli séreux qui constitue un véritable *mésotestis*, *mésorchide* de Seiller. De l'extrémité inférieure de ce *mésorchide*, vertical comme la glande génitale qu'il entoure en avant et sur les côtés, part un repli péritonéal qui se dirige vers la région inguinale. Ce repli péritonéal constitue l'enveloppe extérieure d'un ligament, désigné par Hunter sous le nom de *gubernaculum testis*. Celui-ci se compose d'un cordon central de tissu conjonctif mélangé de fibres musculaires lisses et entouré de fibres musculaires striées. Arrivé dans la région inguinale, le *gubernaculum testis* traverse le canal inguinal et va s'épanouir à la face interne du scrotum, où il s'insère. On n'est pas d'accord sur les causes de la migration de la glande génitale. Pour certains auteurs, la descente du testicule dans les bourses résulte de la contraction des fibres musculaires du *gubernaculum*. Nous ne parlerons ni de l'influence de la pesanteur, qui n'a rien à faire ici, ni même des contractions des muscles abdominaux et du diaphragme qui peuvent tout au plus jouer le rôle de cause adjuvante ; pour le professeur Sappey, la descente du testicule serait due à un raccourcissement, non pas absolu, mais relatif du *gubernaculum testis*. Dans les cinq derniers mois de la grossesse, la portion sous-ombilicale s'allonge de 6 centimètres environ (Sappey) ; pour que le testicule pût conserver ses rapports primitifs, il faudrait que le *gubernaculum* subît un allongement égal; or ce ligament s'allonge à peine. Il s'ensuit que le testicule, attaché au fond des bourses, passe peu à peu de la région rénale à l'intérieur du scrotum.

Quoi qu'il en soit de ces explications encore incertaines, le testicule arrive dans le scrotum du huitième au neuvième mois. La gaîne musculaire du *gubernaculum* constitue une portion du crémaster; la partie du prolongement du péritoine qui se trouve dans les bourses forme la tunique vaginale qui, jusqu'au moment de la naissance, communique avec la grande cavité péritonéale par un canal étroit. Ce canal s'oblitère dans les premiers jours qui suivent la naissance et il n'en reste plus de traces, sauf parfois un cordon fibreux mince, le *ligament vaginal*.

Développement des reins. — Remak, dont les observations portèrent sur le développement de l'embryon chez le poulet, croyait que les reins se for-

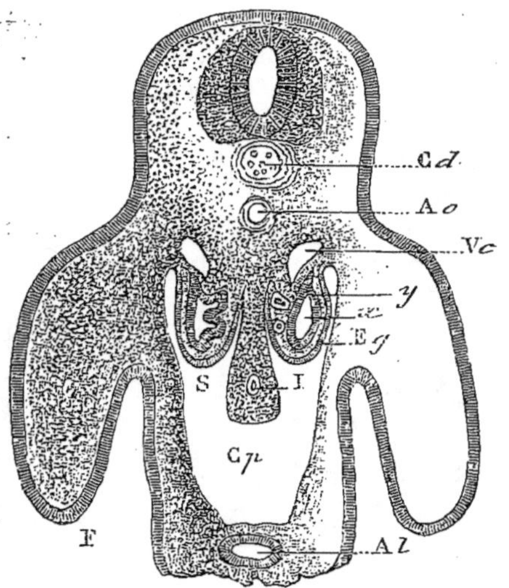

FIG. 137. — Coupe tranversale à travers la partie inférieure du tronc d'un embryon de poulet de quatre-vingt-huit heures (d'après Schenk).

Cd. Corde dorsale.
Ao. Aorte.
Vc. Veine cardinale.
y. Canal du rein (uretère).
x. Coupe transversale du canal de Wolff. A droite de la figure, on voit ce canal émettre deux bourgeons qui représentent les caudicules latéraux à leur origine.
Eg. Épithélium germinatif.
I. Intestin.
S. Éminence génitale.
Cp. Cavité pleuro-péritonéale.
Al. Allantoïde.
F. Origine des membres inférieurs.

maient aux dépens de culs-de-sac situés à l'extrémité caudale de l'intestin. Cette opinion était encore soutenue dans ces dernières années par les meilleurs embryologistes. Ainsi Kölliker admet que les reins proviennent d'une expansion sinon du gros intestin, du moins de la vésicule allantoïde ou de l'ouraque (voy. p. 323).

On fait aujourd'hui dériver les canaux du rein du corps de Wolff ou plutôt de son canal excréteur. Cette origine du rein a été indiquée pour la première fois par Kupffer (1). D'après cet auteur, la partie inférieure du canal du corps de Wolff émet, en arrière, un prolongement épithélial qui monte et se ramifie dans un amas de tissu conjonctif embryonnaire. Ce prolongement tubulaire et ses ramifications représentent l'uretère et le rein véritable sous sa forme première. Les canalicules, étroits et rares au début,

<hr>

(1) *Untersuchung über die Entwickelung des Harn und Geschlechts Systems*, in *Arch. für mikroscop. Anat.* Vol. II, 1866.

deviennent plus larges et plus nombreux à mesure qu'ils se ramifient; ils se terminent en doigt de gant. Les vaisseaux se développent en grand nombre dans le tissu conjonctif embryonnaire qui entoure les canalicules. L'uretère et le canal de Wolff qui lui donne naissance s'ouvrent d'abord par un tronc commun dans le cloaque, mais les deux canaux ont bientôt des orifices séparés.

Comment se forment les glomérules de Malpighi? Nous n'avons sur ce point que des renseignements encore incomplets. D'après Toldt, les conduits épithéliaux terminés en doigts de gant, que nous venons de décrire plus haut, se dépriment à leur extrémité de manière à former une *cupule* dans la cavité de laquelle vient se placer une anse vasculaire. L'organe, en cet état, a reçu le nom de *pseudo-glomérule*.

A mesure que le développement progresse, le tissu conjonctif diminue, la cupule s'arrondit peu à peu autour de l'anse vasculaire et se trouve formée de deux couches reployées l'une sur l'autre comme les deux parois d'un bonnet de coton : l'une, externe, se continue avec la paroi du conduit excréteur; l'autre, interne, est appliquée sur le pseudo-glomérule.

Les cellules qui forment la couche externe prennent de bonne heure les caractères de cellules endothéliales; celles de la couche interne gardent plus longtemps, tout au moins jusqu'à la naissance, leur caractère pavimenteux (Pouchet).

Au troisième mois se produirait, d'après Toldt, une différenciation entre l'épithélium des tubes étroits ou de Henle et celui des tubes larges du rein.

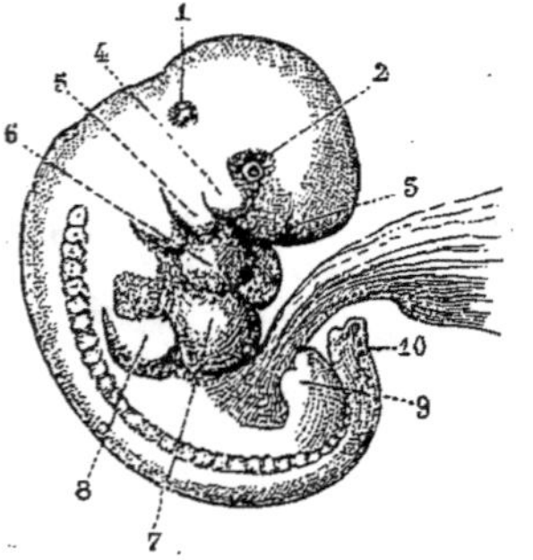

FIG. 138. — Embryon de quatre semaines (d'après Kölliker).

1. Vésicule auditive.
2. Vésicule oculaire.
3. Fossette olfactive.
4. Bourgeon maxillaire supérieur.
5. Bourgeon maxillaire inférieur.
6. Oreillette droite.
7. Foie.
8. Membre supérieur.
9. Membre inférieur.
10. Extrémité caudale.
11. Allantoïde.

Développement de la vessie. — Allantoïde. — La vessie se développe aux dépens d'un organe nommé l'*allantoïde*.

L'allantoïde (ἀλλαντοειδὴς, de ἀλλᾶς, saucisse, εἶδος, apparence), est un organe impair, vésiculeux, dont la forme n'est pas en rapport avec l'étymologie que nous venons de rappeler.

Origine et développement. — L'origine précise de l'allantoïde est un des points les plus controversés de son histoire. On l'a fait naître de la portion terminale de l'intestin (de Baër, Rathke et Valentin), des corps de Wolff (Reichert), et enfin directement des parois de la cavité pelvienne par une expansion du feuillet moyen du blastoderme unie au feuillet interne (Remak, Kölliker).

Les deux premières opinions sont contredites par l'observation de Coste (1), qui a constaté que l'allantoïde apparaît à une époque où la portion terminale de l'intestin n'existe pas encore et où le microscope ne permet de découvrir aucune trace des corps de Wolff. Resterait donc la troisième opinion d'après laquelle l'allantoïde sortirait de la paroi pelvienne. D'après Remak, chacune des lames musculo-cutanées donne naissance à un mamelon plein, qui fait saillie dans le cœlome. Bientôt les deux mamelons se confondent en un bourgeon unique qui contracte des rapports avec la lame fibro-intestinale. A ce moment, le feuillet interne ou glandulaire envoie dans le bourgeon allantoïdien un diverticulum creux. L'allantoïde a pris dès lors la forme vésiculeuse et se trouve en communication avec l'intestin. Ce mode de développement de l'allantoïde décrit par Remak, quoique compliqué et singulier dans son évolution, fut adopté par Kölliker et la plupart des autres embryogénistes jusqu'à l'apparition des travaux récents sur ce sujet de Dobrynin (2), de Schenk, de His (3), de Gasser (4), d'Olivetti (5), de Dastre et de Mathias Duval (6). Pour tous ces observateurs, dont les investigations ont porté sur les premiers développements du poulet, l'allantoïde apparaît chez cet animal vers la fin du second jour de l'incubation et résulte d'une involution du feuillet interne, alors que rien encore ne circonscrit le futur intestin, et que le repli caudal n'est pas encore formé. A ce moment, le feuillet externe de la vésicule blastodermique subit une inflexion (2, fig. 139, A) correspondant à l'origine du capuchon amniotique qui sera en rapport avec l'extrémité caudale de l'embryon (voyez p. 361). Au même moment, le feuillet interne présente une dépression en doigt de gant (1, fig. 139, A) dont l'extrémité s'enfonce dans les cellules du feuillet moyen qui vient, à ce niveau, de subir le clivage, et dans lequel on aperçoit une cavité qui n'est qu'une dépendance du cœlome (3, fig. 139, A). Cette dépression (1, fig. 139, A) est l'allantoïde au début de son développement.

Bientôt le feuillet interne présente une autre dépression (4, fig. 139, B), qui sera la terminaison de l'intestin inférieur. Entre la terminaison de l'intestin (4, fig. 139, B) et l'allantoïde (1, fig. 139, B) se trouve une saillie qui a reçu le nom de *bourrelet allantoïdien* (*b*, fig. 139, B).

En même temps qu'apparaît le bourrelet allantoïdien, l'extrémité caudale de l'embryon s'incurve vers le centre de l'œuf (fig. 139, C), et le repli caudal commence à se former (voyez p. 278). Ce mouvement d'incurvation porte la vésicule allantoïde (1, fig. 139, C) en avant de l'intestin inférieur (4, fig. 139, C), dont elle est encore séparée par le bourrelet allantoïdien (*b*, fig.

---

(1) *Embryogénie comparée*, p. 141. Paris, 1837.

(2) Dobrynin, *Ueber die erste Anlage der Allantois* (*Wiener Acad. Sitzungsber.* Juli 1871).

(3) His, *Ueber die Aufgaben und Zielpunkte der wissenschaftlichen Anat.* Leipzig, 1872.

(4) Gasser, *Ueber Entwickelung der Allantois, der Müllerschen Gänge und des Afters* (*Centralblatt*, 1874, p. 852. Francfürt, 1874).

(5) Olivetti, *Ein Beitrag zur Kenntniss der Allantoisbildung* (*Wiener medic. Abh.*, 1874, p. 447).

(6) *Etude sur l'origine de l'allantoïde chez le poulet*, octobre 1877.

139, C). A cette époque, l'allantoïde se rapproche de plus en plus du cœlome, ou cavité pleuro-péritonéale (3, fig. 139, C) ; ses parois sont formées par le

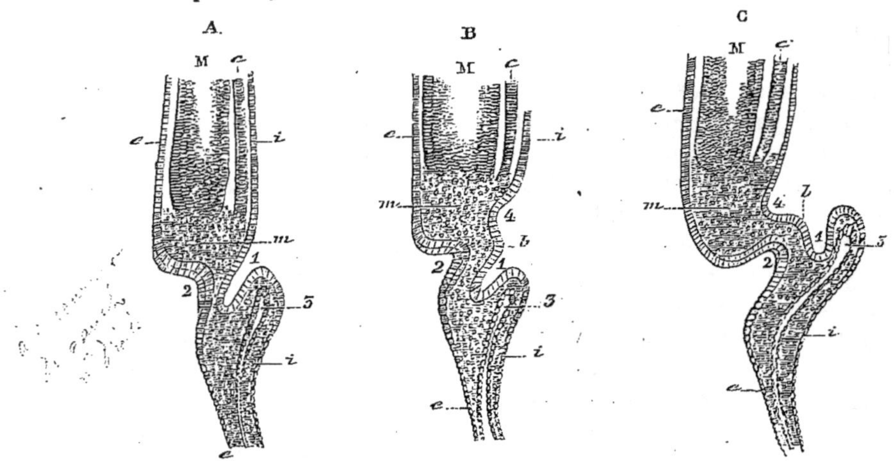

Fig. 139. — Représentant une coupe longitudinale de la partie inférieure du corps d'un embryon de poulet : A à la quarante-huitième heure de l'incubation. — B à la quarante-neuvième heure. — C à la cinquantième heure.

e. Feuillet externe ou épiderme.
i. Feuillet interne.
m. Épaississement caudal du feuillet moyen.
b. Bourrelet allantoïdien.
M. Moelle épinière.

c. Corde dorsale.
1. Dépression allantoïdienne.
2. Dépression épidermique sous-caudale.
3. Cavité pleuro-péritonéale ou cœlome.
4. Dépression cloacale du feuillet interne.

feuillet interne et par l'une des lames résultant du clivage du feuillet moyen, c'est-à-dire qu'elles sont constituées par un diverticulum de la splanchno-pleure.

A un stade plus avancé, l'allantoïde fait réellement saillie dans la cavité

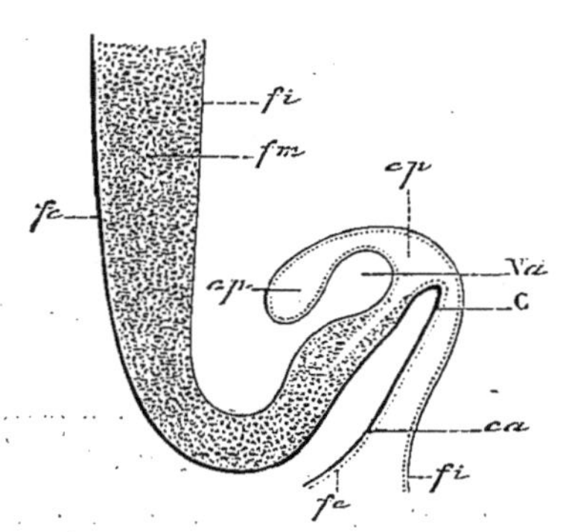

Fig. 140. — Schéma du repli caudal avec la vésicule allantoïde faisant saillie dans la cavité pleuro-péritonéale.

Fe. Feuillet externe.
Fi. Feuillet interne.
Fm. Feuillet moyen.
Va. Vésicule allantoïde.
Ca. Capuchon amniotique.
C. Extrémité supérieure du capuchon amniotique.
Cp. Cavité pleuro-péritonéale.

pleuro-péritonéale (cœlome) ; son fond s'élargit, de sorte qu'elle prend la forme d'une vésicule arrondie. Puis, en se développant davantage, elle dépasse les limites du sac embryonnaire, et envahit le *cœlome externe* qu'elle remplira bientôt (voyez p. 366).

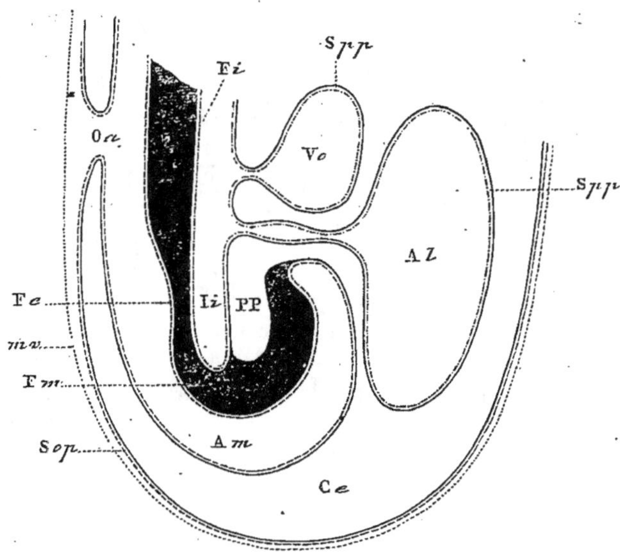

FIG. 141. — Figure schématique montrant la vésicule allantoïde à un stade plu avancé (d'après Dastre).

Fe. Feuillet externe.
Fm. Feuillet moyen.
Fi. Feuillet interne.
mv. Membrane vitelline
Sop. Somatopleure (extra-embryonnaire).
Spp. Splanchnopleure (extra-embryonnaire.)

Ii. Intestin inférieur.
Am. Cavité amniotique.
Oa. Ombilic amniotique.
PP. Cavité pleuro-péritonéale.
Ce. Cœlome externe.
Vo. Vésicule ombilicale.
Al. Vésicule allantoïde.

Peu à peu le canal intestinal se ferme par la soudure des splanchnopleures, le bourrelet allantoïdien s'efface, et l'orifice de la vésicule allantoïde s'ouvre désormais dans la partie inférieure de l'intestin, au niveau du cloaque (voy. ci-dessous). Enfin les progrès des replis embryonnaires (replis céphalique, caudal et latéraux) continuant, l'ombilic vient étrangler l'allantoïde et la divise en deux parties, l'une embryonnaire, l'autre extra-embryonnaire.

Nous ne décrirons pas en ce moment la partie extra-embryonnaire de l'allantoïde (voyez p. 365).

La *partie intra-embryonnaire* se compose elle-même de deux portions : l'une renflée, immédiatement en rapport avec l'intestin, qui formera plus tard la vessie urinaire ; l'autre étroite, ayant la forme d'un canal qui fait communiquer la portion renflée avec l'allantoïde proprement dite ou extra-embryonnaire : ce canal porte le nom d'*ouraque;* chez le nouveau-né, il est oblitéré et transformé en un cordon fibreux qui s'étend du sommet de la vessie à l'ombilic.

La vessie n'est donc autre chose qu'un renflement du pédicule de l'allantoïde ; elle communique à l'origine avec le cloaque.

Cloaque. — Nous avons vu que l'intestin inférieur se termine par un cul-de-sac à son extrémité caudale. Le cloaque n'est autre chose qu'un renflement de l'intestin inférieur près de cette extrémité. On donne à ce renflement le nom de cloaque, parce que l'intestin et les organes génito-urinaires y aboutissent. Il se met plus tard en communication avec l'extérieur par résorption de la membrane qui le sépare de la dépression ano-génitale dont nous donnerons bientôt la description.

Sur une coupe transversale, on voit, en avant, l'orifice de l'allantoïde, qui communique largement avec le cloaque ; en arrière, une légère gouttière médiane, à concavité antérieure, première trace du canal distinct qui sera le rectum, car cette gouttière se creusera de plus en plus et se transformera en canal par la soudure de ses bords. De chaque côté le cloaque présente un renflement qui a reçu le nom de *corne cloacale*. Là viennent aboutir en commun ou séparément, suivant l'époque du développement, le canal de Wolff en avant et l'uretère en arrière. Sur la figure 142 on voit de chaque côté l'uretère x aboutir à la partie postérieure de la corne cloacale correspondante. Le canal de Müller commence aussi par s'ouvrir dans le cloaque par un tronc commun avec celui de Wolff ; mais bientôt on lui trouve un orifice indépendant, placé entre celui du canal de Wolff et celui de l'uretère.

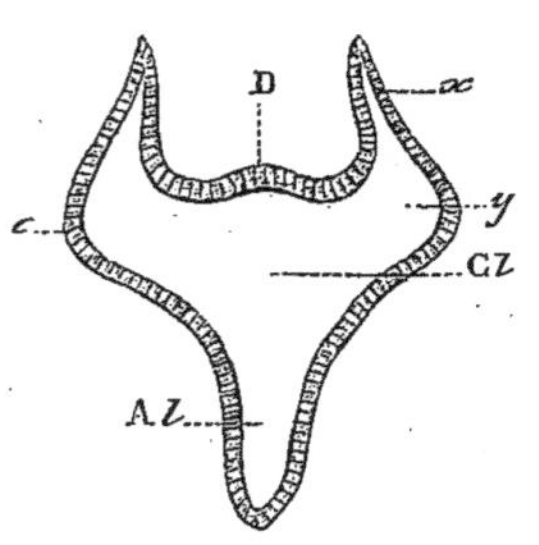

FIG. 142. — Coupe antéro-postérieure faite au niveau du bassin d'un embryon de poulet de quatre-vingt-dix-neuf heures, pour montrer la forme du cloaque (d'après Schenk).

Cl. Cloaque.
c. Corne cloacale.
D. Paroi postérieure présentant une légère courbure à concavité antérieure : cette courbure est la première trace de la gouttière qui isolera peu à peu l'intestin (rectum) de la portion antérieure ou uro-génitale du cloaque.
Al. Allantoïde s'ouvrant dans cette portion antérieure.
x. Uretère s'ouvrant à la partie postérieure de la corne cloacale.
y. Point où aboutit le corps de Wolff.

La première modification qui se produit est la formation du rectum qui s'isole de la partie allantoïdienne du cloaque. Ces deux organes vont, en outre, être séparés par le canal de Müller qui descend entre eux de la manière suivante : la vessie envoie du côté du rectum un prolongement en doigt de gant appelé sinus uro-génital qui formera les portions prostatique et musculeuse de l'urèthre chez l'homme. Le canal de Müller s'insérait précisément sur le point de la paroi vésicale qui a donné naissance au prolongement ci-dessus décrit ; il est donc entraîné par ce prolongement de sorte que finalement il répond : en avant, à la vessie et à l'urèthre ; en arrière, au rectum. Les organes auxquels le canal de Müller donne naissance chez la femme, c'est-à-dire l'utérus et le vagin, auront les mêmes rapports.

Développement de l'anus et des organes génitaux externes. — Nous étudierons d'abord le développement de l'anus, puis celui des organes génitaux externes.

A. — *Développement de l'anus.* — L'intestin inférieur est, à l'origine, terminé en cul-de-sac et sans communication avec l'extérieur. L'anus se développe par une dépression du feuillet externe, qui se met ultérieurement en communication avec l'intestin inférieur, de la même façon que la cavité buccale se met en communication avec l'intestin supérieur (voyez p. 298). Vers la quatrième semaine, cette communication entre l'intestin inférieur et l'extérieur existe, et l'on trouve, à la partie supérieure du corps, une seule ouverture qui conduit au cloaque : c'est l'*orifice anogénital*, qu'une cloison transversale divisera ultérieurement en *orifice anal* et *orifice génital*. L'épiderme cutané, l'épithélium de la muqueuse et des glandes cutanées de cet orifice proviennent du feuillet externe ; le derme, les muscles, le tissu conjonctif, les vaisseaux propres à cette région ont leur origine dans le feuillet moyen.

B. — *Développement des organes génitaux externes.* — Dans la sixième semaine, avant que le cloaque ne soit divisé en deux cavités, rectale et uro-génitale (voy. p. 324), on voit apparaître, en avant de l'orifice unique

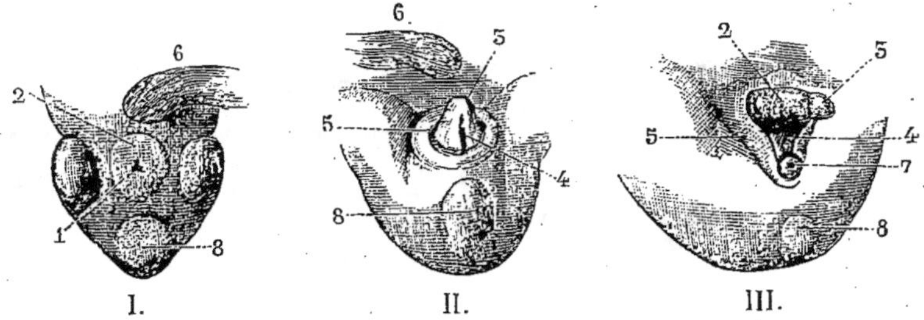

FIG. 143. — Développement des organes génitaux externes (d'après Ecker). — État indifférent : I, II, III.

I Embryon de 0^m,016.
1. Orifice ano-génital.
2. Tubercule génital.
6. Cordon ombilical.
8. Extrémité caudale et tubercule coccygien.
II. Embryon de 0^m,020.
3. Gland.
4. Sillon génital.
5. Plis génitaux externes (grandes lèvres ou plis scrotaux).
6. Cordon ombilical.

8. Extrémité caudale et tubercule coccygien.
III. Embryon de 0^m,027.
2. Tubercule génital.
3. Gland.
4. Sillon génital.
5. Plis génitaux externes (grandes lèvres ou plis scrotaux).
7. Anus.
8. Extrémité caudale et tubercule coccygien.

qui fait communiquer ce cloaque avec l'extérieur, un tubercule dit *tubercule génital* (voy. fig. 143) qui, à cette période du développement, présente les mêmes caractères dans les deux sexes. De chaque côté du tubercule génital existe un bourgeon ou repli appelé *repli génital* (v. fig. 143). Les deux replis circonscrivent complètement le tubercule génital. Vers la fin du deuxième mois, le tubercule génital est plus volumineux et présente, à sa partie inférieure, un sillon dit *sillon génital* qui s'étend jusqu'à l'ouverture du cloaque. Jusqu'alors, il est impossible de reconnaître le sexe ; aussi désigne-t-on l'état de l'embryon que nous venons de décrire sous le nom d'*état indifférent*.

Nous allons maintenant exposer les transformations qui ont pour résultat de caractériser le sexe. Nous étudierons d'abord le développement du type féminin parce qu'il est plus simple, puis celui du type masculin.

1° *Développement du type féminin.* — Le tubercule génital forme le clitoris ; les deux bords du sillon génital constituent les petites lèvres ; les deux

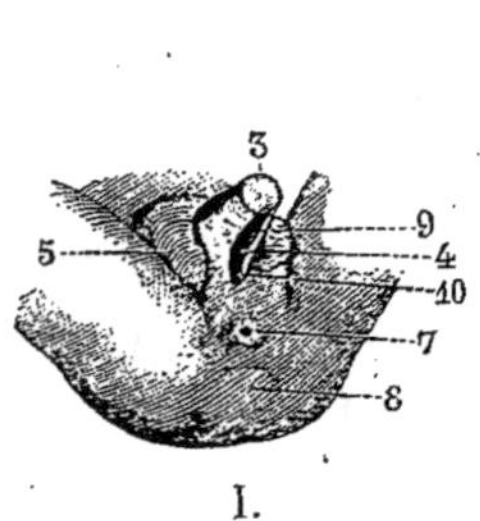
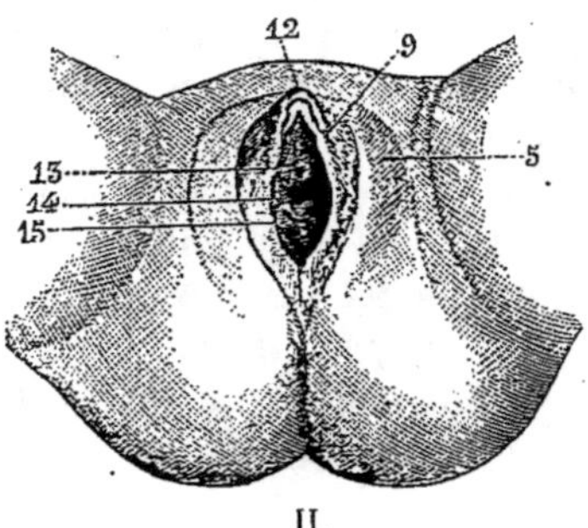

FIG. 144. — Développement des organes génitaux externes. Type féminin
(d'après Ecker).

I. Embryon de 0^m,031.
  3. Gland du clitoris.
  4. Sillon génital.
  5. Plis génitaux externes (grandes lèvres).
  7. Anus.
  8. Extrémité caudale et tubercule coccygien.
  9. Petites lèvres.
 10. Sinus uro-génital.

II. Embryon du commencement du sixième mois.
  5. Plis génitaux externes (grandes lèvres)
  9. Petites lèvres.
 12. Prépuce du clitoris.
 13. Ouverture de l'urèthre.
 14. Ouverture du vagin.
 15. Hymen.

replis génitaux restent séparés et donnent naissance aux grandes lèvres. Le sillon génital reste ouvert, sauf en arrière, où sa soudure forme le *raphé périnéal*. L'hymen est un repli de formation secondaire qui apparaît au sixième mois.

2° *Développement du type masculin.* — Chez l'embryon mâle, les organes génitaux externes acquièrent un développement plus considérable que chez l'embryon femelle. Le tubercule génital constitue le pénis et, dès le troisième mois, présente un petit renflement qui deviendra le gland ; les corps caverneux et le prépuce apparaissent au quatrième mois. Le sillon génital forme, à la partie inférieure des corps caverneux, une gouttière dite *gouttière sous-pénienne*. Cette gouttière est convertie en canal par rapprochement et soudure de ses bords. Le canal, ainsi formé, représente la portion pénienne de l'urèthre et se continue avec le sinus uro-génital qui donnera naissance aux portions musculeuse et prostatique (voyez ci-dessus p. 324). Le défaut de soudure de la gouttière sous-pénienne constitue le vice de conformation connu sous le nom d'*hypospadias*.

Les deux replis génitaux se soudent sur la ligne médiane pour former le scrotum, destiné à recevoir le testicule, encore dans l'abdomen à ce moment. Cette soudure s'accomplit de la fin du troisième mois au commencement du

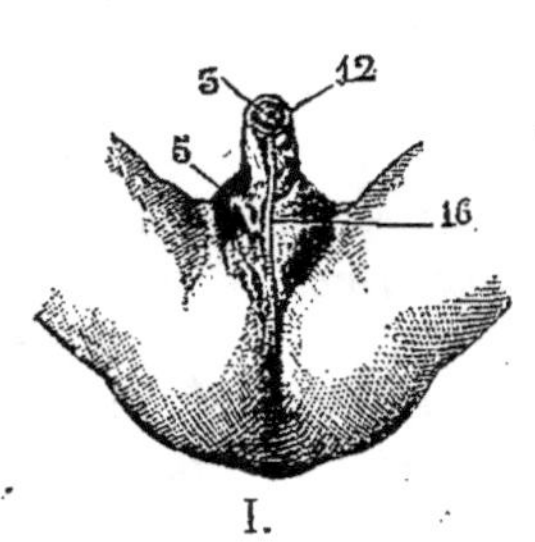
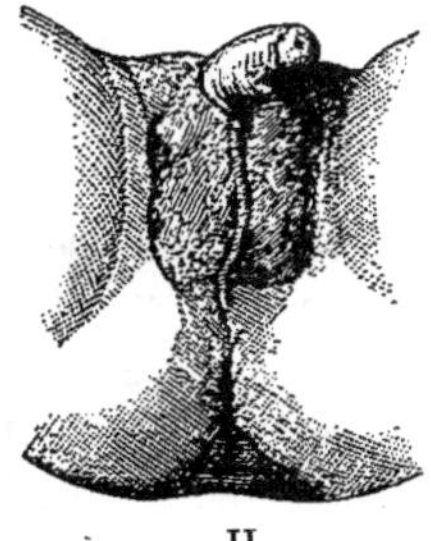

FIG. 145. — Développement des organes génitaux externes. Type masculin
(d'après Ecker).

I. Embryon du milieu du quatrième mois.   12. Prépuce du gland.
3. Gland.   16. Raphé scrotal.
5. Plis génitaux externes (plis scrotaux). II. Embryon de la fin du quatrième mois.

quatrième. On l'a vue quelquefois manquer. Les individus affectés de ce vice de conformation exceptionnel ont été, à tort, qualifiés d'*hermaphrodites*.

La prostate apparaît au troisième mois. Les vésicules séminales se forment aux dépens d'une dilatation du canal déférent, au point où ce canal s'ouvre dans la portion uro-génitale du cloaque.

L'épiderme et l'épithélium des parties génitales externes ont pour origine le feuillet blastodermique externe; mais le tissu conjonctif, les muscles, les vaisseaux et les nerfs proviennent du feuillet moyen.

§ 2. — Développement des splanchnopleures.

Nous avons dit plus haut (p.282) que la partie médiane de l'embryon présente en avant une gouttière longitudinale dont les deux bords se continuent avec les deux splanchnopleures. Les splanchnopleures se recourbent en dedans, s'avancent à la rencontre l'une de l'autre, se soudent et transforment ainsi la gouttière en un tube complet, qui est l'intestin primitif. Tandis que ce travail se fait, la masse protovertébrale prolifère de manière à former une lame impaire, médiane, dirigée d'arrière en avant. Cette lame repousse en avant, et par conséquent éloigne de la colonne vertébrale, le fond de la gouttière qui va devenir le tube digestif, ou du moins sa partie moyenne. Elle est le rudiment du *mésentère*. Les lames fibro-intestinales en tapissent les deux faces latérales.

L'intestin primitif fournit : 1° les voies digestives et leurs annexes; 2° les voies respiratoires et leurs annexes; 3° le cœur et les gros vaisseaux.

Sous le nom d'annexes des voies digestives, nous entendons le foie et le pancréas. Nous en rapprocherons la rate, qui se forme dans le mésogastre, ou mésentère de l'estomac.

Sous ｜le nom d'annexes des voies respiratoires, nous entendons le corps thyroïde et le thymus qui sont situés en avant de la partie supérieure du conduit aérien.

A la suite du cœur, nous décrirons non-seulement les gros vaisseaux, tels qu'on les entend en anatomie descriptive, mais tous les principaux vaisseaux de l'embryon et de ses annexes, afin de montrer l'ensemble de l'appareil circulatoire (1).

Les splanchnopleures sont, comme nous l'avons vu (p. 284), constituées au début par le *feuillet interne* et la *lame fibro-intestinale*, dédoublement du feuillet moyen. Ensuite la masse protovertébrale (la masse intermédiaire de Foster et Balfour) envoie entre ces deux lames des cellules qui en constituent une troisième, à laquelle Schenk a donné le nom de *lame intestinale*.

La lame fibro-intestinale ne fournit, d'après Schenk, que l'épithélium du péritoine viscéral et de la plèvre pulmonaire. Cet épithélium, d'abord cylindrique, devient cubique et enfin tout à fait plat.

Le feuillet interne ou *intestino-glandulaire* fournit l'épithélium des voies digestives et respiratoires, ainsi que des glandes situées dans leurs parois; il fournit en outre celui des conduits excréteurs des grosses glandes (foie, pancréas). Quant aux cellules parenchymateuses de ces organes, on pensait autrefois qu'elles provenaient également du feuillet interne. D'après les récentes recherches de Schenk, elles auraient leur origine dans la lame intestinale.

La lame intestinale fournit tous les tissus compris entre l'épithélium de la séreuse et celui de la muqueuse.

Tube digestif. — Au début, le tube digestif se présente sous la forme d'un canal incomplet largement ouvert en avant et communiquant avec la vésicule ombilicale ; mais bientôt les parties latérales, gauche et droite, de l'intestin convergent l'une vers l'autre, comme nous l'avons vu, se soudent sur la ligne médiane et forment un tube complet qui est le tube digestif auquel on distingue trois portions : une supérieure, une moyenne, une inférieure. La portion supérieure qui répond à l'extrémité céphalique prend le nom d'*intestin supérieur* ou *cavité céphalo-intestinale* (voy. p. 278). La portion moyenne s'appelle *intestin moyen*, et la portion inférieure est l'*intestin inférieur*. Celui-ci répond à l'extrémité caudale ou pelvienne de l'embryon. On le désigne encore sous le nom de cavité *pelvi-intestinale*.

. L'intestin supérieur donne naissance au pharynx et à l'œsophage; le cœur se forme dans sa paroi antérieure. L'intestin moyen donne naissance à l'estomac, à l'intestin grêle et au gros intestin, à la partie supérieure du rectum, c'est-à-dire à toute la portion du tube digestif recouverte par le péritoine. L'intestin inférieur formera seulement la partie inférieure du rectum. Nous avons vu (p. 325) que la bouche et l'anus se formaient par des dépressions du feuillet externe qui se mettaient ultérieurement en communication avec les extrémités supérieure et inférieure du tube digestif.

Étudions maintenant les transformations que subissent l'*intestin supérieur*,

(1) Pour le développement des vaisseaux, en général, voir le ｇ 4, p. 354.

l'intestin moyen et *l'intestin inférieur*, pour produire les organes que nous venons de mentionner.

Intestin supérieur. — L'intestin supérieur donne naissance par sa partie supérieure au pharynx, par sa partie inférieure à l'œsophage et à la trachée (voy. page 335); le pharynx et l'œsophage sont d'abord très-courts, puis ils s'allongent peu à peu à mesure que la tête se développe et que le cœur descend pour occuper sa situation définitive.

Intestin moyen. — L'intestin moyen donne naissance à l'estomac, à l'intestin grêle, au gros intestin. L'estomac se forme de la manière suivante : l'intestin moyen, qui était d'abord rectiligne et appliqué sur la colonne vertébrale, dessine une courbe à concavité postérieure et s'éloigne du rachis auquel il est rattaché par le mésentère ; l'intestin moyen offre alors un renflement fusiforme un peu aplati latéralement et dirigé d'abord dans le sens longitudinal ; ce renflement représente l'estomac à son origine. Bientôt cet organe devient transversal ou légèrement oblique, de sorte que sa face droite devient antérieure, sa face gauche postérieure ; son extrémité inférieure se porte à droite ; le bord postérieur présente une concavité supérieure droite ; le bord antérieur regarde en bas et à gauche et se dilate de manière à former la grande courbure de l'estomac. Les glandes de l'estomac se développent aux dépens des couches épithéliales profondes du feuillet intestino-glandulaire ; elles apparaissent de la septième à la huitième semaine sous forme de bourgeons pleins et se creusent d'une cavité, de la douzième à la treizième semaine.

La portion de l'intestin primitif qui fait immédiatement suite à l'estomac reste attachée au rachis et forme le *duodénum*. Plus bas l'intestin s'éloigne de la paroi postérieure de l'abdomen, à laquelle il reste attaché par le mésentère, et forme une anse à convexité antérieure. Du sommet de cette anse part le conduit vitellin qui fait communiquer le canal intestinal avec la vésicule ombilicale. A une certaine époque du développement, les deux branches de l'anse intestinale, au sommet de laquelle vient s'ouvrir le conduit vitellin, s'accolent et se placent dans le cordon jusqu'à la fin du troisième mois. Puis cette anse rentre peu à peu dans la cavité abdominale. La branche supérieure de l'anse formera l'intestin grêle et la branche inférieure le gros intestin.

Les circonvolutions de l'intestin grêle commencent à apparaître dès la septième semaine et constituent déjà un petit peloton à la huitième semaine.

Le cæcum se forme dans le voisinage du conduit vitellin, par une dilatation de la branche inférieure de l'anse intestinale, lorsque celle-ci est encore dans le cordon. Les côlons descendant et transverse sont déjà bien développés au troisième mois, mais le côlon ascendant est très-court à cette époque. Ce n'est qu'au sixième mois que cette portion du gros intestin est complétement formée.

Glandes de l'intestin. — La muqueuse de l'intestin est dépourvue de villosités et de glandes jusqu'à la huitième semaine. — Les glandes de Lieberkühn seraient à l'origine des culs-de-sac de l'épithélium et non des bourgeons pleins comme les glandes stomacales (Kölliker). — Les villosités apparaissent au début du troisième mois. — Les glandes de Brunner se forment vers le cinquième mois, et les plaques de Peyer vers le sixième. Les follicules clos sont visibles au septième mois.

Intestin inférieur. — L'intestin inférieur donne naissance à la partie inférieure du rectum. Nous n'avons rien à ajouter à ce que nous en avons dit à l'article CLOAQUE (voy. p. 324).

Péritoine viscéral, mésentère. — Nous avons déjà dit que l'épithélium du péritoine viscéral provient de la lame fibro-intestinale, et la partie fibreuse de cette membrane, de la lame intestinale (voyez page 328).

Le mésentère se forme de même. Les deux lames fibro-intestinales fournissent le revêtement épithélial de ses deux faces. Les cellules envoyées entre ces deux lames par la masse protovertébrale donnent naissance à toutes les parties interposées : tissu fibreux, graisse, vaisseaux, nerfs, et même ganglions et rate. Nous exposerons plus loin le développement de ce dernier organe. Celui des divers tissus qu'on rencontre dans le mésentère trouvera sa place dans le paragraphe consacré au développement des systèmes généraux (voyez page 354).

Développement du foie. — D'après Foster et Balfour, le foie apparaît chez le poulet entre la cinquante-cinquième et la soixantième heure de l'incubation, sous forme de deux diverticules émanant du duodénum, c'est-à-dire de la portion d'intestin primitif qui fait immédiatement suite à l'estomac. Ces deux diverticules, pleins d'abord, selon Gœtte, creux ensuite et terminés en cul-de-sac, sont formés extérieurement par les éléments du feuillet moyen et tapissés intérieurement par le feuillet interne. Ils embrassent, dans l'angle qu'ils forment entre eux, le canal veineux ou tronc commun des veines omphalo-mésentériques; ils sont l'origine du lobe droit et du lobe gauche du foie. Dans les premières heures du quatrième jour, un pont commence à s'établir entre les deux lobes latéraux et constitue le lobe moyen, dont la structure et le développement sont identiques à ceux des deux autres.

Vers la fin du troisième jour, on remarque dans le tissu mésoblastique qui entoure les diverticules, des cylindres pleins, formés de cellules hypoblastiques; ces cylindres, qui proviennent du feuillet interne que nous avons vu tapisser l'intérieur des diverticules, y sont naturellement attachés au début de leur formation; mais ils s'en séparent ensuite, puis se divisent et se ramifient de manière à former un réseau dans les mailles duquel se développent de nombreux vaisseaux. Ce réseau représente le parenchyme du foie adulte.

Chaque diverticule enverra en outre, dans les éléments du feuillet moyen qui l'entourent, des prolongements creux formés par le feuillet interne. Ces prolongements creux représentent les conduits biliaires. Ils se ramifient et leurs extrémités se mettent en relation avec les cylindres pleins, c'est-à-dire avec les cellules parenchymateuses. Ainsi, autour de chaque diverticule primitif existe une masse composée de ramifications creuses (provenant de la division du diverticule), de cylindres pleins hypoblastiques, de mésoblaste non modifié, qui fournira la trame conjonctive de l'organe, et enfin de vaisseaux. Ceux-ci vont se jeter dans le canal veineux.

Pendant le cinquième jour, une espèce de sac se développe sur le diverticule primitif droit. Ce sac, formé d'une couche interne d'hypoblaste et d'une couche externe de mésoblaste, est le rudiment de la vésicule biliaire.

D'après Schenk, le tissu hépatique ne proviendrait pas du feuillet interne, mais du feuillet moyen. La lame intestinale donnerait naissance aux cellules du foie, aux parois de la vésicule et des canaux biliaires, à l'exception de la tunique épithéliale qui provient du feuillet intestino-glandulaire. Si on fait, dit Schenk, une coupe transversale de l'embryon au niveau du foie, on constate, au début, l'existence d'un gros tronc veineux entouré de cellules hépatiques disséminées sans ordre autour de lui ; le canal cholédoque est déjà visible dans le voisinage de ces cellules, mais ne pénètre pas encore au milieu d'elles. A une période plus avancée du développement, celles-ci sont disposées en rayons entre les petites branches vasculaires qui émanent du gros tronc veineux, de sorte que le foie de l'embryon représente un lobule du foie chez l'adulte, et l'on peut voir le canal cholédoque pénétrer alors dans le foie unilobulaire. Ce canal, unique au moment de son apparition, se divise plus tard d'une façon dichotomique.

Développement du pancréas. — Nous avons à étudier dans le pancréas : 1° le développement des cellules parenchymateuses ; 2° le développement des conduits pancréatiques.

1° *Développement des cellules parenchymateuses.* — Baer, Bischoff, Rathke, Reichert, Remak, Kölliker, Gœtte, etc., faisaient provenir du feuillet intestino-glandulaire les cellules parenchymateuses du pancréas. Schenk, au contraire, en place l'origine dans la lame intestinale qui émane du feuillet moyen (voy. p. 328). Les éléments du mésogastre qui sont destinés à former ces cellules se distinguent bientôt de ceux qui les environnent par le volume du protoplasma. Ils sont, en outre, plus transparents, finement granuleux, et renferment un noyau avec des nucléoles.

Les cellules voisines sont plus allongées, contiennent un noyau de même forme et présentent quelques prolongements. Ce sont elles qui donneront naissance aux tissus du pancréas servant de substratum aux cellules parenchymateuses. Celles-ci forment, au début, des groupes irréguliers disséminés dans le mésogastre. Plus tard, elles se disposent de manière à prendre la forme de tubes. On trouve des tubes et des groupes irréguliers les uns près des autres dans le pancréas des embryons de poulet. Schenk a pu les observer également sur des préparations de jeunes lapins faites par le docteur Latschenberger.

2° *Développement des conduits pancréatiques.* — Le conduit excréteur se formerait d'une façon indépendante des cellules parenchymateuses du pancréas.

Le conduit pancréatique principal n'est autre chose à son origine qu'un prolongement latéral de l'intestin, se produisant à la hauteur de l'embouchure du canal cholédoque, et atteignant bientôt les éléments de la lame intestinale qui donnent naissance aux cellules parenchymateuses, comme nous l'avons expliqué plus haut.

Le deuxième conduit excréteur du pancréas se forme de la même manière, mais postérieurement au premier. Il peut être observé avec une loupe sur des embryons de poulet du quinzième au dix-septième jour de l'incubation. On peut l'étudier avant cette époque, en faisant une série de coupes transversales sur l'anse intestinale qui entoure le pancréas.

D'après Schenk, le canal pancréatique principal est tapissé pendant la vie embryonnaire par un épithélium cubique en continuation avec l'épithélium cylindrique de l'intestin. Cet épithélium cubique se continue dans les canaux pancréatiques qui représentent une division dichotomique du conduit principal. La formation des petits conduits a lieu de la même façon. Ils aboutissent aux amas de cellules parenchymateuses (acini), ci-dessus décrits. Cette disposition a été désignée sous le nom d'*ombelle* par les anciens auteurs.

Développement de la rate. — La rate prend naissance peu de temps après la première apparition du pancréas (voy. p. 331) dans un amas de cellules du feuillet moyen qui forme le mésentère de l'estomac ou *mésogastre*. Celui-ci est constitué par un prolongement de la masse protovertébrale, placé en avant de la corde dorsale et en arrière de la portion d'intestin primitif qui deviendra plus tard l'estomac. Située d'abord sur la ligne médiane, la rate se porte ensuite vers la gauche. A une certaine période du développement, on voit se produire dans les éléments du mésogastre splénigène des changements qui ont pour conséquence la formation d'une charpente de tissu conjonctif. Dans les aréoles de ce tissu, représentant les trabécules de la rate, on trouve les éléments de la pulpe splénique. Ainsi sur des embryons de bœuf, de 10 centimètres, Peremeschko (1) vit les parties constituantes de la rate complètement formées. Dans des embryons plus âgés, le même auteur constata sur des coupes transversales que les trabécules renfermaient, par places, des groupes de cellules, *cellules de la pulpe splénique*, contenant chacune plusieurs noyaux. Un groupe de ces cellules à noyaux constitue un *corpuscule de Malpighi*.

Développement des organes respiratoires. — Le développement des organes respiratoires comprend le développement des poumons, des bronches, de la plèvre, de la trachée et du larynx.

A. *Développement des poumons, des bronches et de la plèvre.* — Rathke, Remak, Kölliker et la plupart des auteurs considèrent les poumons comme formés à l'origine par de petits sacs longitudinaux appendus sur les parties latérales de l'intestin supérieur et résultant de la dépression des parois de cet intestin. Il se développe peu à peu sur ces petits sacs primitifs d'autres petits sacs secondaires qui se multiplient de plus en plus, de façon qu'à la huitième semaine on trouverait déjà l'ébauche des principaux lobules pulmonaires.

D'après Schenk, si l'on fait une coupe de l'intestin supérieur au niveau des poumons, on constate que cette coupe a la forme d'un triangle à base postérieure. Les deux angles latéraux de ce triangle, qui font saillie dans la

____

(1) Peremeschko, *Sitz. der K. Akad. in Wien.* Bd. 56, 1867.

cavité pleuro-péritonéale, constituent, en s'épaississant, l'origine de chaque poumon. A mesure qu'ils s'accroissent, ils se dirigent en avant et en bas, de

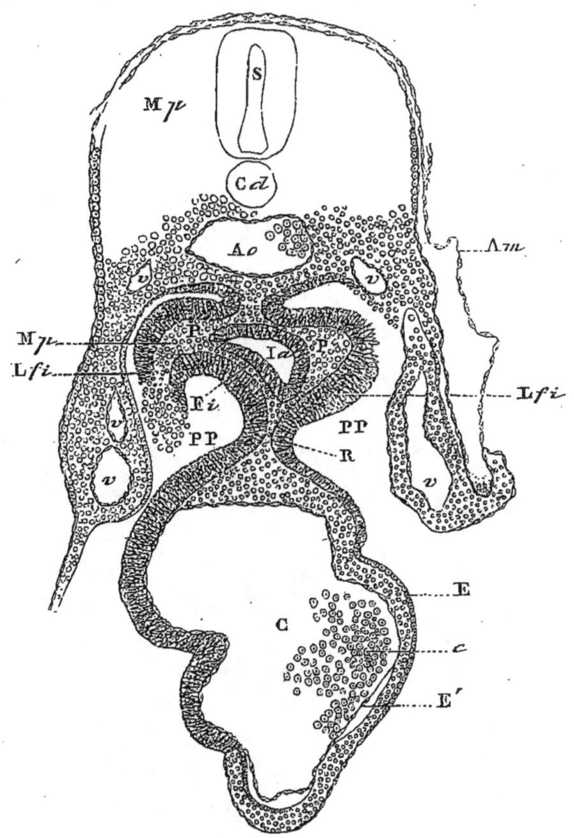

FIG. 146. — Coupe transversale d'un embryon de poulet de trois jours, à la hauteur des poumons et du cœur (d'après Schenk).

S. Système nerveux central.
Cd. Corde dorsale.
Mp. Masse protovertébrale.
Ao. Aorte.
Am. Amnios.
PP. Cavité pleuro-péritonéale.
P. Poumon.
Ia. Intestin antérieur (intestin supérieur).
Fi. Feuillet interne.
Lfi. Lame fibro-intestinale, se continuant avec la couche externe du cœur.

Mp. Masse protovertébrale, entourant l'intestin supérieur.
R. Espèce de mésentère (mésocarde), unissant le cœur à l'intestin supérieur.
C. Cœur.
E. Couche externe.
E'. Couche interne.
c. Corpuscules sanguins.
v, v. Vaisseaux.

façon à entourer l'intestin supérieur. Ils forment de chaque côté un petit sac constitué à sa face interne par le feuillet intestino-glandulaire, à sa face externe par la lame fibro-intestinale, et à sa partie moyenne par la lame intestinale, qui provient de la masse protovertébrale. C'est cette couche moyenne qui s'épaissit le plus et qui donnera naissance à tous les éléments du poumon et de la plèvre viscérale, à l'exception de l'épithélium de cette dernière qui a son origine dans la lame fibro-intestinale, et de l'épithélium des bronches qui dérive du feuillet interne.

La cavité des petits sacs que nous venons de décrire est tapissée d'épi-

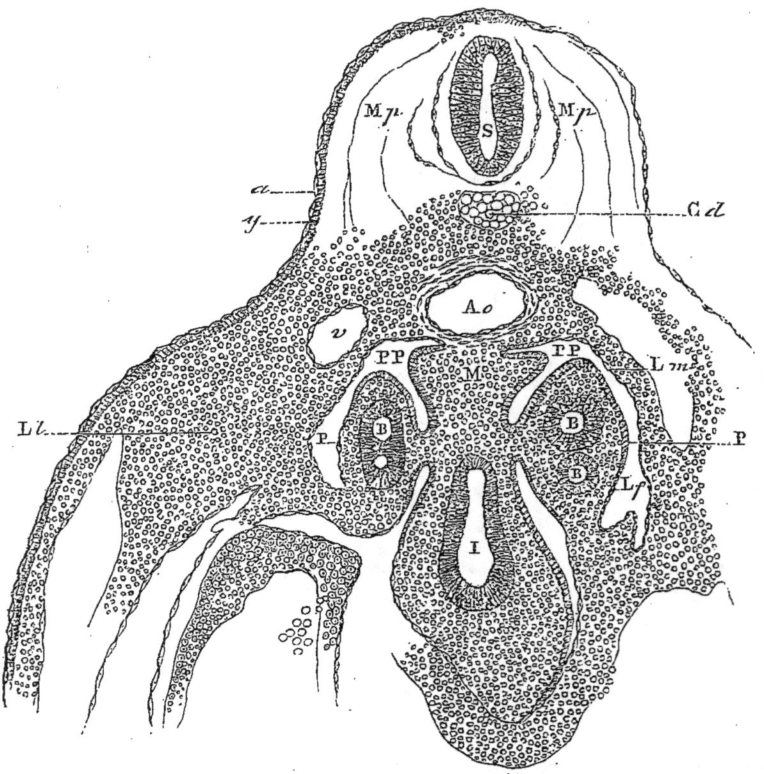

Fig. 147. — Coupe transversale d'un embryon de poulet, à la hauteur des poumons à une époque plus avancée.

S. Système nerveux central
Mp. Masse protovertébrale
Cd. Corde dorsale.
Ao. Aorte.
PP. Cavité pleuro-péritonéale.
Lm. Lame musculo-cutanée.
Lf. Lame fibro-intestinale.
P. Poumon et son pédicule.

B, B. Bronches.
M. Mésocarde.
I. Intestin supérieur.
Ll. Somatopleure.
v. Section d'un vaisseau.
a. Feuillet externe (épiderme).
y. Feuillet externe (couche de Malpighi).

thélium cylindrique et forme les deux troncs principaux des *bronches*. Les bronches secondaires sont constituées par la division des bronches principales; de même, les petites bronches résultent de la division des bronches secondaires. Enfin, on voit apparaître, à l'extrémité terminale des petites bronches, des renflements peu volumineux dans lesquels se continue l'épithélium des dernières divisions. Mais celui-ci est plus aplati dans les renflements que dans les bronches elles-mêmes et ressemble plutôt à de l'épithélium cubique. Ces expansions terminales des bronches formeront plus tard les vésicules et les alvéoles pulmonaires.

B. *Développement de la trachée.* — Après que les poumons se sont formés de la manière que nous venons d'indiquer, aux dépens de l'intestin supérieur, ce qui reste de ce dernier présente, si on en fait une coupe transversale, une section dont le diamètre antéro-postérieur est plus grand que le diamètre transverse. C'est ce tronçon de l'intestin supérieur qui deviendra le point de départ de la formation de la trachée. En effet, au-dessous de la cavité pharyn-gienne, l'intestin supérieur se sépare à cette époque en deux tubes secon-daires parallèles : l'un postérieur, qui forme l'œsophage (voy. p. 329); l'autre antérieur, qui représente la trachée. Cette séparation se produit par ce fait que les éléments de la lame intestinale, situés de chaque côté dans la paroi latérale de l'intestin antérieur, dépriment en son milieu la couche interne de cette paroi, de sorte qu'à une certaine époque du développement la coupe transversale de l'intestin supérieur ressemble à une semelle de soulier, puis à un sablier. Cette déformation, poussée jusqu'aux dernières limites, a pour conséquence la division de l'intestin en deux tubes, comme nous venons de le dire plus haut. Lorsque cette division s'est produite, l'extrémité supérieure de l'intestin primitif était déjà en communication avec la bouche, de sorte que la trachée est en relation avec l'extérieur. Les explications précédentes montrent que la trachée et l'œsophage sont en communication l'un avec l'autre pendant une grande partie du développement intra–utérin ; parfois cette com-munication persiste à la naissance, d'où résulte un vice de conformation qui rend la déglutition difficile, impossible même dans certains cas ; on voit alors l'enfant être menacé d'asphyxie et son visage bleuir chaque fois qu'il prend le sein.

C. *Développement du larynx.* — La partie supérieure de la trachée pré-sente un renflement longitudinal que l'on peut voir dans l'espèce humaine vers la cinquième ou la sixième semaine. Ce renflement est le larynx.

Du pharynx partent, d'après Coste, deux élevures qui limitent l'entrée du larynx. Ces deux petites éminences sont regardées par Kölliker comme l'ori-gine des cartilages aryténoïdes. Une branche transversale allant de l'un à l'autre donne naissance à l'épiglotte. D'après Reichert, les parties cartilagi-neuses du larynx proviennent du premier arc pharyngien. Les cartilages sont complétement développés dès la neuvième semaine. Les cordes vocales ne le sont qu'à la fin du quatrième mois.

Développement du corps thyroïde.—D'après les recherches de Müller (1) sur le développement du corps thyroïde chez la poule, cette glande appa-raîtrait sous forme d'un prolongement piriforme de la tunique épithéliale de l'intestin supérieur. A une époque plus avancée, le corps thyroïde est repré-

---

(1) *Ueber die Entwickelung der Schilddrüse* (*Ienaische Zeitschrift*, 1871).

senté par une vésicule ronde, tapissée à l'intérieur par un épithélium cylindrique, et en communication avec l'intestin supérieur au moyen d'un canal très-étroit tapissé par ce même épithélium. Ce canal de communication finit lui-même par disparaître le cinquième jour de l'incubation, et la masse cellulaire, qui représente à cette époque le corps thyroïde, se partage en deux lobes. Le neuvième jour, l'organe tout entier s'enveloppe d'une capsule de tissu conjonctif qui envoie, à l'intérieur de la glande, des cloisons qui la partagent en un certain nombre de lobules ; le seizième jour, le corps thyroïde est complétement développé, c'est-à-dire qu'il se compose, comme chez l'adulte, d'un amas de follicules munis chacun d'une membrane propre et séparés par des cloisons de tissu conjonctif.

Développement du thymus. — On ne connaît pas encore d'une façon satisfaisante le développement du thymus. Les auteurs qui se sont occupés de cette question fixent à la huitième semaine l'apparition du thymus dans l'espèce humaine, mais leur manière d'envisager le mode de formation de cette glande diffère essentiellement. On peut diviser toutes les opinions émises à ce sujet en deux classes : les uns pensent que le feuillet interne contribue à la formation du thymus ; les autres font dériver exclusivement cet organe du mésoblaste situé entre les gros vaisseaux du cou et la trachée. Parmi les auteurs qui admettent la première manière de voir, nous citerons Arnold (1), Remak (2), Robin (3), A. Dahms (4). Arnold dit avoir observé sur un embryon humain, long de 8 centimètres, que le thymus naît de la membrane muqueuse des voies respiratoires à la place même où se forme le larynx. Le thymus était représenté à son extrémité supérieure par deux prolongements qui s'ouvraient manifestement dans la trachée.

Au contraire, les recherches de Simon sur les embryons de cochon et de bœuf, de 3 à 5 centimètres de longueur, le conduisirent aux résultats suivants : Dans l'état le plus jeune où il put observer le thymus, cet organe se présentait sous la forme d'un tube situé le long des gros vaisseaux du cou et entouré de tissu conjonctif embryonnaire. Pour Simon, il n'est pas douteux que les parois de ce tube primitif, qu'il considère comme le thymus à sa première période de développement, ne soient formées par des cellules mésoblastiques. Dans la deuxième période, le tube s'élargit en certains points et présente des renflements, tantôt d'un côté, tantôt de l'autre. Ces renflements deviennent des diverticules, des espèces de follicules arrondis, présentant la même structure que le tube lui-même auquel ils sont réunis par un pédicule très-court. Plus tard, ces follicules primitifs donnent naissance à des follicules secondaires, et c'est ainsi que commenceront à se former les lobules.

Le thymus devient visible à l'œil nu dès le troisième mois de la vie fœtale. Il augmente, à partir de cette époque, jusqu'à l'âge de trois ans environ (Friedleben, Dahms).

<hr>

(1) *Salsburger med. chirurg. Zeitung*, 1831, St. II, 273.
(2) *Entwickelungsgeschichte der Wilberthiere*, 1851.
(3) *Cours d'histologie*, Faculté de médecine. Paris, 1874-1875.
(4) Thèse de Paris, 1877.

A partir de quatre ans, le thymus décroît, mais sa décroissance est très-lente. En même temps, il subit une régression graisseuse qui envahit d'abord les cellules glandulaires et finalement les éléments du tissu conjonctif embryonnaire eux-mêmes. Après quarante ans, l'organe est presque entièrement transformé en tissu graisseux mélangé de quelques fibres conjonctives; on y retrouve cependant encore quelques rudiments de tissu glandulaire (Dahms).

Développement du cœur. — En décrivant le repli céphalique, nous avons dit qu'il forme les parois d'un cul-de-sac qui est la cavité *céphalo-intestinale*, ou *intestin supérieur*. Nous avons dit aussi qu'en avant de cette cavité il est lui-même divisé, par le clivage du feuillet moyen, en deux lames entre lesquelles existe une cavité, la *fosse* ou *cavité cardiaque*, qui communique latéralement avec les cavités pleuro-péritonéales. C'est dans l'épaisseur de la splanchnopleure qui sépare la cavité céphalo-intestinale de la fosse cardiaque que le cœur se développe.

Il est d'abord situé juste au-dessous des vésicules cérébrales. Peu à peu, à mesure que la face se développe, il descend et se trouve successivement dans la région du cou, et plus tard dans le thorax.

Le cœur se montre de très-bonne heure. Quelques heures après l'apparition de la ligne primitive, on peut le distinguer, et déjà il est animé de mouvements rhythmiques très-évidents, qui lui ont fait donner le nom de *punctum saliens;* mais, à ce moment, il ne communique pas avec les vaisseaux. Il n'existe donc pas encore de circulation proprement dite.

Reichert, Klein, etc., faisaient naître le cœur de la paroi antérieure de l'intestin supérieur, sous la forme d'un bourgeon, d'abord plein, et qui se creusait ensuite par transformation des cellules centrales en globules sanguins. Pour Schenk et Waldeyer, cet organe est creux dès son origine. Il se présente sous la forme d'un repli de la lame fibro-intestinale, qui fait saillie en avant dans la fosse cardiaque, et se rattache en arrière à la paroi de l'intestin supérieur par une sorte de mésentère. Sa cavité est tapissée intérieurement par des cellules de la masse protovertébrale. C'est ce qu'on voit sur la figure 146, empruntée à Schenk.

Les auteurs que nous venons de citer considèrent le cœur comme unique dès son origine.

Dareste, à la suite de recherches qui ont porté sur l'embryon de poulet, admet la dualité primitive du cœur, dualité qui, comme on le verra tout à l'heure, n'a rien de commun avec l'existence, dans le cœur unique de l'adulte, de deux oreillettes et de deux ventricules. La dualité du cœur, chez certains monstres, serait le résultat d'un arrêt de développement (1). Von Baer, Hensen, et Kölliker, dans sa dernière édition (1876), admettent aussi l'existence de deux cœurs primitifs et de deux fosses cardiaques.

D'après Hensen, dès que l'embryon a deux protovertèbres, les premiers rudiments du cœur apparaissent chez le lapin sous forme de deux *épaississements* du feuillet moyen, un de chaque côté du repli céphalique, lorsque les bords

____

(1) *Comptes rendus de l'Académie des sciences*, t. LXIII, p. 603, 1866.

latéraux de ce repli sont encore séparés l'un de l'autre (voy. p. 277). Chaque épaississement se développe peu à peu vers l'extrémité supérieure de l'embryon de sorte que sur des préparations vues de face, on pourrait croire que chaque cœur primitif est uni à celui du côté opposé par son extrémité supérieure, sur la ligne médiane, de manière à prendre la forme d'un fer à cheval comme le repli céphalique dans lequel il se développe; mais des coupes transversales démontrent qu'il n'en est rien, et qu'au début chaque blastème cardiaque est totalement séparé de son congénère. Le cœur est donc strictement bilatéral à son origine.

Les épaississements, qui représentent le cœur au début de sa formation, prennent naissance dans le mésoblaste splanchnopleural et constituent une masse pleine qui, plus tard, se creuse d'une cavité par la transformation de ses cellules centrales en globules sanguins. Les cellules qui sont immédiatement en contact avec ces globules formeraient le revêtement endothélial du cœur; les autres cellules du mésoblaste situées plus en dehors donneraient naissance aux fibres musculaires de l'organe.

Sur un embryon de lapin présentant neuf protovertèbres, Hensen constata déjà, de chaque côté, une dilatation fusiforme du cœur primitif, situé à cette époque environ à égale distance de la vésicule oculaire et de la première protovertèbre. Un peu plus tard, on remarque dans chaque utricule cardiaque la trace de trois cavités séparées par deux étranglements. Puis les deux cœurs primitifs se rapprochent et se soudent

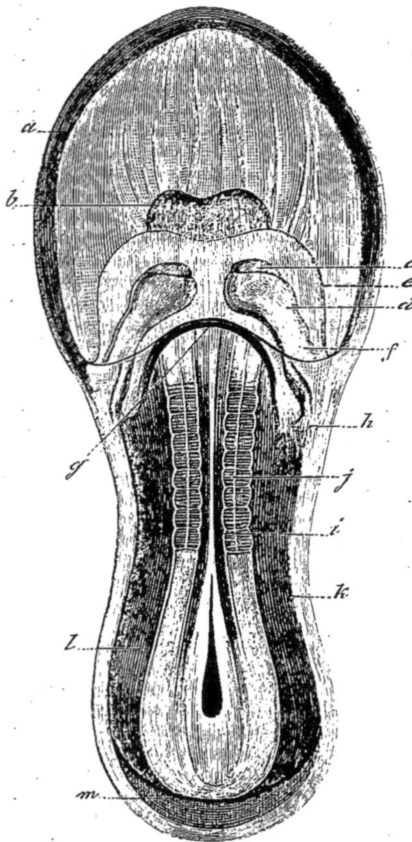

Fig. 148. — Embryon de lapin de neuf jours et trois heures, vu par sa face antérieure (d'après Kölliker).

a. Repli céphalique.
b. Extrémité supérieure de la tête.
c. Bulbe aortique.
d. Cœur.
e. Paroi de la cavité cardiaque ou pariétale.
f. Sinus veineux avec la veine omphalo-mésentérique.
g. Extrémité inférieure de la cavité céphalo-intestinale.
h. Veine omphalo-mésentérique.
i. Canal médullaire.
j. Aortes descendantes.
k. Lame latérale.
l. Lame vertébrale.
m. Limite supérieure du repli caudal ou cavité pelvi-intestinale.

sur la ligne médiane, et l'on peut voir la cloison qui, à cette époque, sépare encore les deux moitiés du cœur. Bientôt, la cloison elle-même disparaît.

Alors le cœur a la forme d'un tube droit dont l'extrémité supérieure communiquera avec les artères de l'embryon et l'inférieure avec les veines. Pour cela, l'extrémité supérieure de ce tube est bifurquée et les branches de la bifurcation constituent les *premiers arcs aortiques* (voy. p. 340); l'extrémité inférieure se continue, au contraire, avec le tronc commun des veines omphalo-mésentériques (voy. p. 345).

Bientôt le tube cardiaque, qui était rectiligne, se courbe en cou de cygne et prend la forme d'un S vu à l'envers, ayant par conséquent l'aspect d'un S vu dans un miroir. Cette torsion se fait de telle sorte que la partie supérieure ou artérielle se place à droite de l'axe de l'embryon et en avant; la partie inférieure ou veineuse à gauche et en arrière.

Le tube cardiaque, ainsi recourbé, présente d'une manière plus nette les trois dilatations et les deux étranglements que nous avons signalés tout à l'heure. — Les trois dilatations sont, en procédant de haut en bas : le *bulbe aortique*, la *cavité ventriculaire*, la *cavité auriculaire*. Elles sont simples à l'origine. — Des deux étranglements susmentionnés, le premier ou *détroit de Haller* sépare le bulbe aortique du ventricule; le second, le ventricule de l'oreillette.

Bientôt les trois cavités subissent des modifications importantes dans leurs rapports respectifs : l'incurvation en S se complète; l'oreillette se dilate, se porte en haut et passe en arrière du bulbe, qu'elle déborde à droite et à gauche (voyez fig. 150). Cette ascension de l'oreillette fait que le ventricule se trouve, comme chez l'adulte, occuper la partie inférieure du cœur.

Enfin, dès la quatrième ou cinquième semaine, des cloisons médianes divisent le cœur en cavités droites et en cavités gauches. On trouve, par conséquent, deux ventricules au lieu d'un; deux oreillettes au lieu d'une. La cloison ventriculaire apparaît sous la forme d'un repli qui naît de la partie

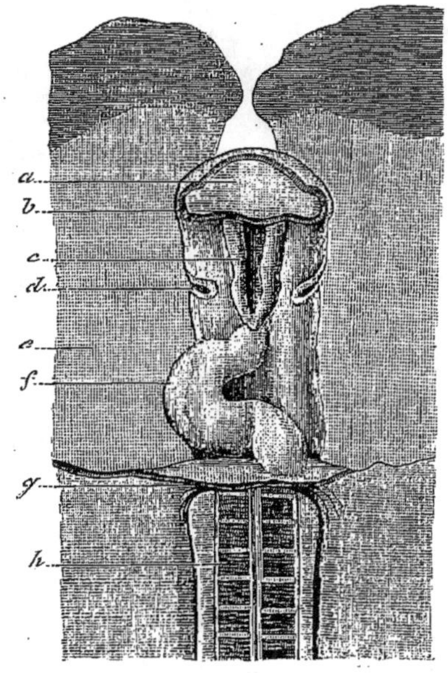

Fig. 149. — Figure montrant la forme en S du cœur et la naissance des arcs aortiques. Extrémité supérieure d'un embryon de 4^{mm},55 de longueur, vue par devant (d'après Kölliker).

a. Cerveau antérieur.
b. Vésicule oculaire primitive.
c. Arc aortique.
d. Origine du capuchon amniotique céphalique.
e. Cavité cardiaque ou cervicale.
f. Cœur.
g. Entrée de la cavité céphalo-intestinale ou intestin supérieur.
h. Protovertèbre.

postérieure et inférieure du ventricule primitif. La cloison auriculaire se développe, au contraire, d'avant en arrière ; seulement elle reste incomplète pendant toute la vie fœtale et laisse les deux oreillettes communiquer par un passage connu sous le nom de *trou de Botal*. Cette cloison s'avance, d'avant en arrière, vers l'orifice de la veine cave inférieure (voy. plus loin, p. 348). Des deux côtés de cet orifice partent deux prolongements qui vont au contraire d'arrière en avant à la rencontre de la cloison auriculaire. Le prolongement droit forme la valvule d'Eustache et dirige le sang de la veine cave inférieure vers le trou de Botal et l'oreillette gauche. Le prolongement gauche limite en arrière le trou de Botal ; après la naissance, il s'avancera vers la cloison auriculaire jusqu'à ce que ce trou soit oblitéré, ce qui arrive du premier au quinzième jour de la vie extra-utérine.

Une cloison médiane, indépendante de la cloison ventriculaire, divise aussi le bulbe aortique en deux parties (voy. p. 342).

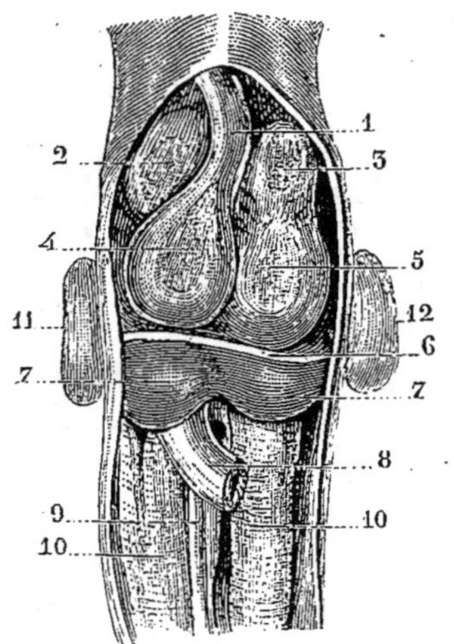

Fig. 150. — Figure montrant les rapports des oreillettes et des ventricules du cœur sur un embryon humain de vingt-cinq à vingt-huit jours (d'après Coste).

1. Bulbe de l'aorte.
2. Oreillette droite.
3. Oreillette gauche.
4. Ventricule droit.
5. Ventricule gauche.
6. Diaphragme.
7. Foie.
8. Intestin.
9. Mésentère.
10. Corps de Wolff.
11, 12. Origine des membres supérieurs.

Développement des artères. — Avant le cloisonnement des trois cavités primitives du cœur, lorsque cet organe est encore situé à la partie supérieure de la cavité céphalo-intestinale, l'extrémité qui deviendra le bulbe aortique émet deux branches : ce sont les *premiers arcs aortiques* (voy. p. 339). Ces arcs se recourbent de la partie antérieure de la cavité céphalo-intestinale à sa partie postérieure, en décrivant une anse à concavité inférieure ; ils passent ainsi au-dessous de ce qui sera la base du crâne et descendent le long des protovertèbres ; puis ils se réunissent en un seul tronc, l'*aorte thoracique*, qui se divise bientôt pour donner naissance aux deux artères vertébrales inférieures (postérieures de la plupart des auteurs). Celles-ci se dirigent parallèlement à l'axe de l'embryon jusqu'à l'extrémité caudale.

A mesure que le cœur s'éloigne de l'extrémité céphalique et descend vers la poitrine, on voit, dans la concavité de l'anse décrite par chacun des deux premiers arcs aortiques, se former des anastomoses antéro-postérieures qui vont de la partie ascendante de cette anse à la partie descendante. Ces anastomoses figurent des arcades superposées et constituent, à droite et à gauche, de nouvelles paires d'arcs aortiques. On compte de chaque côté cinq arcs aortiques. Les quatre premières paires sont situées au niveau des quatre premiers arcs

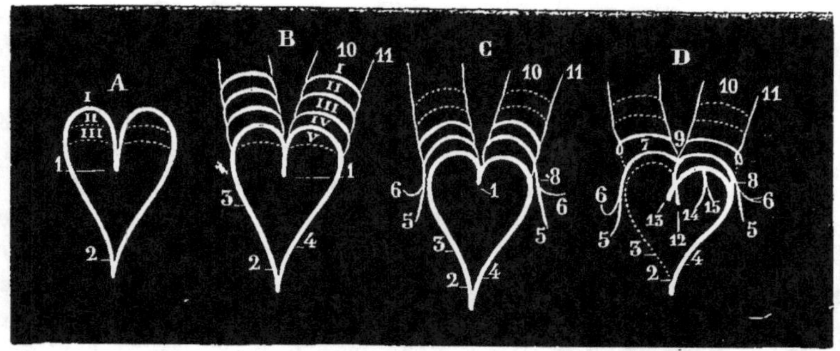

Fig. 151. — Figures schématiques représentant la formation des arcs aortiques et des grosses artères (d'après Kölliker). Le cœur n'est pas représenté dans ce schéma.

I, II, III, IV, V. Premier, deuxième, troisième, quatrième et cinquième arcs aortiques.
A. Tronc artériel commun d'où naissent les deux premiers arcs aortiques; [la place où se formeront les suivants est indiquée par des lignes ponctuées.
B. Tronc artériel commun avec les quatre premières paires d'arcs aortiques et la trace du cinquième.
C. Tronc artériel commun avec les trois dernières paires d'arcs aortiques et la trace des deux premières oblitérées à cette époque.
D. Artères persistantes; les parties disparues sont indiquées par des lignes ponctuées.

1. Tronc artériel commun.
2. Aorte thoracique.
3. Branche droite du tronc artériel commun, destinée à disparaître.
4. Branche gauche persistante.
5. Artère axillaire.
6. Artère vertébrale.
7, 8. Artère sous-clavière.
9. Carotide primitive.
10. Carotide externe.
11. Carotide interne.
12. Aorte.
13. Artère pulmonaire.
14, 15. Bronches pulmonaires droite et gauche de l'artère pulmonaire (d'après Kölliker).

pharyngiens. La cinquième paire correspond à la quatrième fente pharyngienne. Les cinq paires d'arcs aortiques n'existent pas toutes en même temps, car les plus anciennes disparaissent pendant que les nouvelles se développent.

Voici quelle serait, d'après Kölliker, la transformation des arcs aortiques : Le premier et le deuxième disparaissent de chaque côté, sans laisser de trace. — Le troisième donne naissance, à droite et à gauche, aux carotides. — Le quatrième forme, à droite, le tronc brachio-céphalique et la sous-clavière droite; à gauche, la crosse de l'aorte et la sous-clavière gauche. — Le cinquième disparaît à droite; il constitue à gauche l'artère pulmonaire, le canal artériel qui porte à l'aorte la majeure partie du sang du ventricule droit, la partie supérieure de l'aorte descendante qui se continue à plein canal avec la crosse de l'aorte fournie par le quatrième arc aortique gauche.

D'après de Baër, dont l'opinion est reproduite par Longet et Liégeois, les mutations des arcs aortiques se passeraient un peu différemment. Selon ces auteurs, les deux paires supérieures disparaissent comme ci-dessus; mais des trois paires inférieures qui persistent, la supérieure, c'est-à-dire les arcs (III, III) de droite et de gauche (voy. fig. 152) se convertissent en carotides et en sous-clavières. L'arc aortique (IV) de gauche devient la crosse de l'aorte et l'aorte permanente. L'arc aortique (IV) de droite s'oblitère. Enfin les arcs aortiques (V, V), qui s'anastomosent tous deux, au début, avec l'aorte descendante, constituent ce que de Baër appelle les racines droite et gauche de l'aorte. Les artères pulmonaires droite et gauche se détachent de ces racines, sous forme de branches très-grêles. A mesure que les poumons se développent, la crosse de l'aorte et les artères pulmonaires augmentent de volume; les racines de l'aorte, au contraire, s'atrophient et forment la droite, le canal artériel droit; la gauche, le canal artériel gauche. Le canal artériel gauche persiste jusqu'à la naissance, et constitue entre l'aorte et l'artère pulmonaire une anastomose désignée sous le nom de *canal artériel de Botal*. Le canal artériel droit disparaît à une époque moins avancée.

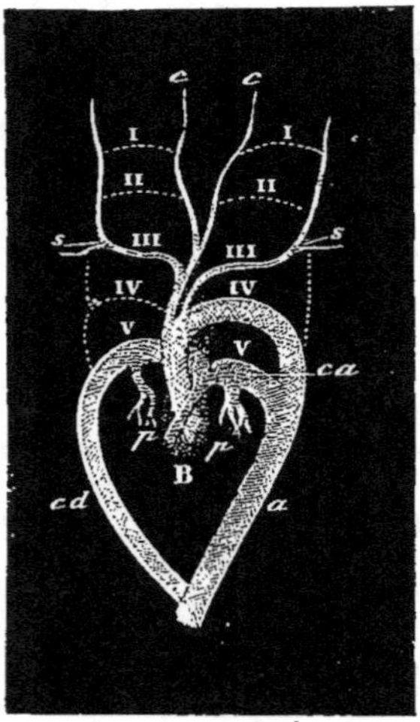

Pendant que ces transformations s'accomplissent, une cloison médiane (voy. p. 340) divise le bulbe aortique en deux tubes adossés l'un à l'autre comme les deux canons d'un fusil double, et s'ouvrant, l'un dans le ventricule gauche, l'autre dans le ventricule droit. Le premier se continue avec la crosse de l'aorte et ses branches, le second avec l'artère pulmonaire et le canal artériel.

Artères périphériques. — Quant aux artères périphériques, nous suivrons seulement le développement des artères vertébrales inférieures, omphalo-mésentériques et ombilicales.

L'*aorte thoracique*, d'abord très-courte, fournit deux branches de bifurcation: les *vertébrales inférieures* (voy. p. 340) qui, plus tard, se souderont entre elles pour former un canal impair, l'*aorte abdominale*, dont la terminaison est l'*artère sacrée moyenne*.

On désigne sous le nom d'artères *omphalo-mésentériques* celles qui se rendent à l'aire vasculaire, et qui, après l'étranglement du blastoderme (p. 277), couvriront la moitié de la vésicule ombilicale la plus rapprochée de l'embryon (voy. fig. 154).

Elles sont d'abord très-nombreuses et proviennent des vertébrales inférieures, puis elles s'atrophient successivement et finissent par être réduites

Fig. 152. — Transformation des arcs aortiques (d'après von Baër) en troncs artériels permanents chez les mammifères. I, II, III, IV, V, de chaque côté : les cinq paires d'arcs aortiques. I, les plus anciens; V, les plus nouveaux ou derniers formés.

B. Bulbe de l'aorte.

c, c. Les deux carotides, encore unies, se séparent plus tard.

s, s. Les deux sous-clavières, la droite partant du tronc innominé.

a. L'aorte.

p, p. Les artères pulmonaires.

ca. Canal artériel gauche, ou canal artériel de Botal.

cd. Canal artériel droit.

à deux branches. L'une de celles-ci s'atrophie à son tour et il ne reste plus

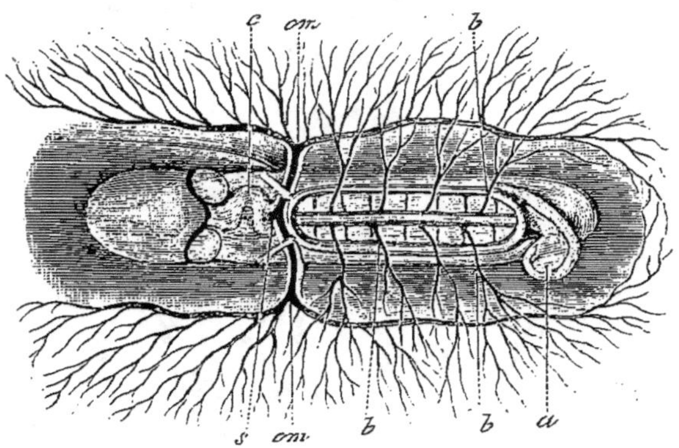

FIG. 153. — Figure représenant la première circulation de l'embryon óu circulation de la vésicule ombilicale.

a. Allantoïde au moment de sa naissance.

b, *b*, *b*. Artères omphalo-mésentériques provenant des deux aortes descendantes.

om, *om*. Troncs droit et gauche des veines omphalo-mésentériques.

s. Sinus du cœur où convergent ces deux troncs veineux.

c. Cœur.

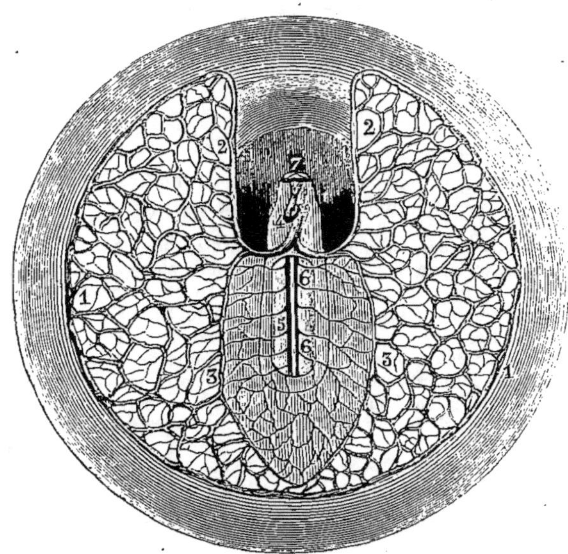

FIG. 154. — Figure représentant l'aire vasculaire (première circulation) chez un embryon de lapin, vu par le côté ventral (d'après Bischoff).

1. Sinus terminal.
2. Veine omphalo-mésentérique.
3. Sa branche inférieure.
4. Cœur déjà incurvé en S.
5. Aortes primitives ou artères vertébrales inférieures.
6. Artères omphalo-mésentériques.
7. Vésicules oculaires primitives.

qu'une seule branche, l'*artère omphalo-mésentérique* droite, qui émane de l'aorte abdominale formée, comme nous venons de le dire, par la soudure des deux vertébrales inférieures. L'artère omphalo-mésentérique droite se ramifie sur la vésicule ombilicale après avoir fourni à l'intestin une branche importante, *l'artère mésentérique supérieure.*

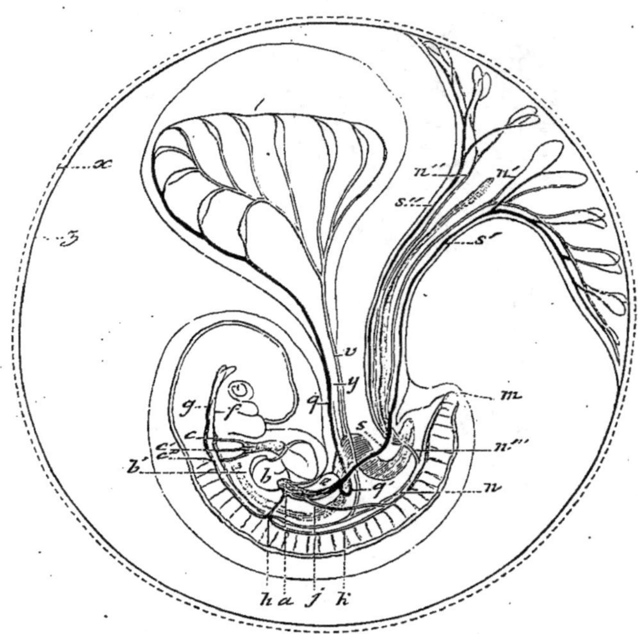

Fig. 155. — Figure théorique représentant la circulation générale de l'embryon dans le premier mois du développement (d'après Coste).

a. Confluent où se rendent en commun toutes les veines qui apportent le sang au cœur.

b. Oreillette droite du cœur à son origine ; *b'*, oreillette gauche.

c, *c'*, *c''*. Artères branchiales, ou arcs aortiques, émanant du bulbe de l'aorte.

f. Tronc artériel représentant l'aorte descendante droite et les branches qui en partent.

g. Tronc veineux représentant les azygos supérieures (veines caves supérieures des auteurs).

h Confluent commun des azygos supérieure et inférieure.

j. Veine cave inférieure.

k. Azygos inférieure.

m. Point d'anastomose des azygos inférieures avec l'aorte descendante.

n. Aorte descendante. *n'*, *n''*, *n'''*. Artères ombilicales (allantoïdiennes) provenant de l'aorte descendante.

q. Veine omphalo-mésentérique s'anastomosant avec l'artère du même nom.

q'. Portion de la veine omphalo-mésentérique qui persistera sous le nom de veine porte abdominale.

v. Artère omphalo-mésentérique se distribuant sur les parois de la vésicule ombilicale.

s. Veine ombilicale (allantoïdienne) se rendant du placenta au cœur en traversant le foie.

s', *s''*. Ramifications de la veine ombilicale.

t. Vésicule ombilicale.

y. Son pédicule.

z. Chorion.

x. Feuillet externe du blastoderme.

Les *artères ombilicales* qui se rendent, non pas à la vésicule ombilicale, comme pourrait le faire croire leur nom, mais à la vésicule allantoïde et au placenta, sont d'abord les terminaisons des vertébrales inférieures ; puis, quand celles-ci se sont soudées entre elles pour former l'aorte abdominale, les artères ombilicales naissent de cette aorte. A mesure que la vésicule allantoïde et le placenta se développent, les artères ombilicales qui leur sont destinées augmentent de plus en plus de volume ; elles émettent dans leur trajet deux branches peu importantes au début, ce sont les *artères iliaques*. Lorsque celles-ci se seront développées à leur tour par suite de l'accroissement du fœtus, les artères ombilicales devenues relativement plus petites paraîtront provenir des artères iliaques.

Développement des veines. — Pour décrire le développement du système veineux, nous suivrons le cours du sang qui, de la vésicule ombilicale de l'allantoïde et du placenta, de la périphérie de l'embryon, se rend vers le cœur.

Veines omphalo-mésentériques. — Comme nous venons de le dire, le champ vasculaire de la vésicule ombilicale ne s'étend pas à toute la surface

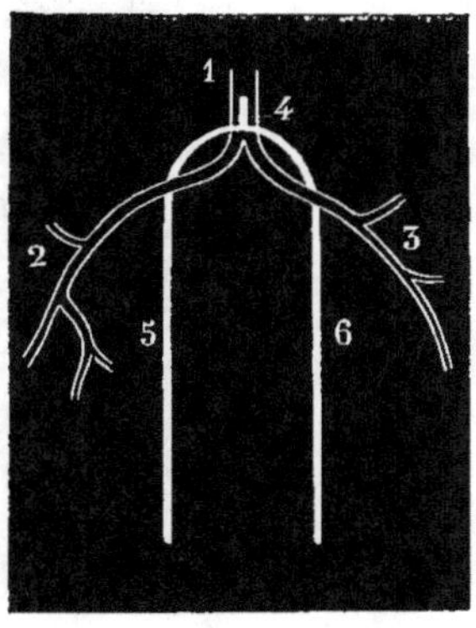

Fig. 156. — Figure schématique montrant les veines omphalo-mésentériques complétement développées et la formation des veines ombilicales (d'après Kölliker).

1. Tronc commun des veines omphalo-mésentériques.
2. Veine omphalo-mésentérique droite.
3. Veine omphalo-mésentérique gauche.
4. Tronc commun des veines ombilicales.
5. Veine ombilicale droite.
6. Veine ombilicale gauche.

de cette vésicule ; il est limité par une grosse veine, le *sinus terminal* ou *coronaire*, qui décrit autour de la vésicule ombilicale une circonférence équatoriale (fig. 154). Ce sinus est interrompu en regard de l'extrémité céphalique de l'embryon, en sorte qu'il dessine un fer à cheval à concavité supérieure. Chacune de ses extrémités, droite et gauche, se continue avec une veine qui se rend vers l'embryon et reçoit, en y arrivant, une autre veine issue de l'extrémité caudale. Ce vaisseau prend alors le nom de *veine omphalo-mésentérique*. Il se dirige vers le tube cardiaque dans la partie inférieure duquel il se jette, après s'être anastomosé en un tronc commun avec la veine omphalo-mésentérique du côté opposé. Chez un embryon de quatre semaines, on ne trouve plus qu'une seule veine omphalo-mésentérique qui serait, d'après Coste, le résultat de la fusion des deux veines omphalo-mésentériques primitives. La veine persistante reçoit la *veine mésentérique* provenant de l'intestin. — Nous verrons plus tard comment le tronc commun des veines omphalo-mésentériques deviendra ultérieurement le tronc des veines ombilicales (allantoïdiennes), et enverra dans le foie des ramifications qui appartiendront à la veine porte.

Veines ombilicales. — Les veines ombilicales ont, comme les artères correspondantes, un nom mal approprié à leur origine, car elles viennent de la vésicule allantoïde et du placenta, non de la vésicule ombilicale ; il est donc fâcheux qu'on ne les ait pas appelées *veines allantoïdiennes* ou *placentaires*. Elles se développent après les veines omphalo-mésentériques et avant l'apparition du foie. Elles reçoivent le sang qui revient de la vésicule allantoïde et de la paroi ventrale de l'embryon. Au nombre de deux dans la plus grande partie de leur trajet, elles se réunissent en un seul canal avant de se jeter dans le tronc commun des veines omphalo-mésentériques. — Des deux veines ombilicales (veines allantoïdiennes), la droite disparaît bientôt ; la gauche augmente au contraire de volume et ramènera plus tard le sang du placenta. En même temps la veine omphalo-mésentérique diminue et finit par n'être plus qu'une branche de la veine ombilicale persistante. Par suite de ces

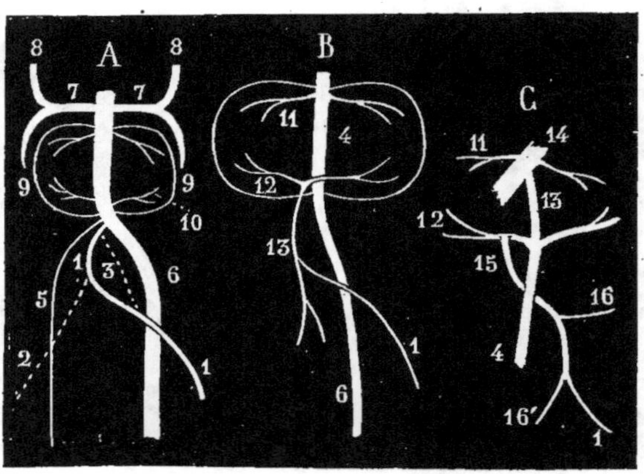

FIG. 157. — Figures schématiques montrant les transformations des veines omphalo-mésentériques et des veines ombilicales (d'après Kölliker).

A. Stade correspondant à la formation du foie.
1. Veine omphalo-mésentérique persistante.
2, 3. Traces des portions des veines omphalo-mésentériques disparues.
5. Veine ombilicale droite en voie de disparition.
6. Veine ombilicale gauche persistante.
7. Canaux de Cuvier.
8. Veines cardinales supérieures.
9. Veines cardinales inférieures.
10. Foie.
B. Stade correspondant à l'établissement de la circulation placentaire.
1. Veine omphalo-mésentérique persistante.
4. Portion de la veine ombilicale qui deviendra plus tard le canal veineux d'Aranzi.

6. Veine ombilicale.
11. Veines hépatiques efférentes.
12. Veines hépatiques afférentes.
13. Veine mésentérique.
C. Stade correspondant à la circulation placentaire complète.
1. Veine omphalo-mésentérique provenant de la vésicule ombilicale.
4. Veine ombilicale.
11. Veines hépatiques efférentes.
12. Veine hépatique afférente droite.
13. Canal veineux d'Aranzi.
14. Veine cave inférieure.
15. Veine porte.
16. Veine splénique.
16'. Veine mésentérique supérieure.

changements dans le volume respectif de ces veines, le gros vaisseau qui recevait autrefois le sang des veines omphalo-mésentériques et le conduisait au cœur est maintenant devenu le tronc de la veine ombilicale. C'est autour de ce tronc que se développera le foie.

Veine porte. — Nous venons de dire que le foie se développe autour du tronc de la veine ombilicale. De la partie *inférieure* de ce tronc partent des divisions qui se distribuent dans le foie à la manière des artères. Ces divisions, désignées sous le nom de branches hépatiques *afférentes*, s'anastomosent dans l'intérieur de l'organe avec des branches hépatiques *efférentes* qui portent le sang dans la partie *supérieure* du tronc de la veine ombilicale. Les branches hépatiques afférentes seront plus tard les branches de la veine porte; les branches hépatiques efférentes seront les veines sus-hépatiques.

Le sang qui entre dans le foie par les veines afférentes en sort donc par les veines efférentes; mais entre ce point de départ et ce point d'arrivée, qui tous deux sont situés sur le parcours du tronc de la veine ombilicale, cette dernière veine persiste jusqu'à la naissance. Elle constitue dans la circulation fœtale le *canal veineux d'Aranzi.*

Les veines hépatiques afférentes, en se développant, absorbent à leur profit cette partie du trajet de la veine ombilicale qui correspond à l'embouchure de la veine omphalo-mésentérique. Celle-ci va donc se rendre alors, non plus dans le tronc de la veine ombilicale, mais dans la branche droite des veines hépatiques afférentes.

Pendant que ces changements se produisent, la veine mésentérique s'accroît. La portion de veine omphalo-mésentérique comprise entre le point où elle reçoit la veine mésentérique et celui où elle se jette dans la branche hépatique afférente constituera plus tard le tronc de la veine porte.

Tels sont les rapports qui existent entre ces veines jusqu'au moment de la naissance. A partir de cette époque, la veine ombilicale et le canal veineux d'Aranzi s'oblitèrent. Le sang passe alors direc-

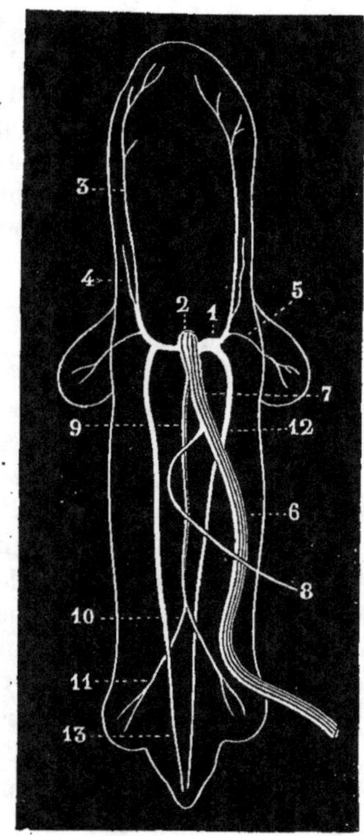

Fig. 158. — Figure schématique montrant la disposition des gros troncs veineux, au moment où commence la circulation placentaire (d'après Kölliker).

1. Canal de Cuvier.
2. Tronc veineux commun primitif.
3. Veine cardinale supérieure ou jugulaire primitive.
4. Jugulaire interne.
5. Sous-clavière.
6. Veine ombilicale.
7. La même veine au niveau du foie (les veines hépatiques afférentes et efférentes ne sont pas figurées).
8. Veine omphalo-mésentérique.
9. Veine cave inférieure.
10. Anastomose entre la veine cave inférieure et les veines cardinales inférieures à l'endroit où celles-ci reçoivent les veines crurales.
11. Veines crurales.
12, 13. Veines cardinales inférieures.

tement de la veine mésentérique dans la veine porte et de celle-ci dans le foie où il est repris par les veines sus-hépatiques qui, naguère, se jetaient dans la partie supérieure du tronc de la veine ombilicale, tandis que maintenant elles se rendent dans la veine cave inférieure. Nous dirons plus loin comment s'opère cette substitution.

Veines cardinales. — La plupart des veines qui se distribuent à l'embryon se développent après les omphalo-mésentériques, mais avant les vaisseaux ombilicaux, et forment deux groupes (fig. 158) constitués : l'un par deux veines qui viennent de l'extrémité céphalique (*veines cardinales supérieures*); l'autre par deux veines qui viennent de l'extrémité caudale (*veines cardinales inférieures*). Les veines cardinales d'un même côté se réunissent en un seul tronc dirigé transversalement vers le cœur et désigné, à droite et à gauche, sous le nom de *canal de Cuvier*.

Les deux canaux de Cuvier se rendent à l'oreillette encore unique, d'abord par l'intermédiaire du tronc omphalo-mésentérique; mais ce tronc veineux appartient plus tard à la veine ombilicale (voy. p. 346) et enfin à la veine cave inférieure (voy. plus bas). Les canaux de Cuvier qui se jetaient primitivement dans le tronc de la veine omphalo-mésentérique, s'ouvriront donc ensuite dans la veine ombilicale et enfin dans la veine cave inférieure. Le petit tronçon de cette dernière veine, compris entre l'oreillette et l'embouchure des canaux de Cuvier est bientôt absorbé par l'ampliation de l'oreillette qui reçoit alors trois troncs au lieu d'un : au milieu, la veine cave inférieure; latéralement, les deux canaux de Cuvier.

Veine cave supérieure. — Une anastomose transversale s'établit entre les deux veines cardinales supérieures. De chaque côté, la portion de ces veines située au-dessus de cette anastomose correspond aux veines jugulaires; celle qui est au-dessous de l'anastomose, y compris le canal de Cuvier, s'appelle veine cave supérieure. A ce moment, il y a donc deux veines caves supérieures, l'une à droite et l'autre à gauche. Nous verrons plus loin ce que deviennent les veines cardinales inférieures (voy. p. 349).

A gauche, la veine cave supérieure se dirige obliquement de haut en bas et de dehors en dedans, puis elle disparaît du troisième au quatrième mois, excepté à son embouchure qui constituera le sinus de la grande veine coronaire. — A droite, la veine cave et le canal de Cuvier persistent, sous le nom de *veine cave supérieure* définitive. — La veine cardinale supérieure, du côté droit, forme le tronc innominé droit et la jugulaire droite. L'anastomose transversale constitue le tronc innominé gauche. La veine cardinale supérieure, du côté gauche, forme la veine jugulaire gauche.

Veine cave inférieure et veines azygos. — La veine cave inférieure apparaît du cinquième au sixième mois entre les corps de Wolff. En haut, elle passe derrière le foie et se jette dans le tronc de la veine ombilicale, un peu audessous de l'embouchure des veines hépatiques efférentes. Ce tronc perd alors le nom de veine ombilicale, pour prendre celui de veine cave inférieure. En bas, elle s'unit aux veines cardinales inférieures par deux branches obliques. Ces dernières branches anastomotiques constituent les veines iliaques et forment, en se prolongeant, les veines crurales. Quant aux terminaisons des veines cardinales inférieures, elles représentent les veines hypogastriques.

Il se produit ensuite un travail d'atrophie, en vertu duquel les veines cardinales inférieures disparaissent dans leur partie moyenne, c'est-à-dire entre les veines iliaques et les canaux de Cuvier. Là elles sont remplacées par les

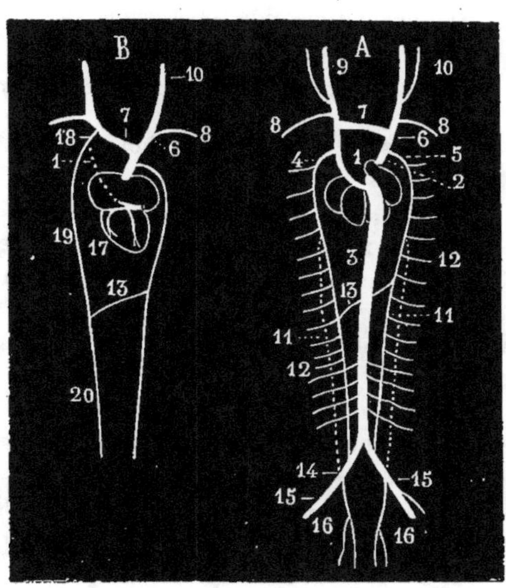

Fig. 159. — Figure schématique représentant la formation des systèmes veineux de la veine cave supérieure et de la veine cave inférieure (d'après Kölliker).

A. Vue postérieure du cœur et du système veineux à l'époque où il existe deux veines caves supérieures.
1. Veine cave supérieure gauche.
2. Veine cave supérieure droite.
3. Veine cave inférieure.
4. Veine cardinale inférieure gauche.
5. Veine cardinale inférieure droite.
6. Jugulaire droite.
7. Anastomose entre les deux jugulaires (veine innominée gauche).
8, 8. Veines sous-clavières.
9. Jugulaire interne.
10. Jugulaire externe.
11. Partie moyenne oblitérée des veines cardinales inférieures.
12. Veines vertébrales postérieures nouvellement formées.
13. Anastomose entre les deux veines cardinales inférieures droite et gauche (tronc de la demi-azygos).

14. Veines iliaques (anastomose primitive entre la veine cave inférieure et les veines cardinales inférieures).
15, 15. Veines crurales.
16, 16. Veines hypogastriques (terminaisons primitives des veines cardinales inférieures).
B. Cœur et tronc veineux persistants. — Vue postérieure.
1. Veine cave supérieure gauche oblitérée.
6. Veine innominée droite.
7. Veine innominée gauche.
8. Sous-clavière.
10. Jugulaire commune.
13. Tronc de la demi-azygos.
17. Sinus coronaire recevant la grande veine coronaire.
18. Intercostale supérieure.
19. Demi-azygos supérieure.
20. Demi-azygos inférieure.

vertébrales inférieures, tandis qu'elles conservent leur calibre à leur origine et à leur terminaison.

Les vertébrales inférieures reçoivent les veines lombaires et intercostales et une anastomose transversale les réunit bientôt. La veine vertébrale droite forme avec la portion supérieure de la cardinale droite qui persiste la *grande veine azygos*.

L'anastomose transversale entre les deux vertébrales et la portion inférieure de la vertébrale inférieure gauche constitue la petite veine azygos.

L'extrémité supérieure de la veine vertébrale gauche avec l'embouchure de la veine cardinale gauche devient la veine intercostale supérieure gauche.

§ 3. — Développement des somatopleures.

Les somatopleures fournissent les parois du thorax et de l'abdomen et les membres.

Développement des parois abdominales et thoraciques. — Nous avons vu (page 284) que la somatopleure se recourbe de chaque côté vers la partie médiane et antérieure de l'embryon pour circonscrire la cavité thoraco-abdominale. Cette cavité présente, au début, une ouverture antérieure qui s'étend verticalement dans toute sa hauteur et qui disparaît par un travail spontané de réunion.

Les deux cavités abdominale et thoracique sont ultérieurement séparées par le diaphragme dont on ne connaît pas encore bien le développement.

a. — *Parois abdominales*. — L'épiderme se développe aux dépens du feuillet externe. Le derme, les muscles, les aponévroses, le tissu conjonctif, les vaisseaux et la portion fibreuse du péritoine pariétal proviennent du prolongement somato-pleural de la masse protovertébrale (voy. p. 290). L'épithélium du péritoine pariétal a son origine dans la lame musculo-cutanée (Schenk).

b. — *Parois thoraciques*. — L'épiderme se développe aux dépens du feuillet externe. Le derme, les muscles, les aponévroses, le tissu conjonctif, les côtes et le sternum se développent aux dépens du feuillet moyen. L'épithélium de la plèvre pariétale provient de la lame musculo-cutanée (voy. p. 275).

Étudions d'une façon particulière le développement des côtes et du sternum. Les côtes se développent dans l'épaisseur de la somatopleure aux dépens de la masse protovertébrale. Elles apparaissent d'abord à l'état cartilagineux et sont complétement formées dès la sixième semaine. Les six premières côtes ont un développement plus rapide que les autres. De chaque côté, leurs extrémités antérieures se réunissent entre elles, avant d'atteindre la ligne médiane; la lame verticale qui résulte de cette soudure constitue une moitié de sternum cartilagineux. Ensuite les deux moitiés, d'abord séparées par une fissure verticale médiane, se réunissent, se soudent de haut en bas pour constituer le sternum. L'ossification commence, dans les côtes, du quarantième au quarante-cinquième jour et vers le sixième mois seulement dans le sternum. Quand la soudure des deux moitiés du sternum fait défaut, il en résulte un vice de conformation désigné sous le nom de *fissure du sternum*.

Développement des membres. — Les membres apparaissent quand les premiers rudiments de la tête, de la colonne vertébrale et du tronc sont formés. La gouttière intestinale est close, mais non la cavité abdominale. Le membre supérieur se montre un peu avant l'inférieur. Tous deux naissent des parties latérales du tronc : le premier à la hauteur du cœur, le second au niveau de l'extrémité caudale. On les rencontre, pour la première fois, sous forme de bourgeons coniques aplatis, sur l'*éminence de Wolff* (voy. fig. 160). Cette éminence, qu'il ne faut pas confondre avec l'*éminence*

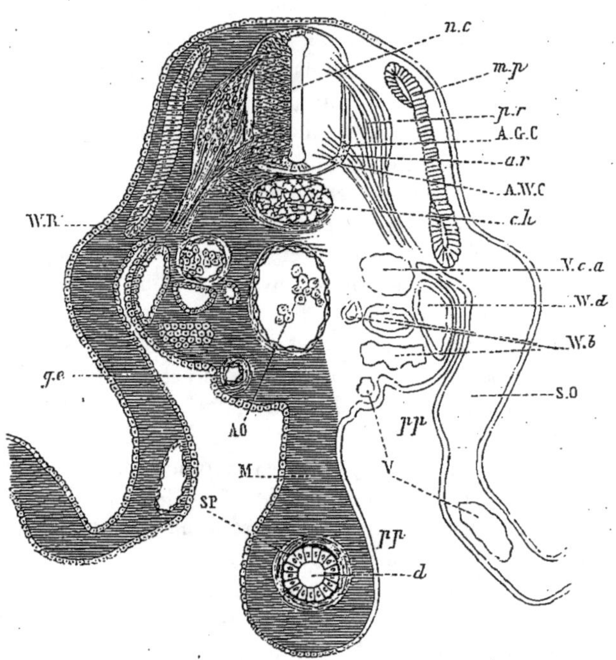

Fig. 160. — Coupe transversale de la région lombaire d'un embryon à la fin du quatrième jour (Foster et Balfour).

n. c. Canal médullaire.
a. r. Racine antérieure d'un nerf rachidien.
p. r. Racine postérieure d'un nerf rachidien et son ganglion.
A. G. C. Colonne grise antérieure.
A. W. c. Cordon blanc antérieur de la moelle commençant à se former, encore peu marqué sur la figure.
m. p. Plaque musculaire.
ch. Notocorde.
W. R. Éminence de Wolf.
A. O. Aorte dorsale.
V. *c. a.* Veine cardinale inférieure.
W. *d.* Canal de Wolff; la section n'est pas circulaire parce qu'elle est faite sur un

point où le canal reçoit un des canalicules.
W. *b.* Corps de Wolff constitué par des canalicules et des corpuscules de Malpighi. On en a représenté un de chaque côté, celui de gauche a son glomérule entièrement rempli de globules sanguins.
g. e. Épithélium germinatif.
d. Canal alimentaire.
M. Mésentère.
S. O Somatopleure.
SP Splanchnopleure.
V. Vaisseaux sanguins.
pp. Cavité pleuro-péritonéale.

génitale (voy. p. 310), est représentée par un cordon longitudinal situé en avant de l'extrémité antérieure de la *lame musculaire,* déjà décrite page 291 ;

Les bourgeons, origine des membres, sont le résultat du développement de quelques points particuliers de l'éminence de Wolff; cette éminence, en dehors de ces points, devient de moins en moins saillante à mesure que les bourgeons s'accroissent. Ceux-ci présentent bientôt, soit au membre supérieur, soit au membre inférieur, une portion cylindrique adhérente et une portion terminale aplatie ressemblant à une palette ou à une nageoire. Au membre supérieur, cette palette donnera naissance à la main, tandis que la portion arrondie servira au développement de l'avant-bras et du bras. Au membre inférieur, la portion arrondie du moignon formera la jambe et la cuisse, tandis que le pied se développera aux dépens de l'extrémité aplatie. Chaque moignon est d'abord en ligne droite sur toute sa longueur; mais il s'y forme bientôt un angle qui représente le coude d'une part et le genou d'autre part. Dans le principe, le sommet de cet angle regarde en dehors et un peu en arrière; puis le sommet du coude regarde directement en arrière, et celui du genou, en avant. Par suite de ce dernier changement, les doigts du membre supérieur sont dirigés directement en avant, et ceux du membre inférieur directement en arrière. Mais il se produit finalement une rotation de la main sur le bras et du pied sur la jambe, de sorte que les doigts sont dirigés d'arrière en avant et de bas en haut, et les orteils directement d'arrière en avant.

Si l'on fait une coupe longitudinale d'un moignon représentant le rudiment de l'un des membres, on constate qu'il est formé principalement par les éléments de la masse protovertébrale qui s'est insinuée entre le feuillet externe et la lame musculo-cutanée (voy. p. 283). Ces éléments du feuillet moyen sont situés au centre du moignon et donneront naissance aux muscles, aux os et au tissu conjonctif des membres, tandis qu'à la partie périphérique et à l'extrémité libre du moignon on rencontre un épaississement du feuillet externe qui sera l'origine de l'épiderme et de ses annexes (voy. Développement de la peau, p. 358). La lame musculo-cutanée reste étrangère à la formation des membres.

Dans le cours ultérieur du développement, c'est-à-dire vers la cinquième, sixième ou septième semaine, on voit apparaître à l'extrémité des membres rudimentaires que nous venons de décrire quatre petites échancrures qui indiquent la séparation des doigts ou des orteils.

Schenk a observé dans deux cas, sur des coupes faites à travers les moignons qui représentent les membres, les rudiments des doigts avant même que les divisions extérieures, les échancrures ainsi que nous les avons appelées, se fussent produites. A cette époque, les doigts se présentent sous forme de plusieurs traînées de cellules tassées les unes contre les autres; les traînées sont disposées pour ainsi dire en rayons ayant la direction des phalanges futures. Les éléments de la masse protovertébrale forment les traînées comme, du reste, les espaces qui sont entre elles; seulement ceux-ci sont plus transparents sur la préparation, parce que les cellules sont plus distantes les unes des autres (voy. fig. 166).

Ce qu'il y a de particulièrement curieux, c'est que dans les deux embryons examinés par Schenk, les traînées correspondant aux phalanges définitives étaient plus nombreuses que ces phalanges elles-mêmes ; ainsi, dans l'un des cas, on en comptait jusqu'à neuf. Quatre devaient par conséquent disparaître, ou du moins ne laisser que des vestiges entre les phalanges véri-

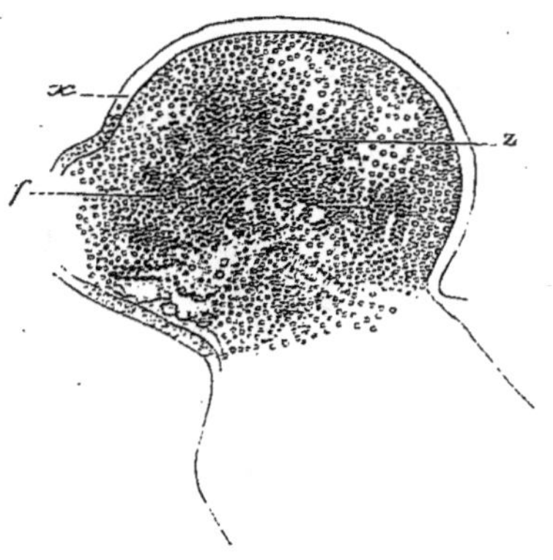

Fig. 161. — Section transversale d'un membre chez un embryon humain à une époque où l'on ne peut encore distinguer extérieurement aucune phalange. On voit, sur cette coupe, les origines de neuf phalanges (neuf phalanges primitives) sans qu'on puisse dire celles qui seront définitives (d'après Schenk).

x. Feuillet externe.
f. Phalange primitive.
z. Espace situé entre les phalanges primitives.

tables. Il est donc probable que c'est dans la persistance de ces phalanges primitives qu'il faut chercher la cause de la polydactylie.

Les vaisseaux sont les organes que l'on aperçoit les premiers dans les membres, probablement à cause du sang qu'ils contiennent. Puis viennent les parties cartilagineuses et les os qui en dérivent.

L'ossification commence à des époques différentes dans les divers segments des membres ; on peut dire, d'une manière générale, qu'elle marche du tronc vers les extrémités.

Au membre supérieur, la clavicule et l'omoplate s'ossifient d'abord ; l'ossification de la clavicule commence vers le trentième jour ; puis se produit celle de l'omoplate. Après eux et par ordre de date, nous nommerons : l'humérus, le radius et le cubitus, le métacarpe, les phalanges des doigts. Les os du carpe ne s'ossifient qu'après la naissance.

Au membre inférieur, l'ordre d'ossification est à peu près le même ; cependant l'os coxal ne s'ossifie qu'après le fémur.

L'ilium, l'ischion et le pubis proviennent d'un cartilage unique dans lequel apparaissent des points d'ossification. Celle-ci commence pour l'ilium, du premier au quatrième mois ; pour l'ischion, vers le cinquième mois ; pour le pubis, entre le sixième et le septième mois. Le fémur s'ossifie vers le second mois ; l'ossification fait des progrès rapides dans la diaphyse, mais les épiphyses, restent cartilagineuses jusqu'à la naissance, sauf l'inférieure, au centre de laquelle un point d'ossification apparaît dans les quinze derniers jours de la vie intra-utérine : on a attaché à ce point d'ossification une grande importance en médecine légale. Le tibia et le péroné s'ossifient au commencement du troisième mois de la vie intra-utérine. La rotule ne s'ossifie que de la première à la septième année. Les os du tarse ne s'ossifient qu'après la naissance, à part l'astragale et le calcanéum. Les os du métatarse s'ossifient un peu plus tard que ceux du métacarpe, à la fin du troisième mois de la vie fœtale.

Les muscles des membres apparaissent dans le cours du troisième mois, mais ils sont alors très-pâles et on ne peut les distinguer de leurs tendons. Au quatrième mois, ils sont plus épais et rougeâtres. Les muscles de la jambe et de la cuisse apparaissent avant ceux de l'avant-bras et du bras.

§ 4. — Développement des systèmes généraux

Nous décrirons dans ce paragraphe le développement de certains organes ou tissus qui se rencontrent dans toutes les régions et s'y forment sur place : les vaisseaux sanguins, les lymphatiques et leurs ganglions, les nerfs cérébro-spinaux, ceux du grand sympathique et leurs ganglions, les os, les muscles, le tissu conjonctif, la peau et ses annexes, y compris les glandes mammaires.

Développement des vaisseaux sanguins en général. — Döllinger et von Baër croyaient que le sang, poussé par les contractions du cœur, se frayait passage à travers l'amas des cellules qui constituent l'embryon, et qu'il y creusait des canaux dont la formation était centrifuge. Serres a prétendu, au contraire, que les vaisseaux partaient de la périphérie, s'avançaient peu à peu vers le cœur et y aboutissaient par une marche centripète.

A ces deux théories, aujourd'hui reconnues fausses, succéda celle de Remak et de Kölliker. D'après ces auteurs, la formation des vaisseaux n'est ni centrifuge, ni centripète ; elle se fait sur place et commence en même temps en différents points : au niveau du cœur, à la périphérie, et dans les parties intermédiaires. Au début et dans chaque organe, les cordons vasculaires sont pleins, mais leurs cellules centrales se transforment en corpuscules sanguins qui sont contenus par les cellules environnantes bientôt organisées en parois ; ils émettent des branches qui se creusent à leur tour et s'unissent aux branches des cordons voisins. Ce processus finit par mettre les vaisseaux en communication avec le cœur, et la circulation commence.

D'après Klein (1), les vaisseaux sanguins prendraient leur origine dans certaines cellules du mésoblaste qui se creuseraient en vacuoles. Des parois de ces vacuoles se détacheraient de petites masses de protoplasma qui se coloreraient en rouge et formeraient les corpuscules du sang.

Ranvier (2), Leboucq (3), Foster et Balfour (4) admettent actuellement une théorie dans laquelle on retrouve les principaux traits de celle de Remak et de Kölliker, en ce sens que pour tous ces auteurs les vaisseaux sanguins se forment sur place aux dépens de cordons pleins, disposés en réseau dans le feuillet moyen. Mais ce que les nouveaux observateurs ont mis en lumière, c'est la formation de ce réseau aux dépens de cellules appelées par Ranvier *cellules vaso-formatives*.

(1) Klein, Wien, *Sitz Bericht*, LXIII, 1871.
(2) Ranvier, *Traité technique d'histologie*, page 615.
(3) Leboucq, *Recherches sur le développement des vaisseaux et des globules sanguins*, 1876, page 10.
(4) Foster et Balfour, *Éléments d'embryologie*, page 80.

Ces cellules cylindriques, fortement réfringentes, renferment à leur intérieur une masse de protoplasma granuleux et des noyaux; elles sont munies soit à leurs extrémités, soit dans les points intermédiaires, de prolongements protoplasmiques qui s'unissent à d'autres prolongements voisins, de manière à former un réseau dont les branches sont d'abord pleines : c'est le *réseau vaso-formatif* de Ranvier. Les noyaux que renferme chaque cellule vaso-formative se multiplient par division; d'où résulte la formation, au centre de chaque cellule, d'un groupe de noyaux, auquel on a donné le nom de *point*

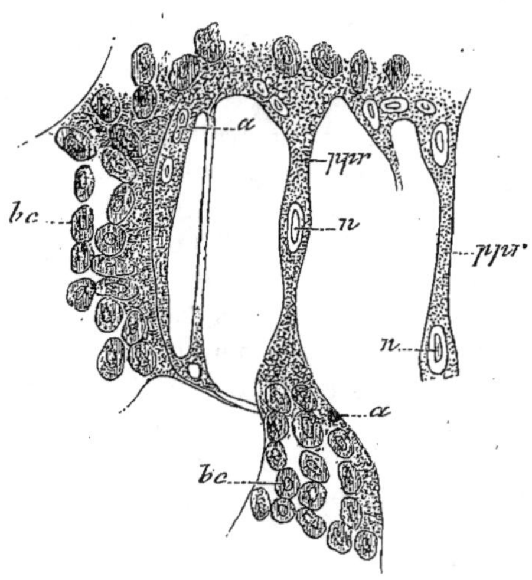

Fɪɢ. 162. — Figure destinée à montrer la formation des capillaires et des globules sanguins sur un poulet de trente-six heures (d'après Foster et Balfour).

bc. Globules sanguins accumulés en un point nodal, et entourés de protoplasma; la couche externe de ce dernier renferme des noyaux *a, a.*

ppr, ppr. Prolongements protoplasmiques unissant les groupes nodaux, et renfermant aussi des noyaux *a,* munis parfois de gros nucléoles *n, n.* Ces noyaux se multiplient par division et se transforment, les uns en noyaux des cellules qui constituent les parois des vaisseaux, les autres en globules sanguins.

nodal ou *nœud.* On voit aussi quelques noyaux disséminés dans les prolongements. Les noyaux situés au centre de chaque nœud se transforment en globules rouges. Ces globules forment des amas arrondis, anguleux ou fusiformes, que Wolff et Pander désignaient sous le nom d'*ilots sanguins,* sans bien connaître la signification de ce phénomène qui a été exactement déterminée par His (1) et Kölliker (2). Le protoplasma qui entoure les globules rouges situés au centre de la cellule vaso-formative se liquéfie. Les noyaux périphériques, moins nombreux, et leur protoplasma qui reste à l'état granuleux, constituent une couche de cellules fusiformes tapissant la cavité de nouvelle formation.

(1) His, *Untersuchungen über die erste Anlage der Wirbelthierleibe,* Leipzig, 1868, page 96.
(2) Kölliker, *Entwicklungsgeschichte,* 2ᵉ édit., pages 12, 13 et suiv.

De leur côté, les prolongements s'élargissent progressivement et leur portion centrale se liquéfie, tandis que les régions périphériques s'organisent en parois ; finalement, le réseau de protoplasma se trouve transformé en un système de tubes anastomosés dont les canaux contiennent à la fois des globules sanguins et du plasma, et dont les parois sont constituées par des cellules fusiformes à noyaux. Les globules sanguins passent librement des points nodaux dans les canaux formés par les prolongements des cellules. Le réseau de protoplasma se trouve ainsi transformé en un réseau vasculaire dont les globules et les noyaux des parois dérivent, par voies diverses de développement, des noyaux du protoplasma primitif.

Développement des ganglions et des vaisseaux lymphatiques. — On considérait autrefois les ganglions lymphatiques comme n'étant autre chose au début que des plexus de vaisseaux lymphatiques. Cette opinion a été reconnue inexacte. Sertoli a entrepris une série de recherches sur le développement des ganglions lymphatiques situés dans le mésentère des embryons de mammifères. Voici le résultat de ses observations : Les sections transversales faites à travers les ganglions lymphatiques du mésentère d'un embryon de bœuf, long de trois pouces, montrent des espaces allongés communiquant les uns avec les autres et limités par une substance gélatiniforme (tissu conjonctif embryonnaire) qui renferme un grand nombre de noyaux. Ces espaces primitifs formeront les espaces lymphatiques (du tissu conjonctif) et les vaisseaux lymphatiques eux-mêmes. Les éléments nucléaires situés immédiatement autour des espaces primitifs donneront naissance ultérieurement à l'épithélium des voies lymphatiques. Le tissu conjonctif embryonnaire fournira le reste. — C'est, en résumé, aux dépens de la masse protovertébrale formant le mésentère que se développent les tissus contenus dans les ganglions lymphatiques.

Les espaces lymphatiques sont surtout nombreux au niveau du hile. Bientôt il se produit, autour de la couche corticale, une enveloppe fibreuse.—Alors on voit apparaître, en grand nombre, les corpuscules lymphatiques qui remplissent tous les espaces libres ; ce phénomène a pour conséquence une augmentation marquée de l'organe. Telle est la première phase du développement des ganglions lymphatiques.

On peut encore, dans une période plus avancée, observer la production du sinus lymphatique, des *vasa afferentia* et *efferentia*. Mais les autres changements rentrent plutôt dans l'étude de l'accroissement du ganglion que dans celle de son développement.

Développement des nerfs. — Le nerf olfactif et le nerf optique émanent du cerveau, et sont par conséquent formés aux dépens du feuillet externe. Tous les autres nerfs se développent aux dépens du feuillet moyen. Ils naissent sur place, par différenciation de leurs éléments d'avec ceux des organes environnants. Les ganglions spinaux et les racines des nerfs rachidiens se développent, comme nous l'avons dit plus haut, aux dépens des protovertèbres, c'est-à-dire aux dépens du feuillet moyen, et d'une façon indépendante de la moelle.

Système du grand sympathique. — Le grand sympathique ne tire pas son origine des centres nerveux ; il se développe isolément aux dépens du feuillet moyen. La plus grande partie de ce système, qui se distribue à l'intestin et aux autres viscères, semble provenir du tissu mésoblastique tapissant le feuillet interne. La portion thoracique se forme la première. Les ganglions se développent aussi d'une façon indépendante, relativement aux cordons qui doivent y aboutir. D'après Kisselbach, cité par Liégeois, le cordon du grand sympathique serait complet chez l'embryon de huit semaines. Au troisième mois, d'après Lobstein, on verrait le plexus cœliaque et les grands nerfs splanchniques.

Développement des os en général. — Les os se développent aux dépens du feuillet moyen ; ils se constituent sur place, par différenciation de leurs éléments d'avec les éléments environnants. Avant d'arriver à l'état osseux, la plupart passent par l'état cartilagineux ; quelques-uns, au contraire, les os de la voûte du crâne, par exemple, passent directement de l'état membraneux à l'état osseux. Mais le tissu osseux ne résulte pas d'une transformation directe du tissu cartilagineux ou du tissu conjonctif ; les éléments cellulaires de ceux-ci deviennent libres et constituent les cellules de la moelle embryonnaire des os ; ce sont ces cellules médullaires ou *ostéoblastes* (Gegenbaur) qui se transforment en cellules osseuses (1).

Développement des muscles en général. — Les muscles proviennent, comme les os, du feuillet moyen. Kölliker croit que ce feuillet se partage en lames dites *lames musculaires*, donnant naissance chacune à un groupe différent de muscles. Cet auteur admet, au point de vue du développement, quatre groupes de muscles : les muscles vertébraux, les muscles viscéraux (muscles des parois thoraciques et abdominales, muscles du cou et des mâchoires), les muscles des extrémités et les muscles cutanés. Pour Schenk, cette distinction n'a pas de raison d'être et tous les muscles proviennent de la masse protovertébrale ou de ses prolongements.

Les muscles ne sont visibles dans l'embryon humain qu'après le second mois, selon Ranvier. On peut alors les distinguer à l'œil nu ; ils ont l'apparence d'une substance gélatineuse transparente et vaguement fibrillaire. Chaque *fibre* ou *faisceau primitif* se montre sous la forme d'un corps allongé, possédant à son centre des noyaux ovalaires disposés en série et au niveau de chacun desquels il existe un léger renflement. Kölliker, en étudiant le développement des muscles sur des embryons très-jeunes, a pu reconnaître qu'un faisceau primitif est constitué à l'origine par une seule cellule fusiforme, contenant un noyau à son centre. Cette cellule s'allonge en même temps que son noyau se multiplie, et elle devient ainsi une longue fibre possédant un grand nombre de noyaux. Chez un embryon humain de trois à quatre mois, les faisceaux primitifs, devenus cylindriques, possèdent une striation transversale très-nette. Ils sont formés d'une masse centrale granu-

(1) Voir, pour le développement du tissu osseux, *Traité technique d'histologie*, de Ranvier, page 428.

leuse, entourée d'une écorce de substance musculaire proprement dite, où les striations transversale et longitudinale se montrent aussi nettement que sur les fibres musculaires d'adultes. La substance striée, disposée à la périphérie, constitue ainsi un tube dans l'intérieur duquel se trouve la substance granuleuse avec les noyaux ovalaires. Mais les parois de ce tube présentent des fentes à travers lesquelles passe le noyau qui vient se placer à la surface du faisceau. De nouvelles couches musculaires s'ajoutent successivement au dedans des premières, sous l'influence de l'activité du protoplasma formateur (Ranvier).

Développement du tissu conjonctif (1) **et du tissu adipeux.** — Le tissu conjonctif se développe tout entier aux dépens du feuillet moyen du blastoderme. Ce tissu est constitué, à son origine, par des cellules dont les unes, conservant leur caractère embryonnaire, sont petites, rondes ou irrégulièrement globuleuses, tandis que les autres grossissent, changent de forme, s'aplatissent ou s'étirent en fuseaux et donnent naissance à des prolongements ramifiés anastomotiques, constitués par un protoplasma semblable à celui du corps de la cellule. Entre ces divers éléments cellulaires est répandue une substance albuminoïde, amorphe, qui donne au tissu une apparence gélatineuse ou muqueuse. C'est dans cette substance intercellulaire que se montrent les premières fibres du tissu conjonctif. A leur origine, elles sont extrêmement minces, possèdent une longueur indéterminée et n'ont avec les cellules et leurs prolongements que des rapports de contiguïté. Les cellules adipeuses se forment ensuite, principalement aux dépens des petites cellules arrondies : elles constituent alors des cellules spéciales, différentes des cellules du tissu conjonctif ; elles apparaissent le long des vaisseaux sous la forme de corps globuleux, constitués par une masse de protoplasma dans l'intérieur de laquelle se trouvent un ou plusieurs noyaux ovalaires. La graisse apparaît, dans le protoplasma, sous la forme de granulations fines plus ou moins nombreuses. En grossissant, ces granulations arrivent à se toucher et à se confondre, de manière à former une gouttelette qui occupe le centre de la cellule. Le noyau et le protoplasma sont refoulés à la périphérie et constituent autour de la graisse une enveloppe qui, sur la coupe optique, apparaît comme un anneau complet, en un point duquel le noyau figure le chaton d'une bague. Le développement des fibres élastiques est encore plus tardif; il se poursuit après la naissance et même dans l'âge adulte. Ces fibres, pas plus que les faisceaux connectifs, ne se produisent aux dépens des prolongements protoplasmiques des cellules. Elles apparaissent dans la substance intermédiaire (Ranvier).

Développement de la peau. — Pour étudier le développement de la peau, nous considérerons séparément le derme et ses papilles, l'épiderme, les poils, les ongles, les glandes sébacées et les glandes sudoripares, la glande mammaire.

____

(1) Voyez le remarquable article, *Tissu conjonctif*, de Ranvier (*Traité technique d'histologie*, pages 325 et suivantes).

A. — *Derme et papilles.* — Le derme se développe aux dépens du feuillet moyen. Remak croyait que ce feuillet possédait une lame dite *lame cutanée* qui donnait spécialement naissance au derme. Schenk est d'avis que celui-ci se forme aux dépens de la masse protovertébrale prolongée dans la somatopleure (voy. p. 284). Quoi qu'il en soit, la surface de séparation du derme et de l'épiderme est plane jusqu'au sixième mois de la grossesse, c'est-à-dire qu'il n'existe pas de papilles avant cette époque. Les papilles qui contiennent les corpuscules du tact de Meissner sont plus serrées les unes contre les autres chez le nouveau-né que chez l'adulte (Schenk).

B. — *Épiderme.* — L'épiderme se développe aux dépens du feuillet externe et se compose, dès la cinquième semaine, de deux couches : une *couche cornée* et une *couche muqueuse* (corps muqueux de Malpighi). L'épiderme subit pendant la vie fœtale une desquamation incessante. A six mois, la peau du fœtus est recouverte par une espèce de vernis caséeux qui se compose principalement d'un mélange d'écailles épidermiques et de matière sébacée. On rencontre aussi dans les eaux de l'amnios des parcelles d'enduit sébacé et des débris d'épiderme.

C. — *Annexes de la peau.* — Les annexes de la peau sont les poils, les ongles, les glandes sébacées et sudoripares, enfin les mamelles.

1° *Poils.* — Les poils se forment de la manière suivante : la couche muqueuse de l'épiderme envoie dans l'épaisseur du derme un prolongement, une espèce de bourgeon renflé à sa partie profonde qui formera le *germe pileux*. Le derme envoie autour de ce *germe* une gaîne qui formera la tunique fibreuse du follicule, et dans la partie renflée une papille, la *papille du poil*. Le germe pileux donnera naissance au poil et à la tunique épithéliale du follicule. Le poil est d'abord enfoui, pour ainsi dire, dans le germe, puis il fait saillie dans le follicule et finit par apparaître à l'extérieur, vers le cinquième mois de la grossesse. Les poils se montrent tout d'abord à la tête du fœtus, puis aux paupières, sur les extrémités et enfin sur le reste du corps. Ils tombent en partie, pendant la vie intra-utérine pour se mêler à l'enduit sébacé et aux eaux de l'amnios.

2° *Ongles.* — Les ongles se développent, comme les poils, aux dépens des cellules de la couche muqueuse de l'épiderme ; la couche cornée n'entre pour rien dans leur formation. Les cellules du corps muqueux de Malpighi se tassent et se disposent sur deux plans : l'un superficiel, l'autre profond. Les ongles se forment au troisième mois ; du sixième au septième, ils débordent le derme sous-unguéal, et l'on voit alors leur portion libre s'allonger progressivement. En même temps, ils s'épaississent peu à peu par l'addition de couches nouvelles.

3° *Glandes sébacées.* — Les glandes sébacées naissent de la couche muqueuse épithéliale du follicule pileux. Cette couche émet d'abord sur ses parties latérales un bourgeon plein qui devient lui-même le point de départ d'autres bourgeons ; puis le centre du bourgeon primitif et ceux des bourgeons secondaires se creusent d'une cavité qui s'ouvre dans l'intérieur du follicule et y verse le produit de sécrétion.

4° *Glandes sudoripares.* — Les glandes sudoripares naissent aussi aux dépens d'un bourgeon épithélial provenant du corps muqueux de Malpighi. Ce bourgeon s'allonge, devient sinueux et se renfle à son extrémité terminale, puis il se creuse vers le septième mois de la vie fœtale, d'où résulte la formation d'un canal qui ne s'étend d'abord que jusqu'à la couche cornée, mais qui communique bientôt avec l'extérieur par suite de l'exfoliation de l'épiderme.

5° *Mamelles.* — Les mamelles apparaissent, du cinquième au sixième mois de la vie intra-utérine, sous la forme d'un renflement de la couche de Malpighi vers ses parties profondes ; cette saillie intérieure est enveloppée par la portion fibreuse du derme et recouverte par la lame superficielle de l'épiderme. De cette saillie partent une série de bourgeons affectant une disposition rayonnée ; ce sont les premiers rudiments des lobes de la glande. Ces bourgeons se séparent les uns des autres en même temps que des culs-de-sac, représentant les lobules, se développent à leurs extrémités. Au moment de la naissance, on peut constater douze à quinze lobes. C'est seulement à l'époque de la puberté, et surtout pendant la première grossesse et au début de la lactation, que se développent les acini.

ARTICLE IV

DÉVELOPPEMENT DE LA PARTIE EXTRA-EMBRYONNAIRE DE L'ŒUF

En décrivant la formation des replis embryonnaires (p. 276), nous avons montré comment la vésicule blastodermique est divisée, par un étranglement, en deux parties, l'une embryonnaire et l'autre extra-embryonnaire. Le clivage du feuillet moyen existe au niveau de cet étranglement. Il s'étend déjà jusqu'à une certaine distance dans la partie extra-embryonnaire du blastoderme, et bientôt toute cette partie sera dédoublée de façon à présenter deux parois séparées par une cavité (fig. 163): La paroi interne est la continuation des splanchnopleures, c'est-à-dire qu'elle est formée par le feuillet interne et une partie du feuillet moyen. Elle constitue la *vésicule ombilicale*. La paroi externe est la continuation des somatopleures, c'est-à-dire qu'elle est formée par le feuillet externe et une partie du feuillet moyen. Elle tapisse la face interne de la membrane vitelline, excepté dans la région de l'œuf qui correspond au dos de l'embryon (voy. fig. 163). Elle est destinée à former le *chorion blastodermique* et l'*amnios* que nous étudierons plus loin.

La cavité extra-embryonnaire est le prolongement du cœlome ou cavité pleuro-péritonéale (fig. 107) ; elle a reçu à cause de cela le nom de *cœlome externe.* Chez les rongeurs, cette cavité contient seulement un liquide albumineux ; chez les ruminants, elle est comblée par un tissu muqueux, dont les mailles, très-lâches, sont remplies de liquide albumineux. Dastre a donné le nom de *tissu interannexiel* à ce tissu muqueux qui, suivant lui, se confond avec les couches conjonctives mal limitées renforçant l'épithélium des divers organes extra-embryonnaires (vésicule ombilicale, allantoïde, chorion, amnios). Le tissu interannexiel comprend par conséquent toute la partie extra-embryonnaire du feuillet moyen, devenu très-lâche au milieu de son épaisseur, sans être pourtant clivé d'une façon aussi nette que dans l'embryon.

Formation du chorion blastodermique et de l'amnios. Capuchons amniotiques. — Le prolongement extra-embryonnaire des somatopleures

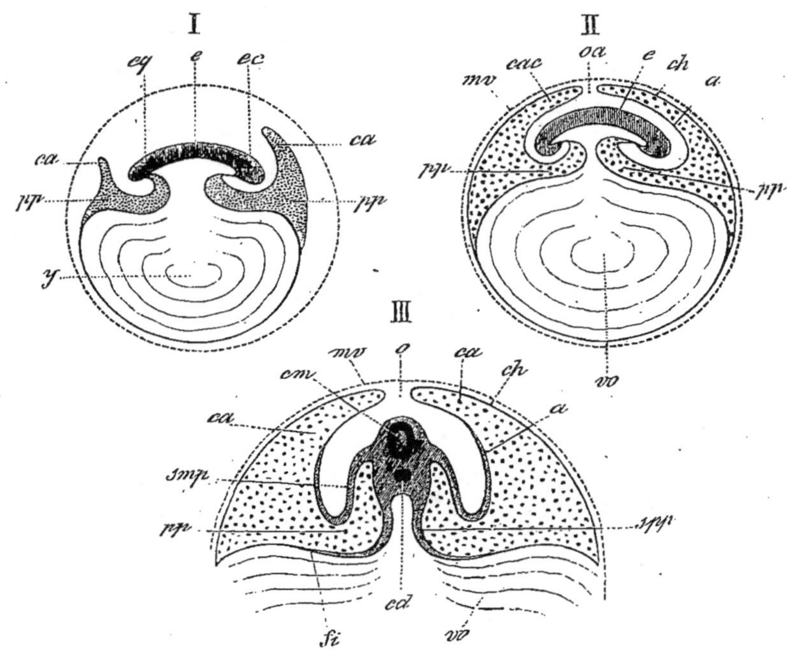

FIG. 163. — Figures schématiques destinées à montrer le développement de l'amnios.
(Les figures I et II représentent une coupe longitudinale de l'embryon, et la figure III une coupe transversale.)

I. e. Embryon.
  ec. Extrémité céphalique.
  eq. Extrémité caudale.
  ca. Capuchon amniotique.
  pp. Cavité pleuro-péritonéale.
  y. Vésicule ombilicale.
II. e. Embryon.
  a. Amnios.
  oa. Ombilic amniotique.
  cac. Cavité amnio-choriale.
  pp. Cavité pleuro-péritonéale.
  ch. Chorion.
  mv. Membrane vitelline.
  vo. Vésicule ombilicale.

III. cm. Canal médullaire.
  cd. Corde dorsale.
  a. Amnios.
  ca. Capuchon amniotique.
  o. Ombilic amniotique.
  smp. Somatopleure.
  spp. Splanchnopleure.
  fi. Feuillet interne.
  ch. Chorion.
  mv. Membrane vitelline.
  pp. Cavité pleuro-péritonéale ou cœlome.
  vo. Vésicule ombilicale.

revêt, comme nous l'avons dit, la face interne de la membrane vitelline. Toutefois, ce revêtement fait défaut, du moins au début, au niveau de la région du blastoderme qui correspond au dos de l'embryon. Mais, tandis que

celui-ci se recourbe en avant, la continuation extra-embryonnaire des somatopleures se recourbe en sens inverse et forme tout autour de l'embryon un

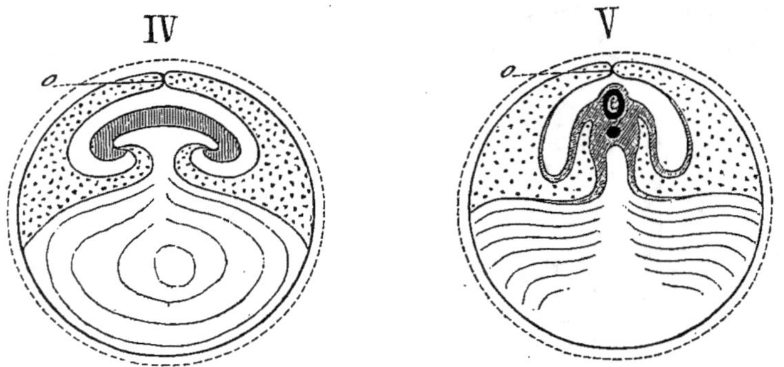

FIG. 164. — Les figures IV et V sont destinées à montrer l'occlusion de l'ombilic
amniotique en *o*.

IV est la figure II à un stade plus avancé.   V est la figure III à un stade plus avancé.

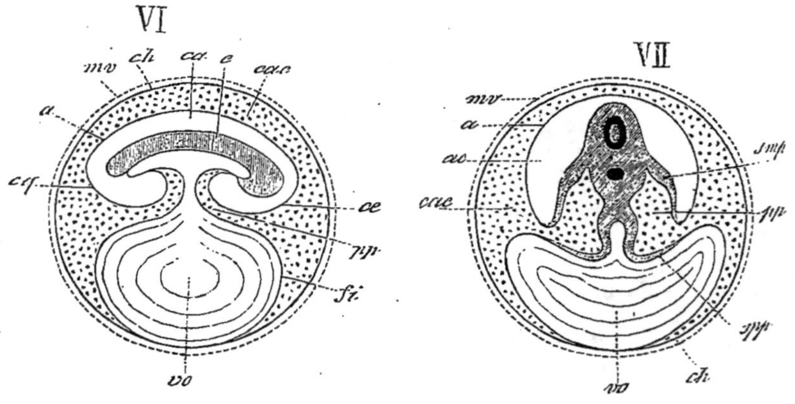

FIG. 165. — Les schémas VI et VII montrent l'amnios complétement formé et
séparé du chorion par le cœlome externe ou cavité amnio-choriale, prolongement extra-embryonnaire de la cavité pleuro-péritonéale.

VI. Coupe longitudinale.
e. Embryon.
ca. Cavité amniotique.
a. Amnios.
cac. Cavité amnio-choriale (cœlome externe).
ce. Capuchon céphalique de l'amnios.
cq. Capuchon caudal de l'amnios.
pp. Cavité pleuro-péritonéale.
fi. Feuillet interne.
vo. Vésicule ombilicale.
ch. Chorion.
mv. Membrane vitelline.

VII. Coupe transversale.
a. Amnios.
ac. Cavité amniotique.
cac. Cavité amnio-choriale (cœlome externe).
pp. Cavité pleuro-péritonéale.
smp. Somatopleure.
spp. Splanchnopleure.
mv. Membrane vitelline.
ch. Chorion.
vo. Vésicule ombilicale.

repli de façon à se prolonger derrière lui, entre sa face dorsale et la membrane
vitelline (fig. 163, II et III).

On a arbitrairement divisé ce repli, comme le repli embryonnaire, en quatre parties continues les unes avec les autres, qu'on a nommées *capuchons amniotiques céphalique, caudal* et *latéraux*, parce qu'on a comparé la portion céphalique à un capuchon qui recouvrirait la tête de l'embryon. Les coupes longitudinale (fig. 163, I et II ; 164, IV ; 165, VI) et transversale (fig. 163, III, 164, V, 165, VII) de l'œuf feront, beaucoup mieux que cette comparaison, comprendre la disposition de ce repli. On y verra qu'il a deux parois, séparées par un espace qui prolonge derrière l'embryon la cavité du cœlome externe.

Cet espace est l'origine d'une cavité que nous désignons sous le nom de *cavité amnio-choriale*, parce que ses parois formeront d'une part l'amnios, et d'autre part le chorion blastodermique, comme nous allons l'expliquer dans un instant.

Les capuchons amniotiques s'avancent à la rencontre l'un de l'autre sur la face dorsale de l'embryon et bientôt ne laissent entre eux qu'un canal très-étroit, l'*ombilic amniotique* (voy. fig. 164, IV et V). Enfin ils se soudent vers la partie moyenne du dos de l'embryon, et de cette soudure résulte la formation de deux poches concentriques et sans ouverture. L'une interne, qui entoure directement l'embryon et n'est séparée de lui que par du liquide (le *liquide amniotique*), c'est l'*amnios;* ses parois se continuent avec celles de l'embryon au pourtour de l'ombilic cutané. L'autre externe, formant désormais une sphère complète appliquée contre la membrane vitelline, c'est le *chorion blastodermique*, destiné à entrer dans la composition du chorion définitif ; elle présentera bientôt à sa face externe des prolongements creux (*villosités choriales*) qui pénétreront dans les villosités dont la membrane vitelline est hérissée. Ces deux poches sont reliées entre elles par un filament fibreux, dernier vestige de l'ombilic amniotique (fig. 164). Ce filament lui-même finit par disparaître (fig. 165) ; dès lors, il n'existe plus de connexion entre l'amnios proprement dit et le chorion blastodermique. Ces deux membranes sont d'abord séparées, comme on le voit sur les figures 165, VI et VII par un espace assez notable qui est la cavité amnio-choriale dans laquelle se développera la partie extra-embryonnaire de la vésicule allantoïde (voy. p. 365).

D'après la description qui précède, on voit que le feuillet externe ne participe pas seul à la formation de l'amnios et du chorion, comme le croyaient von Baër et la plupart des auteurs qui l'ont suivi, mais que le feuillet moyen entre aussi pour une certaine part dans la constitution de ces enveloppes de l'œuf ; en effet, après le clivage de la partie extra-embryonnaire du feuillet moyen, l'amnios et le chorion sont formés par le prolongement extra-embryonnaire des somatopleures, et celles-ci sont elles-mêmes constituées par le feuillet externe et une partie du feuillet moyen, ainsi que nous l'avons dit pages 275, 276 et 284.

Quand il vient de se former, l'amnios n'est qu'une poche de médiocre étendue, située entre le dos de l'embryon et le chorion. La plus grande partie de l'œuf est occupé par d'autres cavités : la cavité amnio-choriale, le cœlome externe, dont la cavité amnio-choriale est une dépendance, la vésicule ombilicale, la vésicule allantoïde. Nous verrons que toutes ces cavités sont destinées à disparaître, tandis que l'amnios s'accroît, de telle façon qu'il arrive un moment où il n'y a plus d'autre cavité que la sienne, et que ses parois sont accolées au chorion et aux restes atrophiés des autres organes extra-embryonnaires (Vésicules ombilicale et allantoïde).

Vésicule ombilicale. — La *vésicule ombilicale* est une vésicule dont les parois sont formées par le prolongement extra-embryonnaire des splanchno-pleures (voy. fig. 163, 164, 165). Elle est d'abord à peu près sphé-rique. Son hémisphère le plus rapproché de l'embryon correspond à l'*aire vasculaire* que nous avons vue entourer la tache embryonnaire et couvrir la moitié du blastoderme, avant même la formation des replis (voy. p. 343). La vésicule ombilicale communique d'abord largement avec l'intestin : mais l'orifice de communication, qu'on a appelé *ombilic intestinal*, pour le distin-guer de l'ombilic cutané, se rétrécit progressivement et finit par s'oblitérer. En même temps, la vésicule se pédiculise ; de sphérique qu'elle était, elle devient piriforme. Son pédicule porte le nom de *canal vitello-intestinal* ou *omphalo-mésentérique*. Il finira, lui aussi, par s'oblitérer (fig. 166 et 167).

Sauf au niveau de l'ombilic, la vésicule ombilicale est entourée de tous côtés par la cavité du cœlome externe. Par l'intermédiaire de cette cavité, sa face convexe est en rapport avec le chorion blastodermique ; le pédicule est en rapport avec les capuchons amniotiques, qui se développent tout autour de lui. Il est cependant séparé du capuchon caudal par l'allantoïde (voy. fig. 155, p. 344).

La vésicule ombilicale a acquis son entier développement vers la quatrième ou la cinquième semaine et mesure alors 11 à 13 millimètres (Beaunis et Bouchard).

Elle se compose alors, d'après Beaunis et Bouchard, de deux tuniques : une tunique externe, fibreuse, vasculaire dans une moitié de son étendue, et une tunique interne, épithéliale. D'après Robin, les parois de la vésicule ombi-licale se composent de trois tuniques : la *tunique interne* est formée de plu-sieurs rangées de grosses cellules arrondies, peu granuleuses et à noyaux ovoïdes. La *tunique moyenne* présente une seule rangée de cellules polyé-driques transparentes, contenant chacune un noyau clair avec nucléole bril-lant. C'est entre ces deux tuniques que l'on trouve un réseau capillaire à mailles polygonales. — La *tunique externe* est caractérisée par la présence de fibres lamineuses entre-croisées dans toutes les directions et séparées par une matière amorphe transparente.

La vésicule ombilicale n'a de vaisseaux que dans sa moitié la plus rap-prochée de l'embryon. Ces vaisseaux, nommés *omphalo-mésentériques*, sont ceux qui couvraient l'aire vasculaire du blastoderme. D'abord très-nombreux, ils se réduisent ensuite à deux veines et deux artères (voy. p. 343 et 344).

La vésicule renferme dans son intérieur un liquide tenant en suspen-sion des granulations jaunes, des cellules polyédriques et des noyaux libres.

A partir de la cinquième ou sixième semaine, époque à laquelle apparaît l'allantoïde, la vésicule ombilicale décroît, mais elle est encore visible vers le quatrième ou cinquième mois et mesure 6 à 10 millimètres (Beaunis et Bou-chard). On y retrouve encore une membrane externe, fibreuse et vasculaire, et une membrane interne, composée d'un épithélium pavimenteux. Elle contient un liquide clair et présente parfois à sa face interne de fines villosités vasculaires. Son pédicule et les vaisseaux omphalo-mésentériques, quoique très-fins, sont encore visibles (fig. 168).

Au terme de la gestation, la vésicule ombilicale n'a plus que 4 à 6 millimètres; son contenu se composerait, d'après Schultze, de graisse et de sels.

A mesure qu'il s'atrophie, le corps de la vésicule ombilicale est repoussé loin du tronc de l'embryon par le développement de l'amnios. Aussi son pédicule s'oblitère, s'allonge d'une manière marquée et souvent finit par se rompre et même se résorber. Lorsqu'il a disparu, la vésicule peut, atrophiée, être trouvée soit dans le cordon, soit entre le chorion et l'amnios, en un point plus ou moins éloigné de la racine du cordon; parfois on la rencontre sous l'amnios qui recouvre le placenta.

La vésicule ombilicale a pour fonction de fournir à l'embryon les matériaux de sa nutrition, avant l'apparition de la vésicule allantoïde; en effet, elle sert de support aux vaisseaux omphalo-mésentériques qui absorbent les éléments nutritifs provenant de la partie extra-embryonnaire du vitellus.

Le rôle de la vésicule ombilicale est moins important et surtout moins prolongé chez les mammifères et chez l'homme que dans les autres espèces animales. En effet, comme nous l'avons vu plus haut, elle s'atrophie de bonne heure. Chez les oiseaux, au contraire, où cette vésicule renferme le jaune, substance nécessaire au développement de l'embryon, elle persiste jusqu'à l'éclosion; chez les poissons on la retrouve même après la naissance, sous forme d'une poche située à l'extérieur de l'abdomen, et ces animaux ne prennent de nourriture que quand elle a disparu.

Allantoïde (portion extra-embryonnaire). — Nous avons exposé précédemment l'origine de l'allantoïde (voy. p. 322); nous avons montré comment l'ombilic la divise en deux portions, une intra-embryonnaire, qui fournit l'ouraque, la vessie et une portion de l'urèthre; et une extra-embryonnaire, d'abord en communication avec la première. Cette partie s'allonge en forme de tube, dans le cœlome externe, entre le pédicule vitello-intestinal et le capuchon amniotique caudal, jusqu'à ce qu'elle atteigne la surface interne du chorion blastodermique (fig. 166). Arrivée là, l'allantoïde fournit une expansion qui s'étale entre le chorion d'une part, la vésicule ombilicale et l'amnios d'autre part. On a comparé cette expansion et le tube ou pédicule qui la supporte à un parapluie et à son manche. Elle remplit tout le cœlome externe ainsi que la cavité amnio-choriale et contracte avec le chorion des rapports intimes (fig. 167). D'après Coste, elle arriverait à en tapisser entièrement la face interne. Dastre (1) et P. Reclus (2) ont, au contraire, constaté que chez les ruminants elle fait défaut dans la région du chorion qui correspond au dos de l'embryon, et que à ce niveau l'amnios est directement accolé au chorion blastodermique.

(1) Dastre, *loc. cit.*, p. 14.
(2) Dans Thèse inaug., de Fabel, 1877, Paris. *Sur quelques points d'Ovologie comparée.*

L'allantoïde, avons-nous dit, contracte avec le chorion des rapports intimes. En effet elle envoie dans toutes les villosités choriales des prolongements vasculaires et conjonctifs. A une certaine période du développement (voy. PLACENTA, p. 376), les vaisseaux et les villosités correspondantes s'atrophient sur toute la surface du chorion, excepté sur une certaine étendue où il se produit, au contraire, une prolifération qui doit donner naissance au placenta.

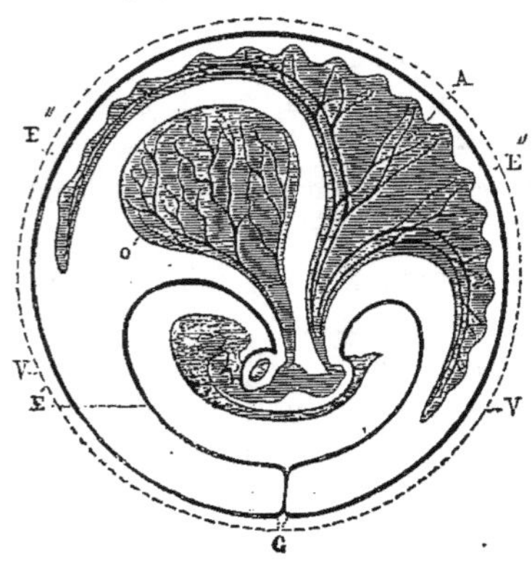

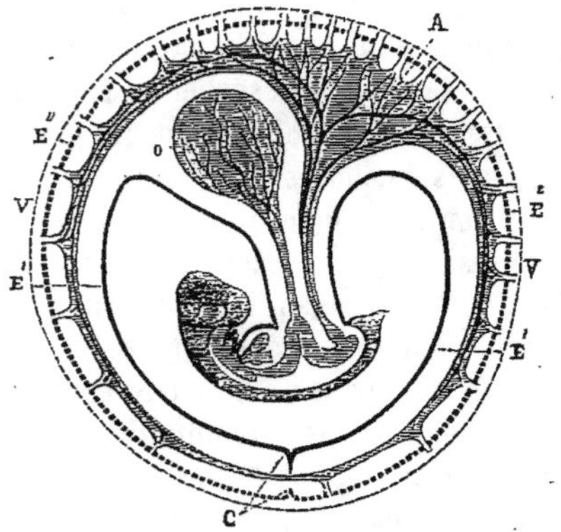

FIG. 166. — Destinée à montrer les progrès de l'allantoïde qui s'étend en forme de parapluie, de façon à envelopper plus tard le fœtus, la vésicule ombilicale et l'amnios.

A. Allantoïde.
C. Ombilic amniotique.
E'. Amnios.
E" Chorion blastodermique.
O. Vésicule ombilicale.
V. Membrane vitelline presque complétement atrophiée.

FIG. 167. — Même figure que la précédente, seulement l'allantoïde est plus développée et a envahi toute la capacité de l'œuf.

A. Allantoïde.
C. Point où les capuchons amniotiques se sont confondus pour ne plus former qu'une seule membrane.
E'. Amnios.
E". Chorion blastodermique.
D. Vésicule intestinale.
V. Membrane vitelline.

Structure. — L'allantoïde est une espèce de sac vasculaire qui renferme à son intérieur le liquide allantoïdien.

Nous aurons donc à étudier : 1° la membrane qui constitue la paroi du sac; 2° les vaisseaux auxquels l'allantoïde sert de support; 3° le liquide allantoïdien.

1° *Membrane allantoïdienne.* — D'après Dastre, dont les recherches récentes ont été faites sur les ruminants, cette membrane présenterait en allant de dedans en dehors et par ordre de superposition les couches suivantes :

a. — Un revêtement épithélial interne en contact avec le liquide allantoïdien et possédant tous les caractères de l'épithélium plat à une seule couche, dit endothélium, tel qu'on le rencontre sur la surface libre des membranes séreuses.

b. — Un stroma de fibrilles conjonctives.

c. — Une couche de cellules plates.

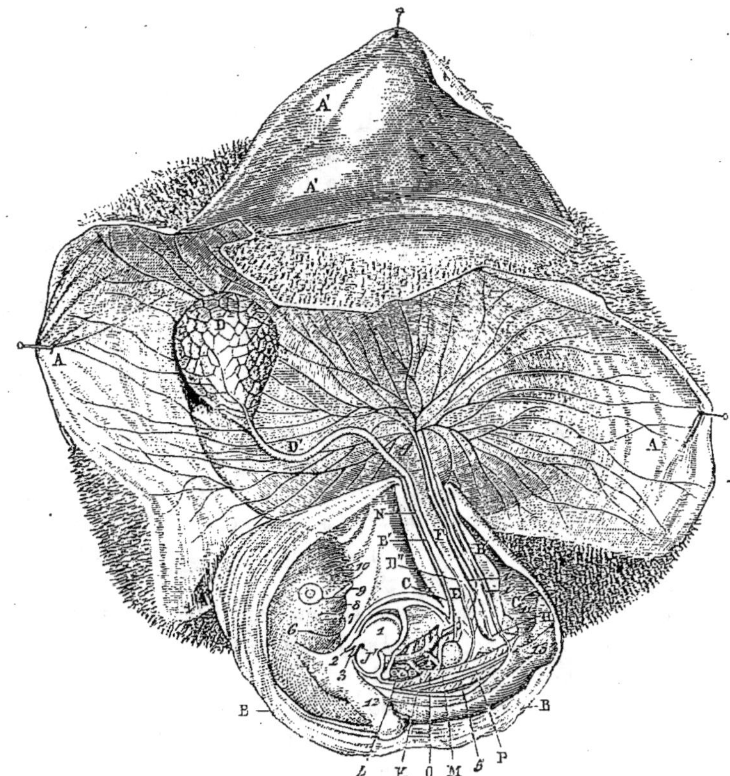

FIG. 168. — Œuf humain de trente à cinquante-six jours environ, grandi et préparé de manière à laisser voir les principales relations qui existent entre l'embryon et ses annexes. Les parois de l'abdomen et de la poitrine ont été coupées pour mettre les viscères à nu. Le cordon ombilical a été ouvert afin de laisser voir comment les annexes du fœtus viennent se mettre en relation avec ce dernier.

AA. Chorion composé de deux couches adossées et confondues, mais qui ont été dédoublées dans une certaine étendue A'A'.

BB. Amnios ouvert pour montrer comment il se continue avec le cordon ombilical, autour duquel il se réfléchit, en lui formant une gaîne, qui, sous forme de canal, B'B', vient se continuer directement avec l'ombilic ou les parois abdominales de l'embryon CC.

D. Vésicule ombilicale.

D'. Pédicule de la vésicule ombilicale.

D". Point de communication de ce pédicule avec l'intestin.

E. Ouraque qui, se continuant avec le chorion par une de ses extrémités y vient par l'autre se continuer avec le rectum au point H.

F. Anse de l'intestin qui fait saillie jusque dans le cordon.

i, i. Artères ombilicales.

j'. Point de l'oreillette droite d'où émane la veine ombilicale.

K. Veine cave inférieure.

M. Face inférieure du foie.

N. Veine omphalo-mésentérique.

O. Point où la veine omphalo-mésentérique va se rendre dans la veine ombilicale.

P. Artère omphalo-mésentérique.

1. Cœur.

2. Croix de l'aorte.

3. Artère pulmonaire.

4. Poumon du côté droit.

5. Corps de Wolff.

6. Fente branchiale qui se convertit en oreille externe.

7. Mâchoire inférieure.

8. Mandibule supérieure du côté droit.

9. Narine du côté droit.

10. Canal nasal formant encore une demi-gouttière qui s'étend depuis l'œil jusqu'à la narine.

11. Extrémité caudale ou corps saillant en forme de queue.

12. Membre supérieur.

13. Membre inférieur.

d. — Un tissu conjonctif formé de fibres et d'un réseau de cellules étoilées.

2° *Vaisseaux.* — De nombreux vaisseaux se développent de bonne heure à la surface de l'allantoïde. Les deux artères ombilicales, branches des verté-brales inférieures, y forment un réseau délicat d'où naissent les deux veines ombilicales. Celles-ci vont se jeter par un tronc commun avec les veines omphalo-mésentériques dans la portion veineuse du cœur (voy. p. 346).

Les vaisseaux de l'allantoïde pénètrent dans les villosités choriales avec lesquelles ils se trouvent en rapport (voy. p. 374).

3° *Liquide allantoïdien.* — La vésicule allantoïde contient un liquide dont la quantité est variable, mais qui est en général d'autant plus abondant que le fœtus est plus avancé en âge. Pendant les premiers temps de la gestation, ce liquide est incolore et transparent. Il prend ensuite une teinte jaune ambrée qui se fonce de plus en plus, au moins chez les ruminants (Dastre). Sa réaction est toujours alcaline, sa densité variable. Chez le mouton, Dastre l'a trouvée de 1010 vers le milieu de la vie embryonnaire et de 1020 vers la dix-septième semaine, c'est-à-dire vers la fin de la gestation. D'après le même auteur, le liquide allantoïdien jouit à un haut degré de la propriété d'émul-sionner les graisses.

Ce liquide contient des substances salines parmi lesquelles le chlorure de sodium est en proportion notable. En dehors des substances minérales, il s'y trouve quatre corps organiques dont la présence est importante à noter : ce sont *l'albumine* [Lassaigne (1), Dastre] (2) ; *le sucre* [Cl. Bernard (3), Stas, Schlossberger, Majewski (4)] ; *l'urée et ses dérivés* [Dulong et Labil-lardière (5), Rees, Wöhler, J. Regnauld, Schlossberger, Majewski,] et en-fin *l'allantoïdine* [Vauquelin et Buniva (6), Lassaigne, Wöhler (7) et Liebig].

Atrophie de l'allantoïde. — Une fois qu'elle a achevé l'évolution que nous avons décrite, l'allantoïde s'atrophie, comme la vésicule ombilicale. Sa cavité disparaît ; la cavité amnio-choriale et le cœlome disparaissent également. L'amnios, dont l'accroissement est incessant, applique contre le chorion les restes du tissu allantoïdien et du tissu muqueux interannexiel. Le pédicule de l'allantoïde perd aussi sa cavité. Il est entouré par la *gélatine de Wharton* qui, avec les vaisseaux ombilicaux et une gaîne fournie par l'amnios, consti-tue le *cordon ombilical* que nous étudierons plus loin (p. 388). Dès lors,

---

(1) *Nouvelles recherches sur la composition des eaux de l'allantoïde et de l'amnios de la vache* (Ann. de chim., et de phys. 1821, t. XVI, p. 295).

(2) Dastre, *Recherches sur l'allantoïde et le chorion de quelques mammifères* (Ann. des sciences naturelles, 6° série, t. III, n°⁵ 2 à 4. 30 avril 1876).

(3) Cl. Bernard, *Comptes rendus de l'Académie des sciences*, 1850, t. XXXI, p. 659.

(4) Majewski, *Dissertatio inauguralis.* Dorpat, 1858 (Journal prat. chim., t. LXXXVI, p. 99).

(5) Dulong et Labillardière, *Des fluides contenus dans les membranes qui servent d'en-veloppes au fœtus* (Journ gén. de méd., 1817, t. LXIII).

(6) Buniva et Vauquelin, *Mémoire sur l'eau de l'amnios de femme et de vache* (Ann. de chim., 1799, t. XXIII, p. 269).

(7) Wöhler, *Ann. des Chem. und Pharm.*, 1849, t. LXX, p. 229.

l'œuf est tel qu'on le trouvera lors de l'accouchement. Il présente une cavité unique dont les parois sont formées en dedans par l'amnios, en dehors par la caduque, entre les deux par le chorion et les restes du tissu interannexiel.

Du rôle de l'allantoïde. — Certains auteurs ont attribué à l'allantoïde la fonction de suppléer la vessie dans les premiers temps de la vie embryonnaire (Bischoff) ; d'autres la regardent comme une séreuse (Dastre).

Ce qui est certain, c'est qu'à la suite de son évolution les vaisseaux ombilicaux (allantoïdiens) sont conduits jusqu'à la région du chorion où doit se développer le placenta.

CHAPITRE III

DESCRIPTION DES ANNEXES DU FŒTUS

Pour étudier les annexes du fœtus au terme de la grossesse, il faut les recueillir au moment où elles viennent d'être expulsées ; elles constituent alors le *délivre* ou *arrière-faix*, que l'on désigne aussi parfois sous le nom de *secondines*. L'œuf, examiné immédiatement après la délivrance, c'est-à-dire après l'expulsion du délivre, est souvent *retourné*, de sorte qu'il présente la face externe en dedans et la face interne en dehors ; il faut donc pour l'étudier le placer tel qu'il était dans la cavité utérine, c'est-à-dire la face utérine du placenta en dehors et la face fœtale en dedans. — Le placenta peut être considéré comme un épaississement d'une portion des parois de l'œuf. Celui-ci se compose, comme nous l'avons déjà dit, de trois enveloppes : une externe, la *caduque*, une moyenne, le *chorion*, et une interne, l'*amnios*. Sur une certaine étendue, la caduque et le chorion se renflent et se modifient de manière à former une espèce de gâteau auquel on donne le nom de *placenta*, relié au fœtus par le *cordon ombilical*.

Nous avons déjà décrit la caduque (voy. p. 210) ; il nous reste donc à étudier l'amnios, le liquide amniotique, le chorion, le placenta et le cordon ombilical.

§ 1. — De l'amnios

L'amnios, dont nous avons décrit le développement (voy. p. 364), est la membrane la plus interne de l'œuf ; au terme de la grossesse, elle constitue tout autour de l'embryon une poche à parois très-minces et transparentes, mais assez résistantes. La face interne circonscrit une cavité qui renferme un liquide (*le liquide amniotique*) dans lequel baigne le fœtus ; sa face externe est en rapport avec le chorion, ou plutôt avec un tissu situé entre le chorion et l'amnios : *membrane intermédiaire de Bischoff*, *corps vitriforme* ou *magma réticulé de Velpeau*. L'amnios tapisse la face fœtale du placenta, se réfléchit de cet organe sur le cordon, auquel il fournit une gaîne extérieure, puis va s'unir à la peau du fœtus au niveau de l'ombilic.

L'amnios peut être séparé du chorion sur toute son étendue; mais lorsqu'on isole la membrane interne de l'œuf, on voit qu'elle adhère au chorion par l'intermédiaire d'une matière glutineuse, le *magma réticulé* (voy. p. 370). — Arrivé sur le bord du placenta, on constate que le chorion est confondu avec ce dernier organe, tandis que l'amnios s'en sépare aisément; si on poursuit le décollement jusqu'à la racine du cordon, on trouve qu'à ce niveau la gaîne amniotique est fortement adhérénte et qu'il faut renoncer à l'isoler des éléments sous-jacents.

Structure de l'amnios. — Cette membrane se compose de deux tuniques : l'une interne, épithéliale, et l'autre externe fibreuse. La *tunique interne* est formée de cellules pavimenteuses. Kölliker a aussi rencontré quelques cellules d'épithélium cylindrique dans le voisinage du cordon. La surface interne de l'amnios présente des espéces de saillies désignées par Müller sous le nom de *caroncules amniotiques.* Ces saillies amniotiques se rencontrent surtout dans le voisinage du cordon. Elles sont constantes : Winkler (1), sur deux cents amnios qu'il a examinés à ce point de vue, ne les a jamais vues manquer. Elles ont la grosseur d'un grain de millet et sont visibles à l'œil nu.

Outre ces caroncules, on trouve parfois, mais non constamment, des *villosités amniotiques, amnionzotten,* comme les a appelées Ahlfeld, qui les a bien étudiées. D'après cet auteur, les villosités seraient le résultat de la végétation des caroncules. Elles sont simples ou ramifiées, renflées en massue ou allongées comme des fils. Elles sont formées par une substance intercellulaire homogène, recouverte d'un épithélium qui se continue avec celui de l'amnios.

La *tunique externe* renferme du tissu conjonctif d'autant plus condensé qu'il se rapproche de la tunique épithéliale, et quelques fibres musculaires lisses (Remak et Kölliker). La présence des fibres musculaires lisses explique la contractilité de l'amnios; signalé d'abord par de Baër et Remak, ce phénomène a été de la part du professeur Vulpian l'objet de recherches nouvelles. Les contractions sont manifestes chez le poulet dès le sixième jour de l'incubation; l'embryon exécute sous leur influence une espèce de mouvement de pendule dont les oscillations seraient au nombre de dix à vingt par minute.

La couche interposée entre l'amnios proprement dit et le chorion, *membrane intermédiaire* de Bischoff, *corps vitriforme* ou *magma réticulé* de Velpeau, *membrane limite (grenz membran)* de Jungbluth, *membrane lamineuse* de Joulin est formée aux dépens de l'allantoïde atrophiée et d'une partie du tissu muqueux interannexiel. Elle n'a pas de limites précises, puisque ce tissu muqueux n'en a pas lui-même. Elle adhère intimement à l'amnios et beaucoup moins au chorion.

Vaisseaux de l'amnios. — On avait jusqu'à présent considéré l'amnios comme dépourvu de vaisseaux. Les observations récentes de Jungbluth (3), de Waldeyer, de Wissotsky, de Dastre et de Campenon semblent, au contraire,

---

(1) Archiv für Gynœk. Band VII, S. 325.
(2) Archiv für Gynœk. Band VIII S. 567.
(3) Beitrag zur Lehre vom Fruchtwasser und seiner übermässigen Vermehrung. Inaugural Dissertation. Bonn, 1869.

prouver qu'il existe quelques vaisseaux dans l'amnios, ou au moins dans la membrane intermédiaire dont nous venons de parler.

Jungbluth, en effet, a injecté les vaisseaux ombilicaux d'un placenta humain et a constaté dans cette membrane intermédiaire non-seulement des rameaux artériels et veineux, mais des capillaires auxquels il attribue un rôle important : celui de sécréter le liquide amniotique.

Ces vaisseaux, désignés par Jungbluth et Waldeyer sous le nom de *vasa propria*, s'atrophient ordinairement et deviennent fibreux dans les deux derniers mois de la grossesse ; si par hasard ils persistent sans s'oblitérer, ils donnent naissance à l'hydropisie de l'amnios. D'après Dastre, qui a figuré dans sa thèse un rameau se détachant d'une branche allantoïdienne pour se rendre à la face externe de l'amnios, les vaisseaux que nous venons de décrire ne paraissent pas appartenir en propre à l'amnios, mais au tissu interannexiel qui lui est adhérent.

Les dissections de Peyrot et surtout celles de Campenon (1) semblent, au contraire, démontrer que, au moins chez certains animaux, porc, brebis, cheval, etc..., l'amnios possède des vaisseaux propres, de véritables *vasa propria*. Du reste, Wissotski (2) a pu suivre le développement des vaisseaux sanguins dans l'amnios du lapin, et y constater l'existence des cellules *vaso-formatives* que nous avons décrites en parlant du développement des vaisseaux sanguins en général (voy. p. 355).

Du liquide amniotique. — *Caractères physiques.* — Dans les premiers mois de la grossesse, le liquide amniotique est de couleur claire et transparent comme de la sérosité ; mais, vers la fin de la gestation, il devient le plus souvent d'une couleur blanchâtre par suite de son mélange avec des fragments de matière sébacée (voy. plus bas). Il prend une coloration verdâtre lorsqu'il est mélangé avec le méconium, et une coloration rouge lorsque le fœtus, mort depuis longtemps dans la cavité amniotique, a macéré dans le liquide qu'elle renferme. Cette coloration rouge est due à la sérosité sanguinolente qui s'est échappée des phlyctènes situées à la surface du corps.

Le liquide amniotique répand une odeur fade, analogue à celle du sperme ; sa saveur est légèrement salée ; sa réaction est neutre ou faiblement alcaline. Il mousse lorsqu'on l'agite au contact de l'eau et forme un précipité avec l'acide acétique.

La quantité du liquide amniotique est très-variable. Ce liquide est peu abondant au début de la gestation ; mais à partir du deuxième mois il augmente d'une façon notable. Le poids du fœtus et celui du liquide sont à peu près les mêmes vers le milieu de la grossesse ; mais à partir de cette époque, le poids du fœtus est plus considérable et devient, au terme de la grossesse, cinq ou six fois plus grand que celui du liquide amniotique, qui ne s'élève guère au-dessus de 500 grammes. Ainsi l'on peut dire que les eaux de l'amnios augmentent d'une façon absolue jusqu'à la fin de la grossesse, mais que, relative-

(1) Voir les pièces du concours pour le prosectorat (1877) déposées au musée Orfila.
(2) *Traité d'histologie* de Ranvier, page 634.

ment au fœtus, elles augmentent dans la première moitié et diminuent dans la seconde période de la gestation. Du reste, au moment de l'accouchement la quantité du liquide amniotique est très-variable avec les sujets; parfois elle n'est que de quelques grammes; tantôt, au contraire, elle dépasse un kilogramme, et constitue alors un état pathologique connu sous le nom d'hydro-amnios. Le poids de l'enfant est généralement en raison inverse de celui du liquide amniotique au moment de la naissance. L'excès du liquide amniotique coïncide souvent avec la présence d'un enfant chétif et même affecté de vices de conformation.

Caractères microscopiques. — Le liquide amniotique renferme des cellules épidermiques, des poils soyeux et des fragments de matière sébacée détachés de la surface du corps du fœtus; on y rencontre même des cellules épithéliales du rein et de la vessie et quelques leucocytes (Robin).

Composition chimique. — Le tableau suivant, emprunté à Liégeois, donne une idée de la composition chimique de ce liquide.

Eau..	991 à	975
Chlorure de sodium et de potassium	2,40 à	5,95
Chlorure de calcium.................................	Traces	
Carbonate de soude	Traces	
Sulfate de soude....................................	Traces	
— de potasse.........................	Traces	
Phosphates et sulfates calcaires et magnésiens..........	0,14 à	1,72
Lactate de soude (Vogt, Regnault)....................	2,00 à	3,50
Urée (1)..	Traces	
Graisse (Rees, Meckel).............................	0,13 à	1,25
Créatine, créatinine (Scherer, Robin et Verdeil).......	Non dosées	
Glycose (Cl. Bernard)..............................	Non dosée	
Albumine et mucosine (Ch. Robin)..................	0,82 à	10,17 (Robin)

Les analyses de Prochownick semblent démontrer que le degré de concentration du liquide amniotique augmente jusqu'au milieu de la grossesse, pour diminuer ensuite assez rapidement dans la seconde moitié de la gestation.

Origine du liquide amniotique. — Suivant les uns, le liquide amniotique a son origine dans l'organisme maternel. Suivant les autres, ce liquide est un produit exclusif du fœtus. Chaussier, Meckel et Béclard admettent une opinion mixte, et pensent qu'il est sécrété à la fois par la mère et par le fœtus. Cette opinion nous paraît être la vraie, car des faits d'une certaine importance semblent prouver que les eaux de l'amnios proviennent à la fois d'une source maternelle et d'une source fœtale.

En faveur de l'origine maternelle des eaux de l'amnios, on peut faire valoir que l'hydramnios coïncide souvent avec l'anasarque et les hydropisies de la mère; que dans certains cas de fausses eaux (voy. *hydramnios*), du liquide s'accumule entre l'utérus et les membranes décollées pour s'écouler au dehors et qu'il est remplacé sans cesse, à mesure qu'il s'écoule, par un liquide de même nature, qui remplit la petite poche résultant du décollement des membranes. Ce liquide ne peut provenir que de la transsudation de la sérosité hors des

---

(1) Mayewsky, dans deux cas, a trouvé la quantité d'urée égale à 0,34 et à 0,42 pour 100, c'est-à-dire 3,4 et 4,2 pour 1 000.

vaisseaux utérins, c'est-à-dire des nombreux vaisseaux de la caduque. Il s'agit ici d'un cas anormal. Dans les cas normaux, le liquide amniotique, après avoir transsudé hors des vaisseaux maternels, filtrerait dans l'œuf à travers le chorion et l'amnios, dont le pouvoir endosmotique est certain, ainsi que nous le démontrerons par une série d'expériences dues à Tarnier, et que nous rapporterons à propos de la formation de la poche des eaux.

D'autre part, les faits suivants semblent être en faveur de l'origine fœtale des eaux de l'amnios. Pour Jungbluth le liquide amniotique serait le résultat d'une exhalation de sérosité à travers les parois des *vasa propria* que nous avons décrits à la face externe de l'amnios, et la preuve, dit-il, qu'il en est ainsi, c'est que si ces vaisseaux qui s'oblitèrent ordinairement à la fin de le grossesse restent au contraire perméables, il se produit une hydropisie de l'amnios.

Pour Prochownik le liquide amniotique serait le résultat des phénomènes de nutrition du fœtus ; il serait sécrété par la peau et par le rein ; la sécrétion cutanée commencerait dès les premiers temps de la grossesse, tandis que celle du rein ne débuterait d'une façon sensible et régulière que vers le milieu de la gestation. Certains faits incontestables semblent prouver que l'urine peut être expulsée dans la cavité amniotique et même que cette évacuation est nécessaire à la vie fœtale. Ainsi Billard, T.-W. King disent avoir vu des cas de rupture de la vessie produite par l'imperforation de l'urèthre ; Désormeaux, P. Dubois ont constaté sur deux enfants mort-nés une oblitération de ce canal, qui avait donné lieu à une distention énorme de la vessie, des uretères et des deux reins : ceux-ci se trouvaient transformés en deux kystes multiloculaires ; Depaul et Moreau ont présenté à l'Académie de médecine des faits analogues.

Usages. — Pendant la grossesse, le liquide amniotique favorise les mouvements actifs du fœtus et son développement qui aurait été gêné par la pression que, sans cet intermédiaire, les parois utérines auraient exercée sur lui ; il met l'embryon et le fœtus à l'abri des chocs extérieurs et leur permet d'obéir aux lois de la pesanteur. Il favorise aussi l'expansion uniforme de la matrice, met le cordon ombilical à l'abri de toute compression et assure ainsi, pendant la grossesse comme pendant le travail, l'intégrité de la circulation fœto-placentaire.

Pendant le travail, il semble destiné à protéger le fœtus contre la violence des contractions utérines ; il contribue à la formation de la *poche des eaux* (voy. *accouchement*), dont l'engagement rend plus facile la dilatation du col ; il lubrifie le canal pelvi-génital et facilite ainsi le glissement des parties fœtales.

§ 2. — Du chorion

Le chorion, dont nous avons déjà étudié le développement (p. 361), est la membrane de l'œuf, qui est située entre la caduque et l'amnios.

Le chorion n'offre pas le même aspect aux diverses époques de la grossesse. Dans les premiers jours de la vie embryonnaire, il est mince, transparent, et parfaitement lisse à sa surface extérieure. Celle-ci se couvre, vers la seconde semaine, de petites saillies granuleuses qui s'allongent et se développent avec rapidité, de sorte que le chorion est bientôt hérissé de nombreuses villosités appelées *villosités choriales*. Mais jusque-là ni le chorion, ni les villosités qui en dérivent n'ont d'appareil vasculaire qui leur soit propre. Ce n'est que plus tard, quand l'allantoïde s'applique sur le chorion, qu'on voit les vaisseaux ombilicaux (allantoïdiens) pénétrer dans toutes les villosités qui sont creusées en doigt de gant.

Chaque villosité contient une artère et une veine qui fournissent autant de ramifications qu'il y a de digitations villeuses ; au fond de chaque cul-de-sac, l'artère et la veine communiquent par une série de petites arcades variables en nombre, et anostomosées entre elles.

Dans les premiers temps de la grossesse, le chorion est en rapport par sa *face externe*, en grande partie avec la caduque ovulaire qui le sépare de la caduque pariétale, et dans un point assez restreint avec la caduque placentaire (voy. Caduque, p. 220).

Les villosités qui sont en contact avec la caduque ovulaire s'accroissent d'abord et pénètrent dans l'épaisseur de cette membrane ; mais bientôt elles s'atrophient et disparaissent presque complétement ainsi que les vaisseaux

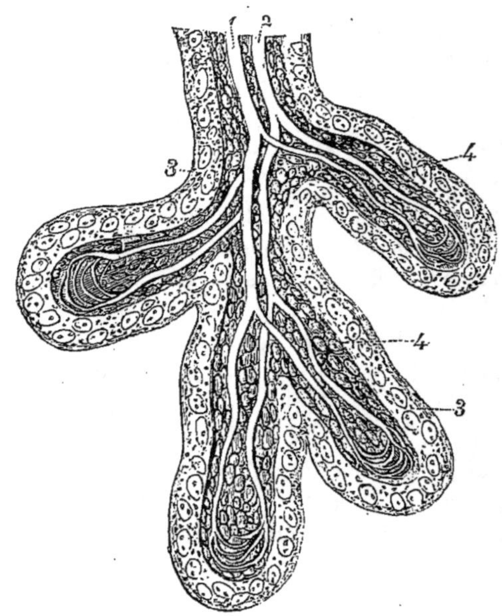

FIG. 169. — Portion d'une villosité choriale (d'après Liégeois).

1, 2. — Artère et veine réunies entre elles par des anastomoses en arcades.

3. Tissu chorial formant la paroi de la villosité.

4. Tissu contenu dans la villosité.

qu'elles contiennent. Quant aux villosités choriales qui sont en rapport avec la caduque utéro-placentaire, loin de s'atrophier elles prennent assez promptement un développement considérable, s'entre-croisent avec les nombreux vaisseaux de cette caduque et contribuent ainsi à former le placenta (voy. p. 379).

Par sa face interne, le chorion est en rapport, pendant les premiers temps de la grossesse, avec la *cavité amnio-choriale* et le *cœlome externe* de Dastre, et, par l'intermédiaire de ces cavités, avec la vésicule ombilicale et avec l'amnios en voie de formation, puis avec la vésicule allantoïde (voy. p. 365). A une époque plus avancée de la grossesse, la cavité amnio-choriale et le cœlome externe ayant disparu, la face interne du chorion adhère à l'amnios par l'intermédiaire du magma réticulé ou tissu muqueux interannexiel (voy. p. 369).

Au terme de la grossesse, le chorion est une membrane fibreuse, transparente, mince, mais plus épaisse que l'amnios et cependant moins résistante ; à sa surface externe, on découvre encore quelques traces de villosités ; celles-ci sont plus nombreuses dans le voisinage de la circonférence du placenta et sont unies à la caduque, dont on peut cependant les séparer assez facilement.

Composition du chorion. — Tous les anatomistes sont unanimes à reconnaître que la membrane vitelline, le feuillet externe du blastoderme et l'allantoïde entrent dans la constitution du chorion ; mais l'accord cesse dès qu'il s'agit de savoir comment ces trois couches participent à sa formation. Pour les uns elles coexistent, superposées dans le chorion définitif ; pour les autres, elles s'y succèdent.

Coste admet l'existence de trois chorions successifs : 1° le *premier chorion* ou *chorion primaire*, composé de la membrane vitelline garnie de houppes villeuses ; 2° le deuxième chorion ou *chorion secondaire*, formé par le feuillet externe du blastoderme ; ce feuillet est repoussé peu à peu contre la tunique vitelline qui se résorbe, il s'y substitue et devient à son tour l'enveloppe extérieure de l'œuf ; 3° le troisième chorion, *chorion tertiaire* ou *chorion définitif* de Coste, formé par l'allantoïde qui, appliquée à la face interne du chorion précédent, le repousse excentriquement, en détermine l'atrophie et finit par le remplacer. Ce troisième chorion persiste jusqu'à la fin de la gestation couvert de villosités vasculaires, d'abord sur toute sa surface, puis, plus tard, seulement au point où se développe le placenta (voy. p. 379).

Pour Kölliker et Dastre, le chorion primaire disparaîtrait sous l'influence du développement du chorion secondaire. Mais celui-ci persisterait et se composerait du prolongement extra-embryonnaire de la somatopleure, c'est-à-dire du feuillet externe et d'une lame provenant du clivage du feuillet moyen. De plus, l'allantoïde au lieu de le faire résorber et de s'y substituer, se bornerait à le renforcer en s'y accolant.

Structure. — D'après Kölliker (1), la structure du chorion se compose, dans l'espèce humaine : 1° d'un stroma de tissu conjonctif où prédominent, pendant les premiers mois de la grossesse, les cellules étoilées et fusiformes, et qui prend la texture fibreuse à mesure qu'on s'approche du terme ; 2° d'un

____

(1) Entw. Gesch, page 322 ; 1876.

épithélium pavimenteux, formant dans la plus grande partie du cours de la gestation une couche unique, et disposé à la fin de la grossesse en plusieurs couches de cellules, dont un certain nombre ont déjà subi la dégénérescence graisseuse. A cette dernière époque, on ne rencontrerait pas de vaisseaux dans cette enveloppe de l'œuf (1).

Usages du chorion. — Le principal usage du chorion est la formation du placenta. Mais la portion extra-placentaire aurait, d'après Dastre, un rôle particulier, du moins chez les ruminants sur lesquels ont porté les recherches de ce physiologiste. Le chorion extra-placentaire servirait de réserve, d'entrepôt aux matériaux de l'ossification ; les plaques choriales tiendraient en dépôt les substances phosphatées, en vue de leur utilisation ultérieure dans l'organisme fœtal.

§ 3. — Du placenta

Sous le nom de *placenta*, on désigne une masse charnue, très-vasculaire, dans laquelle les canaux circulatoires maternel et fœtal se mettent en contact intime, sans se confondre et sans s'aboucher.

Dans les premiers jours qui suivent la fécondation, l'œuf humain est libre de toute adhérence à la muqueuse des voies génitales maternelles. Plus tard,

(1) D'après Dastre, dont les recherches ont porté exclusivement sur les ruminants, la structure du chorion présente à étudier : 1° une couche épithéliale; 2° un stroma; 3° des vaisseaux.

1° *Couche épithéliale.* — La face externe du chorion est tapissée par une couche de cellules épithéliales, polyédriques renfermant des gouttelettes graisseuses et des baguettes cristallines ou bâtonnets (Dastre).

2° *Stroma.* — Le stroma du chorion est constitué par des fibres de tissu conjonctif, disposées dans des plans sensiblement parallèles à la surface et formant un feutrage plus ou moins condensé. Des cellules étoilées sont interposées entre les groupes de fibres.

Plaques choriales. — Dastre désigne sous ce nom des amas granuleux, blanchâtres, situés entre les fibres du stroma et disposés en réseau. Ces plaques seraient constituées par du phosphate de chaux tribasique (phosphate des os) et par une petite quantité de phosphate de magnésie. Ce dépôt de matière phosphatée disparaît du chorion au moment même où le travail d'ossification devient le plus actif dans le squelette de l'embryon et où par conséquent ces matières peuvent trouver leur emploi (Dastre).

3° *Vaisseaux.* — On rencontre dans le chorion des artères, des veines et des capillaires. Les artères qui s'y rendent sont les artères ombilicales. Elles naissent de la partie inférieure de l'aorte et sont accompagnées dans leur trajet par les deux veines ombilicales, qui ramènent le sang du chorion dans la veine cave inférieure, soit directement, soit par l'intermédiaire du foie (voy. Appareil vascul. de l'embryon).

Les capillaires forment dans le chorion un réseau vasculaire extrêmement riche, dont les mailles sont irrégulièrement polyédriques. Dastre a signalé l'existence, sur un grand nombre de points du chorion, de *taches vasculaires*, dues à une vascularisation plus grande de la membrane, au niveau de ces points. « Les taches vasculaires ont une limite plus ou moins nette, marquée par un vaisseau qui embrasse l'aire de la tache, en traçant autour d'elle un cercle irrégulier ou incomplet. A l'intérieur de cette enceinte, les mailles du réseau deviennent étroites, pressées, nombreuses, tandis qu'en dehors elles sont beaucoup plus larges et plus rares. » A chaque tache aboutissent une ou plusieurs artères; une ou plusieurs veines en partent. Ces taches ont leur siége d'élection là où doivent se développer les villosités et préexistent à ces dernières.

Le système vasculaire du chorion est en voie d'accroissement continu; aussi rencontre-t-on des capillaires de diamètre très-inégal dans le réseau que nous venons d'étudier; c'est pour cette raison qu'on trouve aussi des bourgeons vasculaires appendus sur le trajet de ces capillaires.

vers le douzième jour, la membrane vitelline (premier chorion) se couvre
de villosités qui plongent dans la caduque. Cependant l'embryon n'a encore
aucune attache vasculaire qui le mette directement en relation avec la circulation maternelle, car il est entouré par l'amnios et ses vaisseaux n'atteignent
pas le chorion. Plus tard, du vingtième au trentième jour, l'allantoïde se développe rapidement, envahit le cœlome externe et envoie bientôt des prolongements vasculaires dans toutes les villosités choriales. Dès lors, des
connexions vasculaires sont établies entre la mère et l'embryon ; mais ces connexions existent sur toute la périphérie de l'œuf, et le placenta n'est pas
encore formé comme organe distinct.

Mais les villosités choriales qui s'enfoncent dans la caduque ovulaire
(voy. p. 214) s'atrophient ; celles qui pénètrent dans la caduque utéro-pla-

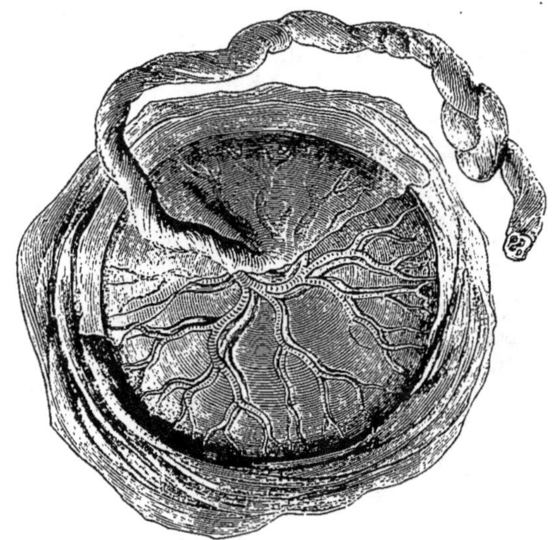

FIG. 170. — Face fœtale du placenta.

centaire y prennent au contraire un développement de plus en plus considérable et s'y ramifient. En même temps et dans le même point, les vaisseaux
maternels se développent en sens inverse et forment de nombreuses flexuosités qui descendent entre les villosités choriales et s'enchevêtrent avec elles.
De cet enchevêtrement résulte la formation du placenta, dont l'étendue est
égale à celle de la muqueuse utéro-placentaire, et qui est à la fois un organe
fœtal et un organe maternel.

L'atrophie des villosités choriales qui plongent dans la caduque ovulaire
est achevée du troisième au quatrième mois, et le placenta est alors un organe
distinct qui s'accroît proportionnellement au développement du fœtus.

Au moment de la délivrance, le placenta fœtal tombe en totalité, en entraînant la couche superficielle de la caduque utéro-placentaire et l'épa-
nouissement placentaire des vaisseaux maternels (voy. caduque).

Le placenta est une masse molle et spongieuse, ayant la forme d'un gâteau aplati, plus épais au centre qu'à la circonférence, adhérent à la face interne de la matrice et constitué par le renflement d'une portion de l'enveloppe de l'œuf.

Le placenta s'insère ordinairement sur le fond de la matrice, tantôt à droite, tantôt à gauche, plus souvent sur la face postérieure que sur la face antérieure. Ce n'est que dans des cas exceptionnels qu'il s'insère sur le segment inférieur de l'organe.

Sa forme est tantôt ronde, tantôt ovale. Dans ce dernier cas, ses dimensions moyennes, au terme de la grossesse, sont les suivantes :

Longueur .... de 16   à 19 centimètres.
Largeur..................... de 13 1/2 à 16   —

L'épaisseur est de 1,1/2 à 3 centimètres vers le centre de l'organe, et de 4 à 6 millimètres sur les bords. Le poids moyen du placenta est de 500 à

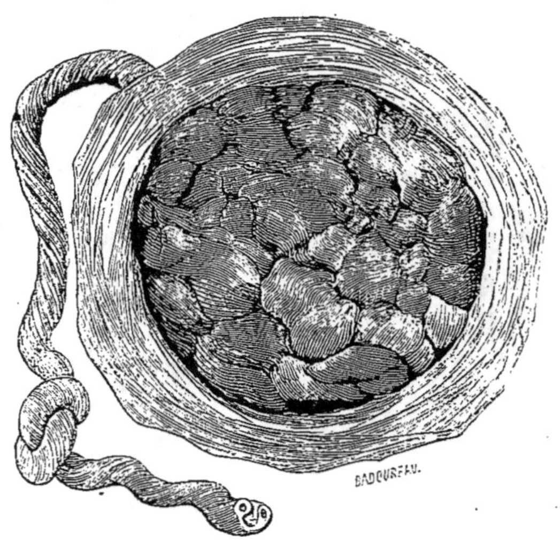

FIG. 171. — Face utérine du placenta.

600 grammes ; il varie d'ailleurs suivant le volume de l'enfant, avec lequel il est presque toujours en rapport.

On peut distinguer au placenta une face externe, une face interne et une circonférence.

La face *externe* ou *utérine* est saignante, tomenteuse, irrégulière, légèrement convexe et divisée par un certain nombre de sillons en *lobes* ou *cotylédons*. Cette face est recouverte par une couche mince de matière glutineuse qui passe d'un cotylédon à l'autre, pénètre dans les sillons et sert, pour ainsi dire, de ciment entre les différentes pièces de l'organe. Cette matière n'est autre que la portion de caduque utéro-placentaire qui tombe au moment où le placenta se détache de l'utérus (voy. CADUQUE UTÉRO-PLACENTAIRE, p. 220).

La face *interne* ou *fœtale* est lisse, tapissée par le chorion et l'amnios est parcourue par les divisions des vaisseaux ombilicaux. Ces vaisseaux rampent au-dessous de l'amnios dans le *tissu interannexiel* de Dastre ; *membrane intermédiaire* de Bischoff ; *endochorion* de Dutrochet ; *membrane lamineuse* de Joulin. Elle donne insertion au cordon ombilical qui met en

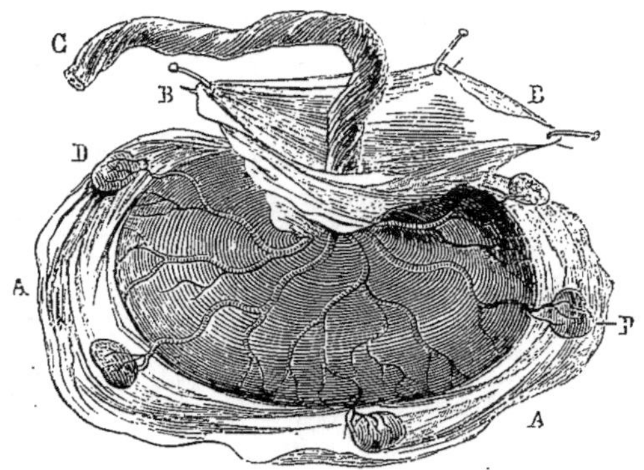

FIG. 172. — Placenta avec cinq cotylédons isolés.

A. Chorion.   C. Cordon.
B. Amnios.   D. Cotylédons isolés.

relation le placenta et par conséquent la matrice avec le fœtus (voy. CORDON OMBILICAL, p. 388). Sur quelques placentas, cette face présente à quelques centimètres de l'insertion ombilicale un relief circulaire ou demi-circulaire que nous avons étudié maintes et maintes fois sans en trouver la signification ; toujours est-il que ce relief est formé par le chorion et le tissu interannexiel.

La *circonférence* du placenta mesure en moyenne 65 centimètres. Elle se continue et se confond en dehors avec le chorion et la caduque, et se trouve en rapport avec la grande veine circulaire (Meckel) ou sinus coronaire (Jacquemier) qui l'entoure.

Le placenta forme ordinairement une masse unique ; mais parfois il est divisé, et, dans ce cas, il est composé d'une portion plus grande et d'une autre plus petite, dite *placenta secondaire*, réunies par un petit pont de tissu placentaire ou simplement par les membranes.

Blot a rencontré une disposition plus extraordinaire : autour d'un placenta de forme ovale et de volume moyen étaient rangés cinq à six cotylédons isolés ou du moins réunis seulement à la masse principale par l'anastomose de leurs vaisseaux avec les ramifications du cordon.

Structure du placenta. — La structure du placenta est en rapport avec son développement. Pour la décrire, nous distinguerons la partie fœtale et la partie maternelle du placenta : le *placenta fœtal* et le *placenta utérin*.

A. — *Du placenta fœtal.* — Si on examine le placenta après son expulsion de la cavité utérine, il est facile de constater, même à l'œil nu, que chaque lobe ou cotylédon se compose d'un grand nombre de filaments enchevêtrés

sans régularité. Ces filaments sont les dernières divisions des villosités choriales, énormément développées et ramifiées.

Chaque villosité forme, en se divisant et en se ramifiant ainsi, une touffe ou
peloton qu'on pourrait encore désigner sous le nom de lobule. Le lobe ou cotylédon est composé d'une série de lobules sans anastomoses entre eux, et
dont chacun ressemble à un écheveau de fil entremêlé.

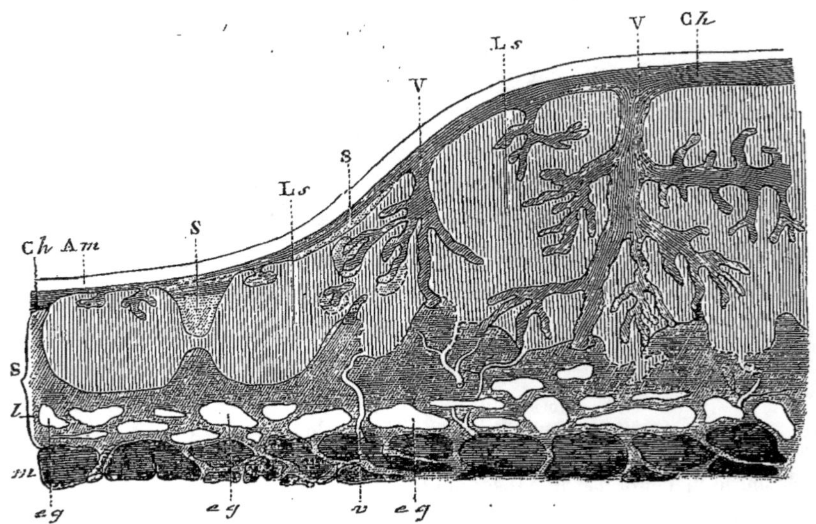

Fig. 173. — Schéma du placenta utérin et du placenta fœtal au terme de la gestation
(d'après Léopold).

Am. Amnios.
Ch. Chorion.
S. Couche comprenant les caduques utérine et réfléchie. — La caduque utérine
comprenant elle-même la couche des
cellules du côté fœtal et la couche des
glandes du côté de la tunique musculaire.
eg, eg. Espaces glandulaires.
l. Ligne de séparation du placenta et des
membranes, de l'utérus lui-même; des
espaces glandulaires existent de chaque
côté de cette ligne de séparation.

m. Tunique musculaire de l'utérus.
S, S. Portion de sérotine tapissant la face
interne du chorion (caduque sous-choriale
de Kölliker, lame de clôture de Winkler).
Ls. Grandes lacunes du système sanguin.
V, V. Villosités avec ramifications; les unes
aboutissant directement dans la grande
lacune, les autres traversant les lacunes
pour aboutir à la sérotine.
v. Vaisseau utérin aboutissant à une grande
lacune.

Les dernières divisions des villosités se terminent par un cul-de-sac, tantôt
régulièrement cylindrique, tantôt renflé en massue. Parmi les villosités, les
unes viennent aboutir dans le tissu de la caduque interutéro-placentaire, soit
immédiatement, soit après avoir traversé les *espaces sanguins* (voy. plus
loin); les autres aboutissent directement dans ces espaces par leurs extrémités libres (voy. fig. 173).

Les villosités en s'accroissant ne pénètrent pas dans les glandes utérines.
Cette opinion soutenue d'abord par Weber et Sharpey, puis par Jassinsky, a
été combattue par Robin, Kundrat, Kölliker, Schrœder van der Kolk et ré-

cemment encore par Léopold. Ce n'est que par hasard, dit ce dernier auteur,
qu'une villosité pourra pénétrer dans un orifice glandulaire, et, en tout cas,
celui-ci perdra ses cellules épithéliales; par conséquent il ne faut pas croire
que, outre son revêtement épithélial propre, la villosité puisse, comme le dit
Henning, avoir un revêtement épithélial glandulaire.

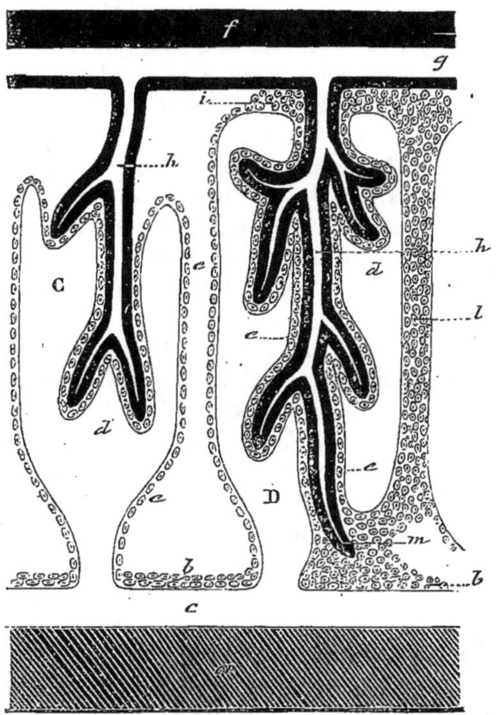

Fig. 174. — Schéma d'un placenta humain (d'après Ercolani).

C. Villosité en voie de développement.
a. Paroi de l'utérus gravide.
b. Surface utérine du placenta.
c. Vaisseaux utérins.
d. Espace sanguin maternel entourant la villosité, s'étendant jusqu'à la face fœtale du placenta.
*e,*i*e.* Cellules épithéliales d'origine ma-

ternelle formant la sérotine, tapissant d'une part les espaces sanguins maternels, et formant d'autre part les parois de la villosité.
D. Villosité complétement développée.
h. Vaisseaux sanguins fœtaux se rendant dans la villosité.
f. Chorion.
g. Vaisseau du chorion.

Les ramifications des villosités sont si nombreuses qu'elles constituent à
elles seules le tissu du placenta fœtal. Les intervalles qu'elles laissent entre
elles sont remplis par le tissu du placenta utérin.

Chaque villosité se compose : 1° d'un revêtement épithélial externe ; 2° de
vaisseaux situés au centre ; 3° de tissu conjonctif muqueux.

Goodsir, Schrœder van der Kolk ont décrit dans le placenta humain une

membrane mince homogène, située à la face interne du revêtement épithélial
Schenk en nie l'existence. Dastre croit l'avoir rencontrée chez les ruminants.

1° *Du revêtement épithélial.* — Les cellules qui forment ce revêtement de
la villosité sont considérées par Kölliker comme étant pavimenteuses, mais
elles n'ont pas nettement les caractères d'un épithélium ; aussi Ercolani, dans
son remarquable mémoire sur la structure du placenta (1877), les désigne
simplement sous le nom de *cellules de revêtement;* ajoutons encore que pour
l'histologiste italien, ces cellules, au lieu d'être de provenance fœtale, comme
l'admettent la plupart des auteurs, auraient une origine maternelle et seraient
le résultat de la transformation des cellules de la caduque interutéro-
placentaire. De Sinéty est très-disposé à admettre cette opinion d'Ercolani.
Léopold, au contraire, la repousse.

2° *Des vaisseaux.* — Chaque touffe, peloton ou lobule (voy. p. 379), c'est-
à-dire chaque villosité ramifiée reçoit une artère et laisse sortir une veine (1).
Ces vaisseaux cheminent côte à côte dans l'intérieur de la villosité, se ramifient comme elle et, à l'extrémité du cul-de-sac qui termine ses rameaux, s'a-
nastomosent ensemble par une ou plusieurs anses, ou par un petit réseau
capillaire (Schrœder van der Kolk) (voy. fig. 169 et 175).

Chez les ruminants, les capillaires affecteraient, dans les villosités, la disposition réticulée décrite sous le nom de *taches
vasculaires,* à propos de la structure du chorion
(voy. p. 376). Le réseau est presque immédiatement sous-jacent à l'épithélium ; il y a seulement
interposition d'un tissu périvasculaire peu abondant (Dastre).

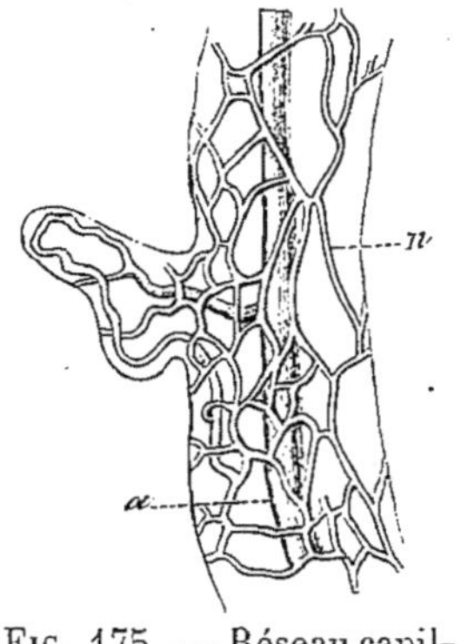

Les gros vaisseaux des villosités ont la même
structure que les vaisseaux du cordon ombilical
(voy. p. 388).

Les artères et les veines sont riches en fibres
musculaires lisses.

Les capillaires des villosités mesurent de 11 à
15 millièmes de millimètre (Kölliker).

3° *Du tissu conjonctif muqueux.* — Le tissu
muqueux a une texture un peu variable, suivant
qu'il occupe le tronc ou les petites divisions des
villosités. Dans le tronc, le tissu est plus ferme,
plus fibrillaire ; dans les petites divisions, il est
plus mou et même gélatiniforme. Dans toutes les
régions, il renferme des cellules fusiformes et
étoilées ; mais celles-ci prédominent dans les
parties les plus molles, où elles forment de magnifiques réseaux dans les
mailles desquels se trouve une substance intermédiaire homogène.

Bourgeons épithéliaux. — Toutes les villosités choriales ne se transfor-

Fig. 175. — Réseau capil-
laire anastomotique en-
tre les branches arté-
rielles et veineuses
d'une villosité (d'après
Ecker).

a. Tronc vasculaire principal.
n. Capillaire du réseau.

---

(1) On trouve quelquefois plusieurs vaisseaux dans une même villosité.

ment pas en touffes ou pelotons vasculaires. Un certain nombre d'entre elles
sont dépourvues de vaisseaux, oblitérées et rudimentaires. En outre, les villosités les mieux développées portent parfois des rameaux plus petits, pédi-
culés, et qui n'ont ni canal ni capillaires. C'est à cette espèce de villosités
qu'on donne le nom de *bourgeons épithéliaux*. Elles affectent la forme de
massues, de verrues, de cylindres et sont considérées par Kölliker comme
des amas d'épithélium dans lesquels les parois des cellules auraient disparu.

B. — *Du placenta utérin.* — Avant de décrire la structure du placenta

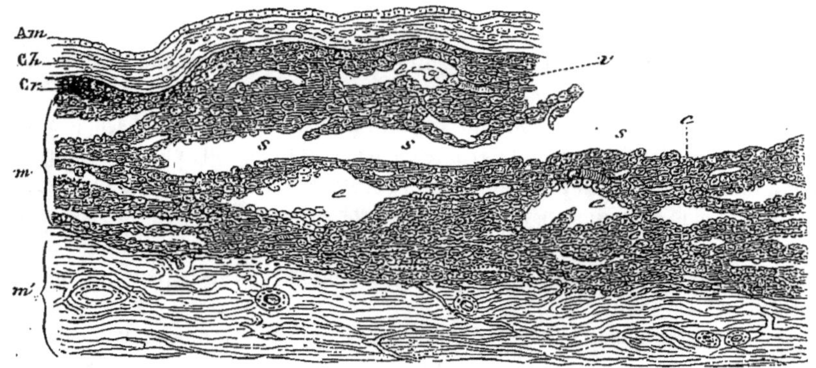

FIG. 176. — Coupe de l'utérus et des membranes, au huitième mois de la gestation
(d'après Léopold).

Am. Amnios.	s. Ligne de séparation de l'utérus et des
Ch. Chorion.	membranes. — De part et d'autre de
Cr. Caduque réfléchie.	cette ligne, on voit les restes des glandes
m. Caduque utérine.	représentés par les espaces e, e, e, plus
m'. Tunique musculaire.	grands et plus nombreux du côté resté
v. Vaisseau.	adhérent à l'utérus.

utérin, nous devons rappeler celle de la caduque interutéro-placentaire, ou
sérotine. Comme le fait remarquer judicieusement de Sinéty, cette caduque, à
quelques légères différences près, est identique aux caduques utérine et réfléchie, et il n'y aurait pas lieu, au point de vue histologique pur, de faire les
distinctions adoptées jusqu'à présent, car les trois caduques ne forment en
réalité qu'une seule membrane ; néanmoins nous avons conservé les dénominations généralement usitées, parce qu'elles sont commodes pour la description.

Dans la région qui se trouve en rapport avec le placenta, la caduque n'est
pas composée, comme l'avait d'abord cru Friedländer (voy. p. 218), d'une
couche exclusivement glandulaire du côté de l'utérus et d'une couche de
grosses cellules rondes du côté du placenta. On rencontre, au contraire,
comme de Sinéty l'a constaté, des restes de glandes dilatées jusque dans la
portion de la caduque entraînée avec le placenta mais il est certain, néanmoins, qu'en se rapprochant du chorion les restes des glandes sont plus

rares, et les grosses cellules plus nombreuses que dans les points voisins de la couche musculaire. Les travaux récents de Léopold (de Leipzig) sur ce sujet confirment complétement les observations de de Sinéty, et l'on voit nettement sur le schéma 173 et sur la coupe 176 que la ligne de séparation entre le placenta et la portion de sérotine adhérente à l'utérus renferme des lacunes représentant des restes de glandes. Du reste, Friedländer lui-même est revenu sur sa première opinion. Cette séparation du placenta n'est pas due, comme on l'a cru jusqu'à présent, à une dégénérescence graisseuse des éléments de la caduque; car, d'après Langhans, Dohrn, de Sinéty et Léopold, cette dégénérescence est loin d'être constante. Outre les cellules rondes que nous venons de mentionner, la sérotine renferme encore des cellules présentant des dimensions plus grandes et contenant un grand nombre de noyaux.

Ces cellules multinucléaires, dites *cellules géantes* (Riesenzellen), apparaissent vers le huitième mois de la grossesse d'après Léolpold, et se rencontrent surtout dans les couches profondes de la sérotine et dans la tunique musculaire de l'utérus gravide, au voisinage des gros vaisseaux. Nous verrons plus loin qu'un certain nombre de ces vaisseaux deviennent vers la fin de la gestation le siége de thromboses spontanées ayant pour origine la pénétration des cellules géantes dans leur intérieur.

La couche la plus superficielle de la sérotine (1) recouvre les cotylédons du placenta fœtal ; puis elle envoie entre eux des cloisons qui elles-mêmes émettent des prolongements pénétrant à l'intérieur des cótylédons, entre les ramifications des villosités ; dans le voisinage du bord placentaire, ces cloisons traversent tout le placenta et arrivent jusqu'à la face externe du chorion; dans les régions centrales, au contraire, d'après Kölliker et Léopold (2), elles ne s'avanceraient que dans une partie de l'épaisseur de l'organe; de telle sorte qu'au centre du placenta et à la face externe du chorion on ne trouverait entre les villosités choriales que de grandes cavités sanguines (grandes lacunes) remplies de sang maternel (voy. plus loin).

En d'autres termes, le tissu que forme la sérotine, et qui est presque exclusivement composé d'éléments cellulaires, recouvre l'extrémité des villosités, s'insinue entre leurs ramifications et parvient à leur base où il tapisse la surface même du chorion (3), dans les régions périphériques du placenta. Il fait au contraire défaut dans les régions centrales (Kölliker, Léopold).

Système vasculaire du placenta utérin. — Un des problèmes les plus impor-

---

(1) Winkler appelle *lame de fondation* cette couche de la caduque qui est située à la surface du placenta fœtal; mais, il n'y a pas là de lame véritable qu'on puisse isoler des couches voisines, soit du côté de l'utérus soit du côté du placenta.

(2) Winkler admet que ces cloisons se prolongent jusqu'au chorion, même au centre du placenta.

(3) Kölliker a désigné sous le nom de caduque sous-choriale, et Winkler sous celui de *lame de clôture*, la couche de sérotine appliquée contre le chorion, mais il n'y a pas là de lame véritable, pas plus qu'à la face utérine du placenta. Winkler admet que la lame de clôture tapisse le chorion dans toute l'étendue du placenta. Pour Kölliker, la caduque sous-choriale n'existe qu'au bord de l'organe.

tants à résoudre dans la structure du placenta était certainement de déterminer, comme nous l'avons dit plus haut, le mode de connexion qui existe entre les vaisseaux maternels et les vaisseaux ombilicaux. C'est précisément sur ce problème si important, au point de vue physiologique, que les auteurs ont accumulé leurs travaux et manifesté leur dissentiment. Les questions fondamentales sont cependant résolues aujourd'hui. L'opinion soutenue naguère par des savants tels que Flourens, d'après laquelle il y avait communication directe entre les deux circulations, n'est plus admise par personne. Déjà Ruysch avait fait voir qu'une injection bien faite ne passe pas d'un ordre de vaisseaux dans l'autre, et Wrisberg avait fait remarquer que l'enfant expulsé avec le délivre ne perd pas son sang par les vaisseaux utérins béants à la surface du placenta. Les injections de Bonamy conduisirent aux mêmes résultats.

Les expériences modernes et les observations micrographiques ont, du reste, levé tous les doutes. Davaine inocula des animaux en état de gestation avec du sang de rate contenant une quantité considérable de bactéridies, et trouva que le sang de la mère était bientôt chargé de ces infusoires, tandis que le sang du fœtus n'en contenait pas. Enfin les histologistes ont constaté que la forme des globules était différente dans le sang de la mère et dans celui du fœtus. Mais étant admis que les vaisseaux maternels restent indépendants de ceux du fœtus, il faut encore savoir quels sont leurs rapports avec ces derniers et quelle est leur structure.

Le système vasculaire du placenta maternel se compose d'*artères* et de *veines* reliées entre elles par des cavités plus ou moins volumineuses remplies de sang. Ces cavités sont désignées, suivant leur volume et leur situation, sous le nom d'*espaces sanguins* ou de *grandes lacunes*.

Nous étudierons successivement le système des espaces sanguins et des grandes lacunes, les artères et les veines.

1° *Système des espaces sanguins et des grandes lacunes*. — Entre les villosités fœtales existent, et cela dans toute l'épaisseur du placenta, des espaces remplis de sang maternel ; à la base des villosités, par conséquent à la face externe du chorion, et dans la portion centrale du placenta, ces espaces deviennent très-volumineux et prennent le nom de *grandes lacunes*. Les petits espaces sanguins communiquent tous entre eux et avec les grandes lacunes ; celles-ci sont elles-mêmes en communication entre elles, de sorte que l'ensemble du système vasculaire du placenta utérin forme, selon l'expression de Robin, un véritable *lac sanguin*.

Il existe parmi les histologistes une divergence d'opinions, relativement à l'origine et à la formation des espaces sanguins. Ainsi, Robin les considère comme le résultat de la dilatation des capillaires maternels. Kölliker, Weber et Virchow admettent au contraire que la paroi des capillaires disparaît complétement dans les premières périodes du développement de l'organe, par suite de la pression des villosités choriales en voie d'accroissement. Les capillaires sont alors remplacés par des espaces sans paroi propre qui font communiquer les artères et les veines maternelles.

2° *Artères*. — Il est facile de voir, sur un placenta injecté, de nombreuses artères, enroulées en spirale, ramper dans le tissu de la caduque placentaire et pénétrer dans l'intérieur de l'organe par sa face utérine. Ces artères n'ont pas la structure des artères de la tunique musculaire, elles se composent seulement d'une tunique endothéliale et, en dehors de celle-ci, d'une couche mince de tissu conjonctif, qui n'est pas nettement séparée du tissu de la caduque (Kölliker). Les fibres musculaires lisses et les fibres élastiques manquant complétement, les artères se distinguent à peine des veines par leur structure ; aussi sont-elles difficiles à suivre dans l'intérieur du placenta. Cependant on a pu constater, par des injections bien faites et par des dissections minutieuses, que les artérioles rampent dans les cloisons inter-cotylédonaires, puis, après s'être un peu divisées, mais sans avoir formé de capillaires (Kölliker), s'ouvrent dans les espaces plus ou moins renflés du lac sanguin, et cela, dans toute l'épaisseur du placenta.

3° *Veines.* — Nous avons déjà signalé la présence d'un gros vaisseau, situé sur la limite de la caduque utérine et du placenta, autour de celui-ci : le *sinus veineux du placenta, sinus circulaire, sinus coronaire.* Si on l'examine avec soin, on voit que ce sinus n'est pas un canal unique, mais qu'il se compose d'une série d'anastomoses veineuses dont les branches sortent de l'intérieur du placenta. Ce cercle veineux reçoit, en effet, beaucoup de branches du placenta, et, d'autre part, il émet de nombreux canaux efférents qui conduisent aux veines de la partie profonde de la caduque et de la tunique musculaire.

Les branches veineuses qui proviennent du placenta sont de deux espèces : les premières, après avoir pris naissance dans les petits espaces sanguins qui existent entre les divisions des villosités, se ramifient dans les prolongements intra-cotylédonaires de la sérotine, puis dans les cloisons inter-cotylédonaires elles-mêmes, et vont se jeter dans le sinus circulaire ; les secondes émergent directement des grandes lacunes et aboutissent au sinus circulaire.

Les sinus veineux qui rampent dans le tissu de la caduque placentaire possèdent, comme tunique interne, un bel endothélium dont les cellules sont longues de $0^{mm},015$ à $0^{mm},030$ et possèdent de gros noyaux. Au contraire, les espaces sanguins intervilleux et les grandes lacunes ne possèdent pas cette couche endothéliale (Kölliker) (1).

D'après Kölliker, il n'existe aucune trace de vaisseaux capillaires dans la partie maternelle du placenta de l'espèce humaine. Les artères et les veines sont reliées par les espaces que nous avons décrits ; le sang de la mère baigne directement les villosités embryonnaires, et se trouve seulement séparé du réseau des vaisseaux ombilicaux par la couche épithéliale de ces villosités (cellules de revêtement d'Ercolani).

Un phénomène important, sur lequel Friedländer et Léopold ont appelé récemment l'attention, est la *thrombose veineuse spontanée* qui se produit dans les derniers temps de la grossesse. Les veines de la tunique musculaire

____

(1) Un certain nombre d'auteurs, Winkler entre autres, décrivent, contrairement à Kölliker, un endothélium revêtant les espaces sanguins maternels du placenta.

et de la sérotine en sont le siége. Les cellules géantes de la sérotine existent
par groupes et par traînées le long des vaisseaux veineux, non-seulement
dans cette membrane elle-même, mais dans les faisceaux intermusculaires,
comme nous l'avons dit plus haut (voy. p. 384).

A la fin de la grossesse, à partir du huitième mois, mais surtout à terme,
on voit ces cellules pénétrer dans les parois des sinus veineux, écarter leurs

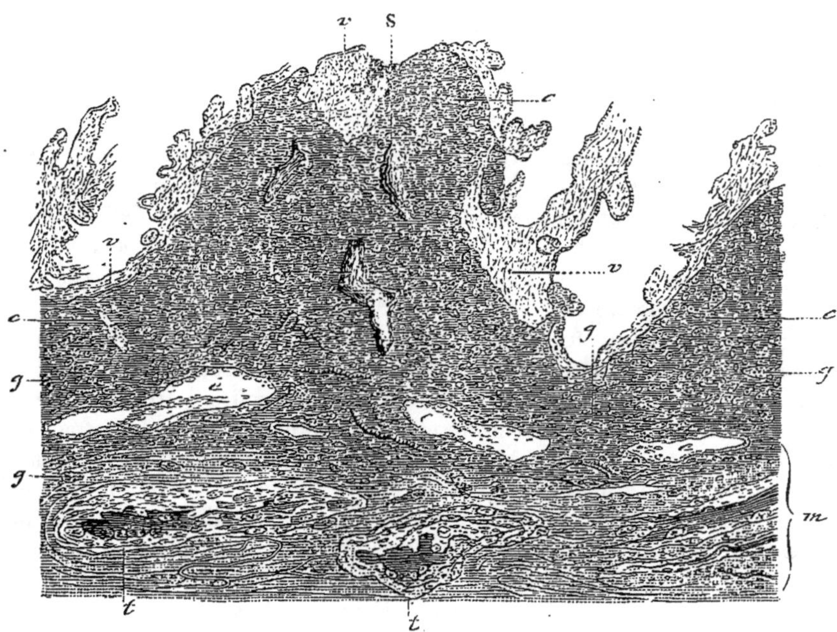

Fig. 177. — Coupe, perpendiculaire à la surface, de l'utérus et du placenta au
huitième mois de la gestation (d'après Léopold).

m. Tunique musculaire.

t. Thromboses veineuses spontanées. On
voit les cellules géantes traverser les
parois et pénétrer dans les espaces sanguins.

c, c. Cellules rondes de la sérotine.
g. Cellules géantes (Riesenzellen).
v. Villosités.
e, e. Espaces glandulaires.
S. Espace sanguin.

éléments endothéliaux et parvenir ainsi dans la lumière des vaisseaux où ils
déterminent la coagulation du sang. En dehors de ces coagula, dans les parois
des vaisseaux se produit un tissu conjonctif jeune qui proémine plus ou
moins dans l'intérieur. Ce tissu conjonctif se compose de nombreux corpuscules étoilés et d'une substance intercellulaire, à granulations fines, entre-
mêlée de fibrilles.

Ainsi, dès le huitième mois, mais surtout au terme de la grossesse,
une partie des sinus veineux utérins correspondant au placenta sont oblitérés
par les cellules géantes de la sérotine, par du sang coagulé et par du tissu
conjonctif jeune, de sorte qu'il existe une grande gêne dans la circulation

veineuse. Il en résulterait, à la fin de la gestation, une hyperhémie veineuse du placenta, à laquelle Léopold serait tenté d'attribuer le commencement du travail de l'accouchement, en se fondant sur les expériences de Brown-Séquard, qui démontrent l'influence excitante de l'excès d'acide carbonique contenu dans le sang maternel sur la production des contractions utérines. N'oublions pas qu'il s'agit là d'hypothèses, et que les faits de thromboses spontanées, quoique constatés par des auteurs auxquels nous avons grande confiance, doivent être vérifiés par d'autres observateurs pour entrer définitivement dans la science parmi les faits admis sans conteste.

Usages du placenta. — Le placenta est destiné à mettre en rapport sur une immense surface le sang de la mère et celui du fœtus, séparés par une mince paroi. Aussi le tissu placentaire est-il le siége de phénomènes osmotiques de la plus haute importance (voy. PHYSIOLOGIE DU PRODUIT DE CONCEPTION). Le placenta est encore un organe de réserve où se trouve accumulée la matière glycogène, comme la substance des os dans le chorion des ruminants (voyez la note de la page 376), pour être utilisée ultérieurement dans le développement de l'embryon (voy. NUTRITION DU FŒTUS, p. 428).

Ercolani distingue deux portions dans le placenta : une *portion respiratoire* et une *portion nutritive*. Dans la portion respiratoire, les villosités plongent dans les espaces sanguins et les lacunes par leurs extrémités libres. Dans la portion nutritive, les dernières divisions des villosités aboutissent au tissu de la caduque (1). Celui-ci est formé, comme nous l'avons dit plus haut, de grosses cellules rondes de tissu conjonctif; parmi elles se trouvent dés cellules de nouvelle formation qui se sont développées dans le cours de la grossesse. Ces cellules auraient pour fonction de sécréter des sucs nutritifs destinés à être absorbés par les villosités qui sont en contact avec elles, et par suite à nourrir le fœtus. Aussi Ercolani désigne-t-il ces cellules sous le nom impropre de *glandes*, et considère-t-il la portion de caduque qui les contient comme un organe glandulaire. Mais il ne faudrait pas croire, comme quelques auteurs français l'ont écrit, que, d'après Ercolani, les villosités puisent leurs sucs nutritifs soit dans les glandes utérines anciennes, soit dans des follicules glandulaires se développant pendant la gestation et disparaissant avec elle.

§ 4. — Du cordon ombilical.

Le cordon ombilical est une tige molle et flexible qui relie le placenta à l'ombilic de l'enfant. Pendant les premières semaines de la grossesse, le cordon n'existe pas, car il n'apparaît qu'après la formation de la vésicule allantoïde; or, c'est seulement vers le vingtième jour après la fécondation que cette vésicule prend naissance et sort de la région ventrale de l'embryon pour aller doubler de toutes parts le chorion et envoyer des prolongements dans les villosités (voy. p. 366).

Vers la fin du premier mois, le cordon se présente sous la forme d'une

---

(1) D'après cet auteur, on trouverait chez le cobaye les deux formes de placenta séparées, mais il ne donne cette opinion que comme une hypothèse.

gaîne amniotique (voy. p. 368) renfermant, dans son intérieur : 1° le pédicule de la vésicule ombilicale ; 2° le pédicule de l'allantoïde.

A mesure que le développement progresse, le pédicule de la vésicule ombilicale s'atrophie et le cordon se trouve alors réduit au pédicule de la vésicule allantoïde contenant les vaisseaux ombilicaux, et à la gaîne amniotique. Ainsi constitué, le cordon ombilical peut être considéré comme un canal qui conduit le sang de l'embryon aux villosités choriales devenues vasculaires et le ramène de là à l'embryon. Pour prendre sa forme définitive, ce canal se resserre d'abord dans le point le plus voisin du chorion, tandis qu'il reste plus large dans le reste de son étendue. Bientôt le resserrement se fait progressivement du chorion vers l'ombilic qui est encore largement ouvert. Par cette dernière ouverture, une anse de l'intestin s'avance dans le cordon lui-même. Cette hernie n'est pas un fait pathologique ; elle résulte de l'évolution naturelle de l'embryon et doit disparaître quand le cordon s'est resserré jusqu'à l'ouverture ombilicale. Si le resserrement du cordon est insuffisant, l'intestin reste hors de l'ombilic jusqu'à la naissance et produit un vice de conformation connu sous le nom de *hernie ombilicale congénitale*.

A la fin du premier mois de la grossesse, le cordon est complétement formé, mais il est à cette époque petit et cylindrique. Vers la huitième ou neuvième semaine, il a acquis un volume proportionnellement considérable ; il présente des bosselures, des renflements séparés par autant de collets ou rétrécissements. Dans le cours du troisième mois, il perd de son volume par l'affaissement de ses bosselures, mais il commence à se contourner en spirale. A partir de cette époque, jusqu'à la fin de la grossesse, il croît proportionnellement au développement du fœtus.

Au terme de la grossesse, le cordon ombilical forme une tige de la grosseur du petit doigt environ ; sa couleur est blanchâtre, sa surface est polie, brillante. Il doit cet aspect à sa gaîne amniotique, au travers de laquelle on aperçoit souvent par transparence la couleur bleuâtre du sang contenu dans la veine ombilicale.

Sa longueur la plus ordinaire est de 45 à 60 centimètres, mais les exceptions sont nombreuses. On en trouve la preuve dans le tableau suivant qui contient les longueurs de 2505 cordons que Tarnier a fait mesurer à la Maternité de Paris (1).

La longueur du cordon fut de :

14 centimètres..	1 fois.	23 centimètres..	0 fois.	32 centimètres..	15 fois.
15 —	0 —	24 —	2 —	33 —	6 —
16 —	0 —	25 —	4 —	34 —	12 —
17 —	1 —	26 —	5 —	35 —	43 —
18 —	1 —	27 —	1 —	36 —	23 —
19 —	0 —	28 —	2 —	37 —	5 —
20 —	1 —	29 —	0 —	38 —	51 —
21 —	0 —	30 —	18 —	39 —	4 —
22 —	0 —	31 —	0 —	40 —	77 —

(1) Tarnier, *Dictionnaire de médecine et de chirurgie pratiques*, article Cordon ombilical.

41 centimètres..	6 fois.	63 centimètres..	10 fois.	84 centimètres..	4 fois.
42 —	77 —	64 —	65 —	85 —	6 —
43 —	17 —	65 —	41 —	86 —	5 —
44 —	78 —	66 —	24 —	87 —	1 —
45 —	190 —	67 —	12 —	88 —	5 —
46 —	68 —	68 —	21 —	89 —	2 —
47 —	41 —	69 —	7 —	90 —	7 —
48 —	151 —	70 —	54 —	91 —	0 —
49 —	33 —	71 —	1 —	92 —	2 —
50 —	239 —	72 —	18 —	93 —	2 —
51 —	24 —	73 —	1 —	94 —	1 —
52 —	166 —	74 —	8 —	95 —	0 —
53 —	15 —	75 —	12 —	96 —	1 —
54 —	124 —	76 —	8 —	97 —	0 —
55 —	195 —	77 —	1 —	98 —	2 —
56 —	72 —	78 —	6 —	99 —	1 —
57 —	22 —	79 —	1 —	100 —	3 —
58 —	133 —	80 —	7 —	... —	.... —
59 —	27 —	81 —	1 —	110 —	1 —
60 —	131 —	82 —	5 —	... —	.... —
61 —	8 —	83 —	1 —	116 —	1 —
62 —	68 —				

La longueur du cordon peut dépasser, dans un sens ou dans l'autre, les mesures extrêmes portées dans ce tableau. On l'a vue atteindre 1^m,20 (Chantreuil), 1^m,50 (Kerguistel), 1^m,78 (Neugebauer). Mais ces faits sont exceptionnels. Il en est de même de ceux dans lesquels la tige ombilicale ne mesure que 30 ou 20 centimètres. On a cité des exemples où le fœtus adhérait au placenta. Dans toutes les observations où nous avons vu signalée cette absence du cordon, le fœtus était atteint de vices de conformation (voy. PATHOLOGIE DE LA GROSSESSE).

Le cordon, avons-nous dit, a ordinairement, au terme de la grossesse, le volume du petit doigt d'un adulte ; mais la grosseur du cordon peut, comme sa longueur, subir des variations très-marquées.

Certains cordons présentent un volume excessif. Ainsi Tarnier a rencontré un cordon qui avait deux doigts d'épaisseur. Mauriceau dit en avoir vu un dont la grosseur égalait celle d'un bras d'enfant. Voisin rapporte une observation où l'on parle d'un cordon qui avait trois fois son volume ordinaire. Credé a vu, dans un cas, le cordon atteindre les dimensions d'un gros pouce. Bell a présenté à la Société obstétricale d'Edimbourg un cordon mesurant 7 centimètres 1/2 de circonférence (1).

Il existe, au contraire, des cordons dont le volume est inférieur au volume moyen et dont les dimensions sont parfois très-faibles. Ainsi, Scanzoni dit avoir extrait un fœtus à terme dont le cordon avait seulement la grosseur d'une tige de plume d'oie.

Les variations de volume du cordon sont dues, indépendamment des tumeurs dont il peut être le siége et des anomalies de ses vaisseaux, à la variation de quantité de la gélatine de Wharton (voy. p. 392). L'excès de cette substance produit les cordons trop gros (*cordons gras*) ; sa rareté a pour conséquence la formation de cordons trop grêles (*cordons maigres*).

(1) Thèse d'agrégation de Chantreuil, Paris, 1875 : *Des dispositions du cordon, etc.*

Quoique arrondi, le cordon n'est pas parfaitement cylindrique, car il est à l'état normal tordu sur lui-même. Le plus souvent, dit Nægelé, la spirale qu'il forme, considérée à partir de l'ombilic, se dirige de la face antérieure du cordon vers la face latérale gauche, puis passe en arrière, de là à droite et ainsi de suite jusqu'au placenta (*cordon tordu à gauche*); plus rarement, la spirale se dirige dans le sens opposé (*cordon tordu à droite*). Ce fait a été vérifié à la Maternité de Paris par Tarnier, qui a vu, sur cent cinquante cordons examinés dans ce but, la spirale se diriger cent cinq fois de droite à gauche, en passant par la face antérieure, et quarante-cinq fois de gauche à droite. Sur 160 cordons, Neugebauer (1) en a trouvé 114 tordus à gauche et 39 à droite; les 7 autres ne l'étaient dans aucun sens. Hecker (2) est arrivé aux mêmes résultats : sur 315 cordons observés par cet auteur, 245 étaient tordus à gauche et 70 à droite.

Les spirales sont d'ailleurs plus ou moins accusées, souvent elles manquent ou sont si mal indiquées qu'il est impossible de dire dans quel sens elles se dirigent; d'autres fois, elles sont aussi régulières que si elles avaient été creusées par la main d'un tourneur.

Quant à la cause de la torsion et du sens dans lequel elle se produit, les explications des auteurs ont beaucoup varié, et nous n'en trouvons aucune qui soit complétement satisfaisante. C'est ainsi qu'on a attribué la formation des spirales aux *mouvements giratoires de l'embryon* (Frœdrich (3), Kilian (4). Tarnier fait observer que s'il en était ainsi, ces mouvements amèneraient un enroulement simultané des artères et de la veine. Or les deux artères accolées tournent autour de la veine en décrivant des tours de spire, comme on peut s'en convaincre en regardant les magnifiques planches de Hyrtl (5) et de Berger (voy. fig. 178).

Selon Haller, la torsion se produit parce que les vaisseaux se développent plus rapidement que la gaîne qui les contient. C'est, au contraire, d'après Neugebauer, dans une différence de volume de la veine et des artères ombilicales qu'il faut chercher l'origine de la torsion. Pour Simpson, elle serait due à ce que l'une des artères iliaques primitives est habituellement plus grosse que l'autre et fournit, par conséquent, plus de sang à l'artère ombilicale qui en naît. Ce sont là autant d'hypothèses que rien ne vient confirmer.

Le nombre de tours de spire est très-variable; il est quelquefois d'une fraction de tour seulement; d'autres fois, d'un, de deux, de trois tours. Kilian observa un cordon présentant dix-sept tours de spire. Parfois la torsion est plus considérable encore et devient alors pathologique, mais dans l'état actuel de la science, il est impossible de préciser le nombre de tours de spire nécessaire pour nuire au fœtus.

(1) Neugebauer, *Morphologie der Menschen Nabelschnur*. Breslau, 1858.
(2) *Klinik*, Bd I, p. 52.
(3) Frœdrich, *De torsione et de descriptione funic. umbil.* Bonn, 1849, p. 17.
(4) *Abhandlung der Berlin. Acad. der Wissenschaften*, 1836, cité par Frœdrich, *loc. cit.*, p. 16.
(5) Hyrtl, *Die Blutgefässe der menschlichen Nachgeburt*. Wien, 1870.

Sur un grand nombre de cordons, indépendamment des spirales, on remarque une ou plusieurs nodosités. Elles sont produites soit par une accumulation de gélatine de Wharton en un point limité, soit par l'entortillement ou la duplicature de l'un ou de plusieurs de ses vaisseaux. D'après les recherches de Tarnier, l'entortillement des artères est plus fréquent que celui des veines.

On trouve parfois sur le cordon de véritables nœuds comparables à ceux que l'on peut faire sur le trajet d'une corde. Nous les étudierons à propos des anomalies du cordon.

Par l'une de ses extrémités, le cordon s'insère sur le fœtus, par l'autre, sur le placenta. L'insertion fœtale se fait à l'ombilic. La peau de l'abdomen, en arrivant au niveau de l'ouverture ombilicale, se relève et constitue un petit prolongement cutané de 1 centimètre de long environ, qui monte en allant au-devant du cordon avec lequel il se soude. Dans le point de jonction, la gaîne amniotique se continue avec la peau du fœtus sans aucune interruption. Dans quelques cas, le cordon, au lieu d'aboutir directement à l'ombilic, adhère à la tête ou à une partie quelconque du tronc; c'est là une anomalie très-rare qui complique quelque monstruosité fœtale (voy. ANOMALIES DU CORDON).

Par son extrémité placentaire, le cordon s'insère tantôt au centre ou du moins près du centre du placenta; alors on dit que l'insertion est *centrale* tantôt, au contraire, il s'insère près du bord, et l'insertion est dite *marginale;* ou en *raquette.* Enfin, le cordon, au lieu de s'insérer sur le placenta, se fixe exceptionnellement sur les membranes de l'œuf : on se trouve alors en présence de l'insertion dite *vélamenteuse*, dans laquelle les vaisseaux ombilicaux, dissociés au lieu d'être réunis en un seul faisceau, rampent sur les membranes avant d'arriver au placenta (voy. ANOMALIES DU CORDON).

Structure. — La structure du cordon résulte de son développement : on y trouve, en effet, les vaisseaux ombilicaux constitués par deux artères et une veine, entourés d'une substance dite *gélatine de Wharton,* le tout enveloppé par la membrane amniotique.

La gélatine de Wharton est constituée par un tissu muqueux conjonctif dont la texture a été l'objet des recherches de J. Renaut (1) au laboratoire d'histologie du Collége de France. Cet auteur y distingue un tissu muqueux proprement dit et un tissu périvasculaire. D'après lui, « le tissu muqueux du cordon est, dans les parties riches en mucine, formé par un réseau de fibres conjonctives, tapissé de cellules plates, ne différant guère du tissu conjonctif lâche que par la présence de la mucine qui distend ses mailles. Quant au tissu périvasculaire du cordon, il n'est pas sans présenter quelque analogie avec le tissu de la cornée transparente. Mais les injections interstitielles de gélatine y démontrent constamment une structure alvéolaire plus serrée qu'à la périphérie. Dans tous les cas, il n'existe dans le cordon ni réseau plasmatique constitué, comme le prétendait Virchow, par un réseau

____

(1) Société de biologie, séance du 9 juillet 1870.

cellulaire canaliculé, ni système particulier de canaux vecteurs du suc,
comme Kœster a cru pouvoir l'établir. »

Les vaisseaux ombilicaux sont au nombre de trois, deux artères et une

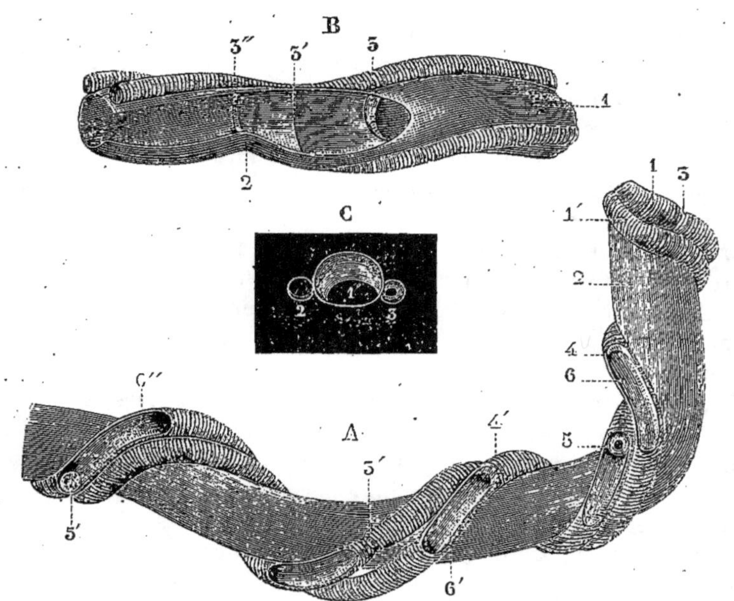

Fɪɢ. 178.

A. Artères ombilicales (1, 1') enroulées autour de la veine (2).
Rétrécissements indiquant la présence de
replis (3, 3').
Replis semi-lunaires (4, 4').
Replis diaphragmatiques ou circulaires
(5, 5').
Ouvertures latérales faites à la paroi des
artères (6, 6', 6'').
B. Veine (1) ouverte sur la face latérale
présentant un rétrécissement (2) au niveau d'un repli intérieur (3').
Replis semi-lunaires (3, 3', 3'').
C. Coupe de la veine et des artères, perpendiculaire à leur axe longitudinal,
montrant un repli appartenant à la
veine (1), et deux autres appartenant
aux artères, dont l'un (2) semi-lunaire,
l'autre (3) diaphragmatique.

veine. Les deux artères marchent côte à côte, et décrivent autour de la
veine, qui a plus de deux fois leur calibre, une série de tours de spire.

Hyrtl et Berger ont étudié avec soin ces vaisseaux. Ils ont constaté, en faisant dessécher des cordons après les avoir insufflés, que les deux artères et
la veine sont pourvues de valvules constituées par toute l'épaisseur des parois
repliées à l'intérieur du vaisseau et, pour ainsi dire, doublées.

Les artères présentent des dilatations moniliformes et des rétrécissements.
De ces rétrécissements, les uns sont brusques, linéaires; des valvules leur
correspondent. Les autres sont allongés en forme de *collets*; à ceux-ci ne
correspondent pas toujours des valvules. La moitié des rétrécissements est

dépourvue de ces replis ; en revanche, on en rencontre en dehors des points rétrécis. Il y en a plus sur les portions contournées des artères que sur les portions rectilignes, plus aussi vers l'extrémité placentaire du cordon que vers l'extrémité fœtale.

Ces valvules ont la forme de replis semi-lunaires ; elles présentent un bord adhérent à la paroi du vaisseau et un bord libre concave. Les extrémités du croissant sont ordinairement très-aiguës ; tantôt très-éloignées l'une de l'autre, tantôt très-rapprochées, elles se réunissent parfois et forment alors un diaphragme percé plus ou moins près de son centre.

L'existence des valvules n'est pas aussi constante dans la veine ombilicale que dans les artères.

Sur vingt cordons préparés par insufflation et dessiccation, Berger a observé que trois fois la veine était complétement dépourvue de valvules et que trois fois celles-ci étaient rudimentaires. Comme pour les artères, les valvules siégent surtout au niveau des courbures ; elles sont assez irrégulièrement espacées.

Comme la veine ne présente ni dilatations moniliformes, ni rétrécissements, ni collets analogues à ceux des artères, toute dépression visible à l'extérieur correspond à une valvule. On trouve encore des valvules sur des points de la veine qui ont conservé leur calibre normal.

Les valvules de la veine ont aussi la forme de replis semi-lunaires. Elles sont plus minces, plus translucides encore que celles des artères. Ces replis ne sont jamais ni opposés, ni alternes. Berger les appelle *replis semilunaires*, et leur refuse le nom de valvules que Hyrtl leur donne, parce qu'ils ne peuvent pas fermer le calibre du vaisseau à un moment donné et mettre un obstacle absolu au cours du sang.

Quant au rôle physiologique des valvules, il est encore l'objet d'un grand nombre d'hypothèses.

Les anomalies des vaisseaux ombilicaux sont rares. Cependant on a trouvé des cordons avec deux et trois veines, d'autres avec une seule artère ou trois artères. Artères et veines se bifurquent quelquefois dans leur trajet, les branches de la bifurcation peuvent rester isolées et arriver ainsi jusqu'au placenta ; d'autres fois elles s'anastomosent et forment de nouveau un seul vaisseau comme à l'origine. Sur l'un des cordons examinés à la Maternité de Paris par Tarnier et Pinard, la surface de section présentait les orifices de deux veines aboutissant rapidement à un seul tronc veineux. L'une des artères ombilicales se dédoublait également, et ses deux branches aboutissaient à un tronc artériel unique. Il semble résulter de cette disposition que la veine et une des artères s'étaient dédoublées sur un point de leur trajet, pour devenir uniques au-dessus et au-dessous de ce point.

Carl Ruge (1) a observé dans le tissu du cordon ombilical non-seulement des restes de vaisseaux vitellins ou omphalo-mésentériques, mais de véritables

---

(1) Carl Ruge, Hecker et Hartmann ont aussi constaté la persistance d'un vaisseau omphalo-mésentérique dans le cordon ombilical de quelques fœtus ; parfois ils rencontrèrent encore ce vaisseau quelque temps avant le terme de la grossesse.

vasa propria, émanant des vaisseaux ombilicaux. Ces observations ont été faites généralement sur des fœtus peu âgés, et ces vaisseaux propres disparaissent vers la fin de la gestation. Sur un embryon des premiers mois, Carl Ruge (1) a rencontré des ramifications artérielles ayant pour point de départ les artères ombilicales dans le voisinage du placenta. Chez un fœtus âgé de sept mois, le même observateur a constaté dans la portion du cordon adhérente au fœtus, à 2 centimètres au-dessus de son insertion, une branche veineuse partant de la veine ombilicale et se dirigeant vers l'ombilic, puis se terminant en un réseau capillaire nutritif entourant une des artères ombilicales.

Les vaisseaux lymphatiques que Fohmann dit avoir injectés sont niés par la plupart des anatomistes.

Schott et Valentin décrivent des filets nerveux se rendant à la veine ombilicale et provenant du plexus hépatique, d'autres se rendant aux artères ombilicales et provenant du plexus hypogastrique. Kölliker prétend avoir suivi ces filets jusqu'à 8 ou 10 centimètres de l'ombilic ; Virchow n'a jamais réussi à voir ces filets nerveux.

———

CHAPITRE IV

DU FŒTUS

Dans l'espèce humaine, le nouvel être reçoit habituellement le nom d'*embryon* pendant les trois premiers mois de la grossesse, celui de *fœtus* pendant les six derniers mois ; mais c'est là une division arbitraire, et l'on peut, pendant toute la durée de la grossesse, même pendant les premières semaines, désigner le nouvel être sous le nom de *fœtus*.

ARTICLE PREMIER

DU FŒTUS AUX DIFFÉRENTES ÉPOQUES DE LA GROSSESSE

Dans cet article, nous étudierons successivement l'accroissement du fœtus et l'anatomie obstétricale du fœtus à terme.

§ 1. — Accroissement du fœtus.

Dans l'espèce humaine les œufs expulsés pendant les trois premières semaines de la gestation ont été rarement recueillis et décrits. Cependant Thomson a observé un œuf de douze ou treize jours dont le plus grand diamètre était de 3 millimètres ; l'embryon avait 1 millimètre de long. Coste a

---

(1) *Untersuchungen über den Dottergang und über Capillaren im Nabelstrang* (*Zeitschrift für Geb. und Gynœk.* 1877, p. 253, 1 Band, 2 Heft.).

vu un œuf de trois semaines ; le plus grand diamètre de cet œuf était de 6 millimètres, la longueur de l'embryon de 2 millimètres. Jean Müller et R. Wagner ont étudié des œufs du même âge et leur ont trouvé des dimensions analogues.

Un grand nombre d'ovules fécondés ont pu être recueillis à la fin du premier mois et attentivement examinés. A cette époque, l'œuf atteint, chez la femme, le volume d'un œuf de pigeon. L'embryon, qui est déjà plus gros que la vésicule ombilicale, a une longueur de 1 centimètre environ.

Un embryon de six semaines n'a que 2 centimètres de longueur. Dans la huitième semaine, la longueur serait de 3 à 4 centimètres et le poids d'une douzaine de grammes. Du reste, à partir de cette époque, on a pu dresser des tableaux dans lesquels se trouvent indiqués pour chaque mois la longueur et le poids moyens du fœtus. Ces notions sont utiles pour déterminer l'âge d'un fœtus expulsé dans le cours de la gestation. Parmi les accoucheurs qui ont cherché la solution de cette question, nous citerons : Jacquemier, Cazéaux, Bailly, Joulin, pour les Français ; Nægele et Grenser, Ahlfeld, Hecker, etc., pour les Allemands. Lorsqu'on examine les tableaux dressés par ces auteurs, on est frappé de la divergence des résultats obtenus ; ce désaccord tient d'abord à ce que les Français comptent par mois de trente jours, ou plutôt par mois de calendrier, qui sont alternativement de trente ou de trente et un jours, et les Allemands par mois de vingt-huit jours ; ce désaccord est encore dû à ce que les différents accoucheurs français et étrangers ne partent pas d'un point de repère fixe pour calculer l'âge de la grossesse : la fécondation pouvant avoir lieu entre le dernier jour des règles qui ont apparu et le jour où les règles ont manqué pour la première fois, on conçoit alors qu'il puisse y avoir trois semaines environ d'incertitude dans les calculs. Ces réserves étant faites, nous donnerons dans un tableau placé plus loin les résultats obtenus par Hecker, parce qu'ils ont été observés avec une grande exactitude et sur un grand nombre de cas (quatre cent quatre-vingt-six). Nous rappellerons ce que nous disions plus haut, que, dans ce tableau, les mois sont de vingt-huit jours, et que, d'après les auteurs allemands, la grossesse dure dix mois ainsi définis ou deux cent quatre-vingts jours.

Les résultats consignés dans le même tableau (poids et longueur) correspondent au commencement de chaque mois en regard duquel ils sont placés. Ainsi, 11 grammes représentent le poids moyen du fœtus au commencement du troisième mois, c'est-à-dire au cinquante-septième jour de la grossesse, parce que les mois lunaires sont de vingt-huit jours. Le chiffre 2323 correspond, pour les mêmes raisons, au deux cent cinquante-troisième jour de la grossesse, c'est-à-dire au commencement du dixième mois lunaire.

TABLEAU DE L'ACCROISSEMENT DU FŒTUS

LONGUEURS ET POIDS AUX DIFFÉRENTS MOIS (D'APRÈS HECKER).

Mois.	Nombre des observations.	Poids moyens des garçons évalués en grammes.	Poids moyens des filles évalués en grammes.	Poids moyens en général évalués en grammes.	Longueurs maxima et minima évaluées en centimètres.
3e	18	»	»	11	7 à 9
4e	51	56	54	55	10 à 17
5e	76	272	273	275	18 à 27
6e	51	660	697	676	28 à 34
7e	52	1160	1180	1170	35 à 38
8e	64	1622	1526	1571	39 à 41
9e	81	1913	1971	1942	42 à 44
10e	93	2283	2359	2323	46

On voit, d'après ce tableau, que la progression en longueur augmente rapidement jusqu'au cinquième mois inclusivement et qu'elle se ralentit ensuite. On constate en outre que le poids, qui quintuple du troisième au quatrième mois lunaire et du quatrième au cinquième, triple à peu près du cinquième au sixième, double à peine du sixième au septième, et augmente environ de 400 grammes du septième au huitième, du huitième au neuvième et du neuvième mois lunaire au commencement du dixième. A cette dernière époque (deux cent cinquante-troisième jour), le poids moyen est, comme on peut le voir, de 2323 grammes; mais à partir de ce moment, l'accroissement est plus rapide, et nous verrons bientôt que le poids moyen du fœtus à terme est de 3000 à 3500 grammes.

Hecker, Duncan, Wernich, dont les travaux ont été résumés dans un excellent article publié par Pinard (1), ont recherché les causes qui peuvent favoriser ou entraver l'accroissement du fœtus. Suivant ces auteurs, l'âge de la mère, la multiparité, l'époque à laquelle s'est établie la puberté, auraient une influence manifeste sur le poids et la longueur des enfants au moment de leur naissance.

Le poids, d'après Hecker, suit une progression croissante, jusqu'à ce que la mère ait atteint vingt-neuf ans; il diminue ensuite à mesure que la mère devient plus âgée.

La longueur, d'après Duncan, croît, au contraire, jusqu'à ce que la mère soit âgée de quarante-quatre ans. L'accroissement a donc une marche différente suivant qu'on étudie le poids ou la longueur des nouveau-nés.

La multiparité a sur le poids des enfants à terme une influence qui a été constatée par un grand nombre d'auteurs et mise hors de doute par les statistiques de Tarnier. Ces statistiques, publiées par Pinard (loc. cit.), portent

____

(1) Pinard, *Du fœtus* (*Dictionnaire encyclopédique des sciences médicales*).

sur plus de quinze mille enfants; en voici le résumé : Chez les primipares, le poids moyen des garçons est de 3164 grammes; celui des filles de 3101 grammes. Chez les multipares, le poids moyen des garçons est de 3372 grammes; celui des filles de 3120 grammes.

Hecker a été plus loin, et d'après cet auteur, jusqu'à ce que la mère ait dépassé l'âge de vingt-neuf ans, les enfants nouveau-nés sont d'autant plus lourds et d'autant plus longs que le nombre des grossesses antérieures a été plus considérable. Après vingt-neuf ans, l'accroissement ne porterait que sur la longueur.

Quoique les lois que nous venons d'énoncer soient vraies d'une manière générale, il faut s'attendre à trouver des exceptions qu'il est difficile d'expliquer. Cependant, les grossesses très-éloignées les unes des autres, et surtout les grossesses trop rapprochées, paraissent avoir une grande influence sur l'accroissement du fœtus, car, dans ce cas, les lois précitées ne se vérifient plus, et les enfants sont en général moins volumineux.

D'après Wernich, l'âge auquel la puberté survient aurait une influence sur l'accroissement des enfants pendant la grossesse. Ainsi, une femme qui a été réglée de bonne heure aurait des enfants plus volumineux qu'une autre femme dont les règles seraient apparues tardivement pour la première fois. En d'autres termes, les femmes à menstruation précoce auraient des enfants plus volumineux que les femmes à menstruation tardive. C'est du moins ce qui paraît résulter du tableau suivant :

POIDS MOYEN.	GARÇONS.	FILLES.	MOYENNE des deux sexes.	NOMBRE de cas.
Des premiers nés en général	3236	3117,70	3174,64	642
Des premiers nés de mères réglées tard (après 19 ans)	3166,84	3109,65	3138,24	69
Des premiers nés de mères réglées de bonne heure (avant 13 ans)	3375,75	3193,29	3284,52	63

Ordre d'apparition des différents organes de l'embryon et du fœtus. — Nous venons d'étudier les variations de longueur et de poids de l'embryon et du fœtus; ces variations correspondent à une évolution des différents organes du produit de conception. Nous allons exposer l'ordre d'apparition de ces organes dans le résumé ci-dessous, emprunté à l'*Anatomie* de Beaunis et Bouchard.

PREMIER MOIS : *A la fin de la deuxième semaine.* — Formation de l'amnios et de la vésicule ombilicale. Corde dorsale et gouttière médullaire. Cœur.

Commencement de la troisième semaine. — La membrane vitelline a tout à fait disparu. Protovertèbres. Premier arc pharyngien. Dépression buccale. Circulation de la vésicule ombilicale.

Fin de la troisième semaine. — Apparition de l'allantoïde et des corps de Wolff. Fermeture de l'amnios. Vésicules cérébrales. Vésicules oculaires et auditives primitives. Soudure des bourgeons maxillaires inférieurs. Foie. Formation des trois derniers arcs pharyngiens.

Quatrième semaine. — La vésicule ombilicale a atteint son développement complet. Bourgeons de l'extrémité caudale. Bourgeons des membres supérieurs et inférieurs. Ouverture cloacale. Séparation du cœur en cœur droit et cœur gauche. Ganglions spinaux et racines antérieures. Fossettes olfactives. Poumons. Pancréas.

DEUXIÈME MOIS. — Pendant le deuxième mois, des modifications très-importantes se produisent chez l'embryon.

Cinquième semaine. — L'allantoïde se vascularise dans toute son étendue. Première ébauche de la main et du pied. L'aorte primitive se divise en aorte et artère pulmonaire. Conduit de Müller. Ossification de la clavicule. Cartilage de Meckel. Ossification du maxillaire inférieur.

Sixième semaine. — Le rôle physiologique de la vésicule ombilicale est terminé. Disparition des fentes pharyngiennes. Les muscles commencent à être visibles. La colonne vertébrale, le crâne primordial, les côtes prennent l'état cartilagineux. Racines nerveuses postérieures. Enveloppes des centres nerveux. Vessie. Reins. Langue. Larynx. Glande thyroïde. Germes dentaires. Tubercule génital et plis génitaux.

Septième semaine. — Points d'ossification des côtes, de l'omoplate, du corps de l'humérus, du fémur, du tibia, de l'intermaxillaire, du palatin, du maxillaire supérieur.

Huitième semaine. — Distinction du bras et de l'avant-bras, de la cuisse et de la jambe. Apparition des sillons interdigitaux. Capsule cristalline et membrane pupillaire. La séparation des deux ventricules du cœur est complète, le cloisonnement des deux oreillettes commence. Glandes salivaires. Rate. Capsules surrénales. Le larynx commence à devenir cartilagineux. Tous les corps vertébraux sont cartilagineux. Points d'ossification du corps du cubitus, du radius, du péroné, de l'ilium. Soudure des deux moitiés de la voûte palatine osseuse. La tête forme plus du tiers du corps; les yeux sont saillants; les paupières, encore rudimentaires, ne recouvrent pas le globe de l'œil; le nez fait une saillie obtuse; les narines sont rondes, très-écartées. La bouche est béante.

Neuvième semaine. — Corps strié. Péricarde. Distinction de l'ovaire et du testicule. Formation du sillon génital. Points osseux primitifs des corps et des arcs vertébraux. Points osseux du frontal, du vomer, de l'os malaire, du corps des métacarpiens, des métatarsiens et des phalanges. La soudure de la voûte palatine est achevée. Vésicule biliaire.

TROISIÈME MOIS. — Formation du placenta fœtal. La saillie de l'extrémité caudale disparaît. La distinction des organes génitaux externes mâles et femelles est possible au début du troisième mois. Division du cloaque en deux parties. Soudure des arcs vertébraux cartilagineux dans la région dorsale. Points d'ossification primitifs de l'occipital, du sphénoïde, de l'unguis, des os du nez, de l'écaille du temporal, de l'ischion. Point orbitaire du maxillaire supérieur. Le sinus maxillaire commence à se former. Pont de Varole. Scissure de Sylvius. Formation des paupières. Formation des poils et des ongles. Glande mammaire. Épiglotte. Union du testicule et des canaux du corps de Wolff. Prostate.

QUATRIÈME MOIS. — La soudure des arcs vertébraux cartilagineux est complète. Points osseux du corps de la première vertèbre sacrée, du pubis. Ossification du marteau et de l'enclume. Corps calleux. Lame spirale membraneuse. Cartilage de la trompe d'Eustache. Cercle tympanique. Graisse du tissu cellulaire sous-cutané. Amygdales. Fermeture du sillon génital et formation du scrotum. Formation du prépuce. Au quatrième mois, l'embryon prend le nom de fœtus. Les fontanelles et les sutures sont très-larges. Le fœtus qui naîtrait à cette époque pourrait vivre quelques heures. Cazeaux en a observé un qui avait à peine quatre mois et qui a vécu depuis sept heures et demie jusqu'à onze heures et demie.

CINQUIÈME MOIS. — Les deux caduques commencent à se souder. Points osseux du corps de l'axis et de l'apophyse odontoïde. Points latéraux de la première vertèbre sacrée. Points médians de la deuxième. Points osseux des masses latérales de l'ethmoïde. Ossification de l'étrier et du rocher. Ossification des germes dentaires. Apparition des germes dentaires des dents persistantes. Éruption des poils (tête). Glandes sudoripares. Glandes de Brunner. Follicules clos des amygdales et de la base de la langue. Glandes lymphatiques. L'utérus et le vagin commencent à se délimiter.

SIXIÈME MOIS. — Points d'ossification de la branche antérieure de l'apophyse transverse de la septième vertèbre cervicale. Points latéraux de la deuxième vertèbre sacrée. Points médians de la troisième. L'angle sacrovertébral se prononce. Points osseux de la poignée du sternum et du calcanéum. Les hémisphères cérébraux recouvrent le cervelet. Papilles du derme. Glandes sébacées. Le bord libre de l'ongle se dégage de la couche cornée de la peau. Plaques de Peyer. Les parois de l'utérus s'épaississent.

SEPTIÈME MOIS. — Points additionnels de la première vertèbre sacrée. Points latéraux de la troisième. Point médian de la quatrième. Point osseux de la première pièce du corps du sternum. Point osseux de l'astragale. Disparition du cartilage de Meckel. Circonvolutions cérébrales. Insula de Reil. Dédoublement des tubercules mamillaires et séparation des tubercules quadrijumeaux. Disparition de la membrane pupillaire. Le testicule s'engage dans le prolongement vaginal du péritoine.

HUITIÈME MOIS. — Points additionnels de la deuxième vertèbre sacrée. Points latéraux de la quatrième. Points médians de la cinquième.

NEUVIÈME MOIS. — Points additionnels de la troisième vertèbre sacrée. Points latéraux de la cinquième. Point osseux du cornet moyen de l'ethmoïde. Points du corps et des grandes cornes de l'os hyoïde. Points des deuxième et troisième pièces du corps du sternum. Point osseux de l'extrémité inférieure du fémur dans la majorité des cas (voy. *Fœtus à terme*, p. 401). Ossification de la lame spirale osseuse et de l'axe du limaçon. Ossi-

·fication de la première grosse molaire. Ouverture des paupières. Les testicules sont dans les bourses.

§ 2. — Du fœtus à terme.

Nous avons décrit dans l'article précédent l'ensemble des phénomènes
que présente le fœtus au point de vue de son accroissement et du développement de ses organes, pendant les différents mois de la vie intra-utérine. Nous
avons maintenant à étudier le fœtus à terme. Nous passerons successivement
en revue son poids, ses dimensions, le lieu d'insertion du cordon ombilical,
l'aspect de la peau, l'état des principaux organes intérieurs, le point d'ossification de l'épiphyse inférieure du fémur. Disons immédiatement qu'aucun
de ces éléments ne constitue à lui seul un signe absolument certain de la
maturité du fœtus, mais que, par leur ensemble, ils nous permettent généralement de reconnaître si un nouveau-né est à terme.

Ensuite, nous décrirons à part tous les caractères de la tête du fœtus à
terme et les diamètres du tronc, parce que leur connaissance intéresse particulièrement l'accoucheur.

Poids du fœtus à terme. — Les accoucheurs de tous les pays s'accordent
à dire que le poids du fœtus à terme est de 3000 à 3500 grammes. Les oscillations comprises entre ces deux chiffres sont dues à des variétés individuelles ou au sexe de l'enfant. En effet, il est démontré depuis longtemps
que les filles pèsent moins que les garçons, et nous reproduisons ici, sous
forme de tableau, le résumé des recherches que Tarnier a faites à la Maternité de Paris sur ce sujet :

SEXE DE L'ENFANT.	POIDS MOYEN CHEZ LES PRIMIPARES.	POIDS MOYEN CHEZ LES MULTIPARES.
Garçons..............	3164 grammes.	3372 grammes.
Filles	3101 grammes.	3120 grammes.

Ces oscillations entre 3000 et 3500 grammes peuvent encore être attribuées à l'influence de la race. Ainsi, d'après les pesées de Hecker (de
Munich), portant sur mille enfants, le poids moyen du fœtus à terme serait
de 3255 grammes, tandis qu'il ne serait que de 3179 grammes d'après
Schrœder, dont les observations, portant sur trois cent soixante-quatre enfants, ont été faites à l'Université de Bonn. Les chiffres de Schrœder sont
donc un peu plus faibles que ceux de Hecker, résultat que l'on peut attribuer à une différence de races. Les enfants des provinces Rhénanes
seraient donc plus petits que ceux de la Bavière.

Bien que le poids moyen d'un fœtus à terme soit de 3000 à 3500 grammes,
il n'en est pas moins vrai que, pour des faits particuliers, le poids d'un

enfant qui vient de naître peut varier entre 2000 et 5000 grammes; mais il est très-rare que ces limites soient franchies. Lorsqu'un nouveau-né pèse moins de 2000 grammes, c'est qu'il n'est pas à terme ou que son accroissement a été arrêté par quelque cause pathologique. D'autre part, les fœtus pesant plus de 5000 grammes sont des exceptions. En effet, sur trois mille enfants que Cazeaux vit naître, soit à la Clinique, soit à l'Hôtel-Dieu, le plus volumineux pesait 4500 grammes; sur trois cent soixante-quatre enfants pesés par Schrœder, le plus lourd était de 4950 grammes.

Cependant nous avons vu deux enfants qui pesaient, l'un 5200 grammes, l'autre 5450 grammes, au moment de leur naissance. Sur mille quatre-vingt-seize enfants à terme, Hecker n'en trouva que deux dont le poids était de 5000 à 5500 grammes; madame Lachapelle en aurait vu un de 6000 grammes, et, ce qui est plus extraordinaire, Baudelocque dit avoir reçu un enfant pesant 6500 grammes, Merriman un de 7000 grammes, et Richard Groft un de 7500 grammes. « Je fus appelé, dit Cazeaux, dans le mois de mai 1849 par le docteur Riembault, pour terminer un accouchement dans lequel l'enfant se présentait par l'épaule. Plusieurs tentatives avaient été faites par M. Riembault et un autre collègue, et je ne parvins à faire la version qu'après les plus grandes difficultés. L'enfant mort me parut d'un volume très-considérable, et j'évaluai son poids de 5 à 6 kilogrammes. Après mon départ, M. Riembault, qui, comme moi, avait été frappé du volume de l'enfant, le pesa avec beaucoup de soin, une fois avec une romaine, deux fois avec des balances différentes, et il constata par trois fois que l'enfant pesait neuf kilogrammes.... M. Riembault m'a affirmé à plusieurs reprises qu'il me garantissait l'exactitude de ces renseignements; car étonné lui-même de ces résultats, il avait eu la précaution de les constater plusieurs fois. » Les enfants qui atteignent ce poids sont véritablement énormes. Il ne faut accepter de pareils faits que s'ils ont été observés directement par le médecin et si les pesées ont été faites avec une exactitude scrupuleuse, car on a généralement l'habitude d'exagérer les poids des enfants au moment de leur naissance.

Longueur du fœtus à terme. — Le fœtus à terme a une longueur totale de 50 à 60 centimètres environ. D'après les mensurations faites par Hecker sur mille enfants, la longueur moyenne serait de $0^m,512$, tandis qu'elle serait seulement de 49 centimètres d'après Schrœder.

Lieu d'insertion du cordon ombilical sur le fœtus. — Au moment de la naissance, l'ombilic ne correspond pas exactement au milieu de la longueur du corps. Sur un fœtus qui offre 50 centimètres de longueur totale, on trouve, en général, 27 à 28 centimètres du sommet à l'ombilic.

Sur quatre-vingt-quatorze enfants à terme examinés à ce point de vue par Moreau, quatre seulement présentaient l'insertion ombilicale au milieu du corps; sur les quatre-vingt-dix autres, elle était au-dessous. Ollivier (d'Angers) a fait la même remarque sur trente-trois enfants.

État de la surface extérieure du fœtus à terme. — Le fœtus, au moment de sa naissance, est généralement doué d'un certain embonpoint. Aussi les fesses sont saillantes, les régions mammaires proéminent, l'hypogastre est bombé. Le ventre est volumineux, la partie inférieure de la face est peu développée relativement à la région frontale.

La peau présente une couleur rosée et se trouve recouverte d'un enduit sébacé, surtout abondant au niveau du cou, des aisselles, des aines et des lombes; on y remarque aussi la présence d'un fin duvet, qui existe sur toute la surface extérieure du fœtus, mais qui est plus développé sur les épaules. Les cheveux sont souvent colorés et longs de 1 à 3 centimètres. Les ongles sont durs et dépassent l'extrémité des doigts, mais non celle des orteils. La peau du scrotum est rouge, ridée et renferme les testicules. La peau de la verge dépasse le gland; tantôt les nymphes sont visibles, tantôt elles sont recouvertes par les grandes lèvres. Les mamelles sont saillantes.

État des organes intérieurs chez le fœtus à terme. — Nous étudierons les caractères des organes renfermés dans le thorax et l'abdomen, parce que cette étude est féconde en résultats pour l'accoucheur.

1° *Organes thoraciques.* — Les principaux organes thoraciques sont le thymus, les poumons et le cœur.

Les belles recherches de Ribemont (1) sur l'anatomie topographique du fœtus démontrent d'une façon frappante combien le *thymus* est volumineux

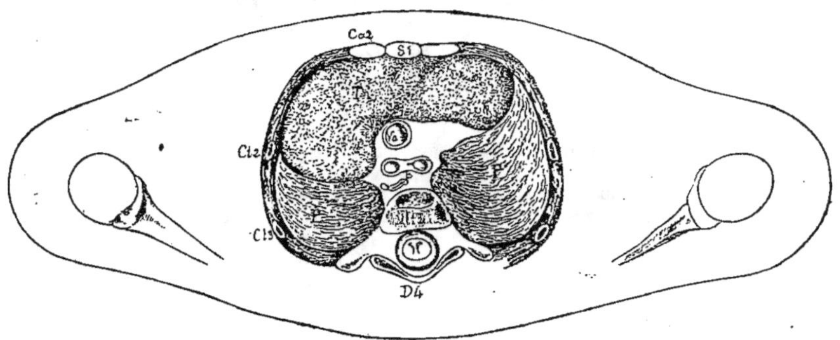

Fig. 179. — Coupe transversale de la partie supérieure du thorax d'un enfant mort-né.

S 1. Première pièce du sternum.
Ca 2. Deuxième cartilage intercostal.
Cl 2. Deuxième côte.
Cl 3. Troisième côte.
D 4. Quatrième vertèbre dorsale.

T. Thymus.
P. Poumon.
Va. Veine cave inférieure.
B. Bronches.

au moment de la naissance; en effet, il recouvre ordinairement les oreillettes et descend même un peu sur la face antérieure des ventricules, dont il est séparé par le péricarde. En rapport en avant avec le sternum, les trois premiers cartilages costaux et l'extrémité des côtes correspondantes, il répond

(1) Thèses inaugurales de Paris pour l'année 1878.

en arrière à la veine cave supérieure, à la bifurcation des bronches, aux poumons, et plus bas au péricarde. Sur la ligne médiane, il s'étend jusqu'au niveau de la troisième ou de la quatrième pièce du sternum; parfois même il descend jusque sur la face supérieure du diaphragme; supérieurement, il dépasse un peu la fourchette sternale (Ribemont).

Les *poumons* chez le fœtus à terme sont constitués par un tissu rougeâtre, ferme et comme homogène. Si on les place dans un vase rempli d'eau, ils ne surnagent pas et tombent au fond. Les organes de la respiration sont encore à l'état dit *atélectasique*. On admet généralement qu'ils sont peu volumineux et comme aplatis sur le rachis et dans les gouttières vertébrales. Mais, d'après Ribemont, les poumons ne seraient pas chez le fœtus aussi confinés dans les

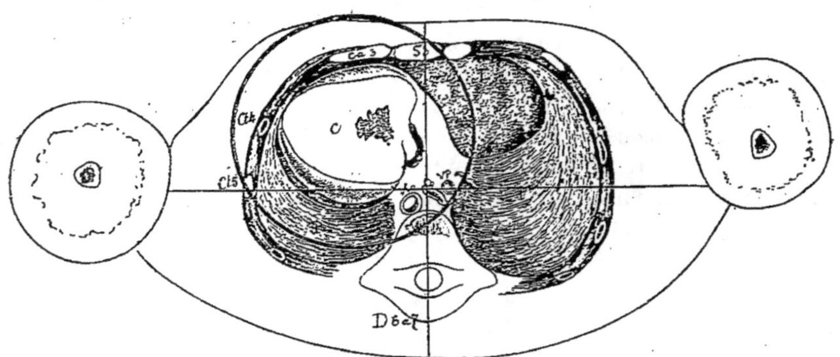

FIG. 180. — Coupe horizontale du thorax d'un enfant mort-né.

S 3. Troisième pièce du sternum.
Ca 3. Troisième cartilage intercostal.
Ct 4. Quatrième côte.
Ct 5. Cinquième côte.
C. Cœur.

P. Poumon.
D 6. Sixième vertèbre dorsale.
Vp. Veine pulmonaire.
Ao. Aorte.
T. Thymus.

régions postérieures de la cavité thoracique; ils s'avanceraient assez loin en avant, le poumon droit surtout qui arrive jusqu'à 15 ou 16 millimètres du sternum, car il est plus épais que le poumon gauche. Voici quels sont, d'après l'auteur que nous venons de citer, les rapports des poumons avec les parois thoraciques, chez un fœtus à terme qui n'a pas respiré : le poumon droit se met en rapport, par son bord antérieur, avec les premier, deuxième, troisième et quatrième cartilages costaux, tandis que le poumon gauche, demeurant plus en arrière, arrive seulement jusqu'au niveau des première, deuxième et troisième côtes. Le bord postérieur de l'un et l'autre s'étend de la première à la neuvième côte. Sur les côtés, le poumon droit descend un peu moins bas que le gauche à cause de la présence du foie, dont le lobe droit refoule le côté droit du diaphragme et par suite la face inférieure du poumon correspondant. Lorsque le fœtus a respiré, les poumons sont agrandis suivant tous leurs diamètres. Leurs bords antérieurs se rapprochent l'un de l'autre, de manière à être en contact avec les bords latéraux du sternum, dans certains cas où le thymus est atrophié. Les poumons qui ont respiré descendent plus bas que ceux qui sont à l'état atélectasique, car leur

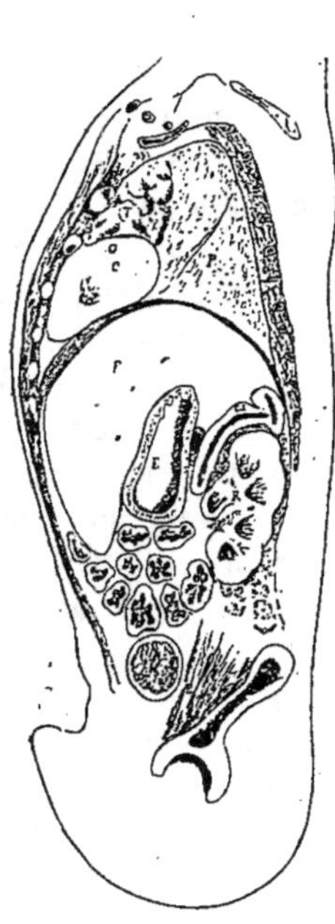

Fig. 181. — Coupe verticale d'un enfant mort-né, passant à 1 centimètre en dedans du mamelon gauche.

T. Thymus.
C. Cœur.
P. Poumon.
F. Foie.
E. Estomac.
Cs. Capsule surrénale.
R. Rein.
I. Intestin.
Ps. Muscle psoas.

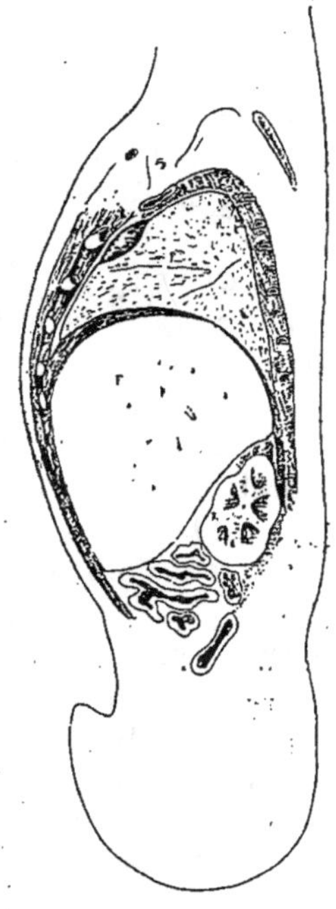

Fig. 182. — Coupe verticale d'un enfant mort-né, passant à 1 centimètre en dedans du mamelon droit.

P. Poumon.
F. Foie
R. Rein.

bord postérieur arrive jusqu'à la dixième et la onzième côte. Mais la hauteur du poumon droit est toujours moindre que celle du poumon gauche, et Ribemont a trouvé parfois une différence de 9 millimètres.

C'est encore aux recherches de cet accoucheur que nous devons de connaître exactement la situation et les rapports du cœur chez le fœtus à terme, avant l'établissement de la respiration. Le cœur est loin d'occuper une situation centrale dans la cavité thoracique. Si l'on divise la figure 180 (coupe horizontale passant par le cœur) en quatre segments, par deux lignes, l'une médiane et antéro-postérieure, l'autre transversale, se coupant perpendiculairement, nous voyons que le cœur est presque entièrement compris dans le segment antérieur gauche. Très-rapproché du plan sternal et du plan latéral gauche, il est au contraire assez distant du plan latéral droit et du plan dorsal. En avant, sur la ligne médiane, il répond au sternum, dont il est séparé par le thymus au niveau des deux premières pièces de cet os, et par le péricarde seulement au niveau des troisième et quatrième pièces sternales. A gauche de la ligne médiane, ses rapports avec le premier cartilage costal ont lieu également par l'intermédiaire du thymus. Ils sont immédiats, au contraire, avec les deuxième, troisième, quatrième cartilages, avec l'extrémité antérieure des troisième, quatrième, cinquième côtes et les espaces intercostaux correspondants. Le cœur est en contact direct avec la paroi thoracique antéro-latérale gauche, dans une étendue de 3 centimètres carrés environ. Un peu plus en dehors, le bord antérieur du poumon gauche vient s'interposer entre le cœur et la paroi, et l'épaisseur de tissu pulmonaire qui le sépare des sixième, septième, huitième côtes augmente jusqu'à la gouttière vertébrale. La face postérieure du cœur est toujours à 5 ou 6 millimètres en avant de la colonne vertébrale dont le séparent l'œsophage et l'aorte. Le poumon droit et le thymus occupant presque à eux seuls la moitié droite du thorax, le cœur se trouve forcément éloigné de la moitié droite des parois thoraciques. Lorsque l'enfant a respiré, le poumon gauche en se dilatant repousse un peu le cœur vers la droite, mais les rapports généraux de cet organe restent les mêmes ; il est toujours situé en grande partie dans le segment antérieur gauche et voisin de la paroi thoracique antéro-latérale gauche. Le tableau suivant, emprunté à Ribemont, montre la distance minima qui sépare le centre du cœur des plans antérieur, postérieur, latéraux, ainsi que celle qui existe entre ce centre et les extrémités des deux lignes perpendiculaires qui divisent la poitrine en quatre segments sensiblement égaux (fig. 180).

Distance minima du centre du cœur aux	plan antérieur	22 millim.
	plan postérieur	42,5
	plan latéral gauche	35
	plan latéral droit	62
Distance du cœur aux extrémités	antérieure de la ligne médiane antéro-postérieure	25 millim.
	postérieure de la même ligne	47
	gauche de la ligne transversale	37
	droite de la ligne transversale	67

Ces distances ont été prises sur la figure 180. Le point du contour du cœur le plus rapproché de la paroi antérieure de la poitrine est, sur cette même figure, à 8 millimètres seulement du tégument cutané. La distance minima de la paroi postérieure du cœur à la paroi postérieure de la poitrine est, au contraire, de 26 millimètres, bien que la face postérieure du cœur soit en rapport avec le corps des quatrième, cinquième, sixième, septième, huitième vertèbres dorsales.

Mais à quelle distance cet organe se trouve-t-il : 1° des extrémités supérieure (apophyse odontoïde) et inférieure (angle sacro-vertébral) de la colonne vertébrale ; 2° des extrémités céphalique et pelvienne de l'avoïde fœtal? C'est encore à Ribemont que nous devons la connaissance exacte de ces rapports qui intéressent particulièrement les accoucheurs, car les résultats qu'il a obtenus sont sensiblement différents de ceux qui sont admis généralement. Le centre du cœur est plus rapproché de l'extrémité supérieure que de l'extrémité inférieure de la colonne vertébrale. Toutefois la différence n'excède pas 3 centimètres et peut même se réduire à quelques millimètres.

Si au lieu de considérer la colonne vertébrale, on cherche les distances du cœur aux deux extrémités de l'ovoïde fœtal, on trouve que cet organe est plus rapproché de l'extrémité pelvienne que de l'extrémité céphalique fléchie ou défléchie, ainsi qu'on peut le voir sur les fig. 183 et 184. Ce résultat inattendu a été démontré minutieusement par Ribemont; aussi le considérons-nous comme

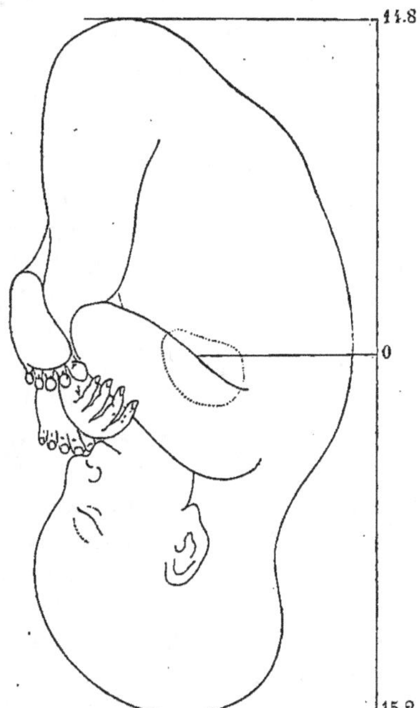

Fig. 183. — Enfant pelotonné. — Dessin schématique. — La situation du cœur au niveau d'une coupe pratiquée à 1 centimètre en dedans et à gauche de la ligne médiane a été indiquée exactement.

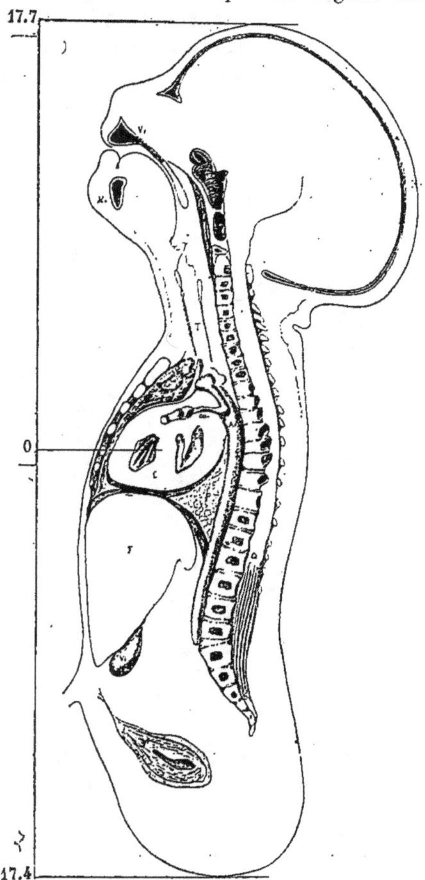

Fig. 184. — Coupe verticale d'un fœtus dont la tête est défléchie.

Vp. Voûte palatine. P. Poumon.
M. Maxillaire. F. Foie.
T. Trachée. Vb. Vésicule biliaire
Ao. Aorte. V. Vessie.
C. Cœur. Q. Queue de cheval.

exact. Il nous sera d'une grande utilité lorsque nous voudrons interpréter les résultats fournis par le maximum d'intensité des battements du cœur, dans les différentes présentations du fœtus (voy. AUSCULTATION OBSTÉTRICALE, p. 497).

2° *Organes abdominaux.* — Chez le fœtus à terme, le foie est très-volumineux, car il occupe à lui seul presque la moitié de la cavité abdominale. Un plan passant par la face inférieure de l'organe hépatique diviserait en effet cette cavité en deux grandes loges de forme pyramidale et sensiblement symétriques : l'une à base supérieure occupant l'épigastre et l'hypochondre droit, à sommet tourné vers la crête iliaque du même côté et contenant le foie ; l'autre à base inférieure, à sommet tourné vers la partie postérieure de l'hypochondre gauche et renfermant le paquet intestinal, l'estomac et la rate. Dans le sens vertical, le foie peut s'étendre, au niveau de son lobe droit, du

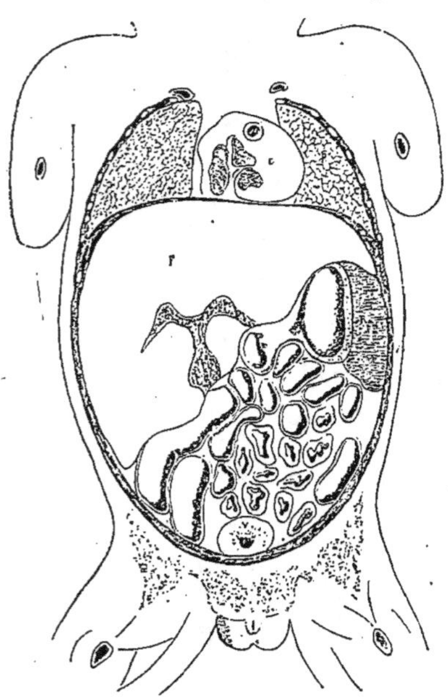

diaphragme à quelques millimètres au-dessus de la crête iliaque droite ; dans le sens transversal, il s'étend de la paroi de l'hypochondre droit à l'hypochondre gauche. La présence habituelle du tissu hépatique dans la zone abdominale inférieure rend bien compte des dangers que ferait courir au fœtus une pression des mains de l'accoucheur au-dessus des crêtes iliaques, et justifie les précautions recommandées par les auteurs dans l'extraction du fœtus par une intervention manuelle.

La *rate* est en rapport par son extrémité supérieure avec le diaphragme ; par son bord interne, avec le pilier gauche de ce muscle, par sa face externe, avec les parois abdominales. Sa face antérieure est recouverte par le foie. La face postérieure, d'abord en contact avec le diaphragme, cache une partie de la capsule surrénale gauche qui la sépare du rein.

Fig. 185. — Coupe verticale destinée à montrer la place occupée par le foie et le paquet intestinal.

C. Cœur.   Ra. Rate.
F. Foie.   V. Vessie.

L'*estomac* présente quelques particularités intéressantes ; ses parois ne paraissent pas être toujours accolées l'une à l'autre pendant la vie intra-utérine. Deux coupes faites par Ribemont sur des enfants mort-nés et non insufflés, les montrent écartées ; la cavité stomacale n'est donc point virtuelle, comme on l'a dit (voy. fig. 181). Les rapports de l'estomac sont les suivants : Il est recouvert par le foie, qu'il ne déborde qu'au niveau de sa grosse tubérosité, de telle sorte que la gastrostomie serait très-difficile à pratiquer chez un nouveau-né atteint, par exemple, d'imperforation de l'œsophage. L'estomac est en contact avec la rate, à gauche et en arrière ; avec le pancréas au niveau de sa petite courbure ; il repose sur le paquet intestinal et recouvre par sa grosse extrémité la moitié supérieure du rein gauche, dont le sépare la capsule surrénale.

L'*intestin grêle* ne présente rien de particulier ; sa longueur égale douze fois la longueur de la bouche à l'anus. La portion terminale du *gros intestin* est remplie de méconium (voy. p. 435).

Les *capsules surrénales* du fœtus à terme méritent une mention particulière, car elles possèdent un volume et une forme tout à fait remarquables. Le volume d'un de ces organes est égal environ au tiers de celui du rein. Leur forme est peu régulière, mais elle rappelle cependant celle d'une pyramide triangulaire à sommet supérieur, à base fortement excavée pour s'adapter à l'extrémité supérieure des reins sur la face antérieure ou externe desquels ils s'avancent plus ou moins. Les capsules surrénales sont en partie recouvertes par le foie et par la rate (fig. 181). On voit sur les coupes qu'elles sont constituées par des lobes séparées par des scissures peu profondes. De plus, leur tissu n'est pas homogène : on y distingue deux zones : l'une périphérique présentant une teinte violacée ; l'autre centrale, beaucoup plus foncée en couleur (Ribemont).

Nous ne parlerons pas des autres organes contenus dans les cavités abdominale et pelvienne, soit parce qu'ils ne présentent pas de différence avec ce qu'ils sont chez l'adulte, soit parce que leur étude topographique n'est pas encore faite. Disons seulement que les ovaires, par suite du peu de développement de l'excavation du bassin, sont situés au-dessus du détroit supérieur. Nous ajoutons ci-dessous un tableau renfermant les poids des principaux viscères du fœtus à terme, d'après Letourneau d'une part et d'après Hecker et Buhl d'autre part.

Poids moyen des différents viscères chez le fœtus à terme.

	LETOURNEAU.	HECKER ET BUHL.
Poumon droit	33 grammes.	26 grammes.
Poumon gauche	28,5	21
Cœur	15	20,2
Thymus	8,5	8,2
Corps thyroïde	3	7,78
Foie	91,5	123,5
Masse encéphalique	338,5.	352
Rate	8,5	8,5
Rein	11	11,45

3° *Point d'ossification de l'épiphyse inférieure du fémur.* — Supposons que chez un fœtus à terme on incise la peau du genou de manière à pénétrer facilement dans l'articulation, puis qu'on fasse saillir les condyles du fémur encore cartilagineux à cette période du développement. Si l'on incise ces condyles de manière à en faire des tranches minces, on rencontre une tache à peu près circulaire d'une couleur de sang : c'est le *point d'ossification*. Depuis Béclard qui, le premier, a signalé le fait, on a considéré l'existence de ce point comme un caractère de la maturité du fœtus, mais il n'a de valeur que s'il vient s'ajouter à ceux dont nous avons parlé plus haut. En effet, les recherches de Hecker prouvent que ce point d'ossification peut se rencontrer chez des fœtus non à terme et manquer chez des fœtus à terme. Hartmann a fait des observations semblables ; il l'a trouvé deux fois sur 40 fœtus de huit mois lunaires, seize fois sur 62 fœtus de neuf mois, et vingt-sept fois sur 46 fœtus de dix mois. Sur 102 enfants nés à terme ce point d'ossification a manqué douze fois.

De la tête du fœtus à terme. — La tête est la partie la plus volumineuse et la plus solide du fœtus. En outre, c'est elle qui se présente habituellement la première aux ouvertures du bassin ; aussi est-il très-important de bien connaître sa conformation, de savoir quelle est l'étendue de ses diamètres, et quelles modifications ceux-ci peuvent subir pendant le travail de la parturition ; car toutes ces notions permettront de faire le diagnostic des présentations et des positions de l'extrémité céphalique, et de calculer pour l'accouchement les chances d'une terminaison naturelle.

Considérée dans son ensemble, la tête fœtale a la forme d'un ovoïde à grosse extrémité postérieure. Elle se compose de deux parties bien distinctes, l'une supérieure et postérieure, le *crâne;* l'autre, inférieure et antérieure, la *face*. Au point de vue obstétrical, le crâne est beaucoup plus important que la face ; aussi ne dirons-nous que quelques mots de celle-ci.

Le squelette de la face est formé de quatorze os, parmi lesquels on compte deux os impairs, le maxillaire inférieur et le vomer, et six os pairs qui sont : les maxillaires supérieurs, les os palatins, les os propres du nez, les os unguis, les os de la pommette et les cornets inférieurs. Ces os sont recouverts par des parties molles qui constituent le visage dont nous étudierons les caractères en décrivant la présentation de la face (voy. MÉCANISME DE L'ACCOUCHEMENT).

Le *crâne* est composé de huit os, quatre impairs et deux pairs : le frontal, l'occipital, le sphénoïde, l'ethmoïde, les deux pariétaux et les deux temporaux. Il présente à considérer la *voûte* et la *base*.

La voûte du crâne, plus renflée et plus saillante à son extrémité postérieure qu'à son extrémité antérieure, est un peu aplatie d'un côté à l'autre. Elle est constituée : en avant, par la plus grande partie du frontal, séparé chez le fœtus en deux moitiés symétriques qui se souderont plus tard entre elles ; latéralement, par les pariétaux et par la partie écailleuse des temporaux ; en arrière, par l'écaille de l'occipital. — La portion basilaire de l'occipital, le sphénoïde, l'ethmoïde et l'apophyse pétrée des temporaux forment par leur union la base du crâne.

Tous ces os sont réunis entre eux par des articulations qui, chez le fœtus, sont loin d'être immobiles comme elles le seront chez l'adulte ; mais il faut distinguer ici la base de la voûte du crâne. En effet, ces articulations examinées sur un enfant qui vient de naître sont déjà très-serrées à la base qui acquiert ainsi beaucoup de solidité et devient presque irréductible à la pression. Il n'en est pas de même au niveau de la voûte, où les os sont unis par des membranes souples, désignées sous le nom de *sutures* et de *fontanelles*. Cette disposition permet aux os de la voûte du crâne de chevaucher les uns sur les autres quand la tête est comprimée. Si l'on ajoute à cela l'ossification parfois incomplète des différentes pièces osseuses du crâne, l'existence d'une

charnière cartilagineuse entre l'écaille de l'occipital et son apophyse basilaire,
charnière que nous décrirons plus loin, on comprendra facilement comment
la tête fœtale peut changer de forme pendant le travail de l'accouchement,
se réduire dans un sens et s'allonger dans l'autre, par suite des pressions
qu'elle subit en traversant la filière pelvienne. Mais sous ce rapport, que de
variétés individuelles, suivant que la tête fœtale est plus ou moins ossifiée,
suivant que le fœtus naît à terme ou avant terme ! Le chevauchement des os,
la réductibilité du volume de la tête fœtale doivent donc être pris en grande
considération, mais il faut bien se garder d'en exagérer l'importance.

Sutures. — Chez le fœtus, on donne le nom de *sutures* aux espaces membraneux linéaires qui unissent entre eux les os du crâne. Nous n'étudierons
que celles de la voûte crânienne parce que ce sont celles qu'il est surtout
important de connaître au point de vue obstétrical.

1° La *suture sagittale, grande suture* ou *suture antéro-postérieure,*
s'étend de la racine du nez à l'angle supérieur de l'occipital. Elle est formée,
dans sa partie antérieure, par l'intervalle membraneux qui sépare les deux
moitiés de l'os frontal ; dans sa partie postérieure, par l'intervalle qui existe
entre les deux pariétaux. Elle est croisée par la suture fronto-pariétale.

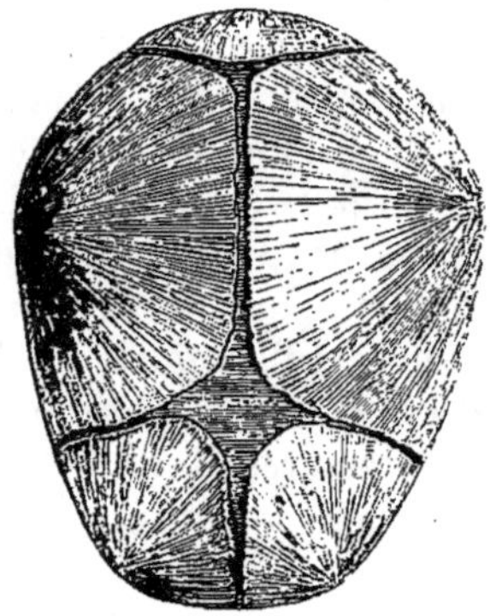
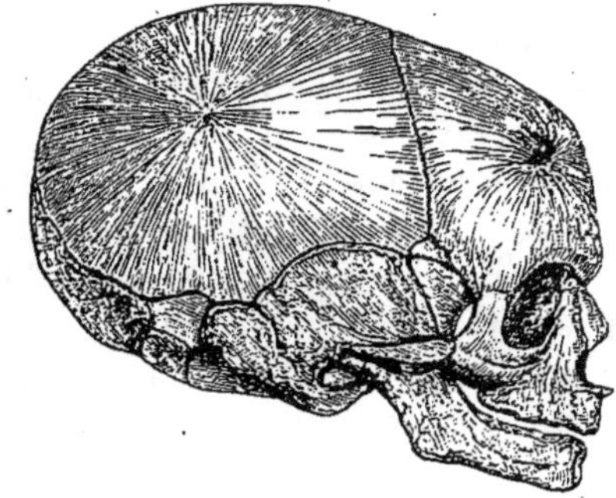

FIG. 186. — Crâne vu d'en haut.   FIG. 187. — Crâne vu de profil.

2° La *suture transverse, suture fronto-pariétale,* est située à l'union des
pariétaux et de l'os frontal ; en son milieu elle croise perpendiculairement
la suture sagittale ; elle se termine de chaque côté à l'écaille des temporaux.

3° La *suture occipito-pariétale* ou *lambdoïde,* ainsi appelée à cause de sa
ressemblance avec le Λ majuscule des Grecs, est formée par l'union du bord
postérieur des pariétaux avec l'écaille du temporal. Elle a la forme d'un
V renversé dont la pointe correspondrait à l'angle supérieur de l'occipital. On
peut encore la considérer comme la bifurcation de la suture sagittale, au
niveau de cet angle. Ses deux extrémités se terminent à l'écaille du temporal.

Nous ne décrirons pas les *sutures temporales* qui, de chaque côté, unissent
l'écaille du temporal au frontal, au pariétal et à l'occipital, parce qu'elles
sont cachées par le muscle temporal sur une tête recouverte de ses parties

molles, et que ces sutures sont par conséquent difficilement appréciables par le toucher vaginal.

Fontanelles. — On donne le nom de *fontanelles* à des espaces membraneux situés à la rencontre ou à l'entre-croisement de plusieurs sutures. Ces espaces membraneux sont habituellement plus larges que les sutures.

La *fontanelle antérieure, grande fontanelle, fontanelle bregmatique*, ou simplement *bregma*, est située à l'entre-croisement des sutures sagittale et fronto-pariétale qui se coupent à peu près à angle droit. Elle est relativement large et de forme losangique ; elle présente par conséquent quatre bords et quatre angles. Les deux bords postérieurs, plus courts que les antérieurs, sont formés par les pariétaux. Les deux bords antérieurs, plus longs que les précédents, appartiennent aux deux moitiés du frontal qui s'écartent l'une de l'autre à angle aigu. — Aux quatre angles aboutissent quatre sutures ou moitiés de sutures. L'angle postérieur se continue avec la partie de la suture sagittale qui sépare les deux pariétaux. L'angle antérieur, plus allongé que le précédent, se prolonge entre les deux moitiés de l'os frontal et finit par se confondre avec la portion antérieure de la suture sagittale. Les deux angles latéraux se continuent avec les deux moitiés de la suture fronto-pariétale.

La *fontanelle postérieure, petite fontanelle, fontanelle occipitale*, est située à la rencontre des sutures lambdoïde et sagittale. Elle n'existe vraiment à l'état membraneux que dans les cas où l'ossification de cette portion du crâne n'est point achevée. Presque toujours, au lieu d'une véritable fontanelle on ne trouve qu'un point membraneux traversé par la suture lambdoïde et sur lequel vient se terminer la suture sagittale. Lorsqu'elle existe réellement, cette fontanelle est petite et triangulaire. Dans tous les cas, on y distingue trois angles osseux qui sont formés : l'un par l'occipital, les deux autres par les pariétaux. Quel que soit l'état d'ossification du crâne, à cette fontanelle aboutissent trois sutures ou tronçons de sutures : la suture sagittale et les deux moitiés de la suture lambdoïde, qui se coupent à angle obtus.

Indépendamment de la place qu'elles occupent sur le crâne, les fontanelles antérieure et postérieure se distinguent l'une de l'autre par des caractères importants. La fontanelle antérieure est large, losangique ; elle présente quatre bords et quatre angles ; les sutures ou tronçons de suture qui y aboutissent sont au nombre de quatre et s'y coupent à angle droit. La fontanelle postérieure est au contraire petite, triangulaire ; la suture ou les moitiés de suture qui y aboutissent sont au nombre de trois seulement et s'y rencontrent à angle obtus.

Nous signalerons encore les deux *fontanelles latérales*, ou *fontanelles de Gasser*, situées de chaque côté au point où la suture lambdoïde aboutit sur la suture temporale. Elles sont difficilement reconnaissables par le toucher vaginal à cause de l'épaisseur des parties molles qui les recouvrent.

On ne confondra pas les diverses fontanelles que nous venons de décrire avec certains espaces membraneux résultant d'un défaut d'ossification que l'on rencontre quelquefois sur la voûte du crâne, en des points variables et plus ou moins éloignés de ceux où se trouvent les fontanelles vraies. Ces

-espaces membraneux, désignés sous le nom de *fontanelles supplémentaires*, siégent tantôt au milieu des os, plus ou moins loin de toute suture, tantôt sur le trajet d'une suture. Cette différence du siége permettra de distinguer facilement ces deux espèces de fontanelles supplémentaires.

Charnière occipitale. — Chez le fœtus, entre la portion écailleuse de l'occipital et son apophyse basilaire, on trouve une espèce de charnière fibreuse et cartilagineuse qui permet à ces deux parties osseuses d'exécuter l'une sur l'autre des mouvements de flexion et d'extension. Cette disposition anatomique, dont l'existence a été signalée par Budin qui en a donné une excellente description et en a démontré l'importance, nous servira à expliquer la production de certaines déformations du crâne pendant l'accouchement (voy. MÉCANISME DE L'ACCOUCHEMENT). Voici comment Budin (1) décrit cette charnière : « A l'union de la portion écailleuse et de la portion basilaire de l'occipital, juste en arrière du trou occipital, et de chaque côté, à droite comme à gauche, il existe une bande de tissu cartilagineux qui, d'avant en arrière, mesure en moyenne 5 à 6 millimètres de largeur, et transversalement 10 millimètres de longueur. En dehors de chaque lame cartilagineuse, il y a une plaque plus large constituée par du tissu fibreux, dont la longueur mesure également 10 millimètres et qui, dans sa plus grande largeur, d'avant en arrière, offre 9 millimètres. A l'extrémité externe de chacune de ces plaques fibreuses, on trouve enfin une nouvelle portion de tissu cartilagineux, cartilage qui existe au point où aboutissent l'occipital, le pariétal et le temporal d'un même côté. » Cette charnière est beaucoup plus large dans les mois qui précèdent la naissance. Au sixième mois de la vie intra-utérine, alors que l'écaille de l'occipital n'est représentée

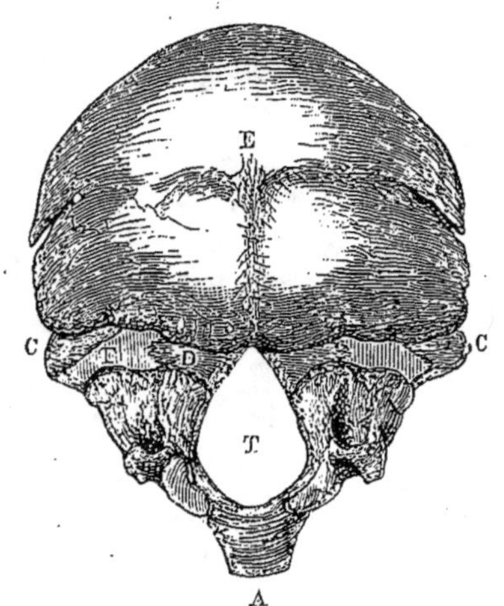

FIG. 188. — Destinée à montrer la charnière occipitale.

E. Écaille de l'occipital.
T. Trou occipital.
A. Apophyse basilaire.
C. Lame cartilagineuse externe.
F. Lame fibreuse.
D. Lame cartilagineuse interne.

que par une plaque osseuse arrondie, cette charnière est très-large et uniquement constituée par du tissu cartilagineux. Après la naissance, elle est progressivement envahie par du tissu osseux.

Diamètres et circonférences de la tête fœtale. — On donne le nom de diamètres de la tête à des lignes fictives qui traverseraient l'extrémité céphalique en différents sens. On peut les classer, d'après leur direction, en diamètres antéro-postérieurs, diamètres transverses et diamètres verticaux.

(1) *De la tête du fœtus au point de vue de l'obstétrique.* thèse inaugurale. Paris, 1876, p. 72.

Les auteurs sont loin de s'accorder sur le nombre des diamètres antéro-postérieurs et sur les points où il convient de faire aboutir les extrémités de chacune de ces lignes fictives. Pour nous, nous adopterons les points de repère indiqués par Budin, parce qu'ils sont faciles à déterminer, et nous décrirons avec lui quatre diamètres *antéro-postérieurs* :

1° Le diamètre maximum ;

2° Le diamètre occipito-mentonnier ;

3° Le diamètre occipito-frontal ;

4° Le diamètre sous-occipito-bregmatique.

Le diamètre *maximum* part de la partie médiane et inférieure du menton et se termine en un point variable, mais qui est presque toujours situé sur la suture sagittale, entre la pointe de l'occiput et la fontanelle antérieure ; dans quelques cas, cependant, il se termine sur l'occiput ; son extrémité postérieure est donc loin d'occuper un point fixe.

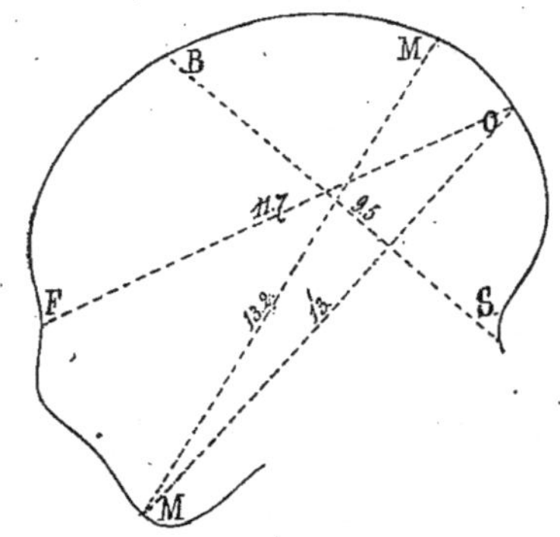

FIG. 189. — Diamètres antéro-postérieurs de la tête.

MM. Diamètre maximum.
OM. — occipito-mentonnier.
OF. — occipito-frontal.
SB. — sous-occipito-bregmatique.

Le diamètre *occipito-mentonnier* s'étend de la pointe de l'occiput à la partie inférieure et médiane du menton ; le diamètre *occipito-frontal*, de la pointe de l'occiput à la racine du nez ; le diamètre *sous-occipito-bregmatique*, du point de rencontre de l'occipital et de la nuque au milieu de la grande fontanelle, au niveau du point où se croiseraient la suture sagittale et la suture fronto-pariétale.

Les *diamètres transverses* sont au nombre de trois :

1° Le diamètre bipariétal ;

2° Le diamètre bitemporal ;

3° Le diamètre bimastoïdien.

Le diamètre *bipariétal* va d'une bosse pariétale à l'autre. Le diamètre *bitemporal* s'étend de la naissance de la suture fronto-pariétale à la naissance de la même suture du côté opposé. Le diamètre *bimastoïdien* mesure la distance qui sépare les deux apophyses mastoïdes (fig. 192).

Les *diamètres verticaux* sont au nombre de deux :

1° Le diamètre fronto-mentonnier ;

2° Le diamètre laryngo-bregmatique.

Le diamètre *fronto-mentonnier* s'étend du point le plus élevé du front à la pointe du menton. Le diamètre *cervico-bregmatique* ou *laryngo-bregmatique* se porte du milieu de la fontanelle antérieure à la partie supérieure et antérieure du cou, au voisinage du larynx (fig. 192).

A chaque diamètre que nous venons de décrire correspond une circonférence passant par les deux extrémités de ce diamètre. Les *circonférences* de la tête fœtale ne sont donc que les contours de l'extrémité céphalique; mais ces circonférences n'ont pas toutes la même importance, aussi ne mention-

DIAMÈTRES TRANSVERSES.

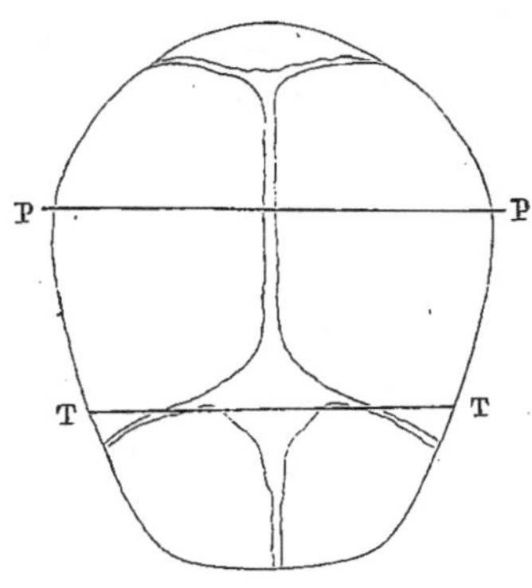

FIG. 190. — PP. Diamètre bi-pariétal. — TT. Diamètre bi-temporal.

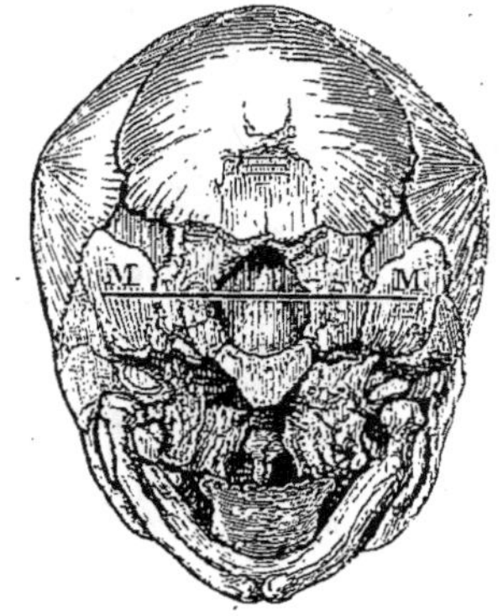

FIG. 191. — Diamètre bi-mas-toïdien MM.

nerons-nous que la circonférence passant par les extrémités du diamètre maximum, ou *grande circonférence,* et celle qui passe par les extrémités du diamètre sous-occipito-bregmatique, ou *petite circonférence.*

Dimensions des diamètres et circonférences de la tête du fœtus à terme. — Si l'on consulte les traités d'accou-chement, on y trouve des chiffres qui expriment la longueur moyenne des diamètres et des circonférences, que nous venons d'étudier; mais tous ces chiffres sont entachés d'erreur, parce qu'ils ont été pris, au moment de l'ac-couchement, sur la tête sortie en présentation du sommet, et il est ex-cessivement rare que, dans ces cas, elle n'ait pas subi de déformations; celles-ci sont même parfois considé-rables. On se serait beaucoup plus rapproché de la vérité en mesurant la tête des enfants nés en présentation du siége, surtout chez les multipares, car, dans ces cas, on est frappé de la forme régulière qu'elle présente; ce-

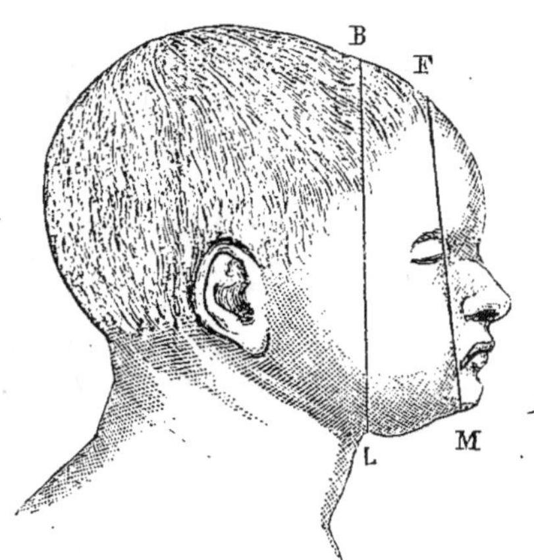

FIG. 192. — Diamètres verticaux.
FM. Diamètre fronto-   BL. Diamètre laryngo-
    mentonnier.   bregmatique.

pendant, dans ces circonstances, les mensurations seraient encore infidèles, parce que rien ne prouve que l'extrémité céphalique ne soit pas déformée par les pressions qu'elle supporte pendant les contractions utérines ou par la résistance des parois du bassin, alors même que l'enfant naît par le siége. Il n'y a donc qu'un cas, ainsi que le fait remarquer Budin, où l'on puisse constater sûrement la forme normale de la tête fœtale, c'est celui d'une opération césarienne *post mortem* pratiquée chez une femme arrivée au terme de la gestation sans qu'il y ait eu travail. De pareils faits étant excessivement rares, nous donnerons ici les diamètres et les circonférences qui ont été mesurés par Budin dans un cas de ce genre, l'enfant pesant 2970 grammes et mesurant 51 centimètres de long.

Diamètre maximum	12,9
— occipito-mentonnier	12,4
— occipito-frontal	11,8
— sous-occipito-bregmatique	10,3
— bipariétal	10
— bitemporal	8,7
— bimastoïdien	7,8
Grande circonférence	37,6
Petite circonférence	33,5

Ces chiffres, tout intéressants qu'ils soient, proviennent d'un fait isolé; ils ne sauraient donc servir à établir les dimensions moyennes de la tête fœtale. Pour arriver à la connaissance de ces moyennes, nous avons pris les diamètres mesurés par Budin de la quarantième heure à la soixante-douzième heure après l'accouchement. C'est en effet pendant ce laps de temps que les diamètres reviennent aux dimensions qu'ils avaient avant l'accouchement. Telle est du moins l'opinion de Budin, et nous l'acceptons comme vraie. Parfois, en dépouillant les observations dont nous nous sommes servis, nous avons trouvé deux mesures prises entre la quarantième et la soixante-douzième heure, nous avons alors choisi la mesure qui correspondait à l'heure la plus avancée. Quand, par exemple, nous avons trouvé, pour le diamètre occipito-mentonnier $0^m,126$ quarante heures après l'accouchement, et $0^m,128$ soixante-trois heures après l'accouchement, nous avons choisi ce dernier chiffre pour faire nos calculs. Nous avons éliminé toutes les observations dans lesquelles les diamètres n'avaient pas été mesurés entre la quarantième heure et la soixante-douzième heure après l'accouchement, et il nous est resté quarante-quatre faits pour établir nos moyennes. Voici les résultats auxquels nous sommes arrivés :

		c
Diamètre maximum		13,3
— occipito-mentonnier		12,9
— occipito-frontal		11,8
— sous-occipito-bregmatique		9,7
— bipariétal		9,4
— bitemporal		8,1
— bimastoïdien		7,7
Grande circonférence		37,1
Petite circonférence		32,3

A ces mesures, qui sont exactes, mais qui surchargent la mémoire, on peut sans grands inconvénients substituer les mesures suivantes, qui sont exprimées en chiffres ronds, par conséquent plus faciles à retenir :

```
Diamètre maximum....................................  13,5
   —     occipito-mentonnier.........................  13
   —     occipito-frontal............................  12
   —     sous-occipito-bregmatique...................   9,5
   —     bipariétal..................................   9,5
   —     bitemporal..................................   8
   —     bimastoïdien................................   7,5
Grande circonférence................................  37
Petite circonférence................................  32,5
```

Quant aux diamètres fronto-mentonnier et cervico-bregmatique, on peut accepter comme vraies les mesures indiquées par la plupart des auteurs, à savoir :

```
Diamètre fronto-mentonnier..........................   8
   —     cervico-bregmatique........................   9,5
```

Telles sont les dimensions moyennes de la tête du fœtus à terme. Mais il ne faut pas oublier dans la pratique que les variations individuelles sont nombreuses. Outre celles qui sont en rapport avec le volume des enfants, nous signalerons encore les variations qui tiennent au sexe. La tête des garçons est en général plus volumineuse que celle des filles; l'excès de volume peut être assez marqué pour augmenter la durée du travail, même chez les femmes bien conformées, et avoir, par conséquent, une influence fâcheuse sur la santé de la mère et sur celle du fœtus. Ainsi, il résulte des recherches de Simpson (1) : 1° que les enfants qui meurent pendant le travail de l'accouchement sont le plus souvent du sexe masculin : la proportion des garçons mort-nés aux filles mort-nées étant de $\frac{131}{100}$; 2° que parmi les enfants qui naissent vivants, il y a plus de garçons que de filles, offrant quelque état morbide ou quelque lésion produite pendant le travail, et par conséquent plus exposés à succomber dans les premières semaines qui suivent la naissance; 3° que parmi les mères qui succombent aux suites du travail ou pendant l'accouchement, le plus grand nombre avaient donné naissance à des garçons.

Articulation de la tête avec la colonne vertébrale. — L'articulation de l'occipital avec l'atlas est extrêmement serrée et ne présente que de très-légers mouvements; on sait, cependant, que la tête exécute facilement de grands mouvements de flexion et d'extension, et que l'extrémité céphalique peut toucher le tronc, soit au niveau du plan sternal, soit au niveau du plan dorsal. Mais ces mouvements se passent dans les articulations des vertèbres cervicales entre elles, et l'articulation atloïdo-occipitale n'y entre presque pour rien. — La tête peut encore exécuter des mouvements de rotation, qui

____

(1) *Clinique obstétricale et gynécologique,* trad. Chantreuil, p. 290.

portent la face tantôt vers l'épaule droite, tantôt vers l'épaule gauche. Ces mouvements se passent dans l'articulation atloïdo-axoïdienne, qui permet à la tête d'exécuter un mouvement de rotation d'un quart de cercle, soit à droite, soit à gauche. Peut-on faire exécuter à la tête un mouvement de rotation beaucoup plus étendu sans s'exposer à déchirer les ligaments et la moelle épinière? C'est une question que nous discuterons plus tard (voy. FORCEPS); cependant, nous pouvons dire immédiatement que les craintes exprimées à cet égard sont purement théoriques, et qu'on peut, sans produire aucune lésion, imprimer à la tête un mouvement de rotation assez étendu pour que la face regarde directement en arrière.

Dimensions du tronc. — Nous avons dit précédemment quelle est la longueur du fœtus à terme (voy. p. 402); il nous reste à décrire les diamètres antéro-postérieurs et transverses du tronc; nous les étudierons au niveau des épaules et du bassin, c'est-à-dire là où ils sont le plus étendus.

Au niveau des épaules, le diamètre transverse ou *bis-acromial*, qui s'étend d'un acromion à l'autre, mesure ordinairement 12 centimètres; mais il peut facilement être réduit à 9 centimètres 1/2 par la compression. Le diamètre antéro-postérieur ou *sterno-dorsal*, qui va du sternum au rachis, est de 9 centimètres 1/2 avant l'établissement de la respiration.

Dans la région pelvienne, le diamètre transverse ou *bis-iliaque*, allant d'une crête iliaque à l'autre, a une longueur de 8 centimètres. Le diamètre antéro-postérieur ou *pubio-sacré*, qui va de la face antérieure du pubis à la crête du sacrum, mesure 55 millimètres seulement, mais il peut presque doubler de longueur, par suite de la flexion des cuisses sur l'abdomen et des jambes sur les cuisses. Heureusement, les membres ainsi pelotonnés sont fort réductibles.

Enfin, le diamètre *bi-trochantérien*, qui s'étend d'un grand trochanter à l'autre, est de 9 centimètres.

On remarquera qu'au tronc les diamètres antéro-postérieurs sont moins étendus que les diamètres transverses. C'est précisément le contraire de ce que l'on constate à la tête, où les diamètres antéro-postérieurs l'emportent de beaucoup sur les diamètres transverses. Ajoutons que tous les diamètres du tronc sont beaucoup plus petits ou plus réductibles que ceux de l'extrémité céphalique.

ARTICLE II

FONCTIONS DU FŒTUS

Les principales fonctions du fœtus sont: la circulation, la respiration, la nutrition, différentes sécrétions et l'innervation.

§ 1. — Circulation.

Nous avons dit (page 337) que le cœur et les vaisseaux sanguins se forment d'une façon indépendante, isolément, sans avoir de connexion entre eux, et qu'ils se mettent plus tard en communication les uns avec les autres.

Dès que le cœur apparaît, il présente des mouvements alternatifs de contraction (systole) et de relâchement (diastole) qui font osciller le sang contenu dans la cavité cardiaque, comme par une sorte de flux et de reflux; mais il n'y a pas de circulation proprement dite, puisque les vaisseaux ne sont pas encore en communication avec le cœur. Plus tard, cette communication s'effectue et la circulation commence. On distingue chez le fœtus deux modes différents de circulation que l'on désigne sous les noms de *première circulation, circulation de la vésicule ombilicale* ou *circulation omphalo-mésentérique;* de *seconde circulation* ou *circulation placentaire;* enfin, au moment de la naissance la circulation placentaire se transforme en *circulation pulmonaire.*

Première circulation. — Pendant les quinze premiers jours du développement de l'œuf, il n'y a pas, avons-nous dit, de circulation et tout se borne aux mouvements de flux et de reflux dont nous avons parlé plus haut. C'est vers le quinzième jour qu'apparaît la circulation de la vésicule ombilicale. Anatomiquement elle est caractérisée par l'existence du cœur, de l'aorte thoracique, des artères vertébrales et des artères omphalo-mésentériques (voy. p. 342) qui se rendent à l'aire vasculaire de la vésicule ombilicale. De cette vésicule partent des veines, *veines omphalo-mésentériques,* qui vont s'aboucher dans le cœur (voy. p. 345). Ce système circulatoire est en quelque sorte extra-embryonnaire, car le fœtus ne contient encore qu'un petit nombre de ramifications vasculaires destinées aux organes en voie de formation, et les vaisseaux les plus importants se rendent tous à la vésicule ombilicale.

Voici en quoi consiste cette circulation. Le cœur se contracte (systole) et chasse le sang dans l'aorte d'où il passe dans les artères vertébrales, puis dans les artères omphalo-mésentériques qui le conduisent à l'aire vasculaire de la vésicule ombilicale où il se distribue dans les différents vaisseaux capillaires qui rampent à la surface de cette vésicule. Là, le sang se charge des principes nutritifs contenus dans le vitellus. Ensuite, il est repris par les veines omphalo-mésentériques qui le ramènent au cœur qui vient de se relâcher (diastole). Le sang chassé du cœur par la systole y est donc ramené au moment de la diastole, après avoir décrit un circuit complet, qui se reproduit chaque fois que le cœur se contracte. Ce mode de circulation dure un temps très-court, car il a déjà en partie disparu à la cinquième semaine pour faire place à la circulation placentaire qui commence à s'établir et qui petit à petit remplacera la circulation de la vésicule ombilicale.

Circulation placentaire. — De la cinquième semaine au commencement du troisième mois, il existe entre le mode de la circulation de la vésicule ombilicale et celui de la circulation placentaire des formes transitoires qui tiennent au développement progressif des vaisseaux que nous avons décrits à propos de l'embryologie. La première circulation se modifie à mesure que s'opèrent les transformations de l'appareil vasculaire; voici quelles sont ces principales transformations : Le cœur se cloisonne et l'on y distingue bientôt quatre cavités, deux ventricules et deux oreillettes (p. 339 et 340); mais la cloison interauriculaire est incomplète et présente le trou de Botal (p. 340). L'artère pulmonaire se forme et ce vaisseau communique avec

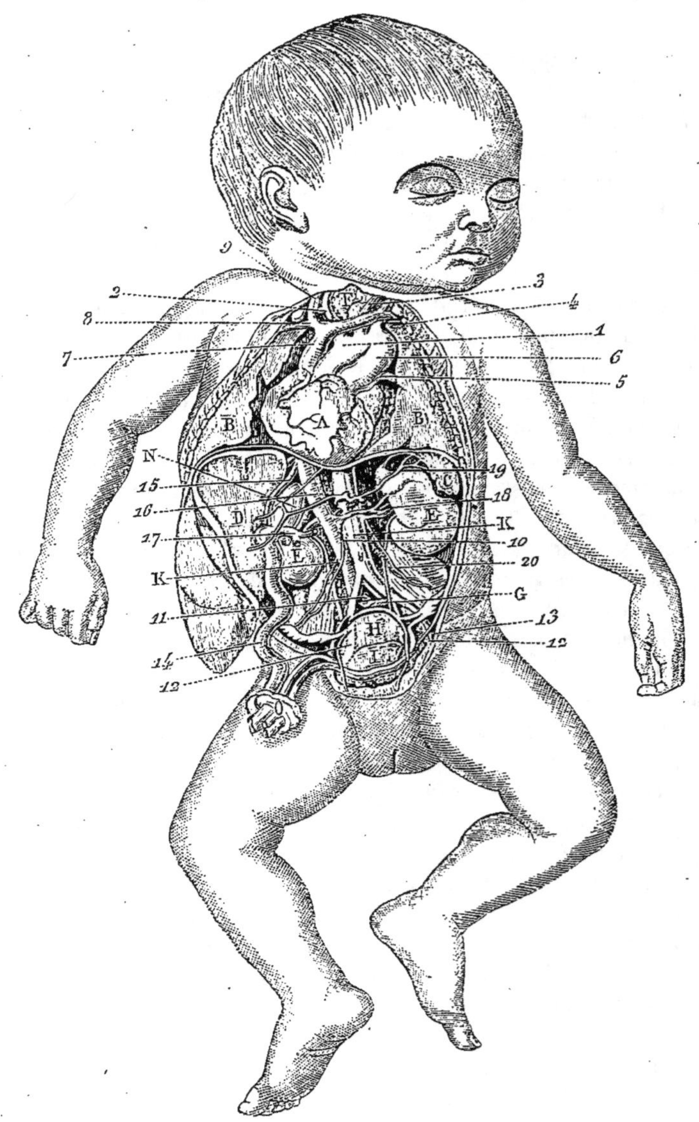

FIG. 193. — Circulation chez le fœtus.

A. Cœur.
B. Poumon.
C. Rate.
D. Foie.
E. Rein.
F. Thymus.
G. Extrémité supérieure du rectum.
H. Utérus.
I. Vessie.
K. Uretère.
N. Lobe de Spiegel.
O. Cordon ombilical.

1. Aorte.
2. Tronc brachio-céphalique.
3. Carotide primitive gauche.
4. Artère sous-clavière gauche.
5. Artère pulmonaire.
6. Canal artériel.
7. Tronc de la veine cave supérieure.
8. Veine jugulaire interne droite et veine sous-clavière droite.
9. Veine sous-clavière gauche.

10. Aorte abdominale.
11. Artères iliaques primitives.
12. Artères ombilicales primitives.
13. Artères iliaques externes.
14. Veine ombilicale.
15. Canal veineux.
16. Veine cave inférieure.
17. Veine porte.
18. Veine et artère rénales.
19. Artère splénique
20. Vaisseaux ovariques.

l'aorte thoracique au moyen du canal artériel (p. 341). Les artères vertébrales émettent deux nouvelles branches, les artères ombilicales (artères allantoïdiennes), qui vont se ramifier dans la vésicule allantoïde en voie de formation. Mais les artères vertébrales se soudent bientôt entre elles pour constituer l'aorte abdominale (p. 344 et 345), et il résulte de cette fusion que
les artères ombilicales proviennent maintenant de l'aorte abdominale. De ces
artères ombilicales partent alors deux petites branches, les *artères iliaques*,
d'abord très-grêles, mais qui se développeront si bien qu'elles dépasseront
en volume les artères ombilicales elles-mêmes, et celles-ci devront alors
être considérées comme naissant des artères iliaques (p. 344 et 345). On
voit par ce qui précède que les artères ombilicales, par suite des transformations incessantes du système artériel, proviennent successivement des artères
vertébrales, de l'aorte abdominale et enfin des artères iliaques ; mais, si leur
point d'émergence varie il n'en est pas de même de leur terminaison, car elles
vont invariablement se ramifier dans la vésicule allantoïde ou le placenta.
Pendant que ces transformations s'accomplissent, de l'aorte naissent un grand
nombre de troncs artériels dont les branches fournissent du sang à tous les
organes du fœtus. — Arrivons maintenant aux transformations du système
veineux. De la vésicule allantoïde partent deux veines, les *veines ombilicales*
(*veines allantoïdiennes ou placentaires*). Bientôt l'une de ces veines s'atrophie (p. 346) et celle qui persiste se jette dans la veine omphalo-mésentérique dont le tronc rapporte par conséquent au cœur le sang provenant des
vésicules ombilicale et allantoïde ; mais, la circulation allantoïdienne devenant beaucoup plus importante que la circulation omphalo-mésentérique, ce
tronc sera désormais considéré comme appartenant à la veine ombilicale et la
veine omphalo-mésentérique ne sera plus que l'une de ses branches. Bientôt
le foie et la veine porte se forment (p. 347). Les branches de la veine porte
vont se ramifier dans le foie et s'y anastomosent avec les veines sus-hépatiques
qui apparaissent à ce moment. Celles-ci vont se jeter dans le tronc de la veine
ombilicale, un peu au-dessous de son embouchure dans le cœur. Quant au
tronçon de la veine ombilicale compris entre la veine omphalo-mésentérique
et l'embouchure des veines sus-hépatiques, il passe au-dessous du foie et
prend le nom de canal veineux d'Aranzi (p. 347). Presque à la même époque
on voit apparaître successivement les veines cardinales, les canaux de Cuvier
et les deux veines caves (p. 348).

Au moment où la veine cave inférieure se forme, elle est encore petite et
se jette dans la veine ombilicale très-près de son embouchure dans le cœur.
Mais les rôles ne tardent pas à changer, car la veine cave inférieure prend un
tel accroissement, que la veine ombilicale doit alors être considérée comme
l'une de ses branches, et le vaisseau veineux qui s'ouvre dans le cœur, au
lieu de continuer à porter le nom de veine ombilicale, prend celui de veine
cave inférieure (p. 348 et 349). Les veines caves, supérieure et inférieure,
se jettent dans l'oreillette droite et y ramènent le sang qui a été distribué
aux différents organes du fœtus par les artères.

Au commencement du troisième mois, la circulation omphalo-mésentérique a fait place à la circulation placentaire qui persistera jusqu'au terme de la grossesse. Anatomiquement la seconde circulation est caractérisée par l'existence du trou de Botal, du canal artériel, du canal veineux, des artères et de la veine ombilicales, qui disparaîtront après la naissance de l'enfant; physiologiquement elle est caractérisée par l'absence de l'hématose pulmonaire, l'oxygénation du sang s'effectuant dans le placenta.

Voici le trajet parcouru par le sang pendant la circulation placentaire. Le cœur se contracte et le sang est projeté du ventricule gauche dans l'aorte, du ventricule droit dans l'artère pulmonaire. Le sang qui arrive dans l'aorte est en grande partie dirigé vers la tête et les bras par le tronc brachio-céphalique, par la carotide primitive gauche et l'artère sous-clavière gauche.

Le sang qui a été projeté dans l'artère pulmonaire n'arrive qu'en très-petite quantité aux poumons qui sont encore inactifs; il passe presque en totalité dans le canal artériel qui le conduit dans l'aorte, au-dessous de l'émergence de l'artère sous-clavière gauche. En ce point l'aorte contient donc du sang qui provient en partie du ventricule gauche, en partie du ventricule droit par l'intermédiaire du canal artériel, et ce liquide, en parcourant les différentes branches de l'arbre aortique, pénètre dans tous les organes situés dans le tronc, dans toutes les parties des membres inférieurs et dans le placenta, où il est apporté en grande quantité par les artères ombilicales.

Voilà donc le sang distribué par l'aorte et ses branches à toutes les régions du fœtus et au placenta; nous allons voir maintenant comment il est ramené au cœur par les veines. Dans le tissu placentaire, le sang fœtal reste séparé du sang maternel par des cloisons membraneuses très-minces. Le contact n'est donc pas immédiat, mais médiat; cependant, à ce contact, le sang fœtal s'hématose aux dépens du sang maternel (voy. RESPIRATION DU FŒTUS).

Une fois oxygéné, le sang fœtal passe dans la veine ombilicale qu'il parcourt dans toute sa longueur jusqu'au point où elle reçoit la veine omphalo-mésentérique. Là, le sang se divise en deux courants, l'un qui suit le canal veineux d'Aranzi, l'autre qui se rend au foie en se ramifiant dans les branches de la veine porte; mais le premier de ces courants est beaucoup plus important que le second.

Du canal veineux le sang passe dans la veine cave inférieure, dont le volume est considérable, car elle ramène au cœur le sang qui avait été distribué aux membres inférieurs, à la plupart des organes pelviens et aux reins. La veine cave inférieure reçoit en outre des veines sus-hépatiques le sang qui avait été distribué au foie par la veine porte.

De la veine cave inférieure le sang arrive dans l'oreillette droite, mais, au lieu de tomber dans le ventricule droit, il est dirigé par la valvule d'Eustache vers le trou de Botal et entre presque en totalité dans l'oreillette gauche, d'où il passe dans le ventricule gauche et dans l'aorte, pour recommencer le circuit que nous avons déjà décrit.

Quant au sang qui, par l'intermédiaire du tronc artériel brachio-céphalique, de la carotide primitive et de l'artère sous-clavière gauches, avait afflué à la tête et aux membres thoraciques, il est ramené à l'oreillette droite par la veine cave supérieure. De cette oreillette, il passe dans le ventricule droit, qui le lance dans l'artère pulmonaire ; mais, ainsi que nous l'avons vu, une très-faible quantité de ce sang arrive aux poumons, qui ne fonctionnent pas encore, et la plus grande partie de ce liquide est directement portée à l'aorte par le canal artériel, et nous avons vu ce qu'il devient.

Il nous reste à ajouter que la petite quantité de sang qui arrive aux poumons par les branches de l'artère pulmonaire est ramenée à l'oreillette gauche par les veines pulmonaires sans avoir été hématosée, puisque les poumons ne fonctionnent pas encore.

Aucune région du fœtus ne reçoit du sang absolument pur, c'est-à-dire hématosé ; de plus, les différentes régions ne reçoivent pas du sang de même qualité au point de vue de l'oxygénation. C'est ce que nous allons exposer. Pendant la vie intra-utérine, le sang fœtal s'hématose dans le placenta et passe de là dans la veine ombilicale ; mais cette veine ne tarde pas à recevoir la veine omphalo-mésentérique, qui charrie le sang provenant de la rate et de l'intestin, et il se produit en ce point un premier mélange de sang hématosé et de sang non oxygéné ; il s'en fait un second dans la veine cave inférieure, qui, avec le sang qui lui est apporté par le canal veineux, reçoit celui qui revient des membres inférieurs, des reins et des veines sus-hépatiques. Un troisième mélange s'effectue dans l'oreillette droite, entre le sang de la veine cave inférieure et celui de la veine cave supérieure. Il est vrai que la valvule d'Eustache dirige le sang de la veine cave inférieure vers le trou de Botal et que celui de la veine cave supérieure tombe dans le ventricule droit ; mais la séparation entre les deux courants sanguins est loin d'être absolue. Dans l'oreillette gauche, le sang subit un quatrième mélange, peu important il est vrai, par suite de la petite quantité de sang veineux qui est versée dans cette oreillette par les veines pulmonaires. Enfin, un cinquième mélange s'opère dans l'aorte, au niveau du point où elle reçoit le canal artériel.

On voit, par conséquent, que de tous les organes du fœtus le foie est celui qui, par l'intermédiaire de la veine porte, reçoit le sang le plus pur, le plus riche en oxygène, le moins mélangé de sang veineux. Après lui viennent la tête et les membres thoraciques. En troisième ligne, il faut placer les viscères de l'abdomen et les membres inférieurs. Enfin, les branches de l'artère pulmonaire ne portent aux poumons que du sang veineux, non oxygéné, puisqu'il provient exclusivement du ventricule droit et que celui-ci est uniquement alimenté par la veine cave supérieure.

Transformation de la circulation fœtale en circulation définitive. — Au moment de la naissance, il se produit dans la circulation du fœtus des modifications qu'il est important de connaître. Ces modifications résultent : 1° de la suppression de la fonction du placenta ; 2° de l'établissement de la respiration pulmonaire. Aussi voit-on, d'une part, s'oblitérer avec les artères ombilicales, la veine ombilicale et le canal veineux ; d'autre part, s'établir entre le cœur et les poumons la *petite circulation*. Dès la première inspiration, les poumons deviennent le siége d'un afflux sanguin considérable ; la colonne sanguine, qui passait en grande partie dans l'aorte par le canal artériel, se dirige dans les branches de l'artère pulmonaire : aussi, cette artère se développe d'une façon très-marquée, tandis que le canal artériel se rétrécit et s'oblitère du deuxième au troisième jour. Le sang revient des poumons par les veines pulmonaires pour se rendre dans l'oreillette gauche qu'il remplit, et s'oppose par sa présence à ce que le courant venant de la veine cave inférieure passe de l'oreillette droite dans l'oreillette gauche par le trou de Botal; ce trou, ne donnant plus passage au sang, se rétrécit peu à peu et finit par s'oblitérer, mais son occlusion n'a lieu que quelques semaines après la naissance.

§ 2. — Respiration.

Pour donner une idée exacte de la respiration du fœtus, rappelons aussi brièvement que possible le jeu de cette fonction chez l'adulte. On peut y distinguer trois phases : 1° la *phase pulmonaire*, caractérisée par l'arrivée de l'air oxygéné dans le poumon; 2° la *phase sanguine*, dans laquelle les globules rouges du sang, en contact médiat avec l'air extérieur, lui prennent de l'oxygène qu'ils iront porter aux tissus; en même temps, le sang laisse échapper de l'acide carbonique qui se trouve exhalé dans le mouvement d'expiration; 3° la *phase des tissus*, dans laquelle ceux-ci prennent aux globules sanguins l'oxygène dont ils sont chargés. Ainsi, le globule sanguin sert de véhicule à l'oxygène et le donne aux tissus après l'avoir pris à l'air extérieur.

Chez le fœtus, la phase pulmonaire n'existe pas, puisqu'il n'y a pas de respiration aérienne pendant la vie intra-utérine; mais on retrouve la phase sanguine et la phase des tissus.

1° *Phase sanguine*. — La *phase sanguine* existe au plus haut degré chez le fœtus. Le sang fœtal arrive à l'état veineux dans les capillaires du placenta, et l'hématose se fait à travers les minces membranes des villosités placentaires. Le globule sanguin maternel cède son oxygène au globule du fœtus, qui le porte aux tissus. Ce double phénomène a été produit artificiellement sur le poisson par Gréhant : on sait comment respire le poisson adulte; son sang veineux arrive dans les branchies, où il se trouve en contact avec l'oxygène de l'eau. Gréhant prend un poisson et le met dans du sang de chien préalablement battu, défibriné et oxygéné. Le poisson respire et continue à vivre. Comment cela se fait-il? Le sérum peut être considéré comme ne contenant pas d'oxygène, tant la proportion en est petite. Tout l'oxygène vient donc des globules rouges. Nous avons là un phénomène analogue à celui de la respiration fœtale. Nous voyons, en effet, un organisme empruntant son oxygène, non à l'air ou à l'eau, mais aux globules d'un sang oxygéné.

La production de l'hématose du sang fœtal dans le placenta est encore démontrée d'une façon indirecte par les faits suivants. Si, par suite de la compression du cordon ombilical, la circulation vient à être interrompue entre le placenta et le fœtus, celui-ci commence par faire des efforts saccadés d'inspiration, cherchant en vain à récupérer l'oxygène qui lui fait défaut. Puis, si le cordon ombilical continue à être comprimé, le fœtus finit par succomber, et les lésions trouvées à l'autopsie sont celles de l'asphyxie.

Enfin, il existe un antagonisme manifeste entre le placenta et les poumons : l'enfant peut, en effet, se passer de respirer tant que la communication avec le placenta existe, et cette communication peut être interrompue sans danger dès que les poumons fonctionnent; si la respiration est bien établie, le sang ne coule plus par le cordon ombilical; dès qu'elle s'arrête, le sang coule de nouveau.

Voici, d'autre part, une expérience qui démontre directement la présence de l'oxygène dans la circulation fœtale. Hoppe-Seyler a constaté au moyen d'un *spectroscope* particulier, à l'aide duquel on peut aplatir le cordon ombilical et l'examiner par transparence, l'existence de l'oxyhémoglobine dans le sang des vaisseaux ombilicaux chez le fœtus qui n'a pas encore fait la première inspiration, Zweifel arriva aux mêmes résultats.

Les raies spectrales d'absorption (1) de l'hémoglobine oxygénée furent très-évidentes dans le cas où Zweifel déroula et examina le cordon ombilical pendant le travail de l'accouchement avant que l'enfant eût exécuté des mouvements respiratoires. — Ce qui est encore très-intéressant, c'est que ces raies spectrales persistent très-longtemps dans le sang fœtal qui est isolé dans le cordon ombilical par une double ligature. Les raies d'absorption de l'oxyhémoglobine ont été constatées vingt-quatre heures et même davantage dans ces conditions, par Hoppe-Seyler et Zweifel.

La preuve spectroscopique de l'existence de l'oxygène dans le sang fœtal était donc bien établie.

Cependant, Zweifel démontra d'une façon encore plus péremptoire l'hématose fœtale par l'expérience suivante : il opéra sur des lapines pleines, qu'il pouvait faire respirer artificiellement ou rendre apnéiques à volonté; il leur ouvrit la cavité abdominale, y prit doucement les petits qui restaient toujours attachés à la mère par le cordon. Cette opération se fit dans un vase rempli d'eau chaude et salée, de manière que les fœtus ne fussent nullement en rapport avec l'air extérieur; dans ces conditions, quand la mère respirait, Zweifel vit très-distinctement une différence de coloration dans le sang de la veine ombilicale et dans celui des artères; le sang de la veine était rouge et celui des artères était noir. Quand, au contraire, on empêchait la mère de respirer, on ne tardait pas à constater une coloration uniforme dans les deux ordres de vaisseaux, puis au bout d'un certain temps le sang était plus noir dans la veine que dans les artères; Zweifel et Zuntz donnent de ce dernier fait l'explication suivante : non-seulement le sang fœtal ne reçoit plus d'oxy-

---

(1) Lorsqu'on regarde à travers un prisme (spectroscope) une solution de sang artériel, c'est-à-dire de sang renfermant de l'oxyhémoglobine (hémoglobine oxygénée), et que cette solution est éclairée par la lumière solaire ou la flamme d'une lampe, au lieu d'observer le spectre lumineux ordinaire, on voit ce spectre interrompu par de larges bandes obscures : c'est ce qu'on appelle le *spectre d'absorption du sang;* il est caractérisé essentiellement par deux bandes obscures dans la partie jaune-verte, et de plus par l'extinction à peu près complète de tous les rayons les plus réfrangibles à partir du bleu ou de l'indigo.

gène de la mère quand celle-ci ne respire pas, mais encore l'oxygène du fœtus repasse dans la circulation maternelle. Comme dans cette expérience les fœtus n'étaient nullement en rapport avec l'air atmosphérique, la source unique de l'oxygène était le sang de la mère; le passage de ce gaz d'un sang dans l'autre, à travers les villosités choriales, se trouve ainsi démontré.

D'autre part, le sérum du sang fœtal cède à celui du sang de la mère son acide carbonique. — L'acide carbonique, en effet, est impropre au développement de l'embryon et du fœtus (1).

2° *Phase des tissus.* — Chez l'adulte, Claude Bernard considère deux périodes dans la phase des tissus : 1° une période de repos avec faible absorption d'oxygène et emmagasinement de matériaux qui seront brûlés plus tard ; 2° une période d'action avec grande absorption d'oxygène qui brûle alors les matériaux amassés à l'avance. Chez le fœtus, on n'observe guère que la première période ; aussi pourrait-on le comparer à un animal à sang chaud dans la période hibernante, comme la marmotte pendant l'hiver. A cette époque, en effet, pour les animaux hibernants la combustion s'affaiblit et les matériaux s'emmagasinent. Legros vit un loir, à qui la queue manquait, se refaire cet appendice pendant la saison de l'hiver. De même que l'animal hibernant, le fœtus possède surtout des propriétés formatrices.

La respiration fœtale est donc moins intense et moins active que la respiration de l'adulte. — Le fœtus n'a pas besoin d'une aussi grande quantité d'oxygène. En effet, il perd peu de son calorique puisqu'il n'y a d'évaporation ni à la surface de son corps ni à la surface de ses poumons. Il perd peu de chaleur par rayonnement, puisque le milieu dans lequel il se trouve placé possède une température à peu près égale à la sienne.

La mère communique au fœtus une grande partie de sa chaleur ; la preuve en est dans ce fait que la température baisse de quatre ou cinq degrés chez l'enfant après la naissance, si l'on n'a pas le soin d'entretenir la chaleur artificiellement.

Il ne faudrait pas croire cependant que le fœtus ne produit pas de chaleur. Les observations de Wurster, d'Alexeef et de Fehling ont démontré qu'il possédait une chaleur animale propre.

---

(1) Dans les-expériences faites à ce sujet sur l'œuf de poule, on a reconnu que l'incubation artificielle opérée dans l'acide carbonique était impuissante à faire développer l'œuf. Un phénomène analogue se produit quand on veut laisser le développement de l'œuf de grenouille se produire dans l'eau distillée ou bouillie. Il en serait de même pour l'hydrogène. P. Bert a montré quelle était l'action de l'oxyde de carbone sur la respiration fœtale dans l'œuf de poule : l'œuf se développe jusqu'au moment où la circulation se montre ; mais à partir de cet instant, le développement s'arrête. Ce fait résulte du mode d'action de l'oxyde de carbone, qui n'est pas un poison pour les tissus, mais pour le globule rouge. En effet, l'hémoglobine (matière colorante rouge) a besoin pour agir de la présence de l'oxygène, qui, en se combinant avec elle, forme l'oxyhémoglobine ; mais il existe une série de gaz qui ont beaucoup plus d'affinité que l'oxygène pour l'hémoglobine : parmi ces gaz est l'oxyde de carbone. Lorsque le globule rouge rencontre ce dernier gaz, son hémoglobine *s'oxycarbonise*, et il devient incapable de remplir son rôle. Ainsi, pendant la courte période où l'embryon se développe sans circulation, la présence de l'oxyde de carbone ne gêne en rien le travail qui s'opère ; mais dès le moment où le globule rouge devient nécessaire, l'oxyde de carbone, en s'en emparant exclusivement, arrête tout développement.

Wurster a fait ses recherches à la Maternité de Zürich, sous la direction du professeur Gusserow ; il mesura comparativement la température de la mère et celle du fœtus, pendant le travail dans un cas de présentation du siége qui traînait en longueur. — Un thermomètre fut placé dans le vagin de la parturiente et un autre dans le rectum du fœtus. La différence de température fut d'un demi-degré en faveur de ce dernier.

Les observations d'Alexeef (1) confirment celles de Wurster. La température fut prisé pendant le travail dans huit cas : quatre fois le thermomètre fut placé dans l'anus, l'enfant se présentant par le siége ; quatre fois le thermomètre fut placé dans la bouche du fœtus qui se présentait par la face.

Fehling est arrivé à des résultats analogues ; seulement, la différence de température du fœtus et de la mère lui a paru un peu moins élevée.

Quoi qu'il en soit, les phénomènes de combustion sont peu intenses chez le fœtus et la respiration y est peu énergique ; ce qui le prouve encore aussi bien que les faits précédents, c'est sa résistance à l'asphyxie. Au moment où une chienne venait de mettre bas, Harvey la submergeait dans une cuve d'eau tiède avec son petit. Au bout d'une minute, la chienne était asphyxiée : mais une demi-heure après, le petit vivait encore. La strangulation donnait le même résultat. Harvey expliquait cette résistance à l'asphyxie chez le fœtus par la persistance du trou de Botal. Mais les recherches de Paul Bert ont démontré l'erreur d'Harvey. En effet, si on enlève le cœur et les poumons d'un rat adulte, et que l'on fasse passer un courant électrique à travers ses muscles, ceux-ci ne se contracteront pas. Si l'on répète la même opération sur un rat qui vient de naître, ses tissus seront encore susceptibles d'entrer en contraction, car ils vivront encore.

Cette résistance à l'asphyxie du fœtus provient, ainsi que nous l'avons déjà dit, de ce que travaillant moins et produisant moins de chaleur que l'adulte, il a moins besoin d'oxygène. La résistance est d'autant plus grande que l'animal naît plus imparfait en organisation. Il n'en est pas moins vrai qu'on la rencontre encore d'une façon très-nette chez le fœtus humain, et c'est à cette circonstance que l'on doit de pouvoir extraire par l'opération césarienne des enfants vivants, cinq, dix, quinze minutes, et même d'avantage, après la mort de leur mère. D'autre part, il arrive parfois que l'enfant a succombé lorsqu'on l'extrait quelques minutes seulement après le décès de la mère. On voit, par conséquent, que la résistance du fœtus à l'asphyxie est variable avec les sujets et probablement avec certaines circonstances qui ne sont pas encore bien connues, mais que l'on a cependant essayé de déterminer : ainsi, lorsque la mère succombe par asphyxie simple sans intoxication, le fœtus périt rapidement, non-seulement parce que le sang fœtal ne reçoit plus d'oxygène du sang maternel, mais encore parce que ce dernier emprunte au sang fœtal l'oxygène qui ne lui arrive plus par les voies respiratoires. La rapidité de la mort du fœtus dépendra donc de la rapidité avec laquelle il cédera son oxygène à sa mère, et ce passage plus ou moins rapide

____

(1) Voy. *Annales de gynécologie*, février 1877, p. 158.

dépendra probablement de la composition du sang maternel. Si, par exemple, la mère est morte d'asphyxie par le charbon, son sang contient de l'oxyde de carbone qui rend les globules sanguins maternels impropres à l'absorption de l'oxygène ; dans ce cas, le sang maternel ne pourra donc pas absorber l'oxygène du sang fœtal, ou du moins il ne lui en empruntera qu'une quantité très-petite, de sorte que la mort du fœtus arrivera beaucoup plus lentement que si la mère était morte d'asphyxie simple. C'est du moins ce qui paraît résulter des expériences curieuses d'Andréas Högyes (1) et de Zuntz (2), qui ont été rapportées dans l'excellent travail de Pinard, que nous avons déjà cité.

§ 3. — Nutrition.

Pendant les cinq premières semaines environ, c'est-à-dire avant le complet développement de l'allantoïde, l'œuf emprunte successivement les matériaux de son accroissement au disque proligère, à la couche albumineuse sécrétée par la trompe, puis aux liquides que les villosités naissantes puisent dans la muqueuse utérine. Quand l'embryon est formé, l'absorption nécessaire à son développement se fait aux dépens du contenu granuleux de la vésicule ombilicale, dont les parois renferment dans leur épaisseur des vaisseaux qui communiquent avec ceux du jeune organisme. Le contenu de cette vésicule est facilement absorbé, car il se transforme en peptone et en albuminose, qui sont l'une et l'autre très-assimilables. Mais ce mode d'assimilation ne peut avoir lieu que dans les premiers temps de la vie embryonnaire, attendu que la vésicule ombilicale est atrophiée vers la fin de la cinquième semaine. Après cette époque, comment faut-il expliquer la nutrition de l'embryon et du fœtus ?

Quelques physiologistes ont pensé que le fœtus se nourrissait en avalant et en digérant le liquide amniotique qui l'environne. On invoquait deux ordres de faits en faveur de cette hypothèse : 1° le liquide amniotique possède des qualités nutritives, car il contient de l'albumine, de l'osmazone et des sels ; aussi a-t-on pu nourrir des veaux nouveau-nés pendant quinze jours avec de la liqueur amniotique fraîche ; 2° on fit congeler, sans les ouvrir, les sacs amniotiques de différentes espèces animales et l'on constata l'existence de glaçons allant de la bouche à l'estomac des fœtus. Les qualités nutritives du liquide amniotique et son ingestion semblaient donc démontrées. Mais bientôt on objecta avec raison que chez les monstres acéphales, l'absence de tout orifice buccal s'oppose absolument à l'introduction de l'eau de l'amnios dans le tube digestif, et cependant le développement de ces monstres prouve que chez eux la nutrition est très-active.

Les partisans de la nutrition du fœtus par le liquide amniotique ne se tinrent

---

(1) Högyes, *Beitrag zür Lebensfähigkeit der Säugesthier Fœtus*, in *Pfluger's Archiv*, Bd. XV, 1877, p. 335.

(2) Zuntz, *Ueber die Respiration des Säugethier Fœtus*, in *Archiv f. d. ges. Physiologie von Pflüger*. Bd. XIV, 1877, p. 605.

pas pour battus, et, la théorie de la déglutition de ce liquide étant évidemment
fausse, ils soutinrent que l'eau de l'amnios pouvait être absorbée par les lymphatiques de la peau. Cette nouvelle hypothèse repose en grande partie sur les
vivisections de Brugmans. Cet observateur remarqua, en effet, chez les embryons vivants, qu'il retirait du liquide amniotique une grande différence dans
l'état des lymphatiques de l'intestin et de la peau : les premiers étaient vides et
les seconds contenaient de la lymphe ; puis, ayant placé une ligature sur les
membres de ces embryons, il les plongea dans du liquide amniotique et vit
se produire la plénitude des lymphatiques situés au-dessous de la ligature.
Nous ne discuterons pas la possibilité de l'absorption du liquide amniotique
par les lymphatiques cutanés ; mais, en la supposant démontrée par les expériences de Brugmans, elle est trop peu considérable pour jouer un rôle de
quelque importance dans la nutrition du fœtus. D'ailleurs, le liquide amniotique, fût-il absorbé en grande quantité, ne constituerait encore qu'un aliment insuffisant, car l'analyse chimique n'y découvre qu'une minime quantité de substances nutritives, et tous les animaux nouveau-nés qu'on nourrit
exclusivement avec ce liquide ne tardent pas à s'étioler et à succomber, si l'on
prolonge suffisamment l'expérience.

Séparé des membranes de l'œuf par un liquide impropre à la nutrition
(liquide amniotique), le fœtus ne peut évidemment puiser les matériaux de
son développement que dans le placenta, auquel il est relié par le cordon
ombilical, qui est parcouru par deux courants sanguins dirigés en sens
inverse. L'un de ces courants porte le sang du fœtus au placenta ; l'autre
courant reprend le sang dans le placenta et le rapporte au fœtus. On a même
supposé qu'il y avait anastomose entre les vaisseaux maternels et ceux du
fœtus, et que le sang pouvait passer du corps de la mère dans celui de l'enfant. Mais cette anastomose n'existe pas (voy. STRUCTURE DU PLACENTA), et les
globules sanguins ne traversent pas les parois des villosités choriales. Les
échanges entre le sang maternel et celui du fœtus s'opèrent donc uniquement
ment par endosmose et exosmose. Les principes nutritifs contenus dans le
sang de la mère sont absorbés par les radicules vasculaires du placenta fœtal,
et leur assimilation assure la nutrition et le développement du produit de la
conception ; mais il faut que ces principes soient tenus en dissolution. En effet,
les expériences qui ont été faites jusqu'à présent démontrent que la plupart
des substances liquides ou gazeuses peuvent passer à travers la membrane
mince qui sépare le sang maternel du sang fœtal (voy. STRUCTURE DU PLA-
CENTA, p. 379).

Mais il n'en est pas de même pour les corps insolubles, alors même qu'ils
ont été réduits à l'état de poussière aussi fine que possible : Hofmann et
Langerhans (1) ont injecté du *cinabre*, Jassinsky du *carmin*, Fehling de
l'encre de Chine, dans le sang de femelles gravides, et jamais ces auteurs
n'ont retrouvé les plus fines particules de ces corps solides dans le sang des
embryons ou des fœtus.

____

(1) *Virchow's Arch.*, vol. XLVIII.

Si, encore, à l'exemple de Davaine (1) et de Bollinger (2), on injecte à une femelle en état de gestation du sang provenant d'un animal atteint de maladie charbonneuse et renfermant des bactéridies, jamais on ne retrouve dans le sang fœtal ces infusoires, qui se sont cependant multipliés à l'infini dans le sang de la mère. Brauell (3) a constaté également que le sang de fœtus provenant de femelles pleines ayant succombé pendant leur gestation à une maladie charbonneuse, ne renfermait pas de bactéridies et ne provoquait aucune maladie par l'inoculation.

Ahlfeld (4) a même démontré que les granulations graisseuses ne traversent pas les parois des villosités placentaires. Après avoir fait jeûner des chiennes pendant plusieurs jours, il leur donna du lard à manger. Douze heures après le repas, on recueillait une certaine quantité de leur sang; puis on incisait l'abdomen et l'on prenait un des petits dans la cavité utérine. Le sang de la mère avait une couleur blanchâtre, une couche de graisse surnageait à sa surface; on ne constatait rien de semblable dans le sang fœtal. À l'examen microscopique, on trouvait dans le sang maternel un grand nombre d'éléments graisseux, on n'en trouvait aucune trace dans le sang fœtal; enfin, les analyses chimiques de Flügge ont démontré dans le sang fœtal l'existence de 0,5 à 0,84 pour 100 de graisse dissoute, tandis que le sang de la mère en renfermait 8 à 9,3 pour 100.

Ainsi, toutes les expériences qui ont été faites jusqu'à présent prouvent que les substances solides, même à l'état de division extrême, et les granulations graisseuses, ne passent pas à travers la membrane qui sépare le sang maternel du sang fœtal. Il est, au contraire, prouvé aujourd'hui qu'un grand nombre de substances à l'état liquide ou à l'état gazeux traversent facilement cette membrane, et même on a constaté, dans ces derniers temps, avec quelle rapidité et dans quelle proportion s'effectue ce passage. Fehling l'a démontré indirectement pour les substances grasses tenues en dissolution, les substances protéiques et les substances minérales, en faisant l'analyse quantitative des parties constituantes du fœtus aux différents mois de la grossesse. Il résulte de cette analyse que la nutrition est plus active pour les substances graisseuses que pour les substances albuminoïdes dans la seconde moitié de la grossesse. Par conséquent, pendant cette période de la gestation, les substances grasses passent plus rapidement à travers le placenta que les substances albuminoïdes. Au contraire, au début de la grossesse, ce sont les substances albuminoïdes qui participent presque exclusivement, avec les sels minéraux, à la nutrition du fœtus. La quantité des matières inorganiques augmente d'une façon uniforme depuis le commencement jusqu'à la fin de la grossesse, d'après Fehling et Bezold, qui rattachent cette progression uniforme au

(1) Davaine, *Nouvelles recherches sur la maladie charbonneuse connue sous le nom de sang de rate* (Acad. des sciences, 1864).
(2) *Deutsche Zeitschrift für Thiermediz*, II, 5.
(3) *Virchow's Archiv*, vol. XIV.
(4) *Zur frage über den Uebergang geformter Elemente von Mutter auf Kind.*, in Cen tralblatt für Gynœkologie, 1877, p. 265.

développement lentement progressif du système osseux. La quantité de graisse est à peine appréciable jusqu'à quatre ou cinq mois. Ainsi il est démontré que les différentes substances dont se compose l'organisme maternel passent toutes partiellement sous forme liquide à travers le placenta; la plupart pour être assimilées par le fœtus et constituer ses tissus et ses organes; quelques-unes, comme nous le verrons plus tard, pour être dépensées en mouvements, en chaleur ou en sécrétions. Mais il était encore intéressant de savoir si des substances étrangères, introduites accidentellement dans l'organisme maternel, passeraient également dans l'organisme fœtal, et suivant quelle loi s'effectuerait ce passage. On conçoit facilement l'importance de ce problème au point de vue du traitement du fœtus par l'intermédiaire de la mère, et c'est pour le résoudre qu'un grand nombre d'expériences ont été entreprises. Les substances organiques ou minérales, administrées à la mère sous forme liquide ou gazeuse, ont pour la plupart été retrouvées dans le fœtus : seulement, tandis que les unes passent rapidement, les autres passent lentement; certaines doivent être prises à hautes doses pour que leur présence puisse être constatée dans le sang ou dans les produits d'excrétion du fœtus; parfois une légère dose suffit pour obtenir ce résultat.

Parmi les médicaments expérimentés, nous citerons comme passant rapidement dans l'urine du fœtus : l'iodure de potassium, l'acide salicylique et le chlorate de potasse. Schauenstein et Spœth, en 1859, avaient retrouvé dans l'urine du nouveau-né l'iodure de potassium administré à la mère pendant le travail. En 1872, Gusserow avait repris la question par de nouvelles expériences, et il avait aussi constaté le passage de l'iodure à travers le placenta; mais il croyait que ce passage était extraordinairement lent, et qu'il fallait administrer le médicament à la mère au moins quatorze jours avant l'accouchement pour le retrouver dans l'urine du nouveau-né. Ces résultats tenaient probablement au peu de sensibilité des réactifs employés par Gusserow, car Porak (1) a pu constater l'iodure de potassium dans l'urine du nouveau-né une demi-heure après son administration à la mère; une dose de 25 centigrammes suffisait pour obtenir ce résultat. On trouvera une réaction plus forte quelques heures après l'accouchement qu'au moment même de la naissance, parce que les reins, fonctionnant mieux, tendent à éliminer plus rapidement l'iodure. L'élimination étant plus lente chez le nouveau-né que chez l'adulte, et chez le fœtus que chez le nouveau-né, l'accumulation du médicament, et par conséquent l'intoxication, doit être plus à redouter à mesure que l'âge du produit de conception est moins avancé.

Carl Ruge, A. Martin, Benicke, Porak, ont étudié le passage de l'acide salicylique à travers le placenta et sont arrivés à des résultats sensiblement concordants. Ainsi, tandis que Benicke, après en avoir donné 2 grammes à la mère, l'a retrouvé dans l'urine du nouveau-né quarante minutes après son administration, Porak a constaté que 40 centigrammes suffisaient pour qu'on

____

(1) Porak, *De l'absorption des médicaments par le placenta*. Paris, 1878, chez G. Masson.

pût constater sa présence dans l'urine du nouveau-né trente minutes, parfois même vingt minutes seulement après, à l'état de salicylate ou d'acide salicylique. Le même expérimentateur a constaté que le chlorate de potasse est la substance dont le passage s'effectue le plus rapidement à travers le placenta, car il a pu la retrouver dans l'urine du nouveau-né, ordinairement dix minutes après son administration.

De plus, ce médicament s'élimine très-rapidement par l'urine du nouveau-né, car, contrairement à ce qui a lieu le plus ordinairement, sa quantité diminue dans l'urine à mesure qu'on s'éloigne de la naissance.

Les autres substances expérimentées, prussiate jaune de potasse, azotate de potasse, bromure de potassium, sulfate de quinine, passent au contraire lentement et en petite quantité à travers le placenta.

Quant aux gaz, leur passage à travers le placenta est maintenant démontré. Zweifel, en prouvant l'existence de la respiration chez le fœtus ou plutôt de l'hématose, a démontré le passage de l'oxygène de la mère au fœtus et de l'acide carbonique en sens inverse (voy. RESPIRATION). Fehling a même constaté le passage de l'oxyde de carbone à travers le placenta.

Parmi les substances qui passent de la mère au fœtus, nous citerons encore le chloroforme, qu'on a souvent l'occasion d'employer en inhalations chez la parturiente. C'est Zweifel qui le premier a constaté ce fait, mais ce sont les expériences de Fehling et de Porak qui l'ont mis hors de doute. C'est en analysant le corps du fœtus tout entier que Fehling y rencontra le chloroforme. Zweifel le trouva dans le sang et Porak constata sa présence dans l'urine du nouveau-né. Au début de ses expériences, Zweifel exprimait tout le sang de la masse placentaire et l'analysait, mais Fehling lui fit observer avec raison que le sang ainsi recueilli était à la fois du sang maternel et du sang fœtal; les analyses chimiques qu'il avait faites ainsi ne prouvaient donc rien. Zweifel reconnaissant la justesse de ces objections eut recours à une autre méthode. En faisant la ligature du cordon immédiatement après la naissance, on laisse, d'après Budin, 92 grammes environ de sang fœtal dans le placenta; Zweifel recueillit ce sang qui appartient exclusivement au fœtus et en fit l'analyse; il y trouva du chloroforme, mais en petite quantité. Le passage de cette substance s'effectue lentement et le fœtus ne paraît pas en souffrir.

Une des conditions qui favorisent beaucoup les phénomènes d'endosmose placentaire, c'est la quantité considérable d'eau que renferment les tissus du fœtus. Il résulte, en effet, des recherches intéressantes de Fehling, rapportées par Pinard, que le corps de l'adulte renferme proportionnellement moins de parties aqueuses que le corps du nouveau-né; que ce dernier, à son tour, en renferme moins que le fœtus, et enfin que le fœtus lui-même renferme d'autant plus d'eau qu'il est moins âgé. Ces résultats ressortent des chiffres suivants:

La proportion des parties aqueuses est de 58,5 pour 100 chez l'adulte. Elle est de 74,4 pour 100 chez le nouveau-né (d'après Fehling). Elle augmente ensuite progressivement, si l'on considère successivement le huitième, le septième mois, etc., de la vie intra-utérine, de sorte qu'à six semaines, elle est de

97,54. La dilution des tissus est alors telle, que le fœtus, selon la remarque
de Fehling, renferme plus d'eau que le mucus, le lait, le sang de l'adulte, et
que sa composition est analogue à celle de la lymphe. En somme, on peut
réduire les phénomènes de nutrition à des phénomènes purement physiques.
En effet, le sang du fœtus étant toujours plus dilué, même à terme, que celui
de l'adulte, il s'établit, en vertu des lois de l'endosmose, deux courants entre
les deux liquides de densité différente ; le courant le plus fort a lieu vers le
liquide dont la densité est la plus faible, car les deux liquides tendent à se
mettre en équilibre de densité.

Des substances faisant partie de l'organisme maternel viennent donc
toujours s'ajouter au sang fœtal, ce qui augmente sa densité. D'autre part,
celle du sang maternel diminue, puisque, d'après les recherches d'Andral et
Gavarret, de Spiegelberg, de Nasse (voy. GROSSESSE, p. 245), la quantité d'eau
augmente dans le sang des femmes enceintes à mesure que la grossesse est
plus avancée. Ainsi l'augmentation de densité du sang fœtal et la diminution
de densité du sang maternel, telle est la double cause du ralentissement dans
les échanges placentaires, c'est-à-dire dans le mouvement d'assimilation et de
désassimilation entre le fœtus et la mère, à mesure qu'on s'approche du
terme de la gestation.

Glycogénie. — Nous devons ajouter que chez le fœtus comme chez l'adulte,
la glycogénie est l'une des conditions essentielles de la nutrition. Chez l'adulte,
le foie fait du sucre au moyen d'une matière emmagasinée dans les lobules
hépatiques et comparable à l'amidon des végétaux : c'est la substance glycogène. Chez le fœtus, il y a aussi production de sucre dans l'organisme, et la
matière glycogène se trouve en réserve dans le placenta.

Nous prouverons d'abord qu'il se fait du sucre chez le fœtus ; nous verrons
ensuite quel est le lieu d'emmagasinement de la substance glycogène. Pour
démontrer que le fœtus produit du sucre et qu'il ne l'emprunte pas à l'organisme maternel, on expérimente sur l'œuf de poule, qui ne tire de l'extérieur
que du calorique et de l'oxygène. Si l'on prend vingt œufs de poule fécondés
et que chaque jour on fasse sur l'un d'eux l'analyse du sucre, on trouve pour
1000 grammes d'œufs :

Le 1er jour............	3 gram. de sucre.	Le 10e jour............	0 gram. de sucre.
Le 3e jour	2 gram. —	Le 13e jour............	1 gram. —
. . . .		. . . .	
Le 6e jour............	1 gram. de sucre.	Le 19e jour	2 gram. de sucre.
. . . .		Le 20e jour............	3 gram. —

On voit, par conséquent, que le premier jour l'organisme fœtal contient
3 grammes de sucre, qui ne peuvent provenir que de la mère.

Le dixième jour, toute trace de sucre a disparu, et les substances qui à
cette époque n'existent pas dans l'œuf, et qu'on y trouvera plus tard, auront
certainement été produites par lui, puisqu'il n'est plus en communication
avec l'organisme maternel. Or, le treizième jour après l'incubation, nous
trouvons 1 gramme de sucre, le dix-neuvième jour 2 grammes, et enfin, le

dernier jour, la quantité de sucre produite par le fœtus est précisément égale à celle qu'il avait reçue de la mère (3 grammes). On voit donc que l'œuf fécondé fabrique lui-même du sucre du dixième au vingtième jour de l'incubation.

Où se forme, chez le fœtus, la matière glycogène? Cl. Bernard a découvert que sa réserve était dans le placenta des mammifères, surtout dans la couche épithéliale de la muqueuse inter-utéro-placentaire. Chez les ruminants, la matière glycogène, séparée du placenta, est répandue sur la surface de l'amnios et du chorion, où elle se présente sous l'aspect de plaques d'apparence épithéliale (1).

Le placenta semble remplir temporairement la fonction glycogénique, en attendant que le foie du fœtus ait acquis un développement suffisant pour cette fonction. En effet, la matière glycogène du placenta s'atrophie dans les derniers temps de la gestation; mais le sucre est alors produit par le foie (2).

§ 4. — Sécrétions.

Les organes sécrétoires du fœtus fonctionnent pendant la vie intra-utérine, mais d'une façon moins active que chez l'enfant nouveau-né, et à plus forte raison que chez l'adulte. Nous étudierons successivement les produits de sécrétion de la peau, des muqueuses, des séreuses, des corps de Wolff et des reins.

Enduit sébacé. — La peau ne commence guère à fonctionner qu'à partir du cinquième mois; à ce moment, la surface du fœtus commence à se recouvrir d'une couche plus ou moins abondante de matière grasse, que l'on désigne sous le nom d'*enduit sébacé*, et qui est le produit de sécrétion des glandes sébacées de la peau.

Les glandes sudoripares entrent peut-être aussi en activité pendant la vie intra-utérine, car, d'après Prochownick, l'urée qu'on trouve dans le liquide amniotique proviendrait non-seulement des reins, mais encore de la peau.

Méconium. — La muqueuse du canal digestif est aussi chez le fœtus le siége d'une sécrétion qui devient plus abondante à mesure qu'on se rapproche du terme de la gestation. Vers le troisième mois, on trouve déjà dans l'estomac un liquide clair, à réaction acide et non coagulable par la

---

(1) Cl. Bernard, *Leçons de physiologie*, 1855. — *Mémoires de la Société de biologie.* 1866.

(2) Dans la séance du 8 juillet 1872, Claude Bernard a lu à l'Académie des sciences une note relative à la fonction glycogénique considérée d'une manière générale, et principalement dans les organes transitoires de la vie embryonnaire et fœtale. Voici le résumé de cette note. Le savant physiologiste a rencontré la substance glycogène dans le feuillet moyen du blastoderme des oiseaux, où elle arriverait après être partie de la cicatricule. Les cellules à substance glycogène rangées le long des veines vitellines renferment des granulations arrondies et présentent le même aspect que celles du placenta et du foie. Les réactions chimiques sont seulement un peu différentes et se rapprochent de celles de l'amidon végétal. En résumé, chez les mammifères et chez les oiseaux, il existe des granulations de matière glycogène disséminées dans les organes embryonnaires transitoires, qui reparaissent plus tard dans les organes définitifs du fœtus, le placenta et surtout le foie.

chaleur. La partie supérieure de l'intestin grêle est remplie par un liquide albumineux qui reste incolore jusqu'au cinquième mois. A cette époque, la bile vient lui communiquer une teinte verdâtre.

Le développement énorme du foie dès le deuxième et le troisième mois de la vie intra-utérine explique la précocité de la sécrétion biliaire, qui commence vers le troisième mois. A partir du cinquième mois, on trouve une grande quantité de bile jaune dans la partie supérieure de l'intestin grêle et dans la vésicule du fiel.

La bile, en se mélangeant avec le produit des sécrétions intestinales, forme le *méconium*, qui contient un grand nombre de cellules provenant de la desquamation de l'épithélium du tube digestif. Le méconium se présente sous la forme d'un liquide poisseux, brun verdâtre; jusqu'au cinquième mois il n'occupe que l'intestin grêle, mais plus tard il pénètre dans le gros intestin, et, à la fin de la gestation, il se trouve accumulé dans le rectum. Si l'on trouve parfois dans le méconium les éléments de l'enduit sébacé (graisse, lames épidermiques, poils), cela tient à la déglutition accidentelle du liquide amniotique, qui contient quelques débris de cet enduit.

Sérosité. — Il se produit chez le fœtus, à la surface des méninges cérébrales et spinales, des plèvres et du péritoine, une exhalation de sérosité qui, dans certains cas pathologiques, peut s'exagérer et donner lieu à ces anomalies congénitales désignées sous le nom d'*hydrocéphalie*, d'*hydrorachis*, d'*hydrothorax* et d'*ascite* (voy. DYSTOCIE FŒTALE). Le pouvoir sécréteur des séreuses existe donc chez le fœtus comme chez l'adulte.

Urine. — Les corps de Wolff suppléent les reins pendant la première moitié de la grossesse; les reins fonctionnent pendant la seconde moitié. Il existe par conséquent, chez le fœtus, une sécrétion urinaire. Ce qui le prouve, c'est que la vessie contient de l'urine dans le plus grand nombre des cas où l'on vient à faire l'autopsie de fœtus morts pendant la grossesse. De plus, il n'est pas rare de constater pendant l'accouchement l'issue d'un jet d'urine hors des parties génitales de l'enfant, au moment où celles-ci sont expulsées. Nous ajouterons enfin que l'hydronéphrose se produit quand il y a une oblitération d'un des uretères.

Ainsi, la sécrétion urinaire n'est pas douteuse; il n'en est pas de même de l'excrétion urinaire: admise par les uns, elle est contestée par les autres. En d'autres termes, le fœtus urine-t-il régulièrement dans le liquide amniotique? Nous avons déjà discuté la question en parlant de l'origine de ce dernier liquide (voy. p. 373), nous rappellerons seulement ici les faits suivants: en faveur de l'excrétion urinaire, on invoque l'accumulation de l'urine dans la vessie et la distension de cet organe lorsque l'urèthre est oblitéré congénitalement, la présence de l'urée dans le liquide amniotique, le rapport entre la quantité d'urée excrétée pendant les trois derniers mois de la grossesse et le poids du fœtus (Prochownick). Les adversaires de l'excrétion urinaire objectent qu'on ne peut pas arguer d'un cas tératologique pour prouver l'existence d'un phénomène physiologique; en outre, ils font remarquer que le liquide amniotique peut provenir de la mère, dont le sang et la lymphe renferment une quantité notable d'urée; enfin, ils opposent encore ce fait aux partisans de l'excrétion urinaire, à savoir, que la quantité d'urée constatée dans le liquide amniotique n'est pas toujours proportionnelle au poids du fœtus; en effet, dans l'hydropisie de l'amnios, où le fœtus est en général petit et mal conformé, la quantité d'urée est plus grande que dans les cas normaux, où le fœtus possède un poids moyen.

Ainsi donc, de nouvelles recherches sont nécessaires pour élucider définitivement la question.

§ 5. — Innervation.

La plupart des fonctions de l'encéphale, dit Jacquemier, restent, pendant la vie intra-utérine, dans un état complet d'inactivité. Cependant, la sensibilité est déjà fort développée chez le fœtus un peu âgé; pour s'en assurer, il suffit de comprimer la matrice au travers des parois abdominales, et presque toujours le fœtus exécute quelques mouvements pour se soustraire à cette compression. Tarnier a d'ailleurs fait une expérience plus directe : après avoir incisé l'abdomen d'une lapine, les parois de la matrice laissent voir, par transparence, les fœtus qu'elle contient, et rien n'est plus facile que de saisir la patte de l'un d'eux entre les mors d'une pince. A ce moment, on le voit s'agiter et donner des signes non équivoques d'une douleur plus ou moins vive. Il est difficile de ne voir là qu'un phénomène dû à l'action réflexe. En un mot, pendant la vie intra-utérine, surtout à la fin de la grossesse, l'innervation doit probablement être à peu près aussi complète que chez un enfant nouveau-né.

Les fonctions du système nerveux chez le fœtus sont probablement, comme chez l'adulte, soumises à une intermittence d'action ou à une périodicité d'où résultent la *veille* et le *sommeil*. A ce point de vue, le fœtus est encore comparable à l'enfant nouveau-né. Quand celui-ci dort, il suffit pour l'éveiller de l'exciter un peu vivement et à plusieurs reprises avec le bout du doigt, et, au moment de son réveil, il exécute presque toujours quelques mouvements brusques. Même chose a lieu vraisemblablement pendant la vie intra-utérine, et, quand on cherche à provoquer les mouvements actifs du fœtus en déprimant l'utérus, on le tire probablement du sommeil pour le faire passer à l'état de veille. C'est à ce moment qu'il exécute des mouvements perçus par la main appliquée sur l'abdomen.

ARTICLE III

ATTITUDE, PRÉSENTATIONS ET POSITIONS DU FŒTUS
PENDANT LA GROSSESSE

Nous étudierons successivement l'*attitude* du fœtus, ses *présentations*. ses *positions*, et pour la commodité de la description, nous dirons immédiatement quel sens précis il faut attribuer à ces mots dans le langage obstétrical. — Sous le nom d'*attitude*, on désigne la situation des différentes parties fœtales, leúrs rapports réciproques, et on indique la forme et la direction du corps du fœtus considéré dans son ensemble. — La *présentation* est la région fœtale qui est en rapport direct avec le détroit supérieur, ou qui s'engage dans l'excavation pelvienne, celle, en un mot, qui se *présente* la première aux ouvertures du petit bassin. — Avec la *position*, on précise les divers rapports anatomiques qui existent entre la *présentation* et les différents points du contour du bassin : ainsi, par exemple, quand le sommet de la tête se présente, l'occiput peut être dirigé vers le côté gauche ou le côté droit du bassin, en avant ou en arrière... ; mais si l'on dit que le sommet se présente en *position* occipito-iliaque gauche antérieure, on indique ainsi que l'occiput est à gauche et en avant. On trouvera plus loin ces notions plus complétement développées.

§ 1. — Attitude du fœtus.

Pendant la vie intra-utérine, le fœtus est courbé sur son plan antérieur et pelotonné sur lui-même comme pour occuper le moins de place possible. Sa tête est habituellement fléchie et le menton appuie sur la partie antérieure et supérieure de la poitrine. Le cou disparaît pour ainsi dire entre l'extrémité céphalique et le tronc qui est lui-même infléchi et qui décrit une courbe à concavité antérieure, à convexité postérieure. — Les bras sont placés le long des parties latérales du thorax. Les avant-bras, fléchis sur les bras, sont appliqués sur le devant de la poitrine, quelquefois croisés ; le menton est souvent logé entre les deux mains. — Les différents segments des membres inférieurs sont ordinairement fléchis : les cuisses sur l'abdomen, les jambes sur les cuisses. Les talons sont accolés aux fesses ; les pieds sont relevés sur la partie antérieure des jambes, et celles-ci étant souvent croisées au-devant des cuisses, on a comparé cette attitude à celle du tailleur accroupi sur sa table de travail.

Le fœtus ainsi pelotonné forme un ovoïde dont le grand diamètre est de 28 centimètres environ, à la fin de la gestation. La grosse extrémité de cet ovoïde est représentée par l'extrémité pelvienne, dont le volume est notablement augmenté par l'accolement des cuisses et des jambes, qui pendant la grossesse sont médiocrement serrées les unes contre les autres et contre l'abdomen du fœtus. La petite extré-

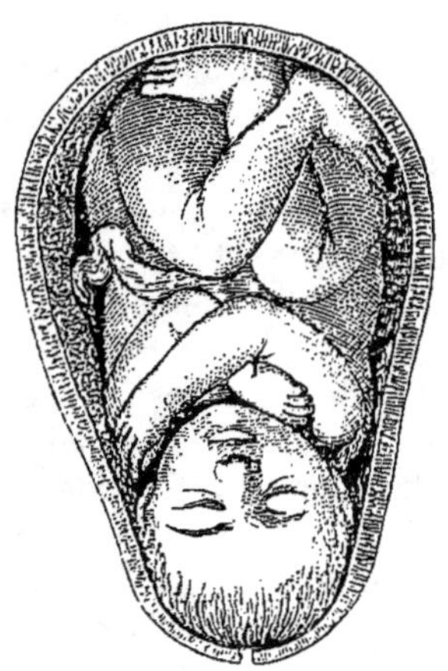

Fig. 194. —Attitude du fœtus dans la cavité utérine.

mité de cet ovoïde répond, au contraire, à l'extrémité céphalique, bien que la tête à elle seule soit plus volumineuse que toutes les autres parties fœtales prises isolément.

Nous devons dire que le pelotonnement du fœtus n'est pas toujours aussi régulier que nous venons de l'indiquer ; mais la description des exceptions trouvera place ailleurs.

Le pelotonnement fœtal tient en partie à l'individu même, au jeu de ses articulations et de ses muscles ; il apparaît au début de la formation de l'embryon, ne fait que s'accroître avec les progrès de la grossesse, et se manifeste encore après l'accouchement, car on peut le constater sur le nouveau-né plusieurs jours après la naissance. Il ne faut donc pas l'attribuer exclusivement à la pression exercée par les parois utérines ser l'enfant, car celui-ci est, au commencement de la grossesse, dans une cavité relativement spacieuse, et contenant une notable quantité de liquide. Le pelotonnement ne fait d'ailleurs jamais complétement défaut, même dans l'hydropisie de l'amnios, et dans ce cas la pression exercée par les parois utérines est presque nulle.

En résumé, le pelotonnement est dû principalement à la pression exercée par les parois utérines sur le fœtus ; mais celui-ci a lui-même une tendance naturelle à prendre cette attitude.

Est-ce à dire que les parois de l'utérus, par la pression qu'elles exercent sur l'enfant, n'aient pas une influence capitale sur le pelotonnement fœtal ? Nous sommes loin de le penser, car le pelotonnement est d'autant plus accentué que le liquide amniotique est moins abondant. Dans certains cas même où ce liquide manque presque complétement, le pelotonnement fœtal est si prononcé, que les parties fœtales en contact les unes avec les autres se dépriment réciproquement et gardent des empreintes qui restent visibles après l'accouchement. Dans deux observations de ce genre, Tarnier a vu l'une des épaules produire une empreinte profonde sur le côté de la tête qui appuyait sur elle, et souvent il a observé une empreinte laissée par la malléole externe sur le dos du pied.

Maintenant que nous avons décrit le pelotonnement du fœtus, il nous reste à dire quelle est la direction de l'ovoïde fœtal et en quels points de la cavité utérine se trouvent ses deux extrémités. Dans les quatre premiers mois de la grossesse, l'ovoïde fœtal est très-mobile ; il évolue pour ainsi dire à chaque instant dans tous les sens, soit que la femme change de situation, soit que le fœtus exécute quelque mouvement spontané. Mais dans les cinq derniers mois la direction de cet ovoïde devient plus stable, et son grand axe coïncide habituellement avec le grand axe de l'ovoïde utérin.

Deux grands faits dominent la question que nous étudions, à savoir : 1° de toutes les présentations, la plus fréquente est celle du sommet ; 2° cette présentation est d'autant plus fréquente que la grossesse est plus avancée. C'est ce qu'il nous sera facile de prouver.

D'une part, tous les accoucheurs familiers avec le palper abdominal savent que pendant le dernier mois de la grossesse la tête est presque toujours en rapport avec le détroit supérieur ou engagée dans l'excavation pelvienne. D'autre part, toutes les statistiques démontrent qu'au moment de l'accouchement la fréquence des présentations du sommet est d'environ 95 pour 100. La prédominance des présentations du sommet n'est donc pas douteuse à la fin de la grossesse ; mais nous allons voir cette prédominance diminuer à mesure qu'on s'éloigne du terme de la gestation ; c'est ce qui ressort du tableau suivant donné par Veit, d'après les statistiques de Dubois, Scanzoni, Spaeth :

RÉSUMÉ de 1478 accouchements prématurés.	MOIS de la grossesse.	PRÉSENTATION de la tête.	PRÉSENTATION du siége.	PRÉSENTATION du tronc.
247 accouchements.	Dans le 5ᵉ et le 6ᵉ mois.	$140 = 56,68$ 0/0	$95 = 38,46$ 0/0	$12 = 4,85$ 0/0
1231 accouchements.	Dans le 7ᵉ, le 8ᵉ et le 9ᵉ mois.	$898 = 72,9$ 40/0	$283 = 22,98$ 0/0	$50 = 4,06$ 0/0

D'après une statistique de Pinard, reposant, il est vrai, sur des observations peu nombreuses, l'extrémité céphalique se trouverait en haut plus souvent encore vers le milieu de la grossesse, car sur onze femmes enceintes de cinq mois à six mois et demi, examinées avec le plus grand soin, il est arrivé aux résultats suivants : chez deux de ces femmes, l'une enceinte de six mois, l'autre de six mois et demi, la tête extrêmement mobile était en bas ; chez les neuf autres, elle était en haut et très-nettement perçue par le palper au niveau de la région ombilicale ; tandis que, par le toucher vaginal, en déprimant le segment inférieur de l'utérus, on sentait les membres inférieurs. — Sur cinq femmes enceintes de quatre à six mois, Martel (1) a trouvé avec certitude que la tête occupait le fond de l'utérus.

Quelle est la cause de la prédominance des présentations de l'extrémité céphalique ? Pourquoi cette prédominance augmente-t-elle à mesure que la grossesse est plus avancée ?

La fréquence de la présentation du sommet a frappé tous les observateurs ; aussi les hypothèses qui ont été mises en avant pour expliquer ce fait sont-elles fort nombreuses. Nous ne signalerons que pour mémoire celle de Carus, qui compare le développement du fœtus à la croissance d'une plante dont les racines seraient représentées par le placenta. Celui-ci étant inséré en haut, la tête du fœtus devait donc être située en bas. — Nous n'insisterons pas davantage sur la théorie plus récente de Cohnstein, qui attribue la fréquence de la présentation du sommet aux modifications qui surviennent dans les voies circulatoires du fœtus dans les derniers temps de la grossesse. La tête et les parties supérieures du tronc ne recevraient plus suffisamment de sang du centre d'impulsion, par suite de ces modifications. Immédiatement après la naissance, l'aspiration thoracique résultant du fonctionnement des poumons compenserait ce défaut d'impulsion du centre circulatoire ; mais avant la

(1) *De l'accommodation en obstétrique*, thèse de concours d'agrégation. Paris, 1878.

naissance, le fœtus devrait se placer la tête en bas, pour faire descendre le sang en quantité suffisante dans l'extrémité céphalique et la partie supérieure du tronc.

La théorie la plus ancienne est la *théorie de la culbute*, émise par Hippocrate et défendue plus tard par Levret (1). Ces auteurs supposaient que le fœtus restait assis sur la marge du détroit supérieur jusqu'au sixième ou septième mois de la gestation et qu'à cette époque il culbutait la tête en bas, dans l'intérieur de la cavité utérine. Cette théorie, formulée avec des erreurs anatomiques et physiologiques, a été délaissée ; mais le fond en reste vrai, à savoir que la présentation du sommet constitue la règle, et qu'elle devient de plus en plus fréquente à mesure que la grossesse est plus avancée. Il faut donc bien admettre qu'à un certain moment le corps du fœtus exécute une sorte de culbute.

Pour Aristote, le poids spécifique de la tête étant supérieur à celui des autres parties du corps, l'extrémité céphalique doit descendre la première sur le segment inférieur de l'utérus. Cette théorie est encore soutenue par Kehrer (2) et Poppel (3), etc. Si elle était vraie, on devrait trouver les présentations du sommet plus fréquentes dans le cas où le crâne a un développement exagéré. Or ce n'est pas ce qui a lieu (voy. HYDROCÉPHALIE).

Les expériences de P. Dubois paraissent également contredire cette théorie. L'éminent professeur de la Clinique d'accouchements de Paris plongeait un fœtus mort dans une baignoire remplie d'eau et l'abandonnait à son propre poids ; la masse du liquide étant considérable, la chute était assez lente pour que la tête eût le temps d'être entraînée par le fait de la supériorité de son poids, si cette supériorité eût été réelle ; et cependant toutes les parties fœtales descendirent presque avec une égale rapidité ; il n'y eut qu'une légère différence, mais elle fut en faveur du dos et de l'une des épaules, qui touchèrent les premiers le fond de la baignoire.

En admettant que la théorie d'Aristote fût vraie, l'enfant devrait toujours se présenter par l'extrémité céphalique dans les avortements et dans les accouchements avant terme, car au commencement et vers le milieu de la grossesse le développement de la tête est relativement plus considérable que celui des autres parties du corps. Or c'est le contraire qui arrive, car nous savons que les présentations de l'extrémité pelvienne sont d'autant plus fréquentes que la grossesse est moins avancée.

Simpson a encore combattu cette théorie en faisant remarquer qu'elle est basée en partie sur la station verticale de la mère, qui est loin d'être constante. Il est d'ailleurs impossible d'admettre, ainsi qu'on l'a prétendu, que le fœtus est suspendu au bout du cordon ombilical et prêt à osciller comme le fléau d'une balance, car au quatrième mois de la grossesse la tige funiculaire a déjà atteint une hauteur plus grande que celle de l'utérus.

1) Levret, *Art de accouchements*, 3 édit., p. 77.
(2) *Beitræge zur vergleichenden und experimentellen Geburtskunde.* II Heft, S. 104. Giessen, 1868.
(3) J. Poppel, *Monatsch ür Geburtskunde.*

On voit par ces faits que l'opinion de ceux qui attribuent à la pesanteur une influence décisive sur la production de la présentation du sommet manque de solidité et d'exactitude.

Après avoir mis à néant l'influence de la pesanteur dans l'étiologie des présentations du sommet, P. Dubois reprit une théorie déjà émise par Ambroise Paré, d'après laquelle le fœtus exécuterait dans la cavité utérine des mouvements instinctifs, jusqu'à ce qu'il ait trouvé la situation la plus favorable à la terminaison heureuse de l'accouchement. Cette théorie est, il est vrai, tout hypothétique ; aussi a-t-elle été vivement combattue. Mais il faut reconnaître qu'on n'a fait valoir contre elle aucun argument bien probant, et il ne nous répugne pas d'admettre que l'instinct joue un certain rôle dans l'attitude prise par le fœtus, de même qu'il est admis que c'est l'instinct qui pousse les petits poulets à briser leur coquille au moment de l'éclosion.

La théorie aujourd'hui en faveur dans l'école française est celle de l'*accommodation*, pour nous servir d'un mot introduit dans le langage obstétrical par le professeur Pajot. Voici en quoi elle consiste : Dans les cinq derniers mois de la grossesse, la cavité utérine a la forme d'un ovoïde à grosse extrémité supérieure, et le fœtus pelotonné sur lui-même présente aussi, à la fin de la gestation, la forme d'un ovoïde à grosse extrémité pelvienne. Dans ces conditions, si l'utérus présente des alternatives de contraction et de relâchement, si le fœtus exécute des mouvements spontanés, la grosse extrémité fœtale finira par correspondre à la grosse extrémité de l'ovoïde utérin, et cette évolution se produira d'autant plus facilement que le déplacement du fœtus est favorisé par l'existence de l'enduit sébacé qui recouvre la peau, et par le liquide amniotique qui l'entoure.

Cazeaux avait déjà dit : « Si l'on réfléchit que l'utérus, se développant
» dans les six premiers mois aux dépens de son fond, est très-évasé à sa
» partie supérieure, très-étroit, au contraire, dans son segment inférieur, ne
» voit-on pas que l'extrémité pelvienne, qui, dans l'état de pelotonnement où
» se trouvent les membres inférieurs, constitue une masse beaucoup plus volu-
» mineuse que la tête, doit tout naturellement se loger dans le point le plus
» élargi de l'organe, c'est-à-dire vers le fond, et par conséquent la tête se
» porter vers le col ? Sans aucun doute, dans les trois derniers mois, la por-
» tion inférieure s'évase presque autant que le fond de la matrice ; mais alors
» la longueur verticale du fœtus est trop considérable pour qu'il puisse tra-
» verser le diamètre transversal de l'utérus, et, à moins de circonstances
» exceptionnelles, il reste forcément dans la position qu'il avait d'abord
» prise..... En un mot, le fœtus, renfermé dans un vase clos, sans cesse
» agité par des mouvements, doit, non pas instinctivement, mais mécani-
» quement, être placé dans la position où les parties les plus volumineuses
» correspondent aux points les plus spacieux de l'organe. »

Nous adoptons sans hésitation la théorie de l'accommodation. Mais, dans l'adaptation fœtale, quelle part faut-il accorder aux contractions utérines, quelle est celle qui doit être attribuée aux mouvements spontanés du fœtus ? La question est en litige.

La forme de la cavité utérine a une grande importance, car dès qu'elle est altérée, l'accommodation ne se fait plus. La preuve nous en est fournie, d'une part, par les hydropisies de l'amnios, qui, en distendant outre mesure la matrice, permettent au fœtus d'évoluer dans tous les sens, et engendrent ainsi des présentations dues pour ainsi dire au hasard, et dans lesquelles les présentations du sommet sont loin d'être aussi fréquentes que dans l'état normal ; d'autre part, par les tumeurs fibreuses de la matrice qui, en modifiant la forme de la cavité utérine, produisent souvent des présentations autres que celles du sommet.

Il en est tout autrement à l'état normal. Cependant, ici, les parois de la matrice sont si souples et si dépressibles, que l'on comprend mal comment la cavité utérine peut offrir une forme ovoïde assez stable pour que le fœtus soit en quelque sorte forcé de s'y adapter. Aussi nous rangeons-nous à l'opinion de Pinard qui pense que, pour conserver sa forme normale, l'utérus a besoin d'être doublé et soutenu par la paroi abdominale. Si cette paroi perd son élasticité, ainsi qu'on l'observe chez bon nombre de multipares, l'utérus se déforme, l'accommodation fait en partie défaut, et les présentations du siége et de l'épaule deviennent plus fréquentes que chez les primipares. C'est ce qui ressort clairement d'une statistique puisée par Pinard dans les registres de la Maternité et de la Clinique, et portant sur 100 000 accouchements.

Voici d'ailleurs comment l'auteur que nous venons de citer a développé son opinion (1) : « Le sac utérin devient extrêmement mobile au fur et à » mesure qu'il s'élève dans la grande cavité abdominale ; ses points d'attache, » les liens qui lui permettent de grands déplacements dans l'excavation, » perdent pour ainsi dire toute action sur lui à ce moment, excepté les liga- » ments ronds qui, pour quelques auteurs, joueraient encore un certain rôle. » Il flotte pour ainsi dire dans la cavité abdominale ; le segment inférieur, » qu'on pourrait appeler *diaphragme utérin*, se trouve à la partie supérieure » de l'excavation, et bien que le fond soit ordinairement incliné à droite, sa » situation n'a rien de fixe.

» Mais les contractions fréquentes des muscles de la paroi abdominale, la » tonicité, l'élasticité permanente de ces mêmes muscles, font que l'utérus » ne peut guère s'éloigner de la ligne médiane, pressé qu'il est de toutes » parts, mais surtout latéralement. Le grand axe doit donc toujours être lon- » gitudinal. Au fur et à mesure que l'utérus et son contenu se développent, » la pression qu'ils supportent devient de plus en plus intense : de sorte qu'à » un moment donné, l'action indirecte du diaphragme se faisant sentir, la » cavité abdominale devenant trop petite, l'utérus se trouve forcé de des- » cendre dans l'excavation pelvienne jusque-là restée vide. Mais il ne descend » qu'avec une partie fœtale, et il faut que cette dernière soit l'extrémité » céphalique fléchie. Pour que les autres régions fœtales puissent descendre,

____

(1) Pinard, *Traité du palper abdominal au point de vue obstétrical.* Paris, 1878, p. 18, chez Lauwereyns.

» des contractions énergiques, fréquentes, sont, nécessaires et ne se rencon-
» trent qu'au moment du travail. Voilà ce qui se passe chez les primipares.

» Chez les multipares il n'en est pas ainsi. La paroi abdominale a été
» distendue, sa cavité est bien plus grande en raison surtout de l'écartement
» de la ligne blanche, et par cela même de la distance qui sépare le bord
» interne des muscles grands droits; alors l'utérus n'est plus soutenu, son
» grand axe devient oblique, on le trouve en écharpe, en diagonale, ou bien
» le fond retombe en avant, le ventre est en besace, l'utérus en antéversion.
» L'axe fœtal, tout en concordant avec l'axe utérin, n'est plus parallèle à l'axe
» pelvien. Le diaphragme utérin reste au niveau du plan du détroit supé-
» rieur; le col devient moins accessible, la partie fœtale n'est pas sollicitée
» à s'engager, et la contraction utérine ne suffit pas toujours à ramener le
» grand axe de l'organe sur la ligne médiane.

» C'est dans ces conditions que pendant l'intervalle des contractions de la
» paroi utérine et de la paroi abdominale, l'enfant peut évoluer, changer de
» présentation, surtout lorsqu'il est petit. On conçoit alors qu'au moment du
» travail, telle ou telle région soit surprise et immobilisée au niveau du
» détroit supérieur. »

L'utérus doublé et renforcé par la paroi abdominale présente donc une
cavité de forme nettement ovoïde dont l'importance est très-grande, car on
comprend très-bien que dans une pareille cavité l'ovoïde fœtal, par suite
des pressions latérales qu'il subit, soit mécaniquement forcé de se placer de
telle sorte que son grand axe coïncide avec le grand axe de l'ovoïde utérin.
Mais la tête sera-t-elle portée en haut ou en bas? Au cinquième et au sixième
mois de la grossesse, la tête fœtale occupe presque aussi souvent le fond de
l'utérus que son segment inférieur (voy. le tableau de la page 439), tandis qu'il
n'en est plus de même à la fin de la gestation, époque à laquelle la prédominance des présentations du sommet devient considérable. Il faut donc bien
admettre qu'à un certain moment le corps du fœtus culbute dans la cavité
utérine la tête en bas. Quelle est la cause de ce déplacement? Le fœtus
est-il passif comme le serait un calcul de la vessie, et faut-il croire que le
mouvement de culbute est uniquement produit, soit par les mouvements de
la femme, soit par les contractions de l'utérus et de la paroi abdominale?
Nous ne le pensons pas.

Le professeur Pajot, en étudiant le mécanisme de l'accouchement, a pu
formuler avec raison la loi suivante : *Quand un corps solide est contenu
dans un autre, si le contenant est le siége d'alternatives de mouvements et
de repos, si les surfaces sont glissantes et peu anguleuses, le contenu tendra
sans cesse à accommoder sa forme et ses dimensions aux formes et à la
capacité du contenant. Sont régies par cette loi les présentations et les
positions dans les bassins normaux et viciés.* Cette loi est vraie quand on
l'applique aux phénomènes de l'accouchement; mais il ne s'ensuit pas qu'elle
doive être étendue à la grossesse. En effet, les conditions que l'on rencontre dans la parturition sont différentes de celles qui existent pendant
la gestation : dans le premier cas, les contractions utérines sont très-éner-

giques, et le fœtus presque inerte ; dans le second, l'utérus se contracte à peine, tandis que le fœtus est très-actif et exécute des mouvements fréquents et étendus. Tout ce que l'utérus peut faire, en se contractant, c'est de s'opposer par le resserrement de son diamètre transverse à ce que le fœtus se présente par le tronc, c'est de forcer le grand axe de l'ovoïde fœtal à coïncider avec le grand axe de l'ovoïde utérin ; mais il est impossible que la matrice, quelle que soit la manière dont elle se contracte, puisse saisir pour ainsi dire le fœtus, et le fasse culbuter de telle sorte que la tête soit ramenée en bas, alors qu'elle était primitivement en haut. Nous verrons d'ailleurs bientôt (voy. MUTATIONS, p. 467) que, même dans les deux derniers mois de la grossesse, à l'état normal, il y a de nombreuses mutations de présentations et de positions : à une *présentation* du sommet succède, par exemple, une présentation du siége ; puis la présentation du sommet se reproduit, etc. ; à une *position* du sommet succède une autre position. Ces mutations peuvent être observées plusieurs fois ; or on conviendra que les contractions utérines ne peuvent pas alternativement faire glisser la tête en bas, la reprendre et la ramener en haut, pour la pousser de nouveau vers le détroit supérieur ; qu'elles sont impuissantes à faire pivoter l'ovoïde fœtal autour de son grand axe, de telle sorte qu'à une position déterminée du sommet succède une autre position.

L'utérus en se contractant presse le fœtus de toutes parts, l'immobilise dès que le grand axe de l'ovoïde fœtal est vertical, et la transformation de la présentation du siége en présentation du sommet devient impossible pendant tout le temps que dure la contraction. Ne sait-on pas d'ailleurs qu'un accoucheur qui voudrait faire la version serait obligé d'opérer dans l'intervalle des contractions, parce que celles-ci gêneraient l'évolution fœtale, et Pinard ne nous a-t-il pas montré que le meilleur moyen de s'opposer à la transformation d'une présentation du sommet en présentation du siége, ou *vice versâ*, c'est d'appliquer sur l'abdomen une ceinture dont la constriction fait l'effet d'une contraction utérine permanente ?

De ce qui précède, nous pouvons donc conclure que les contractions utérines ne sont pour rien dans la transformation des présentations du siége en présentations du sommet.

Au contraire, lorsque l'utérus se relâche, le fœtus peut exécuter des mouvements étendus, se déplacer en totalité, déprimer les parois de la matrice, faire passer ainsi son grand diamètre au travers du diamètre transverse de la cavité utérine, culbuter de telle sorte qu'à une présentation du siége succède une présentation du sommet, et ces changements sont d'autant plus faciles que le liquide amniotique est plus abondant (voy. MUTATIONS). C'est là un fait qu'on peut observer chaque jour en examinant attentivement et longuement un certain nombre de femmes enceintes. On voit alors le fœtus soulever les parois utérine et abdominale ; on le sent se déplacer sous la main qui a été appliquée sur le ventre, et quelques femmes se rendent assez bien compte des mouvements de l'enfant pour annoncer parfois qu'il vient de changer de situation, et qu'on ne le trouvera plus placé comme il l'était précédemment.

Tous les grands déplacements du fœtus s'expliquent par ses mouvements actifs ; nous ne faisons d'exception que pour la transformation des présentations du tronc en présentations du sommet ou du siége, car ici, nous l'avons déjà dit, la pression exercée par les parois utérines peut, à elle seule, faire évoluer le fœtus. La contraction utérine fait encore glisser dans l'excavation pelvienne la tête ou l'extrémité podalique, quand celles-ci se trouvaient dans l'une des fosses iliaques ; elle produit même assez souvent l'engagement de la partie fœtale qui se présente, surtout quand il s'agit du sommet. Mais, ces réserves étant faites, nous nous croyons en droit d'affirmer que les mouvements actifs du fœtus sont la cause réelle de la transformation des présentations du siége en présentations du sommet, ou *vice versâ*, et que c'est à eux qu'il faut presque toujours attribuer les grands déplacements du fœtus pendant la grossesse et la fréquence des présentations de l'extrémité céphalique. Reste à savoir sous quelle influence se produisent ces mouvements à l'aide desquels le fœtus s'accommode à la forme de l'ovoïde utérin.

Ces mouvements sont-ils *instinctifs* (P. Dubois), ou *réflexes* (Simpson) ? Il est difficile de le dire. Voici ce qui nous paraît le plus probable. Le fœtus placé obliquement ou transversalement dans un utérus de forme ovale se trouve pressé par les parois utérines ; il réagit contre cette pression qui le gêne, et cherche une situation plus commode, où il ne soit plus soumis qu'à une pression moyenne, et, par des mouvements inconscients relativement au but qu'ils doivent atteindre, il adapte la forme de l'ovoïde qu'il représente à celle de l'ovoïde utérin. La cavité utérine est une sorte de moule dans lequel le fœtus évolue jusqu'à ce que sa forme soit adaptée à celle de cette cavité.

Avec l'*accommodation*, telle que nous venons de l'exposer, on se rend très-bien compte des différentes attitudes du fœtus : 1° Le diamètre transverse de l'utérus, par son peu d'étendue, s'oppose aux présentations du tronc, et le grand axe de l'ovoïde fœtal doit se placer verticalement, soit que l'utérus agisse à lui seul par pression, soit que le fœtus exécute des mouvements pour échapper à cette pression. 2° Au cinquième et au sixième mois de la grossesse, l'extrémité pelvienne du fœtus est relativement peu développée, et son volume, même après le pelotonnement des membres inférieurs, n'est pas plus considérable que celui de la tête ; à cette époque, chacune des extrémités de l'ovoïde fœtal peut donc indifféremment occuper le fond ou le segment inférieur de l'utérus ; aussi les présentations du siége sont-elles presque aussi fréquentes que celles du sommet. 3° A la fin de la grossesse, les fesses et les membres inférieurs du fœtus ont pris un tel accroissement que l'extrémité pelvienne pelotonnée, acquiert un volume supérieur à celui de la tête, et le fœtus, sous peine de subir des pressions auxquelles il peut échapper en se déplaçant, exécute des mouvements et change de situation jusqu'à ce qu'il se trouve placé le siége en haut et la tête en bas ; de là, la prédominance des présentations du sommet à la fin de la gestation. 4° Les mutations qui se produisent jusqu'à la fin de la grossesse dans les présentations et dans les positions s'expliquent facilement par les mouvements actifs du fœtus.

Dans l'article suivant, nous étudierons les causes des présentations autres que celles du sommet.

§ 2. — Des présentations.

Nous avons dit (voy. p. 437) quelle signification il faut donner au mot *présentation;* nous n'y reviendrons pas.

Jusqu'ici, tous les accoucheurs français ont réuni l'étude des présentations à celle du mécanisme de l'accouchement. Aujourd'hui, l'étude attentive du palper abdominal et de la version par manœuvres externes ne nous permet plus de suivre l'exemple de nos devanciers, car ce serait exposer les jeunes médecins à croire que c'est seulement au moment de la parturition qu'on doit se préoccuper du diagnostic de la présentation; tandis que ce diagnostic doit être porté *pendant la grossesse,* alors qu'il est souvent facile de transformer une présentation de l'épaule ou du siége en une présentation du sommet (voy. VERSION PAR MANŒUVRES EXTERNES).

Théoriquement il existe un nombre considérable de présentations, car le fœtus peut se présenter par tous les points de la surface de son corps. Solayrès de Renhac, Baudelocque, Gardien, Capuron, Maygrier, Dugès, etc., admirent donc un grand nombre de présentations qui figurent dans les classifications publiées par ces auteurs. Mais pour constituer une présentation, une petite partie fœtale ne suffit pas, il faut, au contraire, une région volumineuse, pouvant, au moment de son engagement, remplir à peu près complétement le petit bassin, dans lequel elle évoluera d'une façon déterminée pendant l'accouchement. Mme Lachapelle simplifia donc la classification de Baudelocque et démontra, faits cliniques en main, que le fœtus se présente toujours par l'extrémité céphalique, l'extrémité pelvienne ou le tronc. — L'extrémité céphalique est tantôt fléchie, tantôt défléchie; de là, deux présentations pour cette extrémité, celle du sommet et celle de la face. — L'extrémité pelvienne, ou siége, peut se présenter complète ou décomplétée: *complète,* lorsque les membres pelviens sont pelotonnés autour d'elle, dans l'attitude habituelle (voy. p. 437); *décomplétée,* lorsque les membres pelviens ne sont pas dans cette attitude. La présentation du siége peut se *décompléter* de différentes manières, et offrir par conséquent plusieurs variétés ou *modes:* les cuisses fléchies sur l'abdomen, les jambes étendues sur les cuisses et relevées audevant de la poitrine, constituaient pour Baudelocque une présentation des *fesses.* Pour le même auteur, les cuisses allongées au-dessous du bassin et les jambes fléchies sur les cuisses donnaient lieu à la présentation des *genoux.* Les jambes et les cuisses sont-elles étendues et les pieds descendent-ils les premiers, on a affaire, d'après les anciennes classifications, à une présentation des *pieds.* Enfin, dans d'autres cas, l'un des membres pelviens est pelotonné autour du bassin ou relevé sur l'abdomen, tandis que le genou ou le pied de l'autre membre forme la partie le plus déclive de la présentation. Toutes ces variétés n'ont pas une grande importance. Que l'extrémité pelvienne soit complète ou décomplétée, le mécanisme de l'accouchement sera le même. Aussi, n'admet-on plus qu'une présentation de l'extrémité pelvienne, que celle-ci soit complète ou décomplétée. — Dans les présentations du tronc, l'observation démontre que jamais le sternum ou le rachis ne correspond exactement au centre du détroit supérieur. Le tronc se présente toujours par le côté droit ou le côté gauche, qu'on appelle quelquefois, par abus de langage, *plan latéral droit* et *plan latéral gauche*. Il y a donc deux présentations du tronc, celle de la moitié latérale droite et celle de la moitié latérale gauche. Suivant une remarque judicieuse de Mme Lachapelle, dans les présentations du tronc, chez une femme en travail, l'épaule finit toujours par occuper l'aire du détroit supérieur et, par abréviation, on dit que l'enfant se présente par l'*épaule droite* ou par l'*épaule gauche;* mais il ne faut pas que ces mots fassent oublier que la présentation est véritablement constituée par le tronc. En résumé, on n'admet plus aujourd'hui que cinq présentations :

Extrémité céphalique fléchie (sommet) ;

Extrémité céphalique défléchie (face) ;

Extrémité pelvienne complète ou décomplétée (siége) ;

Moitié latérale droite du tronc (épaule droite) ;

Moitié latérale gauche du tronc (épaule gauche).

Quelquefois, au début du travail de l'accouchement, aucune région fœtale n'est en rapport avec le détroit supérieur, ni engagée dans l'excavation pelvienne; en un mot, *il n'y a pas encore de présentation,* mais cette anomalie disparaît bientôt avec les progrès du travail. Pendant la grossesse, l'absence de toute présentation est beaucoup plus commune, surtout lorsqu'on est encore éloigné du terme de la gestation, et cet état persiste parfois plusieurs semaines, en laissant l'accoucheur dans l'incertitude sur la présentation qui se produira plus tard. Cependant, dans ces cas, on peut prévoir jusqu'à un certain point quelle partie fœtale descendra la première dans le petit bassin : ainsi, lorsque, en l'absence de toute présentation, la tête occupe l'une des fosses iliaques, il est probable que sous l'influence des contractions utérines l'extrémité céphalique viendra s'engager la première dans l'excavation pelvienne, et ces prévisions se réalisent le plus souvent. Si, au contraire, l'extrémité pelvienne, sans être en rapport direct avec le détroit supérieur, est dans le voisinage de ce détroit, les probabilités sont pour une présentation du siége. Enfin, lorsque le fœtus, situé à une hauteur variable au-dessus du petit bassin, est à peu près dirigé transversalement ou très-obliquement, on doit craindre une présentation du tronc (1). Mais toutes ces prévisions peuvent être annihilées par une mutation (voy. plus loin MUTA-TIONS).

Les présentations sont *définitives* ou *temporaires :* définitives, quand une fois produites, elles ne changent plus; temporaires, lorsqu'elles remontent pour faire place à une autre région fœtale. Une présentation profondément engagée dans l'excavation est presque toujours définitive; celle, au contraire, qui reste élevée, n'est assez souvent que temporaire.

Pendant la grossesse, l'engagement profond de la partie fœtale qui se pré-

(1) Récemment nous avons vu un fait dans lequel le fœtus était transversalement situé dans la partie la plus élevée de la cavité utérine, et au moment du travail de l'accouchement l'enfant se présenta par le tronc.

sente, ne s'observe guère que dans les présentations du sommet, et se produit beaucoup plus souvent chez les primipares que chez les multipares. Nous avons dit quelles sont les causes de cet engagement (voy. p. 442), qui se comprend très-bien avec l'effacement du col, tel que Bandl l'a décrit (voy. CAUSES DE L'ACCOUCHEMENT).

Le sommet, la face, le siége, l'épaule droite et l'épaule gauche occupent ordinairement le centre du bassin, et s'y présentent d'aplomb. Mais dans quelques cas assez rares, ces régions fœtales sont plus ou moins inclinées sur le détroit supérieur, et les présentations sont alors dites *irrégulières* ou *inclinées*, par opposition aux premières qui sont *franches* et *régulières*.

Chacune des présentations que nous avons admises comprend quatre variétés de présentations inclinées. A la présentation du *sommet* correspondent les variétés *frontale, occipitale, pariétale* droite ou gauche, suivant que le frontal, l'occipital ou l'un des pariétaux occupe le centre du détroit supérieur. — On comprendra, sans autre commentaire, l'existence des variétés : *frontale, mento-cervicale, malaire*, droite et gauche, pour la *face*. — La présentation de l'extrémité pelvienne comprend les variétés : *antérieure* ou *pubienne, postérieure* ou *sacrée, iliaque droite* et *iliaque gauche*, suivant que le pubis, le sacrum ou la hanche se présente au centre du bassin. — Pour chaque moitié latérale du tronc, on peut admettre l'existence des variétés *cervicale, abdominale, costo-antérieure* et *costo-postérieure*, suivant que le point le plus déclive est le cou, la partie latérale de l'abdomen, l'extrémité antérieure ou postérieure des côtes.

Il n'y a pas lieu d'ériger toutes ces variétés en présentations spéciales, parce qu'elles deviennent presque toujours régulières pendant le travail de l'accouchement.

De la présentation du sommet. — Lorsque l'extrémité céphalique se présente et qu'elle est fléchie, le menton est en contact avec le sternum, et le sommet de la tête répond au centre du bassin. On dit alors que la présentation est celle du sommet.

Fréquence. — Nous avons vu précédemment (p. 443) que la présentation du sommet est d'autant plus fréquente que la grossesse est plus avancée. On l'observe même plus souvent pendant l'accouchement qu'à la fin de la grossesse, parce que les contractions utérines abaissent quelquefois la tête restée jusque-là trop élevée pour être en rapport avec le détroit supérieur et constituer réellement une présentation, ou font évoluer le fœtus de telle sorte qu'une présentation du tronc se transforme en présentation du sommet.

De toutes les présentations, celle du sommet est de beaucoup la plus fréquente. P. Dubois l'a rencontrée 1913 fois sur 2022 accouchements, et Mme Boivin 19 730 fois sur 20 517 naissances, ce qui nous donne la proportion de 19 sur 20 ou 95 pour 100.

D'après une statistique du professeur Depaul, elle serait un peu moins fréquente, puisque sur 16 233 accouchements faits à la Clinique, dans l'espace de vingt années, il n'y a eu que 15 119 présentations du sommet, soit 93 pour 100. Mais le professeur Depaul fait remarquer avec raison que bon nombre de femmes sont apportées à la Clinique précisément parce que leur enfant ne se présente pas par le sommet.

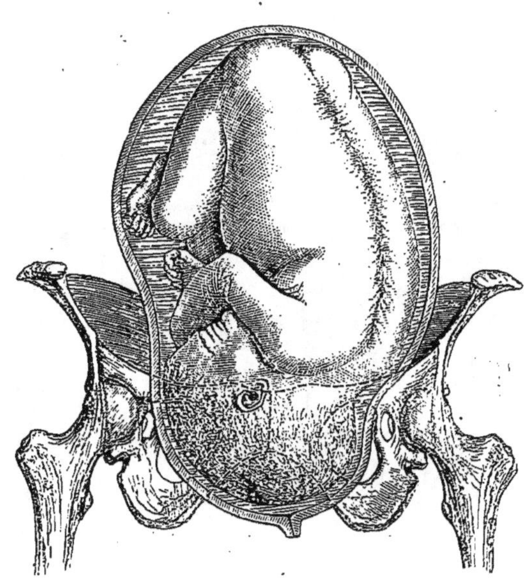

Fig. 195. — Présentation du sommet en occipito-iliaque gauche antérieure.

Étiologie. — En décrivant l'attitude du fœtus pendant la grossesse (voy. p. 437) nous avons étudié les causes de la présentation du sommet ; ici, nous ne ferons donc que les résumer, en disant que cette présentation est presque toujours produite par les mouvements actifs du fœtus qui cherche à accommoder la forme de l'ovoïde qu'il représente à celle de l'ovoïde utérin.

Les causes qui favorisent l'accommodation fœtale et la présentation du sommet sont multiples : Du côté de la mère, il faut un utérus et une paroi abdominale présentant une bonne conformation et une élasticité suffisante ; un bassin assez large pour permettre l'engagement de la tête. — Du côté du fœtus, il faut un développement normal et des mouvements actifs. — Du côté des annexes fœtales, il faut que le liquide amniotique ne soit ni trop ni trop peu abondant, que le cordon ne présente ni brièveté naturelle ni brièveté accidentelle, que le placenta ne soit pas inséré sur le segment inférieur de l'utérus.

Quand l'une ou plusieurs de ces causes font défaut, le sommet peut encore se présenter, mais cette présentation est alors fortuite (Pinard).

De la présentation de la face. — Dans une présentation de l'extrémité céphalique défléchie, la tête est renversée sur le dos, l'occiput touche les premières vertèbres dorsales, et la face se présente la première.

La présentation de la face n'est bien connue que depuis le commencement du XVIIᵉ siècle. Mentionnée par Guillemeau (1609), elle fut ensuite étudiée par Mauriceau (1668), Paul Portal (1685), et plus tard par Smellie et Mᵐᵉ Lachapelle qui insista particulièrement sur son innocuité habituelle.

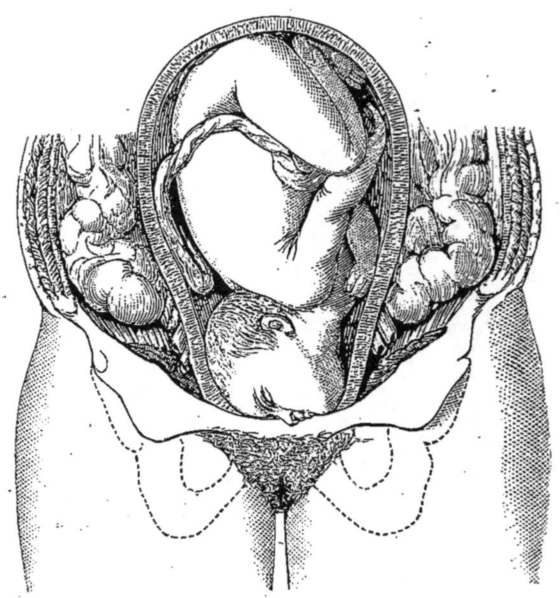

Fɪɢ. 196. — Présentation de la face en mento-iliaque
gauche antérieure.

Fréquence. — De toutes les présentations, la plus rare est celle de la face. La plupart des auteurs français s'accordent à dire qu'on la rencontre une fois seulement sur 250 accouchements environ. Sur 15 652 accouchements, Mᵐᵉ Lachapelle en trouva 72, soit 1 sur 217. D'après une statistique dressée par Pinard et puisée dans les registres de la Maternité de Paris, il y eut 330 présentations de la face sur 81 711 accouchements, soit 1 sur 247. Cependant les relevés publiés en Allemagne et reproduits par Grenser indiquent une moyenne un peu plus élevée : 1 sur 147, 1 sur 178, 1 sur 182. Le professeur Depaul a relevé, dans les registres de la Clinique, 93 présentations de la face sur 16 233 accouchements, soit 1 sur 175.

Étiologie. — L'étiologie de cette présentation a de tout temps exercé la sagacité des accoucheurs ; d'après Winckel, il n'existerait pas moins de trente-trois théories pour expliquer sa production. Parmi ces théories la plus singulière est celle d'Osiander (1) qui admettait que l'enfant hérite de ses parents d'une prédisposition à porter la tête en arrière.

Toujours est-il que les présentations de la face sont *primitives* ou *secon-*

______

(1) *Zeitschrift von Frick und Oppenheim.* Hambourg, 1838, vol. IX, p. 433 à 448.

daires, suivant que le renversement de la tête en arrière existe avant le début du travail, ou qu'il se produit dans le cours de celui-ci, sous l'influence de conditions que nous aurons à déterminer.

Les présentations primitives existent d'une façon non douteuse. Mme Lachapelle a trouvé sur deux femmes, mortes à la fin de la grossesse, la face à l'entrée du bassin. H. F. Nægele a reconnu très-distinctement la face, quelque temps avant l'accouchement, chez des primipares, à travers le segment inférieur aminci (1); Spiegelberg l'a observée une fois cinq jours et une autre fois huit jours avant le début du travail (2); et nous verrons, dans le tableau de la page 462, que, pendant la grossesse, les présentations primitives de la face se sont transformées assez souvent en présentations du sommet. En outre, chez les femmes qu'on examine au commencement du travail, il n'est pas rare de reconnaître l'existence de cette présentation; ainsi, Dubois et Désormeaux rapportent que sur 85 présentations de la face, 49 ont été reconnues avant la rupture des membranes (3); or, il est difficile de penser qu'à ce moment du travail, dans tous les cas, la présentation de la face s'était toujours produite secondairement.

Il n'en est pas moins vrai que le plus souvent les présentations de la face sont secondaires; tous les accoucheurs sont unanimes sur ce point. Reste à savoir quelles sont les causes qui déterminent ces présentations secondaires.

Le nombre des grossesses antérieures nous paraît avoir une influence sur ce résultat. Certains auteurs, tels que Braun, Spæth, Birnbaum, Siebold, sont d'avis que la présentation de la face se rencontre plus souvent chez les primipares que chez les multipares. Winckel affirme, au contraire, qu'elle est plus fréquente chez ces dernières. Nous croyons plus volontiers à cette assertion, parce qu'elle est établie sur des chiffres plus considérables que celle des auteurs précédents. Winckel, en effet, a réuni 420 cas de présentation de la face, et sur ce nombre d'accouchées il a rencontré 160 primipares et 260 multipares. Puis rangeant ensuite les multipares en deux catégories, la première comprenant les femmes ayant eu de 1 à 5 enfants, et la seconde celles qui ont eu plus de 5 enfants, Winckel constata un plus grand nombre de présentations de la face dans le second groupe que dans le premier. D'un autre côté, Pinard, sur 330 présentations de la face, a trouvé 139 primipares et 191 multipares. Mais quel est le mode d'action de la multiparité? Il est probable qu'en modifiant la forme de la cavité utérine, elle favorise les présentations du sommet moins énergiquement que la primiparité, ce qui revient à dire qu'elle augmente les chances d'une présentation de la face toutes les fois que le fœtus se présente par l'extrémité céphalique. Freund rapporte même, dans ses leçons cliniques, qu'il a rencontré plusieurs fois la présentation de la face chez des multipares qui avaient déjà offert cette particularité dans un ou plusieurs

---

(1) *Traité des accouchements*, par H. F. Nægele et Grenser, traduction d'Aubenas. Paris, 1869, p. 160.

(2) Spiegelberg, *Lehrbuch der Geburtshülfe*, t. I, p. 160.

(3) *Dictionnaire* en 30 volumes, art. ACCOUCHEMENT.

accouchements antérieurs. Nous croyons que ces derniers faits sont rares. D'après Winckel, la proportion en serait de 9 pour 100.

Presque tous les observateurs, parmi lesquels nous citerons Deventer, Baudelocque, Michaëlis, Birnbaum, Mme Lachapelle, Winckel, Mathews Duncan (1), trouvent dans l'obliquité de l'utérus la cause principale des présentations de la face : en effet, l'utérus étant oblique, soit à droite, ce qui est le cas le plus fréquent, soit à gauche ou en avant (ventre en besace), les contractions de cet organe poussent obliquement la tête de l'enfant vers le détroit supérieur; l'occiput, venant buter contre la marge du bassin revêtu des parties molles élastiques et contractles, se relève sur la nuque, et ce mouvement de bascule détermine une présentation de la face.

On considère encore la viciation du bassin comme l'une des causes des présentations de la face, surtout de la variété frontale (M. Duncan). Winckel, sur 400 présentations de la face, a trouvé 87 bassins rétrécis, parmi lesquels figurent toutes les variétés de déformation ; cependant les rétrécissements moyens et les bassins obliques-ovalaires offrent les conditions les plus favorables au phénomène que nous étudions. Les relevés de Pinard (2) et notre propre observation ne nous permettent pas d'attribuer aux rétrécissements du bassin une influence aussi grande que celle qui leur a été accordée par Winckel; nous ferons remarquer, en outre, que cette influence ne saurait se manifester sans être associée à d'autres causes, à l'obliquité utérine par exemple.

Dans les présentations de la face on compte un plus grand nombre de garçons que de filles, ce qui s'explique par les recherches d'Hecker qui ont mis en lumière un fait intéressant, confirmé postérieurement par les recherches de Winckel et de Pinard : le poids moyen des enfants qui se présentent par la face est d'environ 100 grammes plus considérable que celui des enfants qui naissent par le sommet. Or, on sait que le poids moyen des garçons surpasse celui des filles.

Hecker accorde donc au volume de la tête de l'enfant une certaine part dans l'étiologie de la présentation de la face; mais depuis des recherches récentes, c'est à une conformation spéciale du crâne qu'il attribue la plus grande influence sur la production de cette présentation. Ce type de conformation spéciale du crâne, décrit sous le nom de *dolichocéphalie* (3), offre les caractères suivants sur l'enfant qui vient de naitre : l'occiput est plus fortement développé qu'il ne l'est habituellement, le crâne est comme prolongé en arrière; le diamètre transverse est augmenté. En effet, d'après Hecker, dans 43 présentations de la face, le diamètre transverse était en moyenne de 9°,67

____

(1) Mathews Duncan, traduction de Budin, *Sur le mécanisme de l'accouchement.* Paris, 1876, p. 231.

(2) *Traité du palper abdominal,* p. 36.

(3) Retzius a donné le nom de *dolichocéphales* (δολιχὸς, allongé, κεφαλὴ, tête) aux races humaines dont la boîte crânienne, vue par sa partie supérieure, est ovale, la plus grande longueur l'emportant environ d'un quart sur la plus grande largeur, comme 9 est à 7. Contour du crâne tronqué en avant, longueur augmentée en arrière par une bosse occipitale saillante; bosses sourcilières très-développées; la plus grande largeur du crâne est le plus souvent au-dessous et un peu en avant des bosses pariétales, etc. (Littré et Robin, *Dictionnaire de Nysten.*)

à 9ᶜ,75, tandis que dans la présentation du sommet, il est, selon cet auteur,
de 9ᶜ,22. Les nombres précédents démontrent donc une augmentation de
0ᶜ,45 à 0ᶜ,50 du diamètre transverse. La circonférence occipito-frontale est
plus longue de 1ᶜ,07. Hecker a, en outre, observé que dans les présentations
de la face, la moyenne des différences entre le diamètre occipito-mentonnier
et le diamètre occipito-frontal est inférieure de 7 millimètres à la différence
moyenne normale.

Le diamètre vertical n'a pas été mesuré, mais Hecker mentionne d'une
façon très-explicite qu'il est diminué ; le crâne est plus bas et présente même
un enfoncement en forme de selle dans le voisinage de la grande fontanelle.

D'après Hecker, la saillie occipitale détermine un allongement du bras
de levier postérieur de la tête, de sorte que la pression exercée par les contractions utérines sur la colonne vertébrale du fœtus, et transmise par cette
dernière au crâne, produit facilement l'ascension de l'occiput, pour peu que
celui-ci rencontre sur le contour du bassin quelque résistance ; par suite,
le crâne exécute un mouvement de bascule et la face s'abaisse. On ne peut
contester les faits sur lesquels Hecker a établi son hypothèse ; ils étaient,
du reste, connus avant que cet auteur les signalât, et, plusieurs années
auparavant, Helly les avait déjà mentionnés sans qu'ils attirassent beaucoup
l'attention des accoucheurs. Mais on doit se demander si ces changements de
forme du crâne sont primitifs ou secondaires, en d'autres termes, s'ils sont la
cause ou le résultat de la présentation de la face. Nous croyons, quant à nous,
qu'ils sont secondaires, c'est-à-dire produits par le passage du crâne à travers
l'excavation pelvienne, lorsque la face y descend la première. C'est également
l'opinion de Winckel, d'Helly, de Breisky, de Stadfeldt, du professeur Depaul
et de Budin, qui a repris récemment cette étude (1). Nous en avons une
preuve péremptoire dans le fait suivant : Cette conformation du crâne que
nous venons de décrire ne persiste pas après l'accouchement. Plus la tête
est petite, molle et malléable, plus cette déformation disparaît rapidement ;
plus la tête est volumineuse, solide et bien ossifiée, plus cette déformation
disparaît lentement.

En résumé, les causes de la présentation de la face sont multiples. Comme
causes prédisposantes, nous admettons : l'obliquité utérine, la multiparité ou une
conformation particulière de l'utérus chez les primipares, les rétrécissements
du bassin, le grand volume de l'enfant. Une ou plusieurs de ces causes existant, les contractions utérines peuvent déterminer une présentation de la face.

De la présentation du siége. — Lorsque le fœtus se présente par l'extrémité pelvienne, celle-ci peut être complète ou décomplétée. Ce sont là de
simples variétés, et nous n'admettons, on le sait, qu'une présentation du siége
dont nous étudierons ici la fréquence et l'étiologie.

Fréquence. — Les présentations de l'extrémité pelvienne sont moins fréquentes que celles du sommet, mais beaucoup plus communes que celles du
tronc et de la face. Sur 20 517 accouchements rassemblés par Mᵐᵉ Boivin, il

____

(1) Thèse inaugurale, 1876.

existait 611 présentations de l'extrémité pelvienne : soit 1 sur 33. Sur 37 395 accouchements, Mme Lachapelle a noté 1390 fois cette présentation : soit 1 sur 27. Les 2022 accouchements observés par P. Dubois ont offert 85 présentations du siége : soit 1 sur 24. D'après un relevé du professeur Depaul, sur 16 233 accouchements, il y eut 633 présentations du siége, soit 1 sur 25,6. La proportion trouvée par Hecker est de 99 sur 3472 ou 1 sur 35. La statistique récente du docteur Pinard fournit 3301 présentations du siége sur 100 000 accouchements : soit 1 sur 30. C'est cette proportion déjà admise, du reste, par Collins que nous adopterons définitivement. Nous ferons remarquer que la statistique précédente comprend tous les accouchements, même ceux qui·sont prématurés ; si l'on ne tient compte que des enfants nés à terme, la proportion n'est plus, d'après Pinard, que de 1 sur 62.

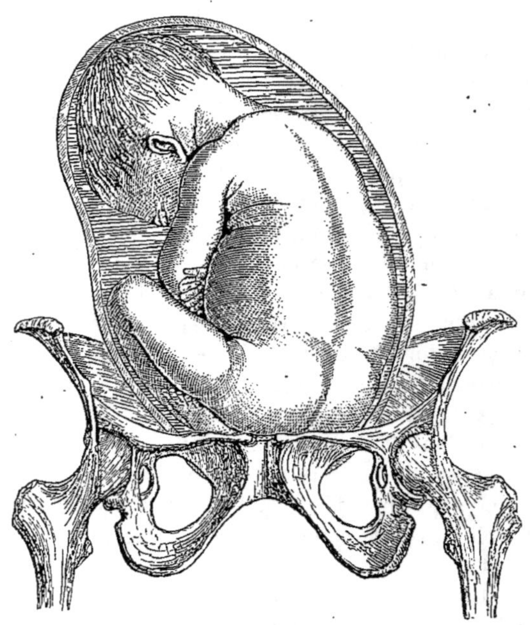

Fig. 197. — Présentation du siége en sacro-iliaque gauche antérieure.

Mais ce rapport est loin d'être le même pour chaque variété de présentation. Ainsi les fesses se présentent beaucoup plus souvent que les pieds et ceux-ci que les genoux.

Les 611 présentations de l'extrémité pelvienne de Mme Boivin se décomposent ainsi qu'il suit :

Fesses	373
Pieds	234
Genoux	4

La présentation des genoux est très-rare, puisque Mme Lachapelle ne l'a observée qu'une fois sur 3445 accouchements environ.

Étiologie. — Pendant la gestation, le fœtus s'accommode à la forme de la cavité utérine, de telle sorte que son grand axe coïncide avec le grand axe de l'ovoïde utérin (voy. ATTITUDE DU FŒTUS); mais il se place alternativement la tête en bas ou en haut (voy. MUTATIONS). A mesure que la grossesse fait des progrès, les mutations deviennent de plus en plus difficiles, par suite de l'augmentation de volume du fœtus, et nécessitent des mouvements actifs de plus en plus vigoureux. On comprend donc qu'à un certain moment le fœtus soit en quelque sorte surpris et fixé en présentation du siége, car s'il cherche à se placer de nouveau la tête en bas, son évolution pourra être empêchée par la résistance des parois utérines.

Les autres causes sont celles qui s'opposent à une accommodation régulière, telles sont : une conformation spéciale de l'utérus, à l'aide de laquelle on se rend compte de cette particularité propre à certaines femmes, à savoir, que dans plusieurs accouchements successifs, et même dans tous leurs accouchements, l'enfant se présente par l'extrémité pelvienne; la multiparité, car, d'après une statistique de Pinard, sur 3301 présentations du siége, 1347 se rencontrèrent chez des primipares et 1954 chez des multipares, bien que le nombre de ces dernières fût à peu près égal à celui des premières; l'accouchement prématuré, la petitesse du fœtus ou sa mort avant le terme de la grossesse; les fibromes utérins, les rétrécissements du bassin, l'insertion vicieuse du placenta sur le col; l'hydropisie de l'amnios; l'hydrocéphalie; la grossesse gémellaire qui force chacun des enfants à s'accommoder non-seulement à la forme de l'utérus, mais à celle du jumeau voisin.

Quant aux causes particulières à chaque variété de présentation décomplétée, il faut les chercher dans la mobilité des membres inférieurs qui, repoussés par la marge du bassin, pendant la grossesse ou l'accouchement, se relèvent au-devant de l'abdomen, ou qui trouvant un espace libre au-dessous d'eux peuvent s'étendre complétement ou à moitié, de manière à constituer la présentation des pieds ou celle des genoux.

Des présentations du tronc. — Il existe deux présentations du tronc, celle de l'épaule droite et celle de l'épaule gauche; mais les considérations qui leur sont applicables sont de même nature, et nous les étudierons simultanément.

Fréquence. — Les présentations du tronc sont un peu moins rares que celles de la face. Mme Lachapelle en a observé 68 sur 15 652 accouchements, soit 1 sur 230; P. Dubois, 13 sur 2022, soit 1 sur 155; Blaud, 1 sur 210; Joseph Clarke, 1 sur 212; Merriman, 1 sur 180. Sur 100 000 accouchements, Pinard a trouvé 804 présentations du tronc, d'où la proportion de 1 sur 125.

Quant à la fréquence relative des présentations de l'épaule droite et de l'épaule gauche, il résulte des tableaux publiés par Depaul que l'épaule droite se présente un peu plus souvent que la gauche : : 76 : 69.

Étiologie. — Pendant la grossesse, l'ovoïde fœtal, pelotonné suivant l'attitude ordinaire, a quelquefois son grand axe dirigé *transversalement;* mais il est alors situé au-dessus du bassin ou, comme nous l'avons observé, au fond même de l'utérus, et cette situation ne constitue pas une présentation proprement dite. Pour qu'une épaule se mette vraiment en rapport avec le détroit supérieur, il faut que la tête occupe l'une des fosses iliaques et s'infléchisse sur l'épaule opposée à celle qui se présente. En même temps, l'extrémité pelvienne remonte vers le fond de la matrice, devient beaucoup plus élevée que la tête, et atteint parfois la partie supérieure de la cavité utérine. Aussi, n'est-ce que pendant le travail de l'accouchement et sous l'influence des contractions de la matrice que s'affirment les présentations du tronc.

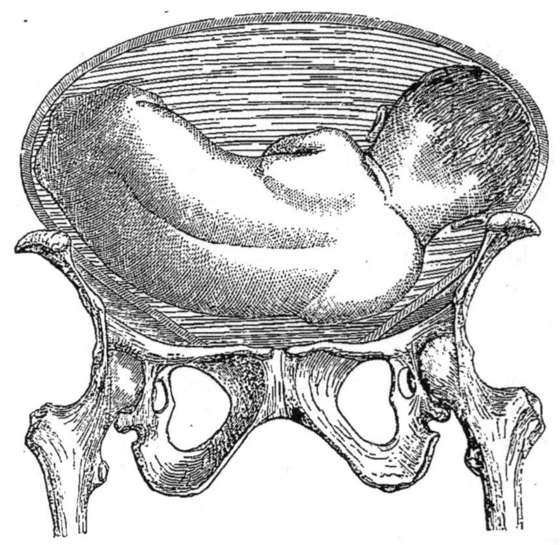

Fig. 198. — Présentation du plan latéral droit (épaule droite) en acromio-iliaque gauche.

Nous pensons, avec Wigand, Mme Lachapelle et le professeur Herrgott (1), qu'une conformation spéciale et primitive de l'utérus est une cause non douteuse des présentations du tronc pour un certain nombre de femmes chez lesquelles le fœtus se présente toujours par l'épaule dans une série d'accouchements consécutifs. Ainsi, Danyau rapporte dans le *Journal de Malgaigne* plusieurs observations dans lesquelles l'épaule se présenta, chez la même femme, dans cinq ou neuf accouchements successifs. L'un de nous a vu à la Maternité de Paris un fait semblable. Dans ces cas, la matrice affecte la forme d'un ovoïde dont le grand diamètre, au lieu d'être vertical, est horizontal; d'où la présentation du tronc.

La multiparité a aussi une grande influence : sur 41 présentations de l'épaule observées par Scanzoni, 30 furent recueillies chez des multipares, et 23 de celles-ci avaient eu plus de 5 enfants. Dans la statistique de Pinard, nous

____

(1) Herrgott, *Essai sur les différentes variétés de forme de la matrice pendant la grossesse et l'accouchement.* Thèse de Strasbourg, 1839.

trouvons sur 454 femmes accouchées à terme, dont les enfants se présentaient par l'épaule, 398 multipares et 56 primipares, c'est-à-dire dans le rapport de 7 à 1.

Les parois utérines et abdominales des femmes qui ont eu un plus ou moins grand nombre d'enfants sont quelquefois trop flasques, trop extensibles pour maintenir le fœtus dans la situation verticale ; celui-ci, grâce à cette extensibilité, peut se placer transversalement ou obliquement, et si les contractions le surprennent dans cette situation, on constate, au moment du travail, une présentation du tronc.

On a considéré la vie sédentaire comme prédisposant aux présentations du tronc. Nous croyons aussi à la mauvaise influence d'un corset trop serré, car celui-ci, en gênant le développement vertical de l'utérus, force cet organe à s'accroître dans le sens transversal.

L'obliquité utérine joue aussi un rôle important ; on comprend en effet très-bien que la tête du fœtus, en venant buter contre la marge du bassin, au lieu de se défléchir et de produire une présentation de la face, puisse glisser dans la fosse iliaque et amener l'épaule au centre du détroit supérieur.

La plupart des causes qui prédisposent à un défaut d'accommodation régulière, et que nous avons déjà invoquées à propos de la présentation du siége, peuvent aussi être admises comme facteurs étiologiques des présentations du tronc, et parmi elles nous citerons les fibromes utérins, les rétrécissements du bassin, l'insertion vicieuse du placenta, la brièveté du cordon. Nous citerons encore, en leur accordant beaucoup plus d'importance, l'hydropisie de l'amnios, la petitesse originelle du fœtus ou sa naissance avant terme, la grossesse gémellaire.

La mort du fœtus, ou plutôt sa macération joue un rôle manifeste dans l'étiologie des présentations de l'épaule, en rendant, par suite du ramollissement des tissus, l'inflexion latérale plus facile que si l'enfant était vivant. Dans une statistique publiée par Matthews Duncan (1), sur 15 533 enfants vivants, il n'y eut que 28 présentations du tronc, soit 1 sur 555 ; tandis que la proportion fut de 1 sur 88 pour les enfants macérés.

Enfin, on attribue une certaine influence aux fatigues éprouvées par la femme quelques jours avant l'accouchement, notamment aux secousses qui résultent d'une course en voiture, aux efforts nécessaires pour monter ou descendre un escalier, etc. Nous ne nions pas cette influence, mais nous ne lui accordons qu'une valeur secondaire, et nous pensons que pour être efficace, elle doit être favorisée par d'autres agents étiologiques.

Tableau de la fréquence des présentations. — Voici quelle est cette fréquence approximative :

```
Le sommet se présente 19 fois sur 20 accouchements.
Le siége..... ........ 1 ...... 30      —
Le tronc.............. 1 ...... 125     —
La face........ ..... 1 ...... 250      —
```

(1) *Assoc. Journal*, 1855.

§ 3. — Des positions.

Établissons tout d'abord qu'au début même du travail de l'accouchement, la ligne médiane de l'occiput dans les présentations du sommet, le menton dans celles de la face, la crête sacrée dans celles du siége, le moignon de l'une ou l'autre épaule dans les présentations du tronc, ne regardent jamais directement la symphyse pubienne ni le milieu de l'angle sacro-vertébral ; que toujours ces parties fœtales sont dirigées, à des degrés variables, soit vers la moitié gauche du bassin, soit vers la moitié droite. C'est là un fait d'observation que l'on peut ériger en loi, et cette loi ne souffre que des exceptions extrêmement rares (1), dont il y a avantage à ne pas tenir compte dans une classification, quand on veut que celle-ci soit simple et facile à retenir.

Cela dit, pour déterminer une position quelconque, c'est-à-dire les rapports anatomiques qui existent entre les différentes parties d'une présentation et le contour du bassin, on se sert de deux points de repère pris, l'un sur la présentation, l'autre sur le détroit supérieur. C'est ce que nous allons faire comprendre par les explications qui vont suivre.

Pour le sommet, la face, le siége et l'épaule, les points de repère respectifs sont l'angle supérieur de l'occiput, la pointe du menton, la crête sacrée, l'acromion.

Quant au point de repère à prendre sur le bassin, on divise simplement celui-ci en deux moitiés latérales, gauche et droite, par une ligne fictive allant de l'angle sacro-vertébral au pubis.

Toutes les fois que le point de repère fœtal est dirigé vers la moitié gauche du petit bassin, cela constitue une position déterminée ; lorsque ce point de repère est, au contraire, tourné vers la moitié droite du bassin, il en résulte une autre position. — Pour chaque présentation, il y a donc *deux positions fondamentales*, suivant que le point de repère fœtal regarde le côté gauche ou le côté droit de l'excavation pelvienne. Les dénominations à l'aide desquelles on distingue, dans chaque présentation, ces deux positions, sont indiquées dans le tableau suivant :

	POSITIONS.	
PRÉSENTATIONS.	Point de repère fœtal.	Point de repère pris sur le bassin.
Sommet.........	occipito- .... occipito-	iliaque gauche. iliaque droite.
Face...........	mento- .... mento-	iliaque gauche. iliaque droite.
Siége..........	sacro- .... sacro-	iliaque gauche. iliaque droite.
Épaule droite....	acromio- .... acromio- ,...............	iliaque gauche. iliaque droite.
Épaule gauche....	acromio- .... acromio-	iliaque gauche. iliaque droite.

(1) Nous pensons qu'on ne les rencontre guère que dans une variété de bassins dits *bassins cyphotiques*, dans lesquels le diamètre antéro-postérieur du détroit supérieur est plus grand que le diamètre transverse et les deux diamètres obliques. (Voy. RÉTRÉCISSEMENTS DU BASSIN.)

Pour les présentations de la face, quelques auteurs, parmi lesquels nous citerons le professeur Depaul, ont pris le front comme point de repère, au lieu du menton, et les deux positions sont alors désignées sous les noms de *fronto-iliaque gauche, fronto-iliaque droite*. Mais dans une présentation de la face, le front occupant, dans le petit bassin, une situation diamétralement opposée à celle du menton, la position fronto-iliaque gauche correspond exactement à la position mento-iliaque droite de la classification que nous avons adoptée, de même que la position fronto-iliaque droite correspond à la position mento-iliaque gauche. Comme point de repère, nous préférons le menton, parce qu'il joue, dans le mécanisme de l'accouchement par la face, le même rôle que l'occiput dans l'accouchement par le sommet.

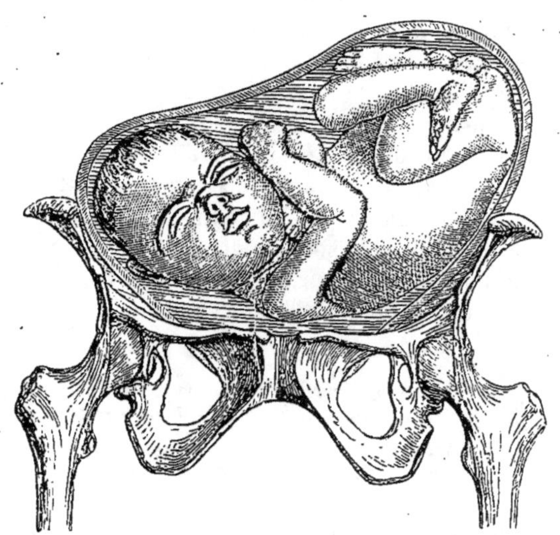

Fig. 199. — Présentation du plan latéral droit (épaule droite)
en acromio-iliaque droite.

Lorsque le siége se présente décomplété, si les pieds descendent les premiers, les talons ont par rapport au bassin la même orientation que le sacrum du fœtus, et au lieu de placer le point de repère sur la crête sacrée, on l'a quelquefois mis sur l'apophyse postérieure du calcanéum, et l'on a ainsi deux positions, *calcanéo-iliaque gauche, calcanéo-iliaque droite*, qui correspondent exactement aux positions sacro-iliaque gauche et sacro-iliaque droite.

Dans la présentation des genoux, les jambes étant fortement fléchies sur les cuisses, la tubérosité antérieure et supérieure du tibia se trouve dirigée dans le même sens que le sacrum du fœtus ; on a donc pu se servir de cette tubérosité comme d'un point de repère, et l'on a fait pour les genoux les positions *tibio-iliaque gauche* et *tibio-iliaque droite*, qui expriment la même idée que si l'on avait pris la crête sacrée du fœtus comme point de repère, puisque cette crête et la tubérosité du tibia sont l'une et l'autre dirigées vers le même point du bassin.

Dans les présentations du tronc, lorsque l'acromion est dirigé vers le côté gauche du bassin, la tête est en rapport avec la fosse iliaque gauche, de même qu'elle occupe la fosse iliaque droite quand l'acromion regarde à droite; aussi, dans les anciennes classifications des positions du tronc, on prenait, comme point de repère, la situation de la tête par rapport aux fosses iliaques, et pour chaque épaule on distinguait deux positions : *céphalo-iliaque gauche, céphalo-iliaque droite.* Évidemment, dire que telle épaule se présente en position *céphalo*-iliaque gauche ou en position *acromio*-iliaque gauche, c'est exprimer la même pensée; mais en choisissant, à l'exemple de Jacquemier, l'acromion comme point de repère, on n'est pas obligé d'aller chercher celui-ci en dehors de la partie qui se présente, sur la tête quand il s'agit du tronc, et la nomenclature est plus claire et plus uniforme. — Dans la position acromio-iliaque gauche de l'épaule droite (fig. 198), le dos est dirigé en avant (dorso-antérieure); il regarde en arrière (dorso-postérieure) dans la position acromio-iliaque droite de la même épaule (fig. 199). Avec un mannequin d'accouchement on se rend facilement compte de cette double disposition. Pour l'épaule gauche, la situation du dos est inverse: il est en arrière (dorso-postérieure) dans la position acromio-iliaque gauche (fig. 200); en avant (dorso-antérieure) dans la position acromio-iliaque droite (fig. 201). On comprend donc que la situation du dos puisse aussi servir de point de repère :

Épaule droite   { dorso-antérieure (acromio-iliaque gauche).
              { dorso-postérieure (acromio-iliaque droite).

Épaule gauche { dorso-antérieure (acromio-iliaque droite).
              { dorso-postérieure (acromio-iliaque gauche).

Nous avons dit que le point de repère fœtal n'est jamais, au début du travail de l'accouchement, en rapport avec la symphyse pubienne ni avec le milieu de l'angle sacro-vertébral; mais tous les accoucheurs n'ont pas cette opinion, et ceux qui sont d'un avis contraire au nôtre admettent deux *positions directes*, suivant que le point de repère fœtal regarde directement en avant ou directement en arrière, et la nomenclature est augmentée des positions que nous allons énumérer : *position occipito-pubienne, occipito-sacrée,* pour le sommet; *mento-pubienne, mento-sacrée,* pour la face; *sacro-pubienne, sacro-sacrée,* pour le siége, etc. Ces positions, quand elles existent, sont des exceptions tellement rares, que nous nous croyons autorisés à ne pas les faire figurer dans la nomenclature que nous avons adoptée.

Il est au moins inutile de surcharger une nomenclature classique de l'énumération de tous ces détails; mais nous avons cependant tenu à ne pas les passer complétement sous silence, parce que leur connaissance facilite la lecture des différents auteurs, et qu'elle nous aplanira l'étude du diagnostic des présentations et des positions.

En résumé, chaque présentation offre à considérer deux positions fondamentales, suivant que le point de repère fœtal regarde le côté gauche ou le

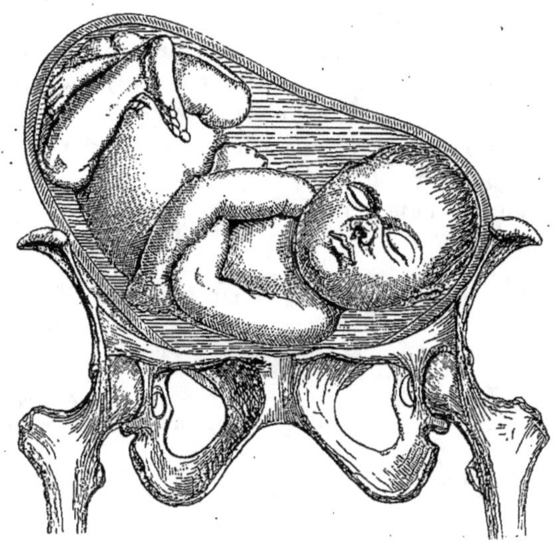

FIG. 200. — Présentation du plan latéral gauche (épaule gauche)
en acromio-iliaque gauche.

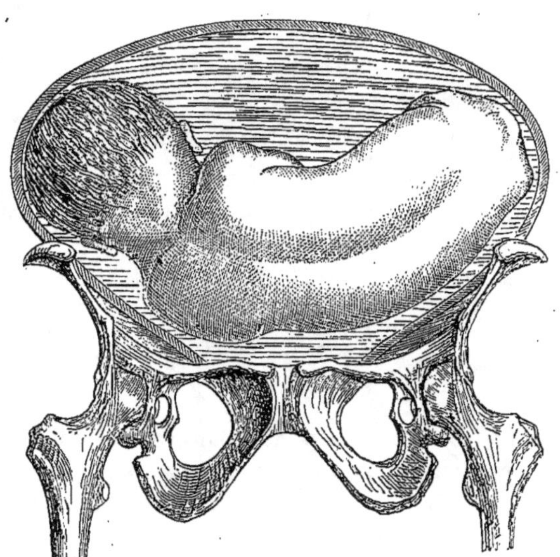

FIG. 201. — Présentation du plan latéral gauche (épaule gauche)
en acromio-iliaque droite.

côté droit du bassin. Mais ce point de repère n'occupe pas, dans tous les cas,
exactement la même place sur la moitié du bassin avec laquelle il est en

rapport; il est au contraire dirigé plus ou moins en avant, latéralement ou en arrière. Comment exprimer ces variétés? On a pris sur chaque moitié du bassin des points de repère secondaires: l'éminence ilio-pectinée, le milieu de la ligne innominée, la symphyse sacro-iliaque. Quand le point de repère fœtal regarde l'éminence ilio-pectinée ou la cavité cotyloïde, la position offre la variété *antérieure*, que l'on appelle quelquefois *cotyloïdienne;* lorsqu'il est dirigé vers le milieu de la ligne innominée, la variété est dite *transversale;* enfin la variété de la position est *postérieure* quand le point de repère fœtal est au voisinage de la symphyse sacro-iliaque.

Le tableau suivant présente le résumé des positions et de leurs variétés:

PRÉSENTATIONS.	POSITIONS FONDAMENTALES.	VARIÉTÉS.
Sommet..........	occipito–iliaque gauche	antérieure. transversale. postérieure.
	occipito–iliaque droite	antérieure. transversale. postérieure.
Face.............	mento-iliaque gauche	antérieure. transversale. postérieure.
	mento–iliaque droite	antérieure. transversale. postérieure.
Siége............	sacro-iliaque gauche	antérieure. transversale. postérieure.
	sacro–iliaque droite	antérieure. transversale. postérieure.
Épaule droite......	acromio-iliaque gauche	antérieure. transversale. postérieure.
	acromio-iliaque droite	antérieure. transversale. postérieure.
Épaule gauche.....	acromio-iliaque gauche	antérieure. transversale. postérieure.
	acromio-iliaque droite	antérieure. transversale. postérieure.

Nous ferons seulement remarquer que dans les présentations du sommet et de la face, la position transversale est très-rare lorsque le bassin est bien conformé; commune lorsqu'il existe une angustie pelvienne. — La variété transversale est toujours exceptionnelle dans les positions du siége; elle constitue au contraire la règle presque constante quand il s'agit du tronc, pour lequel on pourrait sans inconvénients faire abstraction des variétés antérieure et postérieure.

Pendant l'accouchement, la partie fœtale qui se présente tourne dans le petit bassin autour de l'axe de l'excavation, et la *position primitive* se trouve

modifiée; c'est ainsi que l'occiput et le menton viennent se placer directement en avant, etc. Ces changements constituent pour la position primitive
des variétés *secondaires;* mais ils appartiennent à l'étude du mécanisme de
l'accouchement, et nous n'avons pas à les décrire ici.

Fréquence relative des positions. — Nous étudierons successivement la
fréquence relative des positions dans chacune des présentations que nous
avons admises.

Sommet. — Solayrès de Renhac et Baudelocque admettaient six positions
du sommet; Nægele n'en admit que deux : l'occipito-iliaque gauche antérieure
et l'occipito-iliaque droite postérieure; la première étant beaucoup plus fréquente que la seconde.

D'après une statistique de P. Dubois, sur 1913 présentations du sommet,
il y eut 1367 positions occipito-iliaques gauches et 546 positions occipito-iliaques droites, qui se répartissent ainsi :

Occipito-iliaque gauche antérieure.....................	1255
Occipito-iliaque droite postérieure.....................	491
Occipito-iliaque droite antérieure.....................	55
Occipito-iliaque gauche postérieure...................	12

Tous les auteurs modernes s'accordent sur les faits suivants : de toutes les
positions, la plus fréquente est l'occipito-iliaque gauche antérieure; vient ensuite, par ordre de fréquence, l'occipito-iliaque droite postérieure. Mais
tandis que P. Dubois regarde la position occipito-iliaque droite antérieure,
comme plus fréquente que la position occipito-iliaque gauche postérieure,
Stoltz et presque tous les accoucheurs allemands pensent le contraire, et pour
eux la position occipito-iliaque gauche postérieure viendrait en troisième
ligne comme fréquence; la position occipito-iliaque droite antérieure, en
quatrième ligne. Nous partageons cette dernière opinion.

Quant aux positions transversales, elles sont rejetées par le plus grand
nombre des auteurs, mais nous les admettons avec Mme Lachapelle et Cazeaux,
ne serait-ce que dans les cas où le bassin est rétréci et dans ceux où l'obliquité antérieure de l'utérus est très-prononcée.

La fréquence relative des positions a servi de point de départ, nous pourrions dire de prétexte, à une nomenclature *numérative* dans laquelle les
positions sont désignées sous les noms de première, deuxième, troisième,
quatrième position. Ce sont là, suivant nous, de mauvaises dénominations,
et nous préférons de beaucoup la nomenclature *anatomique,* telle que nous
l'avons présentée, parce qu'elle ne se prête à aucune équivoque; tandis que la
nomenclature numérative expose à de nombreuses confusions parce qu'elle
varie avec chaque auteur. Il suffit pour s'en convaincre de jeter les yeux
sur les figures suivantes (fig. 202 à 209, p. 464).

Face. — Les présentations de la face étant considérées comme des transformations des présentations du sommet, on peut conjecturer, avec raison,
que les positions mento-iliaques droites (transformations des positions occipito-iliaques gauches) sont plus fréquentes que les positions mento-iliaques

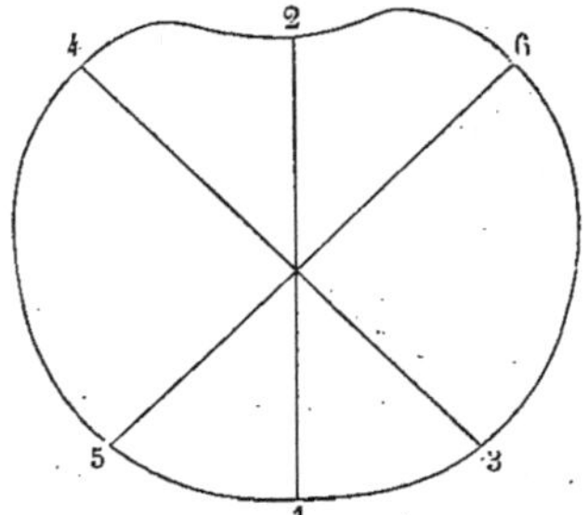

Fig. 202. — Solayrès de Renhac.

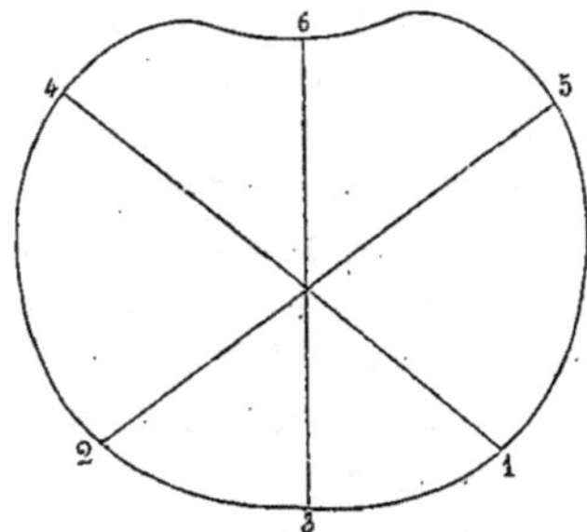

Fig. 203. — Baudelocque.

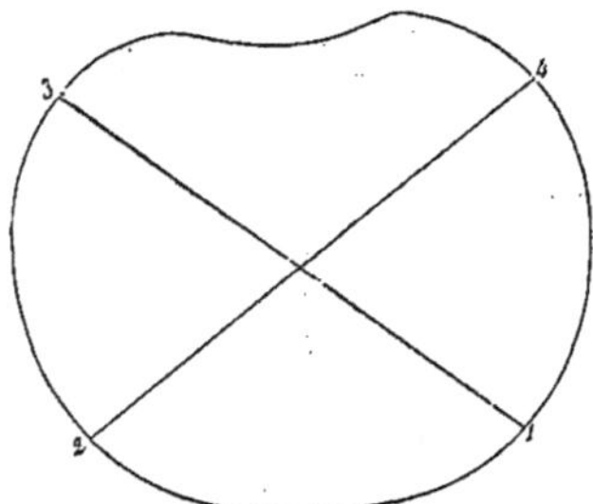

Fig. 204.—Busch et la plupart des auteurs
allemands et anglais.

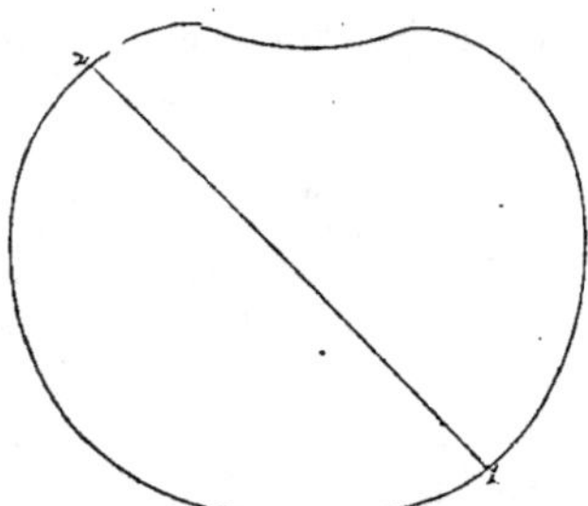

Fig. 205. — Nægele.

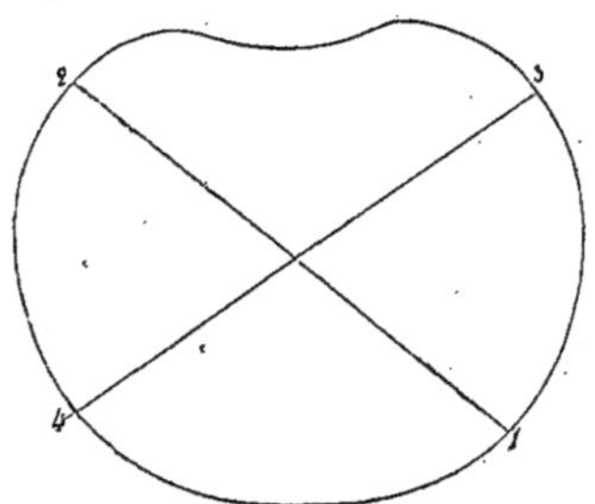

Fig. 206. — Stoltz.

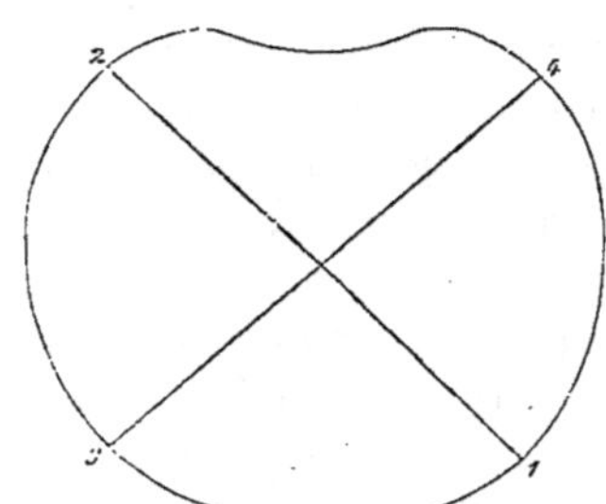

Fig. 207. — P. Dubois.

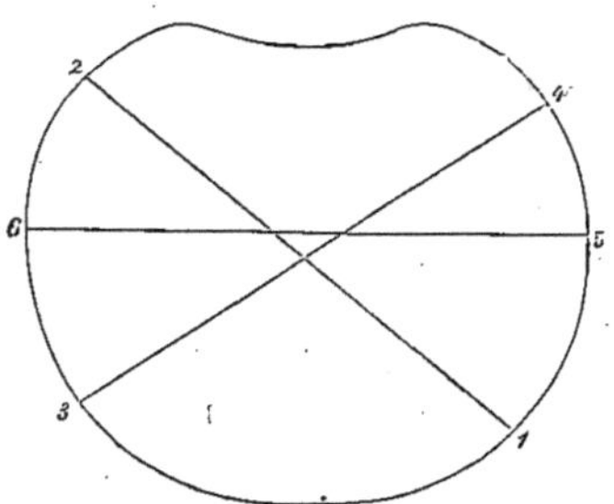

Fig. 208. — Cazeaux.

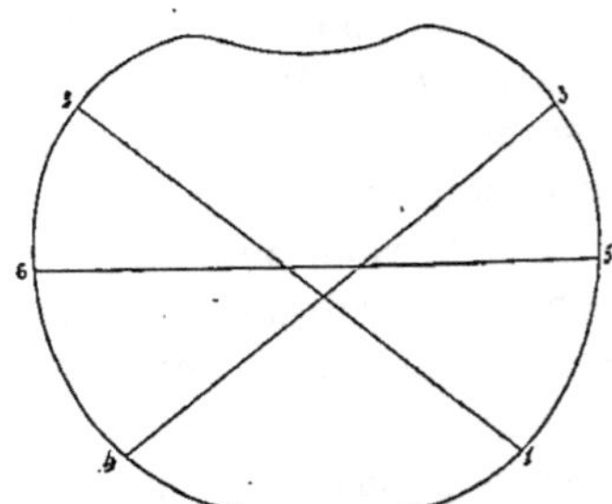

Fig. 209. — Tarnier et Chantreuil.

gauches (transformations des occipito-iliaques droites). Voici, d'après Stoltz, la fréquence relative des positions de la face :

1° Mento-iliaque droite postérieure ;

2° Mento-iliaque gauche antérieure ;

3° Mento-iliaque droite antérieure ;

4° Mento-iliaque gauche postérieure.

Siége. — Les positions sacro-iliaques gauches sont plus fréquentes que les sacro-iliaques droites. Sur 85 présentations du siége, P. Dubois a trouvé 41 fois le dos à droite et 44 fois à gauche. Mme Lachapelle a trouvé une proportion qui met encore plus en évidence la fréquence des positions gauches : cette proportion est de 494 à 756. Sur 163 présentations de l'extrémité pelvienne observées par Nægele, 121 fois le dos était en avant et à gauche, 40 fois en arrière et à droite.

La sacro-iliaque gauche antérieure est plus fréquente que la sacro-iliaque droite postérieure ; mais elles sont toutes deux beaucoup plus fréquentes que les autres.

Le professeur Stoltz, en s'appuyant sur de nombreux relevés statistiques, admet que les positions du siége offrent la fréquence relative suivante :

1° Sacro-iliaque gauche antérieure ;

2° Sacro-iliaque droite postérieure ;

3° Sacro-iliaque gauche postérieure ;

4° Sacro-iliaque droite antérieure.

On peut donc dire, en résumé, que dans les positions du siége, le sacrum occupe la même situation relative que l'occiput dans les positions du sommet.

Tronc. — Nous savons déjà (voy. p. 455) que la moitié latérale droite du tronc se présente un peu plus souvent que la moitié latérale gauche. Nous ajouterons que pour l'une et l'autre épaule, les positions dorso-antérieures sont un peu plus fréquentes que les dorso-postérieures.

Étiologie des positions. — L'étiologie des positions laisse beaucoup à désirer ; nous essayerons cependant de l'étudier dans chacune des présentations.

Sommet. — Il résulte de toutes les statistiques que le diamètre occipito-frontal est, dans le bassin, plus souvent dirigé suivant le diamètre oblique gauche que suivant le diamètre oblique droit, et qu'en outre l'occipito-iliaque gauche antérieure est plus fréquente que l'occipito-iliaque droite postérieure.

Comment pouvons-nous expliquer ces faits ? D'abord pourquoi la tête s'engage-t-elle suivant les diamètres obliques plutôt que suivant les diamètres transverses, puisque sur un bassin revêtu de parties molles les uns et les autres sont sensiblement égaux (voy. p. 58) ? L'explication la plus plausible, avons-nous dit, nous paraît être la suivante : le diamètre transverse du bassin est trop rapproché de l'angle sacro-vertébral (voy. p. 30, fig. 17, BB), et le diamètre bi-pariétal de la tête fœtale est trop étendu pour que celle-ci puisse s'engager à ce niveau et dans cette direction, car l'une des bosses pariétales serait arrêtée par le promontoire et viendrait le heurter. Au contraire, quand les grands diamètres de la tête correspondent aux diamètres obliques du détroit supérieur, l'engagement ne rencontre plus de difficultés.

Si la tête s'engage plus souvent suivant le diamètre oblique gauche que suivant le diamètre oblique droit, c'est que celui-ci, a-t-on dit, est rétréci par suite de la présence du rectum, au niveau ou dans le voisinage de la symphyse sacro-iliaque gauche (voy. p. 59); mais ce raisonnement est infirmé par les positions du siége, car ici, dans la position la plus fréquente (sacro-iliaque gauche antérieure) l'une des hanches vient précisément appuyer sur le rectum, dans le point où celui-ci croise la symphyse sacro-iliaque. Enfin, quand le sommet plonge profondément dans l'excavation pelvienne, on ne peut plus invoquer l'influence du rectum, car cet intestin est, dans cette portion du bassin, placé sur la ligne médiane, en avant de la face antérieure du sacrum et du coccyx.

Du reste, nous allons essayer de démontrer que vers la fin de la grossesse, le dos du fœtus doit regarder à gauche et en avant, et que ce fait est le résultat de l'accommodation du fœtus tout entier, ayant dans la cavité utérine l'attitude que nous avons décrite (p. 441). En effet, que devient l'utérus pendant la grossesse? Que devient le fœtus?

L'utérus prend la forme d'un ovoïde à grand axe vertical, dont la grosse extrémité est tournée en haut. C'est cette forme qui détermine, comme nous l'avons vu plus haut, les présentations du sommet. Mais pourquoi le dos sera-t-il plus souvent à gauche et en avant qu'à droite et en arrière?

Pour répondre à cette question, Tarnier professe depuis longtemps qu'il faut tenir grand compte de l'inclinaison latérale droite de l'utérus et de la saillie de l'angle sacro-vertébral. La colonne vertébrale, le promontoire et le sacrum forment, en effet, une colonne brusquement coudée, sur laquelle l'utérus se moule docilement, tout en s'inclinant vers le côté droit, ainsi qu'il est facile de s'en convaincre quand on fait l'autopsie d'une femme enceinte, morte à la fin de la grossesse (voy. fig. 69, p. 187). Suivant le chirurgien en chef de la Maternité de Paris, l'ovoïde fœtal s'accommode merveilleusement à la forme de cet utérus ainsi *coudé* et *incliné*, lorsque le dos de l'enfant est tourné à gauche et en avant, et que la tête fléchie plonge dans le petit bassin (1). L'accommodation est encore facile dans les positions occipito-iliaques droites postérieures, à la condition que la tête se défléchisse légèrement lorsqu'elle s'engage profondément dans l'excavation, et l'observation clinique démontre, en effet, l'existence de cette déflexion. Il est probable que si l'utérus était habituellement incliné vers la gauche, les positions occipito-iliaque droite antérieure et occipito-iliaque gauche postérieure seraient les plus fréquentes. Quand on rencontre ces positions avec un utérus

---

(1) Pour contrôler l'explication que nous venons de donner, nous conseillons l'emploi du mannequin de Pinard et Budin, car ce mannequin contient un sac de caoutchouc qui simule l'utérus et dans lequel on peut placer un fœtus. On verra alors qu'en appliquant ce sac contre la colonne vertébrale et en l'inclinant vers le côté droit, l'enfant, pelotonné dans son attitude la plus naturelle, doit se placer le dos en avant et à gauche. L'angle sacro-vertébral vient alors combler le sinus qui existe entre la poitrine du fœtus et la tête fléchie et engagée dans le petit bassin.

incliné à droite, il est donc rationnel de les attribuer à un défaut d'accommodation du fœtus, par suite du relâchement des parois utérines ou abdominales.

Face. — Les positions de la face étant considérées généralement comme produites par une transformation des positions du sommet, nous n'avons rien à ajouter aux considérations qui précèdent et qui trouvent facilement ici leur application.

Siége. — Un raisonnement analogue à celui que nous avons fait pour le sommet pourrait être repris dans les présentations du siége et servirait peut-être à expliquer pourquoi les positions sacro-iliaque gauche antérieure et sacro-iliaque droite postérieure, sont plus fréquentes que les deux autres positions obliques.

Tronc. — On a fait dériver les positions de l'épaule des positions du sommet ou du siége, ce qui expliquerait la fréquence plus grande des positions dorso-antérieures de l'épaule. Nous admettons plus volontiers, sans y attacher trop d'importance, que la plus grande fréquence des positions dorso-antérieures de l'une et l'autre épaule dépend de la courbe arrondie décrite par la paroi antérieure de l'utérus, et de l'aplatissement de la paroi postérieure de cet organe. En tenant compte de cette forme, on peut à la rigueur comprendre pourquoi le fœtus, pelotonné sur son plan antérieur et offrant une voussure dorsale, se place plus souvent le dos en avant qu'en arrière, lorsqu'il s'agit d'une présentation du tronc.

D'après cette interprétation, les lois de l'accommodation, telle que nous l'avons comprise et exposée (voy. p. 441 et suiv.), régiraient donc les positions de l'épaule, comme elles régissent les positions des autres présentations et ces présentations elles-mêmes.

§ 4. — Des mutations ou changements de présentation et de position pendant la grossesse.

Le fœtus est tellement mobile dans les premiers temps de la gestation qu'il est impossible de déterminer sa présentation. Dans les trois derniers mois, au contraire, il tend à se fixer, et il est d'autant plus stable que le terme de la grossesse est plus avancé. Néanmoins, on peut encore constater vers la fin de la gestation, et même pendant le travail, des *mutations* spontanées qui sont plus fréquentes qu'on ne le croit généralement. Ces changements spontanés de présentation ou de position ont été l'objet de nombreux travaux parmi lesquels nous citerons particulièrement ceux de Crede (1), de Hecker (2), d'Heyerdahl (3), de Valenta (4), de Schrœder (5), de Schultze (6), de Spiegelberg, de Sutugin (7), de Pinard.

(1) Crede, *Obs. de fœtus situ inter gross.* Lipsiæ, 1862 et 1864.
(2) Hecker, *Klinik d. Geb.*, 1861, vol. I, p. 17, et 1864, vol. II, p. 53.
(3) Heyerdahl, *Monatsch. für Geb.*, vol. XXIII, p. 456.
(4) Valenta, *Monatsch. für Geb.*, vol. XXV, p. 172.
(5) Schrœder, *Schwangerschaft, Geburt und Wochenbett*, p. 21 à 33.
(6) Schultze, *Unters. über den Wechsel der Lage und Stell. d. Kindes.* Leipzig, 1868.
(7) Sutugin, *Ueber die Lage der Frucht während der Schwangerschaft. S. Peterb. med.* Zeitschr., 1875.

En comparant, sur 113 cas, le résultat d'un examen fait au moment où la femme entrait à l'hôpital avec ce qu'il constatait au moment de l'accouchement, Schrœder trouva 32 fois sur 100 environ (31,86 pour 100) un changement de présentation ou de position. Valenta, dans les mêmes conditions, en a trouvé encore davantage, 42,4 pour 100. Ce sont déjà des proportions élevées; elles sont cependant inférieures à la réalité. En effet, dans un même cas il peut y avoir plusieurs mutations successives.

Une femme que nous avons observée récemment nous en a montré un exemple intéressant. Lorsque nous la vîmes pour la première fois, elle était enceinte de huit mois environ; son enfant se présentait par le sommet en occipito-iliaque droite postérieure. Quelques jours après, il se présentait par l'épaule, il était très-élevé et le toucher vaginal ne fournissait sur sa situation aucun renseignement; mais, par le palper, nous pûmes sentir la tête à droite, le siége à gauche, le dos en avant. Le fœtus était donc en position acromio-iliaque droite de l'épaule gauche. Le lendemain, par une mutation nouvelle et spontanée comme les précédentes, il était revenu en présentation du sommet, position occipito-iliaque gauche antérieure. Nous le fixâmes dès lors dans cette situation favorable qu'il conserva jusqu'à l'accouchement, au moyen d'une ceinture appropriée.

Schrœder a vu un enfant qui, dans le cours des deux derniers mois, se présenta successivement par le tronc, par le sommet, par le tronc, par l'extrémité pelvienne, par le sommet, de nouveau par l'extrémité pelvienne, encore une fois par le sommet, puis par les pieds, et naquit enfin avec cette dernière présentation. Un autre fœtus fut trouvé successivement par le même auteur, en présentation du tronc avec la tête à gauche, puis avec la tête à droite, puis en présentation du sommet occipito-iliaque gauche antérieure, en présentation du siége sacro-iliaque droite postérieure, en présentation du tronc avec la tête à droite, en présentation de la face, en présentation du sommet occipito-iliaque droite postérieure, et naquit enfin en occipito-iliaque gauche antérieure.

Naturellement, une partie de ces mutations restent ignorées si l'on ne pratique qu'un seul examen dans le cours de la grossesse; elles sont même ignorées toutes si, après des modifications plus ou moins nombreuses, le fœtus se retrouve par hasard, au moment de l'accouchement, placé comme lors du premier examen. Aussi, la proportion des changements s'élève-t-elle d'autant plus que les examens sont plus répétés (voy. le tableau II, p. 469).

Les mutations sont d'autant plus fréquentes que le terme de la grossesse est plus éloigné. De l'ensemble des 330 femmes qu'il a examinées de une à neuf fois, pendant leur grossesse, Schrœder a conclu qu'il y a mutation dans 38,17 pour 100 des cas, dans le dernier mois; 65,71 pour 100 dans l'avant-dernier. Les chiffres de Valenta, quoique absolument moins élevés, suivent une progression analogue: 26,21 pour 100, 63,43 pour 100.

La situation de l'enfant peut changer jusqu'à une époque voisine de l'accouchement. Cette mutation se produit dans près d'un quart des cas (24,3 pour 100) lorsque la tête est au détroit supérieur; on l'a même constatée quand la tête était engagée dans l'excavation pelvienne. Schrœder a vu une fois la tête ainsi descendue passer de la position occipito-iliaque droite postérieure à la position gauche antérieure. Le même auteur a vu, chose plus extraordinaire, une présentation du sommet se convertir en présentation du siége après le début du travail : Une femme couchée dans la salle des syphilitiques, à l'hôpital de Bonn, est prise des douleurs d'enfantement ; un assistant l'examine et trouve une présentation du sommet. On fait descendre cette femme à la salle d'accouchement située à un étage au-dessous. Là elle est examinée, quelques heures après, par Schrœder qui trouve une présentation du siége. L'enfant, en effet, naquit par le siége. Quoique l'assistant qui avait diagnostiqué une présentation du sommet fût un homme instruit, on croyait qu'il s'était trompé, lorsqu'en regardant le crâne de l'enfant on y trouva une bosse sanguine si considérable qu'il était difficile de sentir les os au travers d'elle. La fesse droite portait une autre bosse sanguine. Il est juste de dire que l'enfant était petit ; il n'avait que 42 centimètres de long et ne pesait que 2183 grammes. S'il avait été plus développé, peut-être n'aurait-il pas subi un pareil déplacement.

Les mutations sont moins fréquentes chez les primipares que chez les multipares. Chez les premières, on n'en trouve guère, en moyenne, que dans un tiers des cas (46,47 pour 100, Schrœder ; 37,53 pour 100, Valenta) ; chez les multipares, il s'en rencontre dans près de la moitié des cas (56,41 pour 100, Schrœder ; 46,83, Valenta). La même différence se remarque si, au lieu d'établir des moyennes générales, on descend dans les détails. C'est ce que montrent les tableaux I et II que nous avons construits d'après les données de Schrœder. Le premier indique la proportion des changements chez les primipares et chez les multipares, suivant l'âge de la grossesse ; le second, suivant le nombre d'examens pratiqués avant l'accouchement.

TABLEAU I.

Proportion pour 100 des cas de changements de présentation ou de position, suivant l'époque de la grossesse.

	PRIMIPARES.	MULTIPARES.	MOYENNE GÉNÉRALE (1).
Dernier mois	33,04	46,47	38,17
Avant-dernier mois	62,85	71,42	65,71

(1) La troisième colonne n'est pas la moyenne des deux autres dans le tableau I et dans les tableaux suivants, parce que le nombre des primipares observées n'est pas égal au nombre des multipares.

TABLEAU II.

*Proportion pour 100 des cas de changements de présentation ou de position,
suivant le nombre d'examens pratiqués avant l'accouchement.*

	PRIMIPARES.	MULTIPARES.	MOYENNE GÉNÉRALE.
1 examen............	30	36,36	31,86
2 examens.	33,33	53,19	44,18
3 examens	62	73,33	64,61
Plus de trois	70,45	81,81	74.24

Si, au lieu de diviser simplement les femmes en primipares et en multipares, on tient compte du nombre des grossesses, on voit que la mobilité du
fœtus tend à augmenter avec ce nombre. En effet, Valenta qui trouve 37,5 pour
100 cas de mutation dans les premières grossesses, en trouve 46,5 dans les
secondes, 48,75 dans les troisièmes, 52,9 dans les quatrièmes.

La mauvaise conformation du bassin rend les mutations plus fréquentes,
bien qu'on rencontre des cas d'étroitesse extrême où le fœtus reste immobile.
La comparaison des tableaux I et III fait bien voir l'influence de cette cause.

TABLEAU III.

*Proportion pour 100 des cas de changements de présentation ou de position,
chez des femmes dont le bassin était rétréci.*

	PRIMIPARES.	MULTIPARES.	MOYENNE GÉNÉRALE.
Dernier mois	57,1	60	58,6
Avant-dernier mois......	68,8	71,4	69,6

Nous ne ferons que citer quelques autres conditions qui, d'après certains
auteurs, favoriseraient la mobilité du fœtus. Valenta a trouvé que les mutations sont plus fréquentes chez les garçons que chez les filles (44,5 pour 100
chez les premiers; 40,1 pour 100 chez les secondes). Elles seraient, toutes
choses égales d'ailleurs, d'autant plus fréquentes, d'après le même auteur,
que la mère serait plus âgée. Une étude attentive de ses propres chiffres
montre qu'il s'est fait illusion. L'extrême brièveté du cordon a été aussi signalée, sans preuves suffisantes, comme cause de changements de situation
du fœtus. Quant aux nœuds du cordon qui paraissent coïncider assez souvent
avec la mobilité du fœtus, on comprend qu'ils en sont le résultat et non la
cause.

Nous dirons, avec Sutugin : « Le sexe.... de l'enfant, la taille et l'âge
» de la mère n'ont aucune influence sur la fréquence des modifications de

» présentation et de position du fœtus. Tout dépend du degré de dévelop-
» pement des parois utérines et de leur élasticité. » Mais nous ajouterons que
ce développement et cette élasticité ne sont que des conditions favorables
aux mutations, qu'elles les produisent rarement à elles seules, que presque
toujours ces mutations ont pour cause efficiente les mouvements actifs du
fœtus.

Toutes les présentations ou positions n'ont pas une égale tendance à se
modifier. L'enfant qui est dans une situation favorable à l'accouchement
(présentation du sommet en position occipito-iliaque gauche antérieure, a
beaucoup plus de chances de rester stable que celui qui est mal placé, en
présentation du tronc par exemple.

TABLEAU IV.

Proportion pour 100 des cas de changements de présentation ou de position,
suivant la situation de l'enfant lors du premier examen.

	PRIMIPARES.	MULTIPARES.	MOYENNE GÉNÉRALE.
Sommet. .... O. I. G. A,	20,8	28,2	24,5
O. I. D. P.	39,4	39,7	39,5
Siége .... S. I. G. A.	75	100	89,2
S. I. D. P.	83,3	100	90,9
Face. .... M. I. D. P.	100	100	100
M. I. G. A.	100	75	80
Tronc (présentation obli-que ou transversale) ...	100	97,9	98,5

Le tableau IV, dont les éléments sont tirés de Valenta, montre bien que les
chances de mutation croissent en quelque sorte depuis la meilleure présentation et position jusqu'à la plus vicieuse.

De plus, quand un ou plusieurs changements se produisent, ils se font le
plus souvent de telle sorte que finalement le fœtus est plus favorablement placé
qu'il ne l'était auparavant. Assurément il y a à cela de nombreuses exceptions, car dans l'ordre de faits que nous étudions ici, il n'y a rien d'absolu;
mais la règle que nous énoncions plus haut n'en est pas moins vraie. C'est
ce dont on peut se convaincre en examinant le tableau V, qui indique, pour
684 cas empruntés à Valenta, la présentation et la position du fœtus constatées d'abord dans le cours de la grossesse et ensuite au moment de l'accouchement.

Des résumés intercalés dans le tableau montrent ce qu'est devenue, lors
de l'accouchement, chacune des présentations initiales, sans distinction de
positions, et en confondant les primipares et les multipares.

TABLEAU V.

Présentation et position : 1° à un examen fait dans les trois derniers mois de la grossesse; 2° au moment de l'accouchement (1).

SITUATION INITIALE (présentation ou position).	TOTAL des CHANGEMENTS.	SITUATION LORS DE L'ACCOUCHEMENT.						
		SOMMET.			FACE	EXTRÉMITÉ pelvienne.		TRONC.
		O. I. G. A.	O. I. D. P.	O. I. G. P.	M. I. D. P.	S. I. G. A.	Pieds	
A. — SOMMET.								
O. I. G. A. Primip... 154	32 (20,8)	122 (79,2)	29 (18,8)	»	1 (0,6)	2 (1,3)	»	»
O. I. G. A. Multip... 156	44 (28.2)	112 (71,8)	41 (26,3)	»	3 (1,9)	»	»	»
O. I. D. P. Primip... 127	50 (39,4)	49 (38,6)	77 (60,6)	»	»	»	1 (0,8)	»
O. I. D. P. Multip... 131	52 (39,7)	50 (38,1)	79 (60,3)	»	1 (0,8)	1 (0,8)	»	»
Total... 568								

Sur 568 cas de présentation du sommet, 390 (68,7 pour 100) n'ont pas changé ; 178 (31,3 pour 100) ont changé, savoir : en une autre position du sommet, 169 (29,7 pour 100) ; en face, 5 (0,8 pour 100) ; en extrémité pelvienne, 4 (0,7 pour 100).

SITUATION INITIALE (présentation ou position).	TOTAL des CHANGEMENTS.	O. I. G. A.	O. I. D. P.	O. I. G. P.	M. I. D. P.	S. I. G. A.	Pieds	TRONC.
B. — FACE.								
M. I. D. P. Primip... 4	4 (100)	3 (75)	1 (25)	»	»	»	»	»
M. I. D. P. Multip... 1	1 (100)	1 (100)	»	»	»	»	»	»
M. I. G. A. Primip... 1	1 (100)	1 (100)	»	»	»	»	»	»
M. I. G. A. Multip... 4	3 (75)	2 (50)	1 (25)	»	1 (25)	»	»	»
Total... 10								

Sur 10 cas de présentation de la face, 1 (10 pour 100) n'a pas changé ; 9 (90 pour 100) ont changé en présentation du sommet.

SITUATION INITIALE (présentation ou position).	TOTAL des CHANGEMENTS.	O. I. G. A.	O. I. D. P.	O. I. G. P.	M. I. D. P.	S. I. G. A.	Pieds	TRONC.
C. — SIÉGE.								
S. I. G. A. Primip... 12	9 (75)	3 (25)	5 (41,7)	»	»	3 (25)	1 (8,3)	»
S. I. G. A. Multip... 16	16 (100)	6 (37,5)	9 (56,3)	»	»	»	1 (6,2)	»
S. I. D. P. Primip... 6	5 (83,3)	3 (50)	1 (16,6)	»	»	1 (16,6)	1 (16,6)	»
S. I. D. P. Multip... 5	5 (100)	5 (100)	»	»	»	»	»	»
Total... 39								

Sur 39 cas de présentation du siége, 7 (17,9 pour 100) sont restés sans changement ou se sont seulement décomplétés ; 32 (82,1 pour 100) ont changé en sommets ; sur ce nombre, 22 (56,4 pour 100) ont pris la position correspondante du sommet.

SITUATION INITIALE (présentation ou position).	TOTAL des CHANGEMENTS.	O. I. G. A.	O. I. D. P.	O. I. G. P.	M. I. D. P.	S. I. G. A.	Pieds	TRONC.
D. — TRONC.								
Primipares... 18	18 (100)	10 (55,6)	4 (22,2)	1 (5,5)	»	2 (11,1)	1 (5,5)	1 (2,0)
Multipares... 49	48 (97,9)	26 (53,1)	17 (34,7)	»	»	2 (4,0)	1 (2,0)	1 (4,0)
Total... 67								

Sur 67 cas de présentation du tronc, 1 (1,5 pour 100) est resté sans changement ; 66 (98,5 pour 100) ont changé, savoir : en une autre position du tronc, 2 (2,9 pour 100) ; en sommet, 58 (86,6 pour 100), dont 36 (53,7 pour 100) en O. I. G. A.; en extrémité pelvienne, 6 (9,0 pour 100).

De ce tableau, il ressort, comme nous l'avons déjà dit, que la stabilité est plus grande dans les présentations du sommet que dans toutes les autres, chez les primipares que chez les multipares. On y voit en outre que, lorsqu'un fœtus se présentant par le sommet subit une mutation, c'est le plus souvent une simple rotation autour de son axe longitudinal, c'est-à-dire que le plus souvent la position seule change et que la présentation subsiste.

(1) A côté des nombres absolus, nous avons mis, entre parenthèses, la proportion de chacune des présentations ou positions trouvées lors de l'accouchement, relativement à 100 cas de la présentation ou position initiale. — On a imprimé en chiffres gras les nombres qui correspondent aux cas de stabilité.

Dans la présentation du sommet, par exemple, la présentation ne variant pas, nous avons trouvé des changements de position 29,7 fois pour 100 ; transformation d'une occipito-iliaque gauche antérieure en occipito-iliaque droite postérieure 18,8 pour 100 chez les primipares et 26,3 pour 100 chez les multipares ; transformation plus fréquente d'une occipito-iliaque droite postérieure en occipito-iliaque gauche antérieure 38,6 pour 100 chez les primipares et 38,1 pour 100 chez les multipares.

Très-rarement, une fois à peine sur cent cas (0,7 pour 100), le fœtus subit une évolution qui amène le siége à prendre au détroit supérieur la place qu'occupait d'abord le sommet. Quant à la transformation de présentation du sommet en présentation du tronc, elle ne s'est pas produite une seule fois sur 568 cas.

Quelquefois (0,8 pour 100) la présentation du sommet se change en présentation de la face. Le plus souvent c'est le résultat d'une simple déflexion qui transforme une occipito-iliaque gauche antérieure en mento-iliaque droite postérieure. Quelquefois, outre la déflexion, il y a rotation du fœtus suivant son axe longitudinal. C'est ainsi qu'on a vu une occipito-iliaque droite postérieure se changer en mento-iliaque droite postérieure.

En revanche, toutes les présentations autres que celles du sommet se changent très-souvent en présentation du sommet et surtout en occipito-iliaque gauche antérieure.

Sur 10 cas de présentation de la face, un seul a persisté. Tous les autres se sont transformés en présentation du sommet, presque toujours en occipito-iliaque gauche antérieure. Dans 4 cas (5,75 pour 100), la position mento-iliaque droite postérieure s'est transformée en position occipito-iliaque gauche antérieure du sommet, ce qui n'exige qu'une flexion de la tête. Dans 3 cas (5,60 pour 100), la position mento-iliaque gauche antérieure s'est transformée aussi en position occipito-iliaque gauche antérieure, cette mutation nécessite non-seulement un mouvement de flexion, mais encore un mouvement de rotation autour de l'axe longitudinal.

La présentation de la face n'a été vue, au moment de l'accouchement, comme résultat de la transformation d'aucune autre présentation que celle du sommet.

Les présentations du siége persistent moins rarement que celles de la face. Sur 39, quatre sont restées sans modification, trois autres se sont simplement décomplétées. Toutes les autres se sont transformées en présentations du sommet. Les sacro-iliaques droites postérieures sont presque toujours transformées en positions occipito-iliaques gauches antérieures, le fœtus ayant exécuté une simple culbute autour de son axe transversal. Parmi les sacro-iliaques gauches antérieures, la plupart (41,7 et 56,3 pour 100) sont devenues par le même mécanisme des occipito-iliaques droites postérieures ; quelques autres, en nombre moindre (25 et 37,5 pour 100), sont devenues des occipito-iliaques gauches antérieures, le fœtus ayant exécuté, outre une culbute, un mouvement de rotation autour de son axe longitudinal.

Les présentations de l'extrémité pelvienne (siége ou pieds) succèdent rarement à celles du sommet (0,7 pour 100 des présentations initiales du sommet), plus souvent à celles du tronc (9 pour 100 des présentations initiales du tronc). On ne les a pas vues résulter de la transformation de celles de la face.

Les présentations transversales sont de toutes les plus instables. Une seule sur 67 (1,5 pour 100) a persisté sans modification. Deux autres ont persisté, la tête ayant seulement passé du flanc droit dans le flanc gauche, chez deux multipares. Quelques-unes (9 pour 100) se sont transformées en présentation de l'extrémité pelvienne, toutes les autres (86,6 pour 100) en présentation du sommet. Plus de la moitié du nombre total (53,3 pour 100) sont devenues des occipito-iliaques gauches antérieures.

Dans tous les cas consignés dans le tableau V, on n'a jamais vu la présentation du tronc succéder à une autre présentation. Ce fait n'est cependant pas impossible, puisque nous en avons rapporté un exemple au commencement de ce paragraphe, mais il est très-rare. Kueneke l'a même observé pendant le travail, dans une grossesse gémellaire, après l'expulsion du premier fœtus (1).

En résumé, les changements de présentation ou de position sont fréquents, surtout avant le dernier mois de la grossesse : ils le sont d'autant plus que la femme a déjà eu un plus grand nombre d'enfants et que le fœtus est d'abord moins favorablement placé. Ils tendent, en général, à le ramener à une situation plus favorable et particulièrement en présentation du sommet occipito-iliaque gauche antérieure.

Ces faits ont une grande importance pratique. En effet, les mutations spontanées étant fréquentes, il est naturel de penser que les mutations artificielles sont possibles et même assez faciles. C'est ce que la clinique confirme. On réussit surtout avant le dernier mois, mais on peut aussi exécuter les changements de présentation ou de position beaucoup plus tard et même pendant le travail. L'accoucheur peut donc souvent prévenir les mauvaises présentations. On a dit que cela était inutile puisque par des mutations spontanées le fœtus tend à se placer convenablement. Il y tend, en effet, mais il n'y arrive pas toujours, et il ne serait pas prudent d'attendre de la nature une conversion qui peut ne pas se faire, quand on a le moyen de l'opérer sans danger pour la mère et pour l'enfant. Nous dirons plus tard (voy. VERSION PAR MANŒUVRES EXTERNES) comment on exécute artificiellement ces transformations de présentation et même de position, et comment on fixe le fœtus dans une situation favorable au moyen d'une ceinture spéciale ou par des bandages appropriés.

CHAPITRE V

SIGNES ET DIAGNOSTIC DE LA GROSSESSE SIMPLE

Les signes qui permettent de reconnaître la grossesse sont nombreux; aussi le diagnostic de cet état physiologique est ordinairement facile, surtout dans les derniers mois; il existe cependant un certain nombre de cas dans

(1) *Die vier Factoren der Geburt*, p. 13.]

lesquels le praticien, sous peine d'être exposé à se tromper, doit s'entourer des plus grandes précautions et avoir recours à toutes les données que la science met à sa disposition; parfois, en effet, les difficultés du diagnostic sont si grandes, qu'elles ont fait commettre de graves erreurs aux médecins les plus expérimentés. « J'ai vu, dit le professeur Pajot (1), une grossesse de quatre mois prise pour un abcès et ouverte avec le bistouri introduit dans le vagin par un de mes anciens maîtres des plus instruits et des plus vénérés. Tout le monde sait l'histoire d'un utérus gravide de *huit mois* ponctionné dans un grand hôpital. »

On divisait autrefois les signes de la grossesse en signes *rationnels* et en signes *sensibles;* nous abandonnons cette division qui nous paraît arbitraire, et nous préférons lui substituer la division suivante qui est plus clinique : les signes peuvent être obtenus par l'interrogation de la femme, par la vue, le palper, la percussion, l'auscultation, le toucher; enfin certains phénomènes pathologiques, par leur fréquence chez les femmes enceintes, sont quelquefois de véritables signes de grossesse.

ARTICLE PREMIER

SIGNES OBTENUS PAR L'INTERROGATION DE LA FEMME ENCEINTE

Nous avons vu (p. 242) que toutes les grandes fonctions de l'organisme étaient modifiées par la grossesse. Parmi ces modifications, quelques-unes seulement sont assez importantes pour constituer des signes de grossesse : ce sont celles que l'on observe du côté de la menstruation, de la glande mammaire, de l'appareil digestif et du système nerveux. Il suffit d'interroger la femme enceinte pour connaître leur existence.

Des modifications de la menstruation. — On peut dire d'une manière générale que *les règles se suppriment* pendant la grossesse. C'est là un fait tellement fréquent que s'il survient chez une femme jeune et bien portante, on doit immédiatement soupçonner une grossesse. Nous indiquerons, à propos du diagnostic différentiel, les causes qui, en dehors de la conception, peuvent produire la suppression des règles.

Parfois les femmes enceintes présentent pendant le premier et même le second mois, beaucoup plus rarement durant cinq ou six mois, un écoulement sanguin à peu près périodique qui a les apparences d'un flux menstruel. Ce fait, dont la fréquence est singulièrement exagérée par les femmes dans les récits qu'elles se font entre elles, a fait dire que l'apparition des règles pendant la gestation n'est pas rare. C'est là une erreur contre laquelle on ne saurait trop s'élever. D'une part, ces écoulements sanguins sont exceptionnels; d'autre part, ils ne constituent presque jamais de véritables règles, et correspondent très-rarement aux époques cataméniales; il faut donc les considérer comme de simples hémorrhagies.

(1) *Annales de gynécologie*, 1874, p. 199

Dans certains cas cependant, les règles peuvent se produire pendant la grossesse. Cette anomalie s'observe principalement au premier mois de la gestation, plus rarement pendant les deux ou trois premiers mois, et beaucoup plus rarement encore pendant toute la grossesse. Mais les règles sont alors *modifiées :* l'écoulement dure moins longtemps; le sang n'est pas aussi abondant ni aussi coloré qu'avant la fécondation. En d'autres termes, les règles qui se produisent dans le cours de la gestation sont modifiées en *durée*, en *quantité*, en *qualité.* Ainsi Tarnier a donné des soins à une multipare dont les règles, en temps ordinaire, revenaient tous les quinze jours et duraient chaque fois pendant une semaine. A chacune des grossesses, les menstrues continuèrent, comme par le passé, à se produire tous les quinze jours, mais leur durée n'était plus que de cinq jours. Cet amoindrissement dans la durée de l'écoulement menstruel était pour cette dame un signe certain de grossesse.

Cependant Cazeaux dit avoir vu plusieurs femmes enceintes qui étaient réglées, certaines pendant quelques mois seulement, d'autres dans tout le cours de la gestation, absolument comme avant leur grossesse. Le sang était aussi abondant, aussi rouge, et apparaissait à des époques fixes, tout à fait comme le sang menstruel ordinaire. D'après le même auteur, Haller, Mauriceau et Dunal (de Montpellier) citent des observations semblables. Enfin, il existe des cas plus extraordinaires encore dans lesquels des femmes ordinairement non réglées le sont exclusivement pendant leur grossesse. Deventer, Baudelocque, Chambon, Perfect, Churchill, cités par Cazeaux, rapportent des observations de ce genre. Mais la plus curieuse est certainement celle de Deventer, qui a pu constater l'apparition des règles, chez la même femme, pendant quatre grossesses successives, et leur absence dans l'intervalle de ces grossesses.

Nous ne saurions trop répéter que ces derniers faits sont exceptionnels, et nous dirions volontiers que, dans la pratique courante, il faut presque les oublier quand on a à faire le diagnostic différentiel de la grossesse. — En défi- nitive, la suppression des règles chez une femme bien portante constitue un des meilleurs signes de grossesse; mais nous reviendrons plus loin sur sa valeur séméiologique.

Des modifications de la glande mammaire. — Quelques femmes enceintes se plaignent d'élancements douloureux dans les mamelles et racontent que leur linge est parfois mouillé par un liquide lactescent. Nous n'insisterons pas sur ces phénomènes, parce que la vue nous permettra de constater du côté des seins une série de changements qui ont une plus grande importance diagnostique.

Des modifications de l'appareil digestif. — On observe du côté de l'appareil digestif les phénomènes suivants : anorexie, nausées, vomissements (voy. p. 244).

Des modifications du système nerveux. — On constate du côté du système nerveux parfois un sommeil invincible, fréquemment des lipothymies, une répugnance pour certains aliments, une prédilection marquée pour d'autres (envies des femmes grosses), etc. (voy. p. 254).

ARTICLE II

SIGNES FOURNIS PAR LA VUE

Quand on examine une femme enceinte en regardant successivement toutes les régions du corps, on observe un certain nombre de particularités qui sont le fait de la grossesse.— Le visage attire d'abord l'attention : les traits sont souvent tirés, les yeux entourés d'un cercle bleuâtre ; le front, les joues et le menton sont parfois le siége de taches jaunâtres qui forment par leur ensemble le *masque* de la grossesse (voy. PATHOLOGIE, section VIII).

Il suffit ensuite de jeter les yeux sur la poitrine pour constater le gonflement des seins, la coloration des aréoles mammaires, l'hypertrophie des tubercules de Montgommery, etc., parfois la présence d'une goutte de liquide transparent dans le cours de la grossesse et jaunâtre à la fin, qu'on voit sourdre du mamelon ou tacher la chemise (voy. p. 240 et suiv.) ; on observe l'augmentation de volume du ventre, son changement de forme, parfois les bosselures formées par les parties fœtales qui se déplacent, la ligne brune, les vergetures, l'effacement de la cicatrice ombilicale ; au niveau des parties génitales, la pigmentation des grandes lèvres, la teinte violacée de la muqueuse vulvo-vaginale ; enfin, sur les membres inférieurs, des veines variqueuses accompagnées de gonflement des extrémités, surtout marqué vers le soir. Nous avons étudié toutes ces modifications (voy. p. 232 à 243) ; nous n'avons pas à les décrire de nouveau, mais nous apprécierons plus loin leur valeur séméiologique.

ARTICLE III

SIGNES FOURNIS PAR LE PALPER ABDOMINAL

Depuis la plus haute antiquité, le palper était fort usité, mais il ne servait guère qu'à constater le volume, la forme et la direction de l'utérus, ou à percevoir les mouvements de l'enfant ; aujourd'hui encore bon nombre de médecins ne savent pas lui demander autre chose. Cependant, dès le commencement du XVIIe siècle, ce mode d'investigation fut utilisé pour le diagnostic des présentations et des positions. Il tient maintenant une grande place dans la séméiologie de la grossesse, où il est employé avec autant de fruit que l'auscultation et le toucher vaginal.

En 1601, un médecin italien, Mercurius Scipio, le mentionne pour la première fois comme un moyen de diagnostiquer la présentation du fœtus ; mais, dit Pinard, cette idée lumineuse s'éteint bientôt sans laisser de trace.

En 1721, Dionis indique le palper abdominal comme moyen de diagnostiquer les grossesses gémellaires. — En 1752, dans un ouvrage publié à Gœttingue, Rœderer, le premier, pose les règles du palper.

En 1812, Wigand (de Hambourg) publia un mémoire qui fut traduit en 1857 par le professeur Herrgott. Dans ce mémoire, Wigand (*De la version par manœuvres externes et de l'extraction du fœtus par les pieds*) recommande le palper pour le diagnostic des présentations et des positions.

Jœrg, dans un traité d'accouchement publié à Leipzig en 1814, conseille ce procédé d'exploration. — Froriep préconise la régularisation des présentations anormales au moyen de pressions méthodiques.

En 1829, Schmidt, professeur d'accouchement à Vienne, dans son mémoire sur les grossesses douteuses, signale l'importance du palper, en trace les règles et indique les ressources que l'on peut en retirer. Ce mémoire fut connu en France par la traduction qu'en fit le professeur Stoltz.

En 1835, dans son *Traité complet de l'art des accouchements*, Velpeau se déclare le partisan du palper.

P. Dubois employait simultanément le toucher vaginal et le palper de la région hypogastrique pour abaisser et diagnostiquer une présentation qu'il eût été impossible de reconnaître par le toucher seul. Ce maître éminent palpait encore la région hypogastrique quand il soupçonnait que l'enfant se présentait par l'épaule, et il arrivait ainsi à sentir la tête dans l'une ou l'autre fosse iliaque. Cette pratique, bonne assurément, était suivie par un grand nombre d'autres accoucheurs, mais elle était loin d'avoir l'importance et la précision du palper tel que nous le connaissons aujourd'hui.

En 1842, C. Devilliers et Chailly, dans un excellent mémoire lu à la Société de médecine de Paris, après avoir démontré l'insuffisance de l'auscultation, recommandent le palper abdominal et donnent les préceptes suivants : « La » manière dont on peut reconnaître les diverses parties du fœtus est on ne » peut plus simple : les deux mains appliquées sur l'abdomen exerceront » d'abord une pression très-modérée afin de ne pas exciter de douleur et de » contraction des muscles, puis, peu à peu, elles pourront employer plus de » force pour bien sentir et embrasser les parties résistantes qu'elles discer- » nent avec assez de facilité de celles où il n'existe que du liquide ou des » parties molles.

» Un corps rond sous la main, plus dur que les autres, indique la tête du » fœtus ; un autre corps, à surface plus étendue, d'une courbure plus large, » d'une résistance un peu moindre que le précédent, indique le tronc. La » partie la plus saillante de cette surface sera l'épaule ou la fesse, que l'on ne » distinguera l'une de l'autre qu'à l'aide d'autres signes, par exemple, du » voisinage de la tête pour l'une, et des extrémités inférieures pour l'autre. » Enfin, de petites saillies brusques, résistantes, mobiles par elles-mêmes ou » faciles à déplacer momentanément, indiqueront les extrémités supérieures » ou inférieures. »

En 1843, le professeur (Hubert de Louvain) appelait à son tour l'attention (1) sur l'utilité du palper.

En 1855, Mattei publia (2) sur le même sujet un chapitre remarquable ; et pour rendre justice à cet accoucheur, nous devons dire que c'est à lui que

(1) *Encyclopédie des sciences médicales.*
(2) *Essai sur l'accouchement physiologique.* Paris, 1855.

revient le mérite incontestable d'avoir, le premier en France, très-bien décrit
le palper abdominal et d'en avoir montré toute l'importance.

Le palper fut dès lors bien étudié en Allemagne, en Belgique, en Angleterre, en France, et parmi les nombreuses publications qui parurent à cette
époque, nous citerons un nouveau mémoire du professeur Hubert, de Louvain (1), le travail de Murray (2), le livre de Scanzoni (3), la thèse de Leche-
vallier, de Dijon (1859), et celle de Marchal (4), qui fit un très-bon historique
de la question.

En 1865, dans l'*Atlas complémentaire de tous les traités d'accouchements* (5),
et un peu plus tard, dans les notes qu'il ajouta au *Traité d'accouchements*
de Cazeaux, Tarnier résume le manuel opératoire du palper et décrit ses
applications au point de vue du diagnostic de la grossesse simple et de la
grossesse gémellaire.

En 1866, dans un mémoire couronné par la Société centrale de médecine
du département du Nord, le docteur Belin (6) expose l'historique et les difficultés du palper.

En 1869, le docteur Just Lucas-Championnière, aujourd'hui chirurgien de
la Maternité, fait connaître (7) sur le même sujet les idées de son maître
Félix Guyon, et ses recherches personnelles.

Le professeur Depaul, dans son *Traité de clinique obstétricale*, publié
en 1872, consacre quelques pages au palper, bien qu'il ne lui accorde qu'une
valeur et des applications très-restreintes.

Nous citerons encore les articles de Schröder (8), de J. Chadwick (9), de
Spiegelberg (10), d'Eugène Hubert (11).

Enfin, dans un mémoire tout récent (12), Pinard, professeur agrégé à la
Faculté de médecine de Paris, a repris la question du palper et, après avoir
résumé les écrits de ses devanciers, l'a étudiée d'une façon magistrale, en y
ajoutant quelques points nouveaux.

Malgré tant de travaux et d'efforts, le palper abdominal n'est pas aussi
répandu qu'il mérite de l'être. On objecterait en vain que ce mode d'exploration expose aux déchirures de l'utérus ou au décollement du placenta. Ce

---

(1) *De l'examen du ventre au point de vue obstétrical* (*Annales médicales de la Flandre
occidentale*, 1855-1856).

(2) *Diagnostic de la position du fœtus.* (*The Lancet*, mars 1858).

(3) *Précis théorique et pratique de l'art des accouchements*, traduit de l'allemand par le
docteur Paul Picard. Paris, 1859.

(4) *Étude du palper addominal dans les applications au diagnostic de la grossesse.* Strasbourg, 1864.

(5) Lenoir, Sée et Tarnier. Paris, 1865, chez Masson, éditeur.

(6) *De la valeur du palper abdominal.* Lille 1866.

(7) *Journal de médecine et de chirurgie pratiques.* Paris, 1869.

(8) Carl Schrœder, *Manuel d'accouchements*, traduit de l'allemand par le docteur Charpentier. Paris, 1875.

(9) *Leçon clinique sur la valeur du palper abdominal* (*The american Practitioner*, 1876).

(10) *Lehrbuch der Geburtshülfe*, 1877.

(11) *Journal des sciences médicales de Louvain*, 1877.

(12) *Traité du palper abdominal au point de vue obstétrical, et de la version par manœuvres
externes*, par A. Pinard. Paris, 1878, chez Lauwereyns, éditeur.

sont là des accidents que nous n'avons jamais observés, après avoir pratiqué le palper des milliers de fois.

Le *palper abdominal* se fait à l'aide des mains appliquées sur le ventre, qu'elles dépriment *méthodiquement*. Il exige de la part de celui qui veut le pratiquer avec succès une certaine éducation de la main ; mais nous ne craignons pas d'affirmer que les élèves arriveront plus rapidement à des résultats satisfaisants par cette méthode que par l'auscultation ou le toucher vaginal, qui demandent un apprentissage plus long.

Pour qu'on puisse pratiquer facilement le palper abdominal, la vessie et le rectum doivent être vides ; c'est même là une condition indispensable dans les cas difficiles. La femme doit être couchée bien horizontalement, sur le bord droit du lit, afin d'être mieux à la portée de l'accoucheur qui se placera du même côté. Elle aura la tête appuyée mollement sur un traversin ou sur un seul oreiller, légèrement inclinée sur la partie antérieure de la poitrine. Les bras seront allongés avec abandon sur la partie latérale du tronc. Les jambes seront un peu écartées l'une de l'autre, ordinairement étendues ou légèrement fléchies sur les cuisses ; toutefois il peut être utile de faire fléchir les cuisses sur le bassin. On doit faire délier, ou, ce qui vaut mieux, enlever tous les vêtements qui serrent la poitrine ou l'abdomen. Une chemise fine et souple, n'empêche pas d'obtenir par le palper des sensations nettes, mais il est toujours préférable de découvrir le ventre, du pubis à la région épigastrique et de palper à nu. L'accoucheur aura le soin d'avoir les mains à une température à peu près égale à celle du corps, sans quoi la sensation de froid éprouvée par la femme, en faisant contracter les muscles de l'abdomen, viendrait compromettre les résultats de l'opération.

Malgré toutes ces précautions, les parois du ventre se tendent facilement quand elles sont douées d'une sensibilité exagérée et lorsque la femme craint l'exploration. Pour surmonter cette difficulté, il faut, au début, n'employer que des pressions douces, puis graduellement plus fortes. Quand les muscles abdominaux résistent, on immobilise la main pendant quelques instants, sans augmenter ni diminuer la pression, et bientôt ces muscles se relâchent. On renouvelle les pressions plusieurs fois de suite, en augmentant progressivement leur intensité. Cette manœuvre doit être pratiquée de préférence pendant l'expiration ; il est même très-utile d'engager les femmes à respirer largement et à faire des mouvements profonds d'expiration, en tenant la bouche ouverte comme si elles s'étaient livrées à une course rapide.

Chez quelques femmes, le ventre tombe comme une besace sur le haut des cuisses. Dans ce cas il faut relever le ventre avec la paume des mains avant de commencer le palper.

Les résultats du palper sont quelquefois obscurs, lorsque les parois abdominales sont chargées de graisse ou infiltrées ; lorsque la paroi utérine, au lieu d'être souple, est très-ferme et s'applique sur l'œuf avec tant de force qu'il est difficile de la déprimer. Une autre difficulté provient parfois de ce que la matrice se contracte, car alors il est impossible de sentir ou de distinguer les parties fœtales. Il suffira, dans ce cas, d'attendre que la contraction ait cessé.

Nous mentionnerons encore quelques autres difficultés : La mort de l'enfant, en modifiant la résistance des tissus, rend le palper moins net. — L'ascite et l'hydropisie de l'amnios s'opposent également à ce qu'on puisse sentir facilement les parties fœtales. — Les tumeurs de toute sorte : fibromes utérins, kystes de l'ovaire, viscères hypertrophiés, etc., rendent le palper difficile et peuvent être causes d'erreurs. Nous reviendrons sur ce sujet à propos des grossesses compliquées. — Citons encore une particularité qui rendra le palper sinon impossible, du moins douloureux : les téguments de l'abdomen, chez certaines femmes enceintes, sont le siége de névralgies ou d'une hyperesthésie affectant les rameaux cutanés qui émanent des branches collatérales du plexus lombaire. Tarnier a observé plusieurs cas de ce genre qu'il a signalés à l'attention des accoucheurs (1). — Budin a parfois trouvé une douleur assez vive au niveau des ovaires (2), lorsque l'on comprime ces organes pendant le palper. — Enfin, dans quelques cas difficiles, on ne peut tirer du palper abdominal tout ce qu'il peut donner, qu'en plongeant les femmes dans le sommeil chloroformique complet.

Heureusement le palper est facile dans la très-grande majorité des cas, et rend d'immenses services. Il permet d'apprécier le volume, la forme, la direction et la consistance de l'utérus, de reconnaître les parties fœtales, de déterminer l'attitude du fœtus et par suite les présentations et les positions ; il constitue encore le meilleur moyen de diagnostiquer la grossesse multiple, ainsi que nous le dirons plus loin (voy. GROSSESSE MULTIPLE).

§ 1. — **Appréciation du volume de l'utérus par le palper.**

Le palper abdominal pratiqué au niveau de la région hypogastrique, permet d'y constater, même à partir du deuxième mois de la grossesse, l'existence d'une tumeur arrondie, dépressible et élastique, située sur la ligne médiane ou inclinée d'un côté, plus souvent à droite qu'à gauche. Cette tumeur est l'utérus gravide ; car à cette époque, chez un grand nombre de femmes, le fond de la matrice dépasse déjà le pubis, au-dessus duquel on le sent facilement, surtout quand on combine le palper et le toucher. A la fin du troisième mois, presque toujours la partie la plus élevée de cet organe est notablement au-dessus de la symphyse pubienne. Notre opinion à cet égard est, nous le savons, en contradiction avec les idées classiques ; mais nous avons eu si souvent l'occasion de vérifier cliniquement notre manière de voir, que nous sommes certains de ne pas nous tromper.

Pendant le reste de la grossesse, l'utérus, en se développant, se rapproche de plus en plus de l'appendice xiphoïde ; nous avons même indiqué, à propos des modifications anatomiques de cet organe, les chiffres qui expriment les distances de son fond au bord supérieur de la symphyse pubienne, suivant les différentes époques de la gestation (voy. p. 186). Pour bien apprécier

(1) Notes ajoutées au *Traité d'accouchements* de Cazeaux, 1874, p. 527.
(2) *Le Progrès médical*, 1879.

ces distances, voici comment on doit s'y prendre : On place la main transversalement à plat, le bord radial en bas, sur la région hypogastrique. On
déprime la paroi abdominale en pressant surtout avec le petit doigt. On sent
alors une certaine résistance, due à la présence de l'utérus. Puis, la main
étant dans la même position, on la déplace du pubis vers le sternum, en exerçant une légère pression ; au moment où son bord cubital atteint le fond de
l'organe, il s'enfonce au-dessus de celui-ci dans la cavité abdominale, et la
main coiffe, pour ainsi dire, le fond de l'utérus. Au lieu du procédé que nous
venons de décrire et que nous préférons, on peut encore diriger l'extrémité
des doigts en haut et les recourber sur le fond de l'utérus.

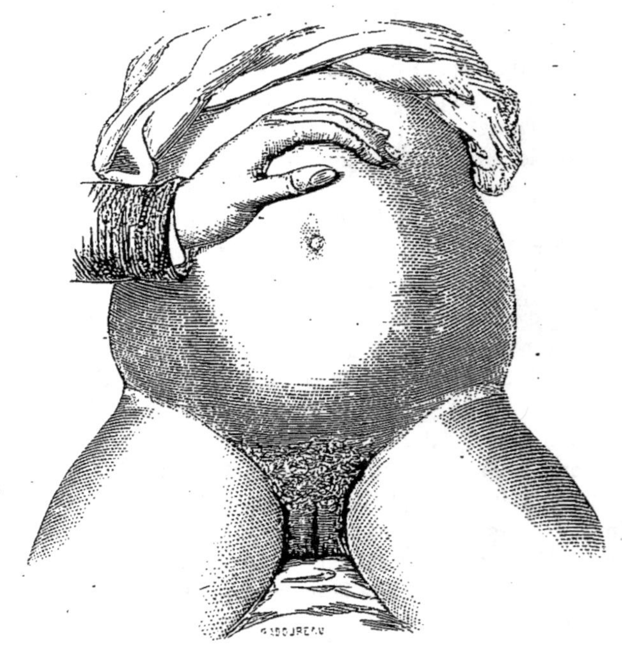

FIG. 210. — Main circonscrivant le fond de l'utérus pendant le palper.

Pendant les derniers mois de la grossesse, la consistance de la matrice
devient plus faible. Cet organe fournit au palper la sensation d'une tumeur
molle, dépressible, dont la forme est à peu près régulière et l'élasticité comparable à celle d'un kyste incomplétement rempli de liquide. On sent dans
son intérieur des parties solides, de volume divers, qui ne sont autre chose
que les différentes régions du fœtus. Enfin, il se produit à cette époque de la
grossesse un phénomène qui permet de limiter très-facilement la matrice et
d'en explorer les contours : ce sont les *contractions indolores* dont elle est le
siége, à intervalles plus ou moins éloignés, avant le début du travail, contractions qui révèlent leur présence par un *durcissement* intermittent de
l'organe, appréciable au palper abdominal, et dont la femme a quelquefois

conscience. On a même avancé qu'un pareil durcissement ne pouvait être produit que par la contraction de la matrice; mais nous serons un peu moins affirmatifs, car nous avons quelquefois, rarement il est vrai, senti un fibrome utérin ou la vessie, distendue par de l'urine, se contracter sous la main, d'une façon intermittente, presque aussi nettement que la matrice elle-même aurait pu le faire.

§ 2. — Diagnostic de l'attitude du fœtus, des présentations et des positions par le palper.

En déprimant doucement les parois utérines avec les mains appliquées à plat, on s'aperçoit bientôt que le globe utérin offre une résistance différente en plusieurs points. Partout où le liquide amniotique est accumulé, la paroi utérine se laisse déprimer avec une grande souplesse, sans que les doigts éprouvent de résistance. Il en est de même là où est inséré le placenta, que nous n'avons jamais reconnu nettement par le palper, bien que plusieurs auteurs (1) affirment qu'ils y sont parvenus.

Quand, au contraire, la main rencontre une partie solide, celle-ci, dans les grossesses normales, indique sûrement une région fœtale. A partir du cinquième mois, dans l'immense majorité des cas, non-seulement on reconnaît qu'on a sous la main une région fœtale, mais avec un peu d'habitude, bien vite acquise, on distingue aisément les différentes parties les unes des autres.

Le fœtus est toujours pelotonné sur son plan antérieur, et dans cette attitude il offre à la main les particularités suivantes : La tête se reconnaît à ce qu'elle constitue une tumeur à peu près sphérique, régulière, volumineuse et très-résistante. Tous ces caractères sont nets et tranchés. — Le siége présente une masse volumineuse et arrondie qui, dans un examen superficiel, pourrait être confondue avec la tête; mais l'extrémité pelvienne n'est jamais aussi régulière, aussi sphérique, aussi dure. Les sensations de l'observateur sont ici beaucoup moins nettes que pour l'extrémité céphalique; c'est là une remarque qu'il ne faut pas oublier. De plus, à côté de l'extrémité pelvienne, on sent presque toujours les membres pelviens ou l'un de ces membres. En cas de doute, il faut palper comparativement les deux extrémités de l'ovoïde fœtal, et l'erreur deviendra presque impossible. Enfin, nous verrons bientôt que le ballottement céphalique donne un nouveau moyen de distinguer la tête du siége (voy. BALLOTTEMENT ABDOMINAL, p. 492).

Entre la tête et le siége, on trouve le dos. Celui-ci, tantôt appliqué directement contre la paroi utérine, tantôt séparé d'elle par une petite couche de liquide amniotique qui est facilement déplacée par la pression de la main, offre une large surface, moins dure que l'extrémité céphalique, à peu près plate d'un côté à l'autre, convexe dans le sens de sa longueur, à moins qu'il ne s'agisse d'une présentation de la face. Dans les cas faciles, surtout lorsque

_____

(1) Pfeiffer. _Monatschr, für Geburtsk._, 1868.

. les parois abdominales sont très-minces, on peut suivre la colonne vertébrale et compter pour ainsi dire ses apophyses épineuses. Lorsque les caractères offerts par le dos sont obscurs, on se tire d'embarras en portant la main sur le côté opposé de l'abdomen, car on doit y trouver une couche de liquide amniotique au milieu duquel on distinguera les saillies formées par les membres thoraciques et pelviens, et l'on acquiert ainsi la preuve que c'est bien le dos que l'on a senti de l'autre côté. Parfois le dos est obliquement dirigé en arrière et à droite, ou en arrière et à gauche; alors on n'explore que sa partie latérale et le côté du thorax, ce qui obscurcit un peu le diagnostic, sans le rendre difficile. Quand le dos est presque directement en arrière, il échappe au palper, mais on trouve alors les membres thoraciques et pelviens en avant, et l'on sait ainsi que le dos est en arrière.

Ces membres correspondent en effet au plan antérieur du fœtus et en indiquent la situation ; on les reconnaît facilement à leur petitesse et à leur mobilité. Il n'est même pas rare qu'on puisse distinguer un bras, un coude, une cuisse, un genou, un talon, une malléole, etc.

Nous venons de dire qu'on peut reconnaître par le palper la plupart des parties fœtales et leur situation respective. Rien n'est donc plus facile que de

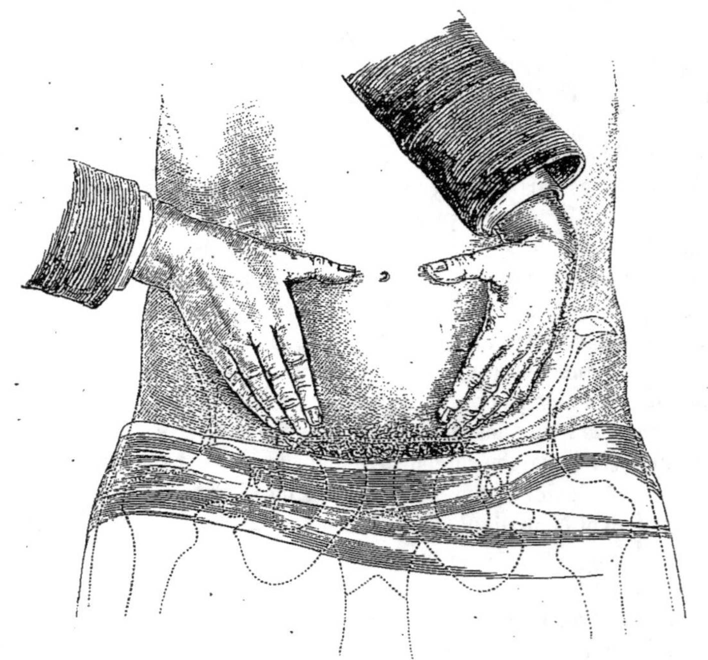

Fig. 211. — Position des mains au début de l'exploration de l'excavation.

faire le diagnostic des présentations et des positions, mais il ne faut pas procéder au hasard. Le grand axe de l'ovoïde fœtal étant à peu près parallèle à l'axe de l'ovoïde utérin, la fréquence presque constante de ce parallélisme fait qu'on doit s'habituer à toujours suivre le même ordre d'exploration.

1° Tout d'abord, il faut explorer l'excavation pelvienne (voy. p. 484), le détroit supérieur, le grand bassin, et presque toujours on y rencontrera l'une des deux extrémités de l'ovoïde fœtal. On est alors presque certain que l'autre extrémité est au fond de l'utérus. De plus, quand l'une de ces extrémités occupe la fosse iliaque droite ou gauche, on peut être à peu près sûr que l'autre extrémité est située dans l'hypochondre du côté opposé, ainsi que Pinard l'a fait remarquer avec raison. La direction de l'ovoïde fœtal est alors un peu oblique.

2° Après avoir reconnu l'extrémité de l'ovoïde fœtal qui est en rapport avec le bassin, on cherchera l'autre extrémité de cet ovoïde à la partie la plus élevée de l'utérus ou dans les hypochondres; on aura ainsi un point de comparaison entre les sensations fournies par la tête et le siége.

3° On terminera l'examen en palpant les parties latérales de l'utérus. On se place à droite du lit pour explorer le côté gauche du ventre; à gauche pour explorer le côté droit; mais dans les cas faciles l'accoucheur pourra se dispenser de changer de place.

Pour bien palper, il ne suffit pas de reconnaître une seule région fœtale; il faut au contraire s'efforcer de distinguer successivement toutes les parties fœtales accessibles à la main, et contrôler les unes par les autres les diverses sensations que l'on éprouve. C'est le seul moyen d'acquérir de l'habileté et d'éviter les erreurs.

Diagnostic de la présentation du sommet par le palper. — La tête étant de toutes les parties fœtales celle qui se présente le plus souvent à l'ouverture du bassin, c'est celui-ci qu'il faut explorer tout d'abord, ainsi que nous venons de le dire. Pour cela on place les mains de chaque côté de l'hypogastre, à 5 ou 6 centimètres de la ligne médiane, les phalanges unguéales dirigées vers les plis génito-cruraux (voy. fig. 211); puis on déprime les parois abdominale et utérine, en appuyant plus fortement avec l'extrémité des doigts qu'avec la paume de la main, et le plus souvent on sent la tête avec ses caractères distinctifs; on la saisit pour ainsi dire entre les deux mains.

Une difficulté pourrait arrêter les médecins peu familiers avec ce genre de recherches. Dans les derniers mois de la grossesse, surtout chez les primipares, il arrive souvent que la tête entière plonge dans l'excavation et qu'elle échappe ainsi à l'exploration superficielle de la région hypogastrique. Il faut, dans ces cas, appuyer l'extrémité des doigts au-dessus des branches horizontales des pubis, refouler *profondément* les parois abdominales dans le petit bassin, en procédant de *haut en bas et d'avant en arrière*, et l'on ne tarde pas à sentir un corps résistant constitué par la tête de l'enfant qui remplit toute l'excavation. Nous avons réussi des centaines de fois à faire ainsi le diagnostic de la présentation du sommet sans causer de douleur, ni aucun accident.

Quand on a trouvé la tête dans l'hypogastre ou dans l'excavation, on poursuit le diagnostic en cherchant le siége. Celui-ci occupe le fond de l'utérus; mais il est dans l'hypochondre gauche, quand la tête est située dans la fosse iliaque droite (1), et *vice versâ*. On le reconnaîtra aux caractères que nous avons indiqués précédemment ; faisons remarquer cependant que les membres, qui sont habituellement pelotonnés contre le siége, sont inaccessibles lorsque, par hasard, le dos est dirigé presque directement en avant.

Enfin, on complète le diagnostic en explorant les parties latérales de l'utérus, où l'on trouve, d'un côté, le dos ; de l'autre côté, le plan antérieur du fœtus, caractérisé par le pelotonnement des membres thoraciques et pelviens. Quelquefois ces membres sont masqués par une couche abondante de liquide amniotique dont la souplesse offre un contraste frappant avec la résistance du dos.

Diagnostic de la présentation de la face par le palper. — Lorsqu'on a reconnu une présentation de l'extrémité céphalique, comment peut-on savoir que celle-ci est fléchie ou défléchie, qu'il s'agit, en un mot, d'une

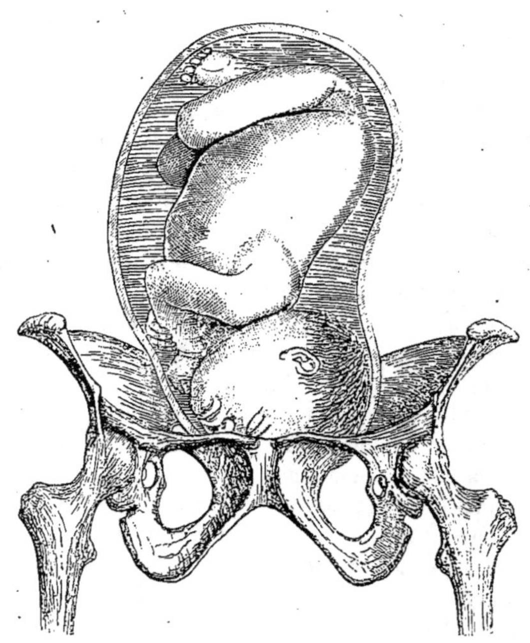

FIG. 212. — Présentation de la face en mento-iliaque droite antérieure.
(Présentation du début du travail.)

présentation du sommet ou d'une présentation de la face ? Quand l'enfant se présente par le sommet, on sent une légère dépression entre le dos et la tête, au niveau de la nuque ; quand, au contraire, la face se présente, l'occiput est fortement renversé sur le dos, de telle sorte qu'entre ces deux parties

(1) Dans ce cas, il n'y a pas encore de présentation proprement dite ; il est seulement très-probable que le sommet se présentera le premier.

il existe une dépression considérable, en coup de hache, facilement appréciable par le palper, et qui forme un vaste sinus tout à fait caractéristique
(fig. 212). Chaque·fois que nous avons rencontré ce sinus, nous avons pu
établir sûrement le diagnostic.

Dans la présentation de la face, la tumeur céphalique, dit Pinard, paraît
n'occuper qu'un côté ou plutôt une moitié du bassin; très-accessible du côté
où se trouve l'occiput, elle semble manquer de l'autre. Cependant, d'après le
docteur Budin (1), on peut dans certains cas sentir, du côté opposé à la tumeur
accessible, une saillie en forme de fer à cheval, nettement caractérisée et
constituée par le maxillaire inférieur et le menton.

Les autres signes fournis par le palper sont analogues à ceux qu'on rencontre dans la présentation du sommet. Mais le dos est plus profondément
situé (fig. 212), à cause de l'inflexion du fœtus sur son plan dorsal, tandis que
les petites parties fœtales répondant au plan antérieur sont très-superficielles.
Pour trouver et bien apprécier le dos, il faut donc déprimer lentement et
profondément la paroi abdominale, ainsi que le conseille Pinard.

Diagnostic de la présentation du siége par le palper. — Dans les pré-

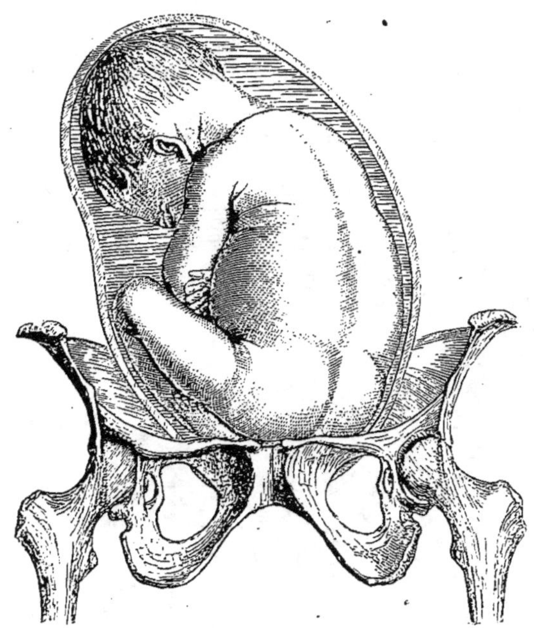

Fig. 213. — Présentation du siége en sacro-iliaque gauche antérieure.

sentations du siége, l'excavation est presque toujours vide et la partie fœtale
la plus déclive occupe le grand bassin et repose sur le détroit supérieur;
souvent elle est inclinée, vers l'une des fosses iliaques qu'elle remplit. Cette

(1) *De la tête du fœtus* (Thèse inaugurale. Paris, 1876).

partie fœtale est volumineuse; mais on remarquera qu'elle est moins sphérique, moins régulière, moins dure que l'extrémité céphalique; et si quelque doute restait dans l'esprit, il suffirait de palper par comparaison le fond de l'utérus, et d'y constater la présence de la tête. Celle-ci occupe, en effet, l'épigastre ou l'un des hypochondres, qui, soit dit en passant, sont alors assez souvent le siége de vives douleurs; on la reconnaît à ses caractères distinctifs; de plus, elle y ballotte presque toujours avec une grande facilité (voy. BALLOTTEMENT ABDOMINAL, p. 492).

Quelquefois la tête est si élevée, qu'elle se cache sous l'appendice xiphoïde ou sous les fausses côtes; mais avec un peu de patience et d'habileté, on finit par la trouver, et il sera facile de la faire ballotter (voy. BALLOTTEMENT CÉPHALIQUE, p. 492). Dans certains cas, on pourra même la rendre plus accessible, soit en exerçant quelques pressions sur l'extrémité pelvienne (Pinard), soit en faisant placer la femme sur le côté ou sur les coudes et les genoux (Budin), de manière à modifier un peu la situation du fœtus.

Le plan dorsal et le plan antérieur du fœtus présenteront ici les caractères que nous avons précédemment indiqués à propos de la présentation du sommet.

C'est surtout dans les présentations du siége qu'il faut ne pas se départir du précepte, d'ailleurs utile dans toutes les présentations, de ne pas se contenter de reconnaître par le palper une seule partie fœtale. La comparaison assure la rectitude du diagnostic.

Diagnostic de la présentation du tronc par le palper. — Lorsqu'on

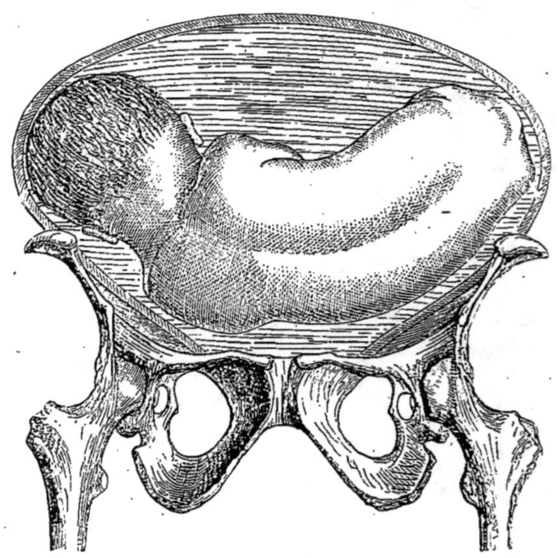

FIG. 214. — Présentation franchement transversale du tronc.

se bornait au toucher vaginal et à l'auscultation, les présentations du tronc étaient presque toujours méconnues pendant la grossesse, et les accoucheurs en étaient réduits, sur ce point, à faire des suppositions plus ou moins plausibles. Aujourd'hui, grâce au palper, le diagnostic de la présentation du tronc est facile. Dans cette présentation, en effet, les flancs sont occupés, l'un par

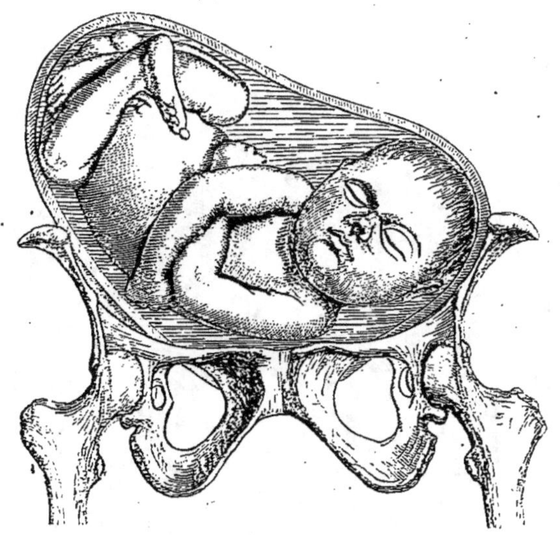

Fig. 215. — Présentation du plan latéral gauche, au début du travail.

la tête, l'autre par le siége, et à l'aide du palper, on reconnaît ces parties fœtales à leurs caractères habituels (voy. plus haut). Le dos est facile à distinguer lorsqu'il est dirigé en avant; impossible à sentir lorsqu'il regarde en arrière; mais on trouve alors les membres en avant.

Tantôt la tête et le siége sont aux deux extrémités du diamètre transverse de l'abdomen; tantôt la tête est plus élevée que le siége, ou *vice versâ*. Toutes ces particularités sont faciles à apprécier par le palper.

Diagnostic des positions par le palper. — Dans les présentations du sommet, de la face et du siége, il suffit de reconnaître comment le dos est orienté par rapport aux différents points du bassin, pour savoir quelle est la position de la partie fœtale qui se présente. Or, nous avons dit plus haut à quels caractères on distingue le dos et la colonne vertébrale, il est donc inutile d'y revenir. Dans les présentations du sommet et du siége, la colonne vertébrale a la même orientation que l'occiput et le sacrum; il n'y a donc là aucune difficulté. Dans les présentations de la face, au contraire, on se rappellera que le menton regarde à droite quand le dos est tourné vers le côté gauche, et *vice versâ* (voy. fig. 212).

A ces éléments de diagnostic, dont la simplicité est extrême, il faut en ajouter un autre, spécial aux présentations du sommet, que nous devons aux recherches du docteur Pinard et dont nous avons maintes et maintes fois constaté la réalité. Dans les présentations du sommet, lorsque la tête plonge dans l'excavation pelvienne, ou commence à s'engager dans l'ouverture du détroit supérieur, l'extrémité céphalique est fléchie, et lorsqu'on place un fœtus ou un mannequin dans cette attitude, il est facile de voir que l'occiput descend beaucoup plus bas que le front. Pendant le palper, les mains doivent donc rencontrer l'occiput et le front à des hauteurs différentes. En effet, dans les conditions précitées, si l'on palpe l'hypogastre au-dessus des

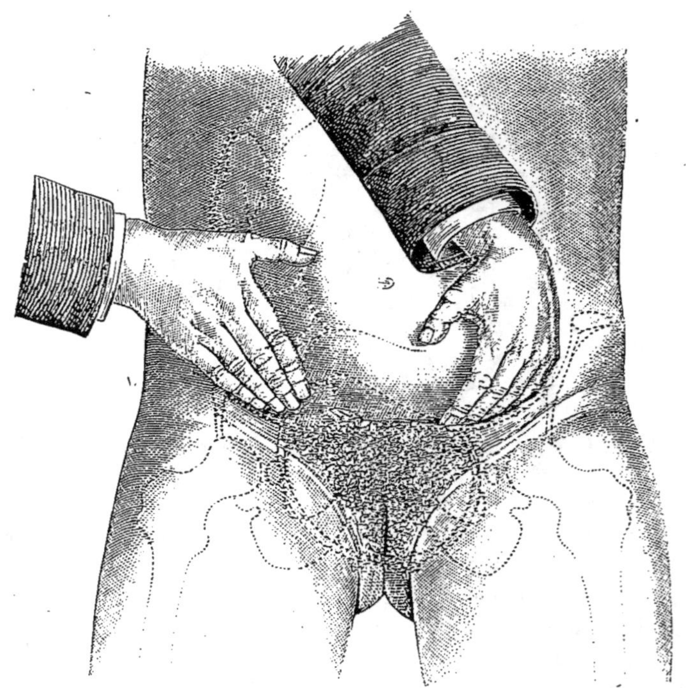

Fig. 216.— Mains explorant l'excavation : Main droite arrêtée par le front;
main gauche profondément enfoncée pour sentir l'occiput.

pubis, en déprimant *profondément* les parois abdominales de chaque côté de la ligne médiane, suivant le procédé que nous avons précédemment indiqué, l'une des mains rencontre la tête beaucoup plus tôt que l'autre main, car celle-ci est obligée de descendre plus bas dans le petit bassin, avant de sentir le plan résistant offert par l'extrémité céphalique. *La main qui est la moins enfoncée est arrêtée par le front, et peut remonter assez haut sur lui sans le quitter; tandis que la main qui s'enfonce le plus profondément est en rapport avec l'occiput, et il est impossible de la faire remonter sans tomber promptement dans la dépression formée par la nuque.*

Cette différence de niveau dans la situation des extrémités frontale et occipitale de la tête n'est pas constante, mais le plus souvent elle est très-évidente, surtout lorsque les mains sont bien en rapport avec le front et l'occi-

put. Le lieu d'élection pour la place que doivent occuper lés mains varie donc
un peu avec chacune des positions du sommet. Ainsi, dans les positions
occipito-iliaque gauche antérieure et occipito-iliaque droite postérieure ,
l'une des mains doit explorer le petit bassin, derrière l'éminence ilio-
pectinée gauche, tandis que l'autre se rapprochera autant que possible de
la symphyse sacro-iliaque droite. Dans les positions occipito-iliaque droite
antérieure et gauche postérieure, l'une des mains sera placée en avant et à
droite, l'autre en arrière et à gauche.

Chez les femmes dont le ventre est très-projeté en avant, il n'est pas rare
que le sommet se présente en position transversale. Souvent alors le fœtus
est fortement courbé en arc de cercle, de telle sorte que son extrémité pelvienne répond à l'une des crêtes iliaques (fig. 212), et que ses membres
pelviens viennent presque toucher le front (Pinard). C'est là une attitude qu'il
faut bien connaître, pour ne pas être dérouté par les indications du palper.

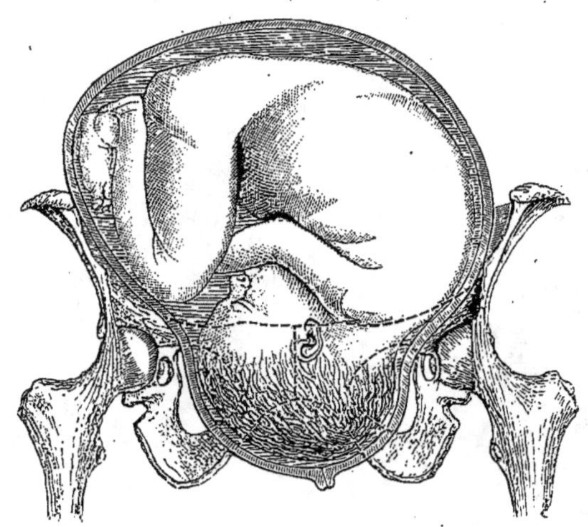

Fig. 217. — Présentation du sommet en occipito-iliaque gauche transversale.
(Dans les cas où l'utérus retombe en avant.)

Nous n'avons rien à dire de particulier sur les positions de la face et du
siége. Quant aux présentations du tronc, il suffit de reconnaître par le palper
la situation de la tête et la direction du dos, pour savoir quel est le côté du
tronc qui se présente et quelle est sa position (voy. p. 460); mais les détails
relatifs à la solution de cette question seront exposés avec le diagnostic des
présentations et des positions pendant l'accouchement (voy. section IV).

§ 3. — De la fluctuation.

La présence du liquide amniotique dans la cavité utérine semble devoir être
décelée facilement par la fluctuation ; mais il n'en est rien. L'interposition

des parties fœtales s'oppose à la transmission des ondes liquides, et la fluctuation ne se produit pas. Ce n'est que dans le cas d'hydropisie de l'amnios que la main, appliquée sur l'un des côtés du ventre, perçoit le choc du liquide qui a été ébranlé par l'autre main, lorsque celle-ci frappe légèrement et brusquement le côté opposé.

§ 4. — Du ballottement abdominal.

A partir du quatrième mois de la grossesse, si l'on fait coucher une femme dans la position que nous avons décrite à propos du palper abdominal, on peut, en déprimant d'une manière brusque un point particulier de l'abdomen qu'on trouve après quelques tâtonnements, sentir le fœtus ou une partie fœtale quitter la main sous l'influence de l'impulsion qui lui est ainsi communiquée, et se déplacer dans le liquide amniotique. Aussi la facilité avec laquelle on perçoit le ballottement augmente avec la quantité relative du liquide amniotique. Ce signe est d'ailleurs loin d'être constant.

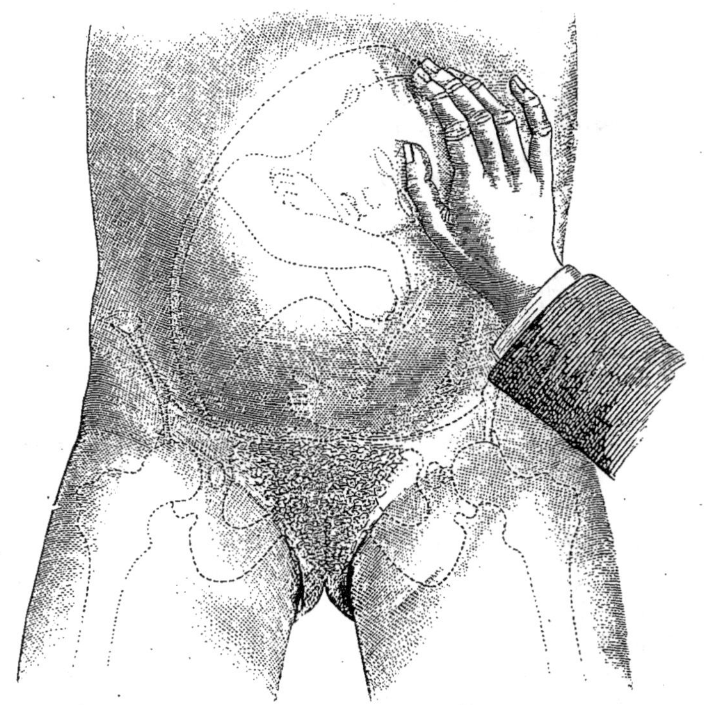

Fig. 218. — Main déprimant la paroi abdominale pour obtenir la sensation du ballottement céphalique dans la présentation du siége.

Parfois le corps mobile revient immédiatement à sa situation primitive et frappe les doigts qui l'ont mis en mouvement : c'est le *choc en retour*. Le professeur Pajot a très-justement comparé le ballottement à la sensation que l'on éprouve en donnant un coup sec avec le doigt sur un morceau de glace flottant dans un verre d'eau. On sent le morceau de glace quitter le doigt pour s'abaisser un peu sous l'eau, puis revenir bientôt après frapper le doigt qui l'a déplacé, si celui-ci est resté dans la même position. Souvent la partie fœtale revient doucement au point de départ, et la sensation de choc en retour manque complétement. Quoi qu'il en soit, le phénomène, dans les deux cas, prend le nom de ballottement abdominal. Seulement, dans le premier cas, la sensation est *double*; dans le dernier, elle est *simple*.

Vers le milieu de la grossesse, le fœtus se déplace habituellement en totalité; plus tard, on ne sent guère ballotter qu'une partie fœtale, dont la mobilité est indépendante de celle des régions voisines. Les parties les plus faciles à faire ballotter sont les membres et l'extrémité céphalique, surtout lorsque celle-ci répond au fond de l'utérus, et qu'on lui imprime brusquement un mouvement de flexion (voy. fig. 218). Dans ce cas le ballottement a reçu l'épithète de *céphalique*.

On peut varier les procédés à l'aide desquels on obtient le ballottement abdominal. Ainsi, dans quelques cas, l'une des mains appliquée sur l'abdomen renvoie à l'autre main, placée en un point opposé, la partie fœtale mobile dans le liquide amniotique. — Cazeaux décrit encore un autre procédé applicable, suivant cet auteur, aux grossesses peu avancées : « Dans ces cas, en effet, si, la femme étant dans une situation horizontale, on la fait coucher sur le côté, le fœtus, obéissant aux lois de la pesanteur, tombe sur les points les plus déclives. On peut alors, glissant la main sous le côté du ventre qui touche le lit, distinguer une des parties du fœtus que l'on déplace facilement, et qui un instant après revient au point d'où la main l'a chassée. » (Cazeaux.) Pour nous, nous avouons n'avoir jamais obtenu de bons résultats de ce procédé.

Le ballottement abdominal est un excellent signe de grossesse; cependant le professeur Pajot, dans son enseignement, rapporte qu'il a pu percevoir le ballottement abdominal chez une femme qui n'était pourtant pas enceinte. Il s'agissait d'une malade entrée à l'hôpital des Cliniques, dans le service de Nélaton, pour un kyste de l'ovaire. Ce kyste avait des parois épaisses d'où partaient des cloisons se dirigeant vers le centre. C'est à leur mobilité que le professeur Pajot attribue la sensation de ballottement qu'il éprouva, dans ce cas, en palpant l'abdomen.

Nous dirons bientôt qu'en pratiquant le toucher, on obtient un ballottement analogue à celui que nous venons de décrire dans l'exploration abdominale (voy. BALLOTTEMENT VAGINAL).

§ 5. — Des mouvements actifs du fœtus.

Nous venons de voir que le fœtus, mobile dans le liquide amniotique, est susceptible d'être déplacé par une pression brusque. On a désigné ce déplacement par les expressions de *ballottement, mouvements passifs, mouve-*

ments communiqués. Mais le fœtus est aussi animé de *mouvements spontanés,* dits *mouvements actifs* ou *mouvements propres* (Stoltz).

Habituellement, les premiers mouvements perçus par les femmes sont excessivement faibles et causent une espèce de chatouillement ou une sensation analogue à celle que produirait une araignée en courant sur la peau. Peu à peu ils deviennent plus accusés ; on en distingue alors de deux espèces : *mouvements de totalité, mouvements partiels.* Les premiers, produits par un déplacement du tronc du fœtus, peuvent être assez étendus pour amener des changements de présentation et de position ; ils produisent une espèce de frottement contre la paroi utérine, et on les désigne souvent sous la dénomination de mouvements de *reptation.* Les seconds, au contraire, tiennent au redressement brusque de la tête, et surtout au déplacement rapide des membres pelviens et thoraciques ; il en résulte des chocs et des coups secs contre la même paroi. Les uns et les autres peuvent se faire sentir dans tout le ventre, en des points différents et variables ; mais vers la fin de la grossesse ils ont des lieux d'élection qui sont en rapport avec l'attitude du fœtus ; ainsi les chocs les plus violents sont produits par les pieds, et en interrogeant les femmes avec soin, on apprendra que souvent les mouvements les plus forts se font sentir dans l'hypochondre droit ; ce qui s'explique aisément, puisque les pieds du fœtus occupent cette région dans la présentation la plus commune, celle du sommet en position occipito-iliaque gauche antérieure.

Ces mouvements peuvent se traduire extérieurement par des bosselures visibles à travers les parois de l'abdomen et soulevant parfois les vêtements. Ils sont quelquefois assez forts pour incommoder les femmes et même pour leur causer une douleur dont elles se plaignent ou qu'elles accusent par un cri. Nous avons vu le sommeil troublé par cette douleur, qui tient plus à la sensibilité de l'utérus et des parois abdominales qu'à l'énergie des mouvements de l'enfant.

Les mouvements actifs ne paraissent pas se produire avec une égale fréquence à tous les moments de la journée ou de la nuit ; on est assez disposé à croire que leur absence à certaines heures, leur activité à d'autres, correspondent aux états de sommeil et de veille du fœtus. Il suffit parfois que la femme se déplace sur un côté pour qu'ils cessent momentanément. Habituellement ils se produisent à diverses reprises en vingt-quatre heures ; mais ils peuvent disparaître pendant plusieurs jours de suite, et cette disparition alarme vivement les familles. Il est en effet bien prouvé par une expérience journalière que la diminution progressive des mouvements de l'enfant doit faire craindre un trouble dans son état de santé, et que leur cessation prolongée est un indice probable de sa mort, à moins que le stéthoscope ne permette d'affirmer le contraire. On doit donc ausculter, et quand on entendra les battements du cœur fœtal avec leurs caractères normaux, on aura l'espoir que les mouvements ne tarderont pas à se faire sentir de nouveau. Cazeaux était disposé à attribuer la disparition momentanée des mouvements actifs du fœtus à une congestion utérine réagissant sur la santé de l'enfant et, dans ces cas, il conseillait la saignée.

Les mouvements actifs du fœtus peuvent être perçus par l'oreille à partir
de la fin du troisième mois de la grossesse (voy. Auscultation, p. 497);
mais à cette époque ils se produisent sans que les femmes en soient averties
par aucune sensation particulière. Ils ne sont réellement sentis par la mère
que dans le cours du cinquième mois, le plus souvent vers quatre mois et
demi; mais sous ce rapport il y a de nombreuses variétés individuelles. Certaines femmes sentent remuer leur enfant dès la fin du quatrième mois, et
même quelques jours plus tôt; d'autres arrivent au sixième, septième et
même huitième mois avant de percevoir aucun mouvement. Dans certains
cas, on a attribué ce retard à l'ingestion par la mère de médicaments dont
l'influence retentirait sur la production et l'activité des mouvements spontanés du fœtus; mais cette influence est loin d'être démontrée.

Quelquefois la femme ne sent pas remuer son enfant, quoiqu'il soit vivant,
même pendant le dernier mois de la grossesse. Ce fait a été expliqué de
différentes manières. Scanzoni croit que les mouvements sont impossibles
quand la quantité de liquide amniotique est très-faible; car alors les parois
utérines, dit-il, embrassent étroitement le fœtus et l'immobilisent. Nous
n'acceptons aucunement cette manière de voir; quelque peu abondant que
puisse être le liquide amniotique, les parois de l'utérus sont toujours assez
souples pour permettre au fœtus de se déplacer. Mais il existe un certain
nombre de circonstances dans lesquelles les mouvements se produisent sans
qu'ils soient perçus par les femmes. Ainsi, celles qui sont paraplégiques pendant leur grossesse, et dont les parois abdominales sont paralysées par suite
du siége élevé de la lésion médullaire, n'ont aucunement conscience des
mouvements fœtaux. Il en est de même lorsque le fœtus est séparé des parois
abdominales de la mère soit par un paquet d'anses intestinales, soit par un
épanchement de sérosité dans la cavité péritonéale. Ces faits font supposer
que la perception des mouvements dépend de la sensibilité des parois de
l'abdomen, plutôt que de celle de l'utérus. Cette supposition est d'autant plus
vraisemblable que dans les cas ordinaires les mouvements sont presque toujours perçus dans une zone qui répond à la paroi antérieure du ventre. En
suivant le même ordre d'idées, nous ferons la remarque suivante : lorsqu'on
introduit la main dans l'abdomen d'une femme atteinte d'une large déchirure
de la matrice, on observe que la sensibilité est obtuse quand on touche le
tissu utérin, et qu'elle devient très-vive dès que les doigts sont appliqués
directement contre la paroi abdominale.

Enfin, dans quelques cas rares, il est vrai, des femmes, d'ailleurs bien portantes et présentant les conditions ordinaires d'une grossesse normale, sont
accouchées d'enfants vivants, sans avoir jamais senti les mouvements propres du fœtus, et sans que ceux-ci aient pu être perçus par les médecins,
dans plusieurs examens faits à des époques différentes. Mauriceau, de
Lamotte, Cazeaux et beaucoup d'autres citent des exemples semblables. Mais
le plus remarquable est celui que rapporte Campbell : « J'ai, dit-il (1), connu

____

(1) Citation empruntée à Cazeaux

une dame, mère de neuf enfants, et qui, à l'exception de la première grossesse, n'a jamais senti aucun mouvement du fœtus. Mais elle était elle-même
très-peu active (*inanimate and passive*), et ce qu'il y a de plus singulier,
c'est que tous ses enfants étaient aussi nonchalants qu'elle. » Ce fait semble
justifier l'opinion des auteurs qui pensent qu'il existe une certaine relation
entre l'activité musculaire de la mère et celle du fœtus.

Divers moyens ont été proposés pour exciter celui-ci à se mouvoir.
On croit généralement que l'application soudaine de la main préalablement
trempée dans de l'eau froide est capable de provoquer les mouvements. Simpson n'est pas de cet avis, parce qu'il n'y a aucune communication directe entre
les parois abdominales de la mère et le corps du fœtus, pas plus qu'entre leurs
systèmes nerveux. Au point de vue physiologique, il ne paraît donc pas possible que cette impression du froid ressentie par la mère détermine les mouvements musculaires du fœtus. L'expérimentation, du reste, est sur ce point
d'accord avec la théorie. En effet, si l'on applique la main froide sur l'abdomen, avec précaution, de manière à toucher simplement la peau sans déprimer
les parois qu'elle recouvre, l'impression du froid, dans ces conditions, ne
déterminera aucun mouvement fœtal. Simpson arriva aux mêmes résultats
négatifs en touchant la surface de l'abdomen avec des corps métalliques à la
fois plus larges et plus froids que la main, et même avec des morceaux de
glace. Nous avons maintes fois répété les expériences du célèbre accoucheur
d'Édimbourg et vérifié la justesse de ses assertions. Jacquemier prétend que
si l'on fait retenir à une femme enceinte sa respiration pendant quelques instants, on voit apparaître aussitôt les mouvements actifs du fœtus ; nos observations n'ont pas confirmé, jusqu'à présent, les remarques de l'éminent
praticien.

Le meilleur moyen de provoquer les mouvements actifs consiste à appliquer
la main sur le ventre de la femme et à l'appuyer sur une partie fœtale ; puis
on repousse brusquement l'enfant à plusieurs reprises, comme pour le secouer
de son sommeil. Le fœtus exécute alors des mouvements semblables à ceux
que fait un nouveau-né dans son berceau, lorsqu'on vient à l'éveiller. Ce moyen
a du moins le mérite de la simplicité ; de plus, il réussit souvent, mais il n'est
pas infaillible.

Nous avons dit qu'à une certaine époque de la grossesse la femme sent
elle-même les mouvements de son enfant ; mais le médecin ne doit pas se
fier d'une manière absolue aux sensations qu'elle accuse, car elle peut vouloir le tromper, ou se tromper elle-même de bonne foi. Montgomery rapporte
qu'une femme, dans l'intention de simuler une grossesse, contractait ses muscles abdominaux de manière à faire croire à des mouvements fœtaux qui
manquaient nécessairement puisqu'il n'y avait pas eu conception. Certaines
femmes, dominées par le désir d'avoir des enfants, désir qui va parfois jusqu'à la monomanie, se persuadent, persuadent à leurs maris et aux personnes
qui les entourent, quelquefois même à leur accoucheur, qu'elles sentent les
mouvements du fœtus, tandis qu'une exploration directe démontre d'une façon
certaine qu'il n'existe pas de grossesse. Quelquefois c'est un déplacement de

gaz dans l'intestin, une contraction abdominale involontaire, qui est la cause de leur erreur. Ces femmes sont tellement convaincues d'être enceintes, qu'elles croient rarement le médecin qui leur révèle l'inanité de leurs espérances. Les femmes hystériques sont particulièrement sujettes à ces illusions, d'autant plus que chez elles il existe souvent un développement du ventre dû à une tympanite considérable. Donc, pour que les mouvements actifs du fœtus constituent un signe important de grossesse, il faut qu'ils soient constatés par l'accoucheur lui-même.

ARTICLE IV

SIGNES FOURNIS PAR LA PERCUSSION

La percussion rend d'assez médiocres services dans le diagnostic de la grossesse ; pour la pratiquer, on place la femme dans le décubitus dorsal et l'on percute soit avec la main, soit avec le plessimètre, d'après les règles ordinaires. La seule précaution indispensable à prendre est de faire préalablement vider la vessie.

Ce mode d'investigation donne un son mat dans toute la zone où la matrice est appliquée contre la paroi antérieure de l'abdomen ; au delà de cette zone le son est clair et décèle la présence de l'intestin. La percussion devient surtout utile lorsque le palper abdominal est rendu impossible par quelques-unes des causes que nous avons précédemment indiquées (voy. p. 481). Nous en avons parfois tiré bon parti chez les femmes obèses, à ventre volumineux, qui se croient arrivées à une période avancée de grossesse, et chez lesquelles les parois abdominales sont tellement chargées de graisse que le palper est impossible. Dans ces cas, la percussion nous a presque toujours permis d'établir un diagnostic négatif, parce que la sonorité était manifeste dans toute l'étendue du ventre ; beaucoup plus rarement, une matité limitée à l'hypogastre nous a fait considérer la grossesse comme possible.

ARTICLE V

SIGNES FOURNIS PAR L'AUSCULTATION OBSTÉTRICALE

Les bruits du cœur fœtal ont été entendus pour la première fois par Mayor (de Lausanne), chirurgien à Genève. Voici, en effet, ce que disent les rédacteurs de la *Bibliothèque universelle de Genève* (1), en rendant compte du rapport de Percy sur un mémoire relatif à l'auscultation des poumons et du cœur, présenté par Laennec à l'Académie des sciences de Paris : « Les observations de Laennec nous en rappellent une de M. Mayor, habile chirurgien de Genève, très-intéressante dans ses rapports avec l'art des accouchements et avec la médecine légale. Ce chirurgien a découvert qu'on peut reconnaître avec certitude si un enfant arrivé à peu près à terme est vivant ou non, en

____
(1) Tome IX, novembre 1818, p. 248, en note.

appliquant l'oreille sur le ventre de la mère. Si l'enfant est vivant, on entend fort bien les battements de son cœur, et on les distingue facilement du pouls de la mère; il est mort, au contraire, si l'on n'entend plus rien. » Ainsi, en 1818, et peut-être même un peu auparavant, Mayor avait entendu les battements du cœur fœtal; mais il est permis de supposer qu'il n'avait pas compris toute l'importance de ce fait, puisqu'il ne publia rien lui-même sur ce sujet.

Quoi qu'il en soit, en 1821, Lejumeau de Kergaradec, qui ignorait complétement la découverte de Mayor, entendait les battements du cœur fœtal et de plus le bruit de souffle utérin. Le 26 décembre 1821, il présentait à l'Académie de médecine un mémoire important où il exposait les résultats qu'il avait obtenus par l'auscultation et les conséquences qu'on pourrait en tirer; il ne doutait pas qu'on ne pût un jour, par ce procédé d'exploration, reconnaître l'existence d'une grossesse, déterminer si elle est simple ou double, si le fœtus est vivant ou mort, si même il souffre pendant le travail, et enfin diagnostiquer sa situation dans la cavité utérine. Ainsi de Kergaradec avait compris toute l'importance de l'auscultation obstétricale; il n'est donc pas étonnant que quelques auteurs, tels que Hohl, Carrière, l'aient considéré comme le véritable inventeur de ce procédé d'exploration.

Après la publication du mémoire de Kergaradec, quelques accoucheurs, parmi lesquels on regrette de trouver les noms de Siebold, Dugès, Capuron, nièrent l'utilité de l'auscultation obstétricale; d'autres, au contraire, lui furent favorables et la vulgarisèrent. Nous ne ferons pas l'historique de cette question; cependant, parmi les premiers partisans de l'auscultation, il est presque indispensable de citer Maygrier, d'Outrepont, Ulsamer, Lau, Haus, Ritgen, Froriep, Nægele, etc. Dans le mois de décembre 1831, P. Dubois, faisant devant l'Académie de médecine de Paris un rapport remarquable sur un mémoire présenté quelques mois auparavant par Bodson, profita de cette occasion pour exposer les résultats de son expérience personnelle. Kennedy (1830-1833) en Angleterre; Hohl (1833) et Kilian (1834) en Allemagne; Velpeau (1835), Jacquemier (1837), Stoltz et Carrière (1838) en France, ont tous publié des mémoires ou des articles importants sur ce sujet.

En 1839 paraissait la thèse inaugurale de Depaul, sur l'auscultation obstétricale étudiée surtout comme moyen de diagnostic des présentations et des positions du fœtus. Plus tard, Cazeaux dans son *Traité de l'art des accouchements* (1842), Devilliers et Chailly (1842), Barth et Roger dans leur *Traité pratique d'auscultation* (1844), étudièrent aussi avec soin ce procédé d'exploration. Enfin, en 1847, parut le remarquable *Traité d'auscultation obstétricale* de Depaul. Depuis la publication de ces divers travaux, tous les accoucheurs se sont livrés à la pratique de l'auscultation, dont ils ont reconnu chaque jour l'utilité.

L'auscultation est, en effet, avec le toucher vaginal et le palper abdominal, un des plus précieux moyens de diagnostic que nous possédions en obstétrique. Grâce à elle, nous pouvons reconnaître si la grossesse est simple ou si elle est gémellaire, si l'enfant est vivant ou s'il ne l'est plus, et même, ce qui est d'une importance pratique bien plus grande, s'il ne souffre pas du travail de l'accouchement, ou si sa vie court un danger qui exige l'intervention immédiate de l'accoucheur. Enfin, l'auscultation concourt au diagnostic de la présentation et de la position du fœtus, quoique sous ce rapport elle fournisse des résultats moins sûrs que le palper abdominal et le toucher. A tous ces avantages, l'auscultation joint celui de ne causer à la femme ni douleur ni répugnance.

Elle se pratique habituellement la femme étant couchée sur le dos; dans certaines circonstances il convient de la placer sur le côté. Le ventre doit être nu; on peut cependant le laisser recouvert par la chemise, pourvu que l'étoffe n'en soit pas assez grossière, ni assez neuve, pour produire des bruits qui gêneraient l'examen.

On peut ausculter soit en appliquant directement l'oreille sur l'abdomen, soit en se servant du stéthoscope. Nous préférons l'auscultation médiate, parce qu'elle est plus commode, plus précise.

Maygrier eut l'idée d'ausculter l'utérus par le vagin. Cette idée fut réalisée par Nauche, qui fit construire, sous le nom de *métroscope*, un stéthoscope coudé, destiné à ausculter le museau de tanche. Cet instrument était appliqué soit au fond du vagin, soit à l'intérieur de la cavité cervicale. Comme son emploi fut accusé d'avoir produit plusieurs fois l'avortement, il fut généralement abandonné. Mais l'idée de Maygrier et de Nauche vient d'être reprise par Verardini (de Bologne)(1), qui, par ce procédé d'auscultation intra-vaginale, aurait reconnu plusieurs fois une grossesse à ses débuts, dans les deux ou trois premiers mois, en entendant un souffle isochrone au pouls de la mère.

Lorsqu'on place le stéthoscope sur le ventre d'une femme enceinte, on peut entendre deux espèces de bruits : des *bruits maternels*, des *bruits fœtaux*.

Parmi les bruits maternels, le plus important est le *souffle utérin*. Il faut y ajouter, comme bruits accessoires, le souffle ou les simples pulsations des gros troncs vasculaires du bassin et de l'artère épigastrique, les bruits du cœur de la mère, transmis quelquefois jusqu'à la région hypogastrique, et enfin les borborygmes intestinaux, qu'il faut connaître à cause des erreurs qu'ils ont occasionnées.

Les bruits fœtaux sont : les *bruits du cœur*, le *souffle fœtal*, les *bruits de mouvements*, c'est-à-dire ceux qui résultent du déplacement ou des chocs du fœtus dans la cavité utérine.

Indépendamment de ces bruits, nous mentionnerons celui qui se produit pendant l'accouchement, au moment du décollement du placenta (voy. DÉLIVRANCE).

§ 1. — Souffle utérin.

Parmi les bruits maternels, le seul qui mérite d'être étudié d'une façon complète est le *souffle utérin*. Découvert en 1824 par Lejumeau de Kergaradec,

---

(1) *Recherches sur les causes du souffle utéro-placentaire*, par le docteur Verardini (de Bologne), traduit par van den Bosch (de Liège), 1878.

qui le désigna sous le nom de *battement simple avec souffle*, il reçut ensuite les dénominations successives de *souffle placentaire* (Monod), de *souffle abdominal* (Bouillaud), de *souffle épigastrique* (Kiwish), et enfin celle de *souffle utérin* (P. Dubois, Depaul).

Caractères du souffle utérin. — Ce souffle, analogue à celui qu'on entend dans les gros vaisseaux du cou chez les chlorotiques, offre des différences très-marquées dans son siége, son intensité, son timbre et son rhythme, soit d'une femme à l'autre, soit chez la même femme; mais ce qui le caractérise surtout, c'est son isochronisme avec le pouls maternel.

On l'entend habituellement dès que les femmes sont parvenues à la fin du quatrième mois de la grossesse; cependant Kennedy, Carrière et le professeur Depaul l'ont constaté vers la douzième et même la dixième semaine; mais c'est un fait exceptionnel.

Le plus souvent on l'entend vers les *parties inférieures et latérales du ventre*, plus rarement vers le *fond de l'utérus*. Sur 80 femmes enceintes qui présentaient ce phénomène, Jacquemier l'a rencontré 34 fois plus ou moins limité à la région iliaque gauche, 22 fois à la droite, 4 fois à la région ombilicale, 9 fois sur toute la portion de la paroi abdominale qui correspondait à l'utérus.

Sur 295 observations faites par Depaul sur des femmes qui avaient dépassé le cinquième mois de la gestation, 182 fois ce bruit se faisait entendre bien distinctement de chaque côté de l'utérus, à peu de distance de l'arcade crurale; dans 27 cas il ne se manifesta que d'un seul côté; dans 43, vers le fond de l'organe; dans 18, il retentissait sur toute la surface de l'utérus. Enfin, dans 12 cas Depaul a noté qu'il existait en trois endroits distincts : le fond de l'organe et les parties situées au-dessus des arcades crurales. Dans la première moitié de la grossesse, on le perçoit le plus souvent en plaçant le stéthoscope *sur la ligne médiane, un peu au-dessus des pubis.*

Mais ajoutons immédiatement qu'à toutes les époques de la grossesse ce bruit peut changer de place, qu'il est *mobile*. Il semble se porter tout à coup d'un point de l'abdomen au point opposé, et paraît tantôt superficiel, tantôt profond.

De plus, on ne le rencontre pas toujours au moment où l'on ausculte une femme enceinte. Mais si l'épreuve est renouvelée souvent chez celle qui ne l'offrait pas d'abord, même à une époque avancée de la grossesse, on finit ordinairement par le trouver. Réciproquement, après l'avoir entendu plusieurs fois chez une femme, on ne le retrouve plus ensuite, pendant assez longtemps et en auscultant à plusieurs reprises; puis il reparaît tout à coup, sous l'influence de circonstances indéterminées.

Son *intensité* subit des modifications très-singulières dans le cours de la gestation; généralement elle s'accroît jusqu'à la fin du septième ou du huitième mois, puis elle reste stationnaire. Suivant Depaul, elle n'aurait pas de rapport avec l'intensité du pouls de la mère; elle paraît diminuée, selon cet auteur, par toutes les causes capables de restreindre le calibre des vaisseaux de la matrice : par une forte pression du stéthoscope, par certains mouvements actifs du fœtus qui compriment l'utérus, et surtout par les contractions de cet organe.

Le bruit de souffle subit, sous l'influence de la contraction utérine, des modifications qu'il est intéressant d'étudier. Au début de la contraction, il devient tout à coup plus fort, plus ronflant ; puis à mesure que la contraction augmente d'intensité et se généralise, il diminue progressivement jusqu'à devenir imperceptible ; dès que la contraction s'affaiblit, le souffle utérin reparaît avec les caractères qu'il présentait au début de la contraction, et reprend peu à peu la sonorité qu'il avait précédemment.

Ce bruit présente toutes les variétés de *rhythme* qui ont été décrites dans la chlorose. Le plus souvent intermittent, simple, il est quelquefois continu, avec ou sans redoublement.

Son *timbre* est variable. Suivant Depaul, ce souffle est toujours doux et sans choc, alors il ressemble au bruit que l'on fait avec les lèvres en prononçant tout bas la syllabe *vous*. D'après Cazeaux, il est quelquefois râpeux et accompagné de vibrations. Tantôt sibilant, il ressemble assez bien au bruit qui est produit par l'air s'échappant à travers une porte mal close ; tantôt ronflant, il est comparable à la note grave que donne sous l'archet une corde de basse ; dans certains cas il ressemble à une plainte ou à un piaulement.

Quel est le mode de production du souffle utérin ? La dénomination que nous avons adoptée pour désigner ce bruit indique à elle seule que nous en plaçons l'origine dans l'utérus. Avant de démontrer sur quelles raisons nous nous appuyons, nous devons indiquer les différentes théories qui ont été émises pour expliquer sa formation.

Nous passerons en revue la théorie placentaire, la théorie iliaque, la théorie utérine, et le théorie épigastrique.

1° *Théorie placentaire*. — Monod, Hohl, localisaient le bruit de souffle maternel dans le placenta. D'après ce dernier auteur, le souffle était produit par le passage du sang artériel dans les sinus veineux du placenta. Nous ne nous étendrons pas sur cette opinion et sur les conséquences que voulaient en tirer ses partisans, parce qu'il y a un fait qui démontre péremptoirement qu'ils étaient dans l'erreur, c'est la persistance de ce bruit de souffle non-seulement après l'expulsion du fœtus, mais après la délivrance. Le docteur Bailly, qui a repris l'étude de cette question (1), a trouvé que le souffle utérin persistait neuf fois sur dix pendant un temps variable après la délivrance, et s'affaiblissait, d'une façon progressive, jusqu'à sa disparition. D'après cet auteur, la durée moyenne du souffle *post partum* est de deux à trois jours (63 heures) ; il l'a vue se prolonger jusqu'au sixième jour dans quelques cas rares. Les recherches du docteur Maggia (de Padoue) ont confirmé les observations de Bailly.

2° *Théorie iliaque*. — D'après cette théorie, dont le professeur Bouillaud est le plus illustre défenseur, le bruit de souffle maternel aurait son siége

____

(1) *Archives de tocologie*, août 1874.

dans les gros troncs artériels du bassin : aorte, artères iliaques, etc., et résulterait de leur compression par l'utérus gravide. Voici les arguments qui ont été émis en sa faveur : Toutes les fois qu'une tumeur se développe sur le trajet d'un gros tronc artériel et le comprime, un bruit de souffle se produit. En outre, une circonstance qui favorise singulièrement la production de ce phénomène, c'est l'altération du sang que l'on rencontre chez les chlorotiques.

Ces conditions sont-elles remplies pendant la grossesse? Évidemment oui. D'une part, l'utérus gravide, en se développant, exerce une compression sur les gros troncs artériels situés au niveau de la marge du bassin et de la partie inférieure de la région lombaire : artères iliaques, aorte. D'autre part, il est impossible de méconnaître l'analogie qui existe entre le sang des femmes enceintes et celui des chlorotiques.

En faveur de cette origine du souffle maternel, on a encore invoqué les circonstances suivantes : 1° Ce bruit de souffle ne commence à paraître qu'à l'époque où l'utérus, élevé au-dessus du détroit supérieur, peut comprimer les vaisseaux iliaques. 2° Il s'entend ordinairement sur les parties inférieures et latérales de l'abdomen, près de ces vaisseaux. 3° Quand on fait placer la femme sur les coudes et sur les genoux, le bruit du souffle disparaîtrait, parce que l'utérus en se portant en avant cesserait de comprimer les vaisseaux situés à l'entrée du bassin.

Ces arguments peuvent être aisément réfutés : 1° Nous avons vu (p. 499) que le souffle abdominal a été entendu par Verardini (de Bologne) au deuxième et au troisième mois de la grossesse. 2° Comment concilier cette origine iliaque du bruit de souffle avec ses caractères tels que nous les avons décrits plus haut? Nous avons dit qu'il était mobile (voy. p. 500); qu'on l'entendait parfois au fond de l'utérus et même sur une grande étendue de sa surface antérieure. Or, les souffles résultant de la compression des troncs iliaques par l'utérus gravide devraient toujours être entendus sur les parties latérales et inférieures de l'abdomen. Cette objection nous paraît d'une grande valeur, et nous ne croyons pas qu'on y ait répondu, jusqu'à présent, d'une façon décisive. 3° Dans bon nombre de cas où l'on fait placer les femmes sur les coudes et les genoux, on continue à entendre le bruit abdominal, et, quand celui-ci cesse d'être transmis à l'oreille, on peut en accuser la position défectueuse que l'observateur est obligé de prendre pour pratiquer l'auscultation dans ces conditions.

Nous ferons encore valoir deux autres objections contre la théorie iliaque. D'une part, nous avons vu plus haut que pendant la contraction utérine le souffle se renforçait au début, pour diminuer ensuite jusqu'à devenir imperceptible; or les fibres musculaires de la matrice, en se contractant, ne peuvent agir qu'en diminuant le calibre des vaisseaux utérins et n'ont aucune influence sur la capacité des vaisseaux iliaques. D'autre part, nous dirons bientôt, à propos de la théorie épigastrique (voy. p. 504) qu'en comprimant comme l'a fait Glénard, la paroi abdominale et l'utérus au-dessus du pli de l'aine, on réussit quelquefois à faire disparaître le souffle maternel. La compression, dans ces cas, porte-t-elle directement ou indirectement sur les artères iliaques? Toute la question est là. Nous y répondrons par l'expérience suivante, faite à la Maternité de Paris : Nous avons choisi un certain nombre de femmes enceintes chez lesquelles on entendait en même temps du souffle sur le côté de l'abdomen et sur le trajet de l'artère fémorale. Puis nous avons comprimé la paroi abdominale sur le point indiqué par Glénard, et, dans bon nombre de cas, nous avons réussi à faire disparaître le souffle abdominal, sans jamais modifier le souffle de l'artère fémorale. Si la compression avait atteint l'artère iliaque, le souffle aurait dû disparaître en même temps sur le trajet de cette dernière artère et sur celui de l'artère fémorale, dont la circulation est solidaire de la circulation iliaque. La persistance du souffle fémoral, pendant que le souffle abdominal disparaissait par compression, démontre donc que celui-ci ne siégeait ni dans les artères iliaques primitives ni dans les artères iliaques externes.

Le bruit de souffle maternel n'a-t-il jamais pour siége les vaisseaux iliaques? Telle n'est pas notre pensée; mais nous sommes convaincus que dans la majorité des cas il ne se produit pas dans ces vaisseaux (voy. *Théorie utérine*).

3° *Théorie utérine*. —Cette théorie a été émise la première fois par P. Dubois. C'est celle que nous adoptons. Outre les phénomènes de mobilité, de variabilité et d'instabilité que nous invoquions tout à l'heure, une circonstance qui nous détermine encore à admettre que le bruit de souffle maternel se produit non dans les vaisseaux iliaques, mais dans les vaisseaux des parois utérines, c'est que, dans certains cas, il est tellement superficiel qu'il paraît entrer directement dans l'oreille appliquée sur l'abdomen. Il nous est même arrivé de constater, en même temps que ce bruit, l'existence d'un frémissement sensible au doigt.

Il était alors évident que le souffle avait son siége dans un vaisseau placé superficiellement dans la paroi utérine. Pajot, Blot, Rotter (1), etc., ont observé le même phénomène. Un médecin suisse, Rapin, a même constaté la vibration des artères utérines par le toucher vaginal (2).

Mais les auteurs sont loin d'être d'accord sur le mécanisme de la production du souffle utérin. P. Dubois supposait qu'il existait entre les artères et les veines de larges communications anastomotiques, et attribuait le bruit de souffle au mélange brusque du sang artériel et du sang veineux. Il considérait les parois utérines comme transformées pendant la grossesse en une espèce de tissu érectile, et assimilait les phénomènes circulatoires dont elles sont le siége à ceux qui se passent dans les tumeurs érectiles et dans les anévrysmes artério-veineux. Mais Jacquemier a démontré, et c'est maintenant un fait bien connu, que ces larges et faciles communications entre les artères et les veines utérines, admises par P. Dubois, n'existent pas. Dès lors, l'explication donnée par ce dernier auteur ne peut être maintenue.

(1) *Archiv für Gynœk.*, fasc. 3. Voy. aussi *Annales de gynécologie*, t. I, p. 160.
(2) *Corresp. Bl. f. Schweizer Ærzte*, II, 2.

Corrigan, Carrière et Depaul expliquent le bruit de souffle par un changement dans le calibre des artères utérines. Comme nous l'avons dit page 223, au moment où ces artères pénètrent dans l'utérus, sur les bords latéraux de l'organe, elles se divisent et se dilatent; de sorte que les divisions ont un calibre supérieur à celui du tronc qui leur a donné naissance. Or, on sait que les liquides qui circulent dans des tubes ne produisent aucun bruit, lorsque ceux-ci sont d'un calibre égal dans toute leur étendue; mais qu'il n'en est pas de même quand à un rétrécissement succède une dilatation, car alors il se produit un bruissement. Si l'on fait une application de cette loi de physique aux artères utérines, on peut jusqu'à un certain point comprendre l'existence des bruits de souffle qui se produisent sur les parties latérales de l'utérus, puisque les artères s'y dilatent. Quant au souffle qu'on rencontre dans les autres régions de cet organe, le professeur Depaul fait intervenir, pour expliquer son mécanisme, la compression des artères utérines par les différentes saillies du fœtus; quand les points où s'exerce cette compression varient sous l'influence des mouvements dont le fœtus est susceptible, le bruit de souffle change de place.

4° *Théorie épigastrique.* — Kiwisch (1) et Glénard (2) (de Lyon) dans son premier mémoire soutinrent que le bruit de souffle maternel de la grossesse se produisait dans l'artère épigastrique. Hecker (3) (de Munich) a aussi constaté chez une femme enceinte et à terme l'existence d'un souffle systolique qui avait, selon lui, manifestement pour siége l'artère épigastrique; mais il est moins exclusif que les deux auteurs que nous venons de citer, et ne fait pas de cette artère le siége ordinaire du bruit gravidique.

Glénard appuyait son opinion sur les expériences suivantes : A mesure qu'on se rapproche de l'artère épigastrique, le bruit de souffle devient de plus en plus fort; son maximum d'intensité se trouve sur le trajet de cette artère ; de plus, si l'on vient à comprimer le tronc de celle-ci dans la région inguinale, à 2 ou 4 centimètres au-dessus du pli de l'aine, à 10 centimètres de l'épine iliaque, on fait cesser le bruit de souffle dans la moitié correspondante de l'abdomen. Il vint à Paris répéter ces expériences à la Clinique, devant les professeurs Bouillaud et Depaul, puis, à la Maternité, en présence de Tarnier et de Guillermet son interne. Dans un certain nombre de cas, il ne réussit pas à faire disparaître le souffle en exerçant une compression dans la région inguinale sur le trajet présumé du tronc de l'épigastrique; dans d'autres cas, au contraire, cette manœuvre faisait cesser complétement le bruit en question, ou le modifiait d'une façon très-manifeste. C'est alors que Tarnier fit observer au docteur Glénard, qu'en voulant comprimer l'artère épigastrique il était exposé à comprimer involontairement le tronc de l'une des artères utérines qui existent dans cette région. Le docteur Glénard fit

(1) *Kiwische für Klinische Vorträge*, 1849, p. 564, ou Stoltz, *Archiv Tocologie*, juillet 1870, p. 386.

(2) Frantz Glénard, *Étude physiologique sur le souffle maternel et la paroi abdominale des femmes enceintes (Archives de tocologie, mars 1876).*

(3) *Klinik der Geb.* Leipzig, 1871, p. 31 (Hecker et Buhl).

de nouvelles expériences, et publia bientôt après un second *Mémoire sur la localisation définitive du souffle maternel de la grossesse* (1), dans lequel il abandonne la théorie épigastrique, et place le bruit en question dans une artère située sur la paroi antéro-latérale de l'utérus, à laquelle il donne le nom d'*artère puerpérale*. Le calibre de cette artère égale celui de l'humérale, et son parcours est à peu près le même que celui de l'artère épigastrique, à laquelle elle est sous-jacente. L'artère *puerpérale* n'est autre chose qu'une branche anastomotique entre l'utérine et l'utéro-ovarienne.

Quoi qu'il en soit, dans son deuxième mémoire, Glénard admet que c'est dans un vaisseau de la paroi utérine que se produit le bruit de souffle. Après avoir défendu la théorie épigastrique, cet auteur l'a donc abandonnée pour revenir à la théorie utérine que nous avons adoptée (voy. plus haut).

<h3 align="center">§ 2. — Des bruits du cœur fœtal.</h3>

Les bruits du cœur fœtal présentent comme caractère principal d'être des bruits doubles que l'on a comparés au tic-tac d'une montre enveloppée d'un linge et un peu éloignée de l'oreille.

Il eût été plus simple et plus exact de les comparer aux battements du cœur après la naissance ; leur *timbre* est un peu plus sourd, mais ils en ont le *rhythme* bien connu : un premier bruit, qui est le plus fort, un petit silence, un deuxième bruit moins intense, enfin un grand silence. Le premier bruit correspond, comme après la naissance, à la systole ventriculaire.

A quelle époque de la grossesse commencent-ils à être perceptibles ? La plupart des auteurs indiquent quatre mois et demi. Mais le professeur Depaul déclare qu'en appliquant profondément le stéthoscope sur le fond de l'utérus, au-dessus des pubis, et en renouvelant au besoin l'examen à quelques jours de distance, on arrive, dans bon nombre de cas, à constater l'existence de ces bruits vers le milieu du quatrième mois, quelquefois même dès la fin du troisième mois. Nous avons souvent été à même de vérifier l'exactitude de cette observation.

L'*intensité* de ces bruits varie naturellement suivant la force de l'organe qui les produit ; cette force n'est pas la même chez tous les fœtus ; elle n'est pas non plus la même, on le conçoit, à toutes les époques de la vie intra-utérine. Aussi, les bruits dont nous nous occupons deviennent-ils de plus en plus intenses à mesure que la grossesse approche de son terme. Cependant ils n'augmentent pas d'une manière sensible pendant le dernier mois.

Leur intensité varie encore avec les circonstances favorables ou défavorables à leur transmission. Celle-ci se fait plus ou moins bien, selon l'épaisseur des parois abdominales et utérines, selon la quantité d'eau amniotique interposée, enfin selon la situation du fœtus dans la matrice. Pendant l'accouchement, ils deviennent plus éclatants lorsque les membranes sont rompues et qu'une certaine quantité du liquide amniotique s'est écoulée.

(1) *Archives de tocologie*, août 1876, p. 664.

Habituellement ces bruits s'entendent dans une étendue assez considérable, sur une surface de 10 centimètres de diamètre, quelquefois même sur toute la surface antérieure du ventre. Mais il existe un point ou plutôt une région limitée où les battements s'entendent d'une façon plus nette, plus intense que partout ailleurs; à mesure qu'on s'en éloigne, les battements deviennent plus faibles, et l'on finit même par ne plus les entendre. C'est donc dans ce point que se trouve le *maximum d'intensité*. Son siége varie avec la présentation et la position du fœtus. Nous dirons bientôt le parti qu'on peut tirer de ce *maximum d'intensité* relativement au diagnostic des présentations et des positions (voy. p. 510), et nous verrons plus tard que l'existence de deux *maxima d'intensité* permet de diagnostiquer une grossesse gémellaire (voy. GROSSESSE MULTIPLE).

La *fréquence* des pulsations du cœur est beaucoup plus grande chez le fœtus que chez l'adulte. Bouillaud pense qu'elle décroît constamment depuis l'époque de la vie intra-utérine, où l'on peut l'apprécier pour la première fois, jusqu'à la naissance et même par delà la naissance jusqu'à la mort. P. Dubois, Depaul, affirment, au contraire, que leur fréquence moyenne reste la même pendant toute la durée de la vie fœtale.

Le nombre moyen des battements du cœur du fœtus est, dans les cas normaux, d'environ 140 (Depaul) ou 135 (Nægelé fils) par minute. Les limites extrêmes observées dans des cas où le fœtus est né bien portant sont 120 et 160 (Depaul). Cette grande fréquence suffira ordinairement pour empêcher de confondre les battements du cœur fœtal avec ceux du cœur de la mère, et avec ceux de l'aorte et des iliaques.

Cependant la transmission des battements du cœur de la mère jusque dans la région hypogastrique a parfois fait croire à une grossesse quand l'utérus était vide, ou fait penser qu'un fœtus était vivant quand il était mort. Ces méprises se produisent dans les cas où pour une cause quelconque, émotion, mouvement fébrile, etc., la circulation maternelle est tellement accélérée qu'on peut, d'après le nombre et la rapidité des battements du cœur maternel, croire entendre les pulsations fœtales. On évitera cette erreur en remarquant : 1° l'isochronisme parfait du pouls radial de la femme et des pulsations abdominales; 2° l'intensité toujours croissante des battements, à mesure qu'on se rapproche de la région précordiale de la mère : deux particularités que ne présente jamais le cœur du fœtus.

Nous signalerons encore une autre cause d'erreur : quelquefois, sous l'influence d'une émotion vive ou d'une course rapide, les artères de l'oreille de la personne qui ausculte, battent assez fort et assez vite pour produire contre le stéthoscope un bruit que l'on pourrait confondre avec les battements cardiaques du fœtus. Pour éviter toute erreur de ce genre, il suffira que l'observateur compare la fréquence du bruit entendu avec celle des battements de son artère radiale.

Différentes circonstances peuvent faire varier la fréquence des battements du cœur, qui tantôt s'accélèrent, tantôt se ralentissent.

L'*accélération* des battements cardiaques se produit quelquefois sans cause appréciable; elle doit alors être imputée, comme le dit Depaul, à quelque excitation intérieure, dont le point de départ est dans le fœtus lui-même (1). Souvent, elle résulte des grands mouvements exécutés par le fœtus ou des déplacements qu'on lui imprime avec les mains, ainsi qu'on le fait dans la version par manœuvres externes. Elle est habituellement passagère et n'exerce aucune influence fâcheuse.

Il n'y a pas de relation entre la fréquence du pouls fœtal et celle du pouls maternel, quand celui-ci est accéléré sans qu'il y ait élévation de la température. Mais, d'après Winckel (2), il existerait un certain rapport entre la fréquence des battements cardiaques du fœtus et l'élévation de la température chez la mère :

A 37°–38° C. (mère) correspondent 120 à 142 puls. fœtales.
   38°–39° C.   —   —   144 à 160   —
   39°–40° C.   —   —   160 à 190   —

L'enfant court d'autant plus de danger que la température de la mère est plus élevée, et quelquefois même la mort peut en résulter.

Le *ralentissement* des battements du cœur fœtal ne s'observe guère pendant la grossesse, à moins que le fœtus ne soit menacé de mort; il est au contraire presque constant pendant le travail de l'accouchement, quand les contractions utérines sont énergiques; on le constate moins souvent avant la rupture des membranes qu'après cette rupture. Voici quels sont les caractères de ce ralentissement : Au début de la contraction, survient une accélération de très-courte durée, à laquelle succède, dès que la contraction est plus énergique, un ralentissement très-variable, mais qui, dans des conditions normales, ne fait jamais descendre les doubles pulsations au-dessous de 100. À peine la tension de l'utérus commence-t-elle à céder, que le nombre des pulsations augmente, et quelques secondes après que les contractions ont complétement disparu, le cœur fœtal a repris son rhythme ordinaire, après avoir offert encore pendant un instant très-court, une fréquence un peu plus grande. Ces changements ne présentent que de très-légères différences, ordinairement en rapport avec l'intensité de la contraction, et reviennent à chaque douleur, jusqu'à ce qu'enfin l'enfant étant expulsé, on puisse constater que la circulation a repris sa régularité habituelle (Depaul). Ce ralentissement *passager* n'est pas un symptôme fâcheux; mais il en est autrement quand le ralentissement est *permanent*. Ainsi, quand le travail se prolongeant, le fœtus est soumis trop longtemps à la pression des parois utérines, surtout quand les contractions sont incessantes, comme, par exemple, après l'administration du seigle ergoté, la force, le nombre et la régularité des pulsations décroissent; celles-ci peuvent même disparaître complétement (voy. plus loin).

(1) Depaul, *Traité d'auscultation obstétricale*, p. 262. Paris, 1847.
(2) *Ueber das Verhalten der Herztœne des Kindes zur Temperatur der Mutter in der Schwangerschaft und bei Geburt*, p. 196 (*Die Pathologie der Geburt*).

Après avoir étudié les caractères des battements du cœur fœtal, nous devons maintenant chercher les enseignements que l'on peut en tirer.

Leur présence, même lorsqu'il s'agit d'une grossesse extra-utérine, est une preuve absolue de la *grossesse* en même temps que de la *vie du fœtus*. Leur absence, constatée plusieurs fois, à quelques jours d'intervalle, donne lieu de croire qu'il n'y a pas grossesse, ou que le fœtus a cessé de vivre. Cette présomption est d'autant plus forte qu'on s'éloigne davantage de l'époque où la femme aurait conçu, parce que les bruits du cœur fœtal sont d'autant plus aisément perçus que la grossesse est plus avancée. Nous avons dit que les pulsations cardiaques ne commencent à être appréciables que vers la fin du troisième mois : avant cette époque on ne pourra donc rien conclure de leur absence. Du troisième au sixième mois, on les trouve environ dans les trois quarts des cas où l'enfant est vivant. Dans les trois derniers mois, il est tout à fait exceptionnel qu'on ne parvienne pas à entendre battre le cœur d'un enfant s'il n'est pas mort. Jacquemier dit dans sa thèse que sur 179 femmes enceintes examinées pendant cette période de la grossesse, et ayant accouché d'un enfant vivant, les doubles battements ne manquèrent qu'une seule fois. Le professeur Depaul (1), en réunissant ses observations personnelles à celles de Jacquemier, est arrivé à cet important résultat, que sur 906 femmes, les bruits du cœur fœtal n'ont manqué que 8 fois lorsque l'enfant était vivant.

L'auscultation permet encore de suivre toutes les phases de l'asphyxie survenant parfois pendant le travail de l'accouchement, et de mesurer à chaque instant le degré d'urgence de l'intervention obstétricale. A quoi donc jugera-t-on que la vie de l'enfant est en danger? A un seul ordre de signes : le ralentissement progressif et permanent, l'affaiblissement et quelquefois l'irrégularité de rhythme ou d'intensité des battements du cœur. Les limites extrêmes de la fréquence de ces battements à l'état normal seraient plus écartées, selon Depaul, pendant le travail que pendant la grossesse. Elles seraient reculées dans l'intervalle des contractions jusqu'à 210 comme maximum et 100 comme minimum, au lieu de 160 et 120. Cependant il ne faudrait pas attendre que ce nombre de pulsations cardiaques tombât au-dessous de 100 pour concevoir de l'inquiétude. L'expérience prouve que le danger commence souvent au-dessus de 100 pulsations. Ce n'est pas d'ailleurs sur un nombre absolu qu'il faut se guider, mais sur la comparaison des nombres de battements constatés par plusieurs examens successifs. Quel qu'ait été le nombre initial, si l'on remarque que dans l'intervalle des contractions la fréquence des battements va diminuant, il faut se préparer à intervenir aussi tôt que possible.

On a trouvé quelquefois que, dans les premiers moments où la circulation du fœtus est entravée, son cœur semble battre avec un surcroît d'énergie. Ce phénomène, qui n'est pas constant, ne dure jamais longtemps. La règle est que l'intensité des pulsations diminue avec leur fréquence. Cet affaiblissement porte surtout sur le deuxième bruit. Ce bruit étant déjà le plus faible, peut

(1) *Traité d'auscultation obstétricale*, p. 253.

tout à fait disparaître quand le cœur ne bat plus que quinze à vingt fois par minute. Alors la mort du fœtus est proche.

Les irrégularités soit dans le rhythme, soit dans la force des pulsations fœtales, corroborent les enseignements qu'on a tirés de leur ralentissement et de leur affaiblissement, mais elles n'indiquent rien de plus.

Aucun procédé d'exploration ne fournit sur l'état du fœtus des indications aussi exactes que l'auscultation; mais peut-on parvenir ainsi à diagnostiquer le sexe de l'enfant? C'est là une question qui depuis vingt ans a été très controversée.

En 1859, Frankenhæuser (1), après une série d'observations faites sur ce sujet, avança que le cœur du fœtus mâle bat plus lentement que celui du fœtus femelle. Au-dessous de 144 pulsations par minute, disait-il, vous pouvez prédire un garçon; au-dessus de 144 pulsations, ce sera une fille.

De nombreux mémoires ont été publiés sur ce sujet; on en trouvera l'énumération et l'analyse dans l'excellent travail de Dauzats (2). Les partisans et les adversaires des idées émises par Frankenhæuser sont à peu près en nombre égal; de plus, un auteur conclut quelquefois d'une manière différente dans deux mémoires successifs.

Une première difficulté contre laquelle il faut se mettre en garde, c'est la variation de fréquence des battements du cœur chez le fœtus sans cause appréciable. On ne peut donc rien conclure d'un seul examen; il faut ausculter, à plusieurs reprises, plusieurs jours de suite, et prendre une moyenne. — A cette première difficulté s'en joint une seconde, c'est que la fréquence des battements cardiaques serait inverse du poids de l'enfant. Telle est du moins l'opinion de Devilliers (3) et de James Cumming (4), de telle sorte que si le cœur des fœtus mâles bat moins vite, cela dépendrait, non pas de leur sexe, mais de leur poids, qui est, en général, supérieur à celui des filles; aussi une grosse fille aurait des pulsations cardiaques moins fréquentes qu'un garçon de petit volume.

Nous ne prendrons pas parti dans cette controverse; nous nous contenterons de résumer les opinions contradictoires de deux auteurs français qui ont étudié récemment la question. Pour Dauzats (5), un nombre de pulsations supérieur à 145 annonce en général une fille, et un nombre de pulsations inférieur à 135, un garçon; quand on trouve un chiffre intermédiaire entre 135 et 145, on doit rester dans un doute absolu; en procédant ainsi, on se trompera quelquefois, mais on aura, sept fois sur dix, la satisfaction de prédire exactement le sexe de l'enfant. D'après le même auteur, il n'y a aucune relation entre le nombre des pulsations cardiaques et le poids du fœtus.

Budin et Chaignot (6), en compulsant 70 observations, dans lesquelles

(1) *Monatsch. für Geb.*, vol. XIV.
(2) Dauzats. *Recherches sur la fréquence des battements du cœur du fœtus;* Paris, 1879, chez Alphonse Derenne.
(3) Devilliers. *Recueil de mémoires et d'observations sur les accouchements.* Paris, 1862.
(4) *Archives de tocologie*, 1875-1876.
(5) *Loc. cit.*
(6) *Gazette médicale*, 1879.

on compte la naissance de 41 garçons et de 29 filles, sont arrivés aux conclusions suivantes :

1° Il n'y a aucune relation absolue, au point de vue pratique, entre le
nombre des battements du cœur fœtal et le sexe de l'enfant. On trouve des
chiffres élevés et bas aussi bien chez les uns que chez les autres. A plus forte
raison ne peut-on prévoir le sexe quand on a des chiffres moyens, c'est-à-
dire de 130 à 140 pulsations.

2° Si on compte les battements du cœur à plusieurs reprises pendant les
derniers mois de la grossesse, quelquefois on trouve sensiblement les mêmes
chiffres, mais le plus souvent il y a des écarts, quelquefois même de grands
écarts aux divers examens. On trouve, par exemple, pour le même fœtus :
30 novembre, 160 pulsations ; 8 décembre, 138 ; 12 décembre, 128 ;
14 décembre, 134.

3° Il y a plus : parfois, la femme étant immobile et dans la situation horizontale, l'observateur maintenant l'oreille sur le stéthoscope plusieurs minutes de suite sans bouger, on obtient d'une minute à l'autre des différences
de 15 à 25 pulsations, sans qu'on puisse trouver une cause à ces variations,
à tel point qu'on est alors fort embarrassé pour dire quelle est exactement
la moyenne des battements.

4° Quant au rapport entre le nombre des battements et le poids du fœtus,
il n'est pas plus fondé. Un grand nombre de pulsations n'indique pas un
petit fœtus, et un petit nombre de pulsations, un fœtus volumineux.

Diagnostic des présentations et des positions par l'auscultation. —
De Kergaradec, en même temps qu'il découvrait les pulsations fœtales,
songeait à les faire servir au diagnostic des présentations et des positions.
Cette opinion, combattue par quelques accoucheurs, rallia rapidement un
grand nombre de partisans; mais la plupart de ceux-ci firent quelques
réserves. Le professeur Depaul, au contraire, accorde à l'auscultation une
valeur presque absolue, et, d'après lui, si l'on fait abstraction de la présentation de la face, qu'il est impossible de distinguer de celle du sommet, ce
moyen d'investigation suffirait pour faire reconnaître toutes les présentations,
même celles du tronc, et toutes les positions du sommet et du siége ; mais
nous verrons bientôt que cette opinion est exagérée.

Diagnostic des présentations. — Pour arriver au diagnostic de la présentation, on cherche le *maximum* des battements cardiaques et tous les accoucheurs admettent que le cœur est situé au niveau de ce maximum. Or, il
est démontré par une expérience journalière que, presque toujours, dans
les présentations du sommet, ce maximum d'intensité se trouve au-dessous
d'une ligne horizontale passant par l'ombilic, ou par le milieu de la hauteur
de l'utérus mesuré du pubis au fond de l'organe, tandis que, dans les présentations du siége, ce maximum se fait entendre au niveau ou au-dessus de
cette ligne. Ces faits sont incontestables, mais ils demandent à être expliqués.
Pour Depaul l'explication est facile : d'après cet auteur, le cœur est plus rapproché de l'extrémité céphalique que de l'extrémité pelvienne, de telle sorte
que forcément son maximum d'intensité se fait entendre plus bas dans la

présentation du sommet que dans la présentation du siége. Mais cette explication est erronée; Ribemont (1) a en effet prouvé par des coupes de fœtus congelés que le cœur est au moins aussi rapproché de l'extrémité pelvienne que du vertex. Il faut donc chercher une autre explication : Ce qui, au point de vue de l'auscultation, constitue la différence entre les deux présentations, c'est que dans les derniers mois de la grossesse, surtout chez les primipares, le sommet s'engage dans l'excavation pelvienne, le tronc suit, et le cœur retentit, par conséquent, au-dessous de la ligne horizontale passant par l'ombilic. Dans la présentation du siége, au contraire, celui-ci reste, jusqu'à la fin de la grossesse, au niveau du détroit supérieur, et le fœtus ne s'engageant pas dans le petit bassin, le cœur se fait entendre au niveau ou au-dessus de la ligne horizontale passant par l'ombilic.

Mais si dans une présentation du sommet, pour une cause quelconque, excès de volume de la tête, procidence d'un membre, angustie pelvienne, insertion vicieuse du placenta, l'engagement ne se produit pas, le maximum d'intensité reste élevé et peut être aussi rapproché du fond de l'utérus que s'il s'agissait d'une présentation du siége. Réciproquement, dans cette dernière présentation, quand la partie fœtale s'engage sous l'influence des contractions utérines, on peut constater que le maximum d'intensité se rapproche du pubis, et on le trouve, à un certain moment, dans le point où on a l'habitude de le rencontrer, alors qu'il s'agit d'une présentation du sommet.

Le professeur Depaul pense que l'on ne peut pas distinguer la présentation de la face de la présentation du sommet, au moyen de l'auscultation. Il est cependant utile de faire remarquer avec Devilliers que, la face s'engageant moins facilement que le sommet, le maximum des battements du cœur fœtal occupe l'un des points de l'abdomen où on les entend le plus ordinairement dans les présentations du siège, ou dans les présentations du sommet avec obstacle à l'engagement de l'extrémité céphalique.

Le professeur Depaul admet encore qu'il est possible de reconnaître une présentation du tronc, pourvu que le dos soit en avant. Les battements du cœur se transmettant, d'après cet auteur, le long de la colonne vertébrale, le maximum d'intensité, dans cette dernière présentation, serait situé sur la partie antérieure de l'utérus, au-dessous de l'ombilic, comme s'il s'agissait d'une présentation du sommet. Mais ce qui établirait une différence avec cette dernière présentation, c'est que le bruit, au lieu de se propager verticalement, suivrait la colonne vertébrale et s'étendrait au contraire, dans une direction à peu près horizontale, d'une fosse iliaque à l'autre, et manquerait dans une grande partie de la région supérieure de l'organe.

Nous sommes ici en désaccord complet avec Depaul. En effet, pendant la grossesse, lorsque le fœtus est placé transversalement, son dos est quelquefois en rapport avec l'ombilic et même plus haut, et les battements du cœur s'entendent à une hauteur qu'il est impossible de fixer d'avance. Pendant l'accouchement, le cœur s'entend, il est vrai, au-dessous de la ligne

____

(1) Ribemont. *Loc. cit.*

horizontale passant par l'ombilic, mais alors le tronc se redresse, et la colonne vertébrale prend une direction presque verticale ; il devient donc impossible que celle-ci conduise les bruits du cœur dans une direction horizontale. Nous ne craignons pas de dire que les présentations du tronc seraient presque toujours méconnues si pour leur diagnostic on en était réduit à se servir uniquement de l'auscultation.

Diagnostic des positions. — De Kergaradec pensait que les bruits du cœur fœtal devaient être transmis à l'oreille d'une façon plus nette par le dos que par toute autre région, et Velpeau a écrit dans son *Traité d'accouchements* (1) : « Les rapports du cœur avec le rachis font que le dos est la *seule partie* qui soit évidemment susceptible de transmettre les battements doubles à l'oreille de l'observateur. » Nous citerons parmi les adversaires les plus éminents de cette opinion P. Dubois, qui, dans son marquable rapport à l'Académie de médecine sur le mémoire de Bodson, s'exprime ainsi : « Il est très vraisemblable que le point des parois abdominales sur lequel les battements s'entendent avec plus de force, correspond *non pas nécessairement au dos du fœtus, comme on paraît l'admettre généralement, mais simplement à l'une des parois du thorax;* notre expérience justifie complétement cette opinion. Il est vraisemblable aussi que la perception des bruits du cœur, dans quelques points éloignés de celui dont nous venons de parler, a lieu par l'entremise d'autres parties solides de l'enfant, dans lesquelles le choc se propage et retentit en quelque sorte. »

Carrière, en auscultant, immédiatement après leur naissance, des enfants n'ayant pas encore respiré, et qui étaient par conséquent dans des conditions analogues à celles dans lesquelles ils se trouvent lorsqu'ils sont dans la cavité utérine, admet, comme P. Dubois, que les bruits du cœur peuvent être transmis à l'oreille par le dos et les côtés du fœtus. — Jacquemier, Devilliers, en auscultant des enfants nouveau-nés ayant déjà respiré, sont arrivés aux mêmes résultats que P. Dubois et Carrière. Ce n'est donc pas, chez le fœtus, une région unique qui transmet à l'oreille les pulsations cardiaques ; mais, parmi celles qui les transmettent, en est-il une qui le fasse mieux que les autres ? C'est là, comme le dit Ribemont, le point capital.

D'après Depaul, la colonne vertébrale est de beaucoup la région fœtale la plus favorablement disposée pour transmettre les bruits du cœur. Si l'on accepte comme vraie cette opinion, il en résulte que dans toutes les positions occipito-iliaques gauches, le maximum d'intensité serait à gauche de la ligne médiane de l'abdomen, ou mieux de la ligne médiane de l'utérus, tandis qu'il serait à droite dans les occipito-iliaques droites ; en outre, à chacune des quatre positions obliques du sommet correspondrait un siége différent pour ce maximum. On aurait ainsi quatre foyers d'auscultation qui ne seraient pas sans analogie avec les quatre points cardinaux d'une carte de géographie.

Dans l'occipito-iliaque gauche antérieure, le maximum d'intensité serait

____

(1) Tome I, p. 191.

situé sur une ligne allant de l'éminence ilio-pectinée gauche à l'ombilic (Depaul).

Dans l'occipito-iliaque gauche postérieure, le maximum s'entendrait sur une ligne qui joindrait la symphyse sacro-iliaque gauche à l'ombilic (Depaul).

Dans la position occipito-iliaque droite antérieure, le maximum d'intensité serait situé sur une ligne qui partirait de l'éminence ilio-pectinée droite pour arriver à l'ombilic (Depaul).

Dans la position occipito-iliaque droite postérieure, le maximum serait dans le voisinage du muscle carré des lombes, sur une ligne allant de la symphyse sacro-iliaque droite à l'ombilic (Depaul).

On risquerait fort de se tromper si l'on s'attendait à trouver pour chaque position une localisation aussi nette du maximum d'intensité. P. Dubois, Hohl, Nægelé fils, Cazeaux, Devilliers, Chailly, dans leurs divers travaux, avaient été, avec raison, moins absolus que le professeur Depaul, et les restrictions qu'ils avaient formulées, à propos de la transmission des battements du cœur par la colonne vertébrale, viennent d'être corroborées par l'étude anatomique que Ribemont a faite de la cavité thoracique et des organes qu'elle contient (voy. p. 406). Aujourd'hui il est démontré que le cœur est plus éloigné de la colonne vertébrale, dont il est séparé par le médiastin postérieur et une certaine épaisseur de tissu pulmonaire, que de la paroi antéro-latérale gauche avec laquelle il est en contact immédiat. Les parois antérieure et latérale gauche sont donc mieux situées que la paroi postérieure de la poitrine pour recevoir les bruits émis par le cœur ; il ne faut pas l'oublier en clinique. D'après des expériences minutieuses faites par Ribemont, les bras croisés sur la poitrine transmettent même les bruits du cœur mieux que la colonne vertébrale.

Assurément le dos, par sa forme, est bien disposé pour se mettre en rapport avec la paroi utérine ; cependant, en réalité, les maxima d'intensité des battements cardiaques ont des siéges différents de ceux qui ont été indiqués par le professeur Depaul.

Voici ce qui nous paraît être l'expression de la vérité.

Dans la position occipito-iliaque gauche antérieure, on entend, il est vrai, ce maximum à gauche de la ligne médiane ; mais on l'entend sur une ligne allant de l'ombilic à l'épine iliaque antéro-supérieure gauche, et non à l'éminence ilio-pectinée gauche : ce n'est pas la colonne vertébrale du fœtus, c'est le plan latéral gauche qui correspond à cette ligne ilio-ombilicale.

Dans l'occipito-iliaque gauche postérieure, le maximum d'intensité est un peu à gauche ou en arrière de cette ligne ilio-ombilicale ; parfois même on l'entend sur elle, car dans cette dernière position c'est le plan latéral droit du fœtus, en rapport avec la paroi antéro-latérale de l'utérus et de l'abdomen, qui nous transmet le mieux les bruits du cœur ; il est donc difficile, par l'auscultation, de distinguer la position gauche antérieure de la gauche postérieure.

Dans l'occipito-iliaque droite antérieure, Ribemont a trouvé le maximum sur la ligne médiane ; nous l'avons même rencontré quelquefois un peu à gauche de la ligne médiane. C'est qu'en effet cette ligne correspond au plan latéral gauche du fœtus, qui transmet immédiatement les bruits du cœur aux parois utérine et abdominale.

Dans l'occipito-iliaque droite postérieure, le maximum s'entend sur une ligne allant de l'ombilic, soit à l'éminence ilio-pectinée droite, soit à l'épine iliaque antéro-supérieure droite. Le plan latéral gauche du fœtus correspond en effet, dans cette position, à la paroi antéro-latérale de l'utérus et de l'abdomen.

En résumé, dans les positions occipito-iliaques gauches, il est parfois difficile de distinguer la position antérieure de la position postérieure. — Dans les positions occipito-iliaques droites, le maximum des bruits du cœur s'entend plus près de la ligne médiane que dans les positions gauches. — Dans la position droite antérieure, le maximum d'intensité se trouve sur la ligne médiane et parfois à gauche, d'où la difficulté de séparer, dans quelques cas rares, à la vérité, la position gauche antérieure de la position droite antérieure. — On peut, au contraire, distinguer facilement l'une de l'autre, l'occipito-iliaque gauche antérieure et l'occipito-iliaque droite postérieure, puisque les maxima d'intensité ont des siéges bien distincts, quoique différents de ceux indiqués par le professeur Depaul. Toujours est-il que ces deux positions étant les deux plus fréquentes, l'auscultation sera très-utile pour leur diagnostic différentiel.

Dans les présentations de la face, Depaul suppose que le dos du fœtus est en rapport avec les parois abdominales de la mère et transmet les battements du cœur à l'oreille de l'observateur. Par conséquent, dans la mento-iliaque gauche antérieure, le maximum d'intensité existerait à droite et en arrière; il serait à gauche et en avant dans la mento-iliaque droite postérieure, et de même pour les autres positions. — D'autres auteurs, Devilliers, Ribemont, etc., pensent avec raison que souvent les choses ne se passent pas ainsi : suivant ces accoucheurs, le plan antérieur du fœtus vient se mettre en contact avec la paroi utérine; c'est ce plan qui est alors accessible au stéthoscope, et les battements du cœur se transmettent du côté correspondant au menton. Dans la mento-iliaque gauche antérieure, le maximum d'intensité est donc ordinairement situé à gauche. Cependant nous l'avons trouvé presque directement en avant, où il était transmis par le côté gauche du thorax.

« Dans les présentations de l'extrémité pelvienne, le diagnostic des positions n'est pas difficile à établir, dit Depaul. La double pulsation avec toute son énergie, rencontrée à gauche, au-dessus de la ligne horizontale passant par le milieu de l'utérus, caractérisera une position sacro-iliaque gauche; constatée à droite, dans un point qui peut varier, elle indiquera une position sacro-iliaque droite. Dans les deux cas, les variétés antérieure et postérieure se distingueront par le siége différent du maximum d'intensité. Il en sera du reste, à cet égard, comme pour les positions de la tête. » Quoique cette proposition soit vraie d'une façon générale, les maxima d'intensité n'ont pas toujours les siéges ci-dessus indiqués et il faut faire les mêmes réserves que pour le sommet.

§ 3. — Du souffle fœtal.

Le souffle fœtal est un bruit isochrone aux battements du cœur fœtal ; il a été comparé au bruit que l'on produit en mettant un soufflet en mouvement. Il est simple ou double. Tantôt il a son siége au niveau du cœur lui-même : on dit alors qu'il est *cardiaque* ou *intracardiaque*. Tantôt, il se produit dans les vaisseaux du cordon : on le désigne alors sous le nom de *souffle du cordon, souffle ombilical* ou *funiculaire*.

Du souffle cardiaque. — Il existe des cas où le souffle fœtal a manifestement son origine dans le cœur et la preuve en est fournie par l'anatomie pathologique et par la clinique.

Scanzoni (1) rapporte le fait suivant : Un fœtus, après avoir présenté pendant le travail un bruit de souffle très-marqué, vint au monde mort-né ; l'autopsie faite par Virchow révéla l'existence d'une hypertrophie du ventricule droit, d'une insuffisance des valvules tricuspide et mitrale, ainsi que de dépôts rougeâtres sur ces deux valvules (endocardite); les valvules des orifices artériels étaient saines. D'après Scanzoni, le bruit de souffle peut même se produire au niveau du cœur sans lésion organique de cet organe ; en effet, Skoda a démontré qu'une augmentation de frottement exercé par le sang sur les parois du cœur, que le choc brusque d'une petite colonne de ce liquide animée d'un mouvement rapide, contre une ondée sanguine circulant lentement ou en sens inverse de la première, suffisent parfaitement à le produire, et pour certains auteurs, le souffle cardiaque serait dû au passage du sang à travers le trou de Botal.

L'observation clinique démontre aussi l'existence du souffle cardiaque. En effet, pendant la vie intra-utérine, ce souffle, ordinairement simple et isochrone au premier bruit du cœur fœtal, est d'autant plus fort qu'on se rapproche de cet organe et diminue d'intensité à mesure qu'on s'en éloigne. Ce bruit de souffle est persistant, il ne disparaît pas sous la moindre influence, comme le fait parfois le souffle du cordon que nous étudierons tout à l'heure. Il persiste même après la naissance, ce qu'il est alors facile de constater en plaçant directement le stéthoscope sur la région précordiale de l'enfant. Ainsi, il est cliniquement démontré que le souffle cardiaque est une des formes du souffle fœtal ; nous croyons seulement que c'est une des formes les plus rares (voy. Souffle du cordon).

Du souffle du cordon. — Le souffle du cordon est isochrone au pouls fœtal comme le souffle cardiaque, mais son timbre est très-variable et quelquefois très-intense. Tantôt simple, tantôt double, il est souvent fugace ; son maximum d'intensité est ordinairement éloigné du cœur fœtal.

Kennedy le premier et quelques années plus tard Nægele fils, puis, à leur exemple, Depaul, Devilliers, Charrier ; attribuèrent le souffle fœtal à l'entortillement du cordon autour du cou du fœtus et à la compression des vais-

(1) *Lehrbuch der Geburtshülfe.* Bd. I, 1867, p. 164.

seaux ombilicaux qui en résulte. En effet, dans la plupart des cas où l'on entend ce souffle, on constate, au moment de l'accouchement, que le cordon présente des *circulaires*, et ceux-ci peuvent exister non-seulement autour du cou, mais encore autour des membres et même du tronc. Le cordon peut encore être comprimé entre le dos du fœtus et la paroi utérine sans qu'il existe de circulaires, et cette compression suffit également pour produire le bruit de souffle. Charrier, dans un mémoire lu à la Société de médecine de Paris, a émis l'opinion que le souffle ombilical révélait la présence de circulaires pouvant mettre en danger la vie de l'enfant, et constituait une indication de provoquer l'accouchement prématuré. Mais il est maintenant reconnu qu'un certain nombre d'enfants naissent avec le cordon enroulé autour du cou ou d'une autre région, sans avoir présenté de souffle ombilical, et que quelques-uns de ceux chez lesquels il existait, n'avaient pas de circulaires. — Il convient donc, en l'absence d'autre indication, de s'abstenir de toute manœuvre destinée à hâter l'accouchement.

Pinard (1) admet, comme origine du souffle fœtal, une diminution de calibre des vaisseaux ombilicaux par quelques-uns des replis semi-lunaires ou diaphragmatiques que nous avons décrits d'après Hyrtl et Berger (voy. p. 393). Ces replis ou valvules pourraient se développer assez, dans certains cas, pour oblitérer plus de la moitié de la lumière du vaisseau et produire un bruit de souffle sans qu'il y ait de compression du cordon. — Le souffle serait *simple* quand le repli ainsi hypertrophié existerait dans la veine ou dans les artères exclusivement; *double*, quand on rencontrerait ce repli à la fois dans les deux ordres de vaisseaux. — Les bruits de souffle du cordon reconnaissant cette origine valvulaire, seraient permanents et non fugaces comme ceux qui résultent de la compression du cordon; ce qui se comprend facilement puisque la cause qui les produirait est constante, tandis que la compression du cordon peut varier avec les mouvements du fœtus et le déplacement de la tige funiculaire.

Au point de vue du diagnostic de la grossesse, le souffle fœtal a autant de valeur que les bruits du cœur et indique comme eux que l'enfant est vivant.

§ 4. — Bruits produits par les mouvements actifs du fœtus.

Si l'on ausculte pendant que le fœtus exécute des mouvements, on entend des bruits de *chocs* comparables à ceux que produit la pulpe du doigt frappant sur une étoffe tendue. On peut trouver ces bruits dès la fin du troisième mois de la grossesse. Ils résultent alors le plus souvent de déplacements du fœtus en totalité. A la fin de la grossesse, ils se localisent en général vers le fond de l'utérus. Ils sont alors produits par les mouvements des membres et quelquefois aussi par ceux de la tête. — Le fœtus peut encore à cette

____

1. Société de biologie, séance du 4 mars 1876.

époque pivoter sur lui-même; si l'on ausculte à ce moment, on entend un bruit particulier de *frôlement*.

Dans quelques cas rares, on entend un bruit rhythmique, à cadence assez lente, paraissant produit par le choc de l'un des membres contre la paroi utérine. Ces chocs, qui ont souvent excité notre curiosité, sont égaux en intensité et régulièrement espacés.

Au troisième mois, les bruits dus aux mouvements actifs constituent un excellent symptôme de grossesse qu'il ne faut pas négliger, d'autant plus qu'à cette époque les battements du cœur font souvent défaut.

ARTICLE VI

SIGNES FOURNIS PAR LE TOUCHER

Nous décrirons successivement les signes fournis par le toucher vaginal et par le toucher rectal. Nous signalerons seulement le toucher vésical.

§ 1. — Du toucher vaginal.

Le toucher vaginal a toujours été considéré, avec raison, comme le mode le plus important de l'exploration obstétricale.

S'assurer de l'existence de la grossesse; suivre les diverses périodes du travail; reconnaître la présentation et la position du fœtus; se rendre compte des obstacles à la terminaison naturelle de l'accouchement qui ont leur siége soit dans les parties molles, soit dans les parties osseuses; tel est le but du toucher vaginal. On voit immédiatement par cette énumération avec quel soin on doit s'exercer à ce procédé d'exploration. Mais il faut savoir qu'au début les sensations sont confuses; le doigt dont l'éducation n'est pas faite sous ce rapport est comme perdu au fond du vagin. L'habitude est donc indispensable pour acquérir par ce procédé des notions précises.

Beaucoup de personnes s'imaginent avoir le doigt trop court pour atteindre les parties qu'il est utile d'explorer. Nous sommes de plus en plus persuadés qu'avec de la patience et de la volonté, quelle que soit du reste la longueur du doigt, tout le monde peut acquérir dans le toucher assez de perfection pour faire un diagnostic exact, et nous dirons volontiers avec Cazeaux : « Le doigt s'allonge par l'habitude. » Il est évident cependant qu'un accoucheur dont le doigt a un centimètre de plus que celui d'un autre, arrive mieux que celui-ci à se rendre compte de certaines particularités, dans les cas difficiles.

Pour pratiquer le toucher vaginal on se sert du doigt indicateur; quelques auteurs ont conseillé l'usage simultané de l'index et du médius juxtaposés; nous ne trouvons aucun avantage à ce dernier procédé et les inconvénients qu'il présente sont assez sérieux pour que nous le repoussions. La sensation qu'on obtient ainsi est moins nette, l'examen est plus douloureux, surtout chez les primipares, que lorsqu'on touche avec un seul doigt; il ne faut donc y recourir qu'à titre d'exception. La main tout entière ne doit guère être introduite dans les parties génitales qu'à la fin du travail, lorsqu'on veut s'assurer d'une présentation qui est restée douteuse jusque-là. Cet examen complet est souvent le prélude d'une opération; de plus, comme il est très-douloureux pour la femme, on est autorisé à la soumettre préalablement aux inhalations de chloroforme.

Le toucher peut-être pratiqué la femme étant *debout* ou *couchée*. En général, nous préférons que la femme soit couchée. A une époque peu avancée de la grossesse, le décubitus horizontal est particulièrement indiqué; dans cette position, en effet, les cuisses étant légèrement fléchies sur le bassin, les parois abdominales se trouvent dans le relâchement et il est facile, en combinant le palper hypogastrique avec le toucher vaginal, d'apprécier le volume de l'utérus. Il y a quelques circonstances, par exemple l'existence d'une hémorrhagie, qui empêchent de toucher les femmes dans la station verticale. Certaines femmes, au contraire, doivent être examinées debout; ce sont celles qui sont atteintes de dyspnée cardiaque ou pulmonaire. Dans ce dernier cas, la patiente est placée contre un mur, le tronc légèrement incliné en avant, les jambes écartées et un peu fléchies sur les cuisses; il est même bon qu'elle prenne un point d'appui sur un meuble situé à la portée de sa main.

Le doigt indicateur doit être préalablement enduit d'un corps gras quelconque; on se sert habituellement d'huile, mais nous préférons le cold cream, le cérat ou l'axonge qui adhèrent mieux au doigt. Cette précaution a un double but : 1° rendre l'introduction dans le vagin plus facile, moins douloureuse pour la femme ; 2° préserver l'accoucheur du contact immédiat des liquides vaginaux.

Quand la femme est debout, l'explorateur se place devant elle. S'il touche de la main droite, il met à terre le genou gauche; de cette façon le coude peut prendre un point d'appui sur le genou droit. La posture est inverse quand on touche de la main gauche.

Lorsque la femme est couchée, il faut se placer du côté droit quand on touche de la main droite, du côté gauche quand on touche de la main gauche. On doit s'exercer des deux mains, car il existe des circonstances assez nombreuses dans lesquelles une exploration complète ne peut être faite qu'avec la main gauche. En effet, chez quelques sujets, le col ou la partie fœtale, se trouve plus facilement accessible au doigt indicateur gauche qu'à l'index droit. Enfin, le côté gauche de l'excavation est plus facilement exploré avec le doigt gauche qu'avec l'index de la main droite, et réciproquement.

Que la femme soit debout ou couchée, le doigt devra cheminer sous les vêtements, le long de la face interne de la cuisse, de telle sorte que finalement son bord radial soit en rapport avec la rainure périnéale et appuie sur elle. Le doigt explorateur parcourt cette rainure d'arrière en avant en la déprimant, jusqu'à ce que son extrémité rencontre l'orifice vulvaire dans lequel elle pénètre de haut en bas et d'avant en arrière. Une fois cet orifice franchi, le doigt étendu, mais souple, doit parcourir le vagin sans hésitation (Pajot), quoique avec douceur, jusqu'à ce qu'il ait atteint le fond de ce conduit.

Pendant que l'index est ainsi introduit dans le vagin, son bord radial tourné en avant, son bord cubital appliqué contre la commissure antérieure du périnée, le pouce est en rapport avec l'un des côtés de la symphyse pubienne, tandis que les trois autres doigts sont fléchis. Pour arriver aussi haut que possible dans l'excavation pelvienne, il faut avoir soin de porter le coude en bas jusqu'à ce qu'il soit en contact, ainsi que l'avant-bras, avec le plan du lit, quand la femme est couchée. Une excellente précaution consiste à faire soulever le siége de la femme ; de cette façon le coude de l'accoucheur peut être incliné davantage en arrière et le doigt pénètre plus profondément. Dans certains cas, il est utile, pendant que l'index est dans le vagin, d'allonger les trois derniers doigts au-dessous du périnée, dans la direction du sillon interfessier. On explore ainsi la moitié inférieure de l'excavation plus complètement qu'on ne le ferait en laissant les trois derniers doigts fléchis sur la main, suivant le procédé habituel ; mais celui-ci convient mieux pour l'exploration de la moitié supérieure du petit bassin.

Pendant qu'une main explore le vagin, l'autre doit être placée sur la paroi abdominale pour fixer le fond de l'utérus et abaisser un peu la partie fœtale qui se trouve au-dessus du détroit supérieur ; cette précaution facilite le diagnostic de la présentation et la recherche du ballottement quand la femme est dans le décubitus dorsal.

Quand la femme est debout, l'avant-bras et le doigt qui a pénétré dans le vagin, doivent prendre une direction presque verticale.

Resultats fournis par le toucher vaginal pendant la grossesse. — Avant de pénétrer dans le vagin, l'accoucheur doit s'enquérir avec le doigt des particularités que peut présenter la vulve : varices, végétations, plaques muqueuses, brides congénitales ou acquises, persistance de la membrane hymen, déchirure de la fourchette. De même, il devra constater la longueur du vagin, sa largeur, l'état poli ou rugueux de sa surface et enfin toutes les anomalies dont il peut être le siége : granulations, bifidité, cloisons complètes ou incomplètes siégeant à différentes hauteurs, polypes utérins obstruant sa cavité, tumeurs ou dégénérescences développées à sa surface ou dans ses parois, etc. C'est encore le toucher vaginal qui nous révèle les modifications que le col subit pendant la grossesse et que nous avons décrites en détail (voy. p. 193). Pour arriver sûrement sur le col, Budin conseille à ses élèves de suivre d'avant en arrière la paroi antérieure du vagin, jusqu'au cul-de-sac antérieur de ce canal ; puis, par un mouvement de circumduction, de faire passer successivement le doigt dans le cul-de-sac latéral gauche, dans le cul-de-sac postérieur, dans le cul-de-sac latéral droit. En parcourant ainsi le fond du vagin, le doigt rencontre le plus souvent au niveau de l'un des culs-de-sac une sorte de champignon mollasse : c'est le col. Si on ne le rencontre pas dans ce trajet, il est facile de le trouver au milieu du cercle que le doigt vient de décrire.

Le volume, la consistance et la mobilité du corps de l'utérus doivent aussi être constatés par le toucher. Le segment inférieur paraît évasé, c'est-à-dire que la portion accessible au doigt est plus large ; sa consistance est d'une mollesse élastique analogue à celle du caoutchouc. Dans l'état de vacuité, on peut très-facilement, en plaçant le doigt sur le côté du col, porter celui-ci à droite, à gauche, en avant et en arrière, par suite du déplacement du corps en sens inverse; pendant la grossesse, au contraire, la fixité du corps se traduit par l'immobilité relative du col. Si l'on cherche à soulever l'utérus, on y parvient difficilement à cause de son augmentation de poids, d'autant plus difficilement qu'on s'approche davantage du terme de la gestation.

Le toucher vaginal permet aussi, du moins dans un grand nombre de cas, de se rendre compte de la présentation du fœtus pendant la grossesse. Quelquefois même on peut, au moyen de ce procédé d'exploration, faire le diagnostic de la position, mais le fait est beaucoup plus rare. — Dans la présentation du sommet, on sent avec le doigt, à travers le segment inférieur de l'utérus, une partie fœtale, volumineuse, dure, régulièrement arrondie; à ces caractères on reconnaît facilement la tête, pourvu qu'on ait un peu l'habitude du toucher. Dans certains cas où la tête est peu ossifiée, les os du crâne se laissent déprimer par le doigt, et l'on perçoit alors un craquement analogue à celui que donne le parchemin. Parfois l'extrémité céphalique est encore très-élevée et mobile au-dessus du détroit supérieur, de sorte qu'on ne peut en atteindre qu'un segment d'une petite étendue. Le diagnostic offre alors quelque difficulté. On doit, pour reconnaître la partie fœtale, l'abaisser avec une main placée sur la région hypogastrique, pendant qu'on suit, avec le doigt indicateur de la main qui pratique le toucher vaginal, la face postérieure de la symphyse pubienne; en parcourant ainsi la paroi antérieure du bassin, qui est beaucoup plus courte que la paroi postérieure, on arrive plus vite au détroit supérieur, et par conséquent on atteint plus facilement la tête, lorsqu'elle est élevée. Dans certains cas, au contraire, celle-ci plonge complétement dans l'excavation pelvienne. Aussi, à peine a-t-on introduit le doigt dans le vagin, qu'on est arrêté par elle; on est souvent obligé de la contourner pour trouver le col, qui est situé en arrière et à gauche et comme aplati entre cette partie fœtale et la paroi postérieure du bassin (voy. p. 194). Le segment inférieur de l'utérus abaissé et distendu est alors tellement aminci qu'on sent parfois la suture sagittale et les fontanelles. C'est dans ce cas que l'on peut faire le diagnostic de la position par le toucher.

Dans les présentations primitives de la face, la partie fœtale est élevée; on la reconnaîtra cependant quelquefois : on touche alors le front, et près de lui on constate la présence des parties qui constituent la face.

En général, dans les présentations du siége, on atteint difficilement la partie fœtale par le toucher vaginal. Dans ces présentations, en effet, l'excavation reste habituellement libre jusqu'à ce que les contractions utérines du travail produisent l'engagement. La première impression que l'on éprouve dans ces cas, c'est qu'il n'existe pas de présentation du sommet. Ce résultat négatif a déjà une grande importance; on peut sentir, il est vrai, une partie fœtale volumineuse; mais celle-ci est moins dure, moins régulière que l'extrémité céphalique, et souvent elle est accompagnée d'un membre exécutant des mouvements spontanés et se laissant facilement déplacer par le doigt.

Quand le siége est engagé, ce qui n'est pas très-rare, on peut, en touchant avec attention et en explorant toutes les parties accessibles, reconnaître bien nettement la présentation ; mais si l'on touche rapidement et incomplétement, et si le doigt rencontre par hasard l'ischion ou le sacrum, sans aller au delà, la résistance osseuse de ces parties pourra faire croire, surtout si les membres inférieurs sont relevés le long du tronc, à une présentation du sommet.

Dans la présentation du tronc, la partie fœtale reste toujours élevée, même au début du travail, de sorte qu'il est impossible d'en saisir les caractères par le toucher, à travers le segment inférieur de l'utérus. Parfois on sent un membre qui mettrait sur la voie du diagnostic si l'on pouvait distinguer un membre supérieur d'un membre inférieur ; malheureusement cela est à peu près impossible. C'est seulement en combinant les résultats du toucher avec ceux du palper qu'on arrivera au diagnostic de la présentation.

Il ne suffit pas d'explorer les parties molles et de constater la présentation, il faut encore, quand la tête n'est pas profondément engagée, *ne jamais oublier* de s'assurer par le toucher que le bassin est bien conformé ; pour cela, on porte fortement l'extrémité du doigt en haut et en arrière, comme pour atteindre le promontoire. Dans un bassin bien conformé, l'angle sacro-vertébral doit être inaccessible. Nous reviendrons d'ailleurs sur cette question qui est très-importante (voy. VICES DE CONFORMATION DU BASSIN).

Le toucher vaginal à l'aide duquel on reconnaît toutes les particularités que nous venons d'indiquer a été désigné sous le nom de *toucher explorateur*. Nous décrirons plus tard le *toucher mensurateur*, ainsi appelé parce qu'il permet non-seulement de diagnostiquer les vices de conformation du bassin, mais encore d'en mesurer le degré (voy. DYSTOCIE).

Du ballottement vaginal. — C'est encore par le toucher vaginal que l'on constate le ballottement vaginal. En quoi consiste-t-il ?

Le doigt indicateur pénètre dans le vagin, rencontre le segment inférieur de l'utérus, déprime d'abord légèrement, sans choc et graduellement, la paroi utérine sur laquelle repose une partie fœtale, ordinairement le sommet, qu'il est souvent facile de sentir. A ce moment, si l'on repousse, par un mouvement brusque de l'index, la paroi utérine immédiatement en contact avec la tête, on sent très-nettement cette partie fœtale quitter le doigt pour remonter dans le liquide amniotique.

Si maintenant, pendant que ce mouvement ascensionnel s'exécute, l'accoucheur laisse le doigt appliqué sur la paroi utérine, il sent bientôt la partie fœtale retomber sur ce doigt ; de sorte qu'il perçoit deux sensations : celle du départ et celle du choc en retour. C'est à l'ensemble de ces deux sensations qu'on donne le nom de *ballottement*.

En résumé, on voit que le ballottement vaginal est identique au ballottement abdominal décrit page 492 ; seulement le premier de ces phénomènes est perçu à travers le segment inférieur de l'utérus, tandis que le second est apprécié par le palper abdominal. — A l'un comme à l'autre est applicable la comparaison du morceau de glace flottant dans un verre d'eau se déplaçant sous la pression brusque du doigt et revenant ensuite le frapper. — Dans certains cas, le retour de la partie fœtale se produit si lentement, que le choc de retour n'est pas perçu. Il suffit de constater le mouvement ascensionnel du corps flottant, d'avoir la sensation de son départ, pour affirmer, sauf dans quelques cas exceptionnels (Voy. p. 530), l'existence d'une grossesse.

Pour percevoir le ballottement, certains accoucheurs conseillent de placer le doigt en avant du col, d'autres en arrière. Velpeau voulait qu'on le plaçât sur le col lui-même. Le moyen proposé par l'illustre chirurgien n'est plus employé aujourd'hui; il devait donner des résultats médiocres, car l'épaisseur du col amortit le choc en retour de la partie fœtale en même temps qu'elle affaiblit l'impulsion qui lui est communiquée.

Nous préférons généralement rechercher le ballottement à travers le cul-de-sac antérieur, surtout quand la femme est debout. Le doigt indicateur est alors placé dans une direction verticale, la face palmaire tournée en avant et les trois autres doigts fléchis dans la paume de la main. L'impulsion communiquée à la partie fœtale par l'extrémité du doigt indicateur au moyen d'un brusque mouvement du bras, doit être dirigée de bas en haut et d'arrière en avant. Si l'on agit ainsi, le fœtus poussé vers le fond de l'utérus, suivant l'axe de l'organe, ne trouvera pas d'obstacle à son mouvement d'ascension. Au contraire, si l'on donnait à l'impulsion une direction inverse (oblique en arrière et en haut), on pousserait le fœtus contre la paroi postérieure de la matrice et l'on empêcherait ainsi son mouvement d'ascension.

Lorsque la femme est couchée, on peut encore percevoir le ballottement; mais alors il faut rapprocher le doigt du col, quelquefois même, suivant Cazeaux, le placer dans le cul-de-sac postérieur. En général, on perçoit mieux le ballottement quand la femme est debout que lorsqu'elle est couchée.

D'autres fois il vaut mieux combiner le palper hypogastrique avec le toucher vaginal, après avoir fait placer la femme dans le décubitus horizontal. La main qui déprime le fond de l'utérus immobilise cet organe pendant que le doigt de l'autre main, placé dans le vagin, communique au fœtus le mouvement d'ascension que nous avons décrit.

Pour qu'on puisse sentir le ballottement, il faut que deux conditions soient remplies : 1° que le fœtus soit assez lourd pour que l'on puisse apprécier le mouvement qui lui est communiqué; 2° qu'il y ait assez de liquide amniotique pour que le fœtus puisse se déplacer. C'est ordinairement de quatre mois et demi à cinq mois qu'on commence à obtenir le ballottement vaginal; mais jusqu'à six mois, la sensation qu'on perçoit est obscure. De six à sept mois ce phénomène est facile à constater. On le rencontre encore dans le huitième mois. Dans le dernier mois, on obtient une sensation toute différente à moins qu'il n'y ait une grande quantité d'eau. Le doigt *soulève* bien encore le fœtus, mais celui-ci, à cause de son poids, reste toujours en contact avec lui. Son mouvement d'ascension dans le liquide, qui s'effectuait en vertu de la vitesse acquise, est devenu impossible.

Enfin, quelques semaines avant le début du travail, la tête coiffée de la paroi antérieure de l'utérus plonge parfois dans l'excavation pelvienne et s'y trouve comme enclavée; dans ce cas, le soulèvement lui-même est difficile.

Le ballottement peut être considéré comme un signe de quasi-certitude de la grossesse. Si on ne lui reconnaît pas un caractère absolu de certitude, c'est qu'il existe quelques circonstances qui, en dehors de la conception, ont pu faire croire à tort à l'existence de ce signe (Voy. p. 530).

Cazeaux croit que la confusion est possible lorsqu'il existe dans la vessie une pierre reposant sur le bas-fond de l'organe. Le même auteur rapporte l'observation d'une femme non enceinte et chez laquelle l'utérus en anté-flexion donnait la sensation du ballottement. Nous croyons qu'avec un peu d'attention, et surtout en se fondant sur les signes négatifs de la grossesse, on pourra presque toujours éviter une erreur.

Par contre, dans un certain nombre de cas, le ballottement fait défaut quoique la femme soit grosse. Ainsi, il est souvent obscur ou manque complé-tement dans les grossesses gémellaires, les présentations du siége et du tronc; disons cependant que nous l'avons observé plusieurs fois dans ces conditions.

Lorsque le placenta est inséré sur le segment inférieur de l'utérus, on conçoit que sa masse constitue entre le doigt et la partie fœtale une couche épaisse qui empêche les mouvements communiqués au fœtus d'être transmis à la main de l'observateur. Cependant si le placenta est inséré exclusivement sur le segment postérieur, on pourra encore percevoir le ballottement dans le cul-de-sac vaginal antérieur.

Combinaison du palper hypogastrique et du toucher vaginal. — Ce procédé d'exploration avait été recommandé par Levret (1) pour établir le diagnostic de la grossesse, et Puzos (2) l'avait décrit d'une façon très-exacte. Solayrès de Renhac (3) l'employait pour provoquer les mouvements du fœtus.

Mais c'est principalement pour déterminer le volume de l'utérus dans les premiers mois de la grossesse que l'utilité de cette manœuvre devient évidente. On peut, grâce à elle, disait Velpeau, mesurer l'utérus développé pour une cause quelconque, comme s'il était sur la table d'autopsie. Comment doit-on s'y prendre pour faire cette exploration d'une manière régulière? Pendant que le doigt qui pratique le toucher vaginal, comme nous l'avons indiqué dans les pages précédentes, est appliqué sur le col ou mieux sur le segment inférieur du corps, soit dans le cul-de-sac antérieur, soit dans le cul-de-sac postérieur, la main qui palpe l'abdomen au niveau de la région hypogastri-que déprime le fond de l'utérus. Le mouvement imprimé par la main qui explore l'hypogastre est transmis immédiatement au doigt placé dans le vagin. Une tumeur développée dans l'excavation pelvienne au voisinage de l'utérus pourrait en imposer pour une grossesse de quelques mois. Mais dans ce cas la matrice serait déviée et aplatie contre une paroi du bassin; on con-staterait par le toucher l'existence d'un sillon entre l'utérus et la tumeur pathologique, le col n'aurait pas subi les modifications inhérentes à la gros-sesse; son déplacement n'entraînerait pas ordinairement celui de la tumeur.

(1) Levret, *Art des accouchements*, 1753, art. 449.
(2) Puzos, *Traité des accouchements*, 1759, chap. v.
(3) Solayrès de Renhac, *Dissertation* DE PARTU, etc., 1771, p. 10, traduction d'Andrieux de Brioude. Paris, 1842, p. 27.

Après avoir reconnu que c'est bien réellement l'utérus qui est augmenté de volume, il ne reste plus qu'à déterminer si son développement est le fait de la grossesse; on y parvient à l'aide des signes que nous avons précédemment décrits. (Voyez aussi DIAGNOSTIC DIFFÉRENTIEL DE LA GROSSESSE, p. 535.)

§ 2. — Du toucher rectal et du toucher vésical.

Toucher rectal. — Il est rare que l'accoucheur ait à pratiquer le toucher rectal. Il doit y avoir recours dans l'oblitération du vagin, ou bien encore lorsqu'il a quelques raisons de supposer une grossesse chez une jeune fille qui se dit vierge: dans ce dernier cas, c'est la nécessité de ménager l'hymen, peut-être intact, qui empêche qu'on ne pratique le toucher vaginal. Lorsqu'on veut savoir si une tumeur siége dans la cloison recto-vaginale ou dépend, par exemple, des parties osseuses, on introduit l'index dans le rectum; si l'on sent alors la tumeur en avant du doigt, c'est qu'elle est placée dans la cloison; sinon, elle est située plus en arrière, dans les parties osseuses; ce procédé lève donc tous les doutes.

Le toucher rectal est encore très-utile lorsqu'on a à faire le diagnostic de la grossesse extra-utérine, de la rétroflexion de l'utérus gravide, des corps fibreux de la paroi postérieure de la matrice (voy. PATHOLOGIE DE LA GROSSESSE). Pour le pratiquer, il faut avoir soin préalablement de faire vider le rectum par des lavements; puis de lubrifier le doigt avec du cérat, du cold cream ou un autre corps gras; enfin, on l'introduit dans ce canal, aussi haut que possible, de manière que son extrémité puisse explorer, à travers la cloison recto-vaginale, le col, la paroi postérieure du corps de l'utérus, les tumeurs développées aux dépens de cet organe ou des parties voisines.

Toucher vésical. — Depuis quelque temps, un certain nombre d'accoucheurs (1), dans les cas de diagnostic difficile, introduisent le doigt dans l'urèthre préalablement dilaté au moyen de tentes éponges ou par d'autres procédés, puis dans la vessie elle-même, pour explorer plus facilement la face antérieure de l'utérus; mais il ne faut employer ce mode d'exploration qu'avec une extrême réserve.

ARTICLE VII

SIGNES FOURNIS PAR QUELQUES PHÉNOMÈNES PATHOLOGIQUES

Quelques phénomènes pathologiques survenant chez un certain nombre de femmes enceintes sont parfois si intimement liés à l'évolution de la grossesse, qu'ils ont pu servir à la diagnostiquer. Parmi ces phénomènes nous citerons particulièrement les vomissements, le ptyalisme, l'albuminurie, le relâchement des articulations du bassin, l'aphonie, etc.; ainsi

(1) Nœggerath, *American Journal of Obstetrics*, May 1875. — J. Halliday Croom, *On the value of rapid Dilatation of the urethra and neck of the bladder as an aid to uterine diagnosis (Obstetrical Journal of great Britain and Ireland.* May 1878).

Hubert (de Louvain) rapporte qu'une dame à laquelle il donna des soins fut *aphone* pendant la première moitié de ses *quatre* grossesses ; si bien que ce phénomène morbide devenait chez elle un signe de gestation. Les plus importantes de ces maladies seront décrites plus tard avec la pathologie de la grossesse (voy. tome II).

ARTICLE VIII

VALEUR SÉMIOLOGIQUE DES SIGNES DE LA GROSSESSE

Les signes que nous venons d'étudier n'ont pas tous la même valeur sémio- logique. On a coutume de les diviser en signes de *présomption*, signes de *pro- babilité* et signes de *certitude*. Nous conserverons cette division, bien qu'elle soit un peu arbitraire.

A. *Signes de présomption.* — Les signes de présomption sont tous d'ori- gine maternelle ; nous allons les passer rapidement en revue, au point de vue de la sémiologie.

1° *Suppression des règles.* — Dans la majorité des cas, la suppression des règles est un indice de conception, mais ce phénomène lui-même emprunte sa valeur sémiologique aux circonstances dans lesquelles il se produit. Le rencontre-t-on chez une femme jeune, ordinairement bien réglée, il acquiert une signification qui équivaut presque à de la probabilité ; cependant, même dans ces conditions, faut-il encore se rappeler que chez les femmes récem- ment mariées, les premières approches conjugales peuvent arrêter le flux cataménial, par la perturbation qu'elles apportent dans l'organisme tout entier et particulièrement dans les fonctions ovariques. Ce signe, au con- traire, perd toute sa valeur s'il s'agit d'une femme habituellement mal réglée, et surtout si certains états morbides peuvent l'expliquer.

Ce qui contribue encore à lui enlever de l'importance, c'est qu'on voit chez quelques femmes les menstrues couler pendant la grossesse, le sang étant, il est vrai, plus pâle et moins abondant qu'à l'état de vacuité ; nous ne reviendrons pas sur ce sujet que nous avons traité amplement dans les cha- pitres précédents (voy. p. 475).

Nous ferons encore remarquer que, chez les femmes qui nourrissent, les règles étant généralement supprimées, la grossesse passe inaperçue au début et n'est souvent reconnue qu'au moment où la mère perçoit les mouvements de l'enfant, à moins que quelques troubles gastriques ne viennent éveiller les soupçons. Parfois le lait diminue beaucoup et tend à se tarir, ce qui attire l'attention et peut mettre sur la voie du diagnostic.

2° *Coloration violacée de la vulve et du vagin.* — Cette coloration (voy. p. 233), quand elle est remarquée par l'accoucheur, peut faire penser à une grossesse. Mais, d'une part, elle manque souvent chez les femmes enceintes ; d'autre part, elle existe fréquemment dans les jours qui précèdent la mens- truation. Son importance est donc minime.

3° *Troubles du système nerveux.* — Le changement d'humeur, les lipothymies (voy. p. 254) n'ont aucune importance. Nous accordons un peu plus de valeur au besoin invincible de dormir, se manifestant pendant la journée, quand ce besoin ne résulte pas d'une habitude antérieure à la grossesse présumée.

4° *Troubles de l'appareil digestif.* — Un assez grand nombre de femmes enceintes n'éprouvent ni nausées ni vomissements. Les troubles des fonctions digestives, alors même qu'ils existent, constituent un signe peu probant; outre qu'ils peuvent dépendre d'une suppression des règles étrangère à la grossesse, ils indiquent aussi quelquefois un état de souffrance qui n'est nullement sous l'influence de la gestation.

5° *Modifications des mamelles.* — Les modifications des mamelles ont été considérées par plusieurs accoucheurs comme ayant une grande valeur sémiologique; mais c'est là une exagération contre laquelle il faut protester. En effet, ces signes peuvent, d'une part, faire défaut chez une femme enceinte, d'autre part, nous les avons plusieurs fois constatés en dehors de la grossesse.

Le gonflement des mamelles se produit souvent dans des circonstances indépendantes de la grossesse, il n'a donc que très-peu d'importance.

La coloration de l'aréole vraie et la production de l'aréole mouchetée offrent un intérêt plus grand; mais qu'on se reporte à ce que nous avons dit page 241, et l'on verra que ces modifications ne peuvent avoir qu'une valeur de présomption : tantôt, en effet, elles manquent quoique la grossesse existe; tantôt elles se manifestent sans qu'il y ait gestation. A l'appui de cette manière de voir, nous pourrions invoquer de nombreux faits ; nous nous contenterons de citer les deux exemples suivants : Cazeaux a vu à la Clinique d'accouchements, en 1839, une femme forte, vigoureuse, brune, arrivée au terme de la gestation, et chez laquelle il n'existait pourtant autour des mamelons aucun des signes indiqués. — Réciproquement, Tarnier a eu l'occasion d'examiner une jeune fille chez laquelle l'utérus et le vagin manquaient, quoique les parties génitales externes fussent bien conformées. Cette jeune fille était donc dans l'impossibilité de devenir enceinte, et cependant, chez elle, l'aréole vraie était très-foncée en couleur et entourée d'une aréole mouchetée bien marquée. — Par ce qui précède on voit qu'il faut se mettre en garde contre une erreur possible; mais nous sommes loin de nier d'une façon absolue la signification des modifications de l'aréole. Ces modifications, lorsqu'elles sont très-évidentes, ont une valeur réelle ; pour preuve nous rapporterons le fait suivant : Un jour qu'on apportait à l'amphithéâtre un cadavre de femme, Hunter fut frappé de la coloration des aréoles et annonça que ce cadavre contenait un fœtus; un élève lui fit observer que la membrane hymen existait encore, et malgré cela il ne changea pas d'opinion. L'ouverture du cadavre vint confirmer l'assertion du professeur et démontra, en effet, la présence dans l'utérus d'un enfant de cinq mois (1).

L'hypertrophie des glandes de Montgomery, considérée par quelques accoucheurs comme un signe des plus probants, a, selon nous, une signification

_____
(1) Paul Dubois, *Gazette des hôpitaux*, 1841, p. 135.

moins grande que la transformation de l'aréole ; car nous l'avons très-souvent vu manquer chez des femmes enceintes, tandis que plusieurs fois nous l'avons rencontrée chez des femmes qui ne l'étaient pas (voy. p. 241).

P. Dubois accorde une très-grande signification au boursouflement de l'aréole (voy. p. 241). Malheureusement, dit cet auteur, c'est un signe qu'on ne rencontre que rarement, une fois sur vingt tout au plus ; mais toujours, quand il se présente, c'est chez des femmes enceintes (1). Nous serons beaucoup moins affirmatifs que P. Dubois, parce que dans quelques cas nous avons trouvé le boursouflement de l'aréole sans qu'il y ait eu grossesse.

Quant à la sortie par le mamelon d'un liquide lactescent, chacun sait que si ce phénomène se manifeste habituellement à la fin de la grossesse, on le rencontre souvent aussi chez des femmes qui ne sont. pas enceintes, surtout pendant la menstruation.

6° *Développement du ventre et de l'utérus*. — Il suffit que le ventre d'une femme soit développé, pour que le vulgaire croie à l'existence d'une grossesse. A coup sûr, il ne faut pas méconnaître l'importance de ce signe ; mais tous les médecins savent que le développement du ventre est souvent indépendant de la conception.

Le développement de l'utérus (voy. p. 181) a une importance sémiologique beaucoup plus grande. Cependant, ici encore, on peut être induit en erreur, car l'accroissement de la matrice peut dépendre de l'existence d'un fibrome, tenir à l'accumulation d'un liquide dans sa cavité ou à une affection organique de ses parois.

Tout bien considéré, le développement du ventre et même celui de l'utérus n'ont qu'une valeur de présomption, surtout quand les autres signes de la grossesse font défaut.

7° *Vergetures*. — Les vergetures n'indiquent qu'une chose, c'est que les parois abdominales ont été rapidement distendues. Aussi ce signe est-il fréquent, mais non constant, pendant la grossesse (voy. p. 235), mais on le rencontre dans d'autres circonstances ; nous l'avons même constaté chez un homme obèse.

8° *Effacement de la cicatrice ombilicale ; pigmentation de la ligne blanche*. — L'effacement de la cicatrice ombilicale est presque constant pendant les trois derniers mois de la grossesse ; cependant on a cité quelques exceptions, et précisément au moment où nous écrivons ces lignes, l'un de nous donne des soins à une dame qui a dépassé le huitième mois de la grossesse, et chez laquelle l'enfoncement ombilical est encore très-profond. Cette circonstance a même fait contester par un médecin, ami de la famille, la réalité de la grossesse ; mais celle-ci n'est pas douteuse parce qu'on sent le ballottement et qu'on entend le bruit du cœur fœtal. L'effacement de l'ombilic serait un excellent signe s'il ne se produisait que pendant la gestation ; malheureusement il n'en est pas ainsi : on l'observe, en effet, dans presque toutes les maladies qui déterminent un grand développement du ventre, quoi qu'il soit ici moins habituel que pendant la grossesse.

(1) Paul Dubois, *Gazette des hôpitaux*, 1841, p. 135.

La pigmentation de la ligne blanche a encore moins de valeur, et ce que nous avons dit de la production des aréoles de la mamelle lui est de tous points applicable.

9° *Souffle utérin.* — Le siége du souffle utérin a été, on se le rappelle, placé par le professeur Bouillaud dans les vaisseaux iliaques (voy. p. 501); nous avons dit pourquoi nous n'accéptions pas cette théorie; mais il n'en est pas moins vrai que ce souffle ressemble complétement à celui qu'on entend souvent sur le côté de l'abdomen, chez des femmes non enceintes, dans le cas où il existe une tumeur volumineuse de l'hypogastre : fibromes utérins, kystes de l'ovaire, cancer, etc. Les faits de ce genre sont si fréquents et si bien connus, que nous croyons inutile d'en rapporter des exemples. Nous signalerons cependant un cas dans lequel une simple congestion de l'utérus, accompagnée du souffle hypogastrique, nous fit hésiter dans le diagnostic. On est donc strictement obligé, sous peine d'erreur, de n'accorder à ce signe qu'une valeur de présomption.

10° *Modifications du col utérin.* — De tous les signes de présomption, le meilleur sans contredit est le ramollissement du col de l'utérus, surtout quand il est très-prononcé; aussi quelques auteurs, parmi lesquels nous citerons le professeur Pajot, en ont-ils fait un signe de probabilité. Cependant il ne faut pas, avec ce seul signe, se hâter de conclure à la probabilité d'une gestation. Lisfranc, dans ses leçons cliniques, a dit avec raison que le col, pendant la menstruation, offre les caractères d'un col au troisième mois de la grossesse. Si l'on ajoute à cela que l'utérus augmente notablement de volume pendant les règles, on comprendra qu'il est facile de se tromper.

Il y a quelques mois, dit P. Dubois (1), une femme se présente au toucher, se déclarant enceinte. Elle était accouchée depuis huit mois et venait d'avoir ses règles : le col était mou, développé; l'utérus lui-même présentait un volume plus considérable que d'ordinaire. Bref, il y avait chez cette femme les caractères d'une grossesse de trois mois. Au bout de quelque temps elle revint, et le chef de clinique qui l'avait examinée une première fois fut tout étonné de ne plus rencontrer les modifications qu'il avait constatées du côté du col. Chez une autre femme dont le développement du ventre était causé par du météorisme, le col était mou et offrait exactement les caractères de consistance et de configuration qu'on rencontre habituellement chez une femme enceinte.

Il faut ajouter que chez les femmes qui ont eu déjà des enfants, la forme du col est changée; celui-ci est ramolli chez des femmes atteintes depuis long-temps de leucorrhée. Enfin, le développement de corps étrangers dans l'utérus, non-seulement détermine l'ampliation de cet organe, mais fait subir au col lui-même des modifications ordinairement propres à la grossesse; en sorte qu'on pourrait s'en laisser imposer pour le diagnostic (Paul Dubois, *loc. cit.*).

Après avoir signalé les faits que nous venons de citer, P. Dubois ajoute que, si le col est dur, consistant, on peut dire, sans consulter d'autres signes,

____

(1) P. Dubois, *Gazette des hôpitaux*, 1841, p. 197.

que la femme n'est pas enceinte. Nous serons un peu moins absolus que notre ancien et vénéré maître; il faut, en effet, tenir compte des variétés individuelles qu'on ne peut guère expliquer que par une structure particulière du col; dans certains cas, rares à la vérité, celui-ci est pour ainsi dire réfractaire au ramollissement. Nous avons vu quelques faits de ce genre dans lesquels le col était encore si ferme, même à la fin de la gestation, que nous aurions été portés à nier la grossesse, si d'autres signes n'avaient pas éclairé le diagnostic.

Résumé. — Tous les signes d'origine maternelle, quels qu'ils soient, n'ont qu'une valeur de présomption, quand ils existent isolément; mais ils acquièrent une valeur de probabilité quand on les trouve réunis en grand nombre chez une même femme.

Tel signe auquel on n'accorde en général qu'une valeur de présomption, devient quelquefois si manifeste, si net, qu'il entraîne la probabilité. Nous citerons, comme exemples, les modifications de la mamelle ou le ramollissement du col, dont les caractères sont parfois si tranchés, que le doute n'est guère possible.

B. *Signes de probabilité.* — Les signes de probabilité sont tous d'origine fœtale.

1° *Sensation obtenue par le palper des parties fœtales.* —Nous avons déjà longuement traité ce sujet (voy. p. 477); nous avons donc peu de choses à ajouter à ce que nous avons dit. Chez bon nombre de femmes, surtout chez celles dont les parois abdominales sont minces et souples, il est si facile de reconnaître les unes après les autres toutes les parties fœtales, de constater leurs rapports réciproques, leur mobilité, que l'erreur est presque impossible. Nous faisons cependant quelques réserves à cause des fibromes utérins (voy. p. 536), et nous n'accordons à ce signe qu'une valeur de grande probabilité.

2° *Mouvements actifs.* — Quand les mouvements de l'enfant sont perçus par la mère, il ne faut leur attribuer qu'une valeur de présomption, tant les erreurs sont fréquentes (voy. p. 496); P. Dubois s'est plu à en rapporter plusieurs exemples que nous croyons inutile de reproduire.

Mais lorsque les mouvements actifs du fœtus sont perçus par l'accoucheur, ils constituent un excellent signe de grossesse. Nous en donnerons pour preuve l'observation suivante : Une femme, veuve depuis dix ans, entre à l'hôpital Beaujon en 1854; en l'examinant on trouve une tumeur arrondie occupant l'hypogastre et la fosse iliaque droite, sur la nature de laquelle on reste en suspens. L'un de nous, interne de cet hôpital, en palpant la tumeur, à sa visite du soir, sentit nettement un choc qui lui fit porter le diagnostic de grossesse, malgré le siége insolite de la tumeur. Le chef de service se laissa convaincre par les dénégations de cette femme et déclara que l'interne s'était trompé; mais celui-ci persista dans son diagnostic malgré les objections que lui firent tous les chefs de service de l'hôpital appelés en consultation, et le temps lui donna raison, car quelques mois plus tard la femme accoucha.

Faut-il s'autoriser de ce fait et d'observations analogues pour déclarer que les mouvements de l'enfant constituent un signe de certitude? Assurément non. Voici, en effet, un exemple tout différent : L'interne de l'hôpital Beaujon dont nous venons de parler, était devenu chef de service, quand il fut mandé par un médecin d'un village de la Bourgogne, près d'une malade atteinte d'un kyste de l'ovaire. En arrivant près de cette femme, on procéda à l'examen du ventre. Pendant le palper, la main du médecin consultant reçut un choc si net, qu'il pensa tout d'abord que son confrère s'était trompé, et il n'aurait pas caché sa pensée si quelques parents de la malade n'avaient pas été présents. Il prolongea donc son examen, et perçut bientôt un nouveau choc; mais celui-ci s'accompagna cette fois d'un petit gargouillement. La femme n'était pas enceinte; elle était réellement atteinte d'un kyste de l'ovaire, et l'intestin en se contractant brusquement avait produit une secousse qui ressemblait, à s'y méprendre, à un choc fœtal.

Les mouvements actifs du fœtus dans un grand nombre de cas ne sont pas assez nets pour qu'on puisse affirmer d'une façon certaine que la grossesse existe, et il ne faut leur accorder qu'une valeur de probabilité; nous avons dit plus haut pourquoi il convient de se tenir sur la réserve. Mais il n'est pas rare d'observer des femmes chez lesquelles les mouvements actifs de l'enfant sont si nombreux, si visibles, que le doute n'est plus permis, et ce signe acquiert alors une valeur de certitude.

3° *Perception du choc fœtal par l'auscultation.* — Nous avons dit, page 516, que le choc fœtal était le résultat des mouvements actifs du fœtus. Le professeur Pajot, qui accorde à ce signe une grande valeur diagnostique, en a parfaitement décrit les caractères (1) : « Sous la pression du stéthoscope, dit-il, on éprouve, en même temps, à l'instant où le mouvement se produit, une double sensation de *choc* et de *bruit brusque*, mais d'*une extrême légèreté*, et l'oreille frappée simultanément dans sa sensibilité générale et spéciale, reçoit à la fois une impression tactile et auditive. » Ce qui ajoute encore de l'importance à ce phénomène, c'est qu'il peut être perçu quelquefois au commencement du quatrième mois et même à la fin du troisième mois de la grossesse, c'est-à-dire avant qu'on entende les battements du cœur. Néanmoins nous n'en faisons qu'un signe de probabilité et non un signe de certitude, parce que, de l'avis du professeur Pajot lui-même, il est très-difficile à constater au début de la grossesse, inutile plus tard lorsque les battements du cœur et les autres symptômes apparaissent, et, qu'en outre nous avons vu, dans quelques cas difficiles, le bruit produit par des borborygmes intestinaux être pris pour un choc fœtal.

4° *Ballottement.* — Le ballottement abdominal a beaucoup moins d'importance, au point de vue de la sémiologie, que le ballottement vaginal; aussi ne nous occuperons-nous que de celui-ci.

Le ballottement vaginal est un signe précieux de grossesse et cependant nous le rangeons seulement parmi les signes probables : d'une part, parce qu'il est difficilement perçu dans les présentations du siége, du tronc, et dans l'insertion vicieuse du placenta ; d'autre part, parce qu'on a pu le constater en

____

(1) *Annales de gynécologie*, 1874, t. VII, p. 207.

dehors de la conception, dans les cas de pierre dans la vessie, d'antéflexion
de l'utérus, de kyste de l'ovaire ou d'autres tumeurs de l'abdomen. Au moment où nous écrivons ces lignes, nous avons sous les yeux une observation
qui nous a été communiquée par le docteur Fourrier (de Compiègnes), dans
laquelle cet habile chirurgien constata d'une façon très-nette le ballottement
vaginal avec choc en retour, chez une femme atteinte d'une tumeur sarco-
mateuse insérée sur l'utérus par un long pédicule, ainsi qu'il fut facile de le
constater puisque la tumeur fut enlevée et que la malade succomba. Mais il
est juste de dire que ces cas sont extrêmement rares; aussi P. Dubois et le
professeur Pajot considèrent-ils le ballottement comme un signe de *quasi-
certitude*.

C. *Signes de certitude.* — Ces signes sont, comme ceux de probabilité,
peu nombreux et exclusivement d'origine fœtale.

1° *Bruits du cœur fœtal.* — Le signe de certitude par excellence, c'est la
perception, par l'auscultation, des battements du cœur de l'enfant ou du souffle
fœtal (voy. p. 505 et 515). Quand ce signe existe, on peut affirmer sans
réserve que la grossesse existe et que l'enfant est vivant; malheureusement
quand celui-ci est mort, ce signe disparaît; aussi le diagnostic devient-il alors
beaucoup plus difficile (voy. p. 541), et souvent on est obligé de rester dans
le doute, d'autant plus que la mort du fœtus amoindrit la netteté des sensations fournies par le palper abdominal.

2° *Parties fœtales accessibles au toucher.* — Dans certains cas, le col est
assez entr'ouvert pour qu'on puisse atteindre soit une portion des membranes,
soit une partie fœtale : tête, siége ou membres. Dans ce cas, on peut
affirmer, il est à peine besoin de le dire, d'une façon certaine, l'existence de
la grossesse.

ARTICLE IX

DIAGNOSTIC DE LA GROSSESSE SIMPLE

Nous avons montré comment les signes passés en revue dans les pages qui
précèdent peuvent conduire au diagnostic de la grossesse simple. Cela ne
suffit pas. Il faut encore pouvoir déterminer l'âge de cette grossesse, et autant
que possible l'attitude et le volume du fœtus. Il est également important de
reconnaître la présentation et la position dans le cours de la gestation ; mais
nous ne reviendrons pas sur ce dernier sujet, que nous avons traité amplement, pages 483, 510 et 520.

§ 1. — Diagnostic de l'âge de la grossesse.

Pour résoudre ce problème, il faut se fonder sur la date d'apparition de
certains signes et sur les modifications que subissent, aux différentes époques
de la gestation, ceux qui existent dès le début.

Nous choisirons la forme de tableau pour exposer nos idées à cet égard :

MOIS.	SITUATION DU FOND DE L'UTÉRUS.	MODIFICATIONS DU COL.	MODIFICATIONS FONCTIONNELLES LES PLUS FRÉQUENTES.	PHÉNOMÈNES AYANT UN CARACTÈRE PARTICULIER.
1er et 2e.	Généralement appréciable par le palper hypogastrique à la fin du 2e mois, quoi qu'en disent les auteurs.	Ramollissement léger de la muqueuse qui recouvre les lèvres du museau de tanche. Orifice externe arrondi, mais fermé pour les primipares; légèrement entr'ouvert chez les multipares.	Suppression des menstrues (ou écoulement sanguin insignifiant). Gonflement des seins, qui deviennent le siége de picotements. *Troubles digestifs* : nausées, vomissements. Sommeil.	Turgescence du vagin et des parties génitales externes. Segment inférieur du corps de l'utérus plus volumineux et comme évasé, ayant la consistance du caoutchouc; moins mobile; plus facilement accessible. Dans quelques cas rares, on peut entendre, à cette époque, le bruit de souffle utérin par l'auscultation intra-vaginale (Verardini).
3e et 4e.	A la fin du 3e mois, le fond de l'utérus est au-dessus du détroit supérieur; à la fin du 4e, il est situé au milieu de l'espace qui sépare l'ombilic du pubis. Matité à la percussion de l'hypogastre. Augmentation de volume de l'utérus constatée en combinant le palper avec le toucher vaginal.	Le ramollissement de la pointe du col est plus prononcé. Orifice externe toujours fermé chez les primipares, permettant l'introduction de la pulpe du doigt chez les multipares.	Gonflement plus prononcé des seins. Érectilité plus grande du mamelon. Légère coloration de l'aréole.	Segment inférieur de l'utérus plus volumineux et quelquefois plus élevé.
5e et 6e.	A la fin du 5e mois, le fond de l'utérus est à un travers de doigt au-dessous de l'ombilic; à la fin du 6e, à un travers de doigt au-dessus. Développement très-marqué de la région sous-ombilicale.	A la fin du 6e mois, la moitié inférieure de la portion vaginale du col est ramollie. Orifice externe toujours fermé chez les primipares; ouvert et permettant l'introduction de la portion unguéale de la première phalange chez les multipares.	Les troubles fonctionnels diminuent et même disparaissent en grande partie. Production d'œdème et de varices par compression mécanique chez certaines femmes. *Seins* : Coloration plus foncée de l'aréole. Aréole mouchetée; tubercules de Montgomery.	Mouvements actifs du fœtus perçus par la mère et l'accoucheur, vers 4 mois et demi. Ballottement abdominal. *Ballottement vaginal.* Battements du cœur de l'enfant. Souffle utérin plus marqué. Effacement presque complet de la dépression ombilicale. *Ligne brune.*
7e et 8e.	A 7 mois, le fond de l'utérus s'élève à trois ou quatre travers de doigt au-dessus de l'ombilic; à 8 mois, à cinq travers de doigt.	Le ramollissement envahit les trois quarts de la portion vaginale à 7 mois; toute la portion vaginale à 8 mois.	A cette époque, il est très-rare que les règles apparaissent. Les troubles digestifs (vomissements) ont disparu.	Vergetures nombreuses sur le ventre. Effacement complet de la dépression ombilicale. Ballottement plus intense.

MOIS.	SITUATION DU FOND DE L'UTÉRUS.	MODIFICATIONS DU COL.	MODIFICATIONS FONCTIONNELLES LES PLUS FRÉQUENTES.	PHÉNOMÈNES AYANT UN CARACTÈRE PARTICULIER.
7° et 8° (suite).	Inclinaison à droite.	Orifice externe fermé chez les primipares ; ouvert chez les multipares, permettant l'introduction de toute la première phalange, qui peut pénétrer dans le col. Col : fusiforme pour les primipares, infundibuliforme pour les multipares.	Aréole mouchetée plus étendue Écoulement de colostrum, développement complet des tubercules de Montgomery. Quelquefois vergetures sur la peau du sein.	Mouvements actifs Souffle Battements du cœur du fœtus } plus intenses. Tête engagée dans l'excavation, chez les primipares.
1re quinzaine du 9° mois.	Le fond de l'utérus s'élève dans la région épigastrique et sous le rebord des fausses côtes du côté droit.	Toute la longueur du col est ramollie, excepté l'anneau de l'orifice interne qui possède encore une certaine résistance. Chez les multipares, le doigt peut être introduit dans le col jusqu'à cet anneau qui reste fermé ; assez souvent cependant le doigt peut le franchir et pénétrer dans la cavité utérine chez les femmes qui ont eu un grand nombre d'enfants. Chez les primipares, l'orifice externe est à cette époque légèrement entr'ouvert, mais ne permet pas l'introduction du doigt.	Troubles gastriques et vomissements reparaissant souvent. Gêne de la respiration. Tous les autres phénomènes s'accroissent.	Plus de ballottement, mais *soulèvement* de la tête.
2° quinzaine du 9° mois.	Le fond de l'utérus s'abaisse.	L'orifice interne se ramollit et s'entr'ouvre chez les multipares ; le doigt pénètre à travers un cylindre de 4 centimètres jusque sur les membranes. Dans les derniers jours, le col s'efface ; pour pénétrer dans la cavité utérine, le doigt n'a qu'à traverser un orifice dont les bords sont ordinairement minces et résistants chez les primipares, épais et souples chez les multipares.	Plus de vomissements. Respiration moins gênée. Hémorrhoïdes. Varices et œdème des membres inférieurs plus prononcés. Envies fréquentes et illusoires d'uriner. Marche plus difficile.	Tête plus ou moins engagée dans l'excavation. Douleurs lombaires. Coliques.

Il suffit de jeter un coup d'œil sur le tableau pour se rappeler les signes qui correspondent à une époque déterminée. Mais nous devons faire remarquer qu'il est impossible, cliniquement, d'apprécier d'une façon rigoureusement exacte le terme de la grossesse. Deux mois consécutifs ont des signes qui appartiennent à peu près aussi bien à l'un qu'à l'autre ; de plus, les modifications qui se produisent d'un mois à l'autre sont bien moins tranchées dans la pratique que sur le tableau. Nous faisons exception pour le dernier mois de la grossesse, dont la seconde quinzaine diffère manifestement de la première.

§ 2. — Diagnostic de l'attitude et du volume du fœtus.

Nous avons dit (p. 437) quelle était l'attitude du fœtus, et en étudiant le palper (voy. p. 483), nous avons décrit les moyens de la reconnaître. Nous ajouterons seulement ici quelques considérations relatives au diagnostic de cette attitude, lorsque les membres pelviens sont étendus et relevés au-devant de l'abdomen et de la poitrine. Dans ces circonstances, si le fœtus se présente par le siége, on sent quelquefois les pieds vers le fond de l'utérus, tantôt appliqués contre la tête, tantôt séparés d'elle par un certain intervalle, et, dans ce dernier cas, le fœtus prend, pour ainsi dire, la forme d'un V dont les deux branches se termineraient, l'une à la tête, l'autre aux pieds de l'enfant. En outre, on peut suivre les membres pelviens de la partie supérieure à la partie inférieure de l'utérus. — Toutes les fois qu'en nous aidant des signes que nous venons d'indiquer, nous avons annoncé que l'enfant se présentait par le siége et que celui-ci était décomplété, la terminaison de l'accouchement a montré que nous avions raison.

Il serait souvent utile de connaître aussi exactement que possible le volume du fœtus pendant la grossesse, car de ce volume dépend quelquefois l'issue de l'accouchement. C'est surtout dans le cas où l'on doit pratiquer l'accouchement prématuré pour un rétrécissement du bassin (voy. tome II), et où l'on manque de données précises pour déterminer l'âge de la grossesse (la date des dernières règles étant inconnue), que cette notion de volume du fœtus est précieuse à acquérir.

Le palper en donnera une idée assez exacte. C'est lui qui permettra de distinguer tout d'abord ce qui est l'utérus de ce qui est en dehors : tissu adipeux des parois abdominales, tympanite, etc. C'est aussi en le pratiquant qu'on pourra apprécier la quantité plus ou moins grande du liquide amniotique, la réplétion plus ou moins complète de la cavité utérine par l'ovoïde fœtal et le volume de ce dernier.

Un accoucheur allemand, Ahlfeld (de Leipzig), a eu l'idée de mesurer cet ovoïde pendant la grossesse, en plaçant sur un des pôles l'extrémité d'une des branches du compas d'épaisseur, et sur l'autre pôle l'extrémité de la seconde branche. Quand il s'agit d'une présentation transversale, la mensuration se fait extérieurement; quand la présentation est verticale (céphalique ou pelvienne), l'une des branches doit être introduite dans le vagin, de manière à être appliquée sur la partie fœtale qui se présente, soit directement quand l'orifice utérin est ouvert, soit à travers la paroi utérine quand il ne l'est pas.

Il semble résulter des observations d'Ahlfeld que la longueur du fœtus est le double de celle de l'ovoïde fœtal, et l'on sait, d'autre part, que le volume du fœtus est ordinairement proportionnel à sa longueur (voy. Fœtus, p. 401).

Chez deux femmes ayant un vice de conformation du bassin, Tarnier a pu mesurer directement la tête fœtale à travers les parois abdominales au moyen du compas de Baudelocque.

§ 3. — Diagnostic différentiel de la grossesse.

Après avoir exposé en détail les signes qui caractérisent une grossesse dont la marche est régulière, nous devons maintenant donner quelques explications sur certains phénomènes qui, par leur présence, peuvent induire en erreur relativement au diagnostic, soit en faisant croire à une grossesse qui n'existe pas, soit en masquant une grossesse qui existe réellement.

États pathologiques qui peuvent simuler une grossesse. — Ces états pathologiques sont nombreux : nous allons passer en revue les principaux.

I. *Aménorrhée.* — La cessation du flux cataménial étant considérée comme un des signes les plus constants de la grossesse (voy. p. 475 et 525), il est facile de comprendre que les troubles de la fonction menstruelle, se produisant subitement chez des femmes qui ont eu des rapprochements sexuels, puissent faire croire à l'existence d'une grossesse. L'aménorrhée peut être le résultat de la chlorose ; elle peut dépendre d'états morbides divers. Ce phénomène induit d'autant plus facilement en erreur, qu'il coïncide souvent avec une congestion des organes sexuels, accompagnée du gonflement et de la sensibilité des seins. La grossesse est infirmée par les signes propres aux états morbides dont l'aménorrhée elle-même n'est que le symptôme, et par le toucher vaginal, qui fera connaître que l'utérus est vide et que son col n'est pas modifié. Parfois on est obligé, pour établir le diagnostic d'une façon positive, d'attendre l'époque où apparaîtraient les signes certains de grossesse, si celle-ci existait, c'est-à-dire quatre mois environ.

II. *Maladies de l'utérus.* — Nous n'avons pas l'intention de passer en revue toutes les maladies de l'utérus qui, en produisant l'augmentation de volume de cet organe, peuvent faire songer à une grossesse des quatre premiers mois, c'est-à-dire n'ayant pas encore atteint l'époque où apparaissent les signes certains (voy. p. 531) (1). Nous renvoyons aux traités de pathologie pour l'étude des signes propres au plus grand nombre de ces maladies, car une pareille étude serait ici déplacée. Nous nous bornerons donc à quelques indications sommaires pour les affections les plus communes.

On peut confondre l'utérus gravide avec l'utérus augmenté de volume sous l'influence d'une congestion, d'une inflammation chronique de son parenchyme, par suite de la présence de corps fibreux interstitiels ou de la rétention du flux menstruel dans sa cavité (hématométrie).

(1) Pajot, *Des causes d'erreur dans le diagnostic de la grossesse* (*Annales de Gynécologie,* t. Ier, 1874. p. 183).

a. *Congestion utérine.* — L'utérus, augmenté de volume par suite d'une congestion de l'organe, peut en imposer quelque temps pour un utérus gravide, d'autant plus que le col est souvent ramolli, et quand les règles surviennent, on est porté à les confondre avec une hémorrhagie précédant une fausse couche; dans ces conditions, le diagnostic est parfois si difficile, qu'on ne peut l'établir que trois ou quatre mois après le début présumé de la grossesse.

b. *Métrite chronique.* — L'utérus peut, sous l'influence de l'inflammation chronique de son parenchyme, atteindre le volume du poing et même un volume supérieur; de sorte que si les règles manquent ou sont irrégulières, on pourra songer à une grossesse de trois ou quatre mois. Parmi les différents moyens qni permettront de faire le diagnostic, il en est un sur lequel nous voulons insister : la sensation éprouvée par le doigt qui appuie sur le corps de l'utérus en différents endroits, lorsqu'il pratique le toucher vaginal, est tout à fait différente dans la métrite chronique et dans la grossesse. Dans le premier cas, le tissu de l'organe est ordinairement induré, parfois œdématié, quand il existe en même temps une rétroversion ; dans le second cas, la consistance du tissu utérin est d'une mollesse élastique spéciale (voy. p. 193). Ajoutons que, dans la métrite, la pression du doigt détermine une douleur qu'on ne trouve pas en pressant sur l'utérus gravide. Les commémoratifs sont aussi d'une grande utilité pour le diagnostic.

c. *Corps fibreux.* — Il n'existe pas de production organique de la matrice qui puisse plus facilement que les corps fibreux en imposer pour une grossesse de trois ou quatre mois. Une pareille erreur est surtout facile dans les conditions suivantes : le corps fibreux est interstitiel, logé profondément dans le tissu utérin ; avec cela, il a subi une espèce d'assouplissement, de ramollissement même ; la matrice présente une forme ovoïde, la portion vaginale du col est en partie effacée; quelquefois un bruit de souffle abdominal peut être perçu. Ajoutons que dans certains cas la confusion est encore facilitée par le développement rapide du corps fibreux, par l'apparition de phénomènes réflexes du côté de l'estomac et des seins.

Les corps fibreux multiples et volumineux peuvent faire croire à une grossesse avancée, et ils sont parfois si bizarrement configurés, qu'en pratiquant le palper abdominal on croit sentir et distinguer différentes parties fœtales. Un fibrome arrondi et volumineux, quand il est repoussé dans l'excavation pelvienne, a quelquefois même été pris pour une tête fœtale, d'autant mieux qu'une dépression linéaire du tissu fibreux peut ressembler sous le doigt à une suture. Nous avons été plus d'une fois témoins d'erreurs de ce genre.

Les éléments de diagnostic seront d'abord fournis par la consistance de l'utérus qui, malgré l'assouplissement et même le ramollissement que présentent quelquefois les corps fibreux, est généralement plus dur que si un œuf en partie rempli de liquide était renfermé dans son intérieur; en outre, les fibromes sont en général moins mobiles que les parties fœtales. Quand il existe des fibromes, il est rare qu'on ne trouve pas, en répétant plusieurs fois l'examen, soit par le palper abdominal, soit par le toucher vaginal ou rectal, une ou plusieurs bosselures faisant saillie extérieurement sur une des parois de l'utérus. Si l'on ne trouve pas ce signe pathognomonique, l'état de la muqueuse qui est rosée, au lieu de présenter la teinte violacée caractéristique de la grossesse (voy. p. 233), et enfin la persistance des règles qui sont même devenues plus abondantes et constituent parfois de véritables ménorrhagies, sont des phénomènes qui entraînent bientôt la conviction et ne permettent pas qu'on méconnaisse longtemps la nature de la maladie. Ajoutons enfin qu'il peut exister simultanément une grossesse et un corps fibreux, ce qui augmente la difficulté du diagnostic (voy. GROSSESSE COMPLIQUÉE).

d. *Rétention des règles dans l'utérus (hématométrie)*. — L'écoulement du flux cataménial peut être empêché par suite d'une oblitération congénitale ou acquise de l'utérus ou du vagin. Le sang s'accumule alors au-dessus de l'obstacle et distend quelquefois la matrice d'une façon assez considérable pour que le fond de cet organe atteigne l'ombilic, de sorte qu'au premier aspect on croirait volontiers à l'existence d'une grossesse. Scanzoni cite un cas de rétention menstruelle, observé par lui à la Clinique chirurgicale de Prague, où l'on mit plusieurs semaines avant de faire le diagnostic d'une façon certaine. Pour l'établir, il est important de considérer que dans les oblitérations congénitales le flux cataménial n'a jamais existé ; que chaque époque menstruelle est signalée par des coliques utérines violentes, par des symptômes d'une inflammation plus ou moins étendue ; en outre, l'augmentation de volume de l'utérus a lieu d'une façon brusque et non avec la régularité propre à la grossesse. Si l'oblitération siége dans les parties supérieures du vagin le diagnostic est plus difficile. Cependant, l'impossibilité d'atteindre la portion vaginale du col, la présence d'une tumeur fluctuante au-dessus de l'obstacle, sont des signes caractéristiques. Dans le cas où l'oblitération siége au niveau du col utérin lui-même, la difficulté est à son maximun, il n'y a guère que l'absence des modifications du col et les coliques revenant périodiquement qui puissent mettre sur la voie du diagnostic.

Quand l'oblitération siége à la partie inférieure du vagin ou au niveau de l'hymen, le diagnostic est, au contraire, très-facile, car on voit alors à la vulve une tumeur violacée et fluctuante, sur la nature de laquelle on est bientôt fixé.

Nous signalerons seulement l'augmentation de volume de la matrice, soit par des matières glaireuses (hydrométrie), soit par des gaz (physométrie), parce que ces affections sont excessivement rares.

III. *États morbides de l'abdomen indépendants de l'utérus.* — Parmi ces états morbides, nous citerons les tumeurs de l'ovaire, celles de la rate, l'ascite, la tympanite, les amas de tissu adipeux dans l'épiploon et les parois abdominales.

Dans tous ces cas, on pourra songer tout d'abord à la grossesse, parce que le ventre augmente de volume ; mais ce qui éloignera de cette idée, c'est qu'on sentira le corps de l'utérus avec son volume et sa consistance habituelle et le col sans aucune modification. On ne trouvera pas non plus les phénomènes de pigmentation, ni les modifications des seins, qu'on rencontre pendant la grossesse.

En outre, chacun de ces états morbides présente quelques signes particuliers qui aideront aussi au diagnostic.

1° Pour les *kystes de l'ovaire*, on est souvent fort embarrassé, surtout au début de la maladie. Cependant, même alors, le diagnostic est possible, car la tumeur n'occupe pas ordinairement, comme l'utérus gravide, la ligne médiane, mais l'un des côtés du petit bassin ou de la région hypogastrique. — Plus tard, quand la tumeur est volumineuse et uniloculaire, on trouve une fluctuation qui fait défaut dans la grossesse normale. Les kystes multiloculaires se reconnaissent, au contraire, à leur configuration irrégulière et à leur consistance inégale, qu'on ne confondra pas avec les saillies fœtales, dont la forme, la mobilité et la résistance sont caractéristiques, lorsqu'on a l'habitude du palper abdominal chez les femmes enceintes.

Nous venons de voir une jeune femme, mariée depuis plusieurs années et n'ayant jamais eu d'enfants; ses règles se supprimèrent complétement pendant quatre mois; son ventre grossit et elle ne douta pas qu'elle fût enceinte; au bout de cette époque elle eut une métrorrhagie, et le médecin qu'elle fit appeler crut qu'elle allait faire une fausse couche. Il n'en fut rien. La perte s'arrêta pour se reproduire quelques semaines après. Aucun fœtus, aucun débris de placenta ne fut expulsé. C'est alors que nous fûmes consultés. Nous constatâmes facilement en combinant le palper hypogastrique avec le toucher vaginal, l'existence d'une tumeur fluctuante grosse comme une tête de fœtus, indépendante de l'utérus qui était mobile et à l'état de vacuité. Cette tumeur, qui remontait jusque dans la fosse iliaque gauche, était un kyste de l'ovaire du même côté.

2° Des tumeurs considérables de la rate peuvent, lorsqu'elles envahissent la région hypogastrique, être prises, à un premier examen, pour un utérus développé par un produit de conception. Scanzoni rapporte qu'une femme, croyant être arrivée au terme de sa grossesse, se présenta à la Clinique de Würzbourg pour y faire ses couches. La percussion et la palpation de l'abdomen combinées avec le toucher vaginal démontrèrent bientôt que le volume du ventre était dû à une tumeur de la rate.

3° Malgré les deux cas d'erreur signalés par Schmitt nous ne croyons pas qu'un observateur attentif puisse confondre une *ascite* avec une grossesse.

Dans l'ascite, en effet, il existe une fluctuation superficielle, étendue, qu'on ne retrouve pas dans la grossesse normale; le ventre affecte une forme particulière, lorsque la femme se trouve dans le décubitus dorsal; il est aplati au niveau de la partie moyenne, saillant sur les flancs et dans les régions hypogastrique et inguinales. C'est là également qu'on rencontre la matité la plus prononcée, matité qui se déplace avec la malade; dans la région périombilicale, on constate à la percussion une résonance manifeste, tandis qu'il y a matité lorsqu'il s'agit d'une grossesse. En outre, on découvre, dans la plupart des cas, soit du côté du cœur, soit du côté du foie, de la rate ou des reins, une affection organique à laquelle on peut attribuer l'hydropisie.

La grossesse et l'ascite peuvent, du reste, exister simultanément (voy. GROS-
SESSE COMPLIQUÉE).

4° La *tympanite intestinale* a pour résultat une augmentation de volume
du ventre qu'on reconnaît facilement par la sonorité qu'elle présente à la
percussion. Chez quelques femmes hystériques, elle est accompagnée d'une
tension des parois abdominales, qui rend l'examen difficile, mais qu'on peut
faire disparaître par des inhalations de chloroforme.

5° *Diathèse adipeuse.* — Chez certains sujets, le tissu cellulaire de tout
l'organisme, particulièrement celui des parois abdominales et de l'épiploon,
est tellement chargé de graisse, que le ventre acquiert sous cette influence
un volume considérable, tout à fait comparable à celui qu'il possède chez
une femme arrivée au terme de la gestation. Avec cette espèce de diathèse
adipeuse, coïncide souvent une irrégularité des règles, de sorte que les
femmes, surtout celles qui n'ont pas d'enfants et qui en désirent, sont disposées à attribuer le volume de l'abdomen à une grossesse.

L'un de nous a été mandé tout récemment dans les environs de Paris
pour une jeune femme qui présentait ces conditions anormales : mariée depuis plusieurs années, elle n'avait pu devenir enceinte malgré un désir ardent
d'avoir des enfants. Dix mois environ avant notre visite, le ventre avait
commencé à grossir, les règles s'étaient *suspendues à peu près complétement ;*
cette dame crut au bout de quelques mois percevoir les mouvements de l'enfant ; le médecin de la localité s'imagina entendre les battements du cœur
fœtal et les fit même entendre au mari. Un petit écoulement sanguinolent
s'étant manifesté à plusieurs reprises, on recommanda à la patiente de garder
le lit pour éviter une fausse-couche. Sous l'influence du défaut d'exercice,
l'embonpoint de cette dame augmenta, le ventre prit encore plus de développement, de sorte que personne ne doutait de l'existence de la grossesse.
Cependant le terme ayant été dépassé sans qu'aucun travail se manifestât,
on nous demanda notre avis sur cette anomalie, et cette dame fut fort désap-
pointée quand nous lui apprîmes qu'elle n'était pas enceinte. Le petit volume
de l'utérus, sa grande mobilité, l'absence de modifications du col, les petits
écoulements sanguins qui se produisaient à intervalles plus ou moins longs,
enfin l'épaisseur des parois abdominales, suffisaient amplement pour établir
le diagnostic.

IV. *Grossesse nerveuse ou par illusion pure.* — Schmitt désigne ainsi un
état caractérisé par une espèce d'hallucination portant les femmes qui en sont
atteintes à éprouver toutes les sensations inhérentes à la grossesse. Cette
forme particulière de monomanie s'observe principalement chez les femmes
hystériques tourmentées par un désir très-vif d'avoir des enfants. C'est
surtout à l'approche de la ménopause, lorsque toute espérance de maternité
va leur échapper, qu'elles sont prises de ces idées fixes. Celles-ci ont quelquefois pour origine un développement du ventre causé soit par un embonpoint exagéré, comme dans l'observation que nous avons rapportée plus
haut, soit par une tympanite, soit par certaines altérations pathologiques de
l'utérus ou des organes voisins, d'où la dénomination de *fausses grossesses.*

Chez certains sujets, on voit apparaître plusieurs des phénomènes réflexes de la grossesse. Les mamelles se gonflent, deviennent douloureuses et sécrètent une sérosité quelquefois lactescente. On constate des troubles digestifs, nausées, vomissements même, et surtout des irrégularités dans les phénomènes de la menstruation.

En même temps ces femmes accusent des mouvements dans le bas-ventre, qu'elles attribuent à un fœtus vivant ; tantôt ce sont de pures illusions, tantôt il existe, en effet, des mouvements, mais qui reconnaissent toute autre cause que la présence d'un fœtus : par exemple, des mouvements péristaltiques des intestins, des déplacements de gaz dans le tube digestif, des contractions musculaires des parois abdominales. Mais le fait le plus curieux consiste dans l'apparition, au terme de leur prétendue grossesse, d'une espèce de travail d'enfantement : certaines femmes, en effet, éprouvent alors des douleurs abdominales qui s'irradient vers les lombes, le sacrum et le pubis ; quelques-unes même rendent un peu de sang ou de mucosité par le vagin. Le diagnostic n'est pas difficile à établir, car tous les signes physiques de la grossesse manquent. Si quelques femmes ont réussi à faire partager leur croyance à l'accoucheur, c'est que celui-ci ne les avait pas examinées assez attentivement.

Affections qui rendent difficile le diagnostic d'une grossesse existant réellement. — Parmi ces affections, nous citerons la chlorose, la phthisie pulmonaire, la métrorrhagie, diverses tumeurs, la mort du fœtus.

1° *Chlorose.* — En première ligne, nous placerons la *chlorose*, avec le cortége des phénomènes qui l'accompagnent. Il n'est pas rare que les symptômes de chlorose qui existaient avant la conception augmentent d'une façon marquée, après que celle-ci a eu lieu ; alors les troubles fonctionnels liés à la grossesse, comme l'inappétence, les vomissements, les névralgies, les palpitations, la suppression des règles, peuvent être attribués à une altération plus prononcée du sang. Mais d'autres signes plus importants de grossesse ne tardent pas à se manifester, et l'exploration par le palper, l'auscultation et le toucher pratiqués en temps opportun, fait disparaître tous les doutes.

2° *Phthisie tuberculeuse.* — Cette diathèse, par la suppression des règles et les troubles fonctionnels qui en sont la conséquence, peut masquer la grossesse, d'autant mieux que celle-ci, chez certaines femmes, est accompagnée d'amaigrissement et d'une fièvre quotidienne qui ressemble à la fièvre des tuberculeux. L'erreur n'est souvent reconnue que lorsque les signes certains apparaissent.

3° *Métrorrhagie.* — Une autre circonstance qui est aussi bien capable d'induire en erreur, c'est l'écoulement d'une quantité plus ou moins grande de sang hors des parties génitales. Nous avons déjà dit que les métrorrhagies périodiques se rencontrent quelquefois pendant les premiers mois de la grossesse ; ces écoulements sanguins, soit qu'on les considère comme résultant d'une fluxion menstruelle, soit qu'on les regarde comme liés à un état morbide de l'utérus, ne doivent donc pas toujours faire écarter l'idée d'une conception. Dans la plupart des cas, les commémoratifs et surtout une exploration attentive des organes génitaux suffiront pour établir le diagnostic. Il n'est pas douteux que la grossesse puisse coïncider avec des pertes même très-abondantes.

4° *Tumeurs de l'abdomen masquant l'utérus gravide.* — Des parois abdominales épaisses, chargées de graisse ou distendues par suite d'une accumulation d'urine dans la vessie, de gaz dans l'intestin, empêchent de bien sentir par la palpation le fond de l'utérus gravide.

L'existence d'un kyste de l'ovaire ou d'une tumeur quelconque peut également rendre difficile l'exploration de l'organe gestateur.

Il faut répéter les observations afin de se mettre en garde contre les erreurs que peuvent causer ces états pathologiques.

5° *Mort du produit de conception.* — Nous mentionnerons encore une autre circonstance sur laquelle Jacquemier a surtout appelé l'attention et qui peut jeter l'incertitude sur l'existence de la grossesse, avant que celle-ci ait été reconnue par des signes certains : l'embryon peut périr dans la cavité utérine et y rester quelque temps sans être expulsé, par suite d'une tolérance anormale de l'organe gestateur; dans ces conditions, une erreur est facile à commettre; en effet, le ballottement n'existe pas, le volume de l'utérus n'est pas en rapport avec l'époque présumée de la grossesse : l'organe gestateur s'accroît d'abord lentement, puis il reste stationnaire, et enfin il diminue de volume, par suite de la résorption du liquide amniotique et de la momification de l'embryon; le col, qui s'était d'abord ramolli, redevient ferme et reprend ses caractères habituels. Il faudra donc chercher les éléments de diagnostic dans les commémoratifs, les phénomènes réflexes, les modifications du côté des seins, les colorations pigmentaires, la suppression des règles, et le changement de consistance du corps de l'utérus. Pour compléter ce que nous venons de dire, nous renvoyons le lecteur aux deux observations que nous publions en note (1).

(1) *Observation I.* — Catherine B..., âgée de trente-deux ans, d'une bonne santé habituelle, a eu deux enfants, dont le plus jeune est âgé de trois ans et demi. Ses règles, régulières seulement depuis le premier accouchement, sont venues pour la dernière fois le 1er août 1877. — Le 7 août, elle a renoué avec son amant des relations rompues depuis plusieurs mois. Depuis ce jour, elle a éprouvé du malaise, des maux de cœur, des vomissements le matin, de la tendance au sommeil. Tous ces troubles, déjà ressentis par elle pendant ses autres grossesses, lui firent penser qu'elle était enceinte; elle n'en douta plus, quand, au 1er septembre, ses règles manquèrent; depuis cette époque, celles-ci ne reparurent plus. Son ventre grossit rapidement et devenait dur par instants, surtout quand elle était couchée. Vers le milieu du mois de janvier 1878 elle a, pendant trois jours, senti remuer son enfant; puis les mouvements disparurent; les seins se gonflèrent et se remplirent de lait, mais elle a remarqué qu'en dehors de ses grossesses, elle peut toujours, en pressant le mamelon, faire sortir quelques gouttes d'un liquide ressemblant à du lait. — Bientôt le ventre diminua et devint très-mou. Quand, étant au lit, couchée sur un côté, cette femme se retournait sur l'autre côté, elle sentait un corps lourd qui se déplaçait dans son ventre. — Cette malade entre à la Maternité, le 1er mai 1878, se croyant enceinte de neuf mois. A ce moment, le col de l'utérus est mou, mais sa mollesse est loin d'être comparable à celle qu'on rencontre habituellement pendant la grossesse; son orifice externe est entr'ouvert et le doigt peut pénétrer dans sa cavité sur une longueur de 3 centimètres environ. L'auscultation ne fait découvrir aucun bruit. M. Tarnier, après avoir constaté ces

Quelquefois l'embryon meurt dans les deux premiers mois, et disparaît par liquéfaction; dans ce cas, au moment de l'avortement, il ne reste plus que les membranes de l'œuf plus ou moins dégénérées. C'est ce qui constitue les *môles*; nous en ferons plus loin l'histoire complète (voy. *Pathologie de la grossesse*, tome II).

faits, palpe attentivement le ventre, et pendant que l'index droit est introduit dans le vagin, il déprime l'hypogastre avec la main gauche, de chaque côté du détroit supérieur, et déclare qu'il arrive à la colonne vertébrale sans rencontrer d'obstacle, et que pendant cette exploration, le doigt, placé dans le vagin et touchant le col, ne sent rien qui puisse faire supposer que la matrice est volumineuse; mais il remarque qu'il lui est impossible de sentir le corps de l'utérus. Se fondant sur l'absence de toute tumeur abdominale appréciable au moment de son examen, il repousse l'idée d'une grossesse, malgré l'état du col et la sécrétion laiteuse, malgré les renseignements affirmatifs fournis par la malade, malgré les objections du docteur Pinard, qui connaissait cette femme depuis quelque temps et qui croyait avoir trouvé chez elle des signes probants de grossesse. — A sa visite du soir, l'interne de service, Champetier de Ribes, en palpant longuement et patiemment le ventre, finit par trouver une tumeur très-molle, de forme ovoïde, très-obliquement dirigée à droite, remontant jusqu'au niveau de l'ombilic, durcissant de temps en temps, ce qui rendait son existence moins difficile à constater et affirmait le diagnostic de grossesse. — Le 3 mai, à une heure du matin, douleurs d'enfantement; à cinq heures et demie rupture des membranes et écoulement d'une petite quantité de liquide rose verdâtre, sans fétidité; à sept heures cinquante minutes, expulsion d'un fœtus momifié; à huit heures quinze minutes, expulsion du placenta. Le fœtus est du sexe féminin : longueur totale, 0^m,33; du sommet à l'ombilic, 0^m,17; de l'ombilic aux talons, 0^m,16; poids total, 640 grammes; poids du placenta, 255 grammes. Placé sur un plan horizontal, le fœtus s'aplatit à tel point que la partie la plus saillante répondant aux fausses côtes, ne s'élève qu'à 4 centimètres au-dessus de ce plan. La tête, très-aplatie, donne au doigt la sensation du carton mouillé. Le cuir chevelu, dépouillé par places de cheveux et d'épiderme, est extrêmement ridé. Les os du crâne chevauchent largement les uns sur les autres. — Le placenta sur sa face fœtale, comme sur sa face utérine, est ratatiné; il est constitué par un tissu d'apparence lardacée, blanc jaunâtre. — *Remarques :* Dans cette observation, les signes d'origine maternelle existaient en grand nombre; mais l'utérus était si mou, qu'il était impossible de constater son volume par les palper. Quelques contractions utérines qui ne s'étaient pas manifestées à la visite du matin, permirent à l'interne, pendant sa visite du soir, de rectifier le diagnostic erroné porté dans la matinée par le chef de service.

Observation II. — Marie D..., âgée de vingt et un ans, n'ayant jamais eu d'enfant, bien réglée habituellement, n'a plus eu ses règles depuis le 28 octobre 1877; elle se croit enceinte et fait remonter sa grossesse au 9 novembre 1877. Depuis cette époque elle a éprouvé des dégoûts, des vomissements et son ventre a progressivement grossi. Le 10 mars 1877, elle a tenté de s'asphyxier par le charbon. A la suite de cette tentative, elle entre une première fois à la Maternité où les aides sages-femmes de service croient entendre les battements du cœur fœtal. Bientôt Marie D... sort de l'hôpital et, le 20 mai, elle croit sentir remuer son enfant; mais, quelques jours après, ces mouvements cessent à la suite d'une vive contrariété éprouvée par cette femme. A partir de cette époque son ventre diminua à tel point que dans son entourage on la croyait accouchée. Au commencement du mois de mai, les seins se gonflent et sécrètent du lait. Le 19 août 1878, elle ressent quelques douleurs dans le ventre et entre, pour la deuxième fois, à la Maternité, dans la salle de gynécologie. A son arrivée, M. Tarnier l'examine, tout en recueillant les renseignements qui précèdent. Il trouve dans l'abdomen une tumeur oblongue, remontant à quatre travers de doigt au-dessus du pubis, très-fortement inclinée à droite, d'une dureté ligneuse, qui se continue avec le col de la matrice. Celui-ci est volumineux, allongé, très-dur, ne présentant aucune des modifications de la grossesse, sans couleur violacée. M. Tarnier n'hésite pas à nier la grossesse et affirme qu'il s'agit d'un corps fibreux de l'utérus. — Dans l'après-midi, les douleurs ressenties par cette femme s'accentuent et, à six heures quinze minutes, l'œuf est expulsé en entier. Le poids de cet œuf est de 325 grammes. Poids du fœtus, 175 grammes; du liquide amniotique, 30 grammes. Ce liquide, de couleur chocolat au lait très-clair, n'a aucune odeur fétide. Le fœtus est momifié, extrêmement ridé; sa longueur totale est de 0^m,25; du sommet à l'ombilic, 0^m,145; de l'ombilic aux talons, 0^m,105. Le cordon a 0^m,28 de lon-

CHAPITRE VI

DES GROSSESSES MULTIPLES

Lorsque, chez une femme enceinte, la cavité utérine renferme plusieurs fœtus, on dit que la grossesse est *multiple*. La grossesse est *gémellaire, triple, quadruple, quintuple*, lorsque le nombre des fœtus est de 2, 3, 4, 5.

ARTICLE PREMIER

DES GROSSESSES MULTIPLES EN GÉNÉRAL

Des statistiques ayant pour base un nombre considérable d'observations ont été publiées, tant en France qu'à l'étranger, par plusieurs auteurs. Veit (1) a compulsé la plupart de ces travaux, et voici les résultats qu'il a obtenus relativement à la fréquence des grosseses multiples : Sur 13 360 575 accouchements, on constata l'existence de 149 964 grossesses gémellaires, 1649 grossesses triples et 36 grossesses quadruples. Le rapport du nombre des grossesses multiples au nombre total des accouchements est de 1 : 88. Pour les grossesses gémellaires, la proportion est de 1 : 89 ; pour les grossesses triples de 1 : 7910 et pour les grossesses quadruples de 1 : 371126.

La grossesse de cinq enfants est encore plus rare, mais elle ne peut être révoquée en doute comme nous le verrons plus loin (voy. p. 562). Nous ne connaissons pas d'exemple authentique de six jumeaux. Le fait cité par Osiander est généralement considéré comme inexact.

La fréquence des grossesses multiples n'est pas la même dans tous les pays. Si l'on considère les grossesses doubles par exemple, on trouve une grande disproportion pour les différentes contrées. Ainsi, sur un relevé général de P. Dubois (2), concernant la France, l'Allemagne, la Grande-Bretagne, et portant sur 484 350 accouchements, ces trois nations figurent : la France pour 1 grossesse double sur 92 simples ; l'Allemagne pour 1 grossesse double sur 84 simples ; la Grande-Bretagne pour 1 grossesse double sur 63 simples. Pour ces trois pays, c'est donc en France que les grossesses

gueur. Le placenta mesure 0ᵐ,10 sur 0ᵐ,095 ; sa surface est granuleuse, jaunâtre, graisseuse. — *Remarques :* Dans l'observation de Catherine B..., relatée plus haut, la mollesse extérieure de l'utérus fut la cause principale de l'erreur du diagnostic. Ici, au contraire, l'erreur doit être imputée à la dureté extrême de l'utérus. Celle-ci tenait vraisemblablement, en partie du moins, à l'état de contractilité et de rétractilité de la matrice, car au moment où Marie D... entra à l'hôpital, elle se plaignait déjà de ressentir quelques douleurs dans le ventre. (Observations recueillies par Champetier de Ribes, interne du service.)

(1) *Monatsch. für Geb.*, Bd. VI, 1856, p. 127.

(2) Depaul. *Leçons de clinique obstétricale*, 1876, p. 197.

multiples sont le plus rares, et c'est la Grande-Bretagne qui en fournit le plus grand nombre. C'est surtout en Irlande qu'elles sont fréquentes : en effet, d'après une statistique de Burns, il y en aurait 1 sur 58 à l'hôpital de Dublin, et dans la ville même 1 sur 56,5 d'après Clarke cité par Merriman.

Les recherches que le docteur Constant Leroy, ancien externe de la Clinique d'accouchements, a faites en Belgique sur ce sujet, ont abouti aux résultats suivants : Pour 39 508 grossesses simples, 650 grossesses doubles, par conséquent 1 grossesse double pour 61 simples. La grossesse gémellaire serait donc, d'après cet auteur, bien plus fréquente en Belgique qu'en France.

Comment peut-on expliquer cette différence de fréquence des grossesses doubles dans les différents pays? L'influence de la *latitude* paraît nulle, contrairement aux croyances de certains auteurs. Il résulte, au contraire, des études démographiques récentes du docteur Bertillon (1), que *la race* a une influence non douteuse sur la production de ces grossesses. Un des caractères les plus importants de la race, la taille, paraît prédisposer aux grossesses doubles. Ainsi, d'après Tchouriloff (2), « la taille et la gémellité semblent croître et décroître ensemble. » Un autre caractère ethnologique, le *développement plus considérable des ovaires*, est signalé particulièrement par Puech, de Nîmes (3), comme une des causes prédisposantes les mieux établies des grossesses gémellaires. Non-seulement leur fréquence varie avec les races principales d'Europe, mais elle diffère même dans chaque contrée, comme la France, par exemple, suivant certains groupes ethniques composés d'un ou de plusieurs départements. Tchouriloff a classé les départements de la France, d'après la proportion de leurs grossesses doubles, en huit groupes. Ainsi, pour ne citer que les groupes extrêmes : le premier groupe, 6 grossesses doubles sur 1000, comprend le département de la Charente; le huitième groupe, 13 à 14 grossesses doubles sur 1000, comprend la Vendée et la Savoie.

La *multiparité* paraît avoir une certaine influence sur la production des conceptions multiples. En effet, le docteur Lebel, sur 140 observations de grossesses gémellaires extraites des bulletins de la Clinique d'accouchements de Paris, trouva 51 primipares et 89 multipares. Collins, sur 240 cas de grossesse double observés à l'hôpital de Dublin, constata que 72 appartenaient à des primipares et 168 à des multipares. Puech a constaté que les grossesses triples se rencontraient huit fois plus souvent chez les multipares que chez les primipares.

Il ne nous paraît pas douteux que l'*hérédité* ait aussi une grande influence sur la production des grossesses multiples. Quelques auteurs ont voulu nier cette influence, mais les faits qui la prouvent sont maintenant tellement nombreux, qu'on a peine à comprendre une pareille opinion.

Le plus ordinairement, l'*hérédité* provient manifestement de la femme; il

---

(1) Bertillon, *Bulletin Soc. anthrop.*, 2 avril 1874, article NATALITÉ, *Dict. encycl.*, etc.
(2) Tchouriloff, *Bulletin Soc. anthrop.*, 1877. Voy. Thèse de L. Hirigoyen. Paris, 1879.
(3) Puech (de Nîmes), *Sur la répétition des accouchements multiples*, 1877.

est des cas, cependant, où cette influence est nulle ou tout au moins secondaire et où l'homme intervient pour la plus grande part (Sue (1), Gardien (2), Velpeau). Nous rapporterons, après un grand nombre d'auteurs, l'histoire du paysan russe Wasilew, parce qu'elle nous fournit un exemple de fécondité prodigieuse inhérente à l'homme. Sa première femme eut quatre couches de quatre enfants, sept de trois et seize de deux. Sa seconde femme eut encore deux grossesses de trois fœtus et six de deux; de manière qu'il possédait quatre-vingt-quatre enfants vivants sur quatre-vingt-sept qu'il avait engendrés.

Leroy cite l'exemple de quatre frères, dans la famille desquels on avait observé des grossesses gémellaires chez des parents de branche collatérale, et qui procréèrent chacun des enfants jumeaux; trois d'entre eux en eurent deux et le quatrième quatre.

Quant à l'hérédité du côté de la femme elle est incontestable. Lebel (3) a trouvé dans les bulletins de la Clinique d'accouchements, 13 exemples d'hérédité manifeste sur 140 grossesses multiples; nous ne citerons que l'observation suivante à cause de l'intérêt particulier qu'elle présente : « Une femme âgée de vingt-quatre ans, jumelle elle-même, accoucha à la Clinique de deux enfants, à huit mois et demi de grossesse. Sa grand'mère a eu trois grossesses gémellaires, les enfants ont tous vécu; sa mère a eu deux grossesses doubles. »

Nous rapporterons encore la relation d'un exemple d'hérédité que nous avons trouvé dans la thèse du docteur Leroy. Mme Pidoux, née Rogier, de Nomains (Nord), âgée de trente et un ans, a eu deux couches doubles et une triple. Son père est jumeau. On ne trouve rien dans la génération qui précède. Mais la bisaïeule de Mme Pidoux, c'est-à-dire la grand'mère de son père, est elle-même jumelle. Comme le fait remarquer l'auteur, c'est un exemple très-remarquable de la transmission de l'aptitude à la grossesse multiple jusqu'à la troisième génération. La bisaïeule qui est jumelle a transmis sa puissance productrice non à ses enfants, mais à ses petits-enfants. L'hérédité a sauté une génération.

L'*âge* a-t-il une influence sur la production des grossesses multiples ? Il semble que la femme en pleine activité physiologique est plus apte à procréer plusieurs enfants à la fois, qu'une femme trop jeune ou trop âgée. D'après les bulletins de la Clinique consultés par Lebel, c'est en effet de vingt et un à vingt-huit ans que le nombre des accouchements gémellaires est le plus considérable; mais il est important de faire remarquer que les grossesses simples sont aussi plus fréquentes à cette période de la vie.

Nous venons de passer en revue les causes générales des grossesses multi-

---

(1) On lit dans Sue : « Ménage nous apprend qu'un petit bourgeois de Paris, nommé Brunet, eut de sa femme vingt et un enfants en sept années de suite; on doutait lequel des deux contribuait le plus à cette espèce de prodige ; mais il abusa d'une jeune servante qu'il avait, laquelle au bout de neuf mois accoucha de trois enfants mâles... »

(2) D'après Gardien, on lit dans le *Journal de médecine*, t. LIV, qu'un serrurier de la ville de Lille a fait baptiser quatre-vingt-deux enfants qu'il avait eus de deux femmes, et un négociant de la même ville quarante-deux enfants, également de deux femmes.

(3) *De la grossesse multiple*, thèse inaugurale. Paris, 1869, p. 12.

ples ; nous allons maintenant en chercher le mécanisme intime. C'est dans les phénomènes variables de l'ovulation que nous trouverons les éléments du problème. Dans l'état actuel de la science, on admet que la grossesse double peut se produire dans les conditions suivantes :

1° *Deux vésicules de de Graaf appartenant au même ovaire ou chacune à un ovaire différent peuvent se rompre et laisser échapper deux ovules.*

A l'appui de cette proposition, nous rappellerons qu'on a trouvé à l'autopsie de femmes mortes à la suite d'accouchements de jumeaux, soit deux corps jaunes dans le même ovaire, soit un corps jaune dans chaque ovaire.

2° *Deux ovules peuvent être contenus dans une seule vésicule de de Graaf et être fécondés en même temps.*

Cette disposition paraît fréquente, car il existe dans la science des observations nombreuses où chez des femmes mortes à la suite d'accouchements multiples, on n'a pu trouver qu'un seul corps jaune.

3° *Un ovule peut contenir deux germes.*

Cette troisième hypothèse a pour appui les recherches récentes de Balbiani sur la vésicule embryogène, considérée par cet auteur comme le centre de formation du germe. Or, Balbiani a vu dans certains ovules d'animaux inférieurs, il est vrai, deux vésicules embryogènes.

Lorsque la grossesse gémellaire résulte de la fécondation de deux ovules ou de deux germes, ces deux ovules ou ces deux germes peuvent être emboîtés l'un dans l'autre. On donne à ce phénomène le nom d'*inclusion fœtale* (1).

D'une façon générale on peut dire que les grossesses multiples résultent de la fécondation de plusieurs ovules ou de l'existence de plusieurs germes dans un ou plusieurs des ovules qui sont fécondés.

Superimprégnation. — Lorsque deux ou plusieurs ovules sont fécondés, et qu'il en résulte une grossesse multiple, on peut se demander si la fécondation a eu lieu dans un seul coït ou dans plusieurs coïts plus ou moins éloignés. Dans ce dernier cas, on dit qu'il y a *superimprégnation*. Celle-ci se divise en *superfécondation* et *superfétation*.

La *superfécondation* est caractérisée par ce fait, que les fécondations successives s'opèrent dans la même période d'ovulation, tandis que dans la *superfétation*, elles ont lieu dans des périodes d'ovulation différentes.

A. *Superfécondation* — Il existe dans la science des observations de négresses qui, ayant eu pendant la même période d'ovulation, des rapports sexuels avec un nègre et un homme de race blanche, accouchèrent de deux jumeaux dont l'un était nègre et l'autre mulâtre. — Dans d'autres observations, des femmes blanches ayant eu successivement des rapports sexuels avec un homme de race blanche et un nègre, ont mis au monde deux enfants de *races différentes*, l'un blanc et l'autre mulâtre.

Des expériences et des faits de physiologie comparée viennent confirmer les observations précédentes.

(1) Voy. Markheim, *Thèse inaugurale*. Paris, 1872, et Ahlfeld, *Arch. für Gynækologie*, t. VI, fascicule 2, traduit par Dupuy dans les *Annales de gynécologie*, 1875, t. III, p. 369.

Une jument fécondée par deux chevaux de races différentes a donné deux produits correspondant aux deux races de chevaux. Les mêmes observations ont été faites sur la chienne, qui peut être fécondée successivement dans la même période de rut par deux chiens de races différentes.

Des juments saillies par un cheval, puis par un âne, ont mis bas un cheval et un mulet (et cela alors qu'il y avait eu un intervalle de un à seize jours entre les deux fécondations).

B. *Superfétation.* — Pour que la superfétation puisse se produire : 1° il faut que le sperme passe entre la caduque utérine et la caduque ovulaire puis de là dans la trompe; 2° il faut que pendant la grossesse, un ovule susceptible d'être fécondé se détache de l'ovaire. Théoriquement, ces conditions nous paraissent pouvoir être remplies tant que les caduques utérine et ovulaire ne sont pas entièrement soudées. Mais voyons les faits.

Nous invoquerons en faveur de la superfétation deux ordres de faits : *a.* ceux dans lesquels a eu lieu, à la même époque, l'expulsion de deux produits offrant un développement inégal; *b.* ceux dans lesquels la sortie de deux fœtus vivants s'est effectuée à deux époques différentes et plus ou moins éloignées.

a. Expulsion à la même époque de deux fœtus offrant un développement inégal. — Dans deux cas, cités par Ganahl (1), qui a publié sur ce sujet une thèse très-consciencieuse et très-intéressante, à laquelle nous empruntons les détails qui suivent, les femmes étaient accouchées chacune d'un enfant à terme, et avaient expulsé, quelques heures après, un fœtus de quatre à cinq mois, qui n'avait subi aucune altération, bien qu'il fût mort. Le docteur Rothamel à Abtérode (Hesse électorale) rapporte aussi un cas de grossesse triple qui se termina comme il suit : Le *premier* enfant, hydrocéphale, paraissait à terme et vivait au moment de sa naissance, mais il succomba trois heures après; le *second* ne présentait que le développement d'un fœtus de six mois, et il fut expulsé quatre heures après le premier (on ne dit point s'il était vivant); le *troisième* paraissait avoir quatre mois : il était mort, mais ne présentait pas encore d'altération bien prononcée. Ces faits, quoique ayant une certaine valeur, sont beaucoup moins probants que les suivants, dans lesquels deux fœtus *vivants* expulsés à la même époque présentaient un développement inégal.

1° Le docteur Nægelé (de Düsseldorf) cite le cas d'une femme qui, le 22 juin 1857, accoucha à neuf heures du soir d'une grosse et forte fille, et une demi-heure après d'une seconde fille, très-petite, qui poussa *quelques faibles gémissements et ne put prendre le sein.* Cette enfant, qui avait à peine sept mois, ne vécut qu'une quinzaine de jours. Le 5 juillet, elle avait 16 pouces de long et pesait 2 livres et demie; le pavillon de l'oreille était dépourvu de cartilage, les os du crâne étaient très-mous et les fontanelles très-larges; les ongles étaient peu développés, comme cartilagineux.

2° Le docteur Klykpennink de Aalten, en Hollande, rapporte l'observation

(1) Thèse inaugurale. Paris, 1867.

suivante : Le 2 mai 1835, la femme Janson accoucha de trois enfants : Le *premier donnait encore des signes de vie* quand il naquit; bien conformé d'ailleurs, il était développé comme l'est un fœtus de 4 mois et demi; le *deuxième*, expulsé le lendemain à six heures du soir, avait cessé de vivre depuis quelques jours (chute de la femme quatre jours auparavant) et paraissait du même âge que le premier; le *troisième* était à terme et vivait au moment de sa naissance, mais il mourut quelque temps après.

3° La Motte cite encore deux autres faits assez incomplets : Dans le premier cas, le *premier* enfant était à terme; le *second* paraissait avoir 4 à 5 mois et vivait au moment de sa naissance, mais il succomba presque aussitôt. Dans le deuxième cas, le 17 février 1714, une femme mettait au monde un *premier* enfant à terme, et un *second* quelques jours après, qui ne présentait que le développement d'un fœtus né longtemps avant terme et qui mourut au bout de quelques instants. Th. Boyson rapporte une observation analogue que nous mentionnons parce qu'elle est tout à fait récente (1).

Nous allons maintenant passer en revue une deuxième catégorie de faits que nous empruntons également à la thèse de Ganahl, et qui, à nos yeux, sont encore plus décisifs que les précédents.

b. Expulsion de deux fœtus vivants et viables à deux époques différentes et éloignées. — 1° Marianne Bigaud, infirmière de l'hôpital de Strasbourg, mit au monde, le 1ᵉʳ avril 1748, un enfant vivant et viable; le 17 septembre 1748, une autre enfant considérée comme étant à terme d'après les dimensions de son corps, et le développement de ses organes. Le lait ne monta chez cette femme qu'après son second accouchement. Par son autopsie, faite en 1755, on put constater que son utérus n'était pas bifide.

2° Benoite Franquet mit au monde, le 20 janvier 1780, une petite fille vivante, qu'on jugea être au terme de sept mois; le 6 juillet 1780, une seconde fille bien portante et qui paraissait parfaitement à terme. Le lait ne vint qu'après le second accouchement.

3° Une femme d'Arles mit au monde, le 11 novembre 1796, une fille qui paraissait être à terme, et le 11 avril 1797 une seconde fille également à terme; comme dans les observations précédentes, le lait ne monta qu'après le second accouchement (Laudun et Bret).

4° Diemerbrœck rapporte l'histoire d'une femme qui accoucha en octobre 1637 d'un enfant vivant, parfaitement à terme, et, sept semaines après, d'un autre enfant bien portant qui présentait aussi le développement habituel d'un enfant à terme.

5° Le Bas cite une femme qui mit au monde à *six semaines de distance* deux enfants. Il se contente de dire que le premier était un garçon né après neuf mois révolus de grossesse.

6° Le docteur Mœbus (de Dieburg) observa une femme qui accoucha, le 16 octobre 1833, d'une fille bien constituée et paraissant à terme; le 18 no-

<hr>

(1) *Western Lancet*, 1879, April; analysé par Munde dans *Centralblatt für Gynæko-logie*, 1879, nᵒ 20, p. 500.

vembre de la même année (un mois et deux jours après), d'une seconde fille bien portante et paraissant aussi à terme.

7° Le docteur Thielmann parle d'une paysanne russe qui mit au monde, le 27 mars 1853, une fille assez petite mais bien vivante ; et le 18 mai 1853 (un mois et vingt-deux jours après), une seconde fille également vivante et encore un peu plus petite que la première. A ce moment-là seulement la sécrétion laiteuse devint abondante.

8° Fordyce Barker (de New-York) cite une femme qui eut, le 10 juillet 1855, un garçon bien constitué et paraissant bien à terme ; le 22 septembre (un mois et douze jours après), une fille également vivante mais plus petite.

9° Le docteur Giuseppe Generali, professeur à Modène, vit une femme qui, après avoir eu déjà six enfants, accoucha, le 15 février 1817, d'un garçon assez vivace et offrant tous les indices d'un enfant à terme, et le 15 mars (un mois après), d'un second également vivant, bien conformé et paraissant aussi à terme.

Nous rapprocherons de ces observations celle qui a été communiquée en 1752 à l'Académie de médecine par le comte de Tressan. Une femme mit au monde deux enfants à *sept semaines de distance :* le premier était à terme, le second, assez maigre, paraissait avoir cinq mois ; il n'était donc pas viable et mourut aussitôt après sa naissance. Si celui-ci avait été expulsé à terme, il y aurait eu *cinq mois et trois semaines* d'intervalle entre la naissance des deux enfants.

Tels sont les faits. Comment doit-on les interpréter ? Les adversaires de la superfétation ont posé les objections suivantes :

1° Et d'abord on a dit qu'il pouvait y avoir eu chez les femmes dont nous venons de résumer les observations, une espèce d'*inertie physiologique,* c'est-à-dire, que des deux ovules qui ont été fécondés en même temps, l'un a commencé à se développer immédiatement, tandis que l'autre est resté quelque temps sans subir de modifications.

2° On a dit aussi que des deux enfants, l'un était né avant terme et l'autre un peu au delà du terme. Mais il y a dans certains faits des différences tellement grandes entre les époques où sont nés les enfants, qu'il serait difficile de croire que le premier pût être viable, s'ils avaient été conçus en même temps.

3° Pour expliquer ces faits, on a encore invoqué une bifidité congénitale de l'utérus ; or deux fois seulement on trouva cette anomalie anatomique dans les observations que nous avons rapportées (VIII° obs. de Fordyce Barker et IX° obs. de Generali). Au contraire, on constata, en faisant l'autopsie de Marianne Bigaud, que son utérus était simple.

En résumé, les faits de la dernière catégorie, relatifs aux enfants vivants et viables, nés à des époques éloignées, surtout les trois premiers (Marianne Bigaud, Benoite Franquet, la femme d'Arles) ne peuvent être expliqués, selon nous, d'une manière satisfaisante que par l'hypothèse de la superfétation.

ARTICLE II.

DES GROSSESSES MULTIPLES EN PARTICULIER

Nous venons d'étudier d'une façon générale l'étiologie des grossesses multiples ; nous allons maintenant, dans des paragraphes distincts, faire l'histoire spéciale de la grossesse gémellaire, de la grossesse triple, de la grossesse quadruple et de la grossesse quintuple.

Les documents recueillis sur la grossesse gémellaire et la grossesse triple sont assez nombreux pour que nous puissions en présenter un tableau complet.

Quant aux grossesses quadruples et aux grossesses quintuples, nous nous contenterons de rapporter les quelques exemples que nous avons trouvés dans les auteurs.

§ 1. — De la grossesse gémellaire.

Fréquence. — La grossesse gémellaire est parmi les grossesses multiples de beaucoup la plus fréquente. D'après la statistique générale de Veit, on la rencontre 1 fois sur 89. En France, on observe la grossesse double 1 fois sur 92 (voy. p. 543).

Dispositions anatomiques de l'œuf. — Sous ce titre, nous nous proposons d'étudier les membranes, les placentas et les cordons dans les cas de grossesse double.

Les membranes se présentent sous trois aspects différents :

1° Dans la première variété, il existe deux chorions et deux amnios disposés de manière à former une loge spéciale pour chaque fœtus. La caduque est unique. Pour expliquer cette disposition, on suppose que les deux ovules en sortant de la trompe se sont greffés sur la face interne de l'utérus, à une certaine distance l'un de l'autre, et se sont développés isolément chacun avec ses membranes ; qu'en se développant ainsi ils se sont peu à peu rapprochés et finalement se sont mis en contact. Au début, chaque œuf avait donc une caduque réfléchie, de sorte que la cloison de séparation était formée de six feuillets : les deux amnios, les deux chorions et les deux caduques adossées l'une à l'autre. Mais bientôt celles-ci subissent un travail de résorption qui les fait disparaître, de telle sorte qu'une seule caduque enveloppe les deux œufs : les fœtus sont donc séparés par une cloison épaisse formée seulement de quatre feuillets : deux chorions et deux amnios.

Les deux placentas sont complétement séparés l'un de l'autre ou réunis seulement par un pont membraneux. Les deux circulations fœtales sont indépendantes. Chaque fœtus est relié à son placenta par un cordon ombilical.

On comprend très-bien qu'avec cette disposition des membranes, un des fœtus puisse être expulsé avant terme, tandis que l'autre continue à se développer dans la matrice, pour naître quelques mois après la fausse-couche.

2° Dans la deuxième variété, le chorion est commun, chaque fœtus n'a qu'une enveloppe particulière constituée par l'amnios, et la cloison médiane est formée par l'adossement des deux amnios.

Pour expliquer cette disposition, on suppose que les deux ovules provenant du même ovaire ont cheminé ensemble et sont venus se greffer, en contact l'un avec l'autre, sur la face interne de l'utérus. Une caduque unique les a enveloppés et la cloison de séparation était formée primitivement de quatre membranes : deux amnios et deux chorions adossés l'un à l'autre. Le travail de résorption a fait disparaître ces derniers comme il a fait disparaître les caduques dans la variété précédente.

Les placentas sont réunis en une seule masse, mais les circulations des deux fœtus sont ordinairement indépendantes, ce n'est qu'exceptionnellement qu'il existe une communication entre leurs systèmes circulatoires ; les anastomoses s'établissent alors entre les vaisseaux dissociés du cordon qui rampent à la surface fœtale des placentas avant de pénétrer dans l'épaisseur des cotylédons. Comme le fait remarquer Jacquemier, ces anastomoses sont surtout veineuses et ne portent que sur les grosses branches ; on n'en rencontre pas de profondes, c'est-à-dire qui s'effectuent par les capillaires.

Chaque jumeau a sur le placenta commun un département particulier que l'on peut injecter isolément Il existe deux cordons distincts, indépendants dans toute leur longueur. .

Lorsque les choses sont ainsi disposées, on comprend facilement que l'un des fœtus étant mort, l'autre puisse continuer à se développer jusqu'à terme. Mais il est facile de prévoir que l'expulsion de l'un des jumeaux doit être presque toujours suivie de celle de son congénère.

3° Dans la troisième variété, les fœtus sont enfermés dans la même cavité amniotique et aucune cloison ne les sépare.

Pour expliquer cette disposition on a recours à l'hypothèse de deux germes préexistants dans l'ovule. Mais l'amnios émanant de l'embryon, on devrait toujours avoir autant d'amnios que de fœtus : aussi admet-on qu'il existe primitivement deux amnios complets et distincts ; puis la cloison intermédiaire formée par les deux feuillets amniotiques adossés se résorberait graduellement et il ne resterait plus, à la fin de la grossesse, qu'une enveloppe unique pour les jumeaux.

Les placentas, dans ces cas exceptionnels, forment toujours une masse unique ; ils ont généralement une circulation commune, c'est-à-dire qu'il existe entre les deux organes des communications nombreuses ; mais ce fait n'est pas constant.

Tantôt on trouve deux cordons qui partent de points opposés du placenta ; tantôt il n'y a qu'une seule tige ombilicale qui se divise, à quelque distance de son insertion placentaire, en deux branches se rendant chacune au fœtus qui lui correspond ; mais cette dernière disposition est rare. ·

Sæte (1), accoucheur de Gheluve, rapporte un cas fort curieux « dans

____

(1) *Traité d'accouchements* de Cazeaux, p. 186.

lequel il n'y avait qu'une seule poche pour les deux fœtus, et les deux cordons formaient entre eux un double nœud parfaitement bien exécuté. Dans un cas publié par Newman, les fœtus étaient dans une seule loge, les deux placentas réunis en une seule masse. Du centre de la masse placentaire partaient deux cordons, séparés à leur origine d'environ un pouce. A sa partie moyenne, le cordon du premier enfant présentait un nœud ; le cordon du second passait à travers ce nœud lequel était tellement serré que le cordon

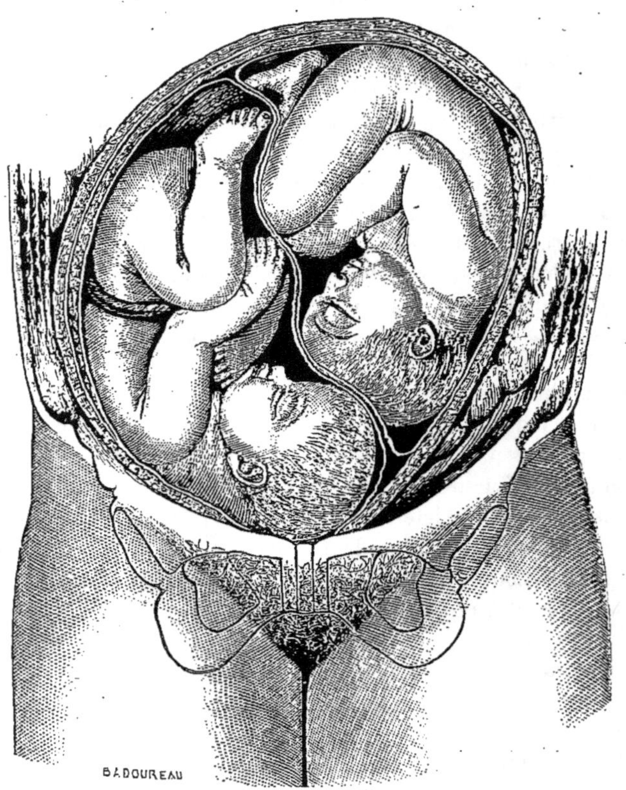

FIG. 219. — Grossesse gémellaire. Les deux fœtus se présentent par le sommet.

était tout à fait étranglé. Les deux enfants étaient à terme : le premier qui présentait le nœud est venu vivant, le second mort... »

Des jumeaux. — Le plus souvent, les jumeaux sont de même *sexe* et le sexe mâle prédomine dans les grossesses doubles, comme dans les grossesses simples. En d'autres termes, on rencontre plus souvent deux garçons que deux filles.

D'après les statistiques de Veit mentionnées ci-dessus, sur 149 964 gros-

sesses doubles il fut constaté que 54 339 fois les enfants étaient de sexe différent, et 95 625 fois de même sexe.

        Deux garçons.. 49 692
        Deux filles. 45 933

Il est facile de se représenter la *situation relative* des deux fœtus ;
il suffit pour cela de combiner deux à deux les différentes présentations :

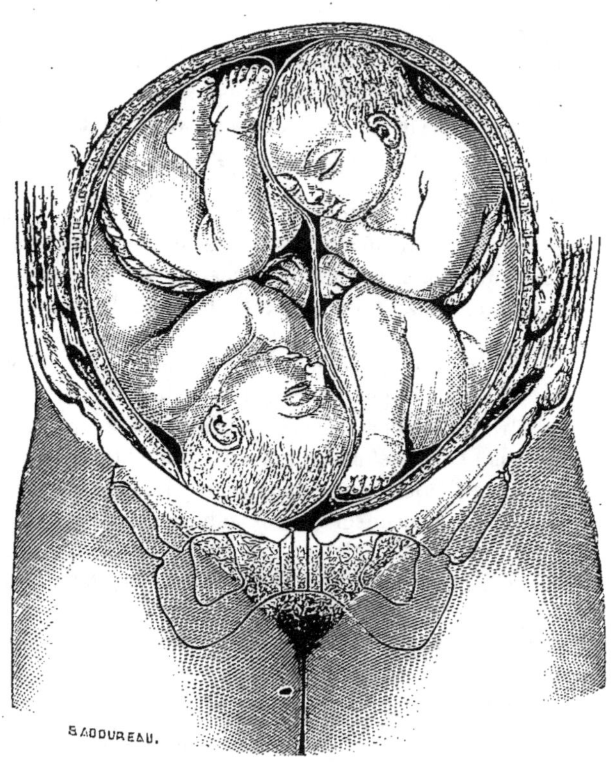

Fig. 220. — Grossesse gémellaire. L'un des fœtus se présente par le sommet
et l'autre par le siège.

extrémité céphalique, extrémité pelvienne, tronc. Mais le plus souvent les
fœtus se présentent tous deux la tête en bas, ou bien l'un se présente par
le siége et l'autre par la tête (voy. ACCOUCHEMENT GÉMELLAIRE).

Le *poids* et le *volume* des jumeaux est presque toujours au-dessous de la
moyenne, même quand ils naissent à terme, ce qui n'est pas habituellement
le cas (voy. plus loin p. 558). Très-souvent les enfants présentent un développement inégal, et parfois il arrive que l'un des deux meurt avant le terme,

se dessèche, se momifie et s'aplatit, tandis que l'autre continue à se développer. Quelle est la cause de la mort d'un des fœtus ? Mauriceau et Peu l'attribuaient à ce que l'un des jumeaux prenant pour lui toute la nourriture, frustre par conséquent son frère, qui devient languissant et finit par mourir d'inanition. P. Dubois partageait cette opinion, car il s'exprimait ainsi : « Cette explication est fondée sur un fait que personne ne saurait contester ; c'est que la puissance d'absorption et d'assimilation de l'organisme peut n'être pas égale, et que, puisant tous deux dans la circulation maternelle les matériaux qui doivent servir à leur accroissement, la prédominance de l'un peut nuire à l'exercice de l'autre. Il n'est pas d'accoucheur qui n'ait observé que, dans les grossesses gémellaires, il y a souvent entre les deux fœtus une disproportion notable de volume, de vigueur, et qui n'ait pensé que l'infériorité de l'un n'était pas étrangère à la supériorité de l'autre, et n'ait pressenti la possibilité d'une disproportion plus grande encore et finalement fatale à l'un des deux. »

Pour Guillemot, l'atrophie du fœtus est due à la compression qu'il subit de la part de son voisin ; pour Cruveilhier, au décollement successif du placenta. Nous croyons plus volontiers, avec Cazeaux, qu'elle provient, dans la plupart des cas, d'une maladie de l'enfant, des membranes ou du placenta.

Dans certains cas de grossesse gémellaire, l'un des fœtus est bien conformé, l'autre s'est développé d'une façon anormale et présente tous les caractères d'un monstre. Cazeaux a observé un cas de cette espèce, et l'un de nous a assisté récemment une femme dans un accouchement de jumeaux dont l'un était acéphale et l'autre bien conformé et vivant (1).

Parfois les fœtus, au lieu d'être isolés, sont adhérents soit par la tête, soit par le tronc, soit par l'extrémité pelvienne, et constituent les monstruosités désignées par Geoffroy Saint-Hilaire sous les noms de céphalopages, xiphopages, ischiopages.

A un degré encore plus avancé de monstruosité, mais plus rare, il y a,

----

(1) Ce monstre se composait d'un tronçon de membre inférieur, d'une cavité abdominale ne renfermant qu'une petite portion d'intestin et une assez grande quantité de liquide, enfin d'une cavité thoracique rudimentaire dans laquelle il n'existait aucune trace de poumon ni de cœur. Il n'y avait qu'une masse placentaire pour les deux fœtus et le cordon du monstre était très grêle : nous ne pûmes nous faire une idée exacte des rapports circulatoires des jumeaux qui eussent pourtant été très intéressants à connaître.

A. Moreau, Depaul, Clarke, dans des cas semblables, ont observé la communauté des deux circulations.

Les recherches de Spliedt (*Monstri acardiaci descriptio anatomica*. Kiliæ, 1819) et de Claudius (*Die Entwickelung der herzlosen Missgeburten*. Kiel, 1859) sur cette question sont très intéressantes. D'après ces auteurs, tout le système capillaire du placenta appartient uniquement au fœtus bien conformé. Les vaisseaux ombilicaux du monstre sont constitués par une branche veineuse et par une branche artérielle qui vont se rendre respectivement dans la veine ombilicale et dans l'une des deux artères ombilicales de l'autre jumeau.

Forster, qui admet cette disposition, en fait ressortir l'importance pour l'explication du mécanisme de la circulation chez les monstres privés de cœur. « Sous l'influence des contractions du cœur du jumeau, dit-il, une partie du sang de l'artère ombilicale du fœtus bien conformé pénètre dans le corps de l'acéphalien à travers son artère ombilicale et se distribue dans les différentes parties du corps ; il est repris ensuite par le système capillaire comme nous l'avons dit plus haut (voy. p. 546), inclusion d'éléments plus ou moins nombreux d'un fœtus dans un autre bien conformé.

Signes et diagnostic. — Les signes qui permettent de reconnaître la grossesse gémellaire se tirent de l'examen général et surtout des procédés d'exploration obstétricale.

Parmi les signes que révèle l'examen général de la femme enceinte, nous devons citer ceux qui résultent de la compression des vaisseaux abdominaux et des organes thoraciques, par le développement excessif du ventre. La compression des gros troncs vasculaires situés sur la paroi postérieure de l'abdomen amène une gêne considérable de la circulation en retour et produit un œdème des membres inférieurs plus prononcé que dans la grossesse simple et un *œdème sus-pubien*, phénomène auquel le professeur Depaul accorde une grande valeur diagnostique, surtout quand il coïncide avec les signes suivants : varices des membres inférieurs, de la vulve, des veines hémorrhoïdales. Nous devons dire cependant que souvent nous avons vu des femmes qui présentaient un œdème sus-pubien assez marqué et chez lesquelles la grossesse était simple.

La compression des organes thoraciques par suite du refoulement du diaphragme amène parfois une grande gêne de la respiration, ainsi que Peu l'avait déjà fait remarquer.

Parlons maintenant des signes révélés par l'exploration du ventre.

A la simple vue, il est facile de constater que l'abdomen est plus volumineux et d'une forme plus irrégulière que dans une grossesse ordinaire. Mais c'est surtout la forme de l'utérus qui attire l'attention. Elle varie, du reste, avec l'abondance du liquide amniotique et la présentation des fœtus. Lorsque l'un des fœtus a la tête en haut et l'autre en bas, on constate quelquefois au fond de l'utérus deux saillies inégales, séparées par une dépression, dont l'une est plus élevée que l'autre. Si tous les deux se présentent par la tête, le fond de la matrice est très-élargi. Le professeur Herrgott rapporte un cas, observé par lui à la clinique de Strasbourg, dans lequel la matrice avait une forme irrégulière et oblique ; les deux têtes étaient situées aux angles de l'utérus et formaient deux tumeurs séparées par une dépression ; la droite était beaucoup plus élevée que la gauche, les deux enfants sont venus par les

veineux, se rassemble dans les veines et, par l'intermédiaire de la veine ombilicale, s'écoule dans celle du fœtus bien conformé, pour se distribuer une seconde fois dans le corps de ce dernier. Il résulte donc de là que les acéphaliens reçoivent toujours un sang qui a servi à la nutrition de leurs jumeaux et qui aurait dû passer à travers le placenta pour s'oxyder ; cela expliquerait peut-être en partie le développement incomplet du corps et la prépondérance particulière du tissu cellulaire, ainsi que de l'œdème que l'on observe chez un grand nombre d'acéphaliens. »

Consultez, pour plus de détails :

1° Les deux observations publiées par le professeur Depaul dans les *Archives de Tocologie*, t. Ier, 1874, p. 306, et t. II, p. 234 ; 2° la communication faite à l'Académie de médecine par le Dr Blot, et rapportée dans le Recueil précédent, *Arch. de tocologie*, t. II, 1875, p. 57 ; 3° la description de Moldenhauer (*Arch. für Gynækologie ;* 5er Band 1873, S. 337) ; 4° le mémoire d'Ahlfeld sur la production des monstres acardiaques (*Archiv für Gynækologie*, 1879, 11er Band, 3es Heft, S. 321).

pieds. Après la sortie du premier enfant, la matrice réprit sa forme régulière.

De tous les procédés d'investigation, le palper est celui qui donne les meilleurs résultats au point de vue du diagnostic de la grossesse gémellaire. Un fait qui frappe immédiatement, lorsqu'on explore par ce procédé l'utérus qui contient plus d'un fœtus, c'est la *tension permanente de la paroi utérine*. Pinard décrit très-bien cette sensation dans son *Traité du palper abdominal*. « Au lieu de déprimer avec facilité la paroi utérine, dit-il, on sent que cette paroi est tendue, résistante ; c'est une sensation analogue à celle qu'on éprouve quand on déprime la paroi d'une vessie de caoutchouc distendue par du liquide ou par de l'air. Ce n'est pas la sensation molle qu'on perçoit, en l'absence de toute contraction, quand on déprime la paroi de l'utérus normalement rempli ; ce n'est pas davantage la sensation dure, presque ligneuse, qu'on perçoit quand on déprime la paroi utérine, lors de la contraction ; c'est une sensation intermédiaire qu'on peut comparer encore avec celle très-connue des médecins et qu'on perçoit quand on déprime la paroi d'un kyste bien rempli. »

Le palper permettra encore de reconnaître sûrement la présence de deux têtes dans la cavité abdominale ; la sensation fournie par la tête se reconnaît facilement aux caractères que nous avons décrits à propos du diagnostic des présentations pendant la grossesse : masse dure, arrondie, mobile, présentant le ballottement céphalique (voy. p. 488). Voici, d'après Pinard, les résultats fournis par le palper dans la grossesse double : « Un premier pôle fœtal, l'inférieur, est trouvé dans l'excavation ou au niveau d'une des fosses iliaques, un deuxième au fond de l'utérus ou au niveau d'un des flancs. Le plan continu et résistant est également recherché et reconnu. Jusqu'ici, en dehors de la tension utérine et de la difficulté un peu plus considérable qui en résulte pour la palpation, les sensations sont celles fournies par un fœtus unique ; mais en déprimant la paroi abdominale du côté opposé au plan résistant, au lieu de reconnaître les petites parties, on en trouve une autre grosse, ou bien un plan résistant. Il faut alors explorer avec soin les deux fosses iliaques et tout le segment supérieur de l'utérus. Le plus souvent, deux grosses extrémités sont reconnues soit en bas, soit en haut. Mais tandis que, dans quelques cas, on arrive très-rapidement à constater l'existence de quatre pôles fœtaux, deux inférieurs et deux supérieurs, d'autres fois il n'est possible d'en bien délimiter que trois ; la quatrième grosse extrémité, profondément située, se dissimule derrière une autre placée en avant. Il est généralement facile alors de reconnaître deux plans résistants et la présence de petites parties dans plusieurs régions de l'utérus. Ainsi, procédant avec douceur, afin de ne pas déplacer le fœtus, la présence de deux grosses extrémités, correspondant à la région supérieure ou inférieure de l'abdomen, met immédiatement sur la voie du diagnostic. »

Le toucher vaginal permettra quelquefois de constater la présence d'une tête fœtale dans l'excavation pelvienne, lorsque le palper abdominal aura démontré la présence d'une autre tête soit au fond de l'utérus, soit dans une des fosses iliaques.

Lorsqu'il existe deux enfants dans la cavité utérine, le ballottement est difficilement perçu ; celui des enfants que l'on veut déplacer est arrêté dans ce mouvement par l'autre enfant. En outre, les parties fœtales se gênant mutuellement restent souvent élevées, de sorte que le doigt ne peut les atteindre ; dès lors il ne peut être question de ballottement. Cependant, Désormeaux, Cazeaux, Tarnier, ont rencontré ce phénomène dans des cas de grossesse gémellaire ; mais il est juste de faire remarquer que ces auteurs conviennent eux-mêmes qu'il y avait une quantité exagérée de liquide amniotique. Quoi qu'il en soit, on comprend facilement qu'il ne faut pas attribuer une trop grande importance à ce renseignement négatif, car les grossesses simples où il est très-difficile de percevoir le ballottement sont loin d'être rares.

Le toucher permet de constater dans certains cas, très-rares il est vrai, la formation pendant le travail de deux *poches d'eau* faisant saillie dans le vagin à travers l'orifice utérin. Parfois les deux poches adossées l'une à l'autre s'engagent ensemble, et l'on peut parcourir avec l'extrémité du doigt une portion du sillon qui les sépare. Ce fait exceptionnel a été signalé par madame Lachapelle, Dugès (1) et le professeur Depaul (2). Dans une autre variété moins rare que la précédente, après la rupture complète d'une première poche, on en sent une seconde par le toucher ; on en conclut, à l'exemple de Smellie (3), qu'il existe des jumeaux.

Nous avons déjà fait pressentir, à propos de notre étude générale sur *l'auscultation obstétricale,* que ce procédé d'exploration pouvait rendre de grands services dans le diagnostic des grossesses multiples ; nous devons entrer ici dans plus de détails.

Hohl croyait que l'extension du bruit du souffle sur une large surface, entendu dans plusieurs endroits, avec plus de sonorité et de rudesse que dans la grossesse simple, pouvait fournir un signe certain de grossesse multiple. C'est là une erreur que nous n'avons pas besoin de réfuter.

Quand il existe une grossesse gémellaire, le cœur de chaque fœtus retentit en un point de l'abdomen avec son *maximum* d'intensité. La perception de deux *maxima* semble donc, au premier abord, suffisante pour qu'on puisse faire sûrement le diagnostic ; mais il n'en est rien. En effet, P. Dubois a montré que dans des circonstances particulières le cœur d'un seul fœtus peut retentir en deux points différents de la paroi abdominale.

Mais il est très-rare que le cœur de chaque jumeau batte un même nombre de fois par minute. Il faut donc appliquer successivement le stéthoscope sur chacun des *maxima* d'intensité, et compter le nombre des pulsations cardiaques. Si le chiffre obtenu sur chacun des deux *maxima* est différent (suivant le professeur Depaul, la différence varie entre 6 et 16), on est presque en droit de conclure à l'existence de deux fœtus. Cependant il faut savoir, comme nous l'avons dit précédemment (voy. p. 50), que le nombre

(1) Dugès, *Mémoire sur les acc. gémellaires* (*Revue méd.,* 1826, p. 349).
(2) Depaul, *Leçons cliniques et Dict. encycl.,* t. I.
(3) Smellie traduit par de Préville. Paris, 1754, t. III, p. 403.

des pulsations du cœur fœtal peut varier d'un instant à l'autre; de là une cause d'erreur quand on ausculte successivement sur deux points différents, car lorsqu'on a constaté un défaut d'isochronisme dans les pulsations fœtales, on est disposé à en conclure qu'il y a deux enfants, tandis qu'en réalité on a entendu le bruit d'un seul cœur, battant tantôt un peu plus vite, tantôt moins vite. Il faut donc, avant d'affirmer la grossesse gémellaire, ausculter plusieurs fois de suite, à plusieurs reprises, afin de s'assurer que la différence des battements cardiaques n'est pas accidentelle et passagère. — Il vaut encore mieux que deux observateurs exercés placent leur stéthoscope sur les deux points où retentissent les battements cardiaques, et qu'ils les comptent simultanément pendant le même temps. Si leur observation accuse une différence notable entre les deux chiffres obtenus, on diagnostique à coup sûr une grossesse gémellaire.

Lorsqu'on prend ces précautions, les doubles pulsations fœtales entendues sur deux points différents de l'abdomen, *sans isochronisme*, révèlent d'une façon certaine la présence de deux fœtus dans la cavité utérine; mais il est des cas où ce signe fait défaut: lorsque l'un des fœtus est mort, qu'une hydropisie de l'amnios coexiste avec deux fœtus dans la cavité utérine, que les jumeaux sont situés l'un derrière l'autre. Il peut encore arriver que les deux circulations fœtales soient identiques; alors on a encore deux maxima distincts, mais avec le même nombre de pulsations. Il serait très-hasardeux, dans ces conditions, de conclure à l'existence d'une grossesse gémellaire.

Au point de vue du diagnostic des grossesses gémellaires, l'auscultation a beaucoup moins d'importance que le palper abdominal. Grâce à ce dernier mode d'exploration, l'existence de deux jumeaux est presque toujours facile à reconnaître, tandis qu'elle est souvent méconnue lorsqu'on s'en tient aux données de l'auscultation.

Marche et terminaison. — La grossesse gémellaire présente dans sa marche quelques particularités qu'il est utile de connaître. D'abord elle se termine souvent avant terme; la grande distension de l'utérus, qui, à huit mois, à sept mois même, est quelquefois plus volumineux qu'un utérus à terme dans une grossesse simple, suffit pour expliquer cette expulsion prématurée.

Nous avons vu plus haut (p. 554) que l'un des fœtus pouvait succomber dans le cours de la gestation, quand l'autre, au contraire, continuait à se développer. Dans ce cas, le fœtus mort peut rester dans la matrice où il se momifie, et n'être expulsé qu'au moment de l'accouchement. Mais il peut aussi irriter l'utérus par sa présence, comme le ferait un corps étranger, et déterminer des contractions prématurées qui l'expulsent, tandis que l'autre continue à s'accroître jusqu'à terme.

Enfin, Guillemot (1) cite un cas, plus curieux encore, dans lequel un des jumeaux ayant été expulsé à terme; l'autre fœtus, mort dans le cours de la gestation, put séjourner dans la matrice deux ans après la naissance de son frère,

____

(1) *Heureux accouchements*, livre II, p. 285.

par suite des adhérences qui s'étaient établies entre l'utérus et le placenta
(voy. ACCOUCHEMENT GÉMELLAIRE).

§ 2. — Des grossesses triples.

Jusqu'à présent, on a confondu en une seule et même description les
grossesses triples et les grossesses doubles ; celles-ci, à cause de leur plus
grande fréquence, ont fixé d'une façon presque exclusive l'attention des
auteurs qui ont écrit des traités d'accouchements.

Les documents réunis par Dunal (1860) et Puech (1873) sur les grossesses triples nous permettent d'en tracer l'histoire ; c'est ce qui nous détermine à leur consacrer un paragraphe spécial pour la rédaction duquel
nous mettrons largement à profit les recherches si consciencieuses des deux
savants médecins de Montpellier.

Fréquence. — D'après la statistique de Veit, que nous avons déjà mentionnée, le rapport des grossesses triples au nombre total des accouchements
est de 1 : 7910.

Sur 484 550 accouchements recueillis en France, en Angleterre et en
Allemagne, P. Dubois a trouvé 78 accouchements triples. D'après cette
statistique, le rapport de ceux-ci au nombre total des accouchements est donc
de 1 : 6209 ; mais ce rapport est variable avec les différents pays, car on le
trouve égal à 1 : 4311 pour la Grande-Bretagne, à 1 : 7182 pour l'Allemagne,
à 1 : 11105 pour la France

D'après Churchill, ce rapport serait 1 : 4473 pour l'Angeterre, 1 : 7135
pour l'Allemagne, 1 : 6195 pour la France.

Les statistiques de Puech ne sont pas tout à fait d'accord avec les précédentes. D'après cet auteur, le rapport entre les grossesses triples et les grossesses simples serait 1 : 4054 pour la Russie, 1 : 4995 pour l'Irlande,
1 : 5442 pour la Norwège, 1 : 6436 pour le Mecklembourg-Schwerin,
1 : 6464 pour le Wurtemberg, 1 : 6575 pour le Grand-Duché de Bade,
1 : 7820 en Prusse, et enfin 1 : 8256 en France.

Dispositions anatomiques. — Sur 50 observations, Puech rencontra :

1° Trois placentas...................... 8 fois
2° Deux placentas...................... 15 fois
3° Un placenta...................... 27 fois

1° *Avec trois placentas séparés*, il existe trois loges distinctes, chacune
ayant un chorion, un amnios et renfermant un fœtus.

2° *Avec deux placentas séparés*, il existe une loge complète pour l'un
des fœtus, et cette loge correspond au placenta le moins volumineux.
À l'autre placenta, qui est environ deux fois plus volumineux que le premier puisqu'il sert à la nutrition des deux autres fœtus, correspondent les
dispositions des membranes signalées plus haut (voy. p. 550), à propos de la
grossesse gémellaire, c'est-à-dire qu'on peut rencontrer deux fœtus dans une

seule loge, ou chaque fœtus dans une loge, et celle-ci sera composée d'un chorion et d'un amnios ou seulement d'un amnios.

3° *Avec un placenta unique*, on peut rencontrer plusieurs variétés :

a. Tantôt il n'y a pas de ligne de démarcation dans le placenta. Alors il y a une seule loge renfermant les trois fœtus.

b. Tantôt on observe une seule ligne de démarcation entre deux portions du placenta. Alors la disposition des membranes est la même que s'il existait deux placentas séparés (voy. ci-dessus Grossesse gémellaire, p. 550).

c. Tantôt il existe deux lignes de démarcation, d'où trois portions distinctes, et alors chaque fœtus a sa loge spéciale, comme s'il y avait trois placentas séparés (voy. ci-dessus).

Les trois enfants sont plus souvent de sexe différent que de même sexe; on rencontre plus souvent trois garçons que trois filles, et aussi deux garçons et une fille que deux filles et un garçon ; le sexe masculin prédomine toujours, c'est ce qui est démontré par les statistiques de Veit.

Sur 1689 grossesses triples on trouva :

Même sexe............	768 fois	3 garçons.............	409 fois.
		3 filles..............	359 fois.
Sexe différent.........	921 fois	2 garçons............ / 1 fille..............	501 fois.
		2 filles............. / 1 garçon............	420 fois.

Diagnostic. — Le diagnostic est souvent difficile à établir pendant la grossesse, et si on lit les observations on voit que, dans le plus grand nombre des cas, il n'a été porté qu'après la naissance du premier enfant, ou seulement pendant l'expulsion du second, ou même encore après l'expulsion de celui-ci. Cependant il existe quelques signes qui permettent de reconnaître l'existence de trois fœtus dans le cours de la gestation.

Un phénomène qui doit attirer l'attention du praticien a été signalé par Dunal (1), c'est le développement considérable du ventre vers le cinquième mois. L'œdème des membres inférieurs et l'œdème sus-pubien sont des phénomènes accessoires au point de vue du diagnostic, car ils existent dans les grossesses gémellaires, l'hydropisie de l'amnios et même les grossesses simples quand l'enfant est volumineux.

Le palper abdominal est quelquefois très-difficile à pratiquer à cause de la distension extrême des parois; mais à part cette réserve, c'est encore lui qui nous fournira les meilleurs renseignements. Chez une femme qui était entrée à la Clinique d'accouchements vers le cinquième mois de sa grossesse, Pinard a pu sentir par ce procédé trois têtes fœtales dans la cavité abdominale et soupçonner une grossesse triple ; cette femme accoucha en effet de trois enfants.

L'auscultation rend également des services au point de vue du diagnostic,

(1) *Considérations pratiques sur les grossesses triples*, 1860.

mais nous la croyons sur ce point inférieure au toucher. Nægele fils, après la naissance d'un premier enfant, entendit les battements cardiaques en deux points distincts et reconnut alors l'existence d'une grossesse triple. Lorsque l'auscultation permettra de distinguer *trois* maxima d'intensité avec des pulsations différentes, elle acquerra un caractère de certitude diagnostique. Rousset (de Bordeaux) et Dunal ont ainsi reconnu une grossesse triple pendant la gestation.

Il est encore utile de pratiquer le toucher vaginal pour arriver au diagnostic, mais seulement après la sortie d'un fœtus ; quelquefois, en effet, on pourra constater la présence à l'orifice d'une double poche ou de parties fœtales appartenant à deux fœtus différents. Il existe des cas relativement nombreux dans lesquels on ne s'est aperçu de la présence du troisième fœtus qu'après l'expulsion du second, en faisant une exploration vaginale.

Marche et terminaison. — Puech est d'avis, contrairement à Dunal, que les grossesses triples atteignent rarement le terme normal ; les accouchements prématurés constituent la règle et ont lieu du septième au huitième mois de la gestation, plus souvent avant qu'après cette époque. C'est surtout chez les primipares qu'on observe l'avortement. Ainsi Grenser (1) l'a vu survenir au quatrième mois ; Crichton (2), Elsæsser (3), Puech au cinquième mois.

Quelquefois l'un des jumeaux meurt pendant la grossesse ; alors, il peut se présenter deux cas : ou bien il est expulsé dans le cours de la gestation, ou bien il est conservé par l'utérus et n'est expulsé qu'à terme avec les fœtus vivants. Désormeaux (4), Michaëlis (5) et Grévin (6) ont observé des exemples du premier genre. Scharlau (de Stettin) (7) a été témoin d'un cas appartenant à la seconde catégorie. Fried. Bœck (8) a cité plusieurs observations dans lesquelles les trois fœtus furent expulsés à la même époque, bien que deux d'entre eux eussent succombé antérieurement.

Quoi qu'il en soit, il n'est pas rare de voir les trois enfants provenant d'une grossesse unique naître viables et s'élever parfaitement ; pour notre part, nous connaissons à Paris même, quatre exemples de ce genre.

§ 3. — De la grossesse quadruple.

La grossesse quadruple se rencontrerait, d'après Veit, une fois sur 371 126 accouchements.

(1) *Mon. f. Geburtsk*, t. XXXIII, p. 204.
(2) *The Lancet*, 21 *March* 1868.
(3) *Med. Corresp.-blatt d. Würtemb. Aerzte-Vereins*, 1856, n° 31.
(4) *Journal gén. de médecine*, t. LXII.
(5) *N. Z. f. Geb.*, t. IX, p. 445.
(6) *Deen's N. Archiv*, 1846, t. VI, 3° livre.
(7) *M. f. Geburtsk*, t. XXXII, p. 242. Deux des enfants, arrivés près du terme, furent extraits vivants et viables, le premier avec le forceps, le second par des tractions sur les pieds (le siége se présentait). Deux placentas furent extraits ensuite ; soixante heures après la délivrance, la femme expulsa un œuf de trois mois environ dans lequel on trouva un fœtus macéré.
(8) Thèse de Marburg, 1855, in-8°.

Baudouin (1) a rapporté un fait de grossesse quadruple dans lequel un fœtus était renfermé dans une poche et les trois autres dans une seconde poche à laquelle correspondait une masse placentaire unique donnant insertion à trois cordons ombilicaux.

Sur 36 grossesses quadruples notées par Veit, 13 fois les enfants furent de même sexe et 23 fois de sexe différent :

Même sexe................ { 4 garçons .. 7 fois. } 13 fois.
{ 4 filles...... 6 fois. }

Sexe différent............. 2 filles...... } 9 fois.
2 garçons...: }
3 garçons.... } 8 fois. } 23 fois.
1 fille....... }
3 filles...... } 6 fois.
1 garçon.... }

La grossesse quadruple n'a pas encore été diagnostiquée avant l'accouchement.

Elle ne va pas ordinairement jusqu'à terme. Ainsi dans le fait de Baudoin cité ci-dessus, l'accouchement eut lieu à sept mois. Cuppaidge (2) rapporte un cas de grossesse quadruple survenu chez une primipare de vingt-neuf ans, dans lequel les fœtus furent expulsés au sixième mois. Mac Clintock cite un cas de grossesse quadruple dans lequel les enfants naquirent avant terme et succombèrent peu de temps après leur naissance. Mais il n'en est pas toujours ainsi, car l'une des deux femmes du paysan russe Wasilew dont nous avons déjà parlé eut quatre couches de quatre enfants et ceux-ci vécurent.

§ 4. — De la grossesse quintuple.

Comme nous le disions plus haut, l'existence de la grossesse quintuple est bien démontrée. En effet, le docteur Hull (de Manchester) a déposé dans le Musée de Londres cinq petits jumeaux dont une femme est accouchée à cinq mois de grossesse. Chambon, Kennedy, Francis Ramsbotham cités par Cazeaux rapportent chacun des cas analogues.

Nous y ajouterons encore les observations suivantes à cause des particularités intéressantes qu'elles présentent.

La première est relative à une femme de quarante ans, ayant déjà accouché six fois dont une fois de jumeaux. C'est à sa septième grossesse qu'elle mit au monde cinq enfants au terme de cinq mois et demi. Ils étaient tous vivants au moment de leur naissance et vécurent de cinq à sept minutes. Ils étaient tous de sexe masculin. Il y avait deux placentas adhérents l'un à l'autre dans une petite partie de leur circonférence ; trois cordons s'inséraient sur l'un des placentas et deux sur l'autre (3).

(1) *Gaz. méd.*, 1840, p. 569.
(2) *Proceedings of the Dublin obst. Soc.*, session 1871-1872, p. 62.
(3) Galopin, *Journal de Bruxelles*, juillet 1867.

Un autre fait a été observé par Mac Clintock (1). Les cinq fœtus ont été expulsés dans le courant du troisième mois. Il existait trois poches : l'une renfermait un fœtus et avait un placenta unique ; les deux autres renfermaient chacune deux fœtus ; un placenta correspondait à chacune d'elles. Chez une femme de Naples, dont l'observation se trouve dans le *British and foreign med. Review*, la grossesse alla jusqu'au septième mois. Chez une autre citée par Every Kennedy, l'avortement eut lieu du deuxième au troisième mois.

Enfin, le docteur Puech vient de publier dans les *Annales de gynécologie* (6 octobre 1879) deux cas récents de grossesse quintuple, empruntés aux journaux allemands. Dans la première observation, il s'agit d'une femme multipare qui accoucha à cinq mois de quatre garçons et d'une fille, ayant chacun une longueur de 20 à 22 centimètres. Le premier né était mort, les autres vécurent de quatre à cinq minutes. Chaque enfant avait un placenta particulier (2).

La seconde observation concerne une femme de vingt-six ans, multipare, qui présenta pendant la grossesse quelques particularités intéressantes. Au second mois, elle éprouva des douleurs abdominales très-vives ; au troisième mois, elle fut prise de métrorrhagies assez abondantes qui revinrent à plusieurs reprises, et, à cette époque, le ventre acquit rapidement un développement insolite. Les mouvements fœtaux furent perçus à quatre mois révolus ; ils étaient faibles, mais se faisaient sentir en plusieurs endroits à la fois. Enfin à six mois et demi environ de grossesse, cette femme, comme la précédente, expulsait cinq fœtus dont quatre garçons et une fille, qui succombaient dans les cinq heures qui suivirent l'accouchement. Deux des fœtus avaient chacun un placenta séparé ; les trois autres, un placenta unique avec chorion commun et trois cavités amniotiques (3).

CHAPITRE VII

DURÉE ET TERME DE LA GROSSESSE

La durée réelle de la grossesse est l'intervalle de temps qui s'écoule depuis le moment de la fécondation jusqu'à l'accouchement. Or, on ne connaît jamais exactement le moment où a lieu la fécondation, c'est-à-dire l'union intime de l'ovule et des spermatozoïdes, même quand on sait la date du coït fécondant ; en effet, il peut exister, d'après Schrœder (4), un intervalle de

(1) *Proceedings of the Dublin obst. Soc.*, session 1871-1872, p. 62.
(2) Szauer, *Wien. med. Presle*, 1877, p. 1608.
(3) Volkmann, *Centralblatt, f. Gynæk*, 1879, p. 461.
(4) *Lehrbuch der Geburtshülfe*, S. 78, 5. Auflage. Bonn, 1877.

un à quinze jours entre l'imprégnation de l'ovule et le moment où le sperme est déposé dans les voies génitales ; on ne peut donc pas calculer exactement la *durée réelle* de la grossesse. Aussi, a-t-on cherché seulement à l'évaluer d'une façon approximative, en calculant le temps écoulé entre le moment *supposé* de la fécondation et celui de l'accouchement. Mais certains auteurs admettent que la conception a lieu habituellement dans les huit jours qui suivent la dernière époque menstruelle ; d'autres, dans les huit jours qui précèdent la première suppression des règles. On conçoit que les résultats doivent être différents suivant qu'on adopte l'une ou l'autre opinion. C'est ainsi que Stadfeldt (1) a calculé la durée de la gestation : 1° depuis la dernière période menstruelle, ce qui lui donna une durée moyenne de 280 jours ; 2° d'après l'époque de la première suppression, ce qui porte la durée moyenne à 254 jours.

Depuis vingt ans, on croyait généralement, avec Bischoff et Coste, que la période où l'ovule est susceptible d'être fécondé dure de dix à douze jours après la cessation des règles. Mais d'après des observations plus récentes, un grand nombre d'auteurs, parmi lesquels nous citerons Carl Schrœder (2), Kundrat, Williams (3), etc., croient, avec Lœwenhardt (4), que l'ovule est expulsé avant l'apparition de l'écoulement sanguin (voy. FÉCONDATION, p. 172).

Or, si l'on admet que la fécondation a lieu huit ou dix jours avant la première suppression des règles, la durée moyenne de la gestation est de 262 à 264 jours.

En présence d'opinions aussi divergentes, plusieurs observateurs ont adopté une opinion mixte et pris comme point de départ de leurs calculs le milieu de la période intermenstruelle. Dans ces conditions, on admet généralement que la durée moyenne est de 270 jours. Ainsi Veit (5) trouve par ce procédé 276 ; Hecker (6), de Munich, 272 ; Schmith (7), de Varsovie, 270 ; Mattéi (8), 265.

Mais nous ne voulons pas insister plus longtemps sur l'évaluation de cette durée réelle, puisqu'elle est impossible à déterminer rigoureusement. Nous préférons porter notre attention sur la fixation du *terme* de la grossesse, c'est-à-dire sur la détermination de la date probable de l'accouchement, problème dont la solution présente une grande utilité en médecine légale et en clinique. Il faut pour cela chercher l'intervalle de temps qui s'écoule entre l'accouchement et des points de repère facilement appréciables, quelle que soit du reste la distance qui les sépare du moment précis de la fécondation.

---

(1) *Nord. med. ark.*, VII, 4, n° 25, p. 7, 1875, cité par Müller. Thèse de Nancy, 1877, p. 13.
(2) *Encyclopédie* de Ziemssen, t. X, *Krank. der weib. Geschlechtsorgane.*
(3) *Proceedings of Roy. Soc.*, 1875, n° 162.
(4) *Archiv für Gynæk.*, t. III, 1872.
(5) Veit, *Verhandlungen der Gesellschaft für Geburtshülfe in Berlin*, Heft 7, 1853, p. 122.
(6) *Klinik der Geburtsk.* 1861, p. 33,.
(7) *Revue de thérap.*, 1857.
(8) Mattéi, *Mémoires de l'Académie de médecine*, 14 juillet 1863.

Les points de repère ordinairement choisis sont : 1° l'époque du coït fécondant, quand elle est connue ; 2° la dernière époque menstruelle ; 3° le moment où l'on perçoit les premiers mouvements actifs du fœtus.

Fixation du terme de la grossesse, calculé d'après la date du coït fécondant. — Les observations faites sur les animaux où l'on peut noter d'une façon absolument certaine la date du coït fécondant, prouvent que le nombre de jours écoulés entre cette date et celle de l'accouchement est loin d'être constant. On pourra s'en convaincre par les tableaux suivants, où se trouvent consignés les résultats de Teissier et de Spencer, réunis par Simpson. Teissier (1) a relevé la date du part chez 572 vaches pour lesquelles le jour du coït fécondant avait été soigneusement enregistré. Spencer a recueilli 731 observations du même genre.

TABLEAU

MONTRANT LE NOMBRE DE SEMAINES OU DE JOURS ÉCOULÉS DEPUIS LE COÏT FÉCONDANT JUSQU'A LA PARTURITION CHEZ LA VACHE (D'APRÈS TEISSIER ET SPENCER).

SEMAINES.	JOURS.		NOMBRE des parturitions.	PROPORTIONS pour 100 cas.	NOMBRE des parturitions.	PROPORTIONS pour 100 cas.
			TEISSIER.		SPENCER.	
37e	Du 253e au	259e	6	1,05	12	1,60
38e	260e	366e	8	1,40	4	0,55
39e	267e	273e	51	8,91	24	2,80
40e	274e	280e	166	29,02	121	16,53
41e	281e	287e	202	35,31	372	52,27
42e	288e	294e	105	18,36	175	23,18
43e	295e	301e	27	4,72	16	2,12
44e et au delà.	302e	321e	7	1,22	7	0,93
			572		731	

On retrouve les mêmes variations dans l'espèce humaine, aussi ce que nous nous efforçons de chercher c'est le jour où se produit le plus d'accouchements à partir de la date du coït fécondant, et aussi les *limites extrêmes* entre lesquelles ont lieu tous les accouchements.

Le docteur Reid a recueilli, soit dans sa clientèle, soit dans celle de ses confrères, l'histoire de quarante cas relatifs à l'espèce humaine dans lesquels la fécondation fut le résultat d'un seul coït dont la date était exactement connue.

(1) *Mémoires de l'Académie des sciences,* t. II, 1819, p. 1.

TABLEAU

MONTRANT LE NOMBRE DE SEMAINES OU DE JOURS ÉCOULÉS ENTRE LE COÏT FÉCONDANT
ET L'ACCOUCHEMENT (D'APRÈS REID).

SEMAINES.	JOURS.		NOMBRE TOTAL DE CAS.	MOYENNE POUR 100.
38e	Du 260e au	266e	5	12,50
39e	267e	273e	7	17,50
40e	274e	280e	18	45,00
41e	281e	287e	6	15,00
42e	288e	294e	4	10,00

D'après ce tableau, le *terme le plus fréquent* oscille entre 274 et 280 jours; c'est donc du 274e au 280e jour après le coït fécondant que se produirait, selon Reid, le plus grand nombre d'accouchements dans l'espèce humaine. Les limites extrêmes seraient 260 et 294 jours.

Nous rapporterons l'observation suivante de Désormeaux, parce que la date du coït fécondant paraît avoir été fixée d'une façon qui ne laisse aucun doute : « Une dame, mère de trois enfants, et tombée en démence, avait épuisé vainement toutes les ressources de la thérapeutique. Un médecin pensa qu'une nouvelle grossesse rétablirait peut-être ses facultés intellectuelles. Le mari consentit à noter sur un registre le jour de chaque union sexuelle ; les rapprochements n'eurent lieu que tous les trois mois, afin de ne pas troubler une conception encore mal assurée. Or, cette dame, gardée par ses domestiques, douée en outre de principes de religion et de morale excessivement sévères, n'accoucha qu'à neuf mois et demi. »

Ravn (1) a réuni en Danemark trente et un cas où le jour du coït fécondant a pu être fixé ; l'accouchement eut lieu en moyenne 272,3 jours après cette époque.

Stadfeldt (2) a réuni trente-quatre cas semblables, à Copenhague. Le chiffre moyen fut 271,4.

Nous nous contenterons maintenant de citer les chiffres exprimant les moyennes trouvées par d'autres auteurs : 260 à 280 jours (Schwegel) (3); 271,44 jours (Schrœder); 269 jours (Wallichs) (4); 265 à 270 (Depaul) (5).

Si nous examinons les chiffres cités par les différents auteurs que nous venons de passer en revue, nous voyons que 294 est le nombre le plus élevé. Par conséquent, la loi française, qui accorde 300 jours après la dissolution

---

(1) *Om Svanger kabets Grändser.* Köbenhavn, 1856.
(2) *Nord, med. ark.*, VII, 4, n° 25, 1875, p. 7.
(3) Schwegel, *Wiener med. Wochenschrift*, n° 44, 1857.
(4) *Archiv für Gynœk.*, I, 1870, p. 162.
(5) *Leç. clin. obst.*, 1872-1876, p. 100.

du mariage comme terme de la légitimité des naissances, a été sagement faite. En effet, l'article 315 du Code civil est ainsi conçu : « La légitimité de l'enfant né 300 jours après la dissolution du mariage *pourra* être contestée. »

Ainsi, les législateurs français, dans leur extrême prudence, ne nient pas d'une façon absolue la possibilité d'une naissance légitime plus de 300 jours après la dissolution du mariage ; tout en étant convaincus que le fait doit être excessivement rare, ils admettent que la légitimité pourra, dans ce cas, être discutée. C'est aussi notre avis, au point de vue scientifique. Nous avons lu dans une thèse, du reste très-bien faite, du docteur Müller (de Nancy), que sur soixante-trois observations recueillies en Norwége par Faye et Vogt, ces auteurs avaient trouvé, une fois, le chiffre 319 comme exprimant l'intervalle maximum entre le coït fécondant et l'accouchement, mais nous nous demandons si ce chiffre 319 n'est pas le résultat d'une faute typographique ou d'une erreur d'observation ; si, par exemple, la date du coït fécondant était suffisamment certaine. En réalité, nous sommes peu disposés à admettre l'exactitude d'un chiffre aussi élevé. (Voy. GROSSESSE PROLONGÉE, p. 569.)

II. *Fixation du terme de la grossesse d'après la dernière époque menstruelle.* — Il est rare que l'on connaisse le jour du coït fécondant; aussi, dans la majorité des cas, il faut prendre un autre point de repère pour le calcul du terme de la grossesse ; celui qu'on choisit le plus fréquemment est la dernière époque menstruelle.

Sur 103 grossesses, Devilliers a noté le dernier jour des règles et le jour de l'accouchement. Voici le résultat auquel il est arrivé :

8 grossesses se sont terminées	du 250° au 260° jour.
10 —	—	du 260° au 270° —
39 —	—	du 270° au 280° —
31 —	—	du 280° au 290° —
10 —	—	du 290° au 300° —
5 —	—	du 300° au 310° —

Trois auteurs cités par Simpson (1), Merriman, Murphy et Reid, ont recueilli chacun une série d'observations dans lesquelles ils ont noté comme Devilliers le temps écoulé depuis le dernier jour des règles jusqu'à celui de l'accouchement. Les cas de Merriman s'élèvent à 114, ceux de Murphy à 168, ceux de Reid à 500. Le total des faits observés est de 782. Nous les avons réunis dans le tableau suivant :

(1) *Clin. obst. et gyn.*, trad. Chantreuil, p. 70.

DATES DES ACCOUCHEMENTS, CALCULÉES A COMPTER DU DERNIER JOUR DES RÈGLES.

SEMAINES.	JOURS.		MERRIMAN.	MURPHY.	REID.	TOTAL par dates.	PROPORTIONS pour 100 cas.
37e	Du 253e au	259e	3	12	23	38	4,85
38e	260e	266e	13	14	48	75	9,59
39e	267e	273e	14	27	81	122	15,60
40e	274e	280e	33	28	131	192	24,55
41e	281e	287e	22	39	112	173	22,12
42e	288e	294e	15	21	63	99	12,65
43e	295e	301e	10	25	28	63	8,06
44e et au delà.	302e	326e	4	2	14	20	2,55
			114	168	500	782	

Si nous comparons les résultats obtenus par Devilliers avec ceux des trois auteurs anglais : Merriman , Murphy et Reid, nous voyons que ces résultats sont sensiblement concordants. En effet, d'après Devilliers, c'est du 270e au 280e jour, et d'après les auteurs anglais, du 274e au 280e jour, qu'on rencontre le plus grand nombre d'accouchements.

Seulement, d'après Devilliers, les chiffres extrêmes sont 250 et 310; tandis que dans le tableau des auteurs anglais, les chiffres extrêmes sont 252 et 326.

Les résultats de Devilliers, de Merriman, de Murphy et de Reid s'accordent encore avec ceux de Schrœder (1) et de Matthews Duncan (2) qui tous deux évaluent à 278 jours, en moyenne, l'intervalle de temps en question.

Gaston (3) dont les observations furent prises à la Clinique d'accouchements sur 81 femmes, choisit aussi pour point de départ de son calcul le dernier jour des règles, et trouva que le plus grand nombre des accouchements a lieu du 267e au 273e jour de la gestation, mais que le 272e est celui où se produit le plus d'accouchements.

Ahlfeld (de Leipzig) (4) compte 271 jours à partir du 7e ou 8e jour après le commencement de la dernière menstruation. Son procédé n'est pas très-différent de celui de Nægele qui comptait dix mois lunaires ou 280 jours à partir du premier jour des dernières règles.

Certains auteurs, parmi lesquels nous citerons Harvey (5), Stark (6), Berthold (7), Hohl (8) et Mattéi, se fondant sur cette opinion que l'accou-

(1) Schrœder, *Manuel d'accouchements*, trad. Charpentier, p. 69.
(2) Duncan, *Edinb. Med. Journ.*, novembre 1856.
(3) Thèse de Paris, 1875.
(4) *Monatschrift für Geburtskunde und Frauenkrank.*, Bd. XXXIV.
(5) *Gulielmi Harveii opera omnia a coll. med.*, Londinensi edita, t. I, *de Partu exercitatio*, 1766, p. 548.
(6) *Archiv für die Geburtshilfe*, Bd. XI, Stück 3, p. 15. Iéna, 1789.
(7) *Ueber das Gesetz der Schwangerschaftdauer*, in-4°. Gœttingen, 1844, voy. *Comptes rendus de l'Académie des sciences*, t. XVIII, p. 1003, année 1844.
(8) *Lehrbuch der Geburtshülfe*, p. 412, Leipzig, 1855.

chement a lieu plus souvent aux époques cataméniales que pendant le reste du mois, calculent le terme de la grossesse en comptant par *époques cataméniales*, et attribuent arbitrairement aux intervalles qui séparent deux époques consécutives, les uns une durée de 28, les autres une durée de 30 jours. Le défaut de ce procédé de calcul est de ne pas tenir compte du type réel de la menstruation qui est loin d'être constant, non-seulement chez des femmes différentes, mais encore chez la même femme.

Quant à nous, nous comptons neuf mois de calendrier depuis la fin de la dernière époque menstruelle et nous ajoutons cinq jours ; nous obtenons ainsi la date probable de l'accouchement. Pour trouver rapidement le terme de la grossesse, il suffit, après avoir ajouté cinq jours à la date de la cessation des dernières règles, de reculer de trois mois. Il faut donc s'habituer à ce petit exercice qui consiste à nommer rapidement les mois du calendrier en sens inverse de leur ordre naturel. Exemple : Une femme a eu ses dernières règles le 1er janvier ; elles ont duré jusqu'au 7 du même mois ; on ajoute cinq jours, ce qui conduit au 12 janvier. On se reporte ensuite trois mois en arrière, en disant : 12 décembre, 12 novembre, 12 octobre, qui sera la date probable de l'accouchement.

3° *Fixation du terme de la grossesse d'après la date de perception des premiers mouvements actifs du fœtus.* — Certains accoucheurs ont pris cette date comme point de départ de leur calcul ; ils ont supposé qu'elle coïncidait avec le milieu de la gestation, de sorte que l'accouchement aurait lieu quatre mois et demi après. Le docteur Schmith (1) (de Varsovie) a même dressé des tables pour faciliter le calcul.

Cette manière de compter est fautive, car tous les accoucheurs savent que les mouvements actifs du fœtus sont loin d'être perçus toujours à la même époque, et, en fût-il ainsi, ce procédé serait encore insuffisant dans la plupart des cas, car les femmes se souviennent rarement du jour exact où elles ont senti remuer leur enfant.

En résumé, on connaît rarement la date du coït fécondant ; celle du jour où l'on perçoit les premiers mouvements actifs du fœtus est un point de départ défectueux pour le calcul. C'est donc la dernière menstruation qui, au point de vue clinique, sera la meilleure base pour la fixation du terme de la grossesse.

De la grossesse prolongée. — Lorsque l'accouchement a lieu en deçà ou au delà de la moyenne du terme ordinaire, tout en restant entre les limites extrêmes indiquées dans les tableaux qui précèdent , on dit qu'il est *précoce* ou *retardé*, mais, dans ce dernier cas, la grossesse ne sera pas dite *prolongée*. Cette expression ne s'appliquera qu'aux grossesses dont le terme dépassera la limite supérieure des grossesses normales.

Existe-t-il une grossesse prolongée ainsi définie ? Nous ne la croyons possible que dans les cas de grossesse extra-utérine, de rétention du fœtus mort

(1) *Revue de thérap. médico-chir. de Paris*, 15 juillet 1857.

dans la cavité utérine, ou d'obstacles siégeant au niveau du col et empêchant l'accouchement. Stoltz et Müller ne veulent même pas admettre la prolongation de la grossesse en dehors des cas de gestation extra-utérine. Cependant il existe des observations où il ne nous paraît pas douteux que le fœtus mort soit resté dans la cavité utérine au delà des limites extrêmes. Nous citerons tout d'abord celle de Menzies (1) où le séjour fut de dix-sept mois par suite d'un cancer du col. Le professeur Herrgott vient de rapporter dans la *Revue médicale de l'Est* (2) une observation appartenant à Liebmann, dans laquelle on lit qu'un fœtus mort vers le cinquième mois de la grossesse ne fut expulsé que dans le courant du douzième mois. Dans tous ces cas, il s'est produit, au terme ordinaire de la grossesse, un travail qui cessa bientôt pour ne se reproduire que plus tard. Il y aurait donc à terme une tentative d'accouchement, mais cette tentative resterait infructueuse. C'est à l'ensemble des phénomènes qui se produisent à cette époque que les Anglais donnent le nom de travail manqué : *missed labour*.

CHAPITRE VIII

HYGIÈNE DE LA GROSSESSE

La femme enceinte doit observer plus rigoureusement qu'en temps ordinaire toutes les règles de l'hygiène générale. Mais elle doit encore prendre certaines précautions particulières que nous allons maintenant indiquer.

Vêtements. — Les vêtements doivent permettre à l'utérus de se développer librement dans la cavité abdominale ; aussi doit-on proscrire tous ceux qui sont serrés à la taille et particulièrement les corsets. Le mieux est de les supprimer complétement, tout au plus peut-on permettre les *corsets* dits *de grossesse* qui sont confectionnés de manière à pouvoir s'élargir progressivement à mesure que la matrice augmente de volume. Les corsets ont encore un inconvénient qu'il est utile de signaler : c'est qu'ils compriment les seins et nuisent à leur développement ; il peuvent aussi quelquefois froisser les mamelons et l'aréole, régions dont la sensibilité est très-accrue dans le cours de la gestation. — Chez certaines femmes multipares dont les parois abdominales sont relâchées, il est utile de soutenir l'utérus dans les derniers temps de la grossesse avec une ceinture abdominale. Celle-ci est ordinairement inutile chez les primipares dont les parois abdominales sont suffisamment résistantes. — La femme peut être vêtue comme les autres femmes, chaudement en hiver, légèrement en été, mais elle doit éviter plus soigneusement

(1) *Glasgow medical Journal*, p. 229, juillet 1843.
(2) Tome III, n° 9, 2e année.

que celles-ci les refroidissemvnts parce qu'ils peuvent avoir pour elle des conséquences particulièrement funestes. Sans parler des affections thoraciques
produites par l'action du froid, qui ont leur gravité propre, un simple rhume, par
les secousses répétées de toux qu'il provoque, peut amener des contractions
prématurées de l'utérus et parfois interrompre le cours de la grossesse. Ajoutons encore que les refroidissements ont produit chez certaines femmes
grosses l'albuminurie, qui peut elle-même devenir la cause d'un des accidents les plus redoutables de la grossesse, les convulsions puerpérales (voy.
ÉCLAMPSIE).

Régime alimentaire. — Chez certaines femmes enceintes, l'appétit est vif,
les digestions faciles, de sorte que toutes les substances alimentaires leur
conviennent; chez d'autres, au contraire, l'appétit est faible, les digestions
sont pénibles : celles-ci doivent choisir leurs aliments.

Il faut avoir soin de veiller à la liberté du ventre, et de combattre la constipation, si fréquente pendant la grossesse, par des lavements et des purgatifs doux : huile de ricin, magnésie, rhubarbe, podophylle, eaux minérales
de Pullna, de Birmensdorf, d'Hunyadi-Janos, qui pourront être répétées chaque
jour, de préférence le matin, à petite dose. Il faut s'abstenir de tout purgatif
drastique qui pourrait avoir pour résultat d'amener des contractions utérines
prématurées. Celles-ci peuvent être provoquées parfois par une diarrhée abondante survenue spontanément; aussi, faut-il se hâter d'arrêter les flux intestinaux dès qu'ils apparaissent, par des moyens appropriés : lavements ami-
donnés et laudanisés, sous-nitrate de bismuth, etc.

Exercice. — Un exercice modéré doit être recommandé aux femmes
enceintes, mais les exercices fatigants, la danse, l'équitation, etc., doivent
être proscrits. On leur conseillera de faire chaque jour une promenade soit
à pied, soit en voiture, si celle-ci est bien supportée.

Professions. — Il est démontré que certaines professions sont funestes à
l'évolution de la grossesse ; il serait donc à souhaiter que les femmes enceintes pussent les cesser au moins momentanément. Parmi ces professions,
nous citerons celles dans lesquelles les ouvrières sont exposées à l'intoxication par le plomb (Constantin Paul), par le sulfure de carbone, dans l'indus-
trie du caoutchouc (Delpech). Dans ces exemples, l'avortement ou l'accouchement prématuré se produit par suite d'une affection générale de l'organisme retentissant secondairement sur l'appareil génital. Il y a, au contraire,
des professions qui agissent directement sur l'utérus par les secousses
qu'elles lui impriment, et déterminent ainsi l'interruption de la grossesse,
celles, par exemple, qui nécessitent l'emploi d'une machine à coudre avec
double pédale.

Bains. — Les femmes peuvent prendre des bains pendant toute leur grossesse, à moins qu'elles ne soient sujettes aux avortements; il faut seulement
que les bains soient courts (quinze à vingt minutes de durée) et que leur température soit de 33 degrés centigrades environ. Un grand nombre de créoles
prennent chaque jour un bain de courte durée, sans qu'il en résulte d'inconvénients pour la grossesse. — Nous ne permettons les bains de mer qu'avec

une certaine réserve : ils seront d'ailleurs d'une très-courte durée ; ils devront être pris pendant une mer calme, et les femmes ne se livreront pas à l'exercice de la natation. — Quant à l'hydrothérapie, on s'abstient généralement d'en faire pendant la grossesse, surtout en France. Beaucoup d'Anglaises continuent à prendre soit leurs bains froids, soit même leurs douches, lorsqu'elles sont enceintes, et cette pratique ne paraît pas avoir d'inconvénients ; il faut seulement que les douches soient données convenablement. Le docteur Vidart (de Divonne), qui a publié une note sur l'hydrothérapie pendant la grossesse, vante l'innocuité de cette pratique et la considère même comme avantageuse. Il a observé dans son établissement des femmes enceintes qui, jusqu'au moment de leur accouchement, se sont baignées chaque jour dans une piscine renfermant de l'eau à une température très-basse (6 à 8 degrés centigrades), et s'en sont parfaitement trouvées.

Voyages. — Les voyages ne doivent être permis pendant la grossesse qu'avec circonspection et, en tout cas, ils ne doivent pas être longs, car soit par la trépidation du chemin de fer, soit par les secousses des voitures, tous ces déplacements peuvent avoir des effets fâcheux sur la marche de la grossesse. Du reste, la sévérité du médecin devra être d'autant plus grande et les conseils seront d'autant plus minutieux que la femme sera plus prédisposée aux fausses couches. Rien de plus variable que cette prédisposition, rien de plus variable aussi que les conseils à donner sur ce sujet. Si les femmes, à leur arrivée, ressentent de la fatigue, des douleurs dans les lombes ou dans le ventre, on leur prescrira de garder le lit et de prendre un quart de lavement avec 15 gouttes de laudanum de Sydenham.

Rapprochements sexuels. — Il n'est pas douteux que les rapprochements sexuels et les excitations de l'appareil génital, se produisant dans le cours de la grossesse, ne soient la cause d'un grand nombre d'avortements. Aussi les femmes enceintes qui sont sujettes à ces accidents devront absolument s'abstenir du coït et coucher dans une chambre séparée de celle du mari. Du reste, il se produit quelquefois, chez la femme, après la conception, un phénomène très-curieux qui contribue à rendre naturellement les rapprochements moins fréquents : c'est qu'elle les désire beaucoup moins, et Stoltz a vu quelques femmes qui « lorsqu'elles étaient dans cet état avaient horreur de leurs maris ». C'est même à ce signe qu'elles reconnaissaient qu'elles étaient grosses.

Soins hygiéniques concernant les mamelles. — Les mamelles doivent être protégées contre le froid et surtout ne pas être comprimées. Chez les femmes qui veulent nourrir il est bon de faire quelques lotions sur le bout des seins avec de l'eau-de-vie, de la teinture d'arnica, afin de les endurcir et de prévenir ainsi les excoriations et les gerçures qui se produisent pendant l'allaitement. Lorsque les mamelons sont ombiliqués, on peut conseiller aux femmes de les rendre saillants par quelques titillations ou par quelques tiraillements faits avec les doigts, en leur recommandant de n'entreprendre ces manœuvres que dans le dernier mois de la grossesse ; des ventouses sont quelquefois appliquées dans ce but sur les mamelles ; mais il faut proscrire cette pratique, car elle peut amener des irritations, des inflammations du sein et même, par action réflexe, des contractions prématurées de l'utérus.

Examen des femmes enceintes par le médecin. — Trois points principaux doivent fixer l'attention de l'accoucheur pendant la grossesse : 1° Il devra rechercher s'il existe un rétrécissement du bassin, afin de pouvoir, dans ce cas, provoquer à une époque convenable l'accouchement prématuré. — 2° Il devra s'enquérir de la présentation et de la position du fœtus dès le commencement du neuvième mois chez les multipares, un peu plus tôt chez les primipares, et chercher à transformer autant que possible, par des manœuvres externes, les présentations et positions vicieuses en présentations et positions favorables et à maintenir ces dernières dans la stabilité (voy. VERSION PAR MANŒUVRES EXTERNES). — 3° Il analysera souvent l'urine des femmes enceintes, tous les huit jours à la fin de la gestation, pour savoir si elle ne contient pas d'albumine, car dans ce dernier cas il faudrait instituer le traitement curatif de l'albuminurie qui est en même temps le traitement prophylactique de l'éclampsie (voy. ALBUMINURIE).

QUATRIÈME SECTION

DE L'ACCOUCHEMENT

L'accouchement est l'acte fonctionnel par lequel le produit de la conception est séparé de l'organisme maternel. Cette définition est générale ; elle s'applique aussi bien aux grossesses extra-utérines qu'à la grossesse utérine. Si l'on n'a en vue que cette dernière, on peut définir l'accouchement : l'expulsion de l'œuf hors des organes de la génération. Cette expulsion se fait ordinairement en deux temps principaux : le premier comprend la sortie du fœtus, c'est l'*accouchement* proprement dit ; le second, celle du placenta et des membranes, c'est la *délivrance*.

Le produit de la conception peut être chassé des parties génitales avant six mois révolus, avant qu'il soit *viable*, c'est-à-dire avant que les conditions indispensables à la manifestation et au maintien de la vie extérieure soient réalisées ; on donne à cet accident le nom d'*avortement* ou de *fausse couche*, et l'on réserve celui d'*accouchement* à l'expulsion du fœtus viable. Lorsque celui-ci est expulsé dans le courant du septième, du huitième et même du neuvième mois, on dit que l'accouchement est *prématuré*. On appelle accouchement *à terme* l'accouchement qui se produit vers la fin du neuvième mois, et accouchement *retardé* celui qui a lieu après cette époque.

On divise aussi les accouchements suivant leur mode de terminaison. Depuis Hippocrate jusqu'à Mauriceau, on a dénommé *accouchements naturels*, ceux dans lesquels l'enfant se présentait par l'extrémité céphalique, et *accouchements contre-nature*, ceux qui n'offraient pas cette particularité. Pour Baudelocque, l'accouchement était *naturel* quand la tête se présentait la première et que la terminaison était spontanée ; *laborieux*, lorsqu'il fallait se servir d'instruments et recourir à des manœuvres ; *contre-nature*, lorsque l'enfant se présentait par le tronc ou l'extrémité pelvienne. Ces divisions nous paraissent actuellement inexactes ou insuffisantes, et nous préférons, avec le professeur Depaul, adopter la classification suivante : Les accouchements sont *spontanés* ou *artificiels*.

Les accouchements *spontanés* sont *faciles* ou *laborieux* (1), mais ils se terminent toujours par les seules forces de la nature. Les accouchements *artificiels*, au contraire, sont ceux qui réclament l'intervention de l'art.

---

(1) Nous ferons remarquer que nous donnons au mot *laborieux* une signification différente de celle que lui accordait Baudelocque.

Les accouchements, qu'ils soient spontanés on artificiels, peuvent être *dangereux*, soit pour la mère, soit pour l'enfant, lorsque le travail est compliqué d'accidents : éclampsie, hémorrhagie, rupture de l'utérus ou du vagin, procidence du cordon, etc.

On donne le nom de *travail* à un ensemble de phénomènes que l'on observe au terme de la grossesse, soit du côté de la mère, soit du côté du fœtus et des enveloppes de l'œuf, et qui aboutissent à l'accouchement.

Les premiers sont désignés sous le nom de phénomènes *physiologiques*. Les seconds sont appelés phénomènes *mécaniques* et comprennent les mouvements imprimés au fœtus pendant qu'il traverse le canal pelvi-génital ; ces mouvements dans lesquels l'enfant est absolument passif, se produisent sous l'influence des contractions utérines, d'une part, et des résistances offertes par les parois du bassin et les parties molles, d'autre part. Nous conserverons, faute de mieux, les dénominations de *phénomènes physiologiques* et de *phénomènes mécaniques*, et nous étudierons ces phénomènes dans deux chapitres distincts. Nous consacrerons un troisième chapitre à une troisième espèce de phénomènes du travail que nous nommerons, avec Küncke, *phénomènes plastiques*. Nous entendons par là les déformations que subit le fœtus pendant son passage à travers le petit bassin et qui sont encore manifestes au moment de la naissance, mais qui disparaissent les jours suivants. Nous verrons que la présentation et même la position du fœtus ont une influence évidente sur le genre de la déformation.

Mais nous chercherons tout d'abord quelles sont les causes de l'accouchement à terme.

———

CHAPITRE PREMIER

DES CAUSES DE L'ACCOUCHEMENT A TERME

Les causes de l'accouchement à terme ont été distinguées en causes *efficientes* et en causes *déterminantes*. Les causes efficientes prennent une part directe au travail de la parturition ; les causes déterminantes mettent en jeu les premières.

Causes efficientes. — On a cru pendant longtemps, et beaucoup de personnes étrangères à la médecine croient encore, que le fœtus procède lui-même à sa sortie et qu'il rompt les membranes qui l'enveloppent, instinctivement, comme l'oiseau brise sa coquille. Les raisons sur lesquelles on s'est fondé, pour admettre cette participation active du fœtus à l'accouchement, sont plus spécieuses que réelles. On a surtout invoqué le ralentissement du travail chez les femmes dont le fœtus avait succombé ; mais ce ralentissement est exceptionnel et, quand il existe, il faut se demander quelles sont les causes qui le produisent. Lorsque le fœtus est vivant, s'il accélère le travail, ce n'est pas parce qu'il fait effort pour sortir, c'est parce qu'il exécute des mouvements qui mettent en jeu les contractions de l'utérus (voy. CAUSES DÉTERMINANTES); quand le fœtus a cessé de vivre, l'organe gestateur est privé de cet excitant naturel et la contractilité utérine est moins prompte à se réveiller. « Lorsque le fœtus est mort depuis longtemps, une autre cause de ralentissement vient encore s'ajouter à la première; car, si le fœtus a subi un commencement de décomposition, la contractilité des parois de la matrice en reçoit la plus fâcheuse influence. Sa vitalité semble, jusqu'à un certain point, en rapport avec celle du corps qu'elle renferme : le sang, n'étant plus attiré par le stimulus ordinaire, n'y arrive plus en aussi grande quantité, la vie y a perdu de son activité si grande dont elle jouissait pendant la grossesse : de là atonie de ses parois, faiblesse excessive de leur contraction, lenteur du travail. D'une autre part, enfin, le tronc du fœtus ramolli s'affaise sur lui-même et n'offre plus à la paroi utérine cette résistance nécessaire à l'énergie et à l'entretien de la contraction. S'il est donc vrai que la mort du fœtus rend son expulsion plus difficile, c'est uniquement par l'influence fâcheuse qu'elle peut avoir sur l'exercice de la contractilité (1). »

Au premier abord, il semble que le meilleur argument que puissent invoquer ceux qui pensent que le fœtus est le principal agent de l'accouchement, c'est la naissance d'un enfant après la mort de sa mère. Mais, en analysant les faits de ce genre, on ne tarde pas à remarquer que presque toujours la mort du fœtus avait précédé celle de la femme. Si l'accouchement a lieu peu de temps après la mort de la mère, on doit l'expliquer par un reste de contractilité utérine; s'il se fait tardivement, il suffit pour l'expliquer de faire intervenir le relàchement des fibres de l'orifice utérin et la putréfaction, car celle-ci engendre des gaz qui distendent l'intestin, refoulent les parois abdominales, compriment l'utérus, la vessie, le rectum, et forcent ces réservoirs à se vider (2).

Les véritables causes efficientes de l'accouchement sont, en première ligne, les contractions utérines; en seconde ligne, les contractions des muscles abdominaux. Pour être convaincu de l'activité de la matrice pendant le travail, il suffit d'avoir eu la main serrée par les parois utérines, en faisant la version, ou d'avoir apprécié à travers les parois abdominales le durcissement de l'organe pendant sa contraction. Les muscles abdominaux dont l'action est presque nulle pendant la période de dilatation de l'orifice utérin, se contractent énergiquement au moment de la période d"expul-

---

(1) Cazeaux, *Traité de l'art des accouchements*, 9e édition, revue par Tarnier, p. 262.

(2) Le troisième jour après la mort d'une jeune femme, la garde entendit un grand bruit qui se produisit dans le cadavre. Un médecin, appelé tout de suite, trouva que la morte venait d'accoucher de deux jumeaux encore renfermés dans les membranes qui étaient intactes. Les fœtus n'offraient aucune trace de putréfaction, le placenta seul offrait un commencement d'altération, (Hermann, *The Edimb. med. and surg. Journal*, n° VI de la nouvelle série, p. 431.)

sion, c'est-à-dire après que la partie fœtale a franchi cet orifice ; on voit alors le fœtus, que celui-ci soit mort ou vivant, appuyer fortement sur le périnée, le distendre et dilater la vulve. Mais l'action des muscles de la *vie volontaire* n'est pas, à la rigueur, indispensable à l'accouchement. Celui-ci peut avoir lieu sans que les muscles de l'abdomen entrent en contraction, car il y a des femmes qui accouchent spontanément avec un prolapsus de l'utérus tel que cet organe est en grande partie hors de l'excavation pelvienne. Le même résultat se produit chez des femmes paraplégiques dont les parois abdominales sont paralysées par suite du siége élevé de la lésion médullaire. Seulement, dans ces conditions, le travail est plus long que dans les cas normaux, où les contractions des muscles de l'abdomen contribuent à l'expulsion du fœtus.

Causes déterminantes. — Les causes déterminantes de l'accouchement sont celles qui mettent en jeu, au terme de la grossesse, la contractilité utérine d'une façon énergique et persistante. On admet qu'elles peuvent avoir leur origine soit dans le fœtus, soit dans les membranes de l'œuf, soit dans l'organisme maternel.

A. *Causes déterminantes provenant du fœtus.* — Nous nous contenterons de signaler les causes déterminantes inhérentes au fœtus lui-même, parce qu'elles sont hypothétiques ou qu'elles ont une valeur très-secondaire.

On a supposé que l'accumulation de l'urine dans la vessie ou du méconium dans l'intestin pouvait produire un malaise tel du fœtus, que celui-ci chercherait à sortir de l'œuf ; on a fait intervenir de la même façon une gêne de la circulation qui surviendrait à la fin de la grossesse par suite du rétrécissement du trou de Botal et des modifications dont les vaisseaux artériels et veineux deviennent le siége à cette époque. Mais ce sont là de pures hypothèses que rien ne justifie.

.. Les mouvements actifs du fœtus, plus nombreux et plus intenses à la fin de la grossesse, entrent pour une certaine part dans la mise en jeu des contractions du travail ; dans le cours de celui-ci, on voit souvent les mouvements actifs du fœtus être suivis d'une contraction utérine, ce qui démontre qu'il peut exister une relation entre les deux phénomènes.

B. *Causes déterminantes provenant des modifications de l'œuf.* — Quelques auteurs placent la cause déterminante de la contraction utérine dans les modifications de l'œuf. Simpson, par exemple, admettait que les parties les plus superficielles de la caduque se décollaient de la face interne de l'utérus, au terme de la grossesse, par suite de la régression graisseuse complète des éléments de cette membrane, et que ce décollement avait pour résultat de mettre en jeu les contractions de l'utérus. Schrœder, dans son Traité d'accouchements, défend la même théorie et s'appuie sur les faits suivants : le décollement artificiel des membranes par un procédé quelconque, cathéter élastique à demeure ou non, injection de liquide entre l'utérus et l'œuf, etc., suffit pour mettre en jeu la contractilité utérine et provoquer l'accouchement avant terme ; le même phénomène se produit toutes les fois qu'il se développe dans le cours de la gestation une maladie des membranes ou du placenta, hématome, dégénérescence graisseuse, kyste, etc., qui sépare l'œuf de l'utérus ; or, cette séparation a lieu naturellement à la fin de la grossesse, par le fait des modifications de la caduque ; l'œuf joue alors le rôle de corps étranger par rapport à la matrice ; directement en contact avec les extrémités des nerfs qui se rendent à la face interne de l'utérus, il les irrite et sollicite les contractions de l'organe gestateur ; les parois utérines s'appliquent plus étroitement sur le corps qu'elles renferment, la compression des nerfs est plus prononcée, l'excitation qui en résulte plus grande, et les contractions se renouvellent en augmentant de force et de fréquence jusqu'à la terminaison de l'accouchement. L'apparition des contractions indolores dans le cours de la gestation ne serait pas, selon Schrœder, une objection sérieuse à cette théorie, car la dégénérescence graisseuse de la caduque commencerait dès le quatrième mois. A mesure que celle-ci progresserait, les contractions deviendraient plus énergiques, et elles atteindraient leur plus grande intensité quand les modifications de la caduque seraient complètes, c'est-à-dire au terme de la gestation. — Mais cette théorie n'est rien moins que certaine ; car d'après les recherches récentes de Langhans, Dohrn, de Sinéty et Léopold, la dégénérescence graisseuse des éléments de la caduque est loin d'être constante pendant la grossesse (voy. p. 384).

C. *Causes déterminantes provenant de l'organisme maternel.* — C'est encore dans l'organisme maternel que nous trouverons les causes les plus satisfaisantes de l'apparition et de la persistance des contractions caractéristiques du travail de l'accouchement.

D'après Scanzoni, à partir du huitième mois, l'utérus se développerait par distension et non plus par hypertrophie. Cette distension finirait par irriter tellement l'organe, qu'il se contracterait sur l'œuf, pour l'expulser.

Scanzoni admet, avec Tyler Smith, que les contractions utérines se manifestent pendant la dixième époque menstruelle, par suite de la fluxion ovarique, sans hémorrhagie, qui se produirait, selon ces auteurs, avec la même périodicité pendant la grossesse que dans l'état de vacuité. Cette fluxion sanguine aurait pour effet d'augmenter l'irritabilité de l'utérus et par conséquent de mettre en jeu la contractilité de cet organe. Mais cette théorie pèche par la base, car rien n'est moins démontré que la persistance, pendant la grossesse, des phénomènes congestifs de la menstruation.

D'après Brown-Séquard, le muscle utérin, comme tous les muscles de la vie organique, serait très-sensible au contact du sang veineux : le gaz acide carbonique que celui-ci renferme en grande quantité suffirait pour en déterminer la contraction (voy. p. 228). Or, selon cet auteur, pendant la grossesse, l'appareil veineux de l'organe a pris un développement tel, qu'il existe une masse considérable de sang veineux, par conséquent chargé d'acide carbonique, dans l'épaisseur de ses parois. C'est sous cette influence que se produiraient les contractions du travail. Tout en reconnaissant combien la théorie de Brown-Séquard est ingénieuse, nous répétons, comme nous l'avons déjà dit page 228, qu'il ne faut pas se hâter de conclure qu'elle nous révèle la cause véritable de l'accouchement. Elle ne nous explique pas, en effet, comment pendant les derniers mois de la gestation les contractions sont peu fréquentes et peu intenses, bien que les fibres musculaires de la matrice soient alors baignées par une grande quantité de sang veineux, tandis qu'avec les mêmes conditions circulatoires, les contractions utérines deviennent fréquentes et énergiques pendant le travail de l'accouchement.

Quant aux explications qu'il nous reste à examiner, si elles diffèrent par les détails, elles ont au moins un fond commun : les modifications du col dans le cours de la gestation.

Levret, dont l'opinion a été admise par Baudelocque et ensuite par Désormeaux, supposait que l'utérus se développe aux dépens de son fond et de son corps, pendant les quatre ou cinq premiers mois de la grossesse, puis, qu'à partir de cette époque, le col concourt à l'ampliation du reste de l'organe, par une dilatation qui se fait de la partie supérieure à la partie inférieure. Les fibres du corps, dès le milieu de la grossesse, se contracteraient, exerceraient des tiraillements sur les fibres du col, dont les anneaux s'ouvriraient successivement de haut en bas, jusqu'à ce qu'il ne reste plus que l'orifice inférieur; alors le travail commencerait. A. Petit admet la même explication, tout en la formulant en d'autres termes. Voici, en effet, comment cet auteur s'exprime sur ce sujet. « Je regarde, dit-il, le col comme un *magasin* dans » lequel la nature a mis en réserve la quantité de fibres musculaires dont » elle a besoin pour fournir, par leur développement, à l'expansion de l'uté- » rus pendant le cours de la gestation. Dans l'ordre naturel, cette expan- » sion, une fois commencée, marche d'un pas égal avec l'accroissement du » fœtus. Tout est *compassé*, fixé, de manière que, quand celui-ci est assez » développé pour supporter l'action des agents extérieurs, toutes les fibres » du col ont cédé et le *magasin* est épuisé. L'accouchement se fera donc » quand toutes les fibres qui avaient été mises en réserve principalement » dans l'épaisseur du col auront été employées. »

Cette explication fut ébranlée lorsque le professeur Stoltz (1826) enseigna que le col ne changeait pas de longueur pendant tout le cours de la grossesse, si ce n'est dans les quinze jours qui précèdent l'accouchement. L'opinion de Stoltz fut adoptée par Kilian (1839), Birnbaum (1841), Cazeaux, Scanzoni, Matth. Duncan (1859), Taylor (1862), Holst et Spiegelberg (1865), Müller (1) (1868), Lott (2) (1872) ; nous nous y sommes ralliés nous-mêmes au début de cet ouvrage (p. 196). Depuis, les recherches (*) de Bandl (3), d'A. Martin (4) et de Braune (5) sur les modifications du col pendant la grossesse

---

(1) P. Müller. *Untersuchungen über die Verkürzung der Vaginalportion in den letzten Monaten der Gravidität.* Würzburg, 1868.

(2) G. Lott. *Zur Anatomie und Physiologie des Cervix uteri.* Erlangen, 1872.

(3) L. Bandl. *Ueber das Verhalten des Uterus und Cervix in der Schwangerschaft und während der Geburt.* Stuttgart, 1876.

(4) A. Martin. *Das Verhalten des Cervix uteri während der letzten Schwangerschaftsmonate.* Stuttgart, 1877.

(5) Wilh. Braune. *Die Lage des Uterus und Fœtus am Ende der Schwangerschaft.* Leipzig, 1872.

(*) Ces recherches ne nous étant pas connues au moment où la page 196, qui contient

et l'accouchement, sont venues appuyer l'opinion de Levret et d'A. Petit.

Quoi qu'il en soit, il y a un phénomène qui joue un rôle très-important comme cause déterminante de l'accouchement, c'est le ramollissement du col. En effet il existe, pendant la plus grande partie de la grossesse, des contrac-

les modifications du col pendant la grossesse, a été imprimée, nous croyons devoir les rapporter ici.

Bandl et Martin admettent que le col augmente de longueur pendant les six ou sept premiers mois de la grossesse. Ainsi, tandis que le col d'une femme nullipare mesure 3 centimètres (voy. p. 99), Bandl a trouvé que cet organe pouvait acquérir une longueur de 4 à 6 centimètres par le fait de la gestation, et Tarnier, en faisant récemment l'autopsie de deux femmes enceintes, a constaté que la distance entre l'orifice externe et l'orifice interne était de 5 centimètres. Mais, d'après Bandl, le col diminuerait de longueur dans les deux ou trois derniers mois, c'est-à-dire dans les dix dernières semaines environ, et contribuerait à former, de concert avec le segment inférieur du corps de l'utérus, un canal que nous désignerons sous le nom de *canal cervico-utérin*, appelé encore *canal de Braune*, parce que cet auteur l'a bien décrit et figuré d'après des coupes faites sur des cadavres congelés. A la fin de la grossesse, le col ne fait pas tout entier partie de ce canal, il en reste encore un petit moignon qui disparaît sous l'influence des premières contractions douloureuses du travail.

Voici quel serait, d'après Bandl, le processus qui expliquerait ces deux phénomènes cor-

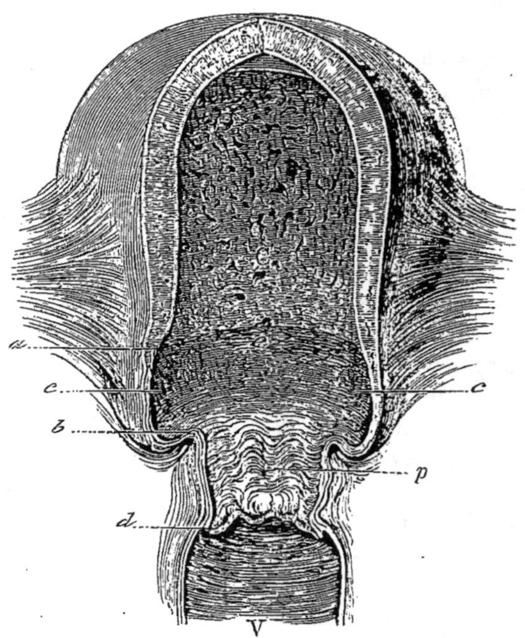

Fig. 221. — Utérus d'une femme morte vers le milieu du huitième mois de la grossesse (d'après Bandl).

C. Cavité du corps de l'utérus.
c. Canal cervico-utérin.
b, d. Parois du col utérin.

V. Vagin.
a. Anneau de Bandl.
p. Plis de la muqueuse du col.

rélatifs : l'effacement du col et la formation du canal cervico-utérin. Le ramollissement envahit progressivement, de bas en haut, les couches musculaires du vagin, du col et de la partie inférieure de la cavité utérine sur laquelle repose l'œuf. Ce ramollissement est complet

tions indolores, perçues facilement par la palpation de l'abdomen ; la femme elle-même en a conscience lorsqu'elles sont accompagnées d'un sentiment de resserrement, de tension dans le bas-ventre (voy. p. 585). Or, ces contractions font un effort inutile sur l'orifice interne aussi longtemps

à une époque qui n'est pas encore bien déterminée, mais que Bandl fixe approximativement à la fin du septième mois de la grossesse. A ce moment, il se produit au-dessus de l'orifice interne du col un évasement du segment inférieur du corps de l'utérus. La cavité infundibuliforme qui résulte de cet évasement s'agrandit ensuite aux dépens du col, et contribue à former le canal cervico-utérin, que nous allons décrire maintenant avec plus de détails.

Les parois de ce canal sont très-minces, ce qui les distingue immédiatement du reste des parois du corps de l'utérus, qui sont beaucoup plus épaisses. Cette différence d'épaisseur constitue, sous forme d'un rebord circulaire, la limite supérieure du canal cervico-utérin. Ce rebord est appelé *anneau de Bandl;* c'est lui qui avait été signalé autrefois par Scanzoni, sous le nom de second orifice interne. On se rend bien compte de cette disposition quand on fait la version : l'utérus venant à se contracter, la main déjà introduite dans le canal cervico-utérin se trouve arrêtée par l'anneau en question, lorsqu'elle veut pénétrer plus loin. Il ne faut pas oublier qu'il n'y a pas là un anneau musculaire spécial, mais simplement une variation d'épaisseur tenant à ce que la couche moyenne de la tunique musculaire de l'utérus s'amincit en arrivant dans le canal de Braune. On peut sentir cet anneau, à la fin de la ges-

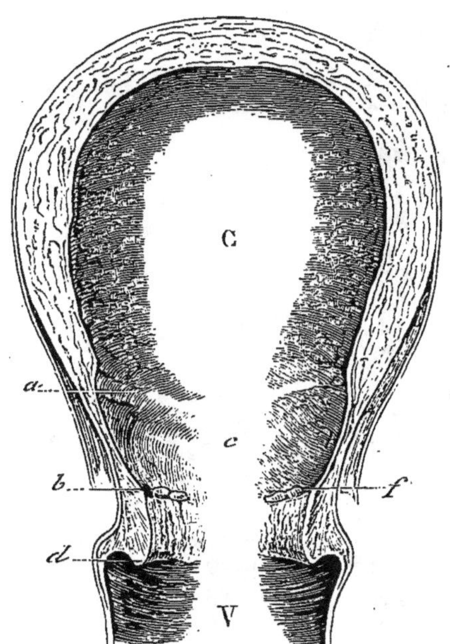

FIG. 222. — Utérus d'une femme morte vers le milieu du huitième mois de la grossesse. Coupe longitudinale des parois (d'après Bandl).

C. Cavité du corps de l'utérus
c. Canal cervico-utérin.
V. Vagin.
b, d. Reste du col.

a. Anneau de Bandl.
f. Frange de la caduque déchirée à la face interne du canal cervico-utérin.

tation, en introduisant le doigt indicateur dans le vagin, puis dans l'utérus. Après avoir franchi l'orifice interne du col, on arrive dans la cavité du canal de Braune, où l'on sent les membranes et la partie fœtale plus ou moins descendue dans le bassin ; en portant le doigt

que son tissu reste ferme et résistant. Au contraire, quand il est atteint par le ramollissement qui s'effectue progressivement de bas en haut et s'étend, selon Bandl, jusqu'au segment inférieur du corps de l'utérus, les contractions deviennent efficaces. Quelle que soit l'époque à laquelle il arrive

plus haut, soit en avant au niveau de la symphyse, soit en arrière au niveau du détroit supérieur, on atteint le rebord limite que l'on reconnaît facilement si l'utérus se contracte et si les parois de l'organe ont une épaisseur suffisante. L'anneau de Bandl est donc situé au niveau du détroit supérieur, un peu au-dessous du point où le péritoine se réfléchit de l'utérus sur la vessie. Les figures 221, 222 et 223 donnent une idée très-exacte de cet anneau; on y constate aisément en *a* la différence d'épaisseur des parois du corps de l'utérus et de celles du canal cervico-utérin.

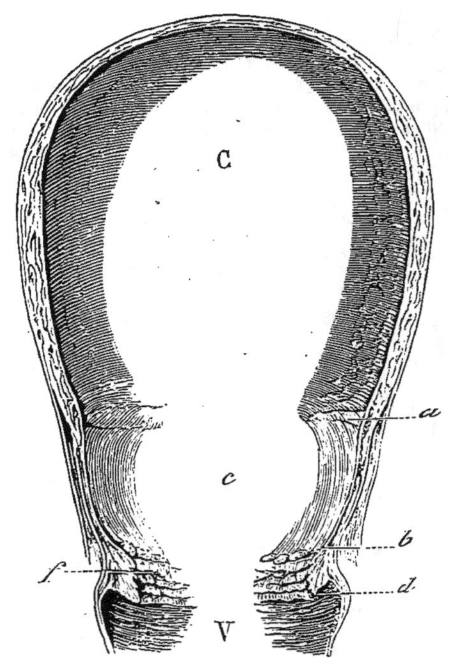

FIG. 223. — Coupe longitudinale des parois d'un utérus gravide provenant d'une femme morte à la fin du neuvième mois de la grossesse (d'après Bandl).

C. Cavité du corps de l'utérus.   *a*. Anneau de Bandl.
c. Canal cervico-utérin.   *b*, *d*. Reste du col utérin.
V. Vagin.   *f*. Pli de la muqueuse du col.

La surface interne de ce canal est dépourvue de caduque dans un grand nombre de points où le chorion est en contact direct avec la couche musculaire. Cela tient à ce que la caduque, n'ayant pas pu suivre le mouvement d'expansion des couches extérieures, s'est déchirée en maints endroits; on la retrouve seulement par îlots disséminés sur toute la surface interne du segment inférieur, et sous forme de lambeaux flottants dans la cavité utérine, un peu au-dessus de l'orifice interne du col (voy. fig. 222).

Quant au col lui-même, nous avons dit en commençant qu'il diminuait de longueur à mesure que se forme le canal cervico-utérin; sa couche musculaire participe, à l'exclusion de la muqueuse, à la formation de ce canal. La muqueuse cervicale, doublée du tissu conjonctif qui la soutient, s'affaisse et glisse sur la couche musculaire; elle forme ainsi des

à son apogée, que ce soit vers la fin de la grossesse, comme le croit Stoltz, ou beaucoup plus tôt, ainsi que le pense Bandl (voy. p. 580), la conséquence de ce phénomène, c'est l'ouverture de la cavité cervicale de haut en bas et finalement le contact direct entre l'orifice externe du col et la portion inférieure

plis imbriqués longs de plusieurs millimètres, et l'orifice interne formé par cette muqueuse se rapproche de l'orifice externe ; c'est ce qui explique comment le col paraît n'avoir plus, à la fin de la grossesse, qu'un ou deux centimètres de hauteur.

On voit que l'opinion de Bandl n'est pas sans analogie avec celle de Jacquemier. qui avait déjà dit que le corps de l'utérus se développe aux dépens de ses trois quarts supérieurs pendant les six premiers mois de la gestation, et de son quart inférieur pendant les trois derniers mois. Elle ressemble beaucoup plus encore à l'opinion des anciens auteurs, de

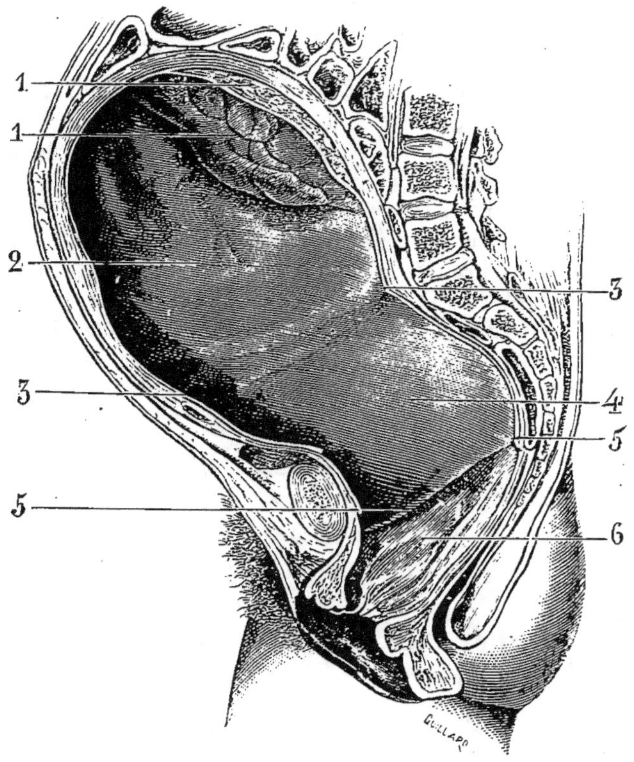

Fig. 224. — Canal de Braune au moment où l'orifice utérin est complétement dilaté. La cavité du corps de l'utérus, le canal de Braune et le vagin ne forment, pour ainsi dire, qu'une seule cavité.

1. Placenta
2. Cavité du corps de l'utérus.
3. Anneau de Bandl.

4. Canal cervico-utérin ou de Braune.
5. Orifice utérin complétement dilaté.
6. Vagin.

Levret et d'A. Petit, par exemple, qui admettaient, comme nous l'avons dit plus haut, que le col était absorbé progressivement par le corps, pendant les derniers mois de la grossesse.

de l'œuf. C'est alors que, pour expliquer la recrudescence des contractions de la matrice, on peut faire appel à la théorie émise par Power en 1819, reprise depuis par P. Dubois et, dans ces derniers temps, par le professeur Depaul. Ces auteurs admettent une analogie complète entre l'expulsion du produit de conception et l'excrétion de l'urine et des matières fécales. Ils rappellent d'abord que la structure de l'utérus peut être comparée à celle de la vessie et du rectum ; ces organes se composent, en effet, tous trois : 1° d'un réservoir dilatable ; 2° d'un sphincter irritable formé de fibres circulaires. L'urine, le bol fécal ou l'enfant viennent presser sur le sphincter du réservoir qui les contient ; les contractions se manifestent alors par voie réflexe et le réservoir se vide. Mais l'irritation directe du sphincter n'est pas seule à mettre en jeu ces contractions ; la distension du réservoir lui-même et le tiraillement des fibres musculaires qui en résulte, concourent aussi à leur production.

En résumé, il ne semble pas qu'on doive attribuer à une cause unique le début du travail de l'accouchement. Il est, au contraire, probable qu'un certain nombre de causes s'associent pour le déterminer. A la fin du neuvième mois, le développement de la matrice, l'hypertrophie de ses fibres musculaires, l'accroissement de ses nerfs et de son système veineux, l'effacement du col, le décollement de la caduque au niveau du canal cervico-utérin, le rapport direct entre les membranes de l'œuf et l'orifice externe, enfin les mouvements répétés et énergiques du fœtus à cette époque de la gestation, sont autant d'éléments qui jouent un certain rôle dans l'étiologie de l'accouchement ; car tous augmentent l'excitabilité de l'utérus et sollicitent, par action réflexe, les contractions de cet organe.

CHAPITRE II

DES PHÉNOMÈNES PHYSIOLOGIQUES DU TRAVAIL

Chez un grand nombre de femmes, le travail, au lieu de débuter brusquement, est annoncé par un ensemble de phénomènes auxquels on donne le nom de *signes précurseurs* de l'accouchement. Parmi ces signes, nous noterons tout d'abord l'abaissement du fond de l'utérus (voy. p. 186), auquel le public attache une grande importance. Cet abaissement tient, comme on le sait, à l'engagement de plus en plus profond de la tête dans l'excavation pelvienne, et se produit huit ou quinze jours avant l'accouchement. Quelques femmes éprouvent alors du bien-être ; leurs digestions sont plus faciles ; leur respiration est moins gênée, leur démarche plus assurée ; elles sont plus alertes, plus gaies, plus aptes aux mouvements et à la marche. — D'autres, au contraire, se trouvent plus lourdes, moins disposées à se mouvoir ; elles ressentent une pesanteur incommode dans le bas-ventre, sur le rectum, la vessie, et il n'est pas rare qu'elles soient prises de diarrhée deux ou trois jours avant le début du travail.

La circulation veineuse des membres inférieurs et des parties génitales externes est de plus en plus entravée ; la vulve se tuméfie et des glaires visqueuses, jaunâtres, s'échappent du vagin. Ces glaires, qui résultent de l'effacement du col (voy. p. 197), présentent quelquefois de petites stries de sang dont la présence s'explique par le décollement de la caduque du segment inférieur de l'utérus ; on dit alors que les femmes *marquent.*

En même temps, les contractions latentes qui existent pendant toute la grossesse, deviennent plus fréquentes, plus fortes, et la femme en a conscience par suite de la sensation de constriction, de resserrement qu'elle éprouve dans le bas-ventre ou dans les reins. Il n'est même pas rare que ces constrictions deviennent douloureuses huit jours, quinze jours, trois semaines avant l'accouchement. Les douleurs prémonitoires reviennent quelquefois par accès, dont la durée est de une heure ou deux, et produisent dans les familles de véritables alertes, en faisant croire à un accouchement imminent.

Enfin, le travail de l'accouchement se déclare et l'on observe une série de phénomènes auxquels on donne le nom de *phénomènes physiologiques* (voy. p. 575).

Les phénomènes physiologiques sont au nombre de cinq : 1° les contractions de l'utérus et des muscles abdominaux ; 2° la dilatation de l'orifice utérin ; 3° la formation de la poche des eaux et sa rupture ; 4° l'écoulement des glaires sanguinolentes ; 5° l'ampliation du vagin, du périnée et de la vulve. Nous les étudierons successivement, les uns après les autres, afin de mettre de l'ordre et quelque clarté dans notre description ; mais en réalité ils ne se produisent pas isolément, et forment deux groupes principaux qui répondent à deux périodes distinctes de l'accouchement. La première période commence avec le travail et s'étend jusqu'à la dilatation complète de l'orifice utérin ; c'est la *période de dilatation.* La seconde période commence là où finit la première et se termine avec l'expulsion du fœtus hors des parties génitales ; on la désigne sous le nom de *période d'expulsion.* Nous reviendrons plus loin (voy. p. 612) sur ces périodes, et nous étudierons ensuite le *diagnostic* du travail.

§ 1. — Contractions utérines, abdominales et vaginales.

Nous décrirons successivement les contractions de l'utérus et celles des muscles de l'abdomen. Nous y ajouterons accessoirement la description des contractions du vagin.

Contractions utérines. — Nous avons vu (p. 227) que l'utérus gravide est susceptible de se contracter, c'est-à-dire de se resserrer d'une façon intermittente sur le corps qu'il renferme et qu'il doit expulser de sa cavité. Les contractions utérines existent donc pendant toute la grossesse ; mais elles

sont alors faibles et indolores. Elles ne deviennent énergiques et douloureuses qu'au moment du travail de l'accouchement. Ce sont ces contractions
du travail que nous allons étudier.

La contraction se révèle ordinairement par la douleur qui en est la conséquence (voy. p. 590); mais nous avons d'autres moyens de l'apprécier. — Il
suffit de placer, pendant qu'elle existe, la main sur la face antérieure de l'abdomen pour sentir l'utérus se durcir. On perçoit cette dureté de l'organe
quelque temps avant que la douleur se manifeste, et souvent on peut, lorsqu'on a ainsi la main appliquée sur la région hypogastrique d'une femme en
travail, lui annoncer une douleur prochaine; lorsque celle-ci a disparu, l'utérus
reste encore dur pendant quelques instants. En résumé, la contraction commence avant la douleur et finit après elle; sa durée est plus grande. — On
peut encore s'assurer que l'utérus se contracte en pratiquant le toucher vaginal;
on constate de cette façon que l'orifice est plus rigide pendant les contractions que dans les intervalles qui les séparent; au moment de chaque contraction, la poche des eaux se tend et fait saillie à travers cet orifice; si les
membranes sont rompues, il s'écoule au début de la contraction une petite
quantité de liquide amniotique.

Sous l'influence de la contraction, l'utérus change de *situation* et de *forme*.
Habituellement incliné à droite (voy. p. 187) il revient vers la ligne médiane,
tandis que le fond et la paroi antérieure sont portés en avant contre la paroi
abdominale qui est soulevée. Ce résultat, qui a été vérifié directement sur les
animaux mammifères, par la vivisection, est dû à la contraction des ligaments
larges et surtout des ligaments ronds.

Quant à la *forme* de l'utérus, elle deviendrait sphérique sans la résistance
de l'ovoïde fœtal; mais, en réalité, elle devient cylindrique. Le diamètre antéro-postérieur s'allonge, le diamètre transversal se rétrécit, le diamètre longitudinal par le fait de la contraction devrait, semble-t-il, diminuer aussi,
mais nous allons voir qu'au contraire il s'allonge sous l'action d'une nouvelle
force appelée par Schatz *force de restitution de forme*. En effet, la pression
utérine déterminée par la contraction a pour effet de faire redresser le fœtus,
courbé sur son plan antérieur, dans l'attitude qui lui est propre (voy. p. 437),
et d'augmenter par conséquent la hauteur de l'ovoïde fœtal. Celui-ci va réagir
contre les parois de l'utérus; d'une part, il repousse le fond de l'organe, qui
présente, pendant la contraction, une voussure correspondant au siége du
fœtus; il s'appuie, d'autre part, par son pôle inférieur, c'est-à-dire par la
tête, sur le segment inférieur de l'utérus; à la fin du travail le fœtus conserve cette nouvelle attitude redressée, même dans l'intervalle des contractions. Aussi, d'après Braune, il y aurait une différence de 6 millimètres entre
les longueurs de l'ovoïde fœtal, mesurées avant le début du travail et au
commencement de la période d'expulsion. Ce n'est donc pas une forme
sphérique, mais une forme cylindrique que prend en définitive l'organe
gestateur, dans le cours du travail.

Dans l'accouchement normal les contractions sont *générales* et non partielles, c'est-à-dire qu'elles embrassent l'organe tout entier. Mais elles ne sont

pas générales d'emblée, elles envahissent successivement les différentes régions de l'utérus, soit en se dirigeant de haut en bas (*contractions péristaltiques*), d'après Spiegelberg (1) et Schrœder (2), soit en débutant par le col et montant vers le fond de l'organe (*contractions antipéristaltiques*) d'après Kehrer (3).

Les contractions utérines sont *involontaires*, c'est-à-dire que la parturiente ne peut ni les faire naître, ni les suspendre, ni les accélérer, ni les ralentir ; en un mot, elle ne peut les modifier en aucune façon et se trouve forcée de les subir telles qu'elles se manifestent. Les *émotions morales* ne sont pas cependant sans influence sur ces contractions, et il n'est pas d'accoucheur qui n'ait vu celles-ci se suspendre pendant quelque temps, surtout au début du travail, par suite de l'émotion que causait son arrivée dans la chambre de la parturiente. On raconte dans tous les cours que P. Dubois réussissait parfois, dans son service de la Clinique, à faire disparaître et renaître alternativement les contractions chez une femme en travail, en conduisant les élèves à la salle d'accouchements ou en les en éloignant.

Un des caractères essentiels des contractions utérines, c'est leur *intermittence*. Lorsque le travail marche régulièrement, on constate qu'elles reviennent à des intervalles à peu près égaux, si on les considère pendant une même période du travail de l'accouchement. Les intervalles qui séparent deux contractions consécutives ont, au contraire, une durée très différente suivant les époques du travail : au début, les contractions se manifestent environ toutes les vingt minutes ; pendant la période de dilatation, elles reviennent toutes les dix minutes et même, vers la fin, toutes les cinq minutes ; pendant la période d'expulsion, les intervalles qui les séparent sont de deux à trois minutes. Telle est, du moins, l'allure ordinaire des contractions ; mais les variétés individuelles sont extrêmement nombreuses, et chez la même femme il n'est pas rare de voir les contractions tantôt s'accélérer tantôt se ralentir sans cause appréciable. Quelquefois l'utérus paraît fatigué et se repose pendant une heure, une heure et demie et même davantage ; après ce repos, les contractions reparaissent avec plus d'intensité. — Comment peut-on expliquer l'intermittence de la contraction ? L'explication, selon nous, n'est pas difficile à trouver. L'intermittence n'est-elle pas, en effet, la loi générale qui domine la contraction de tous les muscles de l'économie ? Le cœur lui-même n'échappe pas à cette loi. N'est-il pas naturel alors que l'action du muscle utérin ne s'exerce pas d'une façon continue ?

La *durée* de la contraction est très-variable dans les différentes périodes du travail. D'une manière générale on peut dire qu'elle est moins longue au début qu'à la fin. Elle est d'abord de 30 secondes, puis elle monte jusqu'à 60 secondes et au delà, mais elle dépasse rarement 100 secondes.

(1) *Lehrbuch der Geburtshülfe*, t. I, p. 136.
(2) *Traité d'accouchements*, 4ᵉ édit., trad. Charpentier, p. 132.
(3) *Beiträge zur vergleichenden and experimentellen Geburtskunde. Erstes Heft*, p. 43. Giessen, 1864.

Dans quelques cas anormaux, les contractions deviennent *permanentes et tétaniques* (voy. DYSTOCIE).

Quelle est l'*intensité* des contractions utérines ? Cette intensité varie avec les différentes périodes du travail ; ainsi elle est plus considérable pendant la période d'expulsion et à la fin de la période de dilatation qu'au commencement de celle-ci. D'une façon générale, les contractions sont d'autant plus fortes que le travail est plus avancé, à moins qu'elles ne s'affaiblissent et même ne s'arrêtent par suite de l'épuisement de l'organe ; mais il se produit alors un phénomène pathologique, l'*inertie utérine*, qui ne doit pas nous occuper ici (voy. DYSTOCIE). — L'intensité des contractions et leur fréquence sont deux phénomènes qui marchent habituellement ensemble. Plus les contractions sont rapprochées, plus elles sont fortes. On remarque, en outre, qu'elles sont, dans la plupart des cas, *accouplées deux par deux*, de sorte qu'à une contraction forte succède une contraction faible et réciproquement. — L'intensité varie pendant la durée d'une même contraction. En effet, il existe un stade de croissance, un stade pendant lequel l'intensité est à son maximum, et un stade de décroissance. — On a essayé d'évaluer en chiffres l'intensité de la contraction utérine. Pour cela on a eu recours à deux méthodes principales : dans l'une, suivie par Poppel, Matthews Duncan et Ribemont, on a cherché la force nécessaire pour rompre les membranes de l'œuf, et on a considéré cette force comme représentant approximativement l'intensité de la contraction utérine ; dans l'autre, employée par Schatz, on mesure les forces expulsives et leurs variations pendant le travail au moyen d'un appareil que l'on nomme *tocodynamomètre* (1).

Voici les résultats auxquels sont arrivés les différents auteurs que nous venons de citer.

Poppel (2) trouva qu'en moyenne il faut une force de $4^k,248$ pour rompre une surface de membranes ayant 5 centimètres de diamètre. Le chiffre minimum fut de $1^k,301$, et le chiffre maximum de $6^k,002$ (voy. tableau, p. 589). Il fit les mêmes recherches pour une surface de 10 centimètres de diamètre et trouva, comme chiffre maximum, $9^k,876$, comme chiffre minimum $2^k,134$, comme chiffre moyen $6^k,162$. L'auteur conclut que dans les accouchements normaux il faut une force de 2 kilogr. à $9^k,500$ (4 à 19 livres) en chiffres ronds pour expulser le fœtus.

(1) Cet appareil consiste en un petit ballon de caoutchouc rempli d'eau qu'on introduit dans l'utérus, entre l'œuf et les parois utérines, et qui, par des tuyaux de caoutchouc, est mis en communication avec un manomètre et avec un appareil enregistreur. Ce dernier trace sur le papier des courbes analogues aux tracés sphygmographiques, indiquant les variations de la pression à laquelle le ballon est soumis dans l'utérus sous l'influence des forces expulsives.

(2) *Monatsch. für Geburtsk.*, vol. XXII, p. 1.

Tableau indiquant les pressions nécessaires pour rompre les membranes, sur des surfaces de 5 centimètres, de 10 centimètres, d'après Poppel.

NUMÉROS des Observations.	PRESSION sur une surface ayant 5 cent. de diamètre.	PRESSION sur une surface ayant 10 cent. de diamètre.
	kil.	kil.
1	6,002	9,876
3	1,430	2,346
12	1,301	2,134
13	4,639	7,608
22	2,871	4,709
23	5,769	9,461
28	4,269	7,001
Nombre total des Observations : 7	4,248 (Pression moyenne.)	6,162 (Pression moyenne.)

Duncan (1) a évalué la résistance des membranes au niveau d'un orifice de 112 millimètres de diamètre, et a trouvé qu'elle était en moyenne de $7^k,587$ et variait de 2 kilogr. à $18^k,250$.

Ribemont, dont les expériences ont été faites avec le plus grand soin et avec un appareil enregistreur très-sensible, a trouvé que sur un orifice de 10 centimètres les membranes se rompent sous une pression moyenne de $10^k,300$; le maximum de la résistance a été de $11^k,179$. L'amnios seul résiste jusqu'à $7^k,988$, tandis que le chorion et la caduque, sans amnios, se rompent sous une pression de $5^k,660$. (*Archives de tocologie*, 1879.)

Il y a dans tous ces chiffres une variabilité qui certainement dispose peu à en tirer des conclusions pratiques; d'ailleurs, il est rare que la force qui fait rompre les membranes soit suffisante pour amener l'expulsion du fœtus.

D'après des recherches exécutées par une méthode absolument différente, ainsi que nous l'avons indiqué plus haut, Schatz (2) évalue d'abord à 5 millimètres de mercure la pression due à la tonicité de l'utérus et des muscles abdominaux, soit pendant la grossesse, soit pendant le travail, dans l'intervalle des contractions. Cela fait, il a trouvé que la pression exercée à la fin de l'accouchement par les contractions utérines et abdominales variait de 80 à 250 millimètres. D'après cet auteur, l'expulsion du fœtus nécessiterait une force de $8^k,500$ à $27^k,500$ (17 à 55 livres). Nous devons faire remarquer que, par ce moyen, on n'arrive pas à la mesure de la contraction utérine, mais à celle de toutes les forces qui concourent à l'accouchement, prises ensemble.

Le docteur Poullet (de Lyon), au moyen d'un appareil analogue à celui de Schatz, auquel il donne le nom de *tocographe*, s'est efforcé de mesurer l'in-

(1) Matthews Duncan, *Mécanisme de l'accouchement normal et pathologique*, trad. Budin, p. 86; 1876.

(2) Schatz, *Beiträge zur physiologischen Geburtskunde* (*Archiv für Gynäkologie*, 1873, 3er Bd, p. 58).

tensité propre à la contraction utérine. Pour cela il se sert de deux mano-mètres et introduit deux ballons de caoutchouc, l'un dans l'utérus, l'autre dans le rectum, au-dessus de la tête fœtale. Il évalue ainsi, d'une part, l'in-tensité de l'ensemble des forces expulsives, d'autre part l'intensité des con-tractions abdominales. La différence des deux chiffres obtenus lui donne l'in-tensité de la contraction utérine (1).

Des douleurs. — Les douleurs qui se manifestent pendant le travail sont confondues, dans le langage ordinaire, avec les contractions dont elles sont la conséquence. Ces deux termes pourtant ne sont pas synonymes. Ainsi, quoique l'*intensité* de la douleur soit le plus souvent en rapport avec celle de la contraction utérine, il faut remarquer qu'il n'en est pas toujours ainsi. La susceptibilité nerveuse des femmes a une grande influence sur la vivacité de leurs sensations et sur la manière dont elles les expriment. Il y a des parturientes qui se plaignent vivement et poussent des cris, même lorsque les contractions sont relativement faibles; d'autres, au contraire, restent impas-sibles ou manifestent à peine la douleur qu'elles ressentent, au moment où les contractions sont le plus violentes.

En dehors des cas où la sensibilité a disparu par suite d'anesthésie artifi-cielle, d'éclampsie ou d'autres causes pathologiques, il existe des faits, rares à la vérité, qui prouvent que certaines femmes possèdent l'heureux privilége d'accoucher sans souffrir. Nous connaissons une dame, grande et forte, originaire du Canada, qui est accouchée deux fois et a fait deux fausses couches, sans que le travail ait été douloureux. Dans l'une de ces fausses couches où l'embryon avait succombé de bonne heure, l'œuf tomba à terre un jour que cette dame descendait de sa chambre dans la salle à manger; aussi raconte-t-elle qu'elle a l'habitude de *semer* ses enfants sans s'en aper-cevoir. — Nous avons accouché dernièrement une jeune primipare chez laquelle la plus grande partie du travail s'effectua sans douleur et presque à son insu. A part une certaine gêne dans les reins et un sentiment de constric-tion dans le bas-ventre, elle ne ressentit rien qui pût lui faire soupçonner que l'accouchement était prochain. Aussi elle se promena toute la journée; en rentrant de la promenade elle éprouva quelques douleurs et fit prévenir l'un de nous qui, en arrivant, constata une dilatation complète; le travail s'acheva comme d'ordinaire avec les douleurs propres à la période d'expul-sion. — Une multipare entre à la Maternité et raconte qu'elle vient à l'hô-pital parce qu'elle accouche toujours sans douleurs, ce qui l'expose à rester privée de secours. Le lendemain, pendant la visite du chirurgien en chef, elle accouche, en effet, sans en avoir été avertie par aucune douleur. — Nous avons vu une femme bien portante accoucher sans le savoir, pendant qu'elle dormait paisiblement, et ce furent les cris de l'enfant qui révélèrent sa naissance. — Nous pourrions facilement multiplier les exemples de ce genre; la douleur n'est donc pas un élément indispensable de l'accouchement physiologique, la contraction seule est nécessaire.

(1) *Bulletin de la Société de chirurgie*, 1879, p. 8.

Le *caractère* des douleurs diffère beaucoup dans les différentes périodes du travail. Pendant la période de dilatation, les douleurs sont écœurantes, énervantes ; les femmes se sentent défaillir et se livrent au découragement ; elles sont agacées de souffrir et de ne sentir aucun progrès. — Dans la période d'expulsion, les douleurs sont plus vives, et cependant la parturiente les supporte avec plus de patience ; elles possèdent un caractère de distension et de déchirement qui est certainement très-pénible, mais elles ont sur celles de la première période l'avantage de laisser à la femme la force et le courage.

On a donné aux douleurs des noms différents, en rapport avec l'intensité et les caractères divers qu'elles présentent aux différentes époques de l'accouchement. Au début du travail les douleurs sont habituellement faibles et n'empêchent pas les femmes de vaquer à leurs occupations ; elles sont courtes comme les contractions qui les produisent, et ressemblent aux coliques légères qui accompagnent quelquefois la menstruation. On donne à ces petites douleurs le nom de *mouches*, par comparaison avec la douleur causée par la piqûre de cet insecte. Celles qui ont pour effet de dilater l'orifice sont appelées *préparantes* et se traduisent par des plaintes vives et des cris perçants ; celles de la seconde période sont désignées sous le nom de douleurs *expultrices*, et les cris qui les accompagnent ont un timbre guttural ou s'interrompent pendant que la femme fait un effort, et celui-ci est bientôt suivi d'une expiration brusque, au moment où la douleur finit (voy. p. 594). Enfin, dans les derniers moments du travail, lorsque la tête fait fortement saillir le périnée et franchit la vulve, les douleurs ont un caractère de violence telle qu'on les nomme *conquassantes* et les cris deviennent déchirants.

Le *siége* des douleurs varie également avec l'époque à laquelle on les observe. Au commencement de la période de dilatation, elles occupent souvent les régions latérales de l'utérus ; plus tard, elles s'irradient en forme de ceinture, vers la région pelvienne et le segment inférieur de l'utérus. Pour s'y soustraire, les femmes essayent de prendre différentes postures et, le plus souvent, fléchissent le tronc sur le bassin et sur les cuisses, de telle sorte que le fœtus vient appuyer moins directement sur l'orifice utérin. Nous avons souvent vu l'accouchement se ralentir dans ces circonstances, et quelquefois il nous a suffi de faire coucher horizontalement les patientes pour voir aussitôt les douleurs se réveiller et le travail, un instant interrompu, faire de rapides progrès.

Dans certains cas, qui sont loin d'être rares, les douleurs se font sentir dans les lombes et la région sacrée. C'est ce que les femmes appellent *accoucher par les reins*. Ces douleurs de reins sont plus pénibles à supporter que les douleurs abdominales ; elles agacent et fatiguent les malades sans faire beaucoup avancer le travail. Quelquefois elles persistent jusqu'à la fin de l'accouchement, mais le plus souvent elles disparaissent et sont remplacées par des douleurs normales. « On les observe surtout quand la région qui se présente est, pour une cause ou pour une autre, maintenue éloignée de l'orifice (vices de conformation du bassin, présentation de l'épaule et de l'extrémité pelvienne, présentation du sommet ou de la face dans lesquelles l'occiput ou le menton répondent à l'un des points de la moitié postérieure du bassin, etc.). Il est des femmes qui ont le triste privilége d'éprouver de pareilles douleurs à tous les accouchements, sans qu'on puisse toujours faire intervenir l'une des causes qui précèdent (1). » — La douleur de reins, suivant Mattei, serait due à la pression de la paroi postérieure de l'utérus contre la colonne vertébrale.

On a eu le tort jusqu'à présent de vouloir attribuer à une cause unique les douleurs de l'enfantement, car les *causes* de ce phénomène varient avec les différentes périodes du travail. — Mme Boivin, qui a pu observer sur elle-même le travail de l'accouchement, faisait de la distension des bords de l'orifice la cause presque exclusive des douleurs. Mais l'observation de la célèbre sage-femme n'est juste que pour la période de dilatation. Dans les derniers temps du travail, la distension du périnée, du vagin, de la vulve et de l'anus est un élément très-important, qui doit s'ajouter à la contraction utérine pour expliquer les douleurs. Pourquoi ne pas faire intervenir aussi la pression exercée, sur les organes pelviens, par la partie fœtale engagée plus ou moins profondément dans l'excavation? Pourquoi ne pas invoquer la compression des nerfs situés dans les parois utérines ou à leur face interne par le fait de la contraction, d'une part, et de la résistance du contenu, de l'autre?

Beau chercha à établir une nouvelle théorie ; il ne niait pas que les phénomènes énumérés plus haut fussent la cause première de la douleur; mais il soutenait que l'utérus ne souffre pas par lui-même, qu'il existe des organes voisins, les nerfs lombo-abdominaux, « chargés de souffrir pour lui ». — Pour cet auteur, les douleurs de l'enfantement n'étaient autre chose qu'une névralgie lombo-abdominale tout à fait analogue à celle qu'on rencontre dans les affections de l'utérus. Il prétendait même avoir trouvé pendant le travail les cinq points douloureux caractéristiques de cette névralgie dans les régions lombaire, iliaque, hypogastrique, inguinale et vulvaire. — Si cette théorie n'est pas tout à fait exacte, elle explique du moins d'une manière très-satisfaisante les variations si grandes que l'on observe dans le mode d'expression de la douleur chez les différentes femmes. On n'est plus étonné de voir, dans certains cas, une si grande disproportion entre la cause et l'effet, entre l'intensité de la contraction et la douleur. Le même phénomène ne s'observe-t-il pas dans certaines maladies de l'utérus? Ne voyons-nous pas des femmes dont le col tout entier est détruit par le cancer, sans qu'elles aient souffert ; d'autres, au contraire, se plaignant de douleurs dans les lombes, les aines, etc., et chez lesquelles on ne découvre qu'une légère ulcération du col? Pour se rendre compte de ces faits, il faut se rappeler que la névralgie lombo-abdominale symptomatique des lésions utérines ou des modifications que les organes génitaux subissent pendant le travail, est directement influencée par la susceptibilité nerveuse de la femme et varie beaucoup avec elle.

(1) Depaul, *Dictionnaire encyclopédique*, t. I, p. 361.

La douleur qui accompagne les contractions utérines n'est d'ailleurs pas un fait isolé dans l'organisme : Toutes les contractions involontaires un peu violentes, quel que soit l'organe dans lequel elles se produisent, sont accompagnées de douleur. Nous citerons, comme exemples,. les crampes des muscles de la vie de relation, les coliques intestinales, les contractions spasmodiques de la vessie, les palpitations de cœur. Dans les conditions ordinaires, il est vrai, les muscles des membres, le canal intestinal, la vessie, le cœur se contractent à chaque instant sans causer de douleur; mais si ces organes deviennent le siége d'une contraction *involontaire* et *violente*, aussitôt la douleur éclate. C'est là, il nous semble, une loi de physiologie pathologique qui s'applique à l'utérus comme aux autres organes. Nous croyons donc que les douleurs de l'enfantement naissent dans les parois utérines, comme les coliques intestinales dans les parois de l'intestin. Si les contractions qui surviennent pendant la grossesse sont *indolentes*, c'est qu'elles sont peu énergiques, et nous les comparerons encore au mouvement péristaltique de l'intestin dont nous n'avons même pas conscience.

Vers la fin de la grossesse, ou dans le cours du travail, il se produit quelquefois dans l'abdomen des douleurs qui ne sont pas dues aux contractions de la matrice, mais qui simulent, de manière à s'y méprendre, les douleurs de la parturition. On les a désignées pour cette raison sous le nom de *fausses douleurs*, afin de les distinguer des douleurs véritables. Il est important de ne pas commettre de confusion sous ce rapport. Les *fausses douleurs* ont un siége variable; ce sont tantôt des névralgies des parois abdominales, tantôt des coliques néphrétiques ou hépatiques, tantôt des douleurs intestinales tenant, soit à un flux diarrhéique, soit, au contraire, comme nous l'avons vu plusieurs fois, à une rétention des matières fécales (voy. *Path. de la grossesse*). Dans tous ces cas, il ne se produit généralement pas de contraction utérine pendant la douleur, et si exceptionnellement la matrice se contracte par voie réflexe, on ne constate qu'un durcissement partiel de l'organe siégeant vers le fond, sans changement du côté de l'orifice.

Effets de la contraction utérine et de la douleur sur la circulation fœtale et sur la circulation maternelle. — Les pulsations du fœtus deviennent plus faibles et plus lentes, lorsque la contraction atteint son apogée ; elles reprennent un peu de leur énergie et de leur fréquence, quand la contraction décroît, et reviennent à leur type normal dans l'intervalle des contractions. On a cherché quelle pouvait être la cause du ralentissement du pouls fœtal pendant la contraction; on a émis plusieurs théories, mais on n'est pas encore édifié sur celle qui doit prévaloir. Ainsi, tandis que Schwartz attribue ce ralentissement à une augmentation de pression intra-cardiaque, Schultze le regarde comme étant dû à un léger degré d'asphyxie du fœtus, produit par la compression du placenta. Kehrer (1), dans une communication récente, attribue le ralentissement des pulsations fœtales pendant la contraction utérine à une compression du crâne et par suite du cerveau ; mais rien n'est moins démontré.

____

(1) *Centralblatt für Gynœkologie*, n° 20, 1878, p. 471.

Étudions maintenant l'influence des contractions et des douleurs sur la circulation maternelle : Le pouls s'accélère en général dès que commence la contraction ; sa fréquence augmente à mesure qu'elle s'accroît, puis diminue avec elle, pour reprendre peu à peu son type normal. D'après Hohl, cité par Cazeaux, il existe un rapport si intime entre ces deux phénomènes, que si l'accélération du pouls est graduelle, s'il arrive peu à peu à son maximum de fréquence, s'il s'y maintient un certain temps et diminue enfin par degrés, la contraction suit une marche aussi régulière ; elle atteint peu à peu son maximum d'intensité, reste quelque temps stationnaire et décroît avec la même régularité ; si, au contraire, le pouls s'accélère par saccades, la contraction est courte et précipitée. — Nous avons indiqué (p. 501) les modifications que subit le bruit du souffle utérin par le fait de la contraction. Nous n'y reviendrons pas.

Contractions abdominales. — Les muscles abdominaux n'entrent généralement en contraction qu'à une période avancée du travail, lorsque la partie fœtale qui se présente a franchi l'orifice utérin et se trouve engagée dans le vagin. La pression qu'elle exerce sur le périnée et sur les organes contenus dans le bassin provoque des *efforts* analogues à ceux de la défécation (voy. p. 688). C'est alors que se produisent une série de phénomènes qui ont pour résultat d'immobiliser la base du thorax et le bassin, sur lesquels s'insèrent les muscles abdominaux. Ceux-ci peuvent, en conséquence, se contracter énergiquement et forment une espèce de sangle musculaire qui exerce sur les organes contenus dans l'abdomen une pression antéro-latérale. Cette pression doit nécessairement pousser l'utérus gravide vers l'excavation pelvienne, puisque le diaphragme abaissé pendant l'effort expulsif ne lui permet pas de se porter vers la région thoracique. L'utérus étant largement ouvert à son extrémité inférieure, c'est en définitive le fœtus seul qui, sous cette impulsion, descend dans le vagin et se dirige vers la vulve.

Les contractions abdominales sont jusqu'à un certain point soumises à l'empire de la volonté ; cependant, l'impulsion qui les détermine est tellement énergique que la femme ne pourrait souvent, malgré sa volonté, les empêcher de se produire ; en d'autres termes, quand la tête de l'enfant, par exemple, presse sur le plancher périnéal, le besoin de pousser est tellement impérieux que la parturiente ne peut s'y soustraire.

Les contractions abdominales accompagnent ordinairement les contractions utérines ; seulement celles-ci précèdent un peu les premières pour cesser en même temps ou quelque temps après. Cependant, au moment où la vulve est largement ouverte et distendue par la partie fœtale, il n'est pas rare de voir des efforts musculaires très-violents et en quelque sorte désordonnés, non accompagnés de contractions utérines, tendre à expulser le fœtus. Mais c'est là un fait exceptionnel, et les deux phénomènes marchent généralement ensemble.

Contractions vaginales. — Une fois la partie fœtale engagée dans le vagin, sous l'influence de quelles forces descend-elle et s'avance-t-elle vers la vulve ? D'abord, la contraction utérine a une grande part dans cette progression, car elle s'exerce toujours sur l'extrémité supérieure de l'ovoïde fœtal ; ensuite, la présence de la tête dans le vagin suffit à elle seule pour déterminer de la part de la femme des efforts répétés à l'effet de chasser cette partie fœtale.

Quelques auteurs veulent encore faire intervenir les contractions du vagin ; d'autres les nient. Quand on songe à la présence des fibres musculaires lisses dans les parois vaginales, il paraît naturel que celles-ci soient susceptibles d'entrer en contraction pendant le travail de l'accouchement, particulièrement dans la période d'expulsion. Comme preuves de l'existence de ce phénomène, nous citerons les faits suivants : les contractions des parois du vagin s'observent [d'une façon évidente dans les prolapsus de cet organe ; il suffit, en effet, de toucher avec un objet froid ces parois faisant saillie à l'extérieur pour les voir se rétracter vers le bassin. En outre, il est d'observation journalière que les corps étrangers, caillots, tampons, pessaires, situés dans le vagin, soient chassés de ce canal sans qu'il y ait contraction des parois abdominales. Enfin, les contractions du vagin paraissent contribuer à l'expulsion de l'œuf dans l'avortement, du placenta dans l'accouchement. Il semble donc que le vagin joue en ce cas un rôle actif. De plus, Tarnier et Kehrer ont constaté directement, chez les animaux mammifères, qu'aux contractions expulsives de l'utérus se joignent des contractions péristaltiques du vagin. Ces contractions vaginales s'étudient admirablement chez la lapine, où elles se produisent dans toutes les périodes de la gestation ; elles sont tantôt associées aux contractions utérines, tantôt indépendantes. On voit se produire un mouvement vermiculaire allant du fond du vagin vers le vestibule. Pendant que la contraction envahit la moitié antérieure du vagin, celui-ci devient plus étroit en ce point, tandis que la moitié postérieure se gonfle en forme de tonne et reçoit un plus grand segment de l'œuf.

Chez la femme il se produit indubitablement pendant l'acte de la parturition des contractions du vagin, en particulier pendant la période d'expulsion et la délivrance ; mais elles sont si faibles, comparées aux contractions utérines, qu'il n'y a pas lieu d'en tenir compte relativement à l'expulsion du fœtus.

§ 2. — Dilatation de l'orifice utérin.

Soit qu'on admette l'existence d'une cavité utérine, régulièrement ovoïde, présentant au début du travail un orifice unique qui la fait communiquer directement avec le vagin (voy. p. 197), soit qu'on admette l'existence du canal cervico-utérin (voy. note de la page 580), intermédiaire entre la cavité du corps de l'utérus et le vagin, il faut toujours qu'il se produise une ouverture complète de l'orifice inférieur de la matrice, pour que le fœtus puisse être expulsé.

C'est la manière dont cet orifice se dilate et les circonstances qui accompagnent la dilatation que nous allons étudier.

Quels sont les agents de la dilatation de l'orifice utérin? Les tiraillements que les fibres longitudinales et obliques du corps de l'utérus exercent sur les fibres circulaires du col ont une certaine part dans cette dilatation ; mais il faut aussi faire entrer en ligne de compte l'action de la poche des eaux, c'est-à-dire la saillie que fait la partie inférieure de l'œuf distendue par le liquide amniotique (voy. p. 599). Cette poche agit de deux façons : soit à la manière d'un coin, c'est-à-dire en pénétrant à travers l'orifice et en écartant directement ses bords qu'elle parvient à dilater ; soit en irritant les nerfs du col et en déterminant par voie réflexe la contraction des fibres musculaires du corps de l'utérus. — Après la rupture des membranes la partie fœtale qui se présente agit de la même façon que la poche des eaux.

L'orifice ne se comporte pas de même pendant la contraction aux différentes époques du travail. Pendant la première partie de la période de dilatation, l'orifice devient plus étroit au début de la contraction et ses bords sont tendus ; puis il s'assouplit et devient manifestement plus large vers la fin de la contraction. Au contraire, dans la dernière partie de cette même période du travail, la contraction a pour effet, dès qu'elle se manifeste, d'agrandir l'orifice.

Sous l'influence des causes que nous venons d'indiquer, l'orifice acquiert des dimensions de plus en plus considérables. Celles-ci sont quelquefois évaluées en centimètres ; mais généralement, lorsqu'on veut donner une idée approximative des diamètres de l'orifice, on le compare aux pièces d'argent courantes : un franc, deux francs, cinq francs ; on dit ensuite que l'orifice est large comme la paume de la main ; et enfin que la *dilatation est complète*. L'orifice utérin est considéré comme étant complétement dilaté, lorsque ses bords viennent se mettre en contact avec les parois de l'excavation pelvienne. A mesure que la dilatation s'effectue, l'œuf a une certaine tendance à s'échapper de l'utérus, et lorsqu'elle est complète, la poche des eaux se rompt, le liquide amniotique s'écoule, et la tête s'engage à travers l'orifice utérin dont les bords sont appliqués sur elle et l'entourent. On dit que la tête, à ce moment du travail, est *au couronnement*. Enfin, la tête franchit complétement l'orifice, et les bords de celui-ci se rétractent un peu en haut, surtout en arrière, de sorte qu'en pratiquant le toucher vaginal, on peut à peine les atteindre dans cette direction. A mesure que la tête descend et appuie sur le plancher périnéal, les bords de l'orifice utérin deviennent de moins en moins accessibles en arrière et plus tard sur les parties latérales ; mais on peut les sentir longtemps en avant, derrière le pubis, parfois même lorsque la vulve est distendue par la tête. Sur le cadavre congelé d'une femme morte à la Maternité, Tarnier a constaté, au moment où la tête du fœtus apparaissait à la vulve, que les bords de l'orifice utérin se trouvaient, en avant, au-dessous de la symphyse, tandis qu'en arrière ils étaient à 11 centimètres du bord antérieur du périnée.

Nous devons signaler ici l'erreur qui consiste à croire à une dilatation complète alors que l'orifice est, au contraire, absolument fermé, soit par suite d'une agglutination des lèvres du col, anomalie mentionnée la première fois par Nægele, soit par une oblitération véritable. Nous verrons plus loin que la même erreur peut être commise par suite des anomalies de situation de l'orifice utérin, au début du travail. Dans ces conditions, le segment in-férieur poussé en bas par la tête, pendant les contractions, est tellement aminci qu'on croit sentir cette partie fœtale à nu, tant il est parfois facile de reconnaître les sutures et les fontanelles. Il peut encore se produire une autre méprise, consistant à confondre avec les bords de l'orifice dilaté le *pli circulaire* que forme le vagin dans sa partie supérieure, à la fin de la grossesse et au début du travail, par suite de l'engagement de la tête et de la pression qu'elle exerce (voy. p. 232).

Quelquefois, après la rupture brusque des membranes et l'écoulement du liquide amniotique, l'orifice qui s'était dilaté complétement se resserre, parce que la partie fœtale reste élevée et ne vient pas presser sur lui comme le fai-sait la poche des eaux ; on dit alors qu'il est *dilatable*, c'est-à-dire qu'on peut en écarter la circonférence d'une manière suffisante pour appliquer le forceps ou faire la version. — Dans d'autres circonstances, au début même du tra-vail, les contractions venant à cesser spontanément, la rétraction des bords de l'orifice se produit sans qu'il y ait eu rupture des membranes ; cet anneau, qui était grand comme une pièce de cinq francs, de deux francs, non-seule-ment est susceptible de revenir à des dimensions moindres ; mais une portion du col paraît se reformer, c'est-à-dire que, si l'on pratique le toucher vaginal, on introduit le doigt, non plus dans un simple anneau, mais dans un petit cylindre de 1 centimètre à 1 centimètre et demi environ. Charrier a désigné ce phénomène sous le nom de *rétrocession du travail*.

En dehors de ces faits exceptionnels, la dilatation de l'orifice suit une marche progressive ; mais la progression n'est pas régulière, c'est-à-dire que l'orifice s'agrandit plus lentement au début de la période de dilatation qu'à la fin de cette même période. Ainsi, il faut, en moyenne, deux fois plus de temps à l'orifice pour acquérir les dimensions d'une pièce de cinq francs que pour parvenir de ce degré d'ouverture à la dilatation complète.

La marche plus ou moins rapide de la dilatation varie avec un grand nombre de causes individuelles qu'il est parfois impossible d'analyser ; mais il y a quelques circonstances dont l'influence ne peut être méconnue. Nous citerons tout d'abord la forme du bassin et la présentation. Ainsi, quand il existe un rétrécissement du bassin ou quand le siége ou le tronc se présente, la partie fœtale n'appuyant pas sur l'orifice utérin, la dilatation est lente et rarement aussi complète que dans les cas normaux. Il est important de connaître ce fait, car, si l'on doit intervenir dans un cas de rétrécissement du bassin, par exemple, on pourra commencer l'opération dès que l'orifice aura atteint un degré suffisant de dilatation ; en effet, parfois on attendrait vainement qu'il acquît de plus grandes dimensions.

La marche de la dilatation dépend encore de la position du fœtus (la dila-tation est plus lente dans les occipito-postérieures que dans les occipito-anté-rieures), de l'état anatomique des bords de l'orifice, et enfin de l'énergie et de la fréquence des contractions. Mais, quelle que soit la lenteur de la dila-tation, il faut savoir attendre qu'elle soit complète ou au moins suffisante (orifice plus grand que la paume de la main) avant d'intervenir par une opé-

ration pour terminer l'accouchement; c'est, pour ainsi dire, une loi d'obstétrique qu'il faut absolument respecter si l'on ne veut pas s'exposer à de terribles
mécomptes dans la pratique.

La *situation* de l'orifice utérin n'est pas la même à toutes les époques du
travail. Au début, il est rarement situé au centre du bassin, plus rarement
encore en avant, vers le pubis; il est le plus souvent dirigé en arrière.
Cette dernière direction provient quelquefois d'une obliquité antérieure du
corps de l'utérus, mais elle peut exister sans cette déviation générale de la
matrice; elle dépend alors de l'engagement de la tête qui distend et pousse
devant elle le segment antérieur dont elle est coiffée.

Quand l'orifice est en arrière et en haut, il n'est pas toujours facile de
l'atteindre; on peut alors commettre l'erreur que nous avons signalée page 597
et croire à une dilatation complète, tandis que la tête est encore recouverte
en entier par le segment antérieur de la matrice. C'est surtout chez les
primipares que cette erreur est commise, parce que les bords de l'orifice
sont chez elles d'une minceur extrême. Une pareille méprise peut être dangereuse, car des médecins ont tenté une application de forceps dans ces circonstances. Pour éviter une faute aussi grave, on devra pratiquer le toucher
très-profondément, et faire exécuter au doigt un mouvement de circumduction autour de la tête. Si l'orifice est réellement dilaté, le doigt peut pénétrer
très-haut et glisser à côté de la tête sans rencontrer aucun obstacle. Quand,
au contraire, l'orifice n'est pas dilaté, on est bientôt arrêté par le cul-de-sac
du vagin, surtout en avant.

D'autres fois, au contraire, l'orifice ne peut être atteint parce qu'il est
situé très-haut en avant, au-dessus du pubis; c'est ce qui se produit dans
quelques cas de dilatation sacciforme du segment postérieur ou de rétroversion partielle de l'utérus gravide (voy. DYSTOCIE). Pour peu qu'on soupçonnât
une anomalie de ce genre, il faudrait pratiquer le toucher vaginal, la femme
étant appuyée sur les genoux et sur les coudes; de cette façon on arriverait
facilement au-dessus des pubis où l'on sentirait l'orifice utérin.

En résumé, dans les cas normaux, l'orifice est situé en arrière, au début
du travail; puis, à mesure que le travail fait des progrès, cet orifice se rapproche de plus en plus du centre du bassin.

La *forme* de l'orifice est ordinairement circulaire, surtout pendant le commencement de la dilatation; quelquefois elle est ovalaire, à grand diamètre
transversal. Souvent, vers la fin de l'accouchement, la moitié postérieure
s'amincit davantage, se dilate plus facilement, de sorte que l'orifice est plus
renflé en arrière. Dans le cas où une dégénérescence morbide : fibreuse, can-
céreuse, inflammatoire (cicatrices anciennes) ou autre, siége en un ou plusieurs points de la circonférence de l'orifice, celui-ci peut prendre des formes
irrégulières très-diverses : triangulaire, en croissant, etc.; car la dilatation ne
s'effectue guère qu'aux dépens des tissus sains, à moins que le tissu malade
ne présente des fissures.

L'*épaisseur* des bords de l'orifice varie suivant qu'on l'étudie chez les primipares ou chez les multipares.— Chez les primipares, ces bords sont extrême-

ment minces au début du travail ; puis, lorsque l'orifice s'agrandit, ils s'épaississent un peu, et l'on a donné à ce phénomène le nom d'*épaississement secondaire*. — Chez les multipares au début du travail, les bords de l'orifice sont épais ; ils s'amincissent ensuite à mesure que la dilatation fait des progrès. — Chez la plupart des femmes, primipares ou multipares, toute la circonférence de l'orifice ne présente pas la même épaisseur ; la *partie postérieure* est plus mince que l'antérieure ; celle-ci est souvent plus molle et comme œdématiée, ce qui tient à la compression de la paroi antérieure de l'utérus entre la tête et le pubis. Quelquefois cette compression est telle qu'il en résulte une attrition, une contusion, quelquefois une mortification de cette portion antérieure. Nous avons vu celle-ci, poussée en avant par la tête, faire saillie à la vulve sous forme de lambeau tenant à l'organe par un pédicule au moment de l'expulsion du fœtus. Chantreuil a vu à l'hôpital des Cliniques une femme chez laquelle cette rupture transversale incomplète du col se produisit après un travail de plusieurs jours ; son bassin était modérément rétréci, le diamètre antéro-postérieur du détroit supérieur mesurait 9 centimètres environ. La tête avait franchi brusquement l'orifice sous l'influence de contractions énergiques provoquées par l'ergot de seigle administré en ville, et c'est à ce moment-là que la déchirure du segment inférieur de l'organe avait eu lieu (1). Comme exemples de rupture incomplète, nous citerons, avec celui que nous venons de mentionner, ceux qui ont été rapportés par Kennedy, Weiser et Dawis.

Quelquefois la rupture du col est complète et circulaire ; alors c'est sous la forme d'une rondelle de tissu utérin que la portion cervicale de l'utérus est expulsée de la vulve en même temps que le fœtus ou après lui. C'est particulièrement dans les cas de rigidité de l'orifice ou de rétrécissement du bassin, lorsque l'obstacle est franchi brusquement, que ces accidents se sont produits. Parmi les auteurs qui ont constaté des ruptures complètes du col, nous mentionnerons Scott, Levy, Staude, Power, Lewer, Lange et Kennedy (2).

§ 3. — De la poche des eaux.

On donne le nom de *poche des eaux* à la portion des membranes que l'orifice met à nu en se dilatant ainsi qu'à la couche liquide interposée entre elle et la partie fœtale qui se présente.

La poche des eaux affecte deux états différents, suivant qu'on l'examine pendant les contractions utérines ou dans leur intervalle. Dans le premier cas, elle est tendue ; elle fait même légèrement saillie à travers l'orifice, parce que les membranes sont extensibles, et que le liquide amniotique, pressé de toutes parts, se porte naturellement vers le point qui lui offre le moins de résistance, c'est-à-dire vers l'orifice. Cette tension, comme la contraction

(1) Thèse du docteur Eury. Paris, 1873.
(2) Pour la bibliographie, voir le travail de Staude dans *Beiträge zur Geburtshülfe und Gynœkologie*, t. I, chap. III. Berlin, 1872.

utérine, arrive progressivement à son maximum et diminue de même, ainsi qu'on peut s'en assurer par le toucher vaginal. — Dans l'intervalle des contractions, la poche devient flasque, se laisse déprimer par le doigt, et permet d'apprécier facilement la présentation. L'exploration doit être faite quand l'utérus est en repos; sans cette précaution, on s'exposerait à rompre prématurément les enveloppes de l'œuf. Dans certains cas exceptionnels, la tension de la poche est permanente; dans ces conditions, le travail marche en général lentement, et il est souvent caractérisé par des douleurs lombaires très-pénibles. On est alors autorisé à rompre prématurément les membranes, si le sommet se présente.

La poche des eaux est dite *saillante* ou *plate*, suivant que le liquide amniotique s'accumule en grande ou en petite quantité sur le segment inférieur des membranes. La saillie exagérée de la poche des eaux indique ordinairement une grande extensibilité des membranes ou une présentation élevée; car, dans ce dernier cas, les eaux arrivent facilement sur la partie inférieure de l'œuf qu'elles poussent à travers l'orifice. Une poche des eaux volumineuse et saillante coïncide souvent avec une présentation du siége, de la face ou du tronc, ou bien encore avec un obstacle empêchant la tête de descendre. — Au contraire, lorsque la poche des eaux est plate, la partie fœtale qui se présente est ordinairement la tête; celle-ci est engagée profondément dans l'excavation et se trouve en rapport direct avec les membranes. Le pronostic est alors favorable : car cette forme de poche indique une bonne présentation et une conformation normale du bassin. Ainsi se trouvent expliquées les paroles suivantes de la mère de Mme Lachapelle : « Je ne crains pas les eaux plates. »

La poche des eaux dite *saillante* présente quatre variétés de forme pendant le travail. La variété la plus commune est la *poche hémisphérique;* elle se produirait, d'après Moreau et Baudelocque, toutes les fois que l'orifice se dilaterait régulièrement en restant au centre de l'excavation pelvienne et que les membranes présenteraient une résistance moyenne.

La deuxième variété comprend la poche ellipsoïde ou ovoïde. D'après Baudelocque (1), on rencontrerait cette forme toutes les fois que l'orifice, appuyé contre un des points du bassin, ne peut s'ouvrir circulairement. Moreau (2) mentionne particulièrement l'influence de l'obliquité de la matrice sur la production de cette poche ovoïde. Dans l'obliquité antérieure, dit-il, le grand diamètre de l'ovale sera transversal, car la partie postérieure du col se trouvant appliquée contre l'angle sacro-vertébral ne participe pas aussi facilement à la dilatation que la lèvre antérieure. Dans le cas d'obliquité latérale droite ou gauche, ce même diamètre sera antéro-postérieur. — On a cru voir une relation entre la présentation et la forme de la poche des eaux. Ainsi, la poche ovoïde coïnciderait plus particulièrement avec une présentation du tronc. Cette opinion est fausse, et nous avons rencontré la poche hémisphérique avec la présentation du tronc, et réciproquement

(1) Baudelocque, *Art des accouchements*, 4e édition. Paris, 2 vol. in-8, t. I.
(2) Moreau, *Traité pratique des accouchements*, 1841, t. II, p. 57.

nous avons vu la poche des eaux être ovoïde avec une présentation du sommet. La forme de la poche est donc moins utile à constater que son volume, pour le diagnostic des présentations.

Comme troisième variété, nous signalerons la poche des eaux en *boudin* constituée par une saillie cylindrique de la partie supérieure de l'œuf dans le vagin et présentant dans toute sa longueur le même diamètre que l'orifice utérin. Ce prolongement tubuleux renferme quelquefois un bras ou une jambe; aussi certains accoucheurs ont-ils attribué la forme cylindrique de la poche à la présence de l'un de ces membres dans son intérieur. Il est plus naturel de regarder cette configuration comme le résultat de la laxité des membranes et de la faiblesse des contractions.

Enfin, quelquefois la saillie que forment les membranes dans le vagin présente une ampoule située dans ce canal et une portion rétrécie au niveau de l'orifice utérin peu dilaté. La poche des eaux est dite alors *piriforme* et constitue la quatrième variété.

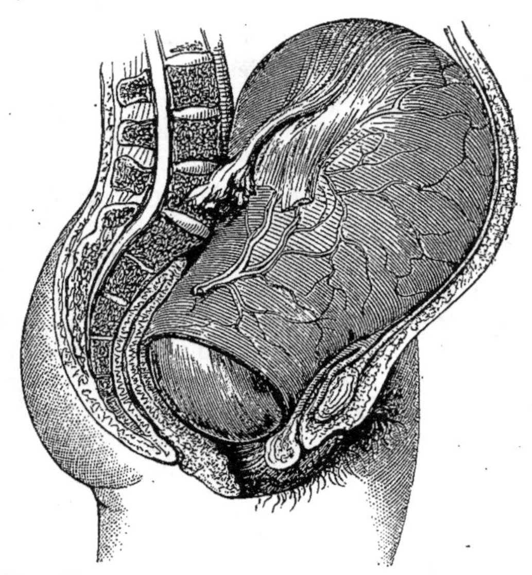

Fig. 225. — Représentant une poche des eaux hémisphérique, tendue pendant la contraction utérine et faisant saillie à travers l'orifice utérin presque complétement dilaté.

Les deux dernières variétés que nous venons de décrire se rencontrent fréquemment chez les femmes dont le fœtus a succombé pendant la grossesse; dans ces conditions, il semble que les membranes sont plus extensibles, qu'elles franchissent plus facilement l'orifice pour pénétrer dans le vagin et arriver quelquefois jusqu'à la vulve.

Nous rappellerons seulement ici la *poche double*, que l'on constate parfois dans le cas de grossesse gémellaire et que nous avons décrite page 557.

La poche des eaux aide à la dilatation de l'orifice, comme nous l'avons montré plus haut (voy. p. 596). La pression douce et molle qu'elle exerce sur lui est moins douloureuse que la pression rude qui résulte du contact direct de la partie fœtale, après la rupture prématurée des membranes.

Par sa forme, et surtout par son volume exagéré, elle avertit l'accoucheur de la possibilité d'une présentation vicieuse et l'engage à ménager un liquide qui lui sera d'une grande utilité s'il doit pratiquer la version. Par quelques caractères particuliers elle lui révèle encore la présence de certaines complications dangereuses. Par exemple, dans le cas d'insertion vicieuse du placenta au voisinage de l'orifice, la portion des membranes accessible au doigt explorateur est *épaisse* et *rugueuse*, au lieu d'être *mince* et *lisse* comme elle l'est ordinairement. L'existence de cette anomalie des membranes est donc importante à constater, puisqu'elle peut faire soupçonner l'un des accidents les plus graves de la parturition.

Parfois les vaisseaux ombilicaux se ramifient dans la région des membranes de l'œuf qui avoisine l'orifice utérin, et l'on peut percevoir leurs battements en touchant la poche des eaux. On conçoit facilement qu'avec cette disposition des vaisseaux, la rupture des membranes expose à une hémorrhagie ombilicale mortelle pour le fœtus. (Voy. DYSTOCIE.)

La poche des eaux est encore utile au moment de sa rupture (voy. plus loin, p. 603), parce que le liquide qui s'en écoule lubrifie les voies maternelles et favorise ainsi l'expulsion du fœtus. Mais il ne faut pas croire que le vagin soit toujours sec avant la rupture des membranes ; il est facile de constater que ce conduit est, au contraire, très-souvent humide, lorsqu'on pratique le toucher vaginal dans le cours du travail. Cette humidité tient à ce que les membranes sont perméables, comme l'ont démontré les expériences suivantes faites par Tarnier et Pinard à la Maternité.

Première série d'expériences. — Des membranes provenant d'une délivrance terminée depuis quelques instants furent débarrassées du sang qui souillait leurs surfaces. Un lambeau de ces membranes fut adapté à l'extrémité d'un long tube de verre de 0^m,07 de diamètre et ouvert aux deux extrémités. Ce diaphragme membraneux était maintenu à l'aide d'anneaux de caoutchouc. Puis ce tube fut rempli d'eau ordinaire. La colonne de liquide avait une hauteur de 20 centimètres. Au bout de deux heures quelques gouttes d'eau perlaient à la face extérieure du diaphragme. Douze heures après, une certaine quantité de liquide avait transsudé ; la colonne d'eau avait baissé d'environ un centimètre. Cette expérience fut répétée un grand nombre de fois et toujours, après un laps de temps plus ou moins long, les membranes firent une saillie hémisphérique qui démontrait leur extensibilité et se laissèrent traverser.

Deuxième série d'expériences. — Les membranes furent préparées de la même façon que pour les expériences ci-dessus, les tubes furent les mêmes; mais le liquide employé fut le liquide amniotique lui-même. Les résultats furent identiques à ceux obtenus avec l'eau ordinaire.

Troisième série d'expériences. — Les conditions étant les mêmes que ci-dessus, au lieu de laisser agir la pression atmosphérique seulement, on soumit les colonnes de liquide, soit d'eau, soit de liquide amniotique, à des pressions assez considérables. Ces pressions étaient obtenues à l'aide d'une seringue adaptée à l'extrémité supérieure du tube. Après quelques coups de piston, on voyait immédiatement le liquide transsuder et bientôt les gouttes se multipliaient de manière à former une véritable pluie. — Les membranes ne jouissent pas toujours du même degré de perméabilité. Il y a des membranes à travers lesquelles le liquide transsude rapidement ; d'autres, au contraire, qui ne se laissent traverser que lentement. C'est ce que démontrent à la fois l'expérimentation et l'observation clinique. — De plus, si l'on compare les membranes entre elles, on constate que l'amnios est plus perméable que le chorion doublé de la caduque. En effet, dans les expériences que nous avons rapportées plus haut, on remarque, au bout d'un temps variable, quelle que soit la pression, qu'une certaine quantité de liquide s'accumule entre l'amnios et le chorion, d'où la formation d'une véritable *poche amnio-choriale*. Nous avons rencontré cette poche maintes fois dans la pratique ; après avoir rompu artificiellement le chorion et avoir fait écouler une certaine quantité de liquide amniotique, minime à la vérité, nous constations une nouvelle poche tendue pendant la contraction, que nous étions parfois obligés de rompre à son tour ou qui se rompait spontanément, en laissant écouler une quantité de liquide plus grande que la première fois.

De la rupture des membranes. — La poche des eaux se rompt lorsque la pression intra-amniotique est suffisante pour triompher de la résistance des membranes. Celles-ci, d'après Ribemont (1), se rompent simultanément, ou l'une après l'autre. Dans ce dernier cas, on observe rarement l'éclatement successif des trois membranes ; le plus souvent, la rupture se fait en deux temps : l'amnios cède d'abord, puis le chorion et la caduque réunis se déchirent en même temps. Ces deux enveloppes de l'œuf se rompent quelquefois avant l'amnios, mais ce n'est pas le fait le plus commun.

La forme que présente la solution de continuité est sujette à de nombreuses variétés. La déchirure peut se faire pour les trois membranes au même point et offrir la même disposition ; elle peut au contraire se produire en des points différents et présenter une forme particulière pour chaque membrane. Dans le premier cas, on observe un petit nombre de formes typiques, décrites par Ribemont : un croissant (fig. 226), une fente rectiligne (fig. 227), une étoile (fig. 228), une fente circulaire, parallèle aux bords de l'orifice, disposition rare qui permet à l'enfant de naître coiffé (fig. 229), etc.

Lorsque les déchirures ne coïncident ni comme siége, ni comme forme, les combinaisons les plus diverses peuvent s'observer. Nous ne reproduirons que l'exemple suivant : on voit, figure 230, deux fentes en forme de virgule qui se croisent à angle aigu par leur partie la plus large.

Ribemont a observé, deux fois sur 130 cas, un éclatement singulier de l'amnios. Les déchirures très-nombreuses offraient une disposition arborescente d'une élégance remarquable (voy. fig. 231). Il est utile de faire remarquer que tous les résultats publiés par Ribemont n'ont pas été observés cliniquement, mais qu'ils ont été obtenus par voie expérimentale.

Dans le plus grand nombre des cas, la rupture des membranes s'effectue sur le segment de l'œuf qui correspond à l'orifice. Mais quelquefois aussi elle a lieu au-dessus de cet orifice, de sorte qu'elle n'empêche pas la poche des eaux de se former au moment de la contraction. On peut alors être obligé de rompre une seconde fois les membranes au centre de l'orifice, lorsque celui-ci est complétement dilaté.

(1) *Arch. de Tocologie*, 1879. Novembre.

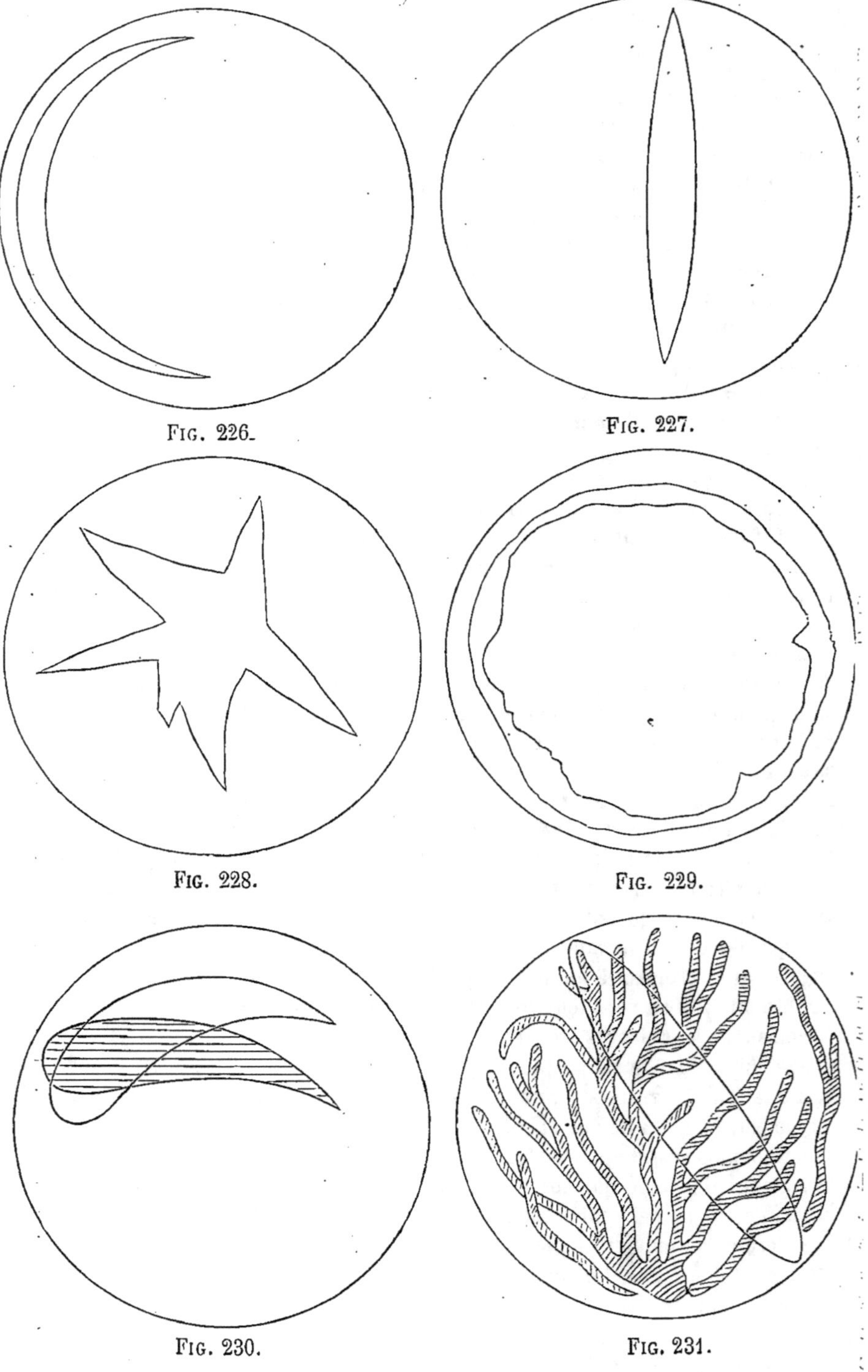

Fig. 226.

Fig. 227.

Fig. 228.

Fig. 229.

Fig. 230.

Fig. 231.

Les membranes ne se déchirent pas toujours à la même époque du travail ; cependant c'est le plus souvent quand la dilatation est complète que ce phénomène se produit. Voici un relevé statistique fait par Churchill qui montre les variétés qu'on peut observer. On a noté dans 981 cas le temps écoulé depuis le commencement du travail jusqu'au moment où s'est opérée la rupture des membranes.

Chez 167 femmes ce temps a été de...........	2 heures.
335....................................	2 à 6
165....................................	6 à 10
113....................................	10 à 14
71....................................	14 à 18
33....................................	18 à 22
46....................................	22 à 26
23....................................	26 à 30
8....................................	30 à 38
9....................................	38 à 40
4.................................... environ	50
2....................................	60
4.................................... environ	70
3....................................	80
1....................................	105

Dans 812 cas le même observateur a noté le temps écoulé depuis la rupture des membranes jusqu'à la naissance de l'enfant.

Chez 396 femmes ce temps a été de...........	1 heure.
142....................................	2
120....................................	4
58....................................	6
34....................................	8
17....................................	10
26....................................	15
11....................................	20
3....................................	28
4....................................	35
1....................................	40
1....................................	50
4....................................	150

Dans certains cas, la rupture des membranes est *retardée* à tel point, qu'elles sont poussées par la tête jusqu'à la vulve pendant la période d'expulsion. Quelquefois cette partie fœtale emporte un lambeau de ses enveloppes au moment où elle franchit l'orifice vulvaire et s'en trouve recouverte comme d'une calotte. On dit alors que le fœtus naît coiffé, et les personnes superstitieuses ont voulu voir dans cette circonstance un présage heureux pour l'avenir. Mais l'accoucheur doit redouter, au contraire, cette anomalie qui peut être pour la mère la cause de quelque danger : les membranes ainsi entraînées brusquement au dehors peuvent tirailler le placenta et le décoller. On évitera cet inconvénient en les rompant au moment de la dilatation complète.

Quelquefois les membranes ne se rompent pas, même tardivement, et l'œuf renfermant le fœtus est expulsé dans toute son intégrité. Nous avons observé cette particularité chez une femme enceinte de six mois et demi à sept mois.

On en a cité plusieurs exemples qui se seraient produits à une époque plus avancée de la grossesse et même à terme. Szokalski (1), Rootes (2), Makness (3), Evans (4), Diemerbrœck (5) et d'autres accoucheurs ont constaté par eux-mêmes l'existence de pareils faits.

Quelquefois la rupture des membranes est prématurée au lieu d'être retardée ; ainsi elle peut avoir lieu quand l'orifice est à peine dilaté, et même avant le début du travail, alors que le col n'est pas effacé.

Le docteur Garipuy a consulté les bulletins de la Clinique d'accouchements pour se rendre compte de la fréquence de la rupture *prématurée* et spontanée des membranes. Son relevé statistique comprend 2189 accouchements ; mais dans 189 cas l'époque à laquelle la poche des eaux se rompit n'est pas indiquée, de sorte qu'en réalité ses recherches n'ont porté que sur 2000 observations. Sur ce nombre définitif, la rupture prématurée des membranes fut notée 308 fois, et elle se produisit à une époque très-variable du travail, comme on peut s'en convaincre en se reportant aux tableaux de l'auteur. De leur analyse il résulte que le cas le plus fréquent est celui de la rupture des membranes dès l'apparition des premières douleurs.

Garipuy a encore montré que la rupture prématurée de la poche des eaux s'observe plus fréquemment chez les multipares que chez les primipares ; les premières sont aux secondes dans la proportion de 189 à 119.

Il est généralement admis que l'écoulement prématuré du liquide amniotique rend le travail plus lent. Un résultat contraire paraît ressortir du travail de Garipuy.

Cet écoulement prématuré des eaux n'a pas d'influence fâcheuse soit sur la santé de la mère, soit sur la santé de l'enfant, quand la femme est à terme ou près du terme et qu'il s'agit d'une présentation du sommet. Mme Lachapelle redoutait cependant beaucoup cette rupture anticipée des membranes ; mais P. Dubois s'éleva le premier contre les craintes de l'illustre sage-femme, et nous partageons absolument son opinion à cet égard. — Si la femme n'est pas à terme, le pronostic peut, au contraire, être fâcheux : car la rupture de la poche des eaux entraînera très-probablement l'avortement ou l'accouchement prématuré. Nous ajouterons que cet écoulement prématuré du liquide amniotique est aussi très-défavorable dans les présentations du tronc, en rendant la version beaucoup plus difficile.

Le temps qui s'écoule entre la déchirure des membranes et l'expulsion du fœtus peut être très-long ; témoin les deux observations de Bailly et de Garipuy, dans lesquelles cet intervalle fut de treize jours pour la première, de treize jours et demi pour la seconde. Il fut de douze jours chez une femme que nous avons vue accoucher à la Maternité et de vingt-sept jours chez l'une de nos clientes de la ville.

(1) *Naissance d'un enfant, les membranes intactes* (*Gaz. des hôpitaux*, 1839).
(2) *Expulsion de l'œuf entier à terme* (*The Lancet*, 1845).
(3) *Sur l'expulsion de l'œuf entier à terme* (*The Lancet*, 1846).
(4) *Expulsion simultanée du fœtus et de ses annexes* (*Canada Journal*, 1862).
(5) *Opera omnia anatomica et medica.* Ultrajecti, 1865, in-fol., p. 232.

Le docteur Poullet (de Lyon) a rapporté deux faits de rupture prématurée des membranes, dans lesquels l'expulsion du fœtus vivant eut lieu chez l'une des femmes six semaines, et chez l'autre neuf semaines après cette rupture. Il y avait eu, depuis le moment où ce phénomène s'était produit jusqu'au moment de l'accouchement, écoulement de liquide amniotique, presque chaque jour (1).

Ainsi, lorsque les membranes se rompent prématurément, il n'en résulte généralement aucun dommage pour le fœtus, qui naît vivant plus ou moins longtemps après que la rupture s'est produite. Mais il arrive parfois que les membranes s'étant rompues prématurément, le fœtus succombe accidentellement pour une cause quelconque ; dans ce cas, le fœtus se trouvant en rapport avec l'air se putréfie ; des gaz se développent dans l'utérus et le distendent (physométrie). Parfois la putréfaction reste limitée à la région du fœtus qui se trouve au voisinage de l'orifice. C'est ainsi que Tarnier a observé le fait suivant : dans un accouchement qui eut lieu un mois après la rupture des membranes, l'enfant était mort au moment de sa naissance et la face, qui se présentait, était verte et putréfiée.

Modes d'écoulement du liquide amniotique. — Lorsque les membranes se rompent, le liquide peut s'écouler de deux façons : ou lentement et *silencieusement*, selon l'expression de Dubois, ou brusquement et avec fracas.

Le premier mode appartient aux poches *plates*. On peut encore l'observer lorsque la déchirure de l'œuf a lieu plus ou moins loin de l'orifice (voy. p. 603). Dans ce dernier cas, le liquide s'écoule goutte à goutte, de sorte que la cavité utérine se vide très-lentement et le travail traîne en longueur ; pour l'activer, on est quelquefois obligé de rompre une seconde fois la poche des eaux au centre de l'orifice. D'autres fois, les membranes se rompent au niveau de l'orifice ; mais la tête, en s'appuyant sur lui, l'obture si bien, que le liquide amniotique ne peut s'écouler, et, pour lui livrer passage, on est obligé de soulever la tête avec le doigt ; alors l'utérus, moins rempli, se contracte avec plus d'énergie.

Le second mode d'écoulement est particulier aux poches d'eaux volumineuses qui se rompent pendant une contraction énergique. Dans ces conditions le liquide amniotique est chassé brusquement de l'orifice utérin. Au moment où se produit la rupture et l'évacuation immédiate de la poche, le cordon ombilical est très-exposé à venir faire procidence dans le vagin et même à la vulve. Si la femme est debout, elle est inondée, et la plus grande partie du liquide est expulsée de la cavité amniotique.

L'écoulement des eaux n'est pas continu et s'effectue en présentant les phénomènes suivants : au début de chaque contraction le liquide est poussé vers le segment inférieur de l'utérus et une petite quantité d'eau s'échappe de la vulve. Quand la contraction a atteint son maximum d'intensité, cet écoulement s'arrête, parce que la tête, appliquée fortement sur l'orifice, le bouche complétement. Enfin, au déclin de la contraction, la tête ne com-

______

(1) *Annales de Gynécologie*, octobre 1879, p. 243.

primant l'orifice qu'imparfaitement, une nouvelle quantité d'eau s'écoule au dehors.

Il n'est pas toujours facile de décider si les membranes sont rompues et si le liquide qui s'écoule par les parties génitales vient bien de l'intérieur de l'œuf. Les femmes, surtout les primipares, se trompent souvent sur ce point. Elles prennent, en effet, très-souvent pour les eaux de l'amnios l'urine, les glaires ou les mucosités qui s'écoulent des parties génitales, vers la fin de la grossesse et pendant le travail. Il suffit ordinairement d'examiner les linges pour reconnaître la provenance de ces taches : l'urine a une odeur caractéristique ; le liquide amniotique mouille les draps et les alèzes comme le ferait de l'eau, tandis que les produits de sécrétion de l'utérus et du vagin empèsent le linge et le colorent plus ou moins en jaune roussâtre ou verdâtre.

C'est au moyen du toucher vaginal qu'on devra compléter le diagnostic. Ce mode d'exploration permet, en effet, de sentir la poche des eaux tendue et plus ou moins saillante pendant la contraction, si les membranes sont intactes. Dans le cas où elles sont rompues, la formation de la poche n'a pas lieu, à moins que la solution de continuité ne siége à une certaine hauteur au-dessus de l'orifice. Cette dernière particularité peut faire croire à tort à l'intégrité des membranes. On est exposé à l'erreur inverse quand la poche est plate et les membranes collées sur la tête du fœtus ; cependant en grattant doucement celles-ci avec l'ongle, on sent une surface polie parfaitement lisse ; au contraire, si le doigt est en contact direct avec le cuir chevelu, il soulève quelques petits cheveux, sensation délicate, il est vrai, mais qui n'échappe pas à une main exercée. Ajoutons encore le signe suivant : quand le doigt touche les membranes, il les sent se tendre et devenir égales à leur surface pendant la contraction. Quand il est en contact direct avec le cuir chevelu, il sent celui-ci se froncer, se plisser sous la même influence.

Quoi qu'il en soit, le diagnostic de l'intégrité ou de la rupture des membranes est difficile dans un certain nombre de cas, et nous avons connaissance de plusieurs erreurs qui n'ont pas été sans résultat fâcheux pour l'enfant. Nous citerons seulement comme exemple le fait suivant qui nous a été communiqué tout récemment par le médecin lui-même à qui il est arrivé. Ce praticien assistait une jeune femme en travail depuis un temps assez long ; la dilatation était complète, la tête se présentait ; notre confrère résolut de terminer l'accouchement par une application de forceps ; mais, avant d'avoir recours à cet instrument, il voulut rompre les membranes qui paraissaient intactes. Il ne put y parvenir avec l'ongle, et cependant il avait conscience de toucher une petite tumeur fluctuante qu'il croyait être la poche des eaux. Pour lever ses doutes, il plaça le spéculum afin de bien se rendre compte de ce qu'il ne pouvait apprécier par le toucher. Il constata au fond du spéculum la présence d'une membrane tendue, lisse, dépourvue de cheveux, assure-t-il, qu'il prit pour le chorion. Il ne tarda pas à l'inciser avec le bistouri et ne fut pas peu surpris en ne voyant sortir de l'incision que quelques gouttes de sérosité sanguinolente. Il appliqua immédiatement le forceps et parvint sans grande difficulté à extraire le fœtus qui portait sur la tête, au niveau de la bosse sanguine, une plaie large de 3 à 4 centimètres. Quatre jours après la naissance, celle-ci devint le point de départ d'un érysipèle auquel l'enfant succomba. La bosse sanguine avait donc été prise pour la poche des eaux, et cette erreur avait été commise par un médecin instruit, qui a été attaché comme externe, pendant deux années entières, dans un grand service d'accouchements des hôpitaux de Paris.

Nous ne ferons que signaler la possibilité d'une erreur dans le cas d'hydrocéphalie, où la tête du fœtus se durcit pendant les contractions et se relâche dans leur intervalle, comme le fait la poche des eaux. L'accoucheur évitera facilement toute méprise à cet égard, car il reconnaîtra avec un peu d'attention les sutures et les fontanelles, quoiqu'elles soient très-élargies.

§ 4. — Des glaires.

Dans les derniers mois de la gestation, le produit de la sécrétion vaginale est caractérisé par la présence d'un fluide blanchâtre qui est parfois très-abondant. En outre, les glandes du col utérin hypertrophiées sécrètent un mucus épais, visqueux, qui s'accumule dans la cavité cervicale et y forme une espèce de *bouchon gélatineux* (voy. p. 223). Pendant le travail, au début de la période de dilatation et même pendant l'effacement du col, il s'échappe dans le vagin des portions de cette masse gélatineuse, que l'on désigne sous le nom de flocons glaireux. Ces *glaires* s'attachent aux doigts de l'explorateur ou sortent spontanément de la vulve pour venir mouiller le linge de la femme. Elles sont généralement d'un jaune citrin ou jus de pruneaux ; ces colorations diverses sont dues à un mélange plus ou moins intime du sang avec le produit de sécrétion des glandes du col. On retrouve, en effet, dans ces glaires les mêmes teintes que dans les crachats de la pneumonie. Mais le sang n'est pas toujours mélangé aussi intimement à ces flocons glaireux ; il recouvre parfois leur surface sous forme de *stries rougeâtres* ; dans certains cas même il est assez abondant pour tacher largement le linge, et alors il provient de la déchirure des bords de l'orifice. Cette déchirure a lieu le plus souvent soit au début soit à la fin de la période de dilatation.

Nous croyons devoir rapprocher de l'écoulement des glaires celui du *liquide amniotique* qui, pendant l'accouchement, traverse les membranes avant leur rupture (voy. p. 609) et acquiert alors des propriétés nouvelles : Tarnier, dans ses expériences (voy. p. 602), a en effet remarqué que ce liquide devenait plus filant, plus onctueux, et par conséquent plus apte à lubrifier le vagin et les parties génitales externes. Ce fait est si vrai que si l'on trouve le vagin à peine humide, au moment où l'on pratique le toucher, on peut presque affirmer que la dilatation est peu avancée ; au contraire, si le vagin est très lubrifié et qu'on puisse y introduire facilement le doigt sans l'aide d'un corps gras, il est fort probable que l'orifice est déjà très-dilaté.

§ 5. — Ampliation du vagin, du périnée et de la vulve.

Ampliation du vagin. — Vers la fin de la grossesse, la tête, en s'engageant dans l'excavation, repousse les parois du vagin, raccourcit ce canal et détermine à sa partie supérieure la formation d'un pli circulaire qu'il ne faut pas confondre avec l'orifice utérin (voy. p. 232).

Dès le début du travail cette partie supérieure du vagin se dilate en raison de la grande extensibilité de ses parois. En effet, celles-ci opposent une faible résistance aux contractions des fibres longitudinales du corps de l'utérus, qui n'ont réellement de lutte à soutenir qu'avec les fibres. circulaires du col. L'ampliation du vagin commence avec l'effacement du col et augmente surtout pendant la dilatation de l'orifice. La tête n'a pas encore franchi ce dernier, que le tiers supérieur du conduit vulvo-utérin est déjà prêt à la recevoir; aussi y descendra-t-elle sans obstacle. La portion inférieure de ce conduit est moins extensible et présente plus de résistance à la progression de la partie fœtale, particulièrement en avant, où la paroi est plus épaisse et. plus étroitement unie aux tissus voisins. Nous avons maintes fois remarqué que les femmes dont le vagin est court et à parois molles accouchent bien plus rapidement que celles dont le vagin est long et à parois rigides. De plus, Budin, dans un mémoire très-intéressant (1), a montré que chez les primipares la tête pouvait être arrêtée à l'extrémité inférieure du vagin par l'hymen, que les rapprochements sexuels laisseraient intact ou presque intact. Cet hymen, que Budin considère non comme une membrane spéciale (voy. p. 84), mais comme un simple prolongement du vagin, constituerait un anneau à bords tranchants, qui opposerait à la progression de la partie fœtale un obstacle sérieux chez les primipares ; cet obstacle ne pourrait être vaincu que par la production de véritables déchirures. Nous décrirons plus loin l'aspect que présente l'hymen après l'accouchement (voy. SUITES DE COUCHES).

Ampliation du périnée et de la vulve. — Lorsque la partie fœtale qui se présente s'engage dans l'aire du détroit inférieur du bassin, elle rencontre avant d'arriver au dehors une résistance provenant des parties molles qui ferment ce détroit. Elle refoule le coccyx en arrière, agrandit par conséquent le diamètre coccy-pubien, déprime et pousse devant elle le prolongement *charnu* du canal pelvien, et le transforme en une gouttière dont la concavité regarde en avant et en haut.

Voici comment s'opère cette transformation : à chaque contraction, la partie fœtale descend et vient appuyer sur le plancher périnéal (voy. p. 68). Petit à petit celui-ci se laisse déprimer et finit par devenir saillant. On dit alors que le *périnée bombe.* Tous les tissus qui constituent le plancher périnéal sont alors distendus; la cloison recto-vaginale est repoussée contre le rectum qu'elle aplatit; l'anus, souvent entouré d'un bourrelet hémorrhoïdaire, s'ouvre largement et laisse voir la muqueuse de la paroi antérieure du

____

(1) *Progrès médical*, 1879, nᵒˢ 35 à 38.

rectum ; la distension de l'orifice anal est parfois si prononcée qu'il devient le siége de fissures qui causent aux femmes des douleurs vives au moment de la défécation, même longtemps après l'accouchement. Enfin, la tête fœtale distend la vulve et apparaît au dehors. Dans cet état, le plancher péri-néal, mesuré de la pointe du coccyx à la commissure postérieure de la vulve, acquiert une longueur de 15 à 20 centimètres, dont la plus grande partie répond au périnée proprement dit (voy. p. 26), c'est-à-dire à l'espace compris entre l'anus et la vulve.

La tête, qui avait apparu au dehors pendant la contraction utérine, remonte, lorsque cette contraction cesse, en vertu de l'élasticité des parties molles qui constituent le plancher périnéal et aussi par suite de la contraction des muscles périnéaux ; alors la tête, après ce mouvement d'ascension, se trouve cachée par les grandes lèvres qui se rapprochent et ferment, à la manière de rideaux, l'orifice inférieur du vagin.

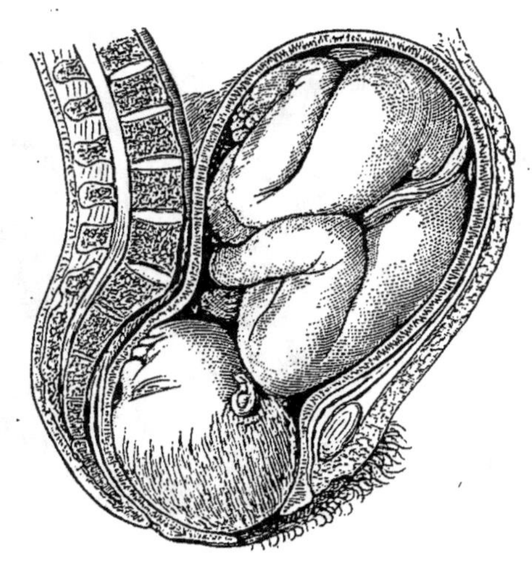

Fig. 232. — Représentant la tête à la vulve, lorsque celle-ci est encore à peine entr'ouverte.

Puis, une contraction utérine se produisant de nouveau, la tête descend, ordinairement un peu plus que pendant la contraction précédente, et une plus grande portion de cette partie fœtale apparaît à la vulve. Lorsque la contraction utérine vient à cesser, la tête remonte encore et ainsi de suite, jusqu'à ce qu'enfin, elle reste engagée à travers l'anneau vulvaire distendu, même dans l'intervalle des contractions. A ce moment, on est bien près de la terminaison de l'accouchement ; le périnée est fortement tendu et comprimé, aussi, la circulation s'y faisant difficilement, il présente extérieurement une teinte bleuâtre ; son amincissement est tel qu'il n'est pas plus épais qu'une feuille de papier et l'on craint à chaque instant de le voir éclater sous l'impulsion trop violente de la partie fœtale. Lorsque la dilatation du périnée et de la vulve est à son apogée, la tête franchit cet orifice extérieur, et la sangle péri-néale se porte en arrière en glissant sur la face (voy. PHÉNOMÈNES MÉCANIQUES DE L'ACCOUCHEMENT). Chez les multipares, le périnée est ordinairement intact après l'accouchement ; au contraire, chez les primipares, la fourchette est presque toujours déchirée. — Le périnée offre une résistance variable à la dilatation, suivant qu'il est mince ou épais, souple ou rigide, suivant que les femmes sont multipares ou primipares ; les contractions utérines, on le comprend facilement, triomphent d'autant plus aisément de cette résistance qu'elles sont plus énergiques.

L'ampliation de la vulve se produit en partie aux dépens des grandes lèvres et des parties molles situées au niveau des régions génito-crurales qui, souples et plissées auparavant, se tendent pendant la période d'expulsion et fournissent à la vulve l'étoffe dont elle a besoin pour acquérir l'ampleur

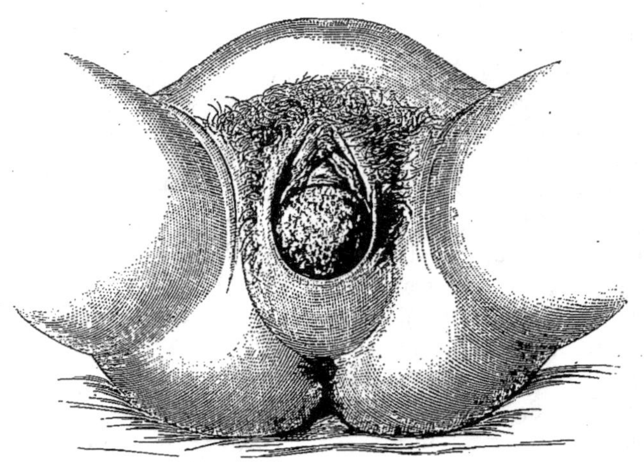

Fig. 233. — Représentant la tête à la vulve, lorsque celle-ci
est en grande partie dilatée.

nécessaire au passage de la partie fœtale. Mais c'est principalement aux dépens de la zone postérieure de l'orifice vulvaire que se produit cet agrandissement ; en d'autres termes la vulve s'entr'ouvre et se distend surtout aux dépens de la partie antérieure du périnée.

§ 6. — Répartition des phénomènes physiologiques en deux groupes correspondant aux périodes de dilatation et d'expulsion.

Pour décrire les phénomènes physiologiques du travail, nous avons été obligés de les passer en revue les uns après les autres ; mais, en clinique, ils se produisent simultanément, ou du moins ils se répartissent en deux groupes qui correspondent aux périodes de dilatation et d'expulsion.

Dans la première période du travail ou période de dilatation, on observe les contractions douloureuses, la dilatation de l'orifice utérin, la formation de la poche des eaux, la rupture des membranes et l'écoulement des glaires sanguinolentes. Comme nous l'avons dit page 585, cette période est terminée quand la dilatation est complète.

Dans la deuxième période ou période d'expulsion, aux contractions utérines et à l'écoulement du liquide amniotique viennent se joindre les efforts expulsifs de la parturiente. Mais nous ferons remarquer que, dans un certain nombre de cas, ces efforts se produisent avant que la dilatation soit tout à fait complète, surtout lorsque la tête fœtale est profondément engagée et qu'elle presse sur le plancher périnéal à travers le segment inférieur de l'utérus.

On observe dans ces deux périodes des phénomènes généraux qui sont très différents pour chacune d'elles, et que nous étudierons plus loin (voy. p. 687).

§ 7. — Diagnostic du travail de l'accouchement.

Il n'est pas toujours aussi facile qü'on le croit généralement de reconnaître si une femme est en travail d'accouchement ou si, au contraire, celui-ci n'est pas encore commencé. Ainsi, il arrive assez souvent qu'on est appelé près d'une femme enceinte qui se croit au terme de sa grossesse et qui éprouve des contractions utérines douloureuses se reproduisant régulièrement, quelquefois pendant plusieurs heures ; puis les douleurs cessent et tout rentre dans l'ordre : l'accouchement n'a lieu que huit, quinze jours, quelquefois un mois après cette fausse alerte. Évidemment ces femmes n'étaient pas en travail, et, du reste, en pratiquant le toucher, on avait trouvé l'orifice utérin encore fermé. — D'autres fois, en examinant une femme vers la fin de sa grossesse, on est surpris de trouver l'orifice en partie dilaté et de constater l'existence d'une petite poche des eaux. Ce phénomène, qui est plus commun chez les multipares que chez les primipares, semble indiquer que le travail est commencé ; mais les douleurs font défaut et la dilatation ne progresse pas ; ces femmes ne sont pas non plus en travail. Ainsi donc, les contractions douloureuses sans dilatation de l'orifice ne sont pas suffisantes pour caractériser le travail. Réciproquement, une dilatation notable de l'orifice peut exister pendant plusieurs jours, sans qu'il y ait de contractions douloureuses et sans que la femme soit en travail.

D'une façon générale, on ne pourra affirmer qu'une femme est en travail que si les deux conditions suivantes sont remplies : 1° s'il existe des contractions douloureuses de plus en plus rapprochées et *persistantes ;* 2° si le col est effacé et si l'orifice se dilate progressivement.

Ce n'est que dans des cas exceptionnels qu'un seul de ces caractères suffit pour affirmer qu'une femme est en travail. Ainsi, quelquefois la douleur manque et cependant l'orifice se dilate peu à peu sous l'influence de contractions indolores, comme nous l'avons dit page 589, et la femme accouche sans avoir éprouvé de douleurs. D'autres fois, par exemple dans la rigidité de l'orifice utérin, dans les agglutinations et les oblitérations complètes des lèvres du col (voy. Dystocie), la dilatation ne s'effectue pas, quoique les douleurs soient vives et persistantes. Celles-ci à elles seules suffisent alors pour établir le diagnostic, à cause de leur énergie et de leur persistance.

Il n'en est pas moins vrai, si nous mettons de côté ces deux espèces de faits excessivement rares, que le travail est caractérisé, comme nous le disions plus haut, par deux phénomènes principaux : douleurs et dilatation de l'orifice utérin se produisant simultanément.

CHAPITRE III

DES PHÉNOMÈNES MÉCANIQUES DE L'ACCOUCHEMENT

Le mécanisme de l'accouchement varie avec les présentations et les positions du fœtus ; nous devons donc d'abord bien connaître tout ce qui les concerne. Or, nous avons étudié précédemment (voy. p. 446 à 467) leur fréquence et leur étiologie; nous avons indiqué comment on pouvait les reconnaître *pendant la grossesse;* nous allons maintenant décrire, pour chacune d'elles, les signes diagnostiques pendant le travail, le mécanisme et le pronostic de l'accouchement. Nous étudierons ensuite l'accouchement gémellaire et les soins à donner à la mère et à l'enfant pendant la parturition.

ARTICLE PREMIER

DIAGNOSTIC DES PRÉSENTATIONS ET DES POSITIONS PENDANT LE TRAVAIL DE L'ACCOUCHEMENT

Le diagnostic des présentations et des positions pendant le travail de l'accouchement se fait, comme pendant la grossesse, au moyen des trois procédés d'exploration obstétricale : palper, auscultation et toucher.

Le palper abdominal (voy. p. 483) n'a pas, pendant le travail, la même valeur que pendant la grossesse, à cause de la tension des parois abdominales et utérines, survenant à intervalles assez rapprochés pendant les contractions et gênant, par conséquent, l'examen du ventre. Ajoutons que les contractions se produisent sous l'influence des manœuvres mêmes du palper.

L'auscultation fournira les mêmes indications que pendant la grossesse (voy. p. 497), si l'on a soin de la pratiquer dans l'intervalle des douleurs.

Mais le toucher vaginal (voy. p. 517), inférieur au palper abdominal pendant la grossesse, est au contraire le procédé d'exploration qui, pendant le travail, donne les résultats les plus certains et les plus complets; voyons donc quels sont ces résultats dans les différentes présentations : sommet, face, extrémité pelvienne, tronc.

§ 1. — Diagnostic de la présentation et des positions du sommet par le toucher.

Le toucher vaginal sera pratiqué dans l'intervalle des douleurs, parce qu'alors, les membranes étant dépressibles et parfois même appliquées sur la tête, on reconnaîtra aisément les particularités qu'elle présente, tandis que pendant les douleurs la poche des eaux, tendue, masquera souvent la partie fœtale. Lorsqu'on porte le doigt en haut et qu'on le fait pénétrer dans l'orifice plus ou moins dilaté, on obtient les sensations suivantes : si le sommet est engagé en partie ou en totalité dans l'excavation, on le reconnaît facilement, car il forme une tumeur dure, arrondie, assez volumineuse pour remplir l'aire du petit bassin ; à la surface de cette tumeur, on distingue, en l'explorant avec soin, les fontanelles et les sutures, dont la présence ne peut laisser aucun doute sur la nature de la présentation.

Le diagnostic est un peu moins facile quand la tête est encore élevée et mobile ; elle fuit alors sous la moindre impulsion du doigt, qui ne peut, pour ce motif, l'explorer convenablement. Dans ce cas, il ne faut jamais oublier de porter la main gauche sur l'abdomen, et surtout sur la région hypogastrique, pour fixer et faire descendre la partie qui se présente, pendant qu'on cherche à la reconnaître avec l'index de la main droite : souvent même, on peut immobiliser momentanément la tête entre ce doigt et la main qui déprime l'hypogastre et acquérir une notion approximative du volume de l'extrémité céphalique. Malgré tout, l'erreur est possible, et nous devons en exposer les causes les plus fréquentes. Quand le sommet se présente, que la poche des eaux est rompue, et que le travail dure depuis un certain temps, il se forme sur le cuir chevelu une bosse œdémateuse (*bosse séro-sanguine*) qui masque complétement les caractères habituels du sommet ; au lieu d'une résistance osseuse, on trouve une tuméfaction molle, et l'on ne distingue ni sutures ni fontanelles ; alors, on peut croire à une présentation de la face ou du siége. Pour éviter l'erreur, il suffit d'explorer le sommet profondément au pourtour du bassin, là où la bosse œdémateuse ne s'est pas formée. D'autres fois, en appuyant fortement sur la partie œdématiée, on réussit à la déprimer assez pour que la pulpe digitale arrive à sentir le plan résistant formé par les os du crâne.

Les présentations du sommet peuvent aussi être méconnues, quand elles sont compliquées par la procidence d'un membre : car la présence d'un pied ou d'une main dans le vagin peut faire croire à une présentation du siége ou de l'épaule. Plusieurs fois nous avons vu commettre des erreurs de ce genre. On peut, d'autre part, croire à une présentation du sommet quand le siége ou la face se présente ; nous reviendrons sur ces difficultés quand nous traiterons du diagnostic de ces dernières présentations.

Il existe encore une cause d'erreur que nous ne devons pas oublier de signaler en terminant. Chez les fœtus morts et macérés dans la cavité amniotique, les téguments, infiltrés et flasques, sont presque détachés des os, les sutures sont écartées et les os chevauchent les uns sur les autres. Nous avons vu, pendant le travail, l'un des pariétaux, chevauchant sur l'autre, être pris pour la crête sacrée. Nous faisons abstraction des fœtus anencéphales et hydrocéphales ; nous reviendrons sur le diagnostic de ces anomalies à propos de la dystocie ; contentons-nous de dire ici qu'on sera souvent obligé d'introduire la main tout entière dans la cavité utérine pour les reconnaître.

Diagnostic des positions du sommet. — Le sommet se présentant, comment diagnostiquer sa position ? C'est surtout par le toucher qu'on apprécie les rap-

ports exacts de la tête avec le pourtour du bassin : l'occiput est là où l'on
sent la fontanelle postérieure, et le front là où l'on trouve la fontanelle antérieure. Toute la difficulté est donc de reconnaître les fontanelles. Voici la
méthode qui nous paraît la plus simple. L'indicateur, introduit dans le vagin,
sera appliqué par la pulpe sur la tête, qu'il parcourra directement d'avant en
arrière aussi loin que possible, en appuyant assez fortement sur elle. Dans
ce parcours le doigt rencontre assez habituellement la suture sagittale, qui
forme une espèce de sillon sur le sommet. Cette suture reconnue, il ne faut

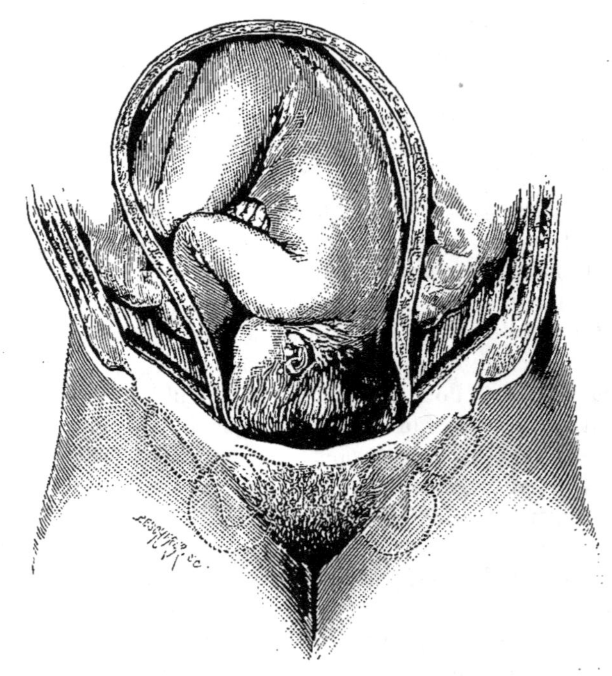

Fig. 234. — Présentation du sommet en occipito-iliaque gauche
antérieure.

plus la quitter ; en la suivant dans son trajet, on atteint bientôt, soit en avant,
soit en arrière, l'une des deux fontanelles. Nous avons décrit d'une façon complète les caractères de ces deux fontanelles (voy. p. 412) ; nous rappellerons
seulement ici que la fontanelle antérieure se reconnaît à un espace membraneux losangique sur lequel quatre sutures viennent converger à angle
droit. La fontanelle postérieure, toujours beaucoup plus petite que la précédente, manque souvent ; on reconnaît néanmoins sa place à la bifurcation
de la suture sagittale (voy. fig. 186).

Supposons que la suture sagittale soit reconnue dans la direction du diamètre oblique gauche du bassin, l'occiput ne peut être qu'en avant et à

gauche, ou en arrière et à droite. Si le doigt trouve en même temps la fontanelle postérieure en avant, il s'agit d'une position occipito-iliaque gauche antérieure ; la même fontanelle placée en arrière et à droite aurait indiqué une position occipito-iliaque droite postérieure. Si la fontanelle postérieure n'était pas accessible, on trouverait du moins la fontanelle antérieure, et comme celle-ci est toujours en un point diamétralement opposé à celui qui est occupé par la fontanelle postérieure, on saura toujours où se trouve l'occiput, alors même qu'on ne pourra toucher que la fontanelle antérieure. Dans un

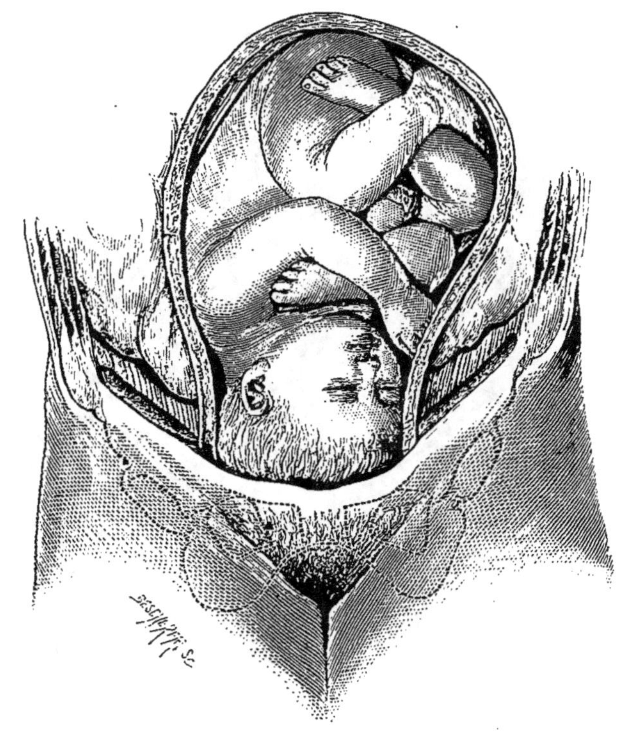

Fig. 235. — Présentation du sommet en occipito-iliaque droite
postérieure.

cas, par exemple, où la suture sagittale serait dirigée dans le sens du diamètre oblique droit, et la fontanelle antérieure sentie en arrière et à gauche, n'est-il pas évident que la fontanelle postérieure serait en avant et à droite? Il est inutile d'insister davantage sur cet exposé.

Quelquefois, le doigt au lieu de rencontrer d'abord la suture sagittale, tombe d'emblée sur la fontanelle ; après l'avoir reconnue, il ne reste plus qu'à chercher dans quel sens est dirigée la suture sagittale, et nous venons de voir comment s'établit alors le diagnostic de la position. En théorie, rien n'est donc plus simple que d'arriver au diagnostic des différentes positions du sommet ; il n'en est plus de même en pratique. Souvent gêné par l'œdème du cuir chevelu, l'accoucheur ne peut reconnaître ni sutures ni fontanelles ; il en est de même, lorsque la tête est très-molle par suite d'un défaut d'ossification. Tarnier conseille, lorsqu'on est dans l'embarras, à cet égard, d'aller à la recherche de l'oreille du fœtus, qu'on trouve généralement en introduisant le doigt profondément derrière le pubis. La partie convexe du pavillon est tournée du côté de l'occiput. Mais, pour exécuter cette manœuvre, il est nécessaire que la dilatation de l'orifice soit déjà presque complète.

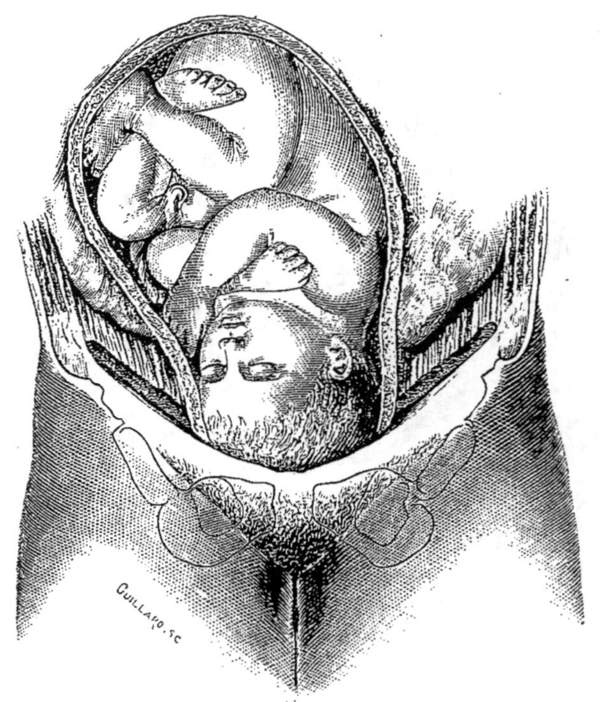

Fig. 236. — Présentation du sommet en occipito-iliaque gauche
postérieure.

D'autres fois les fontanelles, facilement accessibles, présentent des caractères anormaux : ainsi, lorsque la tête est très-ossifiée, la fontanelle antérieure peut être petite, et par conséquent susceptible d'être confondue avec la fontanelle postérieure, si l'on n'a pas le soin de prendre en considération le nombre des sutures qui y aboutissent et l'angle qu'elles forment entre elles. Par contre, la fontanelle postérieure, peu ossifiée, offrira parfois un espace membraneux étendu qui pourra faire croire qu'on a sous le doigt la fontanelle antérieure ; c'est encore par le nombre et la direction des sutures qu'on évitera l'erreur.

Enfin, il peut exister des *fontanelles supplémentaires*, c'est-à-dire des espaces membraneux, dépourvus d'ossification sur le trajet de la suture sagittale. Celle qu'on rencontre le plus souvent, à laquelle on donne le nom de *fontanelle sagittale* (1), est située à deux centimètres environ en avant de la fontanelle occipitale. Tantôt elle est simple et ressemble à une encoche creusée sur le bord interne d'un pariétal; alors sa forme est celle d'un triangle dont la base est sur la suture sagittale, tandis que le sommet va en s'effilant sur le pariétal et donne naissance à une suture supplémentaire.

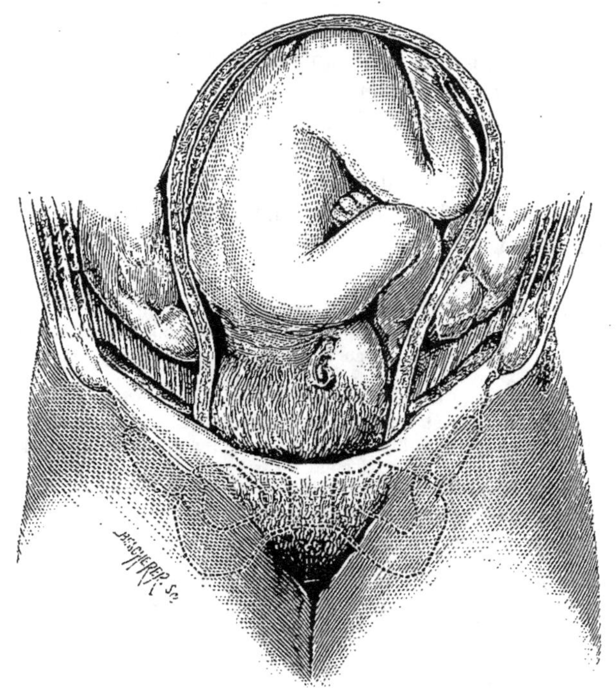

Fig. 237. — Présentation du sommet en occipito-iliaque droite antérieure.

Tantôt elle est double et occupe le bord interne de chaque pariétal, et alors sa forme est losangique. Quand la fontanelle sagittale est triangulaire, elle peut être confondue avec la fontanelle occipitale. La fausse suture qui se

____

(1) La fontanelle *sagittale* a été, en 1837, l'objet d'un travail important de Vulfranc Gerdy (a) qui l'a décrite pour la première fois. Aussi, donne-t-on quelquefois à cette fontanelle le nom de fontanelle de Gerdy. Depuis, elle a été étudiée par un certain nombre d'auteurs

(a) J. Vulfranc Gerdy, *Recherches et propositions d'anatomie, de pathologie et de tocologie.* Paris, 1837, n° 128, p. 6 et 7.

trouve à son sommet (voy. la note ci-dessous) pourrait alors en imposer pour la suture sagittale à laquelle elle est cependant perpendiculaire. La conséquence d'une semblable erreur serait de faire attribuer à la tête une direction perpendiculaire à celle qu'elle a réellement, et de faire croire, par exemple, qu'elle s'engage suivant le diamètre oblique gauche quand elle s'engage, en réalité, suivant le diamètre oblique droit. Quand la fontanelle supplémentaire est losangique, il est facile de la prendre pour la fontanelle bregmatique. Comme elle est voisine de la fontanelle occipitale, cette confusion aurait pour résultat de faire supposer que le front est là où se trouve l'occiput. On diagnostiquerait ainsi, par exemple, une droite postérieure pour une gauche antérieure. Pour éviter toute erreur de ce genre, on parcourra d'une extrémité à l'autre la suture sur laquelle on aura le doigt. Si c'est bien la suture sagittale, on trouvera à 2 centimètres de distance de la fontanelle supplémentaire la fontanelle occipitale. On saura ainsi que la fontanelle losangique qu'on aura sentie tout d'abord ne peut être la bregmatique, qui est beaucoup plus éloignée. On contrôlera ce diagnostic en explorant de nouveau la suture sagittale et en s'efforçant d'atteindre la fontanelle bregmatique située à 4 ou 5 centimètres plus loin.

parmi lesquels nous citerons Barkow (*a*), Hamy (*b*), Augier (*c*), et surtout le professeur Broca (*d*). Ce dernier auteur en a parfaitement montré l'origine. L'ossification du pariétal se fait autour d'un point situé au niveau de la bosse pariétale. De ce point partent, dans toutes les directions, des rayons osseux, rectilignes, disposés en deux couches, une profonde et une superficielle, celle-ci toujours en retard sur la première. Dans la direction de l'angle postéro-supérieur du pariétal, un peu en avant de cet angle, les fibres osseuses sont plus courtes et moins serrées ; l'ossification se fait là moins vite, de sorte qu'à une certaine époque de la vie fœtale, il y a là normalement un triangle encore membraneux, tandis que l'ossification est parvenue, dans les régions voisines, jusqu'aux bords de l'os. Ce triangle a reçu le nom d'*incisure pariétale*. La fontanelle sagittale n'est autre chose que le vestige de cette disposition. Et ce n'est pas une rareté, car le professeur Broca a conclu de ses recherches que, à terme, la fontanelle sagittale n'existe pas moins d'une fois sur quatre. Il est juste de dire pourtant qu'elle est souvent réduite à de trop petites dimensions pour être une cause d'erreur de diagnostic, en sorte que la proportion indiquée par Broca, bien que vraie anatomiquement, est cliniquement trop élevée.

(*a*) Barkow, *Comparative Morphologie der Menschen und der menschänlichen Thiere.* Breslau, 1862, 2e th., in-folio, p. 11 et suiv., 134 et suiv.

(*b*) *Journal de l'Anatomie et de la Physiologie,* etc., de Ch. Robin, nov. 1870-71, p. 591.

(*c*) A. Clovis Augier, th. Paris, 1875 : *Recherches sur le développement des pariétaux à la région sagittale.*

(*d*) Broca, *Communication à la Société d'Anthropologie.* Séance du 20 mai 1875.

§ 2. — Diagnostic de la présentation et des positions de la face par le toucher.

La présentation reste le plus souvent élevée au début du travail; ce premier fait doit éveiller l'attention de l'accoucheur; en outre la poche des eaux est souvent volumineuse. Quand la partie fœtale est accessible, on la reconnaît à la multiplicité et à la diversité des parties qui la composent. Le

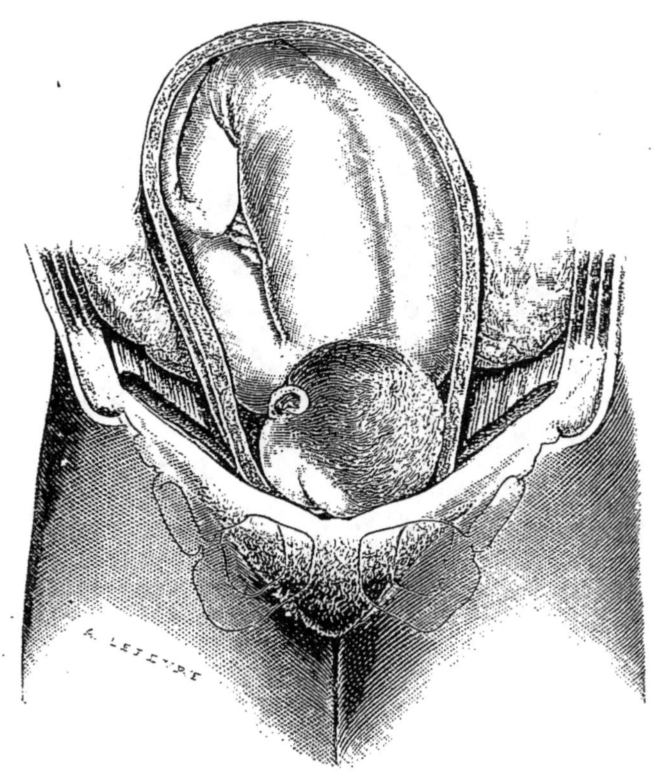

Fig. 238. — Présentation de la face en mento-iliaque droite postérieure.

front avec sa suture présente des caractères analogues à ceux que l'on trouve dans la présentation du sommet; mais au-dessous du front on sent le rebord saillant des orbites, puis les yeux, qui donnent la sensation de deux petites tumeurs mollasses et arrondies. Au-dessous des yeux, le nez forme une saillie caractéristique; cette saillie conserve toujours sa forme pyramidale, même lorsque les régions voisines sont œdématiées et boursouflées : car les téguments du nez sont adhérents aux parties osseuses et se laissent difficilement infiltrer; à la base de l'appendice nasal, on distingue très-bien l'ouverture des deux narines. De toutes les parties qui composent la face, le nez est celle qui se reconnaît le plus facilement. Puis vient la bouche, entourée par les lèvres, qui, sous la pression du doigt, se déplacent comme deux voiles membraneux. Derrière les lèvres, on touche le rebord résistant des alvéoles, et, quand on peut faire pénétrer le doigt entre les deux maxillaires, on sent le bord libre des arcades alvéolaires qui donnent une sensation qu'on ne peut guère méconnaître. Parfois même le doigt introduit dans la bouche sent distinctement les mouvements de succion exécutés par l'en-

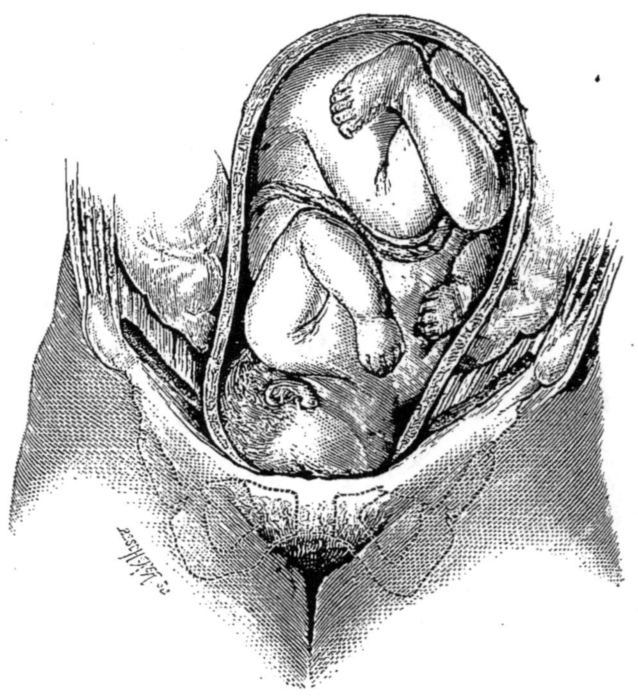

Fig. 239. — Présentation de la face en mento-iliaque gauche antérieure.

fant. Enfin, au-dessous de la bouche, on trouve la saillie formée par le menton, et, de chaque côté de la face, l'os de la pommette et la joue.

Les erreurs de diagnostic sont faciles dans les présentations de la face ; au début du travail, la partie fœtale est, en effet, élevée et on l'explore difficilement. Le médecin qui n'a pas une longue expérience, n'a eu, d'ailleurs, que rarement l'occasion de se familiariser avec les signes de cette présentation. Quand le doigt atteint le front seulement, rien n'est plus facile que de croire à une présentation du sommet; l'erreur serait même inévitable si l'on négligeait la précaution d'explorer la partie fœtale qui se présente, sur la plus grande étendue possible.

Lorsque les membranes sont rompues depuis un certain temps, le gonflement des tissus peut être tel que le diagnostic devient difficile, alors même que la face est très engagée. Les joues tuméfiées se rejoignent sur la ligne médiane, et le nez est profondément caché dans le sillon qu'elles laissent entre elles. Dans ces circonstances on peut prendre les joues pour les fesses, et le sillon interjugal pour le sillon interfessier. C'est en enfonçant le doigt jusqu'à ce qu'il atteigne le nez, qui se laisse peu déformer, que l'on évitera une pareille erreur.

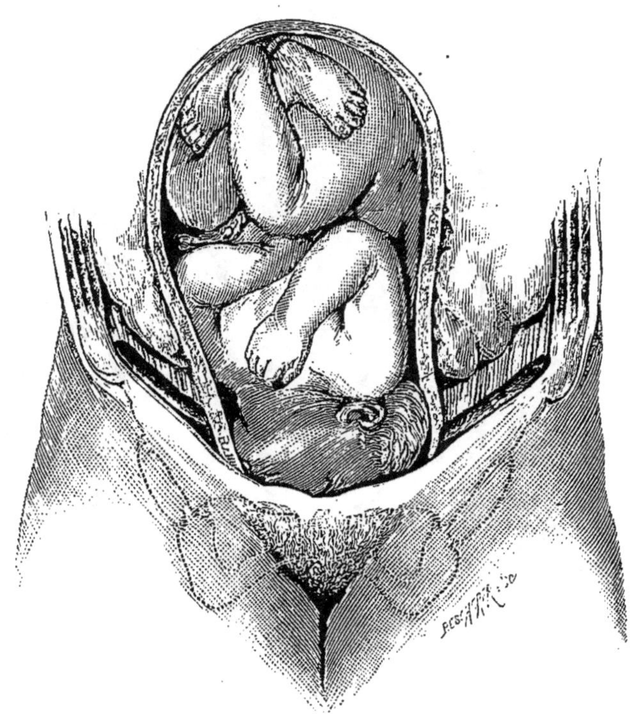

Fig. 240. — Présentation de la face en mento-iliaque droite antérieure.

Tout le monde sait qu'on peut confondre l'anus et la bouche, d'autant plus que les contractions du sphincter anal peuvent être prises pour des mouvements de succion, et chacun répète la mésaventure d'un ancien professeur d'accouchements qui assurait à ses élèves qu'il venait de reconnaître la face, et de pénétrer dans la bouche du fœtus, tandis que le doigt indicateur, enduit de méconium, et qu'il étendait en gesticulant, lui donnait un démenti formel. Pour se mettre à l'abri d'une erreur semblable, il suffit de se rappeler la forme et la dureté des rebords alvéolaires.

Les paupières tuméfiées peuvent aussi en imposer pour les organes géni-

taux ; on ne saurait donc trop répéter le conseil d'explorer toutes les parties
accessibles sur une étendue aussi large que possible.

Dans cette exploration, il faut d'ailleurs user de ménagements ; sans quoi
la pression du doigt pourrait produire des excoriations et des contusions
à la surface de la peau. Nous avons aussi vu le toucher, répété par un trop
grand nombre d'élèves, déterminer la formation de petites phlyctènes ; cependant il faut savoir que celles-ci peuvent apparaître spontanément, lorsque le
travail est très-long.

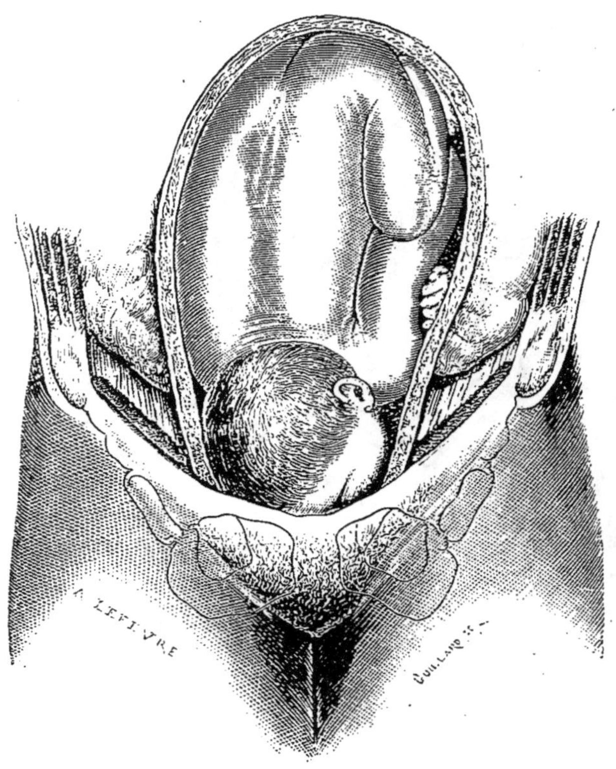

Fig. 241. — Présentation de la face en mento-iliaque gauche postérieure.

Diagnostic des positions de la face. — C'est par le toucher que l'on peut
arriver à un diagnostic certain, et c'est la direction du nez qu'il importe
de bien reconnaître. Les narines regardent le point où se trouve le menton ; et si elles sont dirigées à droite et en arrière, il s'agit d'une position mento-iliaque droite postérieure ; si leur ouverture est au contraire
tournée à gauche et en avant, on diagnostiquera une position mento-iliaque
gauche antérieure. La direction du nez et le point vers lequel sont dirigées
les narines ont donc la même importance pour la face que la direction de la
suture sagittale et la situation des fontanelles pour le sommet ; c'est ainsi que

pour chaque position principale on pourra distinguer les variétés antérieure, transversale et postérieure, suivant que le nez regardera obliquement en avant, transversalement ou obliquement en arrière.

§ 3. — Diagnostic des présentations et des positions de l'extrémité pelvienne par le toucher.

Comme pour le sommet et la face, c'est encore le toucher qui donne les résultats les plus certains. Au début du travail, presque toujours la pré-

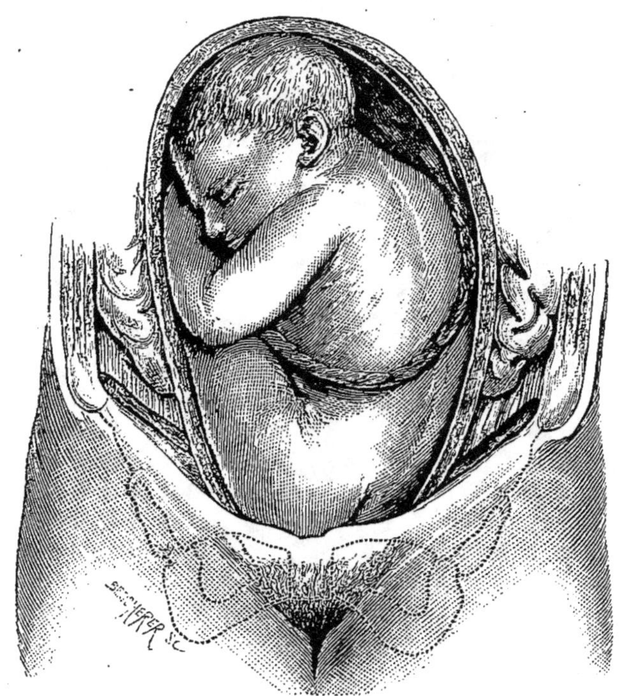

Fig. 242. — Présentation du siége en sacro-iliaque gauche antérieure.

sentation est élevée, à peine accessible ; quelquefois le doigt rencontre un membre qui flotte dans le liquide amniotique ou que le fœtus déplace par un mouvement spontané.

Plus tard, la poche des eaux se forme, et presque toujours elle est volumineuse ; en déprimant les membranes entre deux contractions, on peut reconnaître le siége qui s'est abaissé ; plus tard enfin les membranes se rompent et le diagnostic devient encore plus facile. La rupture de la poche est souvent suivie, surtout pendant les efforts d'expulsion, d'un signe propre à la présentation de l'extrémité pelvienne, l'écoulement du méconium. Quand

l'abdomen du fœtus est pressé par les contractions utérines, le méconium
s'accumule dans le gros intestin, et franchit l'anus pour tomber immédiatement dans le vagin de la mère. Dans d'autres présentations, quand le fœtus
a souffert ou qu'il a succombé, il n'est pas rare qu'il s'écoule du méconium ;
mais presque toujours celui-ci est délayé dans le liquide amniotique avec
lequel il est plus ou moins intimement mélangé, tandis que dans l'accouchement par le siége il conserve sa consistance *poisseuse* : cette différence
d'aspect a une grande importance au point de vue du diagnostic.

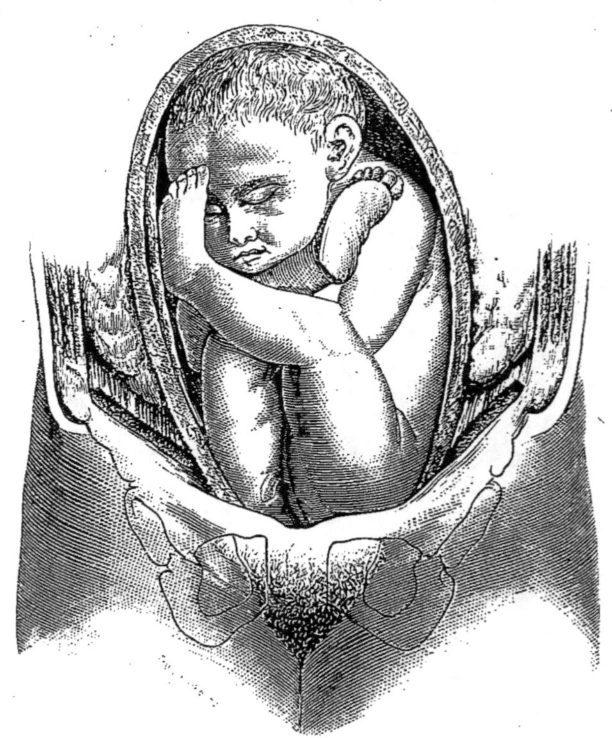

FIG. 243. — Présentation du siége en sacro-iliaque gauche postérieure.

Nous avons dit que l'extrémité pelvienne (voy. p. 446) peut se présenter
complète ou *décomplétée*, c'est-à-dire avec les membres pelviens pelotonnés
autour d'elle ou non : dans le second cas, on peut avoir affaire à trois
variétés différentes : *fesses*, *pieds* ou *genoux*. (Voy. DES PRÉSENTATIONS,
p. 446.)

Les signes propres à chaque variété de présentation sont les suivants :
Les *fesses* forment une tumeur volumineuse, charnue, mollasse dans sa
plus grande étendue ; néanmoins, quand le doigt arrive d'emblée sur l'ischion
ou la face postérieure du sacrum, si l'on néglige d'explorer la présenta-

tion sur une plus large surface, la forme arrondie et dure de l'ischion, la résistance du sacrum, pourraient faire croire à une présentation du sommet ; mais lorsque le doigt parcourt la partie qui se présente, comme pour reconnaître la suture sagittale, il rencontre une rainure, le sillon interfessier, au centre de laquelle on sent une dépression, l'anus, qui est fermé si le fœtus est vivant. Cette dépression s'entr'ouvre et laisse passer le doigt quand on appuie sur elle avec quelque force, et le plus souvent, en retirant la main, on ramène une plus ou moins grande quantité de méconium. En arrière de

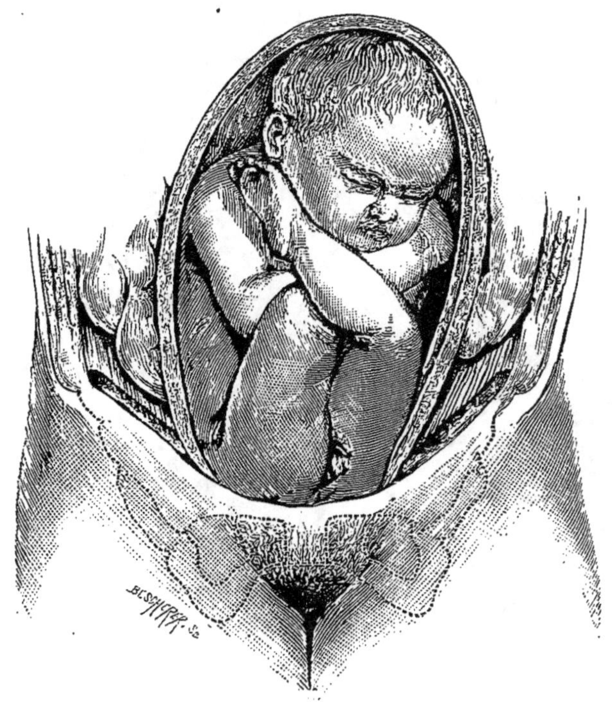

Fig. 244. — Présentation du siége en sacro-iliaque droite postérieure.

l'anus, le coccyx forme une saillie osseuse mobile au milieu des parties molles, qu'on ne peut confondre avec une autre partie fœtale. Plus haut encore, on trouve la face postérieure du sacrum qui présente une crête formée par le rudiment des apophyses épineuses. A l'autre extrémité du sillon interfessier se trouvent les parties génitales. La vulve est difficile à reconnaître, et c'est plutôt par des caractères négatifs qu'on reconnaît les organes génitaux des petites filles ; cependant on pourra quelquefois distinguer l'orifice vulvaire et les deux grandes lèvres qui le bordent. Chez les garçons, le scrotum, qui forme une petite tumeur d'une mollesse extrême, pend le plus souvent au-dessous de la racine des deux cuisses, qui sont relevées. En explorant cette tumeur, on sent la verge sous la forme d'un cordon arrondi qui résiste sous le doigt et roule sur le scrotum.

Dans ces conditions, on peut annoncer à l'avance le sexe de l'enfant; mais si l'on n'a pas senti le scrotum et la verge, il ne faut pas se hâter d'annoncer la naissance d'une fille, parce qu'il s'agit quelquefois d'un garçon dont les organes génitaux sont relevés au devant de l'abdomen.

Les *pieds*, soit qu'ils descendent les premiers, soit qu'ils restent accolés aux fesses, se reconnaissent à leur petit volume et à leur forme particulière.

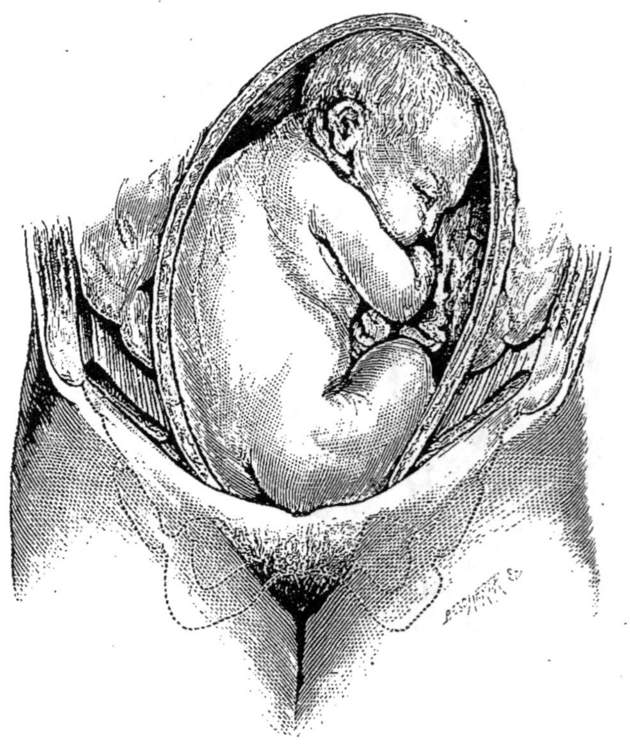

Fig. 245. — Présentation du siége en sacro-iliaque droite antérieure.

Les orteils, le talon, les malléoles, sont les parties les plus faciles à bien sentir, mais on peut confondre le pied avec la main; on évitera cette erreur en se rappelant que les orteils, quoique assez longs, sont plus courts que les doigts, qu'ils sont tous rangés sur la même ligne, tandis qu'à la main, le pouce est toujours plus ou moins éloigné des quatre doigts. Les malléoles et surtout le talon forment aussi des saillies qu'on ne retrouve pas à la main; enfin, quand l'exploration est facile, on remarquera que le pied s'articule à angle droit avec la jambe, tandis que l'axe de la main se confond avec celui de l'avant-bras. Il est bon de savoir distinguer le pied droit du pied gauche. Pour y parvenir, on détermine d'abord la position occupée par les orteils et par le talon; puis, en explorant les deux bords de la plante du pied, on cherche le bord interne, qui est plus épais que le bord externe et correspond au gros orteil. Rien n'est plus facile que de savoir alors le pied que l'on touche; il suffit pour cela que l'observateur place par la pensée son propre pied dans la situation exacte du pied de l'enfant, de manière que le talon, le bord interne et les orteils puissent pour ainsi dire se superposer; il diagnostiquera un pied du côté droit, s'il réussit à superposer son pied droit à celui de l'enfant, et un pied gauche dans le cas contraire.

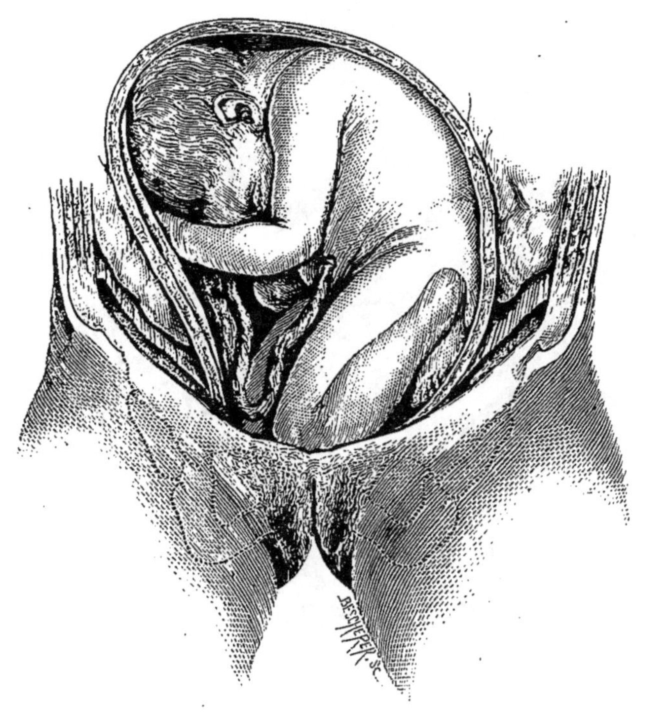

Fig. 246. — Présentation des genoux.

Les *genoux* (voy. fig. 246) se reconnaissent à une tumeur arrondie, dure, surmontée par le pli du jarret et se continuant avec la jambe et la cuisse. La rareté de cette présentation fait qu'au premier abord on est toujours embarrassé; mais une exploration attentive permettra de reconnaître directement les caractères du genou, et, de plus, on fera le diagnostic par élimination, car cette partie fœtale ne ressemble à aucune autre.

Quand il existe une présentation pelvienne complète, on le reconnaît à ce qu'on trouve à la fois les caractères des fesses et ceux des membres inférieurs.

Diagnostic des positions de l'extrémité pelvienne. — C'est encore par le toucher qu'on arrivera le plus sûrement à reconnaître la position pendant le travail. Ce procédé d'exploration permet, en effet, de distinguer trois régions qui indiquent de quel côté regarde la face postérieure du sacrum. La pointe du coccyx, les organes génitaux, et enfin les membres inférieurs du fœtus, regardent tous trois du même côté que le plan antérieur, par conséquent du côté opposé à la face postérieure du sacrum (point de repère qui sert à déterminer les rapports du bassin maternel avec la présentation

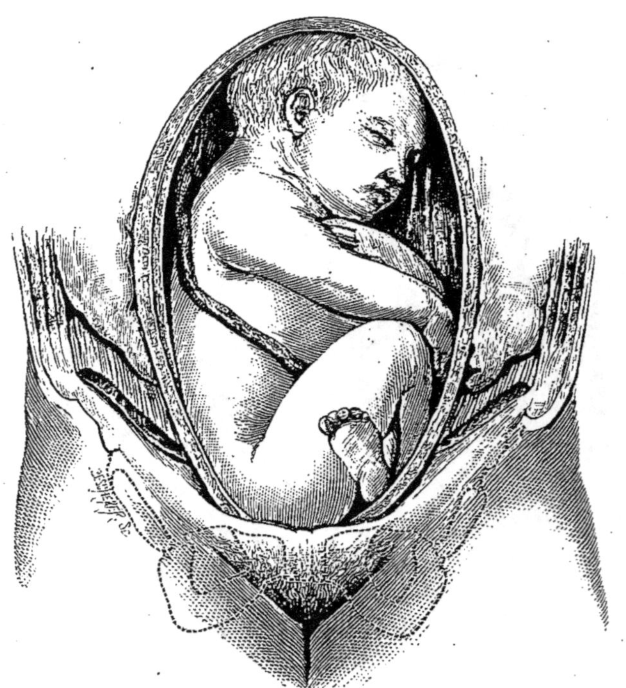

Fig. 247. — Présentation de l'extrémité pelvienne complète avec jambes croisées en sacro-iliaque droite.

du siége). Ainsi, lorsqu'une de ces régions regarde à droite et en arrière, on a affaire à une position sacro-iliaque gauche antérieure.

Lorsque les pieds se présentent seuls, la direction des calcanéums indique celle du dos, et par conséquent suffit à déterminer la position. Au contraire, lorsque les pieds accompagnent le siége, ils sont dans l'adduction, croisés l'un sur l'autre et ordinairement dirigés de telle sorte qu'ils sont parallèles au diamètre transversal du tronc; les orteils du pied gauche sont alors tournés vers le plan latéral droit, ceux du pied droit vers le plan latéral gauche, tandis que les talons occupent une situation inverse. Il faut tenir compte de cette direction : car, dans ce cas, si les orteils du pied gauche regardent la moitié antérieure du bassin, le plan latéral droit du fœtus a la même orientation, et son dos regarde la moitié latérale droite (voy. fig. 247) ; réciproquement, si ce sont les orteils du pied droit qui regardent la moitié antérieure du bassin, le dos du fœtus regarde la moitié latérale gauche. Nous avons dit (p. 628) comment on pouvait distinguer le pied gauche du pied droit. Il n'y aura donc pas de difficulté pour faire ce diagnostic.

§ 4. — Diagnostic des présentations et des positions du tronc par le toucher.

Avant le début du travail, on peut soupçonner une présentation de l'épaule à la forme transversalement élargie du globe utérin ; mais, suivant une

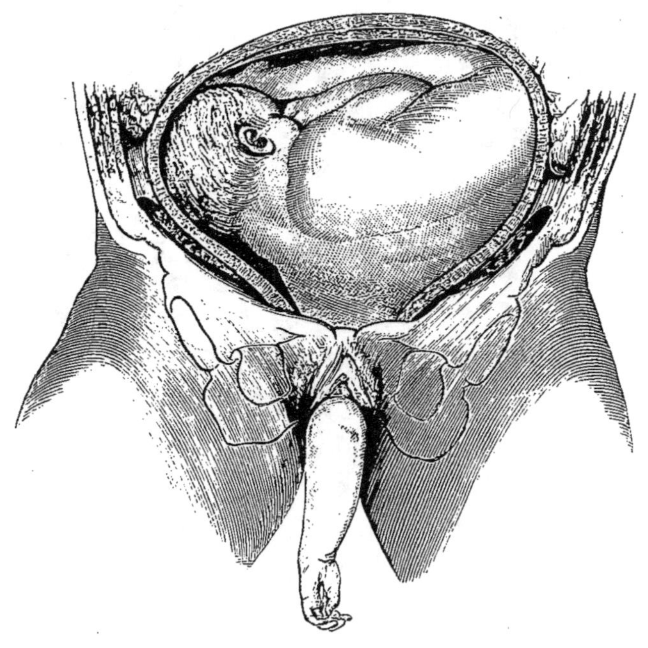

Fig. 248. — Présentation de l'épaule gauche en acromio-iliaque droite, avec issue de la main et de l'avant-bras hors des parties génitales.

remarque du professeur Herrgott, cette forme disparaît après la rupture de la poche des eaux, et lorsque l'épaule appuie sur le détroit supérieur, le tronc se relève presque verticalement.

Nous avons dit (p. 488 et 510) quels étaient les résultats fournis par le palper et l'auscultation, au point de vue du diagnostic des présentations et des positions du tronc ; nous n'y reviendrons pas ici. Voyons donc les sensations obtenues par le toucher vaginal. Avant le travail ou à son début, la présentation est élevée, quelquefois inaccessible au doigt. La poche des eaux qui se forme est volumineuse, on sent quelquefois un petit membre, le bras ou la main, qui flotte dans le liquide amniotique. Le diagnostic devient de plus en plus facile, à mesure que la partie fœtale descend : car le doigt peut l'explorer en déprimant les membranes dans l'intervalle des contractions ; plus tard enfin, les membranes se rompent, et nous devons indiquer successivement les signes à l'aide desquels on peut alors reconnaître la présentation.

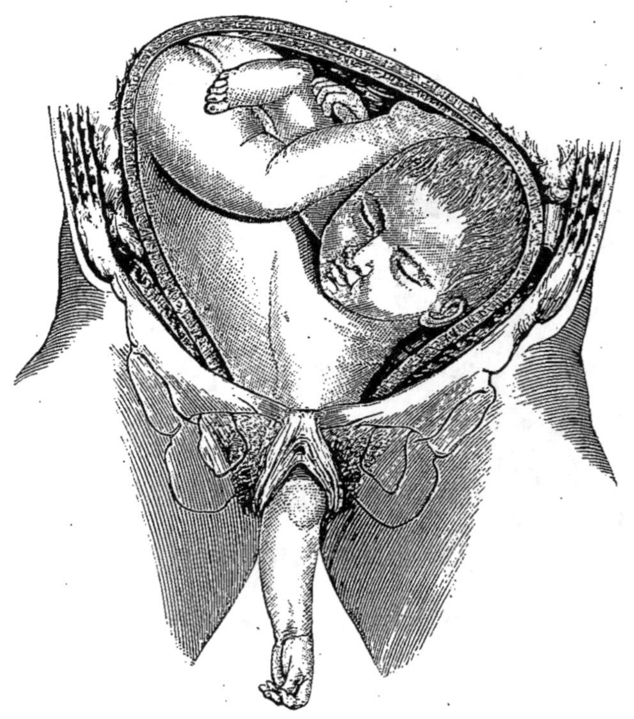

Fig. 249. — Présentation de l'épaule gauche en acromio-iliaque gauche, avec issue de la main, de l'avant-bras et d'une portion du bras.

Dans le cas le plus simple, l'épaule est fortement abaissée, la main et l'avant-bras sont déjà hors des parties génitales ou engagés dans le vagin (voy. fig. 248 à 251). Il suffit de regarder la main ou de la toucher pour la reconnaître ; mais il ne faudrait pas en conclure trop vite qu'il s'agit d'une présentation de l'épaule ; la main peut, en effet, faire procidence au-dessous d'une présentation du sommet ou de la face ; et pour s'assurer qu'il s'agit d'une présentation de l'épaule, il faut, en longeant le bras, arriver directement sur le tronc et le reconnaître. Pourtant, quand l'avant-bras sort de la vulve de presque toute sa longueur (voy. fig. 251), il s'agit certainement d'une présentation de l'épaule et non d'une simple procidence.

Lorsque le bras reste appliqué contre la poitrine (voy. fig. 252) le diagnostic est plus difficile, et les signes de la présentation diffèrent avec chaque variété.

L'épaule se reconnaît à une saillie arrondie, contre laquelle on sent l'omoplate, dont on distingue quelquefois l'épine ou le bord postérieur et l'angle inférieur, en les soulevant avec le bout du doigt. En avant de l'épaule,

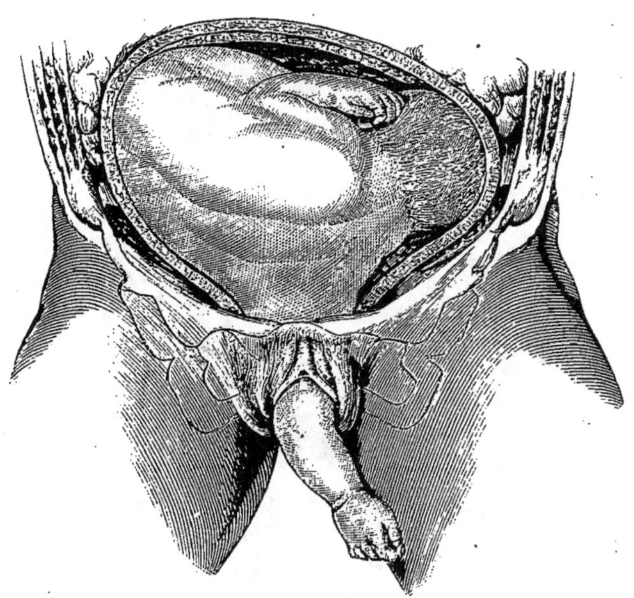

Fig. 250. — Présentation de l'épaule droite en acromio-iliaque gauche, avec issue de la main et de l'avant-bras hors des parties génitales.

la clavicule forme un petit relief sous la peau. Le creux de l'aisselle a encore plus d'importance, car on le reconnaît souvent alors qu'on ne peut distinguer ni l'omoplate ni la clavicule.

Le meilleur caractère distinctif de la présentation du tronc est fourni par une série de reliefs et de dépressions parallèlement dirigés, qui sont formés par les côtes et les espaces intercostaux; c'est ce qu'on a appelé le *gril intercostal.* Ce signe est surtout évident quand on a soin d'explorer le thorax par un mouvement de va-et-vient imprimé au doigt.

D'autres fois, en contournant profondément le tronc, soit en avant, soit en arrière, on rencontre la colonne vertébrale ou la paroi abdominale. La colonne vertébrale se reconnaît à sa rigidité, et à une crête inégale formée par la saillie des apophyses épineuses. Quant à l'abdomen, sa mollesse embarrasserait fort l'observateur s'il ne pouvait atteindre les dernières côtes ou l'ombilic.

Le coude occupe parfois le centre du bassin (voy. fig. 252) ; on le reconnaît aussi à sa forme particulière, et aux saillies formées par l'olécrâne, l'épitrochlée et l'épicondyle. On peut cependant confondre la saillie formée par le coude avec la saillie du talon, et prendre le relief des tubérosités épitrochléenne et épicondylienne pour les deux malléoles. Le meilleur moyen d'éviter l'erreur est de suivre le membre, qu'on touche sur une aussi grande longueur que possible.

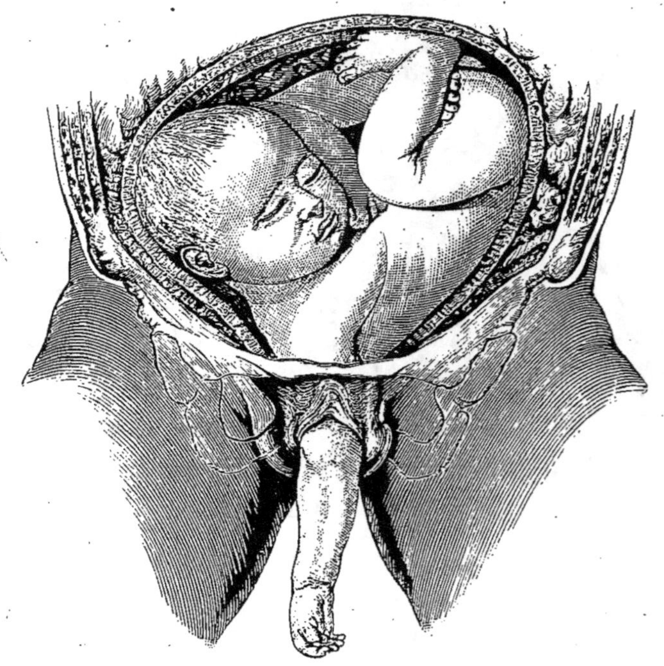

Fig. 251. — Présentation de l'épaule droite en acromio-iliaque droite. La main, l'avant-bras et une partie du bras sont sortis des parties génitales.

La main se reconnaît à sa forme particulière, et l'on ne pourrait guère la confondre qu'avec un pied ; mais les doigts sont *beaucoup plus longs* que les orteils, et le pouce est séparé des autres doigts, tandis que les orteils sont tous accolés les uns aux autres et bien alignés. Nous n'insisterons pas plus longtemps sur ce diagnostic différentiel que nous avons déjà indiqué en étudiant la présentation des pieds. Quand le fœtus est vivant, l'observateur sent parfois son doigt entouré et saisi par la main du fœtus, ce qui rend toute erreur impossible.

Diagnostic des positions du tronc. — Une fois la présentation du tronc reconnue, il faut encore rechercher quelle est l'épaule qui se présente et dans quelle position elle est située.

Le cas le plus facile est celui dans lequel le bras fait procidence ; lorsque en effet la main est hors de la vulve, il suffit de reconnaître la main droite ou la main gauche pour savoir quelle est l'épaule qui se présente (voy. fig. 248 à 251). Pour permettre de distinguer les deux mains l'une de l'autre, on donne généralement le conseil suivant : Saisir la main qui fait procidence et la tourner de telle sorte que la face palmaire soit dirigée en avant et en haut,

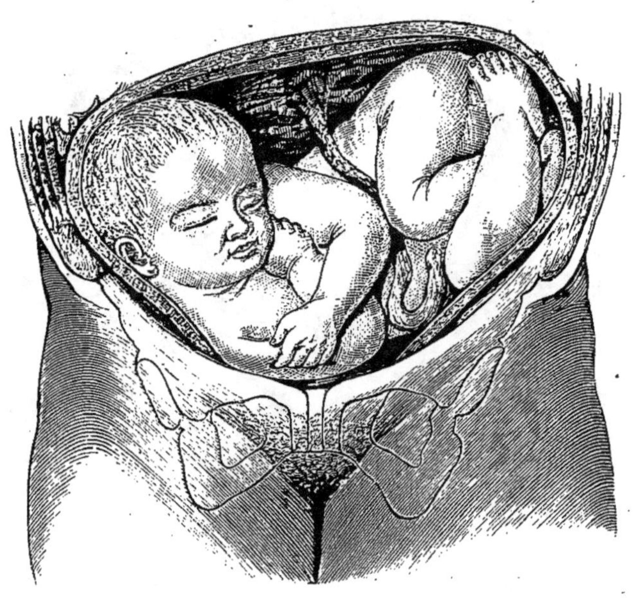

FIG. 252. — Présentation de l'épaule droite en acromio-iliaque droite.

et dans cette situation, si le pouce est tourné vers la cuisse droite de la mère, c'est la main droite ; s'il est tourné vers la cuisse gauche, c'est la main gauche. Ce conseil est infaillible, mais on l'oublie. Aussi est-il préférable que l'accoucheur remarque simplement quelle est celle de ses mains qui peut être superposée sur celle du fœtus, les doigts étant dans la même direction, la face palmaire recouvrant la face dorsale, pouce sur pouce, petit doigt sur petit doigt, et le diagnostic sera tout aussi assuré : car, au volume près, la main d'un adulte est exactement faite comme la main d'un enfant.

L'aspect de la main ayant appris quelle est l'épaule qui se présente, on peut souvent, sans autre examen, savoir quelle est sa position ; quand, en effet, le bras sort dans son attitude la plus naturelle, la face dorsale de la main regarde du côté de la tête, et le petit doigt est dirigé du même côté que le dos. Supposons la main droite sortie des parties génitales, supposons encore que sa face dorsale regarde la cuisse droite et que le pouce soit du côté du pùbis (voy. fig. 251), nous saurons que la tête du fœtus est à droite, que son dos est en arrière, et nous diagnostiquerons une présentation de l'épaule droite en position acromio-iliaque droite. Pour les autres positions, la main aurait une direction que. l'on trouvera facilement.

Le problème est plus difficile quand le bras reste dans l'utérus ; alors, après avoir reconnu le tronc, il faut d'abord chercher de quel côté est située la

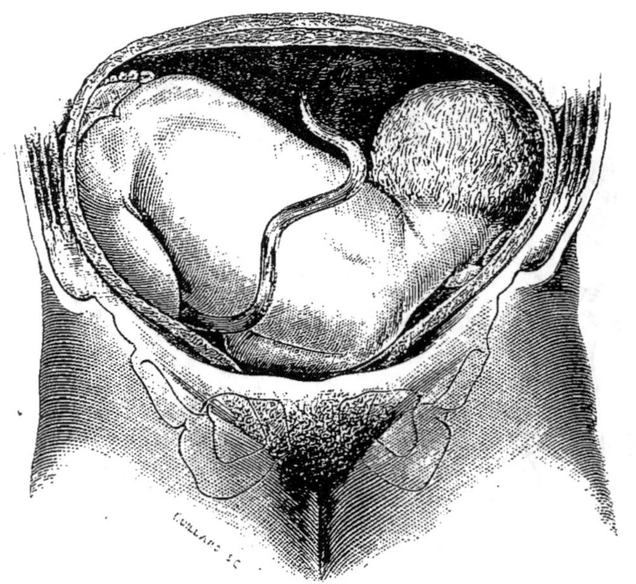

FIG. 253. — Présentation de l'épaule droite en acromio-iliaque gauche.

tête du fœtus ; pour cela, le doigt cherche le fond du creux de l'aisselle, dont l'ouverture regarde un point diamétralement opposé à celui qui est occupé par l'acromion et par la tête (voy. fig. 253). La situation de la tête une fois reconnue, on a fait un premier pas vers le diagnostic ; mais il reste à trouver où est le dos du fœtus, s'il est en avant ou en arrière, ce qu'on reconnaîtra à la position occupée par le scapulum ou par la colonne verté- brale ; si le plan antérieur est seul accessible, on saura que le dos occupe le point diamétralement opposé.

Les points occupés par le dos et par la tête du fœtus étant bien reconnus, on sait exactement quels sont les rapports du corps de l'enfant avec le bassin, et l'on arrive du même coup au diagnostic de la présentation et à celui de la position. Quand la tête est à gauche, si le dos est en avant, il s'agit d'une présentation de l'épaule droite en position acromio-iliaque gauche (voy. fig. 253) ; si le dos est en arrière, c'est une présentation de l'épaule gauche en position acromio-iliaque gauche (voy. fig. 249).

Quand, au contraire, la tête est à droite (position acromio-iliaque droite pour les deux épaules), si le dos est en avant, c'est l'épaule gauche qui se présente et c'est l'épaule droite si le dos est en arrière (voy. fig. 248 et 251). En résumé, l'on voit que le nom de l'épaule qui se présente, la situation de la tête ou de l'acromion et celle du dos sont trois éléments qui sont corrélatifs, et en quelque sorte réunis entre eux par une équation, de telle sorte que deux des éléments étant déterminés, le troisième s'en déduit nécessairement (voy., du reste, p. 460).

ARTICLE II

DU MÉCANISME DE L'ACCOUCHEMENT

On donne le nom de *mécanisme* de l'accouchement à l'ensemble des mouvements imprimés au fœtus par les contractions utérines et abdominales, pendant son passage à travers le canal pelvi-génital. La connaissance de ces différents mouvements est d'une importance capitale, et nous verrons dans la suite combien elle est féconde en applications pratiques. Nous étudierons le mécanisme successivement dans les différentes présentations.

§ 1. — Du mécanisme de l'accouchement dans la présentation du sommet.

Les différents mouvements que subit le fœtus pendant le travail ont pour but de rendre son expulsion plus facile : c'est ce qui ressortira de l'étude de ces mouvements que l'on désigne sous le nom de *temps de l'accouchement*. Nous décrirons pour la présentation du sommet six temps (1), qui sont, en les énumérant suivant l'ordre dans lequel ils se font en général : 1° la *flexion*; 2° l'*engagement*; 3° la *rotation*; 4° l'*extension* ou *dégagement*; 5° la *rotation des épaules* ou *restitution*; 6° l'*expulsion du tronc*.

Quelle que soit la position du sommet, le mécanisme de l'accouchement est soumis aux mêmes lois générales; ce sont ces lois que nous étudierons dans leur ensemble, sans nous occuper des variétés qu'elles présentent pour chaque position; et quand elles nous seront connues, rien ne sera plus simple que d'en faire l'application à chaque cas particulier.

PREMIER TEMPS. — *Mouvement de flexion.* — La tête étant placée au détroit supérieur, dans une attitude intermédiaire entre la flexion et l'extension, le premier effet des contractions utérines est de lui faire exécuter un mouvement de flexion qui rapproche le menton du sternum; quand ces deux

---

(1) Avant 1865, on décrivait seulement les cinq premiers temps. A partir de cette époque Tarnier (a) a ajouté un sixième temps, pour l'expulsion du tronc. Nous développerons, à la fin de cet article (voy. Résumé du mécanisme de l'accouchement), les raisons qui lui ont fait modifier le nombre des temps habituellement admis.

(a) *Atlas complémentaire de tous les traités d'accouchements.* Paris, 1865.

régions du fœtus sont en contact, la flexion est complète, le premier temps
est accompli.

Ce mouvement est facilité par la direction générale du fœtus qui est
courbé sur son plan antérieur; mais c'est principalement dans l'attitude naturelle demi-fléchie de la tête et le mode d'articulation du crâne avec la
colonne vertébrale qu'il faut en chercher la cause. La tête est en effet surprise dans cette attitude par les contractions utérines, soit au détroit supérieur, soit dans l'excavation, soit même sur le plancher périnéal.

Que le fœtus soit arrêté par les parois du bassin, le segment inférieur de
l'utérus ou le plancher périnéal, la tête se trouve soumise, dans son attitude
semi-fléchie, à deux forces opposées : l'une représentée par la résistance des
os pelviens ou des parties molles agissant de bas en haut; l'autre représentée
par les contractions utérines, dont l'action transmise par la colonne vertébrale
s'exerce de haut en bas sur la base du crâne, au niveau même de l'articulation atloïdo-occipitale, c'est-à-dire beaucoup plus près de l'occiput que du
menton. L'occiput doit donc s'abaisser plus facilement et plus tôt que le menton,
et la tête se fléchir. Pour rendre cette explication plus claire on peut envisager
la question d'une autre façon. Ainsi, tandis que la tête appuie de haut en bas
sur l'orifice et sur le pourtour de l'excavation, il est évident que de leur côté
ces parties molles résistent, et que par leur élasticité elles repoussent le sommet de bas en haut. On peut donc dire, en renversant le problème, que la tête
est soumise à une pression qui s'exerce de bas en haut et qui est uniformément répartie sur toute la voûte du crâne, et que la tête ne résiste à cette
pression qu'en prenant un point d'appui sur la colonne vertébrale. Si ce point
d'appui était au milieu de la base du crâne, la tête resterait en équilibre;
mais comme il la divise en deux bras de levier inégaux dont l'antérieur est
plus grand et le postérieur plus petit, il suit de là que les pressions que
nous supposons dirigées de bas en haut sont plus efficaces en avant, et que le
menton doit s'élever et se rapprocher de la poitrine tandis que l'occiput
s'abaisse.

Ne pourrait-on pas dire encore plus simplement que la partie de la tête
située en arrière de la colonne vertébrale, offrant moins de surface que la
partie qui est située en avant, doit trouver moins de résistance pour s'abaisser au milieu des parties molles?

Quelle que soit l'explication qu'on adopte, lorsque l'occiput s'abaisse et que
le menton s'élève, la tête se fléchit.

Le moment où se fait la flexion dépend, comme le fait remarquer le professeur Pajot, des rapports qui existent entre le volume de la tête et la capacité
du bassin. Si la tête est volumineuse ou le bassin légèrement rétréci, c'est au
détroit supérieur que le premier temps s'accomplit nécessairement. Plus le
fœtus est petit, plus la flexion est tardive. Dans certains cas même, l'expulsion
du fœtus peut avoir lieu sans que la flexion se produise; mais on sort alors
du mécanisme normal.

La flexion a pour résultat de placer la tête de telle sorte qu'elle présente au
bassin des diamètres qui sont d'autant plus petits, que le mouvement de flexion

est plus grand. Que l'on place un fœtus de façon que le diamètre occipito-frontal réponde au plan du détroit supérieur, et il suffira de fléchir la tête davantage pour qu'elle se présente par le diamètre sous-occipito-bregmatique. En se fléchissant, la tête subit donc en quelque sorte une réduction de volume qui rend son engagement plus facile. De plus, avant le mouvement de flexion, « le fœtus, dit le professeur Pajot (1), pouvait être considéré dans son ensemble comme une tige brisée, vacillante, dont la mobilité existait surtout dans l'articulation de la tête et du tronc; or, un solide ainsi disposé se trouve dans des conditions défavorables pour la transmission d'une force agissant principalement sur l'une de ses extrémités; il s'ensuivait, avant la flexion, que l'action utérine pressant sur l'extrémité pelvienne pour solliciter la progression fœtale, se perdait en grande partie en passant du tronc à la tête, en raison de la mobilité de cette dernière : mais l'extrémité céphalique, une fois fixée sur le thorax, se trouve très-heureusement disposée pour participer à l'impulsion imprimée alors à la masse générale du fœtus.. »

· On peut dans certains accouchements suivre le progrès du premier temps en recherchant d'instant en instant la hauteur relative des fontanelles postérieure et antérieure. Plus la fontanelle postérieure se rapproche du centre de l'excavation, plus la flexion est prononcée ; la fontanelle antérieure donne des indications inverses. Mais il faut être prévenu que, bien souvent, surtout chez les primipares, la flexion est considérable avant le début du travail, et c'est pour cette raison que de tous les temps du mécanisme de l'accouchement, c'est celui qu'on a le moins souvent l'occasion de suivre pas à pas.

Ce serait aussi une erreur de penser que la flexion doit être complète avant l'engagement de la tête; en théorie, la flexion doit être décrite avant l'engagement; mais le plus souvent ces deux mouvements se combinent et se font simultanément. La flexion nous paraît se produire d'une façon continue et progressive à mesure que la tête descend dans l'excavation, et ce n'est que sur le plancher du périnée que le sommet arrive, selon nous, à être fléchi complétement. Quelques auteurs anglais, et notamment Playfair, croient qu'au moment où la tête arrive dans la moitié inférieure de l'excavation pelvienne, il se produit un léger mouvement de déflexion; le menton s'éloignerait du sternum et la fontanelle antérieure deviendrait plus accessible ; puis la tête se fléchirait de nouveau d'une façon continue jusqu'à ce qu'elle fût descendue sur le périnée. Nous n'avons pas constaté ce mouvement de déflexion.

DEUXIÈME TEMPS. — *Engagement ou mouvement de descente.* — Dans le deuxième temps, le sommet, poussé par la contraction utérine, presse sur l'orifice utérin, qu'il franchit, et descend dans l'excavation. Au début du travail, avant tout engagement, le grand diamètre de la tête peut occuper tous les diamètres du détroit supérieur, sauf le diamètre antéro-postérieur. Nous croyons, avec Playfair, qu'à cette époque du travail la tête est assez souvent placée

---

(1) *Dictionnaire encyclopédique des sciences médicales*, t. I, p. 382.

transversalement. Puis une légère rotation se produit et l'engagement se fait suivant un des diamètres obliques ou dans une direction intermédiaire entre le diamètre transverse et l'un des diamètres obliques. De plus, le vertex descend le premier dans le bassin et correspond à l'orifice utérin, la suture sagittale se maintient à égale distance du pubis et du sacrum. Les deux bosses pariétales descendent ensuite en restant dans le même plan, par conséquent à la même hauteur ; enfin, la tête continuant à descendre, sa circonférence occipito-frontale vient à son tour dans le plan du détroit supérieur. C'est alors que le mouvement de flexion se prononçant comme nous venons de le voir plus haut, la circonférence sous-occipito-bregmatique se substitue à l'occipito-frontale. On voit donc que nous n'admettons pas sur ce point les idées de Nægele, qui pensait que la tête, en s'engageant au détroit supérieur, était toujours inclinée sur le pariétal antérieur et que la bosse pariétale correspondante était plus basse que la postérieure. Cette opinion reposait sur ce fait qu'on atteint plus facilement le pariétal antérieur que le pariétal postérieur, quand, la tête s'engageant au détroit supérieur, on pratique le toucher vaginal. Le fait est vrai, mais il est mal interprété. Si le pariétal droit est plus accessible que le gauche, dans les positions gauches, et réciproquement, cela tient à la courbure de l'axe pelvigénital. L'axe du vagin n'est pas parallèle à l'axe du détroit supérieur : au contraire, il lui serait plutôt perpendiculaire. On conçoit donc que la tête étant placée d'aplomb au détroit supérieur, le doigt explorateur, en suivant la direction du vagin et de la partie inférieure du canal pelvien, tombe immédiatement sur le pariétal antérieur. Velpeau (1), Cazeaux (2), avaient déjà mis en doute la réalité de cette inclinaison latérale de la tête désignée sous le nom d'*obliquité de Nægele* ; dans ces derniers temps, Matthews Duncan (3), Leishman (4), Küneke (5), ont été plus loin et ont affirmé qu'elle n'existait point. Ainsi, la tête descend de manière que le diamètre bipariétal soit parallèle au plan du détroit supérieur, et aux différents plans de l'excavation qu'il traverse successivement de haut en bas. En d'autres termes, le mouvement de progression de la tête est *synclitique*, pour employer une expression dont se servent souvent les accoucheurs anglais. D'après Küneke, le *synclitisme* persisterait jusqu'à la sortie de la tête des parties génitales, tandis qu'il n'existerait, selon M. Duncan, Playfair (6), etc., que dans la moitié supérieure de l'excavation. Dans la moitié inférieure, et particulièrement au détroit périnéal, la tête serait inclinée, et la bosse pariétale antérieure se trouverait plus basse, par rapport aux plans du bassin qu'elle traverse, que la bosse pariétale postérieure (*asynclitisme*). Nous nous rallions à cette dernière opinion.

Pendant l'engagement, la tête doit parcourir toute la hauteur de l'excavation

(1) Velpeau, *Traité complet de l'art des accouchements*, 1835, p. 250.
(2) Cazeaux, *Traité de l'art des accouchements*, 1858, p. 423.
(3) M. Duncan, *Sur le mécanisme de l'accouchement*, etc., trad. Budin, p. 171.
(4) Leishman, *On Essay historical and critical on the Mechanism of Parturition*, p. 81.
(5) Küneke, *Die vier Factoren der Geburt*, 1869, p. 36.
(6) Playfair, *Traité d'accouchements*, 2ᵉ édit., 1878, trad. par Verneil, 1869, p. 352.

pelvienne ; or, la paroi antérieure du petit bassin est beaucoup moins haute que la paroi postérieure ; par conséquent la région du fœtus qui descend derrière le pubis a un chemin beaucoup moins long à parcourir que celle qui doit se mettre successivement en rapport avec tous les points de la courbe formée par le sacrum et le coccyx. — L'engagement n'est complet que lorsque la partie fœtale appuie sur le périnée.

Rien n'est plus facile que de suivre la marche du deuxième temps ; il suffit, en pratiquant le toucher, de remarquer à quelle hauteur se trouve le sommet. Il existe cependant une cause d'erreur bien fréquente dans ce diagnostic : nous voulons parler de la bosse séro-sanguine (voy. p. 687) qui se forme si souvent sur le cuir chevelu pendant l'accouchement, lorsque celui-ci traîne en longueur et que les membranes sont rompues. Cette tumeur est quelquefois considérable ; elle s'avance dans l'excavation et touche le périnée, tandis que le crâne est encore fort élevé ; on pourra donc penser, après un examen superficiel, que l'engagement est presque complet alors qu'il est à peine commencé, et croire à un accouchement facile, alors qu'il existe peut-être un obstacle à l'expulsion de l'enfant. On évitera cette erreur en appuyant le doigt sur la tumeur qui se présente ; quand le sommet s'engage véritablement, on le reconnaît à sa résistance osseuse, à ses sutures et à ses fontanelles ; quand, au contraire, l'engagement est simulé par une tumeur œdémateuse, on reconnaît cette tumeur à sa consistance pâteuse et à l'empreinte qu'y peut laisser le doigt.

Nous répéterons, pour le deuxième temps, ce que nous avons déjà dit pour le premier, que souvent il est exécuté à la fin de la grossesse, avant le début du travail, et qu'il n'est pas rare, surtout chez les primipares, de trouver la tête encore coiffée du segment inférieur au milieu et même à la partie inférieure de l'excavation.

Troisième temps. —*Mouvement de rotation.* — Quand la tête est engagée, elle exécute un mouvement de rotation qui est l'un des plus curieux et des plus importants du mécanisme. Dans ce mouvement, la tête pivote dans l'excavation comme autour d'un axe fictif qui n'est autre que l'axe pelvien lui-même, et l'occiput, quelle que soit sa position première, vient se placer sous la symphyse pubienne (voy. fig. 254).

La rotation se fait tantôt de gauche à droite et tantôt de droite à gauche ; le sens suivant lequel s'effectue ce mouvement dépend de la position primitive de l'occiput, qui est toujours ramené sous le pubis par le chemin le plus court : ainsi, dans les positions occipito-iliaques gauches, l'occiput se meut de gauche à droite et d'arrière en avant, tandis que dans les positions occipito-iliaques droites, il se déplace de droite à gauche et d'arrière en avant.

Puisque, en définitive, l'occiput vient se placer sous le pubis, sa rotation est d'autant plus considérable qu'il est, à son point de départ, placé plus en arrière, et, sous ce rapport, les positions antérieures sont plus favorables que les positions postérieures : car le mouvement de rotation, y étant moins étendu, se fait plus facilement et plus rapidement.

Les causes du mouvement de rotation ont de tout temps appelé l'attention des accoucheurs; aussi, un grand nombre d'explications, qui sont loin d'être toutes satisfaisantes, en ont-elles été données. Baudelocque et ses disciples admettaient que la tête tourne sous l'influence des plans inclinés du bassin (voy. p. 29), sur lesquels elle glisse. J. Hubert (de Louvain), dans un mémoire remarquable (1), a même donné une explication mathématique de ce phénomène; nous ne reproduirons pas cette explication, car si elle est satisfaisante pour les positions gauche et droite antérieures, elle n'est pas acceptable pour les positions postérieures. — La déformation de la tête (voy. p. 680) joue un rôle important dans la production de ce mouvement; il en est de même de l'élasticité des parties molles du bassin, ainsi que cela résulte d'une expérience de P. Dubois : «Chez une femme morte peu de temps après

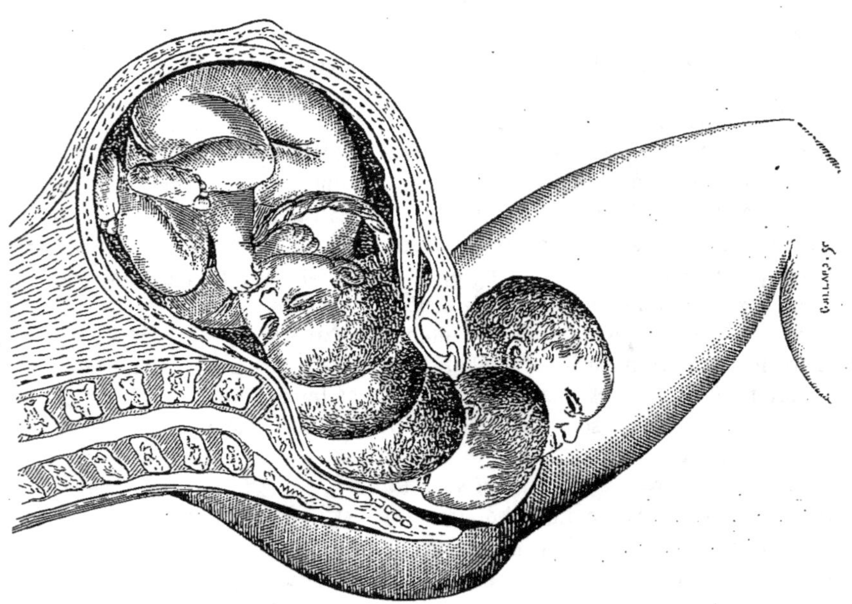

FIG. 254. — Elle montre l'engagement, la rotation de la tête dans une présentation du sommet en occipito-iliaque gauche antérieure et son dégagement en occipito-pubienne.

être accouchée, l'utérus, resté flasque et volumineux, fut largement ouvert jusqu'auprès de l'orifice. Le fœtus de cette même femme fut placé à l'orifice utérin, très-béant et très-mou, dans une position occipito-iliaque droite postérieure du sommet. Plusieurs élèves sages-femmes, comprimant et poussant le fœtus de haut en bas, le firent pénétrer sans peine dans l'excavation du bassin ; il fallut beaucoup plus d'efforts pour que la tête parcourût le périnée et franchît la vulve; mais ce ne fut pas sans surprise que nous vîmes, pendant trois essais successifs, que, quand la tête traversait les voies génitales externes

(1) Voy. *Cours d'accouchement*, publié en 1878, par E. Hubert.

l'occiput était revenu en avant et à droite, et que la face s'était reportée
en arrière et à gauche. Nous répétâmes une quatrième fois l'expérience;
mais cette fois la tête franchit la vulve, l'occiput étant resté en arrière. Nous
prîmes alors un fœtus mort de la veille, mais beaucoup plus volumineux que
le précédent; nous le plaçâmes dans les mêmes conditions que le premier,
et deux fois de suite la tête franchit la vulve après avoir exécuté son mouvement de rotation ; au troisième essai et aux suivants, elle se dégagea sans
qu'il eût été exécuté. Ainsi, le mouvement de rotation n'a cessé d'avoir lieu
que lorsque le périnée et la vulve ont perdu la résistance qui le rendait
nécessaire, ou qui, du moins, en provoquait l'accomplissement. »

P. Dubois ajoute : « Cette cause (celle du mouvement de rotation) réside
évidemment dans la combinaison d'un assez grand nombre d'éléments, savoir:
d'une part, le volume, la forme et la mobilité des parties qui sont expulsées ;
et d'autre part, la capacité, la forme et la résistance du canal qui est parcouru; et telle est l'influence de cette combinaison, que les parties du fœtus
se placent dans les conditions les plus favorables à leur passage. Une vive
résistance leur est-elle opposée en un point, elles s'y soustraient et cherchent
un lieu où il y ait plus de place et de liberté. La mobilité des parties qui traversent, l'extrême lubrification de celles qui sont parcourues, rendent tout
cela très-simple et très-intelligible. » C'est ce que le professeur Pajot a formulé dans une seule phrase lorsqu'il a dit que les causes du mouvement de
rotation dérivent du principe suivant : « *Quand un corps solide est contenu
dans un autre, si le contenant est le siége d'alternatives de mouvements et de
repos, si les surfaces sont glissantes, le contenu tendra sans cesse à accommoder sa forme et ses dimensions aux formes et à la capacité du contenant.* »

Les accoucheurs anglais Tyler Smith, Leishman, Playfair, etc., font jouer
un grand rôle aux épines sciatiques dans la production du mouvement de
rotation. Selon eux, l'occiput placé en avant des épines sciatiques dans les
occipito-antérieures ne peut tourner en arrière et se porte en avant, en glissant
sur le plan incliné antérieur. Dans les occipito-postérieures, l'occiput se
trouve en arrière de l'épine sciatique et à la même hauteur que cette épine
tant que la flexion n'est pas complète, de sorte que le mouvement de rotation ne peut se produire ; au contraire, lorsque la tête est aussi fléchie que
possible, l'occiput se trouve situé plus bas que l'épine sciatique, et ne vient
plus buter contre elle ; il peut donc glisser en avant sur le ligament sacro-sciatique d'abord, puis sur le plan incliné antérieur, pour revenir derrière les
pubis. Cette théorie montre bien comment l'épine sciatique empêche l'occiput
de tourner en arrière dans les occipito-antérieures, et en avant dans les occipito-postérieures avant la flexion complète ; mais elle ne fait pas voir quel est
l'agent direct du mouvement de rotation. C'est cet agent que Tarnier a cherché à déterminer en se fondant sur deux résultats cliniques incontestables :
1° la rotation ne se produit que lorsque la flexion est complète; 2° dès que
la tête est fléchie et engagée, elle est, par suite de l'inclinaison du plancher
du bassin, projetée en bas et en avant. Cette projection se fait de telle sorte
qu'une des bosses pariétales, plus saillante que le reste de la tête, vient

proéminer dans l'intervalle qui sépare les branches ischio-pubiennes, et cela, qu'il s'agisse d'une occipito-antérieure ou d'une occipito-postérieure. Pour bien se rendre compte de ce fait, il faut placer une tête fœtale dans un bassin osseux ; on voit alors nettement qu'après la flexion et l'engagement de cette tête, quelle que soit sa position primitive, la bosse pariétale prend la situation que nous venons d'indiquer. La tête est ainsi poussée par les contractions utérines contre le périnée et la paroi antérieure du bassin ; réciproquement, elle subit de la part de ces parties une pression dirigée d'avant en arrière qui se répartit uniformément sur le crâne. Or, si l'on examine la figure 255, on voit que la portion BF du crâne située entre le front et la bosse pariétale est plus étendue que la partie BO située entre cette bosse et l'occiput ; elle subira, par conséquent, une pression plus grande et sera portée en arrière, quand la tête progressera ; c'est-à-dire que le front tournera vers le sacrum, et, par conséquent, l'occiput vers le pubis. La rotation s'explique donc comme la flexion (voy. p. 638), par l'inégale longueur de deux bras de levier. La bosse pariétale, une fois arrivée entre les branches ischio-pubiennes, trouve devant elle un canal musculo-membraneux, qui a la forme d'un entonnoir aplati d'un côté à l'autre et dont la grosse extrémité est dirigée en arrière et en haut. Elle s'engage dans cet entonnoir ; puis à mesure qu'elle y descend, elle est, peu à peu, projetée de côté, vers l'une des branches ischio-pubiennes (la droite, s'il s'agit d'une position gauche ; la gauche, s'il s'agit d'une position droite), et ce dernier mouvement continue jusqu'à ce que la rotation soit complète. Il en résulte que le doigt, qui explore l'orifice antérieur du vagin, sent successivement la bosse pariétale, puis une des branches de la suture lambdoïde et enfin l'occiput, qui finit par occuper la ligne médiane et vient se placer au-dessous du ligament triangulaire. Ce mouvement de rotation s'effectue progressivement à mesure que la tête s'engage de plus en plus dans l'entonnoir dont nous venons de parler.

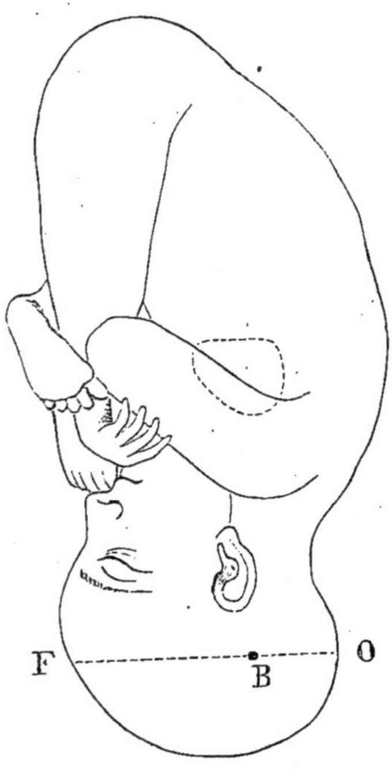

Fig. 255. — Attitude de la tête dans la présentation du sommet (d'après Ribemont).

Le troisième temps produit, dans les rapports de la tête et du bassin, des changements très-favorables à l'expulsion de l'enfant. En effet, le diamètre antéro-postérieur, ou grand diamètre de la tête, est ramené dans le sens du diamètre coccy-pubien ; et comme celui-ci s'allonge par le recul du coccyx, le sommet peut franchir le détroit inférieur. La sortie d'un corps aussi volumineux que l'ovoïde formé par la tête eût été difficile ou impossible sans ce mouvement, les autres diamètres du détroit inférieur n'étant pas susceptibles d'allongement notable.

Ce que nous venons de dire pourrait laisser supposer que l'accouchement est impossible chaque fois que la rotation fait défaut; cependant l'observation clinique démontre que l'accouchement est encore possible dans certains cas, quoique la tête ne tourne pas; mais ce sont là des faits assez exceptionnels pour que nous les étudiions à part, avec d'autres anomalies (voy. p. 650.)

Rien n'est plus facile que d'apprécier les différentes phases du mouvement de rotation; il suffit, en effet, de reconnaître aux diverses époques du travail la direction de la suture sagittale, qui, oblique au début, devient antéro-postérieure quand la rotation est complète. Ce mouvement s'effectue le plus souvent lentement et progressivement, comme nous venons de le dire plus haut, mais quelquefois il est rapide et s'accomplit en quelques instants, sous l'influence d'une seule douleur, par exemple.

QUATRIÈME TEMPS. — *Extension, Déflexion ou Dégagement.* — Le quatrième temps est caractérisé par un mouvement d'extension de la tête.

Au moment où la tête franchit le détroit inférieur, elle appuie sur le périnée, qu'elle distend et qu'elle transforme en une gouttière conduisant l'occiput vers l'ouverture vulvaire. Quand les parties sont découvertes, le quatrième temps se passe sous les yeux de l'observateur. A chaque contraction, la tête descend et le périnée s'allonge; puis, la contraction passée, le périnée se rétracte en poussant un peu la tête en haut. Enfin, la vulve s'entr'ouvre pendant un nouvel effort, et l'occiput est la première partie qu'on aperçoit sous l'arcade pubienne. A ce moment la tête est encore fléchie (voy. fig. 254); mais bientôt la nuque semble prendre un point d'appui derrière le pubis, la tête franchit complètement l'orifice vulvaire en exécutant un mouvement d'extension, et l'on voit successivement apparaître, après l'occiput, le vertex, le front, le nez, la bouche et le menton, qui sort le dernier de la vulve.

Cazeaux a donné de ce mouvement l'explication suivante : « Une fois l'occiput engagé sous l'arcade du pubis, la partie postérieure du cou vient s'appliquer contre la face postérieure de la symphyse, et celle-ci détruit par sa résistance toute la portion de force utérine qui agissait sur l'occiput : il ne reste donc plus de cette force que la partie qui agissait sur le menton. Celle-ci continue son action; le menton est abaissé, et ce mouvement d'abaissement du menton force l'occiput à se relever, c'est-à-dire toute la tête à se renverser au-devant de la symphyse du pubis (1). » Tarnier, dans la dernière édition de Cazeaux, a fait justice de cette explication. N'est-il pas évident, en effet, lorsque l'occiput est dégagé, que toutes les parties molles qui forment le périnée repoussent en haut et en arrière la partie antérieure de la tête sur laquelle elles sont appliquées, et que le mouvement de flexion est alors aussi complet que possible?

1) Cazeaux, 5e édit., p. 427.

Voici comment Tarnier explique le dégagement de la tête (1). Le tronc s'engage dans l'excavation pendant que la tête distend et repousse le périnée; le menton reste appliqué sur la poitrine, non seulement jusqu'à ce que l'occiput se place sous l'arcade pubienne, mais encore jusqu'à ce que le bregma apparaisse à la commissure postérieure de la vulve. A ce moment le périnée, agissant comme une sangle élastique, repousse, d'une part, la tête en haut du côté du pubis, tandis que, d'autre part, il glisse rapidement sur la face, qu'il laisse à découvert en se rétractant vers la région coccygienne. Le dégagement de l'occiput et du vertex ne commence qu'autant que la tête est refoulée par le tronc ; mais, à ce moment, le périnée, qui jusque-là était passivement distendu, reprend son activité, se rétracte comme nous l'avons dit, et, en glissant sur la face, imprime à toute la tête un mouvement d'extension qui a pour centre l'arcade du pubis. Aussi, c'est dans cette deuxième période du dégagement du sommet que le mouvement d'extension est évident. Si le périnée manquait en totalité, la tête se dégagerait, au sortir du détroit inférieur, sans exécuter son mouvement d'extension. Mais, dans les conditions normales, surtout chez les primipares, le périnée, converti en une gouttière allongée, limite en bas la descente de la tête, et la porte en avant comme sur un plan incliné. — Suivant Mattei et Poullet, le mouvement d'extension est favorisé par une pression exercée sous le menton par le liquide amniotique.

Quelle que soit l'explication adoptée, la région sous-occipitale, immobilisée au-dessous des pubis, est le centre du mouvement effectué par la tête pendant son extension et l'on voit le diamètre sous-occipito-bregmatique, le sous-occipito-frontal, le sous-occipito-mentonnier, le sous-occipito-trachélien se mettre successivement en rapport avec le diamètre antéro-postérieur du détroit inférieur et de la vulve.

CINQUIÈME TEMPS. — *Rotation extérieure de la tête, intérieure du tronc, temps de restitution.* — Quand la tête est dégagée et que le menton a dépassé la commissure postérieure, la face, qui n'est plus soutenue par le périnée, tombe d'abord vers la région anale. Bientôt la tête, qui reste appliquée par sa base contre la vulve, éprouve un mouvement de rotation qui porte l'occiput vers l'une des cuisses, tandis que la face se met en rapport avec la partie interne de la cuisse du côté opposé. Pendant longtemps on a cru que ce mouvement était produit par une détorsion du cou de l'enfant; on pensait, en effet, que le tronc du fœtus était immobilisé par l'utérus et qu'au troisième temps la rotation intérieure de la tête ne pouvait avoir lieu qu'à la faveur de la torsion du cou. Il était donc naturel de croire que, la tête sortie, le cou, en se détordant, ramenait le sommet dans sa position primitive; de là la dénomination de *restitution* appliquée à ce mouvement. Ce qui donnait plus de vraisemblance à cette explication, c'est que, dans les positions occipito-iliaques gauches, l'occiput se met en rapport avec la cuisse gauche, tandis que dans les positions occipito-iliaques droites, il tourne vers la cuisse droite.

(1) Atlas de Lenoir, Sée et Tarnier, p. 209.

Gerdy a montré quelle était la véritable cause de ce mouvement. Quand on l'étudie avec soin, on remarque que, le plus souvent, il ne se produit pas immédiatement après le dégagement et qu'il n'a lieu que lorsque survient une nouvelle contraction utérine. Cette simple remarque met d'abord à néant l'explication de la restitution ; car en l'acceptant pour véritable, elle devrait toujours avoir lieu aussitôt que la tête est dégagée. En réalité, le mouvement de rotation que subit la tête à l'extérieur ne fait que traduire à nos yeux un mouvement semblable exécuté par le tronc au moment où il franchit le détroit inférieur. Après le dégagement de la tête, le diamètre bis-acromial, qui est le plus grand diamètre des épaules, se trouve en effet en rapport avec le diamètre transverse du détroit inférieur, et franchirait difficilement ce détroit ; survient alors pour le tronc un mouvement analogue à celui que la tête exécute au troisième temps, et les épaules tournent de telle sorte que l'une d'elles vient se placer sous le pubis, tandis que l'autre se porte en arrière ; dans cette nouvelle situation, le diamètre bis-acromial est en rapport avec le diamètre coccy-pubien, et le passage des épaules devient plus facile. La tête est entraînée par ce mouvement et tourne à l'extérieur pendant que le tronc tourne à l'intérieur. — Il reste à montrer pourquoi, dans les positions occipito-iliaques gauches, l'occiput tourne vers la cuisse gauche, et dans les positions occipito-iliaques droites, vers la cuisse droite.

Pendant le troisième temps, la rotation de la tête se transmet au tronc par l'intermédiaire du cou, qui se laisse véritablement tordre, bien qu'à un très-faible degré, et quand l'occiput est ramené directement derrière le pubis, les épaules sont encore légèrement obliques par rapport au diamètre transverse du bassin. Dans la position occipito-iliaque gauche, par exemple, lorsque la tête se dégage, l'épaule droite est à droite et un peu en avant, tandis que l'épaule gauche est à gauche et un peu en arrière ; quand les épaules descendent ainsi dans le canal musculo-membraneux dont nous avons parlé à la page 644, il est tout naturel, en raison même de l'inclinaison des plans latéraux de ce canal, que l'épaule droite, qui est la plus rapprochée du pubis, soit portée vers lui, et que l'épaule gauche, qui est plus en arrière, se place du côté du coccyx. Dans ce mouvement, l'occiput est donc dirigé vers la cuisse gauche. — Un raisonnement inverse montrera comment, dans la position occipito-iliaque droite, l'épaule gauche est à gauche et un peu en avant, et comment l'occiput doit être ramené vers la cuisse droite.

La légère torsion du cou qui permet d'expliquer le sens dans lequel a lieu le mouvement de rotation extérieure de la tête, peut être facilement démontrée. En effet, au moment même où la tête vient de se dégager, on la voit souvent exécuter un léger mouvement de rotation. Ce premier mouvement est véritablement dû à la torsion que nous venons de signaler. Mais il y a loin de cette petite rotation au grand mouvement de restitution produit par la rotation des épaules, pendant lequel l'occiput parcourt un quart de cercle.

Sixième temps. — *Dégagement du tronc.* — Après le cinquième temps, le tronc du fœtus est encore tout entier dans les parties génitales, et le mécanisme de son expulsion doit nous arrêter quelques instants. — L'épaule anté-

rieure vient d'abord se placer au-dessous du pubis et apparaît à la vulve ;
bientôt le tronc subit un mouvement d'inflexion latérale et l'épaule postérieure s'avance à son tour, parcourt toute la longueur du périnée, et franchit
la vulve pendant que l'épaule antérieure reste encore comme immobilisée
sous le pubis. Aussi peut-on discuter sans fin pour savoir quelle est celle
des deux épaules qui se dégage la première. Est-ce l'épaule antérieure, par la
raison qu'elle s'avance la première et vient se placer sous l'arcade pubienne ?
Est-ce au contraire l'épaule postérieure, par la raison qu'elle a franchi la
vulve, alors que l'autre épaule est encore sous le pubis ?

Pour rester purement dans le domaine de l'observation, nous répéterons
que l'épaule antérieure se dégage en partie avant l'épaule postérieure, mais
que celle-ci sort complètement des parties génitales avant l'épaule antérieure.

Quand les contractions utérines sont énergiques, le dégagement des épaules
est rapidement suivi de l'expulsion du tronc tout entier, qui glisse facilement dans le canal élargi qui vient de donner passage à la tête et aux
épaules. Dans cette expulsion, le plus souvent, la partie supérieure du dos
prend une direction oblique et glisse contre le bord interne de l'une des
branches ischio-pubiennes ; le reste du tronc, jusqu'aux hanches, exécute
habituellement pendant son expulsion un mouvement de spirale ; mais lorsque
le bassin se dégage, une des hanches vient ordinairement se mettre en rapport avec le pubis, l'autre avec le périnée, ce qui s'explique facilement par
l'étendue prédominante du diamètre bis-iliaque qui vient ainsi correspondre
au diamètre coccy-pubien.

**Du mécanisme de l'accouchement dans chaque position en particu-
lier.** — L'étude générale que nous avons faite de l'accouchement par le
sommet nous permettra d'être très-brefs sur le mécanisme particulier à chacune des positions.

A. — *De l'accouchement dans la position occipito-iliaque gauche antérieure.* — Dans cette position (fig. 254) l'occiput répond à l'éminence ilio-
pectinée gauche, le front à la symphyse sacro-iliaque droite ; le diamètre
bipariétal correspond à peu près au diamètre oblique droit du bassin, et
pour préciser, nous dirons avec P. Dubois que la bosse pariétale droite est
en rapport avec le milieu de la branche horizontale du pubis ; l'épaule
droite est en avant et à droite, l'épaule gauche en arrière et à gauche.

Premier temps. — La tête se fléchit et le diamètre sous-occipito-bregmatique vient prendre la place du diamètre occipito-frontal, qui était d'abord
dirigé dans le sens du diamètre oblique gauche (voy. page 640).

Deuxième temps. — En descendant dans l'excavation (voy. page 640),
l'occiput glisse sur la paroi postérieure de la cavité cotyloïde, puis sur le
muscle obturateur interne ; le front presse en arrière sur le bord du muscle
psoas, puis sur le muscle pyramidal (voy. fig. 254).

Troisième temps. — Quand le vertex appuie sur le périnée, l'occiput
tourne de gauche à droite et d'arrière en avant, et vient se placer sous le
pubis (voy. page 641 et fig. 254).

Quatrième temps. — Le dégagement de la tête se fait par un mouvement d'extension qui n'a rien de particulier, et pour lequel nous renvoyons aux généralités (voy. page 645).

Cinquième temps. — Ici la tête tourne de telle sorte que l'occiput vient se placer en rapport avec la cuisse gauche, pendant que l'épaule droite tourne en avant et l'épaule gauche en arrière (voy. page 647 et fig. 254).

Sixième temps. — L'expulsion du tronc ne présente rien de spécial, et nous renvoyons le lecteur à ce que nous avons dit précédemment.

B. — *De l'accouchement dans les positions occipito-iliaques gauche postérieure et gauche transversale*. — Dans la position occipito-iliaque gauche postérieure, l'occiput est en rapport avec la symphyse sacro-iliaque gauche et le front avec l'éminence ilio-pectinée droite ; le diamètre bipariétal est dirigé à peu près dans le sens du diamètre oblique gauche (voy. fig. 236).

Au premier temps, la tête se fléchit, puis s'engage, mais elle garde sa position primitive pendant l'engagement ; l'occiput est donc encore en rapport avec la symphyse sacro-iliaque gauche quand survient le troisième temps, qui le fait tourner en avant et le ramène successivement vers le grand ligament sacro-sciatique, le muscle obturateur interne et enfin derrière le pubis. En même temps, l'épaule droite, située primitivement à gauche du pubis, vient se placer à droite. — Tout se passe ensuite comme s'il se fût agi, dès le début, d'une position occipito-iliaque gauche antérieure.

On comprend aisément comment les choses doivent se passer quand il s'agit d'une position occipito-iliaque gauche transversale ; on peut donc dire que le mécanisme de l'accouchement est le même pour toutes les positions occipito-iliaques gauches, et qu'on n'y trouve de différence que dans l'étendue du mouvement de rotation, qui est d'autant plus considérable que l'occiput est primitivement placé plus en arrière.

C.— *Mécanisme de l'accouchement dans la position occipito-iliaque droite postérieure*. — Dans cette position, l'occiput répond à la symphyse sacro-iliaque droite et le front à l'éminence ilio-pectinée gauche ; le plan postérieur du fœtus regarde en arrière et à droite, le plan antérieur en avant et à gauche. Le diamètre bipariétal répond à peu près au diamètre oblique droit du bassin (voy. fig. 256).

Premier temps. — La tête se fléchit comme dans les autres positions.

Deuxième temps. — La tête descend en conservant la direction qu'elle avait au détroit supérieur.

Troisième temps. — L'occiput tourne d'arrière en avant et de droite à gauche, et vient successivement se mettre en rapport avec le ligament sacro-sciatique, le muscle obturateur interne et l'arcade des pubis (voy. page 641). Ce mouvement est donc fort étendu. Le tronc suit la tête dans sa rotation. L'épaule gauche, située primitivement à droite, passe à gauche.

Quatrième temps. — Le dégagement ne présente rien de particulier.

Cinquième temps. — Dans le mouvement de restitution, l'occiput tourne vers la cuisse droite ; cette rotation extérieure de la tête est produite par la rotation intérieure des épaules, qui se placent, l'épaule gauche en avant et l'épaule droite en arrière.

Sixième temps. — L'expulsion du tronc se fait comme nous l'avons indiqué (voy. page 647).

D. — *Mécanisme de l'accouchement dans les positions occipito-iliaques droite antérieure et droite transversale.* — Dans la position occipito-iliaque droite antérieure, l'occiput répond à l'éminence ilio-pectinée droite, le front à la symphyse sacro-iliaque gauche ; le dos du fœtus est dirigé en avant et à droite ; le diamètre bipariétal suit le diamètre oblique gauche du bassin.

L'accouchement se fait comme dans une position occipito-iliaque droite postérieure ; seulement, le mouvement de rotation est moins étendu, par la raison que l'occiput est placé primitivement plus en avant. Il serait oiseux d'entrer dans de plus longs détails. Nous en dirons autant de tout ce qui est relatif à la position occipito-iliaque droite transversale (voy. p. 649).

Irrégularités du mécanisme de l'accouchement dans la présentation du sommet. — Les phénomènes mécaniques, tels que nous venons de les exposer, représentent un type dont la nature s'écarte quelquefois un peu, sans en modifier cependant la physionomie générale. Ce sont ces légers écarts que l'on désigne sous le nom d'irrégularités ou d'anomalies du mécanisme de l'accouchement. Nous décrirons successivement ceux qui sont propres à chaque temps.

Irrégularités du premier temps. — Le premier temps est habituellement régulier ; dans certains cas pourtant, la tête subit un mouvement exagéré de flexion ou reste trop étendue : il en résulte que le sommet a de la tendance à s'engager par l'occiput ou par le front, ce qui retarde l'accouchement pendant un certain temps ; mais généralement la tête reprend bientôt sa direction sous la seule influence des contractions utérines, et l'accouchement se termine régulièrement.

On reconnaît facilement par le toucher ces anomalies du premier temps. Quand la flexion est excessive, la fontanelle postérieure occupe le centre de l'excavation ; on y trouve, au contraire, la fontanelle antérieure quand la tête reste trop étendue.

Irrégularités du deuxième temps. — L'engagement ne présente pas d'anomalies proprement dites, mais des variétés individuelles nombreuses, quant à sa durée.

La rapidité avec laquelle la tête descend dans l'excavation est, en effet, subordonnée à l'énergie des forces expulsives, à la résistance des parties molles, au rapport qui existe entre le volume du crâne fœtal et les dimensions des voies maternelles ; conditions très-variables chez les différents sujets, à tel point que ce temps présente, pour ainsi dire, dans chaque accouchement une physionomie spéciale.

Irrégularités du troisième temps. — Le mouvement de rotation s'accomplit quelquefois avant que la tête soit descendue sur le plancher du bassin ; elle tourne dans l'excavation même, de telle sorte que les trois mouvements de flexion, d'engagement et de rotation se font simultanément.

La rotation présente aussi d'autres variétés très-importantes. Il peut y avoir, selon l'expression du professeur Pajot, *défaut, exagération* ou *perversion* de ce mouvement. Ainsi, dans la position occipito-iliaque antérieure gauche ou droite, la rotation peut manquer, surtout si la tête est petite, et le sommet franchit le détroit inférieur et la vulve dans une direction oblique, l'occiput appliqué sur l'une des branches ischio-pubiennes. C'est là une condition qui rend l'expulsion du fœtus plus pénible, l'occiput devant, pour sortir du bassin, parcourir un chemin plus étendu que lorsqu'il se trouve directement en rapport avec la symphyse pubienne. D'autres fois, quoique plus rarement encore, le mouvement de rotation continue alors que l'occiput est déjà ramené derrière le pubis, et la région occipitale passe, par exemple, de gauche à droite : une position occipito-iliaque gauche est ainsi transformée en une position occipito-iliaque droite. Le dégagement peut alors s'effectuer dans cette nouvelle position ; ou bien la tête s'arrête, l'occiput recule, comme pour réparer son erreur, revient derrière le pubis, et le dégagement a lieu en occipito-pubienne.

C'est surtout dans les positions occipito-iliaques postérieures qu'on observe une irrégularité importante due au défaut de rotation ; cette anomalie, qui n'est pas très-rare (1), modifie complètement le mode d'expulsion de la tête, et mérite d'être étudiée avec soin.

L'occiput se place presque directement en arrière et appuie sur la face antérieure du sacrum et sur le périnée, tandis que le front est en rapport avec la symphyse pubienne (voy. fig. 256). Tous les accoucheurs sont maintenant d'accord sur la possibilité de l'accouchement spontané dans ces conditions. Mais le mécanisme suivant lequel il se produit est habituellement décrit d'une façon qui nous paraît peu conforme à l'observation clinique. La plupart des accoucheurs admettent, en effet, que l'occiput poussé par des contractions utérines énergiques parcourt le périnée d'arrière en avant, en le distendant fortement, et sort le premier à la commissure postérieure de la vulve ; à ce moment seulement la tête se défléchirait par un mouvement qui aurait pour centre la commissure périnéale et l'on verrait alors apparaître successivement sous le pubis le bregma, le front, le nez et le menton.

Nous sommes convaincus que les choses se passent autrement, pour l'avoir vérifié maintes fois sur les femmes soumises à notre observation : pendant que l'occiput parcourt le périnée en le distendant très-fortement, la région de la fontanelle antérieure et le haut du front sont les parties qui s'avancent les premières et correspondent au vide de la vulve ; l'occiput, au lieu de se dégager le premier, au niveau de la commissure périnéale, y arrive à peine au moment où le front tout entier se dégage en avant ; une fois l'occiput au dehors, la tête exécute un mouvement de déflexion, ayant pour centre la commissure périnéale qui sert de point d'appui à la région sous-occipitale, et le dégagement s'effectue suivant les diamètres sous-occipitaux ; le menton sort le dernier au-dessous du pubis. Nous avons une preuve de la réalité de ce mécanisme dans la présence fréquente de la bosse sanguine sur le front, et surtout sur le bregma, où elle

---

(1) D'après le docteur Uvedale West, cité par Playfair (*loc. cit.*, p. 359), le dégagement en occipito-sacrée se rencontrerait quatre fois sur cent dans les occipito-postérieures.

occupe un volume considérable. Elsæsser, directeur de la Maternité de Stuttgard, insistait beaucoup sur la valeur de ce fait, et Danyau, éclairé par les remarques de l'auteur allemand, dit avoir pu faire suivre aux élèves de la Maternité les diverses phases de l'engagement et de l'expulsion de la tête, telles que nous venons de les décrire, dans un cas d'occipito-postérieure non réduite. Ce mécanisme, indiqué par Nægele, avait été signalé à l'attention des accoucheurs français par Guillemot, mais il paraît avoir été laissé complétement dans l'oubli depuis cette époque.

Quoique spontané, ce mode d'expulsion du sommet ralentit beaucoup la marche du travail; il n'est même pas rare qu'on soit obligé d'intervenir par une application du forceps.

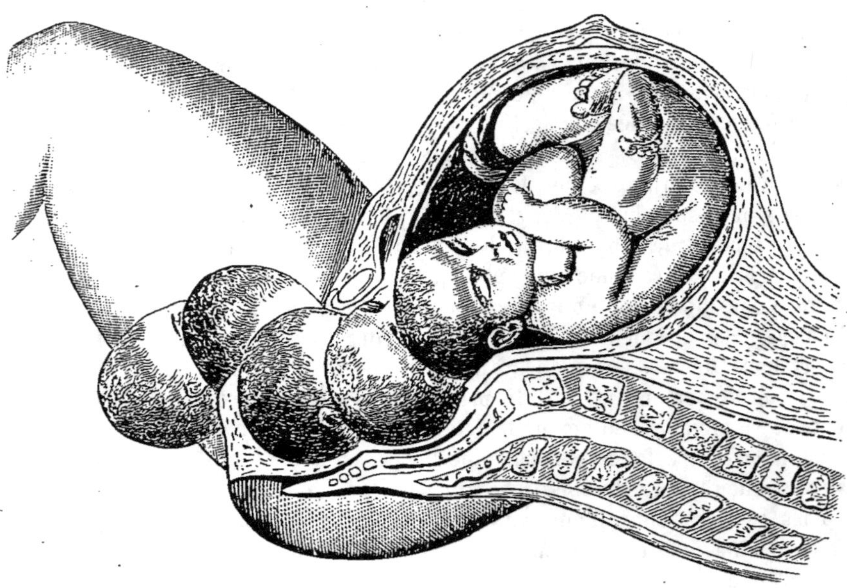

Fig. 256. — Montrant l'engagement, la rotation en arrière et le dégagement en occipito-sacrée de la tête, dans une présentation du sommet en occipito-iliaque droite postérieure non réduite.

Enfin, la tête placée en position occipito-iliaque postérieure peut se défléchir dans l'excavation, et à une présentation du sommet succède une présentation de la face. L'occiput reste alors en arrière, au lieu de s'avancer sur le périnée; le front et la face s'abaissent au-dessous du pubis, et le menton se dégage le premier. Guillemot pense que, dans cette mutation, l'occiput remonte vers le détroit abdominal pendant que le menton s'abaisse vers l'excavation; mais, à moins de croire à un mouvement d'ascension qui reporte toute la tête au-dessus du détroit supérieur, ce qui paraît inadmissible, on sera forcé de convenir qu'à un certain moment le menton est derrière le pubis, pendant que l'occiput est dans la concavité du sacrum. Un mouvement de bascule comme celui qu'indique Guillemot est alors impossible, puisque le diamètre occipito-mentonnier a 13 centimètres et demi et que le diamètre de l'excavation n'est que de 12 centimètres. Cette mutation ne paraît donc possible que dans des conditions spéciales d'amplitude exagérée du bassin ou de développement incomplet de la tête fœtale. Cependant, le docteur Charrier a vu un cas de dégagement suivant ce mode, avec un bassin normal et un enfant de volume ordinaire, dans une circonstance très-curieuse. Appelé pour accoucher la femme d'un de ses confrères, il constata une présentation du sommet; l'occiput était dirigé vers le sacrum et il descendit avec cette direction sur le périnée, qui fut considérablement distendu. Il se fit alors une déchirure centrale du périnée et l'occiput y apparut. La déchirure ne s'agrandit pas, mais la tête exécuta un mouvement d'extension et la face vint se dégager la première à la vulve.

Irrégularités du quatrième temps. — Les anomalies du quatrième temps sont la conséquence de celles du troisième temps. Nous avons vu le dégagement se faire sous la branche ischio-pubienne avec laquelle l'occiput se trouve en rapport, quand le mouvement de rotation vient à manquer; sous la branche ischio-pubienne du côté opposé, quand ce mouvement s'exagère. Nous n'avons donc pas à y revenir, pas plus que sur l'expulsion du fœtus en occipito-sacrée.

Le quatrième temps est caractérisé, dans le mécanisme normal, par l'extension de la tête; ce mouvement est parfois très-incomplet chez les femmes qui ont eu un grand nombre d'enfants et dont la vulve est largement ouverte ou le périnée déchiré.

Irrégularités du cinquième temps. — La rotation extérieure de la tête dépend, avons-nous dit, de la rotation intérieure des épaules; or, il peut arriver que celles-ci soient, au moment de leur expulsion, dirigées en travers du bassin, soit par suite de la réductibilité anormale du diamètre bis-acromial, soit à cause de la dilatation excessive des parties génitales par le passage de la tête. Le cinquième temps manque alors complétement.

Dans d'autres circonstances, la rotation extérieure se produit dans un sens inverse à celui que faisait prévoir la position. Ainsi dans une O. I. G. A., la tête tourne de façon que l'occiput regarde la cuisse droite et non la cuisse gauche. Cette irrégularité s'explique facilement; les épaules étant presque transversales au niveau du détroit inférieur, on comprend, en effet, que celle qui doit revenir en avant puisse être ramenée en arrière. Il ne faut cependant admettre cette anomalie du mécanisme que si l'on est sûr d'avoir fait exactement le diagnostic de la position.

Irrégularités du sixième temps. — Les anomalies sont nombreuses. On comprend qu'à travers une vulve qui vient d'être dilatée par le passage de la tête, le tronc puisse sortir dans toutes les directions. C'est pour cette raison et aussi parce que le diamètre bisacromial peut subir une réduction prononcée, que l'on voit souvent sortir les épaules obliquement, ou même transversalement, et non dans le sens antéro-postérieur, comme cela doit s'effectuer régulièrement. Le bassin peut aussi sortir irrégulièrement comme les épaules.

§ 2. — Du mécanisme de l'accouchement dans la présentation de la face.

Nous diviserons en six temps le mécanisme de la présentation de la face, comme nous l'avons fait pour le sommet.

Le premier temps comprend la *déflexion* ou *extension* de la tête; le deuxième temps, l'*engagement;* le troisième, la *rotation intérieure* de la tête; le quatrième, la *flexion* de celle-ci; le cinquième, la *rotation intérieure* des épaules; le sixième, l'*expulsion du tronc.*

Nous allons maintenant entrer dans quelques détails sur ce mécanisme.

PREMIER TEMPS. — *Extension ou déflexion de la tête.* — Ce temps est caractérisé par un mouvement de la tête en vertu duquel le menton s'éloigne du sternum, et l'occiput se rapproche du dos, jusqu'à ce que ces deux dernières régions soient en contact (voy. fig. 257).

Il est facile de comprendre la manière dont ce mouvement se produit : la contraction utérine surprend la tête dans une extension modérée au début du travail; dès lors, elle a pour effet, en se combinant avec les résistances offertes par les parois du bassin et les parties génitales, d'exagérer cette extension et de la porter à ses dernières limites. Dans les présentations de la face, le trou occipital et la colonne vertébrale qui vient appuyer sur lui, sont, en effet, plus rapprochés du menton que du vertex (voy. fig. 259), de même que dans la présentation du sommet ils sont plus rapprochés de l'occiput que du front. Les mêmes influences (voy. p. 638) amènent donc la flexion du sommet et la déflexion de la face.

Le premier temps facilite l'engagement de la partie fœtale; en effet, dans la présentation de la face, la tête se trouve dans l'extension moyenne, au début du travail; à mesure que l'extension devient plus complète, le front s'élève et le menton s'abaisse; les diamètres de la face, qui viennent successivement se mettre en rapport avec le détroit supérieur, sont de plus en plus petits. Cette substitution de diamètres favorise la descente de la tête dans l'excavation.

Le premier temps a encore pour résultat de fixer la tête sur le tronc, circonstance favorable à la transmission de la force expulsive.

Notons aussi que le mouvement d'extension, une fois commencé, ne se complète souvent que pendant l'engagement, de telle sorte que le premier et le second temps se font pour ainsi dire simultanément.

On constate par le toucher vaginal que le premier temps est effectué, quand on atteint le menton facilement. Au début du travail, on ne pouvait l'atteindre à cause de son élévation, tandis qu'on sentait facilement la fontanelle bregmatique. C'est donc par la hauteur relative de ces deux points de repère, menton et bregma, qu'on parvient à juger de l'étendue du mouvement d'*extension.*

DEUXIÈME TEMPS. — Le deuxième temps, *engagement*, moins simple que dans la présentation du sommet, exige quelques explications.

On conçoit que la face puisse franchir le détroit supérieur et descendre dans l'excavation, lorsque, poussée par la contraction utérine à travers la filière pelvienne et les parties génitales lubrifiées, elle a accommodé sa forme et ses dimensions à la forme et aux diamètres du bassin (voy. fig. 257). Mais cet engagement se fait toujours avec lenteur et difficulté ; c'est ce que l'on comprend facilement quand on examine attentivement les rapports de la tête et du tronc dans la présentation de la face ; on voit, en effet, que dans

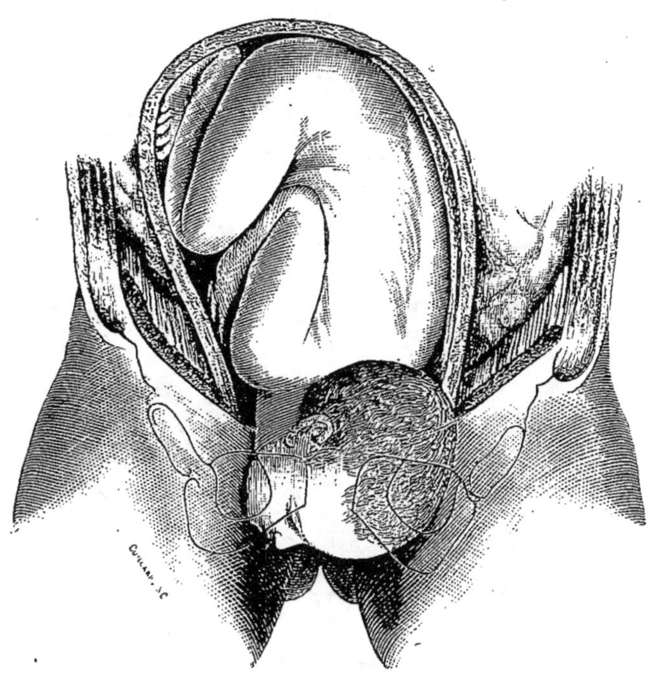

FIG. 257. — Montrant l'engagement de la tête avant la rotation
dans la présentation de la face.

cette attitude la partie postérieure de la base du crâne est accolée à la nuque, et que l'occiput touche les premières vertèbres dorsales (voy. fig. 259). Pour que la plus grande partie de l'extrémité céphalique plonge dans l'excavation, il faut donc que le cou y descende avec elle, ce qui ne se fait pas sans difficulté (voy. fig. 257) (1).

(1) Que l'on suppose la tête du fœtus séparée du tronc par une section horizontale passant entre la base du crâne et le cou, et l'extrémité céphalique s'engagera aussi facilement en présentation de la face qu'en présentation du sommet. Que l'on imagine, au contraire, cette section horizontale faite à la base du cou, et la tête doublée par l'épaisseur du cou aura plus de peine à descendre.

Quand, à son tour, la région occipitale arrive dans l'aire du détroit supérieur, elle est accompagnée par la partie supérieure de la poitrine; pour que la tête pût descendre en entier dans l'excavation, il faudrait donc que le bassin fût assez large pour laisser passer simultanément l'occiput et le haut dn thorax, ce qui est impossible quand le fœtus est régulièrement développé. Aussi, à ce moment du travail, les contractions utérines ont seulement pour effet de pousser l'occiput sur la région dorsale, où il laisse souvent une empreinte visible après la naissance, et la face reste pour ainsi dire suspen-

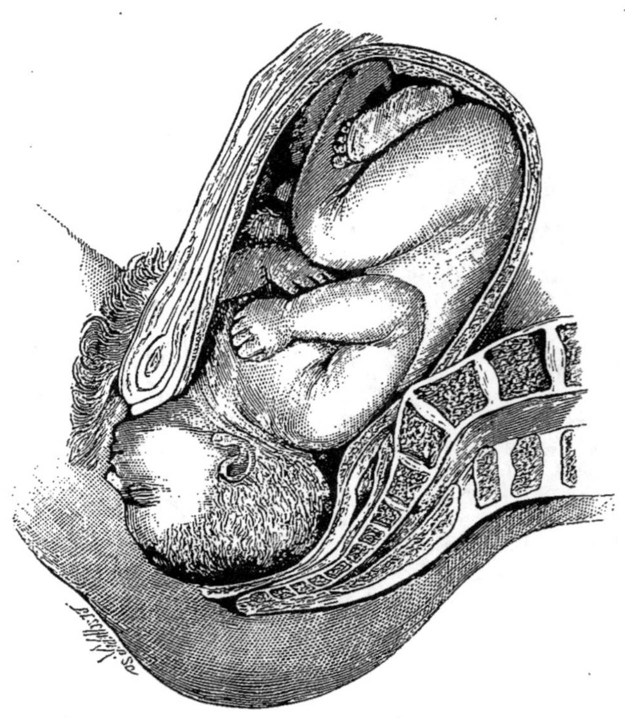

Fig. 258. — Montrant le menton venant directement en avant sous le pubis dans les présentations de la face.

due dans l'excavation. En effet le cou n'est pas assez long pour parcourir toute la hauteur de l'excavation pelvienne sur sa partie latérale ou postérieure, et la face n'appuie pas encore sur le périnée, quand déjà le thorax est au niveau du détroit supérieur : c'est ce qui fait dire que l'engagement est limité par la longueur du cou. Pour que la progression du fœtus continue, il faut d'abord que le temps de rotation s'accomplisse (voy. pages 658 et 659).

En descendant dans la partie inférieure de l'excavation, la face s'incline, comme le vertex dans la présentation du sommet, et la joue qui est la plus rapprochée du pubis semble descendre plus vite que la joue qui répond au sacrum; il résulte de là que le dos du nez regarde un peu en arrière et qu'il faut pour l'atteindre contourner la joue antérieure, comme on contourne le pariétal pour atteindre la suture sagittale.

TROISIÈME TEMPS. — *Rotation.* — Au troisième temps, la tête tourne dans l'excavation comme autour d'un pivot qui passerait par son axe longitudinal, et le menton vient par le chemin le plus court se placer sous l'arcade pubienne (voy. fig. 258). Ce mouvement est l'analogue du troisième temps de l'accouchement par le sommet, et dépend vraisemblablement des mêmes causes.

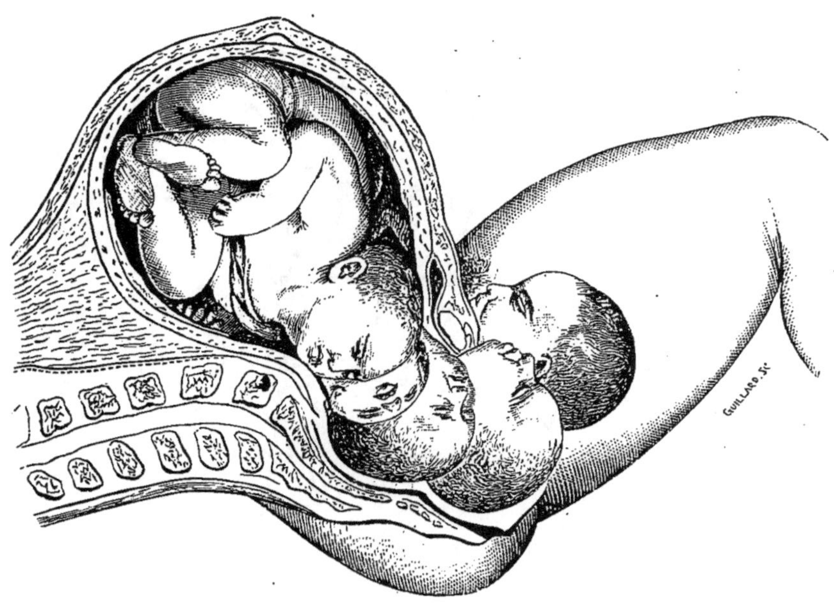

Fig. 259. — Montrant l'engagement, la rotation et le dégagement de la tête dans une présentation de la face en mento-iliaque droite postérieure.

On a aussi invoqué l'accommodation, l'influence des épines sciatiques, des plans inclinés du bassin, celle du périnée. Nous croyons que la véritable explication est la suivante : quand la tête a effectué complétement son mouvement d'extension, elle est projetée par les contractions utérines en avant et en bas, contre la face antérieure du bassin et le périnée, et la région malaire vient sous l'arcade des pubis. La face subit de la part des parties maternelles une pression égale à celle qu'elle exerce sur elles, mais dirigée en sens inverse. Cette pression se répartit uniformément sur toute la face; et si l'apophyse malaire était au milieu, le mouvement de rotation ne se produirait pas. Mais la face peut être divisée en deux parties inégales : l'une AM (voy. fig. 260) allant de l'apophyse malaire à la face inférieure du maxillaire ; l'autre AF, de cette même apophyse au sommet du front. Cette dernière partie AF, offrant une plus grande surface que l'autre (voy. fig. 260), supporte une pression plus grande pendant la progression de la tête. Il en résulte un mouvement de rotation, dans lequel le front tourne vers le sacrum et, par conséquent, le menton vers le pubis.

On se rend très-bien compte de la production de ce mouvement en plaçant une tête de fœtus en présentation de la face, soit dans un mannequin d'accouchement, soit dans un bassin osseux.

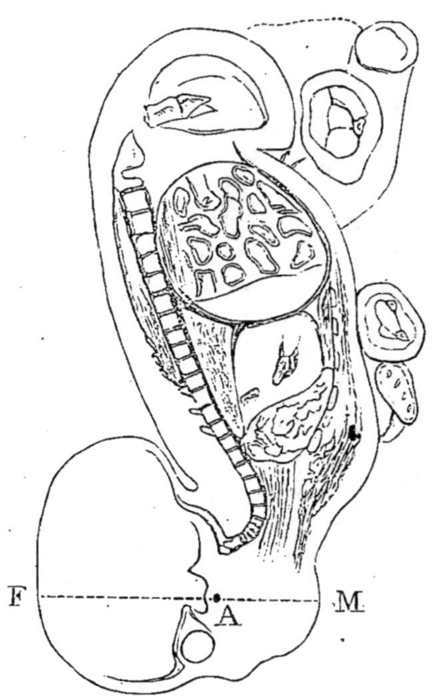

Fig. 260. — Attitude de la tête dans la présentation de la face
(d'après Ribemont).

Le mouvement de rotation modifie très-favorablement les rapports de la tête et du bassin. Quand le menton est ramené sous l'arcade pubienne, la région antérieure du cou se trouve en rapport avec la symphyse pubienne, et la hauteur du bassin en ce point est assez petite pour que le sternum reste au-dessus du pubis, tandis que le menton se place sous le ligament triangulaire. Ici le cou se trouve assez long pour mesurer toute la hauteur du bassin, et la tête pourra commencer son mouvement de flexion, tandis que le sternum restera encore au-dessus du détroit supérieur (voy. fig. 258).

Quatrième temps. — *Dégagement par flexion.* — Arrivé sous l'arcade pubienne, le menton glisse sous le ligament triangulaire et sort du bassin. Le diamètre occipito-mentonnier se trouve, pour ainsi dire, raccourci par cette saillie du menton entre les branches ischio-pubiennes, et peut dès lors basculer dans l'excavation; les épaules appuient sur la base du crâne ; la tête, obéissant à cette impulsion, fait bientôt bomber le périnée et se dégage à la vulve en exécutant un mouvement de flexion. Le menton se dégage le premier en s'élevant vers le mont de Vénus, et l'on voit ensuite apparaître successivement à la commissure postérieure de la vulve la bouche, le nez, le front, le vertex et l'occiput qui sort le dernier.

Quand le travail traîne en longueur, quand surtout les membranes sont rompues depuis longtemps, toute la face se tuméfie, il s'y forme une véritable bosse séro-sanguine (voy. p. 688) ; le visage devient méconnaissable, et c'est avec une certaine peine que l'on distingue les uns des autres les différents organes qui composent la face. Il faut avoir soin de prévenir la famille que cet état, en apparence effrayant, n'a aucune gravité, et que, singulièrement amoindri au bout de quelques heures, il aura complétement disparu après deux ou trois jours.

Cinquième temps. — *Mouvement de rotation extérieure de la tête et de rotation intérieure des épaules, ou de restitution.* — Quand la tête est dégagée, les conditions se trouvent exactement les mêmes que dans l'accouchement par le sommet. Le tronc, en franchissant le détroit inférieur, subit à son tour un mouvement de rotation qui ramène l'une des épaules en avant et l'autre en arrière, pendant que la tête exécute au dehors un mouvement de rotation qui porte le menton vers la cuisse droite dans les positions mento-iliaques droites, et vers la cuisse gauche dans les positions mento-iliaques gauches.

Sixième temps. — *Expulsion du tronc.* — Le tronc se dégage ensuite comme dans l'accouchement par le sommet.

Du mécanisme de l'accouchement dans chacune des positions de la face. — Nous étudierons ce mécanisme successivement dans la position mento-iliaque droite postérieure, dans les mento-iliaques droites antérieure et transversale, dans la mento-iliaque gauche antérieure, enfin dans les mento-iliaques gauches transversale et postérieure.

A.— *De l'accouchement dans la position mento-iliaque droite postérieure.* — Dans cette position, la circonférence faciale ou mento-frontale correspond plus ou moins exactement à l'entrée du bassin; le diamètre mento-frontal (1) est à peu près parallèle au diamètre oblique gauche du bassin, le menton en rapport avec la symphyse sacro-iliaque droite et le front avec l'éminence ilio-pectinée gauche. Le diamètre bimalaire est à peu près parallèle au diamètre oblique droit. Le sternum est en arrière et à droite, le dos est en avant et à gauche (voy. fig. 238). L'épaule droite répond à l'éminence ilio-pectinée droite, l'épaule gauche est en arrière et à gauche.

____

(1) D'après le professeur Pajot, ce n'est pas le diamètre mento-frontal, mais un diamètre voisin du sous-mento-frontal qui aurait cette direction.

Premier temps. — La tête se défléchit peu à peu, jusqu'à ce que l'occiput touche le dos du fœtus (voy. fig. 257).

Deuxième temps. — Le menton et la région antérieure du cou glissent au devant de la symphyse sacro-iliaque droite et la face descend facilement jusqu'à ce que le thorax et l'occiput arrivent au détroit supérieur qui les arrête, comme nous l'avons expliqué plus haut (voy. p. 656). Au détroit inférieur, la joue droite est plus basse que la joue gauche et regarde en avant ; aussi c'est sur elle que se forme la bosse séro-sanguine.

Troisième temps. — Quand toute la longueur du cou est descendue dans l'excavation, le menton tourne d'arrière en avant et de droite à gauche, et vient se placer sous le milieu de la branche ischio-pubienne du côté droit, et plus tard sous le milieu de l'arcade pubienne. Ce mouvement est tout à fait semblable à celui qu'exécute l'occiput qui, dans les positions occipito-iliaques droites, se place d'abord sous la branche ischio-pubienne droite avant d'arriver directement sous la symphyse pubienne.

Quatrième temps. — Lorsque le cou est appliqué contre le corps du pubis, la tête se fléchit, et la vulve, en s'entr'ouvrant, laisse voir le menton et la bouche ; la face enfin se dégage comme nous l'avons dit page 659.

Cinquième temps. — L'épaule droite qui, pendant la rotation, avait passé de droite à gauche, vient se placer sous le pubis pendant que l'épaule gauche remplit la concavité du sacrum. Le menton tourne vers la cuisse droite.

Sixième temps. — L'expulsion du tronc ne présente rien de particulier.

B. — *De l'accouchement dans les positions mento-iliaques droites antérieure et transversale.* — Dans ces positions, le menton du fœtus regarde encore le côté droit du bassin, mais il est plus en avant que dans la position mento-iliaque droite postérieure. Il est facile de voir du premier coup d'œil quels sont les rapports nouveaux du fœtus avec le bassin (voy. fig. 240).

Le mécanisme est absolument le même que pour la position mento-iliaque droite postérieure ; on a déjà compris cependant que le mouvement de rotation est d'autant moins étendu que le menton sera placé primitivement plus en avant.

C. — *De l'accouchement dans la position mento-iliaque gauche antérieure.* — Dans cette position le menton répond à l'éminence ilio-pectinée gauche, le front à la symphyse sacro-iliaque droite ; le sternum est dirigé en avant et à gauche, le dos en arrière et à droite. Le diamètre bimalaire répond au diamètre oblique droit du bassin.

Premier temps. — La tête se défléchit jusqu'à ce que l'occiput vienne toucher le dos du fœtus.

Deuxième temps. — La face s'engage en conservant la direction que nous avons indiquée ; mais, à la partie inférieure de l'excavation, la face est légèrement inclinée, de sorte que la joue gauche qui est située en avant descend un peu plus bas que la joue droite ; aussi, c'est sur la joue gauche que se forme la bosse séro-sanguine (voy. p. 688).

Troisième temps. — Le menton tourne d'arrière en avant et de gauche à droite, et vient se placer d'abord sous la branche ischio-pubienne gauche, puis directement sous la symphyse.

Quatrième temps. — Le dégagement ne présente rien de particulier.

Cinquième temps. — Dans le mouvement de restitution, l'épaule gauche vient se placer en avant et l'épaule droite en arrière. Le menton tourne vers la cuisse gauche.

Sixième temps. — Le sixième temps ne présente rien de particulier.

D. — *Mécanisme de l'accouchement dans les positions mento-iliaques gauches transversale et postérieure.* — Dans ces positions, le menton regarde encore le côté gauche du bassin ; il est inutile de spécifier pour chacune d'elles les rapports du fœtus, tant il est facile de se les représenter. Les différents mouvements exécutés par la face sont exactement les mêmes que pour la position mento-iliaque gauche antérieure ; il n'y a de différence que dans le mouvement de rotation, qui est d'autant plus étendu que le menton est primitivement placé plus en arrière. Mais, en définitive, les positions mento-iliaques gauches postérieure et transversale se convertissent en position mento-iliaque gauche antérieure par les progrès du travail.

Irrégularités du mécanisme de l'accouchement par la face. — Ces irrégularités sont importantes à considérer : car elles ont parfois des conséquences très-graves ; nous les étudierons dans les six temps de l'accouchement.

Irrégularités du premier temps. — La face ne se présente pas toujours franchement au détroit supérieur ; il arrive souvent, au contraire, que le front occupe le centre du bassin, et que la tête se trouve, pour ainsi dire, dans une situation intermédiaire entre la présentation du sommet et celle de la face. Il peut arriver que le front remonte pendant que l'occiput descend, et le sommet vient définitivement remplacer la face ; mais le plus souvent la présentation de la face en *variété frontale* se complète par le renversement de la tête, et le diamètre fronto-mentonnier finit presque toujours par se mettre en rapport avec l'un des diamètres horizontaux de l'excavation. Le front peut cependant rester pendant longtemps au centre du bassin ; dans ces conditions l'engagement est difficile ; il est cependant possible, et la présentation devient régulière, la déflexion se complétant, lorsque le front appuie sur le périnée. Mme Lachapelle a même vu quelquefois, mais rarement, le front sortir le premier, soit que les efforts utérins aient suffi à son expulsion, soit que le forceps y ait suppléé. Budin rapporte un exemple de ce genre dans sa thèse (1). Malgré quelques faits heureux, une pareille anomalie mérite d'être étudiée comme cause de dystocie, et quand l'extension de la tête manque, l'art est le plus souvent obligé d'intervenir.

Si l'extension insuffisante de la tête donne lieu aux présentations du front, son renversement exagéré amène le menton au centre du bassin (*variété mentale*), et l'on peut sentir la base de la mâchoire et le larynx. D'autres fois la tête est inclinée sur le côté (*variété malaire*) et, la joue occupant le

____

(1) *De la tête du fœtus au point de vue de l'obstétrique*, 1876, p. 53.

centre du bassin, l'oreille est accessible. Toutes ces variétés se corrigent avec les progrès du travail ; cependant elles doivent être regardées comme moins favorables que les présentations régulières, et elles nécessitent plus souvent une intervention directe.

Irrégularités du deuxième temps. — L'engagement de la face, rapide quelquefois, se fait le plus souvent avec lenteur, et sous ce rapport il y a une différence marquée entre l'accouchement par la face et l'accouchement par le sommet ; nous avons montré que cette lenteur tient à ce que le cou s'engage avec la tête nous ajouterons qu'elle reconnaît encore pour cause la direction défectueuse de la colonne vertébrale (voy. fig. 260) qui est chargée de transmettre à la tête l'effort de la contraction utérine. — Dans les variétés frontale, mentale et malaire de la présentation, la lenteur est plus grande que dans la variété normale.

Irrégularités du troisième temps. — Dans l'accouchement par la face, il est nécessaire, pour que le dégagement ait lieu, que le menton soit directement sous le pubis. Cependant Mme Lachapelle a vu deux ou trois fois la face sortir de la vulve presque transversalement ; mais ce sont là des exceptions rares qui s'expliquent presque toujours par le petit volume du fœtus ; néanmoins on comprend la possibilité du dégagement de la tête quand déjà le menton est en rapport avec l'une des branches ischio-pubiennes.

Une anomalie autrement grave tient au défaut de rotation dans les positions mento-iliaques postérieures. Dans les positions occipito-iliaques postérieures du sommet, l'accouchement est encore possible quand le mouvement de rotation fait défaut. Il n'en est plus de même dans la présentation de la face. Lorsque le menton reste en arrière, pour qu'il pût se dégager à la commissure postérieure de la vulve, il faudrait, le thorax restant au-dessus du détroit supérieur, que le cou pût s'allonger assez pour mesurer toute la longueur du sacrum, du coccyx et du périnée ; ou bien il faudrait que le thorax s'enfonçât dans l'excavation entre la tête et le sacrum ; or, nous avons déjà démontré que, dans les circonstances ordinaires, ces deux conditions ne pouvaient être réalisées. Il faut de toute nécessité que le menton soit ramené sous le pubis, sans quoi l'accouchement ne se fait pas.

Quand le menton reste en arrière, l'accouchement est donc impossible par la face, et alors on a quelquefois été obligé d'avoir recours à l'embryotomie, après avoir vainement essayé de l'emploi du forceps.

Si l'on a vu dans quelques cas le menton se dégager directement en arrière, c'est qu'il s'agissait de fœtus incomplétement développés ou mort-nés : en effet, on comprend, d'une part, que la poitrine puisse s'engager avec la tête si le fœtus est petit et le bassin large, et, d'autre part, que le cou puisse s'allonger outre mesure quand le fœtus est mort depuis un certain temps.

Cazeaux a émis une opinion qui peut aussi servir à expliquer quelques faits d'accouchement spontané, avec un fœtus vivant et de volume ordinaire, quoique le menton fût resté en arrière : après l'extension complète de la tête, la face descend dans l'excavation autant que le permet la longueur du cou, et le menton arrive par conséquent jusqu'au niveau de la grande échancrure sciatique. Arrivé dans la grande échancrure sciatique, le menton trouve là des parties molles qu'il peut déprimer. Cette dépression augmente notamment le diamètre oblique de l'excavation, ce qui permet au diamètre occipito-mentonnier d'y basculer, et à la tête d'exécuter un mouvement de flexion qui convertit la présentation de la face en présentation du sommet; après quoi l'occiput vient se placer sous la symphyse pubienne.

On peut encore expliquer l'accouchement spontané, bien que la rotation ait manqué, en supposant que le menton arrive sous le ligament sacro-sciatique, déprime le périnée en ce point et s'y creuse une loge : car alors la présentation de la face se convertit, comme dans le cas précédent, en présentation du sommet. P. Dubois a observé deux faits de ce genre. — Chailly admet que le menton, en le supposant directement en arrière, peut descendre le long du sacrum, et déprimer les parties molles au-dessous du coccyx, de sorte que la terminaison spontanée serait alors possible, toujours par conversion de la présentation de la face en présentation du sommet.

Irrégularités du quatrième temps. — Dans certains cas, le front peut sortir le premier; d'autres fois le menton, au lieu d'être ramené sous la symphyse, reste, en se dégageant, en rapport avec l'une des branches ischio-pubiennes. Comme nous avons déjà signalé ces anomalies, nous n'avons pas à y revenir.

Irrégularités du cinquième temps. — Le menton se tourne vers la cuisse droite dans les positions mento-iliaques droites, et vers la cuisse gauche dans les positions mento-iliaques gauches. Il peut arriver que le mouvement de restitution se fasse en sens inverse; cette irrégularité ne diffère en rien de celle que nous avons signalée au cinquième temps du mécanisme de l'accouchement par le sommet, et dépend des mêmes causes.

Irrégularités du sixième temps. — Les irrégularités du sixième temps sont les mêmes que dans la présentation du sommet.

§ 3. — Du mécanisme de l'accouchement dans la présentation du siége.

Le mécanisme de l'accouchement dans la présentation du siége a la plus grande analogie avec celui que nous avons décrit pour l'extrémité céphalique. Qu'il s'agisse d'une présentation complète ou décomplétée, c'est-à-dire que le siége se présente au détroit supérieur avec les membres inférieurs fléchis comme dans l'attitude ordinaire, ou que les fesses, les genoux, les pieds, se présentent séparément, le mécanisme reste le même; aussi notre description s'appliquera-t-elle à tous les cas. Nous distinguerons six temps qui se succèdent dans l'ordre suivant : 1° pelotonnement du siége; 2° engagement; 3° rotation du siége; 4° dégagement du siége et du tronc; 5° rotation de la tête; 6° dégagement de la tête.

PREMIER TEMPS. — *Pelotonnement du siége.* — Au moment où le travail se déclare, le premier effet des contractions utérines est d'appliquer le fœtus sur le détroit supérieur; en même temps, les membres pelviens viennent se pelotonner contre le siége, de manière à former avec lui une partie assez petite pour s'engager dans l'excavation. L'extrémité pelvienne subit donc une pression qui diminue véritablement son volume, en même temps que le siége s'accommode mieux à l'ouverture du détroit supérieur.

Ce temps est analogue au premier temps de l'acccouchement par le sommet; mais ici l'amoindrissement est véritable et assez grand pour permettre au siége de descendre dans le bassin, tandis que dans la présentation du vertex, la boîte crânienne étant peu compressible, c'est par une sorte d'artifice, en se fléchissant, que la tête se présente avec des diamètres favorables à l'engagement.

DEUXIÈME TEMPS. — *Engagement.* — Aussitôt que la dilatation est complète, le siége descend dans l'excavation en glissant contre ses parois. Ce mouvement de progression se fait avec beaucoup de lenteur quand les membres restent accolés au siége; il est plus rapide dans le cas contraire. C'est par ce mouvement que la présentation du siége, primitivement élevée, finit par descendre jusqu'au fond de l'excavation et appuyer sur le plancher périnéal. A ce moment, presque toujours la hanche antérieure, celle qui est le plus en avant, descend plus bas que la hanche postérieure.

TROISIÈME TEMPS. — *Rotation.* — Quand l'extrémité pelvienne appuie sur

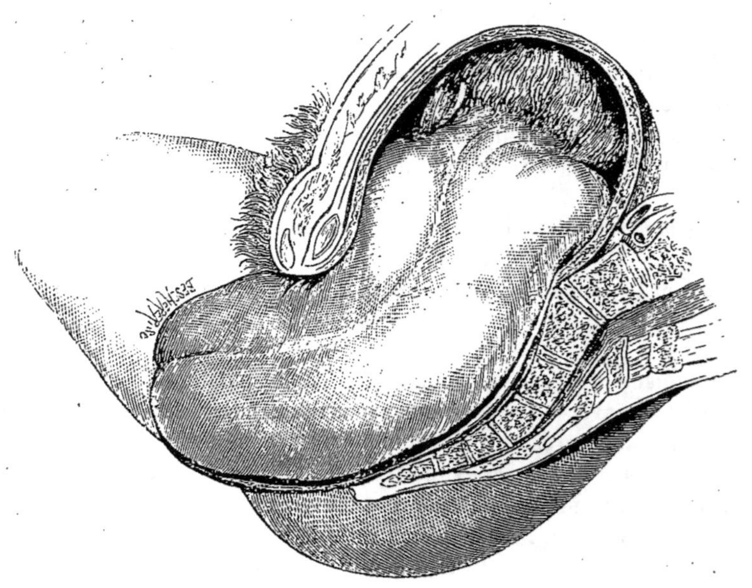

FIG. 261.— Montrant le dégagement du siége par inflexion latérale.

le périnée et commence à le distendre, elle exécute un mouvement de rotation, analogue à celui du troisième temps de l'accouchement par le sommet, et tourne comme autour d'un axe fictif qui traverserait l'excavation. Dans ce mouvement, la hanche qui se trouve la plus rapprochée de la symphyse pubienne se porte d'arrière en avant vers le pubis, tandis que la hanche postérieure se porte vers la concavité du sacrum ; le plus grand diamètre de la présentation pelvienne, le diamètre bifémoral, d'abord parallèle à l'un des diamètres obliques de l'excavation, finit ainsi par se placer dans la direction du diamètre coccy-pubien, ou grand diamètre du détroit inférieur. N'est-ce pas le même fait que l'on observe au troisième temps de l'accouchement par le sommet et par la face ?

La hanche qui vient se placer ainsi sous le pubis n'arrive pas tout d'abord sous le milieu de l'arcade pubienne ; presque toujours elle se place sous la branche ischio-pubienne la plus rapprochée d'elle, et ce n'est que lorsque le périnée se distend que la rotation devient complète.

Quatrième temps. — *Dégagement.* — En arrivant dans la partie recourbée du canal pubien, et surtout dans la gouttière formée par le périnée distendu, la région lombaire du fœtus s'infléchit latéralement (fig. 261), et cette inflexion augmente à mesure que le siége se rapproche de la vulve. Poussée par la colonne vertébrale, la fesse qui est en arrière parcourt un plus long espace que la fesse antérieure, se recourbe en avant en déprimant le périnée, et arrive bientôt à son tour à la vulve. C'est la hanche antérieure qui apparaît la première ; mais bientôt la hanche postérieure se dégage à son tour, et le retrait du périnée, qui glisse sur elle en se reportant en arrière, la laisse à nu sur une plus grande étendue que celle qui est en avant.

Ce n'est pas seulement le siége, mais le tronc tout entier qui doit se dégager dans ce quatrième temps. Une fois le pelvis dégagé, son diamètre bifémoral se place ordinairement dans une direction légèrement oblique par rapport au diamètre coccy-pubien. A ce moment, si l'on examine attentivement les phénomènes du dégagement sans les modifier par une intervention intempestive, on voit, surtout chez la primipare, le siége s'avancer obliquement en avant et en haut, autant que peut le permettre l'inflexion latérale du tronc. Cette direction, qui lui est imprimée par l'élasticité des parties molles du périnée, est bien propre à démontrer que le mouvement d'extension dans l'accouchement par le sommet n'est produit, comme nous l'avons dit, que par la courbure et l'élasticité des voies génitales : car si le mouvement de la tête y est si prononcé, on ne doit l'attribuer qu'à la grande mobilité des articulations, qui permet à l'occiput de se renverser au-devant du pubis, tandis que la rigidité de la colonne lombaire limite singulièrement l'étendue du même mouvement dans l'accouchement par le siége.

Les membres pelviens, suivant qu'ils sont plus ou moins relevés, deviennent libres plus ou moins rapidement, et, quand l'enfant est vivant, ils exécutent souvent quelques mouvements. La contraction utérine continuant, le tronc sort petit à petit de la vulve par un mouvement de glissement qui est plus ou moins rapide, suivant l'énergie des contractions et la dilatation plus ou moins complète des parties molles ; après l'abdomen, la base de la poitrine se dégage ; les avant-bras, fléchis sur les bras, restent habituellement appliqués sur le thorax, et les coudes ne tardent pas à se dégager l'un sous l'arcade pubienne, l'autre à la commissure postérieure.

Comme nous venons de le dire, le diamètre bilatéral du tronc au moment de l'expulsion est légèrement oblique par rapport au diamètre coccy-pubien; aussi quand les épaules s'engagent dans le détroit inférieur et la gouttière périnéale qui lui fait suite, elles exécutent un petit mouvement de rotation qui n'est que la répétition de la rotation des hanches; le diamètre bis-acromial devient parallèle au diamètre antéro-postérieur; l'épaule antérieure se dégage la première et l'épaule postérieure ne tarde pas à la suivre. Le tronc est alors complétement dégagé, et comme il n'est plus soutenu que par le cou, qui est très-flexible, il retombe entre les cuisses de la mère.

Cinquième temps. — *Rotation de la tête.* — La tête, chassée par les contractions utérines, est fléchie sur le devant de la poitrine, quand elle descend dans l'excavation, de sorte qu'une fois les épaules dégagées, elle se présente par sa base au détroit inférieur et presse sur le périnée. Les diamètres antéro-postérieurs de l'extrémité céphalique sont presque toujours alors parallèles aux diamètres obliques du bassin et rarement dirigés transversalement d'un côté à l'autre. A ce moment, la femme fait quelques efforts d'expulsion, et la tête tourne dans l'excavation, de manière à amener, par le chemin le plus court, l'occiput derrière le pubis et le front dans la concavité du sacrum.

Sixième temps. — *Dégagement de la tête.* — Au mouvement de rotation succède le dégagement de la tête. La nuque, arrêtée sous l'arcade du pubis, semble s'y immobiliser, tandis que la tête se fléchit de plus en plus. La face glisse dans la gouttière périnéale, et l'on voit successivement se dégager à la commissure postérieure de la vulve, le menton, la bouche, le nez, le front, la fontanelle antérieure et l'occiput, qui sort le dernier des voies génitales. La tête se dégage donc en présentant successivement à la vulve ses diamètres sous-occipito-mentonnier, sous-occipito-frontal et sous-occipito-bregmatique.

Du mécanisme de l'accouchement dans chaque position du siége en particulier. — Nous étudierons ce mécanisme dans les positions sacro-iliaque gauche antérieure, sacro-iliaque gauche postérieure, sacro-iliaque droite postérieure et sacro-iliaque droite antérieure.

A. — *De l'accouchement dans la position sacro-iliaque gauche antérieure.* — Dans la position sacro-iliaque gauche antérieure, qui est la plus fréquente, le plan postérieur du fœtus regarde à gauche et en avant; le plan antérieur, à droite et en arrière; la hanche gauche est en rapport avec l'éminence ilio-pectinée droite, la hanche droite avec la symphyse sacro-iliaque gauche. Après le pelotonnement, qui se fait au début du travail, le siége descend dans l'excavation; quand il appuie sur le périnée, la fesse gauche est plus abaissée que la fesse droite, et le sillon interfessier est incliné du côté du sacrum. La rotation ramène la hanche gauche sous la branche ischio-pubienne droite par un mouvement qui se fait de droite à gauche et d'arrière en avant, pendant que la hanche droite roule en sens inverse dans la concavité du sacrum. Pendant le dégagement, le côté gauche du tronc regarde en avant et le côté droit en arrière; l'épaule gauche apparaît sous le pubis, et l'épaule droite à la commissure postérieure de la vulve. La tête, au moment du dégagement des épaules, est descendue dans l'excavation. L'occiput répond à l'éminence ilio-pectinée gauche et le front à la symphyse sacro-iliaque droite. Au cinquième temps, l'occiput tourne d'arrière en avant et de gauche à droite, pour venir se placer sous l'arcade pubienne ; le dégagement de la tête n'offre ici rien de particulier.

Les détails dans lesquels nous sommes entrés en étudiant le mécanisme de l'accouchement par le siége en général nous dispensent d'insister plus longuement sur chaque particularité.

B. — *De l'accouchement dans la position sacro-iliaque gauche postérieure.* — Dans cette position, le plan postérieur du fœtus regarde en arrière et à gauche, et son plan antérieur en avant et à droite ; le diamètre bifémoral correspond au diamètre oblique gauche du bassin, et la hanche gauche est en rapport avec l'éminence ilio-pectinée gauche, la hanche droite avec l'articulation sacro-iliaque droite. A la fin de l'engagement la fesse gauche s'avance encore ici la première et descend plus vite que la droite ; seulement, au troisième temps, quand le mouvement de rotation s'exécute, la hanche gauche tourne d'arrière en avant et de gauche à droite, pour se placer sous le pubis, pendant que la hanche droite se place dans la concavité du sacrum en marchant en sens inverse.

Le dégagement du tronc, la rotation et le dégagement de la tête se font ensuite exactement comme dans la position sacro-iliaque gauche antérieure.

On se souvient que dans les positions occipito-iliaques gauches antérieure et postérieure, le mouvement exécuté par l'occiput, différent par son étendue, se fait dans le même sens pour ces deux positions, tandis qu'on remarquera que dans les positions sacro-iliaques gauches antérieure et postérieure, la hanche antérieure, qui doit se dégager sous l'arcade pubienne, tourne de droite à gauche dans la position sacro-iliaque gauche antérieure et de gauche à droite dans la position sacro-iliaque gauche postérieure. C'est là une différence qui tient uniquement au point de repère fœtal choisi pour indiquer les positions ; mais l'analogie reste complète entre l'accouchement par le sommet et l'accouchement par le siége.

C. — *Du mécanisme de l'accouchement dans la position sacro-iliaque droite postérieure.* — Dans cette position, le diamètre sacro-pubien du fœtus est parallèle au diamètre oblique gauche du bassin : le sacrum se trouve dirigé vers l'articulation sacro-iliaque droite ; la hanche droite est en avant et à droite, la hanche gauche en arrière et à gauche.

La fesse droite, qui est la plus basse à la fin de l'engagement, tourne, au troisième temps, d'arrière en avant et de droite à gauche, pour venir se placer sous la branche ischio-pubienne droite et plus tard sous l'arcade pubienne. Pendant le dégagement, le côté droit du tronc est, en avant, dirigé vers le pubis, tandis que le côté gauche appuie sur la commissure postérieure de la vulve. Après le dégagement du tronc, la tête tourne dans l'excavation, et l'occiput, qui répond au côté droit du bassin, se dirige de droite à gauche pour venir se placer derrière le pubis, tandis que le front, qui regarde l'os iliaque gauche, se place dans la concavité du sacrum.

D. — *Du mécanisme de l'accouchement dans la position sacro-iliaque droite antérieure.* — Dans la position sacro-iliaque droite antérieure, le plan postérieur du fœtus regarde en avant et à droite, son plan antérieur à gauche et en arrière ; la hanche droite est au niveau de l'éminence ilio-pectinée gauche, et la hanche gauche en rapport avec l'articulation sacro-iliaque droite (voy. fig. 245). Ici la fesse droite tourne d'arrière en avant et de gauche à droite pour venir se placer sous le pubis. La hanche gauche suit un chemin contraire et se dégage à la commissure postérieure de la vulve. Pendant le dégagement, le côté droit du tronc est en avant et le côté gauche en arrière. Au cinquième temps, l'occiput tourne de droite à gauche et d'arrière en avant pour venir se placer derrière le pubis. Le mouvement de rotation des hanches se fait donc dans un sens différent pour les deux positions sacro-iliaque droite antérieure et sacro-iliaque droite postérieure ; mais dans ces deux positions la rotation de l'occiput est exactement semblable ; c'est déjà une remarque que nous avons faite à propos des positions sacro-iliaques gauches.

Tels sont les seuls faits que nous ayons à signaler dans le mécanisme propre à chaque variété de position du siège.

Irrégularités du mécanisme de l'accouchement dans la présentation de l'extrémité pelvienne. — Les irrégularités et les anomalies sont plus fréquentes dans la présentation du siége que partout ailleurs. Nous les étudierons successivement dans chacun des six temps du mécanisme de l'accouchement.

Irrégularités du premier temps. — La souplesse des parties molles qui composent le siége fait qu'elles s'accommodent sans peine à la forme du détroit supérieur, quand la présentation correspond à l'axe du bassin ; mais l'inclinaison de l'extrémité pelvienne n'est pas rare, et assez souvent on rencontre les parties génitales au centre du bassin. Mme Lachapelle y a aussi trouvé le pubis et le bas du ventre ; d'autres fois, mais moins communément, on y rencontre le coccyx et le sacrum. Enfin on observe plus rarement une inclinaison latérale et l'une des hanches se présente au détroit supérieur. — Ces variétés, décrites autrefois comme autant de présentations distinctes, se corrigent par les progrès du travail, mais le pelotonnement du siége se fait dans ces cas moins facilement, et son adaptation à la forme du détroit supérieur est moins rapide. Toutes ces irrégularités, en modifiant légèrement la présentation, ne changent rien au mécanisme du travail, qu'elles ralentissent seulement.

Irrégularités du deuxième temps. — L'engagement est toujours lent dans les présentations du siége ; il ne se fait que bien difficilement quand le diamètre sacro-pubien du fœtus se rapproche de la direction du diamètre sacro-pubien de la mère. Cette remarque a été faite par Mme Lachapelle et par le professeur Moreau. Dans la position diagonale, le siége descend plus rapidement au fond de l'excavation ; dans ce cas, son mouvement de descente présente encore de notables différences suivant que le siége est complet ou décomplété. Quand les membres pelviens s'étendent au-dessous du siége, la région qui se présente n'a plus qu'un petit volume et s'engage facilement jusqu'aux parties génitales externes; sa descente est au contraire plus lente quand le siége est complet. Il ne faudrait néanmoins pas croire que l'extension des membres soit chose favorable, car si l'engagement de la présentation est plus rapide, le dégagement du tronc sera plus difficile, parce que les parties maternelles auront été incomplètement dilatées par le passage du pelvis décomplété. Le professeur P. Dubois insistait dans ses leçons sur ce point, et il a souvent montré à ses élèves que dans les présentations de l'extrémité pelvienne, il était heureux que les membres pelviens restassent pelotonnés autour du siége; car les parties molles, largement dilatées par une présentation volumineuse, laissent ensuite passer facilement le tronc et la tête, tandis que, dans le cas contraire, le pronostic est aggravé par la compression prolongée du corps de l'enfant et du cordon et par la rétention possible de la tête.

Irrégularités du troisième temps. — Le volume du siége, moins considérable que celui de la tête, sa réductibilité plus grande, rendent le mouvement de rotation moins nécessaire dans l'accouchement par l'extrémité pelvienne que dans l'accouchement par l'extrémité céphalique, et le diamètre transversal du siége peut franchir obliquement le détroit inférieur et même la vulve. « Je n'ai jamais vu, dit Mme Lachapelle, les hanches se dégager tout à fait transversalement de la vulve, comme Baudelocque dit que cela arrive quelquefois, et je n'ai pas toujours vu leur direction en ce moment tout à fait antéro-postérieure, c'est-à-dire l'une regarder tout à fait en avant et l'autre en arrière, comme Gardien le décrit et comme Denman l'indique. »

Le mouvement de rotation, au lieu d'être incomplet, se continue quelquefois outre mesure, et la hanche qui doit être ramenée sous l'arcade pubienne tourne jusqu'à ce qu'elle soit en rapport avec la branche ischio-pubienne située du côté opposé à son point de départ. Cette anomalie se rencontre aussi dans le mouvement de rotation des épaules. L'insuffisance ou l'excès de la rotation nuit d'ailleurs peu à l'expulsion de l'enfant.

Irrégularités du quatrième temps. — Dans ce temps il faut signaler l'élévation des bras, qui parfois se relèvent de chaque côté de la tête. Cette anomalie est très-fréquente quand on fait des tractions sur le siége, mais elle est plus rare quand l'accouchement se fait spontanément; dans ce dernier cas, chaque contraction applique fortement les bras contre la poitrine, et la même force qui expulse le tronc empêche le redressement du membre supérieur. Il n'en est plus de même quand on vient à tirer sur le siége; car pendant que celui-ci descend, les bras, retenus par le frottement, se relèvent de chaque côté de la tête.

Cette anomalie, quand elle se produit, n'empêche pas l'accouchement spontané de se faire suivant les lois ordinaires, et dans tous les cas une intervention rapide permettrait de terminer l'accouchement (voy. VERSION).

Une autre anomalie consiste en ce que le fœtus sort parfois transversalement, sa région sacrée regardant soit en arrière soit en avant.

Dans la variété de présentation du siége, dite des *fesses* (voy. p. 446), le dégagement s'effectue souvent avec une remarquable lenteur : l'inflexion latérale, à la faveur de laquelle se fait habituellement le dégagement, se produira difficilement, parce que les membres inférieurs relevés le long du tronc forment, selon la remarque de Tarnier, des *attelles* à la colonne vertébrale du fœtus et la maintiennent rigide.

Irrégularités du cinquième temps. — La rotation de la tête peut manquer : c'est ce qu'on observe surtout dans les positions sacro-iliaques postérieures. Dans ces cas, l'occiput reste en arrière, et cependant l'accouchement peut encore se terminer spontanément de deux façons différentes. Dans un premier cas, aucune traction n'ayant été faite sur le tronc, la tête reste fléchie sur le devant du cou ; la face est plus ou moins directement en rapport avec l'arcade pubienne, tandis que la nuque répond à la commissure postérieure de la vulve qui est fortement refoulée en arrière. Dans cette attitude, la nuque s'immobilise pendant que le menton s'avance au-dessous du pubis, où l'on voit successivement apparaître la bouche, le nez, le front et la fontanelle antérieure. L'occiput sort le dernier. La tête franchit ainsi le grand axe de la vulve en lui présentant les diamètres sous-occipito-mentonnier, sous-occipito-frontal et sous-occipito-bregmatique. La tête se trouve donc dans des conditions avantageuses pour son dégagement, et le mode d'expulsion que nous venons de décrire doit être regardé comme facile et presque normal.

Dans un second cas, l'occiput restant toujours en arrière, la tête, au lieu d'être fléchie, est défléchie, et le menton est comme accroché au-dessus du pubis, tandis que l'occiput est renversé en arrière dans le fond de l'excavation. Dans cette attitude, qui peut être primitive, mais qui, le plus souvent, est produite par quelques tractions faites sur le siége, l'expulsion de la tête peut encore avoir lieu spontanément, et quand on est obligé d'intervenir, on doit imiter le mécanisme que nous allons décrire. La tête, poussée par les efforts de la femme, se renverse de plus en plus en arrière. Tandis que le menton reste appliqué contre la partie supérieure des pubis, l'occiput glisse sur la gouttière périnéale et finit par se dégager à la commissure postérieure de la vulve, où l'on voit successivement apparaître la fontanelle postérieure, la suture sagittale et le front, puis la face ; le menton sort le dernier. Dans ce mouvement de renversement, la tête présente successivement à la vulve ses diamètres trachélo-occipital, trachélo-bregmatique et trachélo-frontal. Cet accouchement est beaucoup moins favorable que le précédent, et ne peut se faire d'une façon spontanée que si le fœtus est petit ou le bassin large et si les parties molles sont très-souples.

Irrégularités du sixième temps. — Quand le tronc est dégagé, la tête, quoique ayant exécuté son mouvement de rotation, éprouve souvent des retards funestes à la vie de l'enfant, et l'accouchement ne se termine qu'à la faveur des efforts instinctifs de la femme. Aussi, que d'enfants succombent pendant ce temps de l'accouchement ! L'intervention est même si souvent nécessaire qu'il est prudent, au moment où le siége va se dégager, de faire placer la femme en travers de son lit, afin de ne pas perdre de temps quand le moment d'agir sera venu. L'extraction artificielle de la tête, dans ces cas, doit être faite suivant les règles que nous exposerons en traitant de la version pelvienne; il est donc inutile de nous y arrêter maintenant.

§ 4. — Du mécanisme de l'accouchement spontané dans la présentation du tronc.

Dans la présentation du tronc, la terminaison spontanée de l'accouchement est presque toujours impossible, et sans l'intervention de l'art la mère et l'enfant succomberaient presque certainement. Cependant, dans quelques cas exceptionnels, l'expulsion du fœtus peut avoir lieu grâce aux seuls efforts de la nature, soit par *version spontanée* soit par *évolution spontanée*.

Version spontanée. — Lorsque le travail est commencé, si l'œuf est encore intact, si surtout le liquide amniotique est abondant, le fœtus jouit encore d'une mobilité assez grande, et l'on comprend très-bien qu'il exécute pendant le travail comme pendant la grossesse (voy. MUTATIONS, p. 469 à 474), mais moins facilement, un mouvement qui éloigne l'épaule du détroit supérieur pour y faire descendre la tête ou le siége. Cette mutation, au lieu d'être exécutée par le fœtus, est quelquefois produite par la pression qu'exercent sur lui les contractions utérines : car si cette pression est plus forte d'un côté qne de l'autre, l'épaule est repoussée et l'une des extrémités de l'ovoïde fœtal vient prendre sa place. C'est à ce changement de présentation qu'on donne le nom de *version spontanée* ; on l'appellera *version spontanée céphalique*, si la tête prend la place de l'épaule, et *version spontanée pelvienne*, si le siége descend, au contraire, le premier.

Tous les accoucheurs ont vu des faits semblables, et Wigand en avait observé un assez grand nombre, quand il proposa de faire la version par de simples manœuvres externes. Mais, quand la poche des eaux est rompue depuis un certain temps, la version spontanée se produit rarement ; aussi le cas observé par Velpeau a acquis une certaine célébrité. « Une jeune femme, enceinte pour la seconde fois, entre à l'hôpital de l'École de médecine, au mois d'août 1825, à dix heures du matin. Le col était encore peu dilaté. Toutefois je pus reconnaître l'épaule gauche en seconde position. Les eaux ne s'écoulèrent qu'à trois heures de l'après-midi. Quatre élèves déjà instruits pratiquèrent le toucher et reconnurent comme moi la présence de l'épaule. On ne voulut pas aller à la recherche des pieds. Les douleurs n'étaient ni très-fortes ni très-fréquentes, et je n'étais pas sans quelque confiance dans les assertions de Denman. A huit heures, l'épaule est sensiblement déjetée vers la fosse iliaque gauche, et je pus facilement sentir l'oreille droite. A onze heures, la tempe est presque au centre de l'orifice. L'énergie des contractions est augmentée et le col complétement effacé. A minuit, le vertex s'abaisse, la tête s'engage, et, dans l'espace d'une heure, l'enfant est expulsé en position occipito-cotyloïdienne droite. »

Quand le bras et la main pendent dans le vagin, cette circonstance n'exclut pas la possibilité de la version spontanée. Le bras remonte dans la cavité utérine, ou se place sur les côtés de la tête, quand la version spontanée céphalique se produit. Ce sont ces cas de version spontanée céphalique avec procidence du bras que Velpeau a cru devoir décrire sous le nom particulier d'*évolution céphalique*, tandis que nous ne voyons dans la procidence qu'un épiphénomène ajouté à la version spontanée.

Nous ne terminerons pas ce qui est relatif à la version spontanée sans dire qu'elle s'observe trop rarement pour qu'on doive temporiser quand on a reconnu une présentation de l'épaule. Ce serait s'exposer aux plus grandes difficultés, quand on serait obligé de terminer l'accouchement par la version.

Évolution spontanée. — L'évolution spontanée ne ressemble en rien à la version spontanée ; c'est un mode particulier d'accouchement dans lequel l'expulsion du fœtus s'opère par une série de mouvements qui ont la plus grande analogie avec ceux que nous avons vu se produire dans les autres présentations.

On n'observe guère une pareille évolution que dans les bassins larges avec un fœtus peu volumineux et des contractions utérines énergiques.

La plupart des enfants ont cessé de vivre au moment de leur expulsion, car ils ont dû subir, par le fait de ce mécanisme, des pressions fortes et prolongées ordinairement fatales à leur existence. Ainsi nous avons vu à l'hôpital des Cliniques un exemple d'évolution spontanée qui s'opéra en quatre-vingt-seize heures. L'enfant à terme et bien développé était mort au moment de sa naissance ; la mère se rétablit.

Il existe cependant dans la science quelques exemples, rapportés par Velpeau, P. Dubois et d'autres accoucheurs, d'enfants nés vivants par l'évolution spontanée. Quoi qu'il en soit, il faut toujours se souvenir, en pratique, que cette terminaison de l'accouchement dans les présentations du tronc est un fait exceptionnel, et que les seules ressources de la nature conduisent, dans la majorité des cas, à la mort de la mère et de l'enfant sans que l'accouchement ait pu se faire.

Nous décrirons six temps pour le mécanisme de l'évolution spontanée, dans la présentation de l'épaule, comme nous l'avons fait pour le mécanisme des présentations du sommet, de la face et du siége.

Les six temps de l'accouchement par évolution spontanée sont : 1° pelotonnement et accommodation de l'épaule, qui se présente, 2° engagement de cette partie fœtale, 3° rotation intérieure du tronc, 4° dégagement du tronc, 5° rotation intérieure de la tête, 6° expulsion ou dégagement de la tête.

PREMIER TEMPS. — *Pelotonnement.* — Les contractions utérines, surtout après la rupture de la poche des eaux, poussent fortement le tronc et l'appliquent sur le détroit supérieur, pendant que la tête et le siége se redressent en haut. Le tronc se moule pour ainsi dire sur l'ouverture du bassin et sa partie la plus saillante, l'épaule, est à peu près ramenée au centre du détroit supérieur (Mme Lachapelle), tant à cause de sa forme qu'à cause du redressement de la tête et du tronc.

DEUXIÈME TEMPS. — *Engagement.* — Pressée par l'utérus, l'épaule s'engage dans l'excavation ; mais, comme dans l'accouchement par la face, cet engagement a pour limite la longueur du cou. Celui-ci répond en effet à l'une des extrémités du diamètre transversal de l'excavation, appliqué contre l'os iliaque, et pendant que l'épaule l'entraîne en bas, la tête le retient au-dessus du détroit supérieur. La longueur du cou n'étant pas assez considérable pour mesurer toute la hauteur de l'excavation, et la tête étant trop volumineuse pour s'engager en même que le tronc, le mouvement de progression de l'épaule est bientôt arrêté.

TROISIÈME TEMPS.— *Rotation.*— Pendant le troisième temps l'épaule tourne d'arrière en avant, et vient se placer sous l'arcade pubienne. La tête appuie alors sur le bord supérieur du pubis, et le tronc, qui s'est porté en arrière, répond à l'une des symphyses sacro-iliaques. Ce mouvement est l'analogue

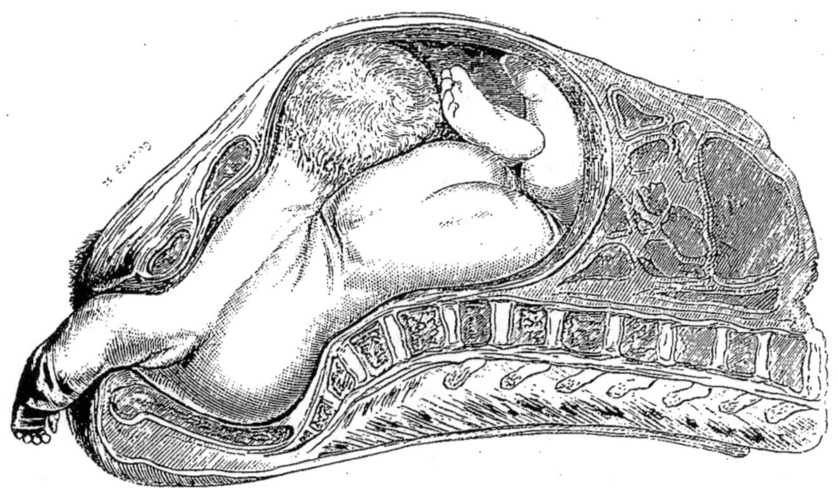

Fig. 262. — Montrant l'attitude du fœtus pendant l'évolution spontanée (d'après Chiara).

de celui qui se produit au troisième temps de l'accouchement par la face, et il a les mêmes résultats. Le cou étant, en effet, assez long pour mesurer toute la hauteur du pubis, l'épaule se place au-dessous de l'arcade pubienne, pendant que la tête est encore au-dessus du détroit supérieur. Il restera donc en arrière une certaine place pour le passage du tronc.

QUATRIÈME TEMPS. — *Dégagement du tronc.* — Quand l'épaule est arrivée sous l'arcade pubienne, elle s'y immobilise, pour ainsi dire, tandis que le tronc fortement poussé par la contraction utérine s'incurve sur son *plan latéral* qui devient convexe et bombe dans l'excavation. Cette disposition s'exagère encore, et le côté du thorax vient appuyer sur le périnée ; l'engagement du tronc n'est donc ici complet qu'après que le mouvement de rotation s'est produit ; nous avons vu qu'il en est de même dans l'accouchement par la face. De nouveaux efforts, de nouvelles contractions se produisant, le périnée distendu laisse apparaître successivement, à la commissure postérieure de la vulve, le creux de l'aisselle, le haut du thorax, le côté de la poitrine, de l'abdomen et de la hanche; le siége tout entier se dégage bientôt, et la hanche postérieure est à peine libre que tout le tronc est dégagé. Dans ce mode d'expulsion, le tronc ne sort pas plié en deux; mais fortement infléchi sur son côté, il se déroule, pour ainsi dire, à l'ouverture vulvaire.

CINQUIÈME ET SIXIÈME TEMPS. — Le cinquième et le sixième temps sont identiques à ceux que nous avons décrits dans l'accouchement par le siége.

§ 5. — Du mécanisme de l'accouchement en général.

Il est intéressant de rapprocher l'une de l'autre les différentes présentations, au point de vue du mécanisme de l'accouchement. Le tableau suivant donne une idée d'ensemble de ce mécanisme tel que nous l'avons décrit dans les pages qui précèdent :

Sommet.

1er temps..........	Flexion de la tête.
2e temps..........	Engagement de la tête.
3e temps..........	Rotation de la tête.
4e temps..........	Dégagement de la tête.
5e temps..........	Rotation intérieure du tronc.
6e temps..........	Expulsion du tronc.

Face.

1er temps..........	Extension de la tête.
2e temps..........	Engagement de la tête.
3e temps..........	Rotation de la tête.
4e temps..........	Dégagement de la tête.
5e temps..........	Rotation intérieure du tronc.
6e temps..........	Expulsion du tronc.

Siége.

1er temps..........	Pelotonnement du siége.
2e temps..........	Engagement du siége.
3e temps..........	Rotation du siége.
4e temps..........	Dégagement du siége.
5e temps..........	Rotation intérieure de la tête.
6e temps..........	Expulsion de la tête.

Tronc (*évolution spontanée*).

1er temps..........	Pelotonnement du tronc.
2e temps..........	Engagement du tronc.
3e temps..........	Rotation du tronc.
4e temps..........	Dégagement du tronc.
5e temps..........	Rotation intérieure de la tête.
6e temps..........	Expulsion de la tête.

Quelle que soit la présentation, on retrouve, dans les mouvements que le fœtus exécute au moment de son expulsion, un mécanisme toujours identique. On peut dire que tous les accouchements spontanés se font de la même manière. C'est ce qu'il nous sera facile de démontrer.

Il faut tout d'abord remarquer que le fœtus, tel qu'il est pelotonné dans la cavité dans utérine, les membres accolés au thorax et le cou caché entre la base de la tête et le haut de la poitrine, ne se compose en somme que de deux parties distinctes : la tête et le tronc. Chacune de ces deux parties fœtales est d'abord modifiée dans son volume et sa direction pour s'adapter à l'ouverture du détroit supérieur, puis elle descend dans l'excavation et tourne au niveau du détroit inférieur, pour présenter ses grands diamètres aux grands diamètres du bassin ; ce n'est qu'après avoir exécuté cette série de mouvements qu'elle est définitivement expulsée et qu'elle franchit la vulve.

En pratiquant sur chacune d'elles une section dirigée suivant le plan du détroit supérieur, que cette section intéresse le sommet ou la face, le siége ou l'épaule, on obtient toujours une figure à peu près ovoïde, obligée, par conséquent, de s'adapter, par un mouvement de rotation, à la forme du canal génital. Imaginons, pour un instant, que ces deux parties soient séparées et indépendantes, et qu'elles se présentent l'une après l'autre ; nous aurions alors quatre temps pour l'expulsion de chacune d'elles. La tête se fléchirait, s'engagerait, tournerait et sortirait ; le tronc se pelotonnerait, s'engagerait, tournerait et sortirait ; et cette succession de mouvements ne serait nullement modifiée, suivant que l'engagement de la tête précéderait ou suivrait l'engagement du tronc. L'accouchement de chacune des deux parties fœtales offrirait donc à l'observateur des phénomènes similaires.

Dans la réalité, la tête et le tronc sont réunis l'un à l'autre par le cou ; ces deux parties ne peuvent donc pas progresser dans le bassin l'une sans l'autre, et, pendant que la première partie exécute ses quatre mouvements d'amoindrissement, d'engagement, de rotation et de dégagement, la seconde partie fœtale s'est déjà elle-même peletonnée et engagée, c'est-à-dire qu'elle a exécuté ses deux premiers mouvements.

D'un autre côté, on remarque que les grands diamètres des deux parties fœtales superposées sont dirigés en sens inverse, d'avant en arrière pour la tête et transversalement pour le tronc. Ces grands diamètres se coupent donc à angle droit, ce qui fait que quand l'une de ces deux masses sera bien dirigée pour sortir du bassin, l'autre sera dirigée en sens inverse. Ainsi, par exemple, quand la tête se dégage d'avant en arrière à la vulve, les épaules sont transversalement placées au détroit inférieur. De là, la nécessité pour la tête et le tronc d'exécuter successivement deux mouvements analogues : la rotation et le dégagement.

En ne tenant compte que des phénomènes apparents du mécanisme de l'accouchement, on devra donc observer d'abord les quatre mouvements subis par la première partie fœtale, puis les deux derniers mouvements de rotation et d'expulsion de la deuxième partie fœtale.

On arrive ainsi à décrire avec Tarnier (1) six temps pour l'accouchement :

1er Temps. Amoindrissement ou accommodation...............)
2° — Engagement............... } de la première partie fœtale.
3° — Rotation...................)
4° — Dégagement ....)
5° — Rotation.................... } de la deuxième partie fœtale.
6° — Expulsion. ....)

Le tableau suivant résume les six temps du mécanisme de l'accouchement dans les différentes présentations.

Tableau des six temps de l'accouchement dans les différentes présentations.

1er Temps. Accommodation de la première partie fatale	se faisant, dans la présentation	du sommet... par flexion.
		de la face..... par déflexion.
		du siége...... par pelotonnement.
		du tronc...... par pelotonnement.
2e Temps. Engagement	se faisant, dans la présentation	du sommet.... par glissement.
		de la face..... par glissement.
		du siége...... par glissement.
		du tronc...... par glissement.
3e Temps. Rotation de la première partie fœtale	ramenant sous l'arcade du pubis, dans la présentation	du sommet.... l'occiput.
		de la face..... le menton
		du siége...... une hanche.
		du tronc. .... une épaule.
4e Temps. Dégagement	se faisant, dans la présentation	du sommet.... par déflexion.
		de la face..... par flexion.
		du siége...... par progression.
		du tronc...... par inflexion latérale.
5e Temps. Rotation de la deuxième partie fœtale	ramenant sous l'arcade du pubis	une épaule.... dans l'accouchement par le sommet.
		une épaule.... dans l'accouchement par la face.
		l'occiput...... dans l'accouchement par le siége.
		l'occiput...... dans l'accouchement par le tronc (évolution spontanée).
6e Temps. Expulsion de la deuxième partie fœtale	se faisant par dégagement	du tronc..... dans l'accouchement par le sommet.
		du tronc...... dans l'accouchement par la face.
		de la tête..... dans l'accouchement par le siége.
		de la tête..... dans l'accouchement par le tronc (évolution spontanée).

(1) Les classifications qui ont précédé la modification introduite par Tarnier dans l'étude du mécanisme, présentaient quelques imperfections. C'est ainsi que dans l'accouchement par le sommet ou par la face, on n'admettait que cinq temps. On décrivait la rotation du tronc dans le cinquième et dernier temps, sans s'arrêter spécialement à son expulsion définitive qu'on ne faisait que mentionner. On laissait ainsi dans l'ombre l'importance qu'on doit attacher au dégagement du tronc, et l'on exposait les élèves à méconnaître une cause importante de dystocie, décrite par Jacquemier : nous voulons parler du volume exagéré des

CHAPITRE IV

DES PHÉNOMÈNES PLASTIQUES DU TRAVAIL
DE L'ACCOUCHEMENT

Nous avons désigné sous le nom de *phénomènes plastiques* les déformations que subit le fœtus pendant qu'il traverse le canal pelvi-génital.

Ces déformations sont de deux espèces : les unes que nous appellerons *intrinsèques* modifient le volume et la forme des parties fœtales; les autres sont produites par la *bosse séro-sanguine*, c'est-à-dire par une tumeur œdémateuse soulevant les téguments et surajoutée à la présentation.

Nous étudierons dans deux articles distincts les déformations intrinsèques et celles qui sont produites par la bosse séro-sanguine.

ARTICLE PREMIER

DES DÉFORMATIONS INTRINSÈQUES SUBIES PAR LE FŒTUS
PENDANT LE TRAVAIL DE L'ACCOUCHEMENT

Nous avons vu dans le chapitre précédent, à propos du mécanisme de l'accouchement en général (voy. p. 675), que la tête et le tronc (1) accommodaient successivement leur forme et leurs dimensions à celles du canal pelvi-gé-

épaules. Puisqu'on décrivait un cinquième temps pour la rotation du tronc qui se produit après le dégagement de la tête, il était logique de décrire un sixième temps pour l'expulsion du tronc.

Dans l'accouchement par le siége on décrivait aussi cinq temps : les quatre premiers temps étaient représentés par le pelotonnement ou l'amoindrissement, l'engagement, la rotation et l'expulsion ou dégagement du tronc. Jusque-là, il y avait uniformité entre l'accouchement par l'extrémité céphalique et l'accouchement par le siége; mais au cinquième temps, on décrivait pêle-mêle la rotation intérieure de la tête et son expulsion définitive. Le cinquième temps qui, dans une nomenclature uniforme, doit rappeler des choses semblables, semblait indiquer qu'il y a une différence notable entre les différents accouchements; on admettait, en effet, que, pendant ce cinquième temps, le tronc tourne sans être expulsé, dans l'accouchement par le sommet, tandis que la tête pivote et est expulsée tout à la fois dans l'accouchement par le siége. Il convenait donc, pour faire cesser cette opposition apparente, de dédoubler, pour ainsi dire, le cinquième temps de l'accouchement par le pelvis, et de décrire un cinquième temps pour la rotation intérieure de la tête, et un sixième temps pour son expulsion définitive.

(1) Par le mot *tronc*, nous entendons ici, comme dans le mécanisme en général, tout ce qui n'est pas la tête du fœtus. Quand nous voudrons désigner la *présentation du tronc*, nous dirons, présentation de l'épaule. Ici donc, le tronc comprend non-seulement le thorax et les membres supérieurs, mais le cou, l'abdomen, l'extrémité pelvienne et les membres inférieurs.

nital. Pour la tête (sommet ou face) nous avons supposé que l'accommodation s'effectuait exclusivement par les mouvements de flexion et d'extension, et que le crâne conservait une forme immuable. Mais il n'en est rien, le crâne se déforme, parfois même d'une façon très-marquée, et cette déformation persiste encore au moment de l'accouchement et même quelques jours après, tout en diminuant progressivement. Il faut aussi remarquer que la déformation constatée au moment de la naissance est beaucoup moins prononcée que celle qui existait lorsque la tête était encore dans l'excavation pelvienne, appuyant sur le plancher périnéal. Mais telle qu'elle est dans les premières heures qui suivent l'expulsion du fœtus, cette déformation est suffisante pour avoir attiré l'attention des accoucheurs et pour que ceux-ci aient pu l'étudier convenablement.

Nous ajouterons que les parties molles du tronc se prêtent plus facilement que les os du crâne à une déformation prononcée, mais qu'immédiatement après l'accouchement elles reprennent dans la plupart des cas leur forme primitive. Nous pourrons cependant citer plusieurs faits de déformation persistant quelque temps après la naissance.

§ 1. — Des déformations intrinsèques du crâne produites par le travail de l'accouchement dans les différentes présentations.

Le crâne, en raison même de sa structure : minceur et souplesse des os, existence des sutures, des fontanelles, de la charnière fibro-cartilagineuse, etc. (voy. p. 410), présente généralement une grande malléabilité ; aussi, lorsqu'il s'engage et descend dans le petit bassin, il se moule sur ses parois et subit, principalement au détroit inférieur et sur le périnée, lorsque le travail se prolonge, des déformations qui sont encore très-marquées au moment de la naissance, mais qui diminuent peu à peu et disparaissent complétement dans les jours suivants.

Ces déformations déjà signalées par un certain nombre d'auteurs anciens, parmi lesquels nous citerons Gravel (1), Levret (2), Smellie (3), Bakker (4), Rœderer (5), Thouret (6), Baudelocque (7), ont été étudiées dans les vingt dernières années par Stadfeldt (8) (de Copenhague), Dohrn (9), Robert

(1) A. G. Gravel, *De capite coniformi fœtus partum facilitante.*, Diss. inaug. physiol., Præs. J. H. Knyphof. Erfodiæ, 1752.
(2) Levret, l'*Art des accouchements*, 3ᵉ édition, p. 302.
(3) Smellie, *Observations sur les accouchements*, t. II, p. 438.
(4) G. Bakker, *Descriptio iconis pelvis femininæ et schematum capitis infantilis, iisque illustr. partus humani mechanismus.* Groningæ, 1816.
(5) Rœderer, p. 103.
(6) Thouret, *Mémoires de la Société royale de médecine*, 1799.
(7) Baudelocque, *Traité de l'art des accouchements*, 3ᵉ édition, t. II, p. 14 et suivantes.
(8) Stadfeldt *ou* Stadfeld, *Undersozelser om Barnehoved i obstetrik Hensseende.* Kjöbenhaven, 1861 ; — *Monatssch. f. Geburtsk.*, Bd XXII, p. 461.
(9) Dohrn, *Mònatssch f. Geburtsk.*, Bd XXIV, p. 418.

Barnes (1), Schrœder (2), Hecker (3), Küneke (4), Olshausen (5), Grossmann (6), Frankenhäuser (7), et enfin par Budin (8), qui en a fait le sujet de sa thèse inaugurale.

Les recherches plus récentes de Perlis (9) (de Saint-Pétersbourg) n'ont fait que confirmer les conclusions des auteurs précédents. Sous l'influence des compressions exercées sur lui pendant son passage à travers la filière pelvienne, le crâne diminue de volume d'une façon absolue : car les liquides contenus dans les vaisseaux intra-crâniens passent dans les vaisseaux extra-crâniens, et le liquide céphalo-rachidien descend du crâne dans le rachis ; mais cette réduction absolue de volume est toujours minime, et ce qu'on observe surtout, c'est une diminution de certains diamètres et une augmentation de certains autres. En effet, la boîte crânienne, étant souple et presque incompressible, subit une réduction de volume, principalement dans les points où elle est le plus comprimée, tandis qu'elle s'allonge dans les autres. Il se produit donc des *déformations absolues* (10) et des *déformations compensatrices* du crâne, les dernières étant prédominantes. Généralement, la forme normale du crâne (voy. p. 683) est d'autant plus altérée que le travail a duré plus longtemps. La longueur de la période d'expulsion a surtout de l'influence sur la déformation ; cependant nous avons vu récemment un cas qui nous a surpris, parce qu'il est en contradiction avec la règle générale que nous venons d'énoncer ; en effet, nous avons observé une déformation très-accusée du crâne sur un fœtus qui avait été expulsé en quelques minutes, le travail total ayant duré deux heures. Il n'y avait pas de bosse séro-sanguine (voy. p. 685). La mère était secondipare, le fœtus se présentait par le sommet en O. I. G. A. Nous ne pûmes nous expliquer cette déformation que par cette circonstance, à savoir que la tête était profondément engagée dans l'excavation pelvienne, et s'était moulée sur les parois de cette cavité, pressée contre elles par les contractions indolores de la grossesse.

Le mode de déformation varie avec chaque présentation ; la position elle-même n'est pas sans influence sur cette déformation.

Des déformations du crâne dans la présentation du sommet. — Nous

(1) Robert Barnes, *On the varieties of form imparted to the fœtal head by the various modes of birth obstetrical Transactions*, vol. VII.

(2) Schrœder, *Schwangerschaft, Geburt, und Wochenbett*, 1867, et *Manuel d'accouchements*, traduit par Charpentier, 1875.

(3) Hecker, *Ueber die Schœdelform bei Gesichtslagen*, Berlin, 1869, et *Archiv für Gynœkologie*, 1871, p. 429.

(4) Küncke, *Die vier factoren der Geburt*, p. 297, etc., Berlin, 1869.

(5) Olshausen, *Wolkmann's Klinik. Vort.*, Leipzig, 1870, n° 8.

(6) Grossmann, *Ueber die Verœnderungen des kindlichen Kopfes durch die Geburt*, Dissertatio Breslau, 1871.

(7) Frankenhäuser, *Die Schœdelform nach Hinterhauptslage*, Berne, 1873.

(8) Budin, *De la tête du fœtus au point de vue de l'obstétrique*. Thèse de Paris, 1876.

(9) W. Perlis, de Saint-Pétersbourg. Diss. inaug., 1879, publiée en russe, analysée dans *Centralblatt für Gynäkologie*, sous le titre : *Beobachtungen über die Configuration des Kindskopfes während der Geburt*, 1879, n° 15, p. 367.

(10) Fehling, *Archiv für Gynœkologie*, 1874, Bd VI, p. 68.

examinerons successivement, à ce point de vue, les positions occipito-antérieures et les occipito-postérieures.

Déformations du crâne dans les positions occipito-antérieures. — Dans
les positions occipito-antérieures du sommet, la tête présente une forme cylindrique (Küneke, Spiegelberg, Schrœder, etc.), au moment où elle sort des
parties génitales ; elle est allongée d'avant en arrière, mais *diagonalement,*

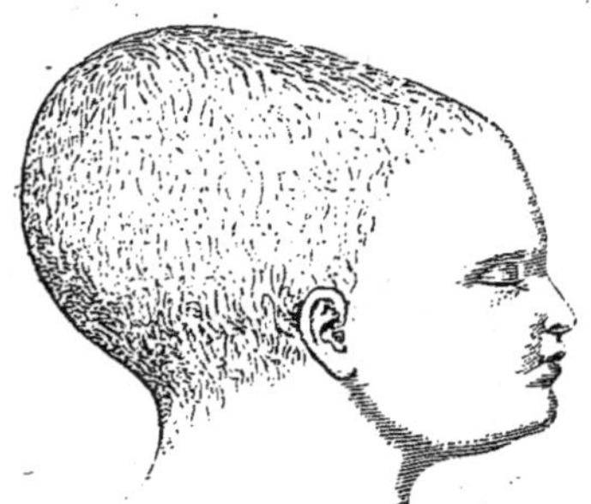

FIG. 263. — Montrant la forme de la
tête dans l'accouchement par le
sommet en occipito-antérieure.

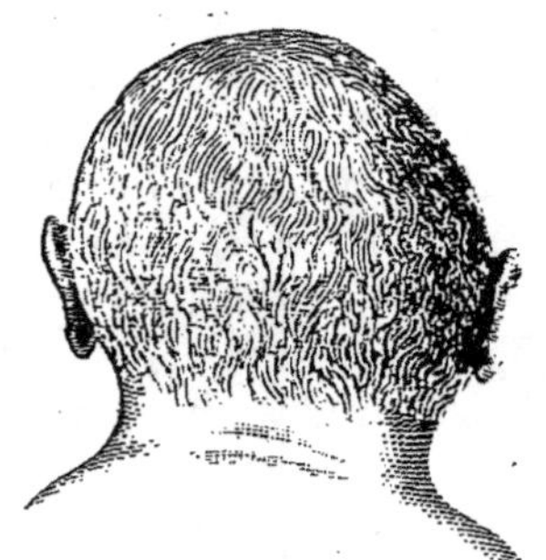

FIG. 264. — Montrant l'asymétrie du
crâne fœtal, dans l'accouchement
par le sommet en occipito-iliaque
droite.

obliquement, du menton à la région sus-occipitale, tandis qu'elle est aplatie
transversalement et verticalement. Dohrn signale en outre une asymétrie
des deux moitiés latérales du crâne, caractérisée par la saillie de l'un des
pariétaux et par l'aplatissement de l'autre pariétal, qui est poussé tantôt plus
en avant tantôt plus en arrière que celui du côté opposé, de sorte que les
deux bosses pariétales ne sont pas à égale distance de la bosse occipitale ; la
bosse pariétale située du côté aplati est tantôt plus rapprochée du front, tantôt
plus voisine de l'occiput, que celle qui correspond au côté saillant du crâne(1).
Nous venons de décrire la déformation du crâne, telle qu'elle apparaît
immédiatement au regard lorsqu'on examine la tête du fœtus au moment de
la naissance ; cette simple inspection suffit pour reconnaître la forme particulière qui caractérise la présentation et même la position. Mais il est intéressant d'analyser de plus près le mécanisme de cette déformation et pour
cela d'évaluer la *variation des différents diamètres.* D'après Budin, dont les
mensurations ont été faites avec une grande précision (2), les diamètres occipito-mentonnier et occipito-frontal n'augmenteraient pas, comme on l'a cru
jusqu'à présent, mais, au contraire, diminueraient de longueur. Le diamètre
aux dépens duquel se fait l'augmentation est le diamètre maximum, diamètre

(1) Les auteurs ne sont pas d'accord sur le côté du crâne qui est le siége de l'aplatissement.
Ainsi, tandis que Dohrn et Duncan avancent que c'est le pariétal postérieur, Küneke soutient
que c'est l'antérieur. Nous partageons l'opinion de Dohrn et de Duncan. Quoi qu'il en soit, il
ne faut pas confondre cette asymétrie *temporaire* (*distorsion latérale* de Barnes) avec celle
qu'a décrite Stadfeldt et qui *persiste* après l'accouchement. Cette dernière résulte d'un
vice de développement du crâne et a été dénommée par Hueter *scoliose du crâne.*
(2) Voy. Thèse inaugurale, Paris, 1876.

sus-occipito-mentonnier qu'on a jusqu'ici confondu avec le diamètre occipito-mentonnier véritable. Celui qui diminue le plus pendant l'accouchement est le diamètre sous-occipito-bregmatique, puis vient le diamètre bitemporal et enfin le diamètre bipariétal. Ainsi donc, tandis que généralement on croit que la réduction la plus considérable de la tête se fait suivant le diamètre bipariétal, il n'en est rien ; le diamètre bipariétal, dans les cas de présentation normale du sommet, est, au contraire, le diamètre qui se réduit le moins.

Les considérations anatomiques que nous avons développées pages 410 et suivantes permettent de se rendre compte de la variation des diamètres du crâne pendant le travail. Il se produit alors un chevauchement des pariétaux, en arrière sur l'occipital, en avant sur les deux moitiés du frontal. Ce double phénomène explique la diminution du diamètre occipito-mentonnier et celle du diamètre occipito-frontal. — Dans l'accouchement normal, les pariétaux ne chevauchent l'un sur l'autre que très-rarement ; aussi, n'est-il pas étonnant que la réduction du diamètre bipariétal soit très-faible. La réduction du diamètre bi-temporal s'explique par la dépression qui se produit au niveau des sutures temporo-pariétales. Le défaut d'ossification des os de la voûte, de l'occipital en particulier, rend encore plus complète l'explication relative à la diminution, dans l'accouchement par le sommet, des diamètres occipito-mentonnier et occipito-frontal. C'est, en effet, grâce à la charnière fibro-cartilagineuse décrite par Budin que la portion écailleuse exécute sur la portion basilaire un mouvement de bascule en avant, parfois très-prononcé, qui facilite le chevauchement des pariétaux sur l'occipital. La mobilité et la souplesse du bord supérieur de l'os frontal, au niveau de la fontanelle antérieure et de la suture fronto-pariétale, facilitent l'enfoncement du crâne dans la région du bregma et le chevauchement des pariétaux sur les deux moitiés du frontal. Ainsi s'explique la diminution du diamètre sous-occipito-bregmatique. — Quant à l'augmentation du diamètre maximum ou diamètre sus-occipito-mentonnier, Budin l'attribue à la souplesse et à l'ossification incomplète du bord interne ou sagittal des deux pariétaux. Ce bord se recourbe de plus en plus pendant le travail, et le sommet de la courbe s'éloigne de la base du crâne et du menton, à mesure que l'occipital et le frontal s'insinuent sous les pariétaux et se rapprochent par conséquent l'un de l'autre.

Déformation du crâne dans les positions occipito-postérieures du sommet. — Si les occipito-postérieures se réduisent, c'est-à-dire si l'occiput revient en avant pendant le travail, la déformation est très-peu différente de celle qui se produit dans les occipito-antérieures, ou du moins il n'y a, dit Budin, « qu'une exagération de la dépression » qui existe au niveau de la suture fronto-pariétale dans les positions antérieures.

Dans les occipito-postérieures non réduites, la déformation est différente de ce qu'elle est dans les occipito-antérieures, et on la trouve quelquefois très-prononcée quand le travail a été long. La tête est comme étirée verticalement de bas en haut. Le vertex fait une saillie conique, de sorte que l'extrémité céphalique a la forme d'un pain de sucre. Le front et la partie antérieure des pariétaux sont sur un même plan presque vertical ; l'occiput est aplati et repoussé en avant; aussi le dos de l'enfant, la nuque et l'occiput sont-ils sur un même plan presque vertical, comme le front et les pariétaux (voy. fig. 265). Si l'on regarde le moule en plâtre de la tête dégagée en

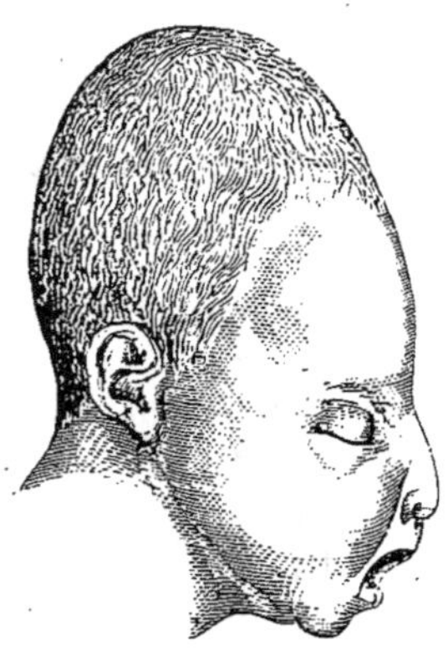

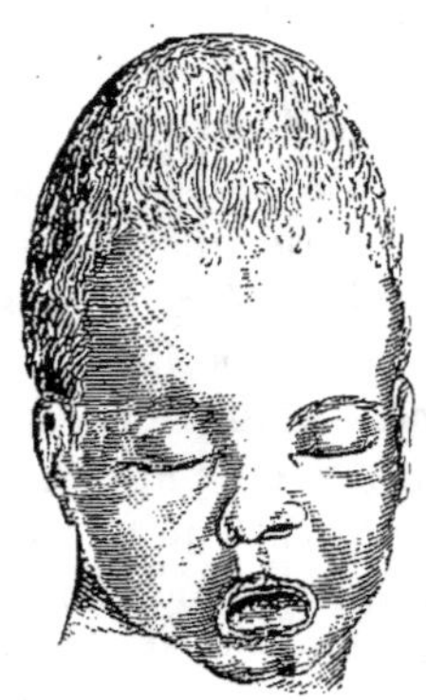

Fig. 265. — Montrant la forme de la tête dans l'accouchement en occipito-postérieure non réduite.

Fig. 266. — Même tête vue de face. (Le dessinateur a représenté à droite ce qui était à gauche sur le moule, et réciproquement.)

occipito-postérieure non réduite, à la Maternité de Paris, on est frappé de l'aplatissement de la face du côté droit en même temps que de la déviation du nez du côté gauche, et l'on se demande s'il ne s'agit pas là d'une asymétrie comparable à celle qui existe sur l'un des côtés du crâne par suite de l'aplatissement du pariétal postérieur dans les positions occipito-antérieures (voy. p. 680).

Des déformations du crâne dans la présentation de la face. — La forme de la tête est tout à fait caractéristique : elle est *dolichocéphale*, d'après l'expression de Hecker qui l'a bien décrite, mais qui a eu le tort de la considérer comme la cause plutôt que comme l'effet de la présentation, ainsi que nous l'avons déjà fait remarquer page 452. Le crâne paraît comme prolongé en arrière, ce qui tient d'une part à ce que la face postérieure de l'occiput est plus convexe (voy. fig. 267), plus saillante qu'elle ne l'est dans les autres présentations, et d'autre part à ce que l'os occipital, mobile autour de la charnière fibro-cartilagineuse, est repoussé en arrière. Le crâne paraît aplati verticalement, et présente en outre un enfoncement en forme de selle, dans le voisinage de la grande fontanelle. Le bord sagittal des pariétaux forme presque une ligne droite depuis la fontanelle antérieure jusqu'à la fontanelle postérieure. Quant aux diamètres, voici ce qu'ils deviennent : Le diamètre transverse est augmenté ainsi que les diamètres occipito-frontal et occipito-mentonnier. Le diamètre sous-occipito-bregmatique est diminué. Le diamètre maximum, au lieu d'être sus-occipito-mentonnier, comme dans les présentations du sommet, se confond avec le diamètre occipito-mentonnier et parfois même avec le sous-occipito-mentonnier (Budin).

Des déformations du crâne dans la variété frontale de la présentation de la face. — Dans cette variété de la présentation de la face, à laquelle les Allemands donnent le nom de présentation du front, la déformation présente quelques caractères particuliers. La tête a la forme générale d'un coin dont la grosse extrémité serait formée par la face et le front, tandis que la petite extrémité serait représentée par l'occiput. Cette comparaison est encore plus

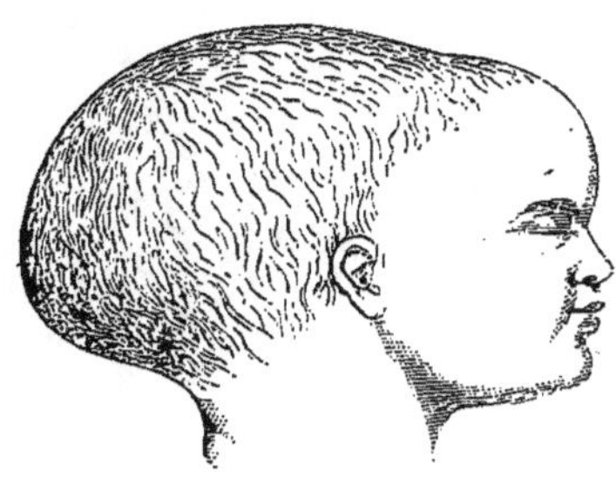

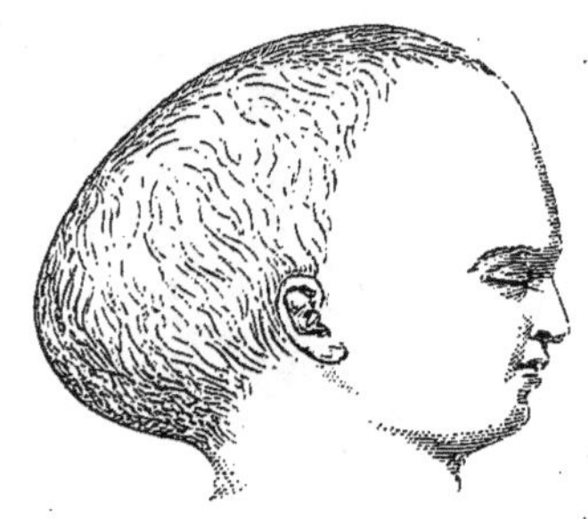

Fig. 267. — Forme de la tête après l'accouchement dans la présentation de la face.

Fig. 268. — Forme de la tête dans la présentation de la face (variété frontale).

frappante si l'on remarque, d'une part, que le front est fortement saillant par suite de la présence sur cette région d'une bosse sanguine volumineuse s'étendant de la racine du nez à la grande fontanelle, et, d'autre part, que la partie inférieure de l'occiput forme une pointe dans le voisinage de la nuque (voy. fig. 268). A partir du front, les os pariétaux s'abaissent graduellement jusqu'à l'occiput, qui forme avec eux un plan incliné d'une façon continue d'avant en arrière, jusqu'à la pointe occipitale que nous venons de signaler.

Des déformations du crâne dans les présentations du siége. — Dans les présentations du siége, la tête a généralement, aussitôt après l'accouchement, une forme arrondie qui frappe par sa régularité et constitue le *type brachycéphale*. Spiegelberg explique cette déformation en supposant que la tête, primitivement ovalaire, a été comprimée au niveau de l'occipital, du frontal, du temporal et des pariétaux, pendant son séjour plus ou moins prolongé dans l'excavation ; le vertex seul étant libre s'est renflé ; d'où l'augmentation du diamètre vertical et l'arrondissement de la tête. Lorsque le crâne a séjourné peu de temps dans l'excavation pelvienne après l'issue du tronc, sa forme diffère peu de celle de la tête normale (voy. fig. 269). Hecker a même rencontré deux cas où elle offrait une forme dolichocéphale que l'on voit représentée dans la planche VII des *Archiv für Gynœkologie*, tome XI, 1877, page 348. L'un des crânes est tout à fait semblable à celui qu'on rencontre dans les présentations de la face, l'autre dans celles du front ; et cependant l'enfant se présentait par le siége dans les deux observations. Dans la première, la mère était primipare ; la période de dilatation avait duré dix-huit heures et la période d'expulsion une demi-heure. L'enfant n'était pas tout à fait à terme et pesait au moment de sa naissance 2250 grammes ; il ne vécut que seize heures. Dans la dernière observation, la mère était multipare ; l'enfant était à terme, mais mort-né. La forme dolichocéphale de

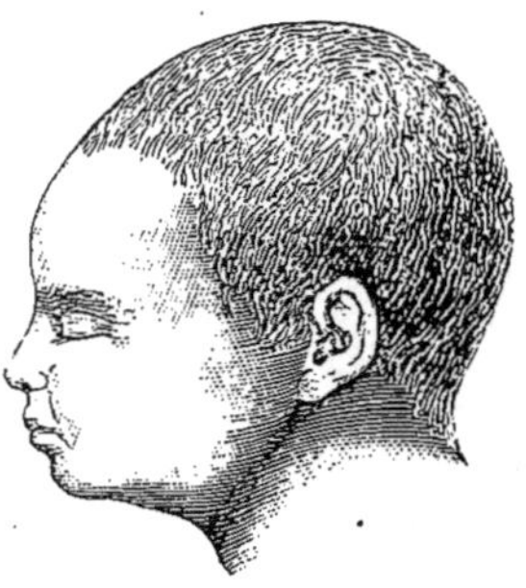

FIG. 269.— Tête normale, telle qu'on l'observe quand le fœtus a été extrait par l'opération césarienne, au début du travail.

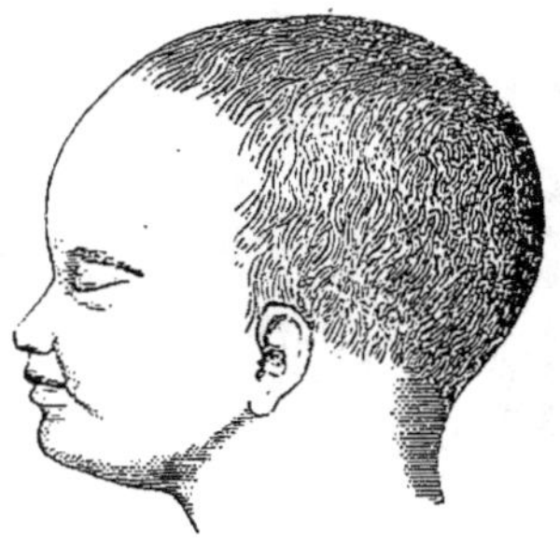

FIG. 270. — Forme de la tête après l'accouchement dans la présentation de l'extrémité pelvienne. ;

ces crânes est bien marquée sur les préparations, le cuir chevelu ayant été enlevé. Hecker fait remarquer que ce fait est en faveur des formes préexistantes du crâne, résultant du développement fœtal même et non pas des pressions auxquelles la tête est soumise pendant l'accouchement.

Des déformations du crâne dans la présentation du tronc. — La forme de la tête, au moment de l'accouchement, est la même que dans la présentation du siége, puisque les conditions de l'expulsion sont les mêmes.

Résumé. — Pour résumer, en quelques mots, les déformations du crâne dans les différentes présentations, nous dirons que la tête est plus arrondie que la tête normale (celle que l'on observe chez le fœtus extrait par l'opération césarienne, fig. 269) dans la présentation du siége, qu'elle est allongée *diagonalement* dans la présentation du sommet en position occipito-antérieure, allongée *verticalement* dans la même présentation en position occipito-postérieure non réduite. Elle est au contraire allongée *longitudinalement* dans la présentation régulière de la face, et en forme de coin à pointe occipitale dans la variété frontale.

Les déformations que nous venons de décrire sont celles que l'on rencontre dans le cas où le bassin est bien conformé et où l'accouchement a été spontané. Nous décrirons plus tard celles que la tête subit quand il existe un rétrécissement du bassin ou lorsque le forceps a dû être appliqué. Toutes ces déformations diminuent après l'accouchement, ainsi que nous le disions au début de cet article, et le crâne paraît avoir repris sa forme normale, en moyenne, quarante-huit heures après l'accouchement.

§ 2. — Des déformations du tronc produites par le travail de l'accouchement.

Nous avons dit dans le chapitre précédent (voy. p. 676) que l'accommodation se faisait pour le tronc (siége ou épaule) par pelotonnement, par tassement et amoindrissement des parties molles. Il en résulte une déformation marquée des différentes régions du tronc, pendant le travail; mais ces déformations disparaissent immédiatement après l'accouchement, presque aussi facilement qu'elles se sont produites pendant le travail. Il y a cependant quelques cas rares où la déformation persiste. Ainsi, dans la présentation de la face, la tête de l'enfant se renverse facilement en arrière pendant quelques jours. Dans certaines présentations du siége (variété des fesses) les membres inférieurs ont de la tendance à rester relevés le long du plan antérieur du fœtus, et celui-ci resterait ployé en deux, si l'on n'avait pas soin d'étendre les membres et de les maintenir, au moyen des langes, dans cette nouvelle situation. — Dans les présentations de l'extrémité pelvienne complète, le pelotonnement est parfois si prononcé qu'on observe, au moment de la naissance du fœtus, une empreinte profonde laissée par la malléole externe sur le dos du pied.

ARTICLE II

DES DÉFORMATIONS DU FŒTUS PRODUITES PAR LA BOSSE SÉRO-SANGUINE DANS LES DIFFÉRENTES PRÉSENTATIONS

On désigne sous le nom de *bosse séro-sanguine, bosse sanguine, bosse séreuse, bosse ecchymotique, œdème séro-sanguin,* une tumeur siégeant en un point de la partie fœtale qui se présente, et ayant pour origine l'infiltration séreuse ou séro-sanguine du tissu cellulaire sous-cutané de cette partie fœtale.

La peau qui recouvre la bosse séro-sanguine présente une coloration qui varie du rose tendre au rouge violacé; on observe assez souvent, à sa surface, un soulèvement de l'épiderme. Les phlyctènes formées par ce soulèvement ont un volume variable : tantôt elles sont intactes et renferment un peu de sérosité; tantôt elles ont été ouvertes par le doigt explorateur et le derme est à nu. Elles se produisent généralement lorsque la partie fœtale est restée longtemps à l'orifice vulvaire; on en a accusé aussi les investigations trop répétées. Quoi qu'il en soit, on les rencontre sur le fœtus vivant et, par conséquent, elles n'indiquent pas, comme on l'a dit quelquefois, que le fœtus est mort. Elles n'ont pas une signification pronostique fâcheuse. Le tissu cellulaire sous-cutané n'est pas toujours le siége d'une simple infiltration de sérosité pure ou sanguinolente ; mais il se produit aussi parfois, dans son épaisseur, de véritables épanchements sanguins qui détruisent les mailles conjonctives dans une certaine étendue (1). Les lésions sont quelquefois plus profondes. Le périoste placé au-dessous de la bosse a une couleur lie de vin qui ne dépasse guère les limites de la tumeur; cette membrane fibreuse est le plus souvent séparée de l'os par une couche de sang noir; le tissu osseux qui recouvre le périoste décollé est rouge, et les capillaires du diploé sont gorgés de sang. La dure-mère elle-même est décollée de la face interne de l'os par une couche mince de sang fluide et noirâtre. Les sinus de la dure-mère sont remplis d'un sang noir. La pie-mère est rougeâtre, les capillaires qui la parcourent sont gorgés de sang; les plexus choroïdiens offrent une teinte plus foncée qu'à l'ordinaire.

On admet généralement que l'infiltration séreuse est elle-même le résultat de l'afflux du sérum contenu dans les vaisseaux de la région, à l'endroit où la compression est la moindre; voilà pourquoi la bosse séro-sanguine correspond au vide de l'orifice utérin pendant la période de dilatation et à celui de la vulve pendant la période d'expulsion, quand ces périodes se prolongent. Ordinairement, elle ne se forme pendant la période de dilatation que si les membranes sont rompues et le liquide amniotique écoulé depuis quelque temps; cependant il n'est pas absolument nécessaire que les membranes soient rompues pour que la bosse séro-sanguine se forme, ainsi que l'a remarqué Schrœder (2), et Budin a rencontré cette tumeur dans quelques cas où les enveloppes de l'œuf étaient intactes mais extensibles (3).

La bosse séro-sanguine ne présente pas identiquement les mêmes caractères dans toutes les présentations; aussi, nous devons l'envisager successivement dans les présentations du sommet, de la face, du siége et de l'épaule.

§ 1. — De la bosse séro-sanguine dans la présentation du sommet.

C'est surtout dans la présentation du sommet que la bosse sanguine constitue une véritable tumeur généralement arrondie, parfois ovale, représentant, selon l'expression de De la Motte, « une tête postiche, une seconde tête », comme surajoutée à la première : d'où la dénomination de *caput succedaneum* qui lui a été donnée par les Allemands.

Le volume de la bosse séro-sanguine est très variable; elle a, selon le professeur Depaul (4), tantôt « 2 ou 3 centimètres seulement dans son plus grand diamètre, tantôt 4 à 5 centimètres et même davantage ».

Le même auteur fait remarquer avec raison que le volume de cette tumeur œdémateuse est généralement plus grand lorsqu'elle siége sur les parties antérieures du crâne que sur les parties postérieures, ce qui tient d'une part à la plus grande laxité des tissus, et d'autre part à ce que le travail dure plus longtemps lorsque le front est en avant, c'est-à-dire dans les positions occipito-

---

(1) Odon Maigne, Thèse inaugurale, Paris, 1837; et Depaul, *Arch. de tocologie,* mai 1879,
(2) *Loc. cit.,* p. 141 et 151.
(3) Thèse de Martellière. Paris, 1879, p. 24.
(4) *Archives de tocologie,* mai 1879, p. 259.

postérieures. — Cette remarque nous conduit à dire que le siége de la bosse séro-sanguine varie sur le crâne, avec chaque position du sommet.

A. — *Déformation produite par la bosse séro-sanguine dans les occipito-antérieures*. — En exposant le mécanisme de l'engagement, nous avons dit que la tête est inclinée, dans la moitié inférieure de l'excavation, de telle sorte que le pariétal antérieur descend avant le pariétal postérieur. Il en résulte que lorsque l'engagement se fait avec lenteur, c'est sur le pariétal antérieur que siége la bosse séro-sanguine, et la position qu'elle occupe sur le crâne peut, jusqu'à un certain point, indiquer après l'accouchement en quelle position s'est effectué l'engagement. Dans la position occipito-iliaque gauche antérieure, la bosse séro-sanguine est placée sur l'angle supérieur et postérieur du pariétal droit, empiétant un peu sur la petite fontanelle et sur l'occiput; dans l'occipito-iliaque droite antérieure, elle occupe un point symétrique sur le côté gauche du crâne.

B. — *Déformation produite par la bosse séro-sanguine dans les occipito-postérieures*. — Dans les occipito-postérieures, la bosse séro-sanguine occupe l'angle supérieur et antérieur du pariétal qui répond à l'arcade du pubis, empiétant un peu sur la grande fontanelle et même sur le frontal.

Il faut cependant faire quelques réserves relativement à la valeur séméiologique de la bosse séro-sanguine comme moyen de diagnostic rétrospectif de la position. Ce que nous venons de dire sur ce sujet n'est vrai que si la dernière partie du travail est rapide, si la tête, après avoir franchi l'orifice utérin et avoir effectué sa rotation, ne reste pas longtemps dans le vagin. Quand, au contraire, la tête reste longtemps dans cette situation, elle devient le siége d'une seconde bosse sanguine nécessairement placée sur la ligne médiane, et ne pouvant, par conséquent, donner aucun indice sur la position qu'occupait le crâne dans l'excavation pelvienne. D'autre part, la bosse sanguine primitive diminue peu à peu sous l'influence de la compression, et, le plus souvent, elle a disparu au moment de l'accouchement ou du moins se trouve réduite à une simple tache ecchymotique.

§ 2. — De la bosse séro-sanguine dans la présentation de la face.

La bosse séro-sanguine ne siége pas ici sur le crâne, mais sur la face; sur la joue droite quand il s'agit d'une mento-iliaque droite, et sur la joue gauche dans les mento-iliaques gauches. Elle occupera la partie inférieure de la région malaire et le côté de la bouche dans les positions mento-antérieures, et, au contraire, elle siégera sur la partie supérieure de la région malaire, et même sur l'œil, dans les mento-postérieures.

Les régions les plus tuméfiées sont celles où le tissu celullaire sous-cutané présente la plus grande laxité; nous citerons tout d'abord les paupières, qui sont tellement boursouflées que l'enfant, au moment de sa naissance, ne peut ouvrir les yeux. — En écartant les paupières, on constate sous la conjonctive oculaire la présence de petits épanchements sanguins (1). Les téguments des joues sont bleu noirâtre et les joues elles-mêmes sont très gonflées ; le gonflement s'étend parfois aux lèvres, surtout au tissu sous-muqueux de ces organes et même à la langue ; de sorte que l'enfant ne peut pas, pendant quelques jours, exercer de mouvements de succion. — La peau du menton et celle du nez restent adhérentes au tissu sous-jacent, et l'on ne peut constater à ce niveau aucun boursouflement.

§ 3. — De la bosse séro-sanguine dans la présentation du siége.

La bosse séro-sanguine, dans la présentation du siége, existe sur l'une des fesses ; sur la fesse droite dans les positions sacro-iliaques droites ; sur la fesse gauche dans les sacro-iliaques gauches. Nous avons dit que dans la moitié inférieure de l'excavation, le siége s'incline de façon que l'une des fesses, l'antérieure généralement, devient plus basse que l'autre ; aussi, c'est sur cette fesse que se trouve habituellement la bosse sanguine. Dans les cas où, par exception, le siége s'incline sur la hanche opposée, sur le sacrum, ou la partie inférieure de l'abdomen, ce sont ces régions qui occupent, avant que le mouvement de rotation ne soit effectué, le centre du bassin, et c'est sur elles, par conséquent, que siége la bosse sanguine, quand elle se forme au niveau de l'orifice utérin.

Lorsque l'inclinaison est *abdominale*, ce n'est pas seulement la région hypogastrique du fœtus, mais ce sont aussi les organes génitaux qui sont envahis par l'infiltration séro-sanguine. Le scrotum a une structure qui le dispose particulièrement au boursouflement ecchymotique. Aussi, présente-t-il parfois, au moment de la naissance, une teinte bleu noirâtre et un volume double de son volume normal. L'ecchymose s'étend parfois à la verge. Chez les petites filles, les parties génitales peuvent aussi être tuméfiées et ecchymosées ; mais la vulve se prête moins que le scrotum aux modifications que nous venons de décrire. Le gonflement et l'ecchymose existent sur les pieds et sur les genoux, lorsque ces régions se présentent au détroit supérieur isolément ou en même temps que les fesses.

§ 4. — De la bosse séro-sanguine dans la présentation de l'épaule.

La *bosse séro-sanguine* siége sur le moignon de l'épaule, lorsque celui-ci correspond au centre du bassin ; mais elle s'étend en arrière ou en avant du tronc, suivant qu'il existe une inclinaison de la présentation dans l'un ou l'autre sens. Parfois, ce n'est pas l'épaule qui occupe le centre du bassin, mais le coude. Dans ce cas, c'est sur les régions du bras et de l'avant-bras,

(1) Ces petits épanchements sanguins ne sont pas caractéristiques de la présentation de la face ; on les rencontre aussi dans la présentation du sommet, surtout quand le travail a duré longtemps.

qui avoisinent l'articulation du coude, que se trouvent l'ecchymose et le gonflement. Enfin, dans la présentation de l'épaule, il n'est pas rare de voir la main et une partie de l'avant-bras sortir de la vulve. Alors, toute la portion du membre supérieur, qui est la plus déclive, est tuméfiée, bleuâtre et parfois recouverte de phlyctènes, alors même que le fœtus est vivant (voy. p. 680).

CHAPITRE V

DE L'INFLUENCE DU TRAVAIL DE L'ACCOUCHEMENT SUR LES FONCTIONS MATERNELLES ET FŒTALES

Le travail de l'accouchement retentit d'une façon générale sur la mère et sur le fœtus, et fait subir à l'un et à l'autre organisme des modifications fonctionnelles que nous allons étudier dans deux paragraphes distincts.

§ 1. — Modifications des fonctions maternelles produites par le travail de l'accouchement.

Les modifications, ordinairement passagères, que subissent les principales fonctions de l'économie, sous l'influence de la contraction utérine et des efforts d'expulsion, sont souvent désignées sous le nom de *phénomènes généraux* du travail.

L'innervation est certainement la fonction dont les troubles sont les plus constants et les plus variés. Chez un certain nombre de femmes, le début du travail est précédé par un état d'anxiété qui disparaît bientôt, lorsque les douleurs se succèdent régulièrement. Puis, à mesure que l'orifice se dilate, on peut constater chez la parturiente une agitation qui reste modérée si le travail marche assez rapidement, mais qui devient très-prononcée si, pour une cause quelconque, la période de dilatation se prolonge outre mesure ; alors les femmes sont agacées et irritables. Quelques-unes même ont du délire passager ; d'autres, en plus grand nombre, sont prises de tremblement. Tous ces phénomènes n'ont aucune gravité.

Généralement la susceptibilité nerveuse diminue lorsque la période d'expulsion commence. La femme souffre davantage, et cependant elle est moins impatiente, parce qu'elle a conscience des progrès qui s'opèrent dans le travail.

Les femmes se plaignent assez souvent, pendant le travail, de *crampes* siégeant soit à la partie supérieure et interne de la cuisse, soit tout le long de la face postérieure du membre inférieur. Les premières résultent de la compression du nerf obturateur par la tête du fœtus, et les secondes, de la pression qu'elle exerce sur les origines du grand nerf sciatique.

La *circulation* est activée pendant le travail de l'accouchement; le pouls devient plus fort et plus fréquent.

La *calorification* est aussi modifiée : la chaleur du corps augmente, car le thermomètre placé soit dans l'aisselle, soit dans le vagin d'une parturiente, indique une température supérieure à celle qu'il marquait à la fin de la grossesse (1). Si l'on place le thermomètre dans l'utérus, on constate une élévation encore plus grande de la température (*hyperthermie locale*). Ce phé-

(1) Le premier auteur qui paraît avoir mesuré la température des parturientes est Granville (a), en 1825, sous l'inspiration d'Everard Home. Il prit la température utérine et constata que cette température s'élève pendant le travail de l'accouchement; mais ses chiffres sont trop élevés.

Hohl (b), en 1833, fit des mesures très-nombreuses de température chez les femmes enceintes et chez les parturientes. Ce qu'il y a de particulier dans les recherches de Hohl, c'est qu'il prenait les températures à la fois dans le creux de la main, dans la bouche et sous le sein. Il avait trouvé, de cette façon, une légère élévation de température pendant le travail.

En 1838, Fricke (c) constatait que la température du vagin et de l'utérus augmente légèrement pendant la grossesse; il ne fit pas de recherches sur la température pendant le travail.

En 1851, Bärensprung (d) a mesuré comparativement la température du vagin pendant la grossesse, pendant le travail et immédiatement après l'accouchement. Il a constaté que les contractions du travail augmentent la température.

Dans un premier cas, il trouva :

Avant l'accouchement...................... 30°,03 R. = 37°,5 C.
Dans le cours du travail................ 30°,25 R. = 37°,8 C.
Immédiatement après l'accouchement... 30°,66 R. = 38°,3 C.

Dans une deuxième observation, il trouva successivement les chiffres suivants :

30° R.   30°,17 R.   30°,5 R.

Hecker (e) pensait que les contractions ordinaires, normales, du travail n'élevaient pas la température, et que celle-ci ne montait que si les contractions étaient très-violentes et très-rapprochées.

En 1862, Winckel publia un premier travail sur la *tocothermométrie*. Les recherches portaient sur quarante accouchements et comprenaient quatre-vingt-dix évaluations de température. Le thermomètre était placé dans la vagin. Les chiffres absolus sont un peu trop élevés, comme il le reconnut lui-même dans la suite, car en comparant son thermomètre avec un thermomètre étalon, il constata que celui-là donnait des mesures de 0°,75 trop élevées. Les résultats sont justes néanmoins quand il compare la température pendant la grossesse à la température pendant l'accouchement. Il trouve une petite élévation variant de 0°,18 à 0°,25 C. pendant le travail normal.

En 1865, Lehmann (f) constata que la température du corps augmente d'une façon constante pendant l'accouchement, que l'élévation de la température est proportionnelle à la violence des douleurs et à la durée du travail; la température pourrait, d'après cet auteur, monter à 40° C.

En 1866, Schrœder (g) a aussi publié une série d'observations sur la température des femmes enceintes et des parturientes, recueillies dans le service de Veit, à Bonn.

D'après ces recherches : 1° chez les *femmes enceintes*, la température du vagin serait

(a) E. Home, *Philosophical Transactions*, 1825, I, p. 261-264.
(b) A. F. Hohl, *Die geburtshülfliche Exploration*, I, Theil, p. 85, 90 et 107.
(c) *Hamburger Zeitschrift für die ges. Medicin*, Bd. IX, p. 289-293, 1838; et *Schmid's Jahrbücher*, Bd. XXI, p. 201.
(d) Bärensprung, *Untersuchungen über die Temperaturverhältnisse des Fœtus*, etc. (*Müller's Arch.*, 1851, p. 126-173).
(e) *Charité Annalen*, V. Jahrgang, 2, S. 332.
(f) Lehmann, *Ueber Temperaturen bei Puerperalprozessen. Separatabdruck aus der niederländ. Zeitschrift für Heilkunde.* Jahrgang, 1865.
(g) *Virchow's Archiv.* Bd. XXXV, p. 253 à 290, et *Schwangerschaft, Geburt und Wochenbett*, 1867, p. 185.

nomène, récemment étudié par le professeur Peter, est dû aux contractions utérines, et quelques observateurs pensent que la température est un peu plus élevée pendant les contractions que dans leur intervalle. Dans certains cas, la peau reste sèche et brûlante pendant le travail, mais souvent elle est le siége d'une transpiration abondante ; le visage est rouge et couvert de sueur ; la langue est blanche et peu humide. Tous ces phénomènes sont surtout prononcés quand la période de dilatation traîne en longueur, ou qu'une

en moyenne de 0°,101 plus élevée que celle de l'aisselle (maximum 0,05, minimum 0,3) ; la température du vagin, à la fin de la grossesse, serait en moyenne de 0°,156 plus basse que celle de l'utérus ; 2° chez les *parturientes*, la température de l'utérus s'élèverait, pendant le travail, en moyenne, de 0°,093 dans l'intervalle des contractions, et de 1 degré pendant les contractions.

D'après Schrœder, la température n'augmenterait pas d'une façon constante depuis le commencement jusqu'à la fin du travail, mais elle subirait les influences du matin et du soir, c'est-à-dire qu'on retrouverait les variations diurnes ordinaires.

Gruber (a), de la Faculté de Berne, a publié, en 1867, le résultat de ses observations sur 96 parturientes.

Il distingua les accouchements normaux, au nombre de 57, des accouchements laborieux au nombre de 39.

Il remarqua que la température s'élevait d'une quantité très-faible dans les accouchements normaux, tandis qu'elle s'élevait d'une façon notable dans les autres.

La température vaginale moyenne fut trouvée de 37°,42 C. pendant le travail (moyenne de 118 observations).

En 1869, Winckel (b) reprit la question, joignit à ses 90 premières mesures de température sur 40 accouchements, 273 observations nouvelles sur 100 accouchements.

Le température vaginale, pendant le travail, oscilla entre 36°,6 et 38° C. La moyenne fut de 37°,44.

Il n'y aurait, selon Winckel, qu'une différence de 0°,2 à 0°,3 C. avec la température vaginale des femmes dont l'utérus est à l'état de vacuité. La température du vagin, dans l'accouchement normal, serait un peu plus élevée que vers la fin de la grossesse, mais cette élévation serait très-faible puisqu'elle varierait de 0°,1 à 0°,2 C.

Pendant la période d'expulsion, la température serait un peu plus élevée que pendant la période de dilatation ; mais la différence serait très-faible, 37°,455 et 37°,487 (Winckel).

La marche de la température dans l'accouchement normal aurait deux maxima :

    1 maximum de 8 heures à 10 heures du matin........ 37°,60
    1 maximum de 4 heures à 8 heures du soir........... 37°,62

et deux minima :

    1 minimum de midi à deux heures du soir......... 37°,47
    1 minimum de 2 heures à 4 heures du matin........ 37°,37

Ces chiffres expriment les moyennes des nombreuses températures évaluées par Winckel.

En 1879, le professeur Peter (c) conclut, de l'observation de 16 cas, que la température utérine augmente en moyenne de 0°,5 C., pendant le travail de l'accouchement, et qu'il se produit également une surélévation de température axillaire qui serait de 0°,3 C.

E. Hennig (de Leipzig) a constaté que la température de la cavité utérine pouvait monter d'un dixième de degré centigrade pendant la contraction ; l'auteur se servait d'un thermomètre particulier sur lequel on pouvait apprécier un centième de degré. L'élévation de la température était ordinairement progressive. Hennig a trouvé que la température du creux de l'aisselle était aussi plus élevée pendant la contraction, ce qui indiquait une augmentation de la chaleur générale, tandis que Frankenhäuser croit qu'elle diminue. (*Centralblatt für Gynœkologie*, n° 9, p. 215, 1879.)

(a) *Beob. über Temp. und Puls bei Gebärenden.* Bern, 1867.
(b) Winckel, *Klinische Beobachtungen zur Pathologie der Geburt.* Rostock, 1869.
(c) *Leçons de clinique médicale*, p. 699.

résistance anormale des parties molles nécessite des efforts d'expulsion énergiques et répétés.

La *respiration* est aussi modifiée par le travail de l'accouchement. Les
mouvements respiratoires deviennent plus fréquents qu'à la fin de la grossesse. La proportion serait, d'après Winckel (1), de 20,7 : 18,7 par minute.
Leur nombre est plus grand dans les intervalles des contractions que pendant les contractions elles-mêmes, et la différence serait, en moyenne, suivant le même auteur, de 6,8 inspirations par minute. Plus le travail est
avancé, plus les contractions sont énergiques, plus aussi cette différence est
accentuée. — La respiration est ordinairement entrecoupée par des plaintes
et des cris.

Les *cris* d'une femme en travail d'enfantement sont tellement caractéristiques qu'il suffit de les avoir entendus une fois pour les reconnaître. Pendant la période de dilatation ils sont aigus et vibrants; pendant la période
d'expulsion, ils sont au contraire sourds et comme étouffés. Ces derniers
possèdent en outre un timbre guttural, et coïncident avec l'effort que fait
la femme au moment de la contraction; aussi le professeur Pajot les com-
pare-t-il aux gémissements que poussent les *gindres* en pétrissant la pâte
qui sert à faire le pain.

Digestion. — Généralement les femmes conservent l'appétit au début du
travail; il n'est pas rare qu'elles mangent comme d'habitude, en s'arrêtant
un instant, par intervalles, lorsque les douleurs se font sentir. Mais à la fin
du travail, la femme éprouve un véritable dégoût pour les aliments et pour
certaines boissons, le vin par exemple. Souvent même il se produit une
perversion de la fonction telle que des vomissements apparaissent. On observe
ce phénomène le plus souvent quand la tête distend les bords de l'orifice
utérin qu'elle va franchir; mais il peut avoir lieu aussi au début de la période
de dilatation. Si l'estomac contient des aliments, ils sont rejetés; après eux,
viennent des matières bilieuses, jaunâtres ou verdâtres.

§ 2. — Modifications des fonctions fœtales produites par le travail de l'accouchement.

Les principales fonctions du fœtus qui peuvent être modifiées par le travail de l'accouchement sont la circulation et la respiration.

Modifications de la circulation du fœtus. — Lorsque les contractions
utérines deviennent fréquentes et prolongées à la fin du travail et que celui-ci
dure depuis longtemps, les pulsations fœtales commencent par s'accélérer,
puis elles se ralentissent et, dans quelques cas, finissent par disparaître.
Nous n'avons pas à nous étendre davantage sur ce sujet que nous avons étudié
précédemment avec détails (voy. p. 508).

Modifications de la respiration du fœtus. — Nous avons vu que le fœtus
ne fait pas de mouvements respiratoires pendant la grossesse et que la

____

(1) Winckel, *Klinische Beobachtungen zur Pathologie der Geburt.*

respiration se borne à des phénomènes d'osmose, c'est-à-dire à des échanges gazeux entre le sang maternel et le sang fœtal dans l'intérieur du placenta. C'est ainsi que s'effectue l'hématose. Il en est ordinairement de même pendant le travail; cependant, quand celui-ci est pénible, lent, le fœtus, menacé d'asphyxie, fait des efforts prématurés d'inspiration, qui peuvent faire pénétrer dans les voies respiratoires du liquide amniotique et le méconium délayé dans ce liquide.

Parfois, à la fin de la période d'expulsion, lorsque les membranes sont rompues, soit que la-face se présente, soit qu'on ait été obligé, pour extraire le fœtus, d'appliquer le forceps ou de faire la version, opérations qui nécessitent l'introduction de la main dans l'intérieur des parties génitales, il peut se faire qu'une certaine quantité d'air venant à pénétrer dans le vagin et même dans l'utérus, arrive jusque dans la trachée et les bronches du fœtus. La preuve que, dans ces cas, l'air a pénétré dans les poumons et que le fœtus a respiré avant sa naissance, c'est que plusieurs fragments de ces organes surnagent lorsqu'on les jette dans l'eau.

Vagissement intra-utérin. — Lorsque l'air pénètre dans les voies aériennes du fœtus, avant sa naissance, il peut se produire un phénomène auquel on a donné le nom de *vagissement intra-utérin*. On désigne ainsi les cris que poussent quelquefois les enfants avant leur naissance; comme la tête du fœtus est encore dans les organs maternels au moment où ces cris se font entendre, ceux-ci paraissent un peu éloignés.

Le vagissement intra-utérin a été mis en doute par un grand nombre d'auteurs, entre autres par Velpeau (1), qui s'exprime ainsi à son égard : « Puisque des hommes instruits et dignes de foi l'ont entendu, j'y crois; mais, si je l'avais entendu moi-même, je n'y croirais pas. » Actuellement on possède un certain nombre d'exemples authentiques de vagissement intra-utérin.

Le 4 janvier 1825, Marc (2) lit à l'Académie de médecine, au nom du docteur Andry, l'observation d'une femme âgée de vingt-sept ans, qui était arrivée au terme de sa grossesse et chez laquelle le bassin était vicié. Les eaux étaient écoulées depuis deux jours quand Andry fut appelé pour terminer l'accouche ment. La tête se présentait; néanmoins ce médecin crut devoir faire la version. Les membres et le tronc étant extraits, c'est au moment où l'opérateur exerça des tractions sur le tronc pour faire descendre la tête, que l'enfant poussa des cris qui furent entendus par tous les assistants, quoique la tête ne fût nullement apparente à la vulve. Après un peu d'intervalle, on renouvela les tractions une seconde fois, et de nouveaux cris se firent entendre, mais plus faiblement, ainsi qu'une troisième fois et en diminuant encore. Enfin, lorsque l'enfant fut extrait en totalité, il donna quelques signes de vie, mais il ne tarda pas à succomber.

Dans la séance du 6 décembre 1831, Baudelocque neveu adresse à l'Institut de France la lettre suivante (3) : « Comme on prétend généralement que

(1) *Traité complet de l'art des accouchements*, 2ᵉ édit., 1835, t. I, p. 374.
(2) Marc, *Arch. générales de médecine*, 1ʳᵉ série, t. VII, p. 141.
(3) *Revue médicale*, 1831, t. I, p. 123.

l'enfant contenu dans le sein de sa mère ne peut pas, pendant le travail de l'accouchement, même après la rupture des membranes, pousser des cris ou vagissements utérins, j'ai l'honneur de vous transmettre un exemple de ces vagissements qui vient d'être observé par MM. Huguier et Lemasson, tous deux élèves internes de l'hôpital Saint-Louis. Ces étudiants assistaient, vendredi dernier, une femme en travail demeurant rue Grange-aux-Belles, et dont l'enfant, après la rupture des membranes, présenta le visage à l'orifice de la matrice ; croyant devoir aider cet accouchement, l'un d'eux introduit la main dans le bassin, pour passer l'une des branches du forceps *entre le col de la matrice et la tête située au détroit abdominal,* et aussitôt l'enfant pousse, par trois fois, des cris aussi forts que s'il était né ; ces cris, qui se firent entendre par intervalles, furent composés eux-mêmes de plusieurs autres cris, etc. »

Baudelocque rapporte ensuite un autre fait observé par les docteurs Henry aîné et Jobert, médecins de Paris ; mais, dans ce cas, l'enfant se présentait par le sommet et le bassin était mal conformé ; l'enfant fut extrait avec le forceps et il avait succombé au moment de sa naissance.

Le professeur Depaul a observé un fait analogue. Accouchant une dame dont le bassin était vicié, il entendit, pendant qu'il tirait sur la tête avec le forceps, des cris de l'enfant, qui furent également entendus par le mari. L'enfant naquit vivant et s'éleva.

En 1837, J. Hubert (de Louvain) entendit les cris d'un enfant encore renfermé dans le sein maternel. Le fœtus se présentait par les pieds ; au moment où les eaux venaient de s'écouler, la main fut introduite pour confirmer le diagnostic. Aussitôt, plusieurs élèves présents entendirent une sorte de vagissement venant de la cavité utérine (1).

A l'étranger, Heyfelder, Hüber, Weese, Crothers, Winckel en ont aussi affirmé l'existence de la façon la plus positive (2).

Après ces exemples, il est impossible de ne pas admettre la réalité du vagissement intra-utérin.

CHAPITRE VI

DURÉE ET PRONOSTIC DU TRAVAIL

Nous étudierons d'abord la durée du travail, puis le pronostic, qui est en rapport avec cette durée, du moins dans une certaine mesure.

(1) *Cours d'accouchements,* par Eugène Hubert, 1878, p. 57.
(2) Voy., pour la bibliographie des auteurs étrangers, le mémoire de Winckel.: *Klinische Beobachtungen zur Pathologie der Geburt,* 1869.

ARTICLE PREMIER

DURÉE DU TRAVAIL

La durée du travail est très-variable chez les différents sujets, même lorsque les phénomènes de la parturition suivent une marche régulière. Il existe des femmes privilégiées qui accouchent très-rapidement, en quelques instants ; d'autres, au contraire, éprouvent pendant plusieurs jours des douleurs vives et répétées, avant que le fœtus soit expulsé.

Les primipares souffrent, en général, plus longtemps que les multipares ; la prolongation du travail tient, dans ce cas, à la dilatation plus difficile et plus lente de l'orifice utérin, à la résistance plus énergique qu'opposent à l'expulsion du fœtus l'hymen encore intact (Budin), et surtout le périnée, dont l'extensibilité est mise en jeu pour la première fois.

Si l'on fait commencer le travail aux premières douleurs, quelque faibles qu'elles soient, on peut dire que la *durée moyenne* de celui-ci est de douze à quinze heures chez les primipares et de six à huit heures chez les multipares. La période de dilatation est deux ou trois fois plus longue que la période d'expulsion. Celle-ci, chez les femmes qui ont eu un grand nombre d'enfants est parfois très-courte ; en effet, une ou quelques contractions énergiques suffisent pour chasser le fœtus de la cavité utérine et du vagin. La marche de la période de dilatation n'est pas elle-même régulièrement progressive. Nous avons déjà fait remarquer que l'orifice met plus de temps pour acquérir les dimensions d'une pièce de cinq francs que pour arriver, en partant de là, à celles qui correspondent à la dilatation complète (voy. p. 597). — L'âge relativement avancé d'une femme accouchant pour la première fois est considéré par quelques obstétriciens comme une cause de prolongation du travail. Ce résultat est attribué au défaut de souplesse des parties molles et particulièrement du périnée. Mme Lachapelle, Cazeaux et Depaul pensent qu'on a beaucoup exagéré l'influence de l'âge. Cependant, Ahlfeld, dans un mémoire publié en 1872, émet des conclusions contraires à celles de ces derniers accoucheurs. L'auteur allemand se fonde sur les observations de 102 femmes âgées de trente-deux à quarante-trois ans, accouchées à la clinique et à la polyclinique de Leipzig de 1858 à 1872. La moyenne de la durée du travail, tirée de 87 observations où cette donnée était indiquée, fut de trente-sept heures (1).

Cohnstein, qui a fait des recherches sur le même sujet, est arrivé à des résultats analogues à ceux d'Ahlfeld.

Cazeaux admet que l'*hérédité* exerce une influence manifeste sur la durée du travail. « Il n'est pas rare, dit-il, de voir le travail offrir toujours les mêmes caractères pendant trois ou quatre générations successives, et la mère, la fille et les petites-filles se faire remarquer par la lenteur ou la rapidité

(1) Ahlfeld, *Arch. f. Gynæk*, t. IV, p. 510.

de leurs accouchements. » Il est difficile de démontrer d'une façon incontestable la réalité d'une pareille influence, car il existe un grand nombre de causes accidentelles qui peuvent retarder ou précipiter l'accouchement.

Si l'on en croit les récits des voyageurs, le travail serait plus court chez les peuples sauvages que dans les pays civilisés, dans les pays chauds que dans les pays froids. Ainsi, d'après les auteurs cités par Burns (1), les Groënlandaises, les Indiennes de l'Amérique, les Persanes, les Africaines accoucheraient plus rapidement que les Européennes. D'après Depaul (2), les Flamandes, les Alsaciennes et les Allemandes accouchent généralement moins vite que les Françaises. Velpeau (3) paraît admettre que le travail est plus court en Italie, en Espagne et en Portugal qu'en France, en Russie et en Allemagne. Mais, malgré ces citations, nous pensons qu'on ne sait rien de bien positif quant à l'influence que peuvent avoir la *race* et le *climat* sur la durée du travail. — On admet généralement que celle-ci est moins longue chez les femmes de la campagne qui se livrent à des travaux pénibles que chez celles des villes qui vivent dans la mollesse et l'oisiveté.

On peut, jusqu'à un certain point, prévoir l'heure à laquelle se terminera l'accouchement, en se fondant sur la fréquence et l'intensité des douleurs, sur le degré de dilatation de l'orifice, sur l'état de souplesse ou de rigidité des parties molles, sur le nombre et la durée du travail des accouchements antérieurs, et surtout sur la marche de la première partie du travail actuel. Mais les prévisions de l'accoucheur sont souvent trompées sur ce point, et tous les praticiens ont assisté des femmes chez lesquelles l'orifice utérin, après avoir mis longtemps à acquérir les dimensions d'une pièce de cinq francs, s'est dilaté brusquement et a livré passage au fœtus en quelques instants. Cette accélération subite du travail se rencontre plus souvent chez les multipares que chez les primipares ; quelquefois elle reconnaît pour cause une déchirure étendue de l'orifice utérin.

Réciproquement, le travail peut se ralentir ou se suspendre pour des motifs qu'on ne peut prévoir ; aussi l'accoucheur doit-il mettre une grande réserve dans ses réponses, lorsque la parturiente ou les personnes de sa famille l'interrogent pour savoir à quelle heure se terminera l'accouchement. Si le travail durait quelques heures au delà du temps fixé par le médecin, ce retard suffirait pour faire naître de l'inquiétude chez la femme et dans son entourage.

---

(1) *Traité des accouchements*, traduit de l'anglais sur la 9e édition par le docteur Galliot, 1866, p. 243.
(2) *Leçons de clinique obstétricale*, 1872, p. 411.
(3) Velpeau, *Traité complet de l'art des accouchements*, t. I, 2e édit., p. 449.

ARTICLE II

DU PRONOSTIC DE L'ACCOUCHEMENT DANS LES DIFFÉRENTES PRÉSENTATIONS ET POSITIONS

D'une façon générale, le pronostic est plus favorable chez les multipares que chez les primipares, chez les femmes qui accouchent rapidement que chez celles qui accouchent lentement : nous ferons cependant une réserve relativement au travail trop précipité. Il se produit parfois, dans ce cas, une déchirure étendue des bords de l'orifice utérin, comme nous l'avons dit plus haut, et cette déchirure peut elle-même devenir le point de départ de complications sérieuses. Le pronostic nous a paru généralement aggravé par la mort du fœtus, surtout quand les membranes sont rompues et que celui-ci reste dans la cavité utérine, longtemps après la rupture de l'œuf; car alors il se putréfie, des gaz se développent à l'intérieur des voies génitales de la mère, et ceux-ci peuvent devenir le point de départ d'une infection putride.

Il est rare que les femmes succombent pendant le travail même de l'accouchement; on n'observe cette mort rapide que si des accidents graves, tels qu'hémorrhagie, éclampsie, rupture d'un viscère, surviennent d'une façon fortuite, quelles que soient la présentation et la position. En dehors de ces cas exceptionnels, lorsque la femme succombe, c'est pendant les suites de couches, parfois même quand l'accouchement a été des plus faciles et des plus simples. Nous reviendrons plus loin (voy. SUITES DE COUCHES), sur la mortalité des nouvelles accouchées et sur les conditions qui font varier cette mortalité. Ici nous étudierons seulement l'influence de la présentation et de la position sur la marche du travail de l'accouchement et le pronostic pour la mère et pour l'enfant.

§ 1. — Du pronostic de l'accouchement dans la présentation du sommet.

De toutes les présentations, celle du sommet est, sans contredit, la plus favorable; généralement, l'accouchement s'accomplit sans difficulté et se termine d'une façon heureuse. Mais il existe néanmoins des cas dans lesquels le travail est laborieux, excessivement prolongé, soit par anomalie des contractions utérines, soit par défaut de rapport entre la tête et la capacité du bassin, soit par suite de résistances, d'obstacles situés sur le trajet du canal que doit parcourir le fœtus.

1º *Pronostic relatif à la mère.* — La lenteur du travail n'a pas, en général, une grande importance pendant la période de dilatation, à moins qu'elle ne soit excessive (voy. DYSTOCIE); elle peut amener, au contraire, des désordres graves du côté des parties maternelles, lorsqu'elle se produit pendant la période d'expulsion. La tête, en séjournant longtemps dans l'exacvation pelvienne, comprime les parties voisines : de là, des rétentions d'urine, des eschares, des fistules urinaires ou stercorales. Nous avons observé récemment deux cas où l'administration intempestive de l'ergot de seigle, à doses élevées et répétées, a déterminé la production d'une fistule vésico-vaginale. Le médicament, dès qu'il avait été absorbé, avait produit une *contracture* prolongée de l'utérus, de sorte que la tête avait exercé sur les organes contenus dans le bassin une compression *permanente* qui avait amené la mortification des tissus : la fistule était le résultat de la chute des eschares ainsi produites.

La présence de l'occiput en arrière est une des causes les plus fréquentes de la prolongation du travail : en général, celui-ci dure quatre à cinq heures de plus que dans les occipito-antérieures ; aussi est-il important, au point de vue du pronostic, de faire une distinction entre les positions occipito-antérieures et les occipito-postérieures. Dans ces dernières positions les phénomènes physiologiques du travail revêtent une physionomie particulière. Les contractions utérines sont irrégulières, l'orifice utérin se dilate difficilement. La lenteur du travail amène une grande fatigue générale, l'épuisement de la parturiente, l'inertie de la matrice, et quelquefois, secondairement, l'hémorrhagie après la délivrance.

Aux lésions qui résultent du séjour prolongé de la tête dans l'excavation et que nous avons signalées plus haut, il faut encore joindre les accidents liés plus spécialement à la position : nous voulons parler des déchirures de la commissure postérieure de la vulve produites par le dégagement de l'occiput en arrière. C'est particulièrement dans ces circonstances que l'on observe les ruptures centrales du périnée, et ces déchirures étendues qui comprennent le sphincter anal et la cloison recto-vaginale. (Voy. DÉCHIRURES DU PÉRINÉE).

2° *Pronostic relatif à l'enfant.* — D'après une statistique de Mme Lachapelle, la mortalité des enfants pendant la parturition serait de 1 sur 30, dans la présentation du sommet. Mais les causes de mort étrangères à la présentation n'ayant pas été écartées de cette statistique, les résultats qu'elle contient exagèrent les dangers de l'accouchement dans les conditions normales. P. Dubois s'est attaché à faire cette distinction et il a trouvé que la mortalité des enfants était de 1 sur 50 dans la présentation du sommet. Cette proportion nous paraît encore un peu trop élevée.

Les enfants souffrent le plus souvent par suite de la lenteur du travail. Mais les effets de cette lenteur sont bien plus fâcheux quand les eaux sont écoulées depuis un certain temps que lorsque les membranes sont intactes. Dans la première hypothèse, en effet, les parois de la matrice sont rétractées et en rapport direct avec le fœtus, ce qui peut déterminer l'asphyxie de ce dernier, soit par gêne de la circulation utéro-placentaire, soit par compression du cordon ombilical.

§ 2. — Du pronostic de l'accouchement dans la présentation de la face.

La présentation de la face a longtemps été considérée comme une présentation vicieuse, ne pouvant se prêter à l'expulsion spontanée du fœtus que dans des conditions exceptionnelles, c'est-à-dire avec un bassin large ou une tête de petite dimension. Aussi s'efforçait-on de convertir la présentation de la face en présentation du sommet et, lorsque cette conversion n'était pas possible, d'aller chercher les pieds et de faire la version. Deleurye, et plus encore Portal, s'étaient élevés déjà contre cette pratique et considéraient les accouchements par la face comme naturels, quoique un peu plus longs que les autres. Mais c'est surtout aux travaux de Boër et de Mme Lachapelle qu'on doit de voir aujourd'hui cette opinion universellement adoptée : la célèbre sage-femme a même sur ce point dépassé quelque peu les bornes de la vérité, en avançant que la présentation de la face était au moins aussi favorable que celle du sommet.

Pronostic relatif à la mère. — Le pronostic pour la mère est moins favorable dans la présentation de la face que dans celle du sommet, parce que le travail est généralement plus long et que l'intervention de l'art y est plus fréquemment nécessaire.

Mais c'est surtout dans les cas de positions mento-postérieures non réduites que le pronostic s'aggrave, car des applications réitérées de forceps faites dans le but de ramener le menton en avant sont souvent infructueuses. Il ne reste alors, comme dernière ressource, que de faire la craniotomie et la céphalotripsie.

Pronostic relatif au fœtus. — D'après Schrœder (1), la mortalité des enfants serait deux fois et demie plus grande dans la présentation de la face que dans la présentation du sommet. En dehors des cas extrêmes que nous venons de signaler plus haut, où l'on est obligé de mutiler le fœtus, celui-ci, même lorsque son expulsion a lieu spontanément, succombe quelquefois pendant le travail. On peut attribuer sa mort à trois causes : 1° à la compression de la tête; 2° à la compression du cordon; 3° à la compression des vaisseaux du cou.

1° Les déformations du crâne que nous avons décrites page 682 et qui consistent principalement dans un aplatissement de la voûte, un enfoncement de la région bregmatique et un chevauchement de l'occipital et des frontaux sur les pariétaux, attestent l'existence d'une compression pouvant devenir funeste au fœtus pendant le travail.

2° Le cordon peut être comprimé dans les présentations de la face, soit parce qu'il fait procidence, soit parce qu'il est enroulé autour du cou et pressé entre celui-ci et l'occiput. Hugenberger a constaté que la procidence du cordon et des petites extrémités se rencontrait 6,3 pour 100 dans les présentations de la face, tandis qu'on ne la trouvait que 1,8 pour 100 dans celles du sommet.

(1) *Lehrburch der Geburtshülfe*, Bonn, 1877, 5° édition, p. 183.

Winckel prétend en outre que la brièveté du cordon, qu'elle soit *absolue* ou produite par des circulaires, favorise la conversion de la présentation du sommet en présentation de la face. De ces faits il résulte qu'il n'est pas rare de voir coïncider cette présentation avec une disposition du cordon qui expose celui-ci à la compression et le fœtus à l'asphyxie ; aussi l'on trouve parfois les lésions suivantes à l'autopsie des fœtus qui se sont présentés par la face : ecchymoses disséminées à la surface des plèvres et du péricarde (Ackermann); thymus couvert de taches ecchymotiques (Birnbaum) (1); gonflement de la glande thyroïde (Jungmann, Hecker, Breisky).

3° La compression des vaisseaux du cou a été attribuée elle-même à trois causes : 1° à la tension des muscles de la région cervicale antérieure, lorsque la tête se trouve maintenue pendant longtemps dans un état de déflexion forcée ; 2° à la rigidité plus ou moins prononcée des bords de l'orifice utérin ; 3° au rapport anormalement prolongé de la région antérieure du cou avec la paroi postérieure de la symphyse pubienne, particulièrement à la fin de la période d'expulsion.

La compression des vaisseaux du cou donne lieu plus particulièrement à l'hyperhémie et même à l'hémorrhagie cérébrale. Ce dernier accident, certainement moins fréquent que l'hyperémie a été cependant noté par Ed. Martin (2), Siebold (3), Michaëlis (4), Haggeney (5) et d'autres accoucheurs.

§ 3. — Du pronostic de l'accouchement dans la présentation de l'extrémité pelvienne.

Le pronostic de l'accouchement dans les présentations de l'extrémité pelvienne doit être considéré séparément pour la mère et pour l'enfant.

1° *Pronostic relatif à la mère.* — Le travail de la parturition, envisagé dans son ensemble, est généralement plus long que dans la présentation du sommet, aussi le pronostic est-il un peu moins favorable que dans cette dernière présentation.

2° *Pronostic relatif au fœtus.* — C'est surtout pour le fœtus que l'accouchement par l'extrémité pelvienne doit être redouté. Les tableaux statistiques de Mme Lachapelle montrent que sur 804 présentations du siége, 102 enfants sont nés faibles, 115 étaient morts au moment de leur naissance, et 581 seulement étaient bien portants. La proportion des morts serait donc de 1:7, tandis que d'après la statistique, plus exacte, de P. Dubois, elle serait seulement de 1 sur 11.

Quelle est la cause de la mortalité du fœtus dans les présentations du siége ? C'est principalement à la compression du cordon ombilical qu'il faut

---

(1) *Monatsch. für Geburtsk.*, VI, p. 442, 1851.
(2) *Monatsch.*, XII, p. 325.
(3) *Das Enge Becken.* Beobachtung, n° 35.
(4) *Bericht aus der Greifswalder geburtshulf. Klinik. Greifswalder med.*, *Beitrage*, I, p. 109, Danzig, 1863.
5) *Monastch. für Geburtsk.*, p. 116.

attribuer les accidents qui amènent quelquefois la mort du fœtus pendant la parturition. En effet, après la sortie du siége, le cordon se trouve placé dans l'excavation entre les parois de celle-ci et le tronc du fœtus. On comprend facilement que, dans cette situation, il soit exposé à être comprimé, et le danger augmentera encore quand la tête descendra dans le bassin. Or, l'expulsion de l'extrémité céphalique s'opère lentement chez certaines femmes ; la compression peut, par conséquent, être suffisamment prolongée pour interrompre la circulation entre la mère et l'enfant. — D'autre part, lorsque la tête a franchi l'orifice utérin, les parois utérines se rétractent sur le placenta qu'elles décollent, de sorte que les phénomènes d'hématose, qui ont ordinairement lieu dans cet organe, ne peuvent plus se produire ou se produisent très-incomplétement. Si, en même temps, la tête est retenue par le périnée, la vie de l'enfant est promptement menacée. Qu'il y ait compression du cordon ou décollement du placenta (quelquefois les deux phénomènes se produisent simultanément), le fœtus meurt d'asphyxie et l'on trouve à l'autopsie les lésions propres à cet état morbide.

Le pronostic d'ailleurs n'est pas le même pour toutes les variétés que nous avons admises dans la présentation de l'extrémité pelvienne.

Le *siége complet* est, de toutes les présentations de l'extrémité pelvienne, celle dont le pronostic est le plus favorable, car les membres inférieurs, accolés aux fesses, forment par leur ensemble une masse assez considérable pour frayer aux autres régions du fœtus et particulièrement à la tête un passage facile, en dilatant préalablement les voies qu'elles doivent parcourir. Il n'en est pas de même quand le fœtus se présente par les *pieds* ou les *genoux*, car les parties qui doivent être expulsées les dernières sont les plus volumineuses et souvent il y a un temps d'arrêt entre l'expulsion du tronc et l'expulsion de la tête.

Le pronostic est encore plus grave lorsque le fœtus se présente par les *fesses*. Comme nous l'avons dit, page 670, les membres inférieurs relevés le long du tronc rendent la période d'expulsion plus longue et plus pénible. Souvent l'intervention de l'art est nécessaire et cette intervention est elle-même pleine de difficultés, comme nous le montrerons plus loin (voy. SOINS A DONNER A L'ENFANT PENDANT L'ACCOUCHEMENT).

§ 4. — Du pronostic de l'accouchement dans la présentation de l'épaule.

La présentation de l'épaule est celle dont le pronostic est le plus grave soit pour la mère, soit pour l'enfant.

Pronostic relatif à la mère. — La première période du travail s'accomplit ordinairement avec lenteur ; il existe une poche d'eau volumineuse, et la partie fœtale, très-élevée, aide moins encore à la dilatation que l'extrémité pelvienne dans la présentation du siége. Les membranes se rompent assez souvent avant que l'orifice soit complétement dilaté, et l'on voit alors celui-ci revenir à des dimensions inférieures à celles qu'il avait acquises.

Si l'on abandonne la femme à elle-même pendant la période d'expulsion, l'accouchement n'aura pas lieu dans la majorité des cas et la femme succombera. Ce n'est que dans quelques cas exceptionnels que l'expulsion du fœtus aura lieu par *version* ou par *évolution spontanée,* quand les conditions indiquées page 672 seront remplies. Mais même alors le pronostic est grave pour la mère, car ce n'est qu'au prix de contractions utérines énergiques, prolongées, que l'accouchement finit par se produire. L'utérus ainsi surmené a une grande tendance à s'enflammer pendant les suites de couches; de plus, les organes voisins qui ont subi, pendant longtemps, la compression des parties fœtales engagées profondément dans l'excavation pelvienne, peuvent devenir le siége d'eschares et de fistules consécutives. Dans les cas les plus heureux, c'est-à-dire lorsqu'on fait la version en temps opportun, le pronostic n'est pas encore dépourvu de toute gravité, parce que les manœuvres que l'accoucheur est obligé d'exécuter dans la cavité utérine sont loin d'être inoffensives pour la parturiente. Les risques de mort augmentent encore lorsqu'il existe un engagement de la partie fœtale assez prononcé pour rendre la version difficile ou impossible (voy. EMBRYOTOMIE).

Pronostic relatif au fœtus. — Lorsque l'on n'intervient pas pendant la période d'expulsion, le fœtus succombe toujours, à moins que l'évolution spontanée ne se produise, ce qui, comme nous l'avons dit plus haut, est excessivement rare. Quand elle se produit, il est rare que l'enfant soit expulsé vivant. Sur 137 enfants qui naquirent par l'évolution spontanée, Velpeau a noté 125 morts; 12 seulement étaient vivants.

Quant aux enfants extraits par la version pelvienne, leur mortalité est plus grande que celle des enfants qui naissent spontanément par l'extrémité pelvienne. D'après la statistique de Mme Lachapelle, la proportion serait ici de 3 11/15 enfants vivants sur 7. Le même auteur regarde les positions de l'une ou de l'autre épaule, dans lesquelles le plan antérieur est en avant, comme d'un pronostic plus sérieux; elles donneraient moitié moins d'enfants vivants que les autres.

CHAPITRE VII

DES SOINS QUE L'ACCOUCHEUR DOIT DONNER A LA FEMME ET A L'ENFANT PENDANT LE TRAVAIL DE L'ACCOUCHEMENT

L'étiologie des maladies puerpérales a fait de grands progrès dans ces derniers temps, et il est aujourd'hui démontré que l'infection et la contagion jouent dans la production et la propagation de ces maladies un rôle qu'il est important de ne pas méconnaître et sur lequel nous reviendrons à propos des suites de couches. Aussi les personnes chargées d'assister les femmes en travail doivent-elles prendre les précautions les plus sévères et les plus minutieuses pour ne pas servir d'agents de transmission aux matières septiques.

Les mains des accoucheurs et des sages-femmes doivent être l'objet de ssins particuliers : toutes les fois qu'elles auront été en contact avec une matière suspecte, putride ou purulente, il faut procéder à un lavage prolongé à l'eau chaude et au savon, se brosser les doigts avec attention, de manière qu'il ne reste aucune parti- cule organique, soit dans l'interstice qui existe entre l'ongle et la pulpe du doigt, soit dans le sillon qui entoure la base et les côtés de l'ongle. Il faut en outre plonger les mains à plusieurs reprises dans un liquide antiseptique, soit dans une solution phéniquée au 40e, soit dans une solution de sublimé corrosif au 1000e (liqueur de Van Swieten). Ces précautions sont habituellement suffisantes ; cependant, lorsqu'on a pratiqué une autopsie, surtout s'il s'agissait d'une femme morte d'affection puerpérale, lorsqu'on vient d'extraire un fœtus ou un placenta putréfiés, lorsqu'on a pansé une plaie gangréneuse, etc., mieux vaut s'abstenir d'aller faire un accouchement.

Lorsqu'on aura donné des soins à une femme ayant une péritonite puer-pérale, sans même avoir pratiqué le toucher vaginal, ou à un malade atteint d'infection purulente, d'érysipèle, etc., on devra éviter de se rendre près d'une femme en travail, avant d'avoir pris un bain, d'avoir changé complétement de linge et de vêtements et d'avoir fait une promenade en plein air.

Quant aux instruments, on doit, chaque fois qu'ils ont servi, les laver non-seulement avec de l'eau chaude, mais avec de l'alcool qui dissout mieux les particules organiques facilement adhérentes au niveau des articulations des différentes pièces. De plus, avant d'en faire usage, il faut encore avoir la précaution de les tremper dans un liquide antiseptique.

Trousse obstétricale. — L'accoucheur appelé près d'une femme en travail doit être muni d'une trousse obstétricale renfermant, d'une part, différents instruments : stéthoscope, ciseaux, lancettes, forceps, seringue de Pravaz, tube à insufflation, perforateur des membranes, sonde en gomme élastique munie d'un mandrin, pouvant servir à la fois à sonder la femme pendant le travail et à repousser le cordon dans le cas de procidence ; et, d'autre part, un certain nombre de médicaments dont on peut avoir besoin pendant ou après l'accouchement, tels que : laudanum, chloroforme, éther, solution d'Yvon, ergot de seigle. (Voy. Section XI.)

ARTICLE PREMIER

DES SOINS A DONNER A LA FEMME PENDANT LE TRAVAIL

L'accoucheur s'informera tout d'abord de l'heure à laquelle ont commencé les douleurs, de leur durée, de leur fréquence et de leur intensité. Il fera bien de contrôler par lui-même les renseignements qui lui seront fournis par la femme et son entourage, en observant pendant quelques instants les phénomènes du travail. C'est seulement ensuite qu'il pratiquera l'exploration vaginale qui lui permettra de constater d'une façon certaine si la femme est bien en travail (1), et dans ce cas quel est le degré de dilatation de l'orifice utérin, quelle est la présentation, la position du fœtus, la conformation du bassin, etc.

Nous ne nous étendrons pas sur chacun de ces problèmes, que l'on peut facilement résoudre en se reportant aux chapitres qui y sont relatifs. L'accoucheur devra s'enquérir de la santé générale de la parturiente, soit pendant le cours de la grossesse, soit en dehors de l'état de gestation. Certaines complications, telles que l'albuminurie, les affections thoraciques, les maladies du cœur, les varices, l'œdème, etc., seront souvent la source d'indications particulières pendant le travail. (Voy. PATHOLOGIE DE LA GROSSESSE, t. II.)

Conditions hygiéniques que doit remplir la chambre occupée par la parturiente. — Il faut, dès le début du travail, placer la femme dans une chambre spacieuse, aérée et bien éclairée, d'une température moyenne, 15 à 18° C. On conseille également de bannir de cette pièce les odeurs qui pourraient impressionner le système nerveux de la parturiente. Il faut que les personnes qui l'entourent soient peu nombreuses.

Des vêtements. — Les vêtements doivent être assez amples pour ne gêner ni les mouvements ni la respiration : ils peuvent être conservés pendant la première période du travail, où la femme se promène, s'assied, ou se couche alternativement.

Pendant la seconde période, au contraire, quand la femme se place définitivement sur son lit, elle ne conserve habituellement qu'une chemise et une camisole. On aura soin de faire relever ces vêtements sous la région lombaire, afin qu'ils ne soient pas souillés par les liquides qui s'écoulent pendant les différentes phases de la parturition.

Les ovariotomistes ont reconnu que le refroidissement était souvent une cause d'inflammation du péritoine et que les opérées qu'on avait préservées de cette influence guérissaient mieux que les autres. Aussi doit-on être très-attentif à ce que la parturiente, qui est en transpiration à cause des efforts nombreux et violents auxquels elle est souvent obligée de se livrer pendant le travail, soit bien protégée contre le froid, lorsqu'on est obligé de la découvrir, soit à la fin de la période d'expulsion pour surveiller le périnée, soit même après l'accouchement pour faire la ligature et la section du cordon ombilical, d'autant plus qu'on pratique maintenant cette petite opération quelque minutes après l'accouchement, comme nous le verrons plus loin. Aussi, pour remplir cette indication, le bassin, les cuisses et les jambes doivent être entourés d'alèzes ou mieux de morceaux de flanelle qui, en même temps qu'ils empêchent les femmes de se refroidir, ménagent leur

---

(1) Pajot professe qu'un médecin appelé pour un accouchement doit résoudre les trois questions suivantes : La femme est-elle enceinte ? Est-elle à terme ? Est-elle en travail ? Ici, nous supposons que la femme est réellement enceinte, car nous avons décrit ailleurs les fosses grossesses (Voy. p. 539). Nous admettons également que la grossesse est à terme, sans quoi le devoir de l'accoucheur serait d'enrayer le travail de la parturition par les moyens convenables. (Voy. AVORTEMENT ET ACCOUCHEMENT PRÉMATURÉ, t. II.)

pudeur. C'est dans le même but qu'on peut faire confectionner à l'avance deux fourreaux de flanelle ou de finette, ayant chacun la forme d'une jambe de pantalon à pieds, ainsi que Tarnier le fait faire soit à la Maternité, soit dans sa clientèle; à la fin de la période d'expulsion, avant de découvrir la femme, on revêt chaque membre pelvien de l'un de ces fourreaux, depuis le pied jusqu'à la racine de la cuisse.

Du lit sur lequel la femme accouche. — Autrefois, quand les lits ordinaires contenaient des paillasses qui avaient l'inconvénient de se laisser déprimer très facilement, on avait coutume, en France, de faire accoucher les femmes sur un lit disposé pour la circonstance et qu'on désignait sous les noms de *lit de misère, lit de travail, petit lit français*. Ce n'était autre chose qu'un lit de sangle ou un petit lit de fer. On le plaçait dans la chambre de manière que l'extrémité correspondant à la tête appuyât contre un mur ou un meuble et que l'on pût circuler aisément sur les côtés et à l'autre extrémité. Quelques accoucheurs se servent encore du lit de misère; mais, depuis que l'usage des sommiers s'est répandu, nous préférons le lit ordinaire, afin d'éviter, après l'accouchement, le transport d'un lit dans un autre. Outre que ce transport expose l'accouchée au refroidissement, il peut, chez certaines femmes, déterminer une hémorrhagie ou une syncope.

Voici comment on prépare le lit dans lequel la femme doit accoucher et rester pendant les suites de couches : Sur le sommier, on étend un ou deux matelas de crin ou de laine; on dispose ces matelas à la façon ordinaire, c'est-à-dire qu'ils sont étendus de la tête aux pieds et recouverts d'un drap. Puis, on procède à la garniture du lit, de manière qu'il soit protégé contre les souillures de l'accouchement et des suites de couches: A cet effet, on place sur le matelas et sur le drap qui le recouvre deux *garnitures* superposées, dont on fixe les bords par des épingles. Chaque garniture se compose d'une toile imperméable (1) sur laquelle on place une alèze pliée en plusieurs doubles. — La garniture supérieure qui est immédiatément sous le siége de la femme, sera enlevée facilement quelque temps après la délivrance; l'accouchée reposera alors sur la garniture inférieure et se trouvera dans un lit complétement propre, sans avoir eu de déplacement à subir. Un drap et une ou plusieurs couvertures devront protéger la parturiente contre le froid.

Quelques accoucheurs conseillent de placer au pied du lit une planchette, afin que la femme puisse s'appuyer contre cet objet et s'arc-bouter au moment de la période d'expulsion. C'est là une précaution inutile; mieux vaut laisser la femme fléchir les jambes en appuyant les pieds sur le matelas, et lui faire maintenir les genoux par des aides.

Du régime des femmes en travail. — Au début du travail, lorsque les douleurs sont faibles et ne reviennent qu'à intervalles éloignés, un certain

(1) Cette toile imperméable est ordinairement une toile cirée; parfois on se sert d'une toile en caoutchouc ou simplement de papier goudronné, assez souvent aussi d'une couche de journaux placés dans une alèze, de manière qu'on puisse enlever le tout en même temps, sans difficulté.

nombre de femmes mangent avec appétit à l'heure des repas, comme nous l'avons dit page 692. On devra seulement leur conseiller de manger modérément et des aliments de facile digestion. Lorsque les douleurs deviennent vives et rapprochées, les aliments solides ne sont plus ni désirés ni généralement tolérés.

La femme éprouve souvent le besoin de boire. Quelques gouttes d'une infusion de tilleul, de thé léger, de bouillon, d'eau sucrée, de grog à l'eau-de-vie ou même d'eau pure, quelques quartiers d'orange suffiront ordinairement à la désaltérer. Les limonades, l'eau rougie, que l'on serait tenté d'offrir aux femmes en travail, comme devant leur être agréables, si elles sont acceptées volontiers une fois ou deux, sont ensuite refusées, parce qu'elles tournent à l'aigre et provoquent des vomissements. Il ne faut pas, sous le prétexte que les femmes sont épuisées et ont besoin d'être réconfortées, leur faire absorber de grandes quantités de vin chaud ou de vins liquoreux, comme on le fait trop souvent; un pareil régime augmenterait encore l'excitation déjà si prononcée des femmes, pendant la période de dilatation, et contribuerait à rendre les douleurs irrégulières.

De l'emploi des anesthésiques pendant le travail. — Depuis Simpson, un grand nombre d'accoucheurs, surtout à l'étranger, emploient les anesthésiques et de préférence le chloroforme dans les accouchements naturels. Nous ne croyons pas qu'on doive donner ce médicament d'une façon systématique à toutes les femmes qui accouchent, surtout chez les multipares où le travail est assez souvent peu douloureux; mais nous sommes convaincus, qu'en dehors de toute opération, les cas où le chloroforme peut rendre des services en obstétrique sont assez nombreux.

Quand doit-on l'employer? Quand faut-il s'en abstenir? Doit-on l'administrer à doses massives, jusqu'à ce que l'anesthésie soit complète? Est-il préférable, au contraire, de le faire respirer à doses fractionnées, pour émousser seulement la sensibilité? Ce sont là des questions très intéressantes que nous traiterons plus loin (voy. t. II, section XI).

Du rôle de l'accoucheur pendant le travail. — Nous devons examiner ce que doit être ce rôle pendant la période de dilatation et pendant la période d'expulsion.

A. *Du rôle de l'accoucheur pendant la période de dilatation.* — Au début de cette période, la présence de l'accoucheur n'est pas absolument indispensable, surtout chez les primipares, où l'orifice utérin ne s'agrandit que lentement; aussi pourra-t-il s'absenter pendant quelques heures s'il a constaté une bonne présentation et s'il n'existe aucune complication pouvant faire redouter un danger prochain. Chez les multipares il ne faut pas rester longtemps absent, car on est souvent étonné de la rapidité avec laquelle l'orifice se dilate et l'accouchement se termine (voy. p. 696).

Certaines femmes pusillanimes veulent toujours avoir près d'elles leur médecin; d'autres, au contraire, sont gênées par sa présence. En tout cas, l'accoucheur devra se rappeler que, dans le cours du travail, la femme a souvent des envies fréquentes d'uriner; il devra, par conséquent, se retirer de temps en temps dans une pièce voisine de celle qu'elle occupe, afin de lui laisser toute liberté sous ce rapport. Mais, il faut savoir aussi que la rétention d'urine, complète ou incomplète, est fréquente pendant le travail; il est d'ailleurs facile de reconnaître la plénitude de la vessie, car cet organe, lorsqu'il est distendu, forme, au-dessus du pubis, une tumeur molle, fluctuante, que l'on distingue aisément de la tumeur régulière et dure constituée par l'utérus au moment de sa contraction.

La rétention d'urine, par la douleur qu'elle produit, trouble et ralentit le travail, surtout pendant la période d'expulsion, car alors la femme suspend, autant que possible, les contractions des muscles abdominaux, à cause de la douleur particulière qu'elles déterminent en comprimant la vessie. Celle-ci peut même se rompre pendant le travail, sous l'influence de ces contractions, et Ramsbotham, cité par Cazeaux, en a observé deux cas. Cet accident se reconnaît aux signes suivants : douleur violente dans le ventre, disparition subite de la tumeur vésicale, prostration générale allant parfois jusqu'à la syncope. Heureusement la rupture de la vessie est extrêmement rare.

Dans le cas de rétention d'urine, on essayera d'abord de pratiquer le cathétérisme avec une algalie de trousse; mais lorsque la tête sera profondément engagée dans l'excavation et l'urèthre comprimé par cette partie fœtale, on sera forcé d'avoir recours à une sonde flexible. Souvent même on est obligé, pendant qu'on pratique le cathétérisme, de soulever la tête avec deux doigts pour qu'elle laisse passer la sonde.

Au début du travail, il faut avoir le soin de faire vider le rectum au moyen d'un lavement. Cette évacuation a pour avantages : de ne pas laisser dans l'intestin des matières fécales qui, en s'y accumulant, pourraient gêner la descente de la tête et retenir au-dessus d'elle une grande quantité de gaz susceptibles de produire des coliques pendant le travail; d'épargner à la femme l'ennui d'aller à la garde-robe pendant l'expulsion du fœtus, et à l'accoucheur le risque d'avoir les doigts salis en soutenant le périnée.

Lorsque l'accoucheur est présent pendant la période de dilatation, il n'a, dans la plupart des accouchements, qu'à encourager la patiente. Certaines femmes qui souffrent violemment des reins se trouvent soulagées lorsque la région lombaire est soulevée par une serviette maintenue de chaque côté par un aide, pendant la contraction ; d'autres demandent qu'on appuie fortement sur le sacrum ; qu'on leur tienne solidement les genoux. Quand elles ont des crampes au niveau des membres inférieurs, il faut frictionner les cuisses et les jambes, empoigner solidement les muscles contracturés, de manière à vaincre leur résistance, ou mieux encore, fléchir et étendre successivement les orteils. Tous ces petits soins peuvent être donnés par la garde et les autres aides.

Quelques femmes, soit spontanément, soit d'après les conseils maladroits d'une garde peu expérimentée, cherchent à faire valoir leurs douleurs d'une façon intempestive, c'est-à-dire qu'elles poussent, font des efforts énergiques pendant toute la période de dilatation ; à ce moment ces efforts sont complètement inutiles et même nuisibles, à cause de la fatigue qu'ils déterminent, de sorte qu'à la fin du travail, lorsque la femme a besoin de toutes ses forces pour venir en aide à la contraction utérine, elle se trouve épuisée. L'accoucheur devra donc recommander à la femme de s'abstenir de tout effort musculaire, tant que la dilatation ne sera pas complète ou presque complète.

Il doit également s'opposer aux manœuvres auxquelles se livrent certaines sages-femmes ignorantes, qui s'efforcent d'élargir artificiellement l'orifice utérin, d'en refouler les bords au-dessus de la tête, de dilater le vagin et la vulve, de distendre le périnée ; toutes ces tentatives de dilatation artificielle, connues sous le nom de *petit travail*, sont souvent très-nuisibles, car elles font souffrir la femme et irritent les parties génitales, sans faire avancer le véritable travail. C'est aussi pour ménager les voies maternelles, que l'accoucheur devra toucher la parturiente avec beaucoup de discrétion ; les explorations vaginales trop répétées auraient, en effet, pour résultat d'augmenter l'irritabilité générale déjà si marquée pendant la période de dilatation. Nous devons ajouter cependant que quelques femmes se trouvent soulagées par le toucher.

Il faut veiller à ce qu'on n'administre pas de médicaments ocytociques, et qu'on ne rompe pas les membranes avant la dilatation complète de l'orifice utérin, à moins d'indications particulières. C'est pour ménager ces membranes qu'il faut, en général, pratiquer le toucher dans l'intervalle des douleurs, car, au moment de la contraction, la poche des eaux est tendue et susceptible d'éclater sous la pression du doigt explorateur.

L'accoucheur pourra permettre à la parturiente de se promener, de s'asseoir ou de se coucher à volonté pendant la période de dilatation. On se trouve bien quelquefois de la faire marcher un peu afin d'activer les contractions quand celles-ci viennent à languir, mais il ne faut pas fatiguer les femmes en les faisant promener pendant plusieurs heures, comme on en a trop souvent l'habitude ; de plus, il faudra faire rester au lit, dès le début du travail, les femmes faibles, disposées aux syncopes, aux hémorrhagies ; celles qui présentent une obliquité antérieure très prononcée de l'utérus, un prolapsus de cet organe, une hernie intestinale, ou qui sont affectées de varices considérables des membres inférieurs ou des parties génitales.

Souvent, au moment de la dilatation complète, se produit la rupture des membranes ; on doit alors examiner avec attention le liquide qui s'écoule pour voir s'il ne contient pas de méconium, et faire remplacer les serviettes mouillées par des serviettes propres et chaudes.

B. *Du rôle de l'accoucheur pendant la période d'expulsion.* — Au début de cette période, il faut vérifier le diagnostic de la position, parce qu'alors on reconnaît facilement les sutures et les fontanelles qui, plus tard, pourraient être masquées par la bosse séro-sanguine. En général, si la femme est multipare, elle ne doit plus, à partir de ce moment, quitter son lit de travail ; si, au contraire, la femme est primipare et que les contractions se ralentissent, on pourra lui permettre de se lever et de marcher un peu pour réveiller les douleurs. A la fin de la période d'expulsion, la femme croit éprouver le besoin d'aller à la garde-robe et demande souvent à se mettre sur la chaise percée; il faut se garder de lui accorder cette permission, car elle pourrait accoucher dans une situation où il serait impossible de lui porter secours, ainsi qu'à son enfant.

Manœuvres destinées à empêcher la rupture du périnée. — Pendant la période d'expulsion, la tâche principale de l'accoucheur consiste à empêcher le périnée de se déchirer pendant que le fœtus franchit la vulve. Dans ce but, on a soin de faire prendre à la femme une *attitude* spéciale : en France, c'est le décubitus dorsal qui est généralement adopté; alors, quand la tête est au *couronnement inférieur*, on enlève assez d'oreillers pour que la femme soit couchée presque horizontalement; le siége est élevé au moyen d'une ou de deux paires de draps que l'on a soin de ne pas déplier et qu'on place sous la région sacrée; les cuisses sont à demi fléchies et les genoux *légèrement* écartés, ordinairement maintenus par des aides.

Nous croyons qu'il est très-utile d'élever le siége, ainsi que nous venons de le dire, parce que la manœuvre qui consiste à soutenir le périnée est alors plus commode, parce qu'au moment du dégagement de la tête la face du fœtus n'est pas en contact avec les liquides qui souillent le lit, qu'on aide plus facilement le dégagement des épaules et du tronc, enfin parce qu'on procède plus aisément à la délivrance.

En Angleterre, où le décubitus latéral est très-usité, la femme est couchée sur le côté gauche, le siége répondant au bord du lit; les cuisses sont modérément fléchies sur le bassin et les genoux sont écartés l'un de l'autre par un oreiller plié en deux. — En Allemagne, pendant la période d'expulsion, on place presque toujours les primipares sur le côté, tandis qu'on laisse les multipares couchées sur le dos.

Après avoir pris ces dispositions, l'accoucheur devra diriger les efforts naturels de la parturiente et lui recommander particulièrement de les faire coïncider avec les contractions utérines. Souvent à la fin de la période d'expulsion, ces efforts, auxquels participent le système musculaire tout entier et les muscles abdominaux principalement, deviennent tellement énergiques qu'il faut recommander vivement aux femmes de ne plus pousser, sans quoi le fœtus serait expulsé trop rapidement et le périnée pourrait se rompre sous l'influence d'une pression trop violente. Afin de prévenir un pareil accident, nous croyons qu'il existe, en outre, quatre indications importantes à remplir : 1° empêcher la sortie brusque de la tête; 2° diriger cette partie fœtale, au moment de son expulsion, suivant l'axe de l'orifice vulvaire; 3° favoriser son mouvement d'extension, quand le front commence à se dégager; 4° soutenir le périnée. Pour y arriver, voici les manœuvres que nous conseillons : nous passons la main gauche par-dessus la racine de la cuisse droite de la femme et nous l'appliquons sur toute la portion de la tête accessible à la vue, de manière à la coiffer exactement et de telle sorte que l'extrémité des doigts vienne toucher la commissure antérieure du périnée. Cette main doit ralentir la progression de la tête et favoriser son mouvement d'extension, quand le front commence à se dégager. Nous obtenons ce double résultat en appuyant d'abord sur la tête avec la paume de la main, jusqu'à ce que le front apparaisse, et, à partir de ce moment, en pressant surtout avec l'extrémité des doigts sur les parties fœtales qui se dégagent, ce qui soulage la fourchette et force la tête à se relever vers le pubis en exécutant son mouvement d'extension.

En même temps, la main droite, après avoir passé sous la cuisse, est placée transversalement à plat sur le pont de parties molles qui s'étend de la vulve à l'anus, son bord radial dirigé vers la fourchette, le pouce relevé dans le pli génito-crural droit et les doigts dirigés du côté opposé. De cette façon, la paume de la main embrasse complétement la saillie que forme la tête recouverte par le périnée ; un linge fin peut être interposé entre l'anus et la main qu'il protège du contact des matières fécales. On exerce pendant la contraction une pression, modérée d'abord et que l'on augmente au moment où la tête va franchir la vulve. On cesse toute pression quand la contraction n'existe plus, en se tenant prêt à recommencer dès qu'une nouvelle douleur se manifestera. Le périnée ainsi doublé de la main forme un plan résistant qui continue pour ainsi dire le plan courbe formé par la partie inférieure du sacrum et le coccyx ; de cette façon, il n'est pas seul à supporter la pression de la tête, et par conséquent les chances de rupture sont moins grandes.

Les deux mains placées comme nous l'avons dit, permettent de régler la progression de la tête dont la sortie ne doit s'effectuer qu'avec *une très grande lenteur*, ce qui donne aux parties génitales externes le temps de se dilater suffisamment ; elles permettent même, par des pressions bien dirigées, d'achever le dégagement des bosses frontales et de la face pendant l'intervalle des contractions utérines, ce qui est facile lorsque la femme est assez docile pour seconder l'accoucheur par de légers efforts volontaires. Avec ces précautions, habilement et patiemment employées, on arrive presque toujours à prévenir la déchirure du périnée ou à la rendre insignifiante.

Après l'expulsion de la tête, la main, au lieu de quitter le périnée, doit continuer à le soutenir pendant le passage des épaules, car il pourrait se déchirer à ce moment, s'il était jusque-là resté intact ; ou bien une petite déchirure produite par le passage de la tête pourrait devenir très-grande au moment du dégagement des épaules. Ce dégagement doit se faire *lentement*, et la même lenteur est nécessaire pendant l'expulsion du tronc.

Næbgele conseillait de soutenir le périnée avec la paume de la main, les doigts étendus vers l'anus et le sillon interfessier. En Angleterre, on fait coucher la femme sur le côté gauche, ainsi que nous l'avons dit ; puis on élève le siége en plaçant un coussin au-dessous de lui, et on le fait rapprocher du bord droit du lit, auprès duquel se tient l'accoucheur. Quand le moment opportun est arrivé, on place le plat de la main droite sur la saillie du périnée, le pouce à côté de la grande lèvre droite, les autres doigts à côté de la lèvre gauche, de façon que le bord de la main compris entre le pouce et l'index soit parallèle au bord antérieur du périnée.

Les auteurs anglais prétendent qu'on soutient moins efficacement le périnée lorsque la femme est dans le décubitus dorsal que lorsqu'elle se trouve dans le décubitus latéral. Playfair rappelle à ce propos une statistique de Schröder qui serait à l'appui de cette opinion. Ainsi, avec la première attitude, on a constaté 25 déchirures sur 100 accouchements, et avec la seconde 3,76 pour 100. Le décubitus latéral a véritablement cet avantage de permettre de mieux voir le périnée et de tenir les jambes assez rapprochées l'une de l'autre, ce qui empêche le périnée d'être trop tendu. On arrivera au même résultat par la méthode française, en soulevant convenablement le siége comme nous l'avons dit plus haut et en faisant écarter *légèrement* les genoux (1).

Quelques accoucheurs emploient un procédé différent de ceux que nous venons de décrire, et cherchent moins à opposer un obstacle à la progression trop rapide de la partie fœtale, qu'à favoriser le déplacement des téguments situés en arrière et sur les parties latérales de la vulve vers cet orifice, ce qui facilite sa distension en lui fournissant plus d'étoffe. C'est en se fondant sur cette idée que Playfair veut qu'on supprime l'expression « soutenir le périnée », pour la remplacer par « relâcher le périnée », et conseille le procédé suivant. Lorsque la tête distend le périnée, le pouce et l'index de la main droite sont couchés sur les bords de la vulve qu'ils cherchent à rapprocher, tandis qu'avec la paume de la main on s'efforce d'allonger le périnée et de pousser son bord antérieur en avant de la tête.

C'est pour remplir la même indication que le docteur Goodell (de Philadelphie), attire le périnée vers le pubis avec un ou deux doigts introduits dans le rectum, tandis qu'avec le pouce placé en dehors et appliqué à nu sur la tête, il repousse cette partie fœtale en haut, sous l'arcade pubienne.—Ritgen, Olshausen et Ahlfeld conseillent une manœuvre qui consiste à introduire l'index et le médius dans l'anus, et à les porter assez haut dans le rectum pour qu'ils rencontrent la bouche ou le menton à travers la cloison rectovaginale : alors, au moment des contractions, on pousse la tête en haut et en avant sous la symphyse pubienne, de manière à lui faire exécuter artificiellement son mouvement d'extension. — Nous ne sommes pas partisans de ces deux derniers procédés parce qu'ils sont pénibles pour la femme, et que néanmoins ils ne donnent pas de meilleurs résultats que les autres.

Il arrive parfois, malgré toutes les précautions prises, que le périnée s'amincit, se tend à un tel point qu'une déchirure, dont on ne peut prévoir l'étendue, est inévitable. C'est ce qu'on observe quand la tête de l'enfant est très volumineuse ou se dégage en occipito-sacrée, quand le périnée est rigide ou infiltré et par conséquent très-friable (2). Dans ces conditions, on s'est attaché à limiter l'étendue de la déchirure et à l'empêcher de se diriger vers l'anus. On a conseillé, dans ce but, de faire sur la vulve distendue par la tête, soit une incision médiane (Michaëlis), soit des incisions multiples (Ritgen), soit deux incisions latérales (Eichelberg). Cette petite opération a reçu le nom

(1) On lira avec intérê l'article que Schröder a publié sur les différentes attitudes que prennent les femmes pendant l'accouchement suivant les habitudes adoptées dans différents pays (Schröder, traduction de Charpentier, p. 187 et suiv.).

(2) Voy. *Résistance trop grande du périnée*, t. II.

d'*épisiotomie* ; pour la pratiquer, on se sert d'un bistouri boutonné ou de ciseaux qu'on glisse à plat entre la tête et le bord des grandes lèvres et qu'on relève ensuite de manière à inciser les parties molles dans l'étendue de 5 à 10 millimètres. — P. Dubois et Depaul ont adopté le procédé d'Eichelberg et conseillent de faire les incisions dans le tiers inférieur ; Joulin, dans le quart inférieur, afin de ménager le canal de la glande vulvo-vaginale ; Montfort, au-dessous du diamètre transverse de la vulve. Mais ces incisions latérales n'empêchent pas toujours le périnée d'être déchiré, même assez largement, nous en avons la preuve dans les observations de Hecker (1), d'Arthur Edis (2), de Schrœder (3), d'Anna Broomall (4), de Ribemont et de Budin (5) ; en outre, elles laissent souvent après elles une cicatrice douloureuse et difforme, parce que le poids de la partie inférieure de la vulve fait bâiller la petite plaie dont les lèvres se cicatrisent sans se réunir ; parfois aussi la lésion du canal excréteur de la glande vulvo-vaginale donne naissance à une fistule longue à se fermer. Aussi Tarnier préfère-t-il inciser le périnée en commençant par le raphé médian, et en dirigeant l'incision, non pas directement en arrière, comme le faisait Michaëlis, mais obliquement sur un côté et en dehors de l'anus, de manière que, si elle vient à se prolonger par rupture, le sphincter soit épargné. Dans un accouchement de primipare, où l'enfant pesait 5500 grammes, et se dégageait en position occipito-postérieure non réduite, Chantreuil voyant le périnée excessivement tendu et menacé d'une rupture complète, empêcha cet accident en faisant sur le périnée une incision en forme d'Y, c'est-à-dire une incision sur le raphé médian du périnée en partant de la vulve, puis deux incisions divergentes allant chacune sur un des côtés de l'anus. De cette façon l'orifice anal fut complétement ménagé soit au moment du passage de la tête, soit au moment du dégagement des épaules, quoique toutes les parties fœtales fussent anormalement volumineuses. — Ajoutons enfin qu'il faut être très sobre de ces incisions, quelles qu'elles soient, et ne les pratiquer que lorsqu'elles sont tout à fait indispensables, car nous les avons vues quelquefois se couvrir d'eschares et devenir le point de départ d'accidents infectieux graves.

ARTICLE II

DES SOINS A DONNER A L'ENFANT PENDANT LE TRAVAIL

Après avoir constaté la présentation et la position, l'accoucheur doit s'assurer de l'état de santé ou de souffrance, de vie ou de mort de l'enfant.

(1) *Klinik der Geburtskunde*, Bd, II, p. 191.
(2) *Obstetrical Transactions*, vol. XVLIII, 1875, p. 346.
(3) Schröder, *Schwangerschaft Geburt und Wochenbett*, 1867, p. 7.
(4) *The operation of Episiotomy as a prevention of perineal rupture during Labour*, in *American journal of Obstetric*, July, 1878, p. 517.
(5) *Des lésions traumatiques chez la femme dans les accouchements artificiels*, thèse d'agrégation. Paris, 1878, p. 36 et 37.

L'auscultation rend ici des services que rien ne peut remplacer, et sur lesquels nous avons longuement appelé l'attention (voy. p. 508) ; nous n'y reviendrons donc pas. Les mouvements actifs du fœtus, quand ils sont nettement perçus (voy. p. 529), suffisent encore pour indiquer que l'enfant est en vie. A ces éléments de diagnostic viendront quelquefois s'en ajouter d'autres. Après la rupture des membranes, l'issue du méconium témoignera de la souffrance du fœtus, à moins qu'il ne s'agisse d'une présentation de l'extrémité pelvienne ; dans ce dernier cas, le méconium est expulsé par compression de la partie inférieure du tube digestif (voy. p. 626), et présente une consistance poisseuse jusqu'à l'orifice vulvaire ; dans les autres présentations, au contraire, le méconium s'écoule par suite d'un défaut de tonicité du sphincter anal, ce qui indique un trouble général grave et souvent une asphyxie commençante ; dans ces dernières conditions, l'anus étant loin de l'orifice utérin, le méconium se délaye dans le liquide amniotique et celui-ci prend une teinte verdâtre caractéristique. Mais de ce que le méconium est délayé dans l'eau amniotique il ne faut pas toujours conclure que le fœtus va succomber rapidement, car dans nombre de cas, nous avons pu extraire vivants des enfants qui perdaient du méconium depuis longtemps (vingt-six heures, dans une observation).

Dans les présentations de la face, il est parfois possible, en plaçant un doigt dans la bouche du fœtus, de constater des mouvements de succion qui indiquent, de la manière la plus évidente, qu'il est bien en vie. Dans les présentations de l'extrémité pelvienne, lorsqu'un pied est accessible à la vue, on a quelquefois acquis la preuve que le fœtus était vivant en constatant les mouvements alternatifs de flexion et d'extension que détermine le chatouillement de cette extrémité du membre inférieur. — Le même procédé sert également à reconnaître si le fœtus est vivant dans la présentation de l'épaule, lorsque la main apparaît à la vulve. — Mais de ce qu'un membre reste immobile sous l'influence de ces excitations, il ne faudrait pas conclure que le fœtus est mort, car on se tromperait souvent.

Nous avons maintenant à étudier la conduite que l'accoucheur doit tenir à l'égard du fœtus dans les différentes présentations.

§ I. — Conduite à tenir pendant le travail dans la présentation du sommet.

Dans l'accouchement normal, le rôle de l'accoucheur est de favoriser les différents temps du mécanisme et de faire qu'ils s'effectuent régulièrement. Dans la plupart des cas, il n'aura qu'à soutenir la tête, au moment de son dégagement, à la soulever un peu pour empêcher que le nez et la bouche de l'enfant ne soient en contact direct avec les draps souillés par le sang et les autres liquides écoulés pendant le travail. Chez quelques femmes, il y a un temps d'arrêt après l'expulsion de la tête ; il suffit ordinairement, pour le faire cesser, d'exciter les contractions en frictionnant l'utérus ; s'il se prolonge, on peut exercer des tractions modérées sur la tête, qu'on saisit entre les mains. Dans le cas où il existe quelque difficulté, si ces tractions ne suffisent pas, nous allons à la recherche de l'aisselle postérieure dans laquelle nous introduisons le doigt indicateur recourbé en crochet et nous attirons le tronc à l'extérieur. Cette extraction devra se faire avec lenteur, car il est important de laisser le périnée se distendre graduellement, au moment du dégagement de l'épaule postérieure, et pour cela de ne laisser sortir celle-ci que lentement et de la relever en avant et en haut ; sans quoi; il arrive souvent qu'un périnée resté intact ou ne présentant qu'une légère encoche après le dégagement de la tête (voy. p. 712), se rompt dans une grande étendue au moment de l'expulsion du tronc.

Quelle conduite doit tenir l'accoucheur dans les positions occipito-postérieures, lorsque l'occiput reste en arrière ?

La plupart des accoucheurs s'en tiennent à l'expectation ; d'autres, en plus petit nombre, croient qu'il est utile d'intervenir. Ainsi Velpeau conseillait de faire exécuter à la tête un mouvement de rotation immédiatement après l'écoulement des eaux et dans l'intervalle des contractions ; pour y parvenir, il glissait deux doigts, soit au devant du sacrum pour repousser l'occiput en avant, soit derrière le pubis, sur le côté du front, pour porter celui-ci en arrière.

Mattei (1) a effectué plusieurs fois cette rotation, en agissant à la fois sur la tête et sur le tronc. Ainsi, dans une occipito-iliaque droite postérieure, il conseille d'accrocher la région occipitale avec les doigts explorateurs de la main droite, d'attirer la tête en avant, en dehors et en haut, tandis qu'avec la main gauche insinuée entre le rebord des fausses côtes droites et le fond de l'utérus, on pousse le tronc en avant, en dedans et en bas.

Tarnier est parvenu à produire cette rotation un grand nombre de fois dans les occipito-postérieures par le procédé suivant, qu'il a décrit dans les *Annales de gynécologie* en 1875 : « Quand la dilatation est complète ou à peu près complète, jamais avant, j'introduis profondément le doigt indicateur, le *gauche*, pour la position occipito-iliaque droite postérieure, et je l'applique sur le côté de la tête ; puis je le fais glisser en avant et en haut, jusqu'à ce qu'il sente le rebord postérieur de l'oreille gauche, *sur toute sa hauteur* ; j'attends alors une contraction utérine et, dès qu'elle commence ou, pour mieux dire, dès que je la sens venir, j'appuie fortement le doigt sur la tête, en le portant en même temps et avec force, mais sans violence, du côté du pubis, puis derrière la symphyse, et enfin jusque sur le côté gauche du bassin. Pendant tout ce trajet, le doigt reste appliqué sur la tête qu'il presse sans glisser, car il est retenu par le rebord de l'oreille, et il fait tourner la tête avec lui. L'occiput est ainsi ramené en avant. La rotation artificielle ne doit provoquer aucune souffrance quand elle est bien faite. Dans certains cas, la manœuvre est incomplète, et l'occiput s'arrête à moitié chemin ; on achève alors le mouvement au moment de la contraction utérine suivante ; mais pour ne pas perdre le terrain qu'on a gagné, il est nécessaire

____

(1) *Essai sur l'accouchement physiologique*, par Mattei, 1855, p. 337.

de maintenir le doigt en place, jusqu'à ce que cette contraction se produise. Dans les occipito-iliaques gauches postérieures, toujours après la dilatation complète de l'orifice, il faut se servir de l'index *droit*, et l'appliquer derrière l'oreille droite, qui répond à l'éminence ilio-pectinée gauche. Quand une contraction commence, on fait exécuter à la tête un mouvement de rotation analogue à celui que j'ai décrit précédemment, mais en sens inverse, c'est-à-dire de la gauche vers la droite de la femme. Après trois ou quatre essais, si j'échoue, je n'insiste pas davantage de peur de fatiguer les malades ; mais nombre de fois, la tête a obéi à ma première tentative de rotation artificielle... » Tous les élèves de Tarnier emploient aujourd'hui cette manœuvre et réussissent souvent à produire la rotation artificielle de la tête. Il est certain qu'on rend ainsi un véritable service à la mère et à l'enfant en abrégeant de plusieurs heures la durée de l'accouchement.

Voici maintenant quelques précautions à prendre, lorsque après le dégagement de la tête, on constate l'existence d'un ou de plusieurs circulaires de cordon ombilical autour du cou.

On exercera quelques tractions sur l'extrémité placentaire du cordon, afin d'en éviter le tiraillement et de prévenir le décollement possible du placenta. Si ces circulaires sont lâches, et c'est le cas le plus fréquent, on fera passer le cordon par dessus la tête ; d'autres fois il sera plus commode de le faire glisser au-dessous des épaules. Si les circulaires sont serrés et qu'on ne puisse les faire glisser comme nous venons de l'indiquer, il faudra couper le cordon, et extraire rapidement le fœtus. Si l'extraction présentait quelque difficulté, le fœtus pourrait succomber à l'hémorrhagie ombilicale qui se produirait par le bout fœtal du cordon ainsi divisé ; il faudrait donc pour empêcher cette hémorrhagie pincer ou lier les deux bouts du cordon, ou seulement le bout fœtal qu'on reconnaîtrait au battement des artères ombilicales.

Quand le fœtus est complétement expulsé hors des voies génitales, on l'éloigne de la vulve, autant que le permet la longueur du cordon, afin que dans les mouvements qu'il exécute, il ne heurte pas les parties génitales de la mère, ce qui produirait une certaine douleur ; mais il ne faut jamais que le cordon soit tiraillé, sans quoi on s'exposerait à produire une hémorrhagie par décollement prématuré du placenta, ou une inversion de l'utérus.

§ 2. — Conduite à tenir pendant le travail dans la présentation de la face.

Les anciens accoucheurs croyaient que l'accouchement spontané par la face était impossible, aussi les uns allaient chercher les pieds du fœtus et faisaient la version pelvienne ; les autres, tels que Clarke (1) et Baudelocque, se livraient à des manœuvres dangereuses et la plupart du temps inefficaces, qui consistaient à introduire la main dans l'utérus pour faire descendre

(1) Leishman, *Miedwifery*, chap. XVIII.

l'occiput, c'est-à-dire convertir la présentation de la face en présentation du sommet. Ces manœuvres, qui étaient faites quand le travail était déjà avancé, lorsque l'orifice utérin était dilaté, les membranes rompues, et la face déjà profondément engagée dans l'excavation, ne pouvaient réussir que lorsque le bassin était exceptionnellement large ou la tête excessivement petite (voy. *Mécanisme de l'accouchement par la face*, p. 655).

Maintenant que l'on sait que l'accouchement par la face se termine dans la majorité des cas spontanément, parce que le menton revient presque toujours en avant, sous la symphyse des pubis, même dans les mento-postérieures, on s'abstient avec raison de toute intervention pendant le travail de l'accouchement. Nous croyons même avoir remarqué, dans un cas, qu'une intervention intempestive et maladroite avait empêché le menton de revenir en avant, soit en contrariant directement le mouvement que la tête avait une tendance naturelle à exécuter, soit en troublant la marche des contractions utérines.

Ainsi, dans les présentations de la face, il faut en général s'abstenir de toute intervention pendant la durée du travail et attendre que le mouvement de rotation spontanée ramène le menton en avant.

Dans les cas très-rares où le menton ne reviendra pas spontanément en avant, il faudra essayer de l'y ramener, soit avec le doigt appliqué sur une apophyse malaire, ou dans la bouche, soit avec un levier, soit, ce qui est beaucoup plus commode, avec le forceps (voy. FORCEPS). Enfin, si l'on ne réussit pas à faire exécuter à la tête cette rotation, ce qui n'arrive guère que dans le cas où le fœtus est très-volumineux, on est obligé d'avoir recours à la craniotomie (voy. t. II, section XII).

En dehors de ces faits exceptionnels, l'accouchement par la face s'accomplit, comme nous le disions en commençant, régulièrement et sans aucun secours. L'accoucheur n'a qu'à soutenir le périnée et les parties fœtales à mesure qu'elles sont expulsées et à solliciter les contractions utérines, lorsque la matrice reste inerte après le dégagement de la tête, comme dans la présentation du sommet. Mais le moment où son intervention peut être nécessaire est celui pendant lequel, la tête n'étant pas encore dégagée, la partie supérieure du cou vient appuyer contre l'arcade des pubis. Si le fœtus restait dans cette situation trop longtemps, il souffrirait et courrait réellement des dangers ; aussi, serait-il indiqué d'appliquer le forceps.

Nous venons de proscrire les manœuvres des accoucheurs anciens qui, intervenant lorsque le travail était déjà avancé et les membranes rompues, cherchaient en introduisant la main dans la cavité utérine, à transformer la présentation de la face en présentation du sommet. Il n'en est pas de même des tentatives faites à la fin de la grossesse ou au début du travail, pour effectuer cette transformation au moyen de manœuvres externes. Celles-ci nous paraissent tout à fait indiquées quand il s'agit de mento-postérieures. Pour réussir, il y a trois mouvements à exécuter : Dans le premier, on soulève les épaules et la partie supérieure de la poitrine du fœtus, afin de rendre à la tête la liberté nécessaire pour qu'elle puisse se fléchir. Le deuxième mou-

vement favorise encore la flexion; il est exécuté par une main qui pousse
la tête vers le plan antérieur du fœtus. Enfin, dans un troisième mouvement,
qui ne peut être exécuté que par un aide, le siége du fœtus est poussé en
bas et du même côté que la tête, c'est-à-dire vers le plan antérieur du fœtus,
de manière à faire engager le sommet. En examinant de près ces trois mouvements, on peut les synthétiser en remarquant qu'ils ont pour résultat unique de faire prendre au fœtus son attitude naturelle, en forçant la tête à se
fléchir; pour cela, on agit aux deux extrémités de l'ovoïde fœtal de manière
à lui faire prendre la forme d'un arc de cercle dont la concavité répondra au
plan antérieur de l'enfant. Le mouvement le plus difficile à exécuter est le
premier, celui qui consiste à porter suffisamment en haut les épaules et la
partie supérieure du thorax. Souvent on est obligé de se servir des deux
mains pour opérer cette partie de la manœuvre; alors un aide peut avec l'une
des mains pousser la tête vers le plan antérieur du fœtus, tandis qu'avec
l'autre main, il porte le siège dans le même sens que la tête et finalement
abaisse le fœtus pour l'engager dans l'excavation pelvienne. On s'aperçoit
facilement que la conversion est faite, car le palper montre que le sillon qui
était situé entre le dos et la partie postérieure du crâne a disparu, et que
ces deux régions sont maintenant en continuité et ne forment plus d'angle
aigu comme auparavant (voy. p, 486). Enfin, on peut contrôler le diagnostic
par le toucher vaginal. Nous avons exécuté ces manœuvres un grand nombre
de fois sur le mannequin, et nous avons toujours réussi à opérer facilement
la conversion que nous cherchions. Schatz (1) et Welponer (2) ont rapporté,
le premier un cas, le second deux cas, où ils sont parvenus avec un succès
complet à faire cette transformation chez la femme par une méthode analogue à celle que nous venons de décrire. Dans la deuxième observation de
Welponer, les manœuvres ont été commencées deux heures après la rupture
de la poche des eaux et l'on n'a pas administré le chloroforme. Ce médicament est indiqué quand il y a une tension trop grande ou une sensibilité
exagérée des parois abdominales, conditions qui, avec le gros volume de
l'enfant, sont peu favorables au succès de la conversion. Il faut savoir qu'on
ne réussira pas toujours et l'on devra s'arrêter quand on éprouvera trop de
difficultés.

§ 3. — Conduite à tenir pendant le travail dans la présentation de l'extrémité pelvienne.

Dans l'accouchement par l'extrémité pelvienne, l'expulsion des membres
inférieurs, du pelvis et du tronc doit être généralement abandonnée aux forces
de la nature; il ne faut donc exercer aucune traction sur les membres inférieurs fléchis ou défléchis, même lorsque le pied se présente à la vulve et

(1) Fried. Schatz, *Archiv für Gynäkologie*, 1873, 5ᵉ Bd, p. 306.
(2) Welponer, *Beitraege zur Schatz'schen Umwandlung von Gesichtslage zu Hinterhaupt
lage durchäussere Handgriffe* (*Archiv für Gynäkologie*, 1877) 11ᵉʳ Bd, p. 346.

semble inviter à tirer sur lui. Une pareille manœuvre aurait pour conséquence de relever les bras sur les côtés, parfois même sur la partie postérieure du crâne et enfin, ce qui est encore plus grave, de défléchir la
tête. Lorsque l'expulsion a lieu naturellement, les fibres du fond et des parois
latérales de l'utérus, en se contractant, agissent simultanément sur toute la
surface du fœtus, de sorte que les membres restent appliqués sur le tronc, et
la tête demeure fléchie ; au contraire, lorsqu'on exerce des tractions sur les
extrémités inférieures, le tronc seul descend, les bras et la tête ne le suivent
pas, retenus qu'ils sont, soit par les bords de l'orifice, soit par le pourtour du
bassin. Il faut donc se borner à soutenir le tronc et même à le relever un peu
vers le pubis, de manière que l'expulsion du fœtus s'effectue suivant l'axe
des voies génitales (voy. Version).

Mais il faut ajouter qu'on est souvent obligé d'intervenir au moment du
dégagement des bras et surtout de la tête, lorsque ce dégagement tarde
trop longtemps, car l'enfant peut succomber pendant cette dernière période
du travail. C'est en prévision de cette intervention, qu'à la fin de la période
d'expulsion, il faut toujours, dans toute présentation de l'extrémité pelvienne, faire placer la femme en travers et sur le bord de son lit, dans l'attitude adoptée pour les opérations obstétricales, afin que l'assistance soit
facile à porter en cas de besoin. Cette assistance consiste dans le dégagement des bras, effectué comme dans le troisième temps de la version (voy.
t. II, sect. XII), puis dans l'extraction de la tête que l'on fléchit fortement en
introduisant deux doigts (l'index et le médius) dans la bouche du fœtus,
tandis qu'on relève celui-ci vers l'abdomen de la mère. Si l'on ne parvient
pas à extraire immédiatement la tête, Cazeaux conseille de laisser l'index
et le médius en place, de les écarter légèrement, de manière qu'il y ait
entre eux un vide qui permette à l'air extérieur d'arriver dans la bouche de
l'enfant et de là dans les voies respiratoires. Cette manœuvre nous paraît
d'une médiocre ressource, la meilleure conduite à suivre dans ce cas particulier est de terminer l'accouchement le plus rapidement possible (voy. t. II,
Troisième temps de la version).

Le professeur Depaul frappé de la lenteur avec laquelle se dégagent les
épaules après l'expulsion des membres inférieurs et du tronc, frappé d'autre
part de la faiblesse des contractions de l'utérus au moment de l'expulsion de
la tête, a l'habitude d'administrer l'ergot de seigle dans tous les cas de
présentation pelvienne, *au moment où le siége repose sur le plancher du
bassin.* Pour nous, nous aimons mieux, dans la présentation du siége comme
dans les autres présentations, suivre la règle tracée par le professeur Pajot,
de ne jamais prescrire ce médicament avant que l'expulsion du fœtus et du
placenta soit terminée.

Ajoutons relativement au cordon qu'il doit être l'objet d'une attention particulière, dès que le siége est sorti. A ce moment l'accoucheur devra glisser
le doigt indicateur jusqu'à l'ombilic et s'il s'aperçoit que le cordon est tiraillé
à ce niveau, il le saisira doucement entre le pouce et l'index et formera une
anse en exerçant des tractions sur l'extrémité placentaire. L'omission de

celte petite précaution exposerait la tige ombilicale à être tiraillée, rompue peut-être pendant l'expulsion du tronc et de la tête ; bref, elle suffirait, à elle seule, pour faire courir à l'enfant de sérieux dangers.

Dans la présentation des fesses, où les membres inférieurs sont relevés le long du tronc, le travail dure parfois très-longtemps et l'intervention, quand elle est nécessaire, est très difficile. Beaucoup d'auteurs conseillent alors d'introduire un crochet mousse dans l'une des aines du fœtus de manière à attirer au dehors le membre inférieur correspondant, mais l'emploi de cet instrument peut produire une fracture du fémur ou des lésions superficielles qui deviennent quelquefois le point de départ de phlegmons de la cuisse ou de l'abdomen et mettent en péril la vie du nouveau-né. Aussi, préférons-nous appliquer le forceps sur le siége, dans cette variété de présentation, et nous avons jusqu'à présent extrait par ce procédé des enfants ne portant ni fractures ni lésions d'aucune sorte. Nous renvoyons pour les règles à suivre dans l'application de l'instrument à l'article Forceps, tome II.

§ 4. — Conduite à tenir pendant le travail dans la présentation du tronc.

Dans les présentations du tronc, l'accouchement spontané est presque toujours impossible, et il ne faut pas compter qu'on verra le fœtus être expulsé par version spontanée (voy. p. 671), ou par évolution spontanée (voy. p. 672). Ici, il faut donc, de toute nécessité, faire la version, par manœuvres externes si cela est possible, par manœuvres internes dans le cas contraire (voy. Version, t. II, sect. XII).

CHAPITRE VIII

DE L'ACCOUCHEMENT MULTIPLE

Nous avons étudié précédemment les grossesses multiples (voy. p. 543) ; ici nous décrirons successivement l'accouchement gémellaire et l'accouchement trigémellaire.

§ 1. — De l'accouchement gémellaire.

L'accouchement gémellaire a lieu le plus souvent avant terme, comme nous l'avons déjà fait remarquer à propos de la grossesse gémellaire (voy. p. 558). Nous en trouvons, du reste, la confirmation dans le tableau suivant,

qui comprend 133 cas d'accouchement gémellaire relevés par Tarnier à la
Maternité de Paris (1) :

6 mois à 6 mois et demi	1	8 mois à 8 mois et demi	38
6 mois et demi à 7 mois	5	8 mois et demi à 9 mois..........	27
7 mois à 7 mois et demi	7	9 mois à 9 mois et demi..........	27
7 mois et demi à 8 mois..........	16	Au delà de 9 mois et demi........	12

Il est facile de voir sur ce tableau que le plus grand nombre des accouchements gémellaires a lieu de huit mois à huit mois et demi.

L'accouchement gémellaire peut être envisagé comme se composant de deux accouchements simples, se succédant ordinairement à court intervalle. Nous aurons donc à étudier les phénomènes relatifs à chaque accouchement et l'intervalle de repos qui les sépare.

Premier accouchement. — La durée du travail peut être aussi courte que dans l'accouchement unipare, mais c'est un fait exceptionnel ; elle est en général plus longue et il n'est pas étonnant qu'il en soit ainsi. La période de dilatation et la période d'expulsion sont toutes deux prolongées d'une façon anormale.

A. — La dilatation s'effectue plus difficilement pour les raisons suivantes :

1° La distension de l'utérus étant excessive, ses contractions sont plus faibles ;

2° Le travail débutant le plus souvent avant le terme de la grossesse, les modifications du col sont incomplètes et la résistance qu'il oppose à l'action des fibres du corps est plus considérable.

B. — La période d'expulsion est aussi plus lente pour le premier enfant que dans l'accouchement simple. Il semblerait tout d'abord qu'il dût en être autrement et que le fœtus, d'un volume ordinairement médiocre dans les grossesses doubles, dût être chassé rapidement. Mais la présence du second œuf dans la matrice est une cause de déperdition des forces destinées à l'expulsion du premier enfant, car l'effet des contractions utérines se dissémine et se perd en partie sur celui des jumeaux qui n'est pas en rapport avec les ouvertures du bassin. Dès lors, on comprend sans peine que l'intensité des contractions utérines finisse par s'affaiblir, et que le travail languisse.

Les phénomènes mécaniques s'effectuent pendant le premier accouchement de la même façon que s'il s'agissait d'une grossesse unipare ; nous n'avons rien de particulier à signaler sur ce point, si ce n'est que le fœtus qui descend le premier doit s'accommoder non-seulement aux dimensions et à la forme du bassin, mais au volume et à la forme du second fœtus.

Dans certains cas, les deux fœtus sont, l'un pour l'autre, un obstacle réciproque, et leur expulsion est très difficile. Nous n'avons pas à entrer ici dans la description de ces difficultés (voy. DYSTOCIE) ; nous dirons seulement qu'elles dépendent beaucoup de la situation des fœtus l'un par rapport à

---

(1) Les chiffres qui expriment la durée de la grossesse ont été calculés à partir du dernier jour de l'époque menstruelle qui a précédé le fécondation.

l'autre. Aussi est-il intéressant de rechercher la fréquence relative des présentations dans les grossesses gémellaires.

On comprend que toutes les présentations soient possibles pour chacun des jumeaux ; mais en additionnant les résultats des relevés faits par le professeur Depaul (1), à la Clinique, et par Tarnier (2), à la Maternité, on constate que ces auteurs ont noté, sur 316 accouchements gémellaires, les présentations suivantes :

Deux sommets	131 fois.	Sommet et face	4 fois.
Sommet et siége	81 .	Face et sommet	2
Siége et sommet	47	Siége et face	1
Deux siéges	29	Épaule et sommet	1
Sommet et épaule	14	Épaule et siége	1
Siége et épaule	4	Deux épaules	1

Ce qui ressort d'abord de ce tableau, c'est la grande fréquence de la présentation du sommet pour les deux fœtus. Cette double présentation a été rencontrée 131 fois sur 316 accouchements gémellaires. La combinaison la plus commune, après celle-là, est le sommet pour le premier enfant et le siége pour l'autre ; elle a été notée 81 fois. La combinaison inverse, c'est-à-dire la présentation du siége pour le premier fœtus et celle du sommet pour le second, vient ensuite par ordre de fréquence (47 fois). On a noté une double présentation du siége 29 fois, et 22 fois la présentation de l'épaule, dont 19 fois pour le second enfant.

Intervalle entre les deux accouchements. — Dans bon nombre de cas, la grossesse gémellaire n'est reconnue qu'après la naissance du premier enfant. A ce moment, en palpant l'abdomen, il est facile de constater que la matrice conserve un volume exagéré ; on distingue également, par cette exploration, des parties fœtales à travers ses parois. En outre, le toucher vaginal permet de constater à la partie supérieure du col utérin, souvent en partie refermé, une seconde poche amniotique, ou si les membranes sont rompues, la présentation du second fœtus. Enfin, l'auscultation révèle l'existence de battements cardiaques dont les caractères ne peuvent laisser aucun doute sur leur origine fœtale.

La durée du repos de l'utérus est ordinairement courte ; on peut dire qu'elle est en moyenne de dix à trente minutes, rarement moins, rarement plus. Quelquefois cependant les contractions utérines font complétement défaut pendant plusieurs heures, plusieurs jours et même plusieurs semaines. Dans ce dernier cas, le premier fœtus a été expulsé prématurément, tandis que l'autre continue à se développer jusqu'à terme, et c'est alors qu'a lieu le second accouchement, ainsi que nous l'avons dit en étudiant la grossesse gémellaire (voy. p. 543).

(1) *Clinique obstétricale*, 1872-76, p. 251.
(2) Statistique inédite comprenant 181 accouchements gémellaires.

Voici un tableau ou se trouve consigné l'intervalle de temps qui s'écoula entre l'expulsion des deux fœtus dans 188 accouchements gémellaires relevés par Tarnier à la Maternité de Paris :

5 minutes	6 fois.		1 heure 45 minutes	3 fois.
10 minutes	15		2 heures	2
15 minutes	22		2 heures 40 minutes	1
20 minutes	49		2 heures 45 minutes	1
25 minutes	13		2 heures 50 minutes	1
30 minutes	19		3 heures	1
35 minutes	6		3 heures 5 minutes	1
40 minutes	3		3 heures 30 minutes	1
45 minutes	7		4 heures	1
50 minutes	2		4 heures 30 minutes	1
55 minutes	3		4 heures 45 minutes	1
1 heure	8		6 heures	1
1 heure 5 minutes	1		6 heures 15 minutes	1
1 heure 10 minutes	3		8 heures	1
1 heure 15 minutes	3		8 heures 15 minutes	1
1 heure 20 minutes	2		8 heures 30 minutes	1
1 heure 30 minutes	3		10 heures 35 minutes	1
1 heure 35 minutes	2		12 heures 40 minutes	1

Quelle conduite doit-on tenir pendant l'intervalle des deux accouchements?

Lorsque le second enfant se présente bien, qu'il n'existe aucun accident, on doit attendre que les contractions apparaissent de nouveau spontanément; tout au plus est-il nécessaire de faire quelques frictions sur l'abdomen; au bout d'un quart d'heure, celles-ci deviennent plus utiles, et même on peut y joindre les titillations du col par le toucher vaginal. Si ces moyens sont insuffisants, on rompt les membranes quand l'utérus se durcit sous la main d'une façon évidente. On ne doit avoir recours à cette petite opération que si l'extrémité céphalique ou le siége se présente et, d'après P. Dubois, c'est ordinairement au bout d'une heure qu'il convient d'intervenir; mais nous croyons qu'il vaut mieux, pour régler sa conduite sur ce point, consulter l'état général de la femme et l'état de l'utérus, plutôt que le temps écoulé depuis la naissance du premier enfant. Si la femme est fatiguée, si un accident quelconque survient et menace ses jours, il faut immédiatement terminer le second accouchement.

Ainsi nous pensons qu'il convient, dans la majorité des·cas, de favoriser l'expulsion du second enfant, en rompant la poche des eaux dans laquelle il est contenu ; cette conduite nous paraît sauvegarder mieux que toute autre la vie de la mère. Elle est de tous points applicable aux cas dans lesquels la grossesse est assez avancée pour que les enfants soient viables. Mais lorsque ceux-ci sont encore trop peu développés pour qu'ils aient quelque chance de vivre, la conduite peut être différente si le premier enfant est expulsé avec son placenta. Voici comment le professeur Depaul (1) s'exprime sur ce sujet : « Si, après la naissance d'un premier enfant suivi bientôt de son délivre, le travail se suspendait et que la nature ne semblât pas disposée à entreprendre

____

(1) *Leçons de clinique obstétricale*, 1872, p. 348

l'accouchement du second enfant, je crois qu'il serait logique d'attendre. Il est bien entendu toutefois qu'il n'y a ni hémorrhagie, ni convulsions, ni accidents de quelque nature que ce soit qui puissent vous imposer une autre ligne de conduite. Il faut pour agir de la sorte que vous ayez sous les yeux une femme bien constituée, qui n'aura pas encore été affaiblie par le premier accouchement ou pendant la grossesse ; il faut en outre que vous entendiez parfaitement les battements du cœur du second enfant encore enfermé dans la matrice. Cette décision vous la prendrez surtout si le premier enfant est relativement petit ; si, d'après son volume et les renseignements que vous aurez recueillis, la grossesse n'est pas arrivée à son terme normal, vous pourrez espérer alors... que le fœtus resté dans la matrice continuera à se développer et pourra atteindre le terme régulier de la gestation. » Cette manière de faire est légitimée par un certain nombre d'observations (voy. SUPER-IMPRÉGNATION, p. 546). Mais lorsque après la naissance du premier enfant son placenta reste dans la cavité utérine, adhérent au placenta du second jumeau, nous pensons qu'il est préférable, même lorsque ce dernier n'est pas à terme, de rompre les membranes et de provoquer le second accouchement, dans l'intérêt de la mère.

Nous venons de dire que, dans certaines circonstances, le placenta du premier fœtus peut se décoller complétement et venir tomber dans le vagin ou du moins franchir en grande partie l'orifice utérin avant la terminaison du deuxième accouchement ; dans ce cas, on peut extraire immédiatement ce délivre sans danger, il y a même avantage à le faire, quand il gêne l'issue du second enfant. Mais le plus ordinairement ces placentas sont adhérents l'un à l'autre, de sorte que leur expulsion n'a lieu qu'après l'issue du second fœtus (voy. DÉLIVRANCE GÉMELLAIRE, p. 742). Les deux placentas étant parfois en connexion vasculaire, il faut toujours avoir soin de lier le bout placentaire du cordon du premier fœtus dès que celui-ci a été expulsé (voy. SECTION ET LIGATURE DU CORDON OMBILICAL, p. 726).

Second accouchement. — Généralement le second fœtus est expulsé assez rapidement lorsque les contractions sont suffisantes, parce que les voies génitales ont été élargies par le passage du premier enfant, et que les jumeaux, comme nous l'avons déjà dit, naissant fréquemment avant terme sont le plus souvent d'un petit volume. Cependant, dans certains cas où le premier fœtus a été expulsé un mois, six semaines et plus avant son terme, on a vu le second jumeau naître à la fin de la grossesse et rencontrer par conséquent les mêmes difficultés que dans un accouchement unique (voy. plus haut).

Pronostic. — Le pronostic de l'accouchement gémellaire est plus grave pour la mère et l'enfant que le pronostic de l'accouchement simple. Assez souvent, la lenteur du travail est telle qu'on est obligé de terminer artificiellement l'accouchement. D'ailleurs, que celui-ci soit terminé artificiellement ou qu'il se fasse spontanément, la mortalité est relativement plus grande. Ainsi, d'après une statistique de Clarke, rapportée par Jacquemier (1), la pro-

____

(1) *Manuel des accouchements*, 1846, t. Ier, p. 615.

portion de la mortalité, parmi les femmes en couches de Dublin, ayant été de 1 sur 70 dans les accouchements simples, elle fut de 1 sur 44 dans les accouchements de jumeaux. La mortalité des enfants fut également plus considérable : de 1 sur 20 dans les naissances simples, elle fut de 1 sur 13 dans celles des jumeaux. Ces chiffres nous paraissent tous trop élevés d'une façon absolue, mais ce qui reste vrai. c'est la différence de mortalité dans les deux cas.

§ 2. — De l'accouchement trigémellaire.

L'accouchement est généralement facile dans le cas de grossesse triple (voy. p. 559), sans doute à cause du petit volume des fœtus, mais le travail présente certaines particularités qu'il est intéressant de connaître.

La période de dilatation est ordinairement plus lente, et la période d'expulsion plus courte que dans les accouchements ordinaires. La lenteur de la première période peut être attribuée à la faiblesse des contractions utérines, la contractilité de l'organe étant affaiblie par suite de sa distension exagérée ; la rapidité de la période d'expulsion s'explique par le petit volume des fœtus ; le dernier surtout, trouvant les voies largement dilatées par le passage des deux autres, sera chassé facilement des parties génitales.

Voici dans quel ordre se succèdent les phénomènes physiologiques du travail.

Lorsque la dilatation de l'orifice utérin est avancée, une première poche se présente et se rompt spontanément ou bien elle est rompue artificiellement. Le fœtus qu'elle renferme descend, s'engage et sort, repoussant quelquefois au-devant de lui la poche intacte du deuxième fœtus.

Après la sortie du premier fœtus, si les placentas sont indépendants, rien ne s'oppose à ce que l'arrière-faix correspondant au fœtus expulsé sorte immédiatement ; c'est ce qui est arrivé chez une parturiente assistée par Villeneuve (obs. XII du mémoire de Dunal) ; mais le plus souvent, ce délivre reste dans la cavité utérine, soit parce qu'il n'est pas entièrement détaché, soit parce qu'il est réuni aux autres. Aussi, à moins que les fœtus ne soient tous trois dans une poche unique, le phénomène qui succède ordinairement à l'issue du premier jumeau est-il la saillie de la seconde poche des eaux. Après la rupture de celle-ci, le deuxième fœtus, quand il se présente naturellement, est expulsé plus rapidement que le premier. Si le second placenta est libre, il est chassé immédiatement ; si, au contraire, il est réuni aux autres, il reste dans la cavité utérine et ne sort qu'après la naissance du troisième jumeau. Celle-ci est précédée de l'apparition et de la rupture spontanée ou artificielle de la troisième poche des eaux, quand chacun des fœtus occupe une loge particulière. Après cette rupture, le troisième fœtus descend, s'engage et se trouve bientôt poussé au dehors.

En résumé, l'accouchement trigémellaire peut être considéré comme se composant de trois accouchements successifs présentant tous les mêmes phases : dilatation de l'orifice, formation de la poche des eaux et sa rupture, phénomènes mécaniques de l'expulsion. Quant à la délivrance, elle offre plusieurs variétés : 1° Chacun des placentas est expulsé après le fœtus correspondant ; 2° un placenta sort avec le premier enfant, les deux autres arrivent après le troisième enfant ; 3° deux placentas sortent après le deuxième enfant, et le troisième placenta est expulsé après la naissance du dernier enfant ; 4° les trois placentas sont chassés en même temps (voy. p. 743).

L'intervalle qui existe entre chacun de ces accouchements est très variable : tantôt ils se succèdent si rapidement, qu'en un quart d'heure, vingt minutes, les trois fœtus et leur délivre sont chassés au dehors ; tantôt, au contraire, il s'écoule un laps de temps beaucoup plus long entre la naissance du premier enfant et celle des deux autres, ou entre la naissance des deux premiers et celle du troisième. Puech a observé un cas de grossesse triple, dans lequel le troisième enfant naquit trois heures après la naissance des deux autres qui avaient été expulsés eux-mêmes à une heure d'intervalle. Dans l'observation de Rousset, où la marche du travail fut abandonnée aux forces de la nature, l'expulsion du deuxième fœtus n'eut lieu qu'une heure après la naissance du premier, et l'expulsion du troisième, trois quarts d'heure après celle du second.

Dans une observation de Dunal, il y eut une suspension complète de toute espèce de travail après l'expulsion du premier enfant et de son délivre ; puis, une heure quinze minutes après, les contractions utérines déterminèrent le second accouchement qui fut hâté par la rupture artificielle des membranes ; la naissance du troisième enfant nécessita l'emploi de la version.

Dans le fait observé par Villeneuve (voy. plus haut), le premier fœtus fut suivi presque immédiatement par le second, mais il s'écoula une demi-heure avant la naissance du troisième.

Nous citerons encore les observations de Férussac dans lesquelles cet espace fut de six heures dans un cas, de neuf heures dans un autre ; celle de Saviard, où l'on nota trente-six heures entre la naissance du premier fœtus et celle du second, six heures entre l'expulsion de celui-ci et celle du troisième. Brunzlow constata qu'il s'écoula quatre jours entre la naissance du premier enfant et celle des deux autres, et encore dut-on avoir recours au forceps pour le deuxième et à l'extraction pour le troisième, qui se présentait par le siége.

Les présentations du sommet prédominent dans les accouchements trigémellaires, mais leur proportion est moins grande que dans les accouchements simples. Cette particularité est mise en évidence par les statistiques de Dunal et de Puech. Celle de ce dernier auteur comprend 60 faits dont 29 empruntés au travail de Dunal.

Tableau des présentations.

17 fois :	7 fois :	2 fois :	8 fois :
Les 3, la tête.	Le 1er, la tête.	Le 1er, la tête.	Le 1er, la tête.
	Le 2e, la tête.	Le 2e, la tête.	Le 2e, le siége.
	Le 3e, le siége.	Le 3e, l'épaule.	Le 3e, la tête.
2 fois :	2 fois :	1 fois :	2 fois.
Le 1er, la tête.	Le 1er, la tête.	Le 1er, la tête.	Le 1er, la tête.
Le 2e, le siége.	Le 2e, le siége.	Le 2e, le siége.	Le 2e, le pied.
Le 3e, le siége.	Le 3e, le pied.	Le 3e, l'épaule.	Le 3e, l'épaule.

Tableau des présentations (suite).

3 fois :	1 fois :	3 fois :	2 fois :
Le 1er, la tête.	Le 1er, la tête.	Les 3, le siége.	Le 1er, le siége.
Le 2e, l'épaule.	Le 2e, l'épaule.		Le 2e, la tête.
Le 3e, le siége.	Le 3e, l'épaule.		Le 3e, la tête.
1 fois :	1 fois :	1 fois :	2 fois :
Le 1er, le siége.	Le 1er, le siége.	Le 1er, le siége.	Le 1er, le siége.
Le 2e, le siége.	Le 2e, la face.	Le 2e, la tête.	Le 2e, l'épaule.
Le 3e, la tête.	Le 3e, l'épaule.	Le 3e, le siége.	Le 3e, l'épaule.
1 fois :	1 fois :	2 fois :	1 fois.
Le 1er, le pied.	Le 1er, le pied.	Les 3, l'épaule.	Le 1er, l'épaule.
Le 2e, la tête.	Le 2e, le pied.		Le 2e, la tête.
Lo 3e, l'épaule.	Le 3e, la tête.		Le 3e, l'épaule.

On voit par ce tableau que, sur 180 enfants, 105 ont été expulsés par la tête. Quant aux 75 restants, l'extrémité pelvienne s'est présentée 50 fois, l'épaule 24 et la face 1 fois.

Les présentations anormales ont été plus souvent observées chez le dernier jumeau que chez le premier.

D'après Puech, la prédominance relative des présentations anormales sur les présentations naturelles tient moins à la distension exagérée de l'utérus qu'aux conditions de précocité dans lesquelles s'effectue l'accouchement (voy. p. 561).

L'accouchement trigémellaire a souvent des conséquences sérieuses pour la mère et les enfants. Relativement à la mère, le pronostic est d'une certaine gravité à cause de la lenteur du travail et de la fréquence des présentations vicieuses. L'intervention de l'accoucheur est plus souvent nécessaire que dans l'accouchement simple.

Les femmes sont aussi plus exposées aux complications des suites de couches.

Le pronostic relatif aux enfants est encore plus fâcheux, car selon Puech, les mort-nés s'observent dans la proportion de 31 pour 100, et la mortalité des trijumeaux est très-grande pendant la première enfance.

CHAPITRE IX

LIGATURE ET SECTION DU CORDON OMBILICAL

Lorsque le fœtus a été expulsé des voies génitales, il est encore attaché à la mère par le cordon ombilical; il faut donc couper celui-ci pour que la séparation soit complète. Quelques accoucheurs anciens, Mauriceau et Clément, entre autres, ne procédaient à la section du cordon ombilical qu'après la délivrance qu'ils pratiquaient rapidement, de sorte qu'ils ne faisaient que débarrasser le fœtus de ses annexes; mais depuis longtemps tous les accoucheurs opèrent cette section avant d'effectuer la délivrance.

Pour cela, voici comment on procède ordinairement : on lie le cordon puis on le coupe avec des ciseaux, au delà de la ligature, c'est-à-dire entre celle-ci et le placenta.

Quelques auteurs nient l'utilité de cette ligature : ils font tout d'abord remarquer que les hémorrhagies ombilicales ne sont pas plus fréquentes chez les animaux où elle n'est pas pratiquée, que dans l'espèce humaine où le cordon est soigneusement lié. Mais cette objection n'est pas fondée, car on voit les animaux employer des moyens analogues à la ligature. N'observe-t-on pas, en effet, que certains d'entre eux piétinent le cordon après la mise bas, que d'autres le mâchent entre les dents et le séparent ainsi du placenta.

Les adversaires de la ligature allèguent encore en faveur de leur opinion un grand nombre d'expériences faites sur l'enfant au moment de sa naissance. P. Dubois, le professeur Depaul, Zimmermann et Wolfart ont, en effet, laissé le cordon ombilical, sans ligature, un grand nombre de fois et ils n'ont jamais vu survenir d'hémorrhagie. Il en fut de même dans les faits observés par Kleinwächter (1) et dans ceux d'Hoffmann qui, après avoir coupé le cordon sans le lier, plongeait même les enfants dans un bain chaud. Mais, hâtons-nous de le dire, dans toutes ces expériences où la ligature du cordon fut omise volontairement, *la respiration du nouveau-né était bien établie* et s'effectuait régulièrement; c'est là, en effet, une condition rigoureusement indispensable, pour qu'il ne se produise pas d'hémorrhagie ombilicale quand on coupe le cordon sans le lier. La respiration produit l'afflux du sang dans les vaisseaux du nouveau-né, et si elle est bien établie, ce liquide ne reflue pas vers le placenta et il n'y a pas d'hémorrhagie par la veine ombilicale. En outre, le sang ne peut guère jaillir par les artères ombilicales sectionnées, car il existe, comme l'a fait remarquer Ribemont, une disposition anatomique qui s'oppose à son écoulement. « Lorsque, dit-il, on examine attentivement l'extrémité sectionnée du cordon, on voit que, tandis que la section de la veine représente un orifice assez large, la lumière des artères est réduite dans de telles proportions qu'elle n'existe pour ainsi dire qu'à l'état virtuel, et les parois rétractées fortement constituent un cordon rigide de 2 millimètres, en moyenne, de diamètre extérieur. La force de cette rétraction est très-considérable et de beaucoup supérieure, ainsi que nous avons pu nous en assurer expérimentalement, à la tension du sang. Nous avons, en effet, exécuté plus de vingt expériences instituées de la façon suivante : dans une artère d'un tronçon de cordon ombilical frais, long de 3 à 4 centimètres, nous faisons pénétrer une fine canule, et nous l'y fixons au moyen d'une ligature suffisamment serrée. Une injection d'eau est poussée à travers cette canule, sous une pression dont un manomètre à mercure donne la mesure exacte. Il faut, dans ces conditions, une pression de 12,

____
(1) *Viertelj. für die prakt. Heilkunde*, III, p. 121.

13, 14, 16 centimètres et davantage pour vaincre la résistance de la rétraction artérielle. Nous avons varié ces expériences en laissant, au-devant du
bec de la canule, un fragment plus ou moins long d'artère. Il suffit que ce
tronçon d'artère ait 1 centimètre pour arrêter longtemps le liquide qui,
même dans ces conditions, ne passe que sous une pression élevée... Or, la
tension moyenne du sang artériel d'un nouveau-né, auquel on a pratiqué
la ligature tardive, est de 63 millimètres. »

On voit donc que la rétraction artérielle suffit pour s'opposer à l'écoulement du sang par les artères ombilicales, et que l'aspiration thoracique ne
permet pas le reflux de ce liquide par la veine ombilicale, *lorsque la respiration du nouveau-né s'effectue régulièrement*. Mais, un grand nombre de
causes peuvent entraver cette dernière fonction, par exemple, un maillot
trop serré, l'obstruction momentanée des voies aériennes par du liquide
amniotique ou des liquides provenant de la mère, des muscles inspirateurs
peu développés, la faiblesse congénitale, etc., et, dans ces conditions, une
hémorrhagie ne tarde pas à se produire par le cordon qu'on a coupé sans
le lier avec soin. Aussi, combien d'enfants n'at--on pas vu périr d'hémorrhagie dans les Maternités ou en ville, parce que la ligature, faite précipi-
tamment, n'avait pas été assez serrée, ou parce qu'elle s'était desserrée, par
suite de l'affaissement du cordon (1); on en trouvera de nombreux exemples
dans la thèse d'agrégation de Ribemont (Paris, 1880). En pratique, la ligature est donc d'une nécessité absolue.

Nous avons à étudier maintenant : 1º à quel moment précis doit se faire la
ligature ; 2º comment on doit l'effectuer et quelles sont les précautions qu'on
doit prendre au moment où on la pratique.

Nous pouvons dire immédiatement que, sur la première question, les auteurs sont loin d'être d'accord. Ainsi, tandis que Capuron, Cazeaux, Joulin,
Verrier, Pénard, etc., conseillent de lier et de couper le cordon *immédiatement* après la naissance, Stoltz (2), par exemple, recommande de ne pas
pratiquer la séparation de la mère et de l'enfant avant que celui-ci n'ait
fait de larges inspirations et n'ait poussé des cris. — Denman, Alfr. Leroy,
Nægele (3), Jacquemier conseillent de pratiquer la ligature, lorsque les pulsations du cordon sont devenues très-faibles.

Ainsi, les accoucheurs prônent, les uns la ligature hâtive, les autres la
ligature tardive, sans démontrer les avantages et les inconvénients de l'une
ou de l'autre pratique. C'est Tarnier qui, en 1875, eut l'idée de faire cette
démonstration d'une façon positive : Sur son initiative et d'après ses indications, Budin (4), qui était alors son interne à la Maternité, exécuta une série
de recherches très-précises, destinées à évaluer la quantité de sang qui s'é-
coule par le bout placentaire du cordon, lorsqu'on fait la ligature immédiate

---

(1) Voy. plus loin ce que nous disons des cordons *gras*.
(2) Stoltz, art. *Dictionnaire de médecine et de chirurgie pratiques.*
(3) Nægele et Grenser, *Traité de l'art des accouchements*, t. II.
(4) Budin, *A quel moment doit-on pratiquer la ligature du cordon ombilical?* (Le *Progrès médical*, 1875 et 1876.)

et celle qui s'écoule par là même voie, lorsqu'on fait la ligature de une à deux minutes après la cessation de tout battement des artères ombilicales.

Dans ce dernier cas, le bout placentaire du cordon laisse écouler beaucoup moins de sang que dans le premier cas; la différence est de 92 grammes. Que deviennent ces 92 grammes de sang, lorsqu'on fait la ligature tardive? Ils ne s'accumulent pas dans le placenta et passent assurément dans le torrent circulatoire de l'enfant; c'est ce que le docteur Hélot (1) (de Rouen) et Schüking (2) ont d'ailleurs démontré directement en laissant le cordon intact, sans le lier, sans le couper, adhérent au placenta encore contenu dans l'utérus, et en pesant les nouveau-nés, d'abord immédiatement après leur naissance, puis quelques instants après que le cordon avait cessé de battre. Dans ce dernier cas, ces auteurs ont toujours vu se produire une augmentation notable du poids du nouveau-né. Leurs résultats sont concordants, quoique leurs chiffres soient un peu différents. Ainsi Hélot a noté une augmentation de poids variant de 40 à 100 grammes (53 grammes, en moyenne); Schüking a trouvé 62 gram. en moyenne pour l'augmentation du poids accusé par la balance. Ces chiffres, 53 grammes (Hélot), 62 grammes (Schüking), représentent une quantité de sang moins considérable que celle qui a été notée par Budin, et qui est en réalité acquise par l'enfant, parce que pendant le temps qui s'écoule entre la naissance et la première pesée, une partie du sang placentaire a déjà passé dans les vaisseaux du fœtus.

Hélot s'est également attaché à démontrer que la ligature tardive augmente d'une façon notable la richesse globulaire du sang de l'enfant nouveau-né, en employant, pour la numération des globules, le procédé du professeur Hayem qui avait déjà fait la même remarque chez des enfants de la Maternité de Paris, soumis à son examen. Hélot se déclare donc partisan de la ligature tardive; mais il conseille de la pratiquer dès que la respiration est établie, et craint qu'en attendant aussi longtemps que l'indique Budin, c'est-à-dire deux minutes après que les battements ont cessé, *on ne dépasse la limite physiologique*. Mais Hélot ne justifie cette crainte par aucun fait.

Porak, tout en admettant la justesse des résultats obtenus par Budin, conseille de pratiquer la ligature dès que les battements des artères ombilicales ont cessé, et non une ou deux minutes environ après que tout battement vasculaire a disparu dans le cordon, ainsi que le conseillent Budin et Ribemont (3). Porak admet, à l'exemple de Schüking, que le sang pénètre

<hr>

(1) G. Hélot, *Etude de physiologie expérimentale sur la ligature du cordon.* Rouen, 1877.

(2) Nous ne voulons pas consacrer un grand nombre de pages à cette question, nous préférons renvoyer le lecteur, qui désire avoir des renseignements complets, aux Mémoires suivants : Schüking, *Zur Physiologie der Nachgeburtsperiode Untersuchungen*, etc. (*Berliner klinik. Wochenschrift*, n⁰ˢ 1 et 2, 1877). — Zweifel, *Wann sollen die Neugeborenen abgenabelt werden?* (*Centralblatt für Gynäkologie*, 1878, n° 1, et *Archiv für Gynäkologie*, Bd XIII, Heft 3, p. 461.) — L. Meyer, *Ueber die Blutmenge der Placenta* (*Centralblatt für Gynäk.*, 1878, n° 10, p. 220). — Hofmeier, *Centralblatt für Gynäk.*, 1878, n° 18. — Porak, *Considérations sur l'ictère des nouveau-nés*, thèse de Paris, 1878, n° 2. — Ribemont, *Ann. de gynécologie*, février 1879, p. 81. — Porak, *Ann. de gynécologie*, juin 1879.

(3) Ribemont, *Annales de gynécologie*, février 1879, p. 81.

du placenta dans le fœtus, plutôt par le fait de la rétraction et de la contraction utérines que par suite de l'aspiration thoracique, et regarde les artères ombilicales comme la soupape de sûreté de la circulation fœtale. Lorsque ces artères cessent de battre, le sang ne retourne plus du fœtus dans le placenta; aussi, Porak craint qu'un excès de ce liquide ne pénètre dans le système circulatoire du fœtus par la veine ombilicale et n'augmente d'une façon dangereuse la tension vasculaire. Pour lui, il n'est pas douteux que les enfants, dont le cordon a été lié et coupé tardivement, ne soient plus sujets que les autres, dans les premières heures de leur naissance, aux hémorrhagies et à l'ictère. Mais ce sont là des craintes que rien ne justifie; en effet, d'une part, Ribemont (1) a prouvé expérimentalement que la ligature tardive n'amène pas de surcharge dans le système circulatoire; d'autre part, Budin, dans une communication faite à la Société de biologie, a démontré que le sang n'est pas chassé dans le poumon du fœtus par les contractions utérines, mais qu'il y pénètre par l'effet de la respiration thoracique, ainsi qu'il est facile de le constater chaque fois que l'on fait la ligature immédiate, car le cordon, d'abord turgide dans toute sa longueur, ne tarde pas à devenir flasque et exsangue entre la ligature et le fœtus.

En résumé, tous les accoucheurs qui se sont occupés récemment de la question reconnaissent qu'il ne faut pas lier le cordon immédiatement après la naissance, sans quoi l'on prive l'enfant d'une quantité de sang relativement considérable, et on lui fait, sans le vouloir, une véritable saignée spoliatrice. Mais les uns pratiquent la ligature lorsque tout battement vasculaire a cessé dans la tige funiculaire; les autres, quelques instants plus tôt. Quant à nous, voici quelle est notre règle de conduite : Dès que l'enfant est né, nous le laissons, attaché au cordon ombilical, respirer et crier librement entre les jambes de sa mère; nous constatons alors que le cordon, qui était bleu, turgide, volumineux, animé de battements énergiques au début, s'affaisse peu à peu, se flétrit pour ainsi dire, devient blanchâtre, et que les pulsations y sont de plus en plus faibles. A ce moment nous posons généralement une ligature et nous n'attendons pas que les battements aient complètement disparu, ce qui ne serait pas sans inconvénients dans certains cas, car si ces battements cessent, en moyenne, de deux minutes à deux minutes et demie après la naissance, ils persistent quelquefois beaucoup plus longtemps; nous agissons ainsi, non que nous croyons fondées les craintes exprimées par Porak, relativement à l'enfant, mais, parce que nous ne voulons pas, en attendant trop longtemps, exposer au refroidissement l'accouchée et le nouveau-né; c'est aussi pour cette raison qu'immédiatement après l'accouchement nous couvrons l'abdomen et les parties génitales de la mère, et que nous enveloppons l'enfant dans un lange de flanelle.

En quel point faut-il faire la ligature du cordon? — Cette ligature est posée à deux ou trois travers de doigt de l'ombilic. Dans le cas où une hernie

____

(1) Voy. *Rech. sur la tension du sang dans les vaisseaux du fœtus et du nouveau-né* (*Arch. de tocologie*, oct. 1879).

ombilicale existerait au moment de la naissance, il faudrait la réduire, c'est-à-dire refouler dans l'abdomen l'anse intestinale, qu'on aperçoit par transparence à travers la gaîne amniotique distendue, au milieu des éléments du cordon qu'elle dissocie. Puis, il faudrait maintenir la réduction au moyen d'une bande de diachylon roulée autour de la base de l'anneau ombilical (voy. ANOMALIES DU CORDON, t. II).

Comment fait-on la ligature du cordon ?— On se sert d'un fil fort qu'on met en double et qu'on a ordinairement la précaution de cirer, puis on s'y prend de la façon suivante, ainsi que le recommande le professeur Depaul : « La partie moyenne du fil est placée sous le cordon, les deux bouts sont ramenés en haut ; l'un d'eux est passé deux fois à l'entour de l'autre, et l'on serre de manière à écraser la gélatine de Wharton et à oblitérer les vaisseaux. On pourrait faire un autre nœud et s'en tenir là ; mais il est préférable d'entourer encore le cordon, de serrer de nouveau et de terminer par deux nœuds l'un sur l'autre. La compression doit être telle que le fil se perd dans un sillon profond, au fond duquel n'existent, pour ainsi dire, que les membranes et les parois vasculaires. »

Il faut avoir soin de serrer suffisamment le nœud afin de bien étreindre les vaisseaux, mais on doit aussi prendre garde de trop serrer pour ne pas couper le cordon. C'est pourquoi Tarnier recommande d'agir avec lenteur et de ne serrer que progressivement le lien constricteur, afin que la gélatine de Wharton ait le temps de se déplacer peu à peu.

Mais cette gélatine est parfois si abondante (dans le cas de cordons *gras*) qu'il en reste toujours une certaine quantité entre le fil et les vaisseaux ombilicaux, quoiqu'on ait pris toutes les précautions que nous avons indiquées, et quand elle se déplace par suite de la compression, la ligature se relâche ; aussi, des hémorrhagies graves surviendraient souvent dans ces conditions, si l'on n'avait le soin de surveiller très-attentivement le cordon pendant les quelques heures qui suivent la naissance et de le lier de nouveau plusieurs fois, si cela est nécessaire.

On a cherché, du reste, à prévenir cet accident par divers procédés : ainsi on conseille, depuis longtemps, de faire des mouchetures, des scarifications sur le cordon et d'exprimer, par des pressions convenables, le liquide qui constitue en grande partie la gélatine de Wharton. On a aussi recommandé avec raison de lier le bout fœtal du cordon en plusieurs endroits ; mais tous ces procédés n'ont pu empêcher, dans quelques cas, les hémorrhagies ombilicales de se produire. Aussi préférons-nous placer sur le cordon, outre la ligature de fil, une *ligature élastique* qui est une véritable ligature de sûreté ; on l'exécute avec un fil de caoutchouc qu'on tend par une traction modérée pendant qu'on l'enroule plusieurs fois autour du cordon, et dont on arrête les deux bouts par un double nœud. Mais l'application du fil élastique n'est pas toujours très-facile, il glisse et s'échappe ; il faut qu'un aide tienne le cordon solidement fixé en deux points entre lesquels on jette la ligature, et encore n'est-il pas facile de réussir d'emblée. Frappé de ces difficultés, Tarnier a imaginé un procédé qu'il appelle *procédé de l'allumette*. Voici en quoi il consiste : « Au point où l'on veut faire une ligature, on applique sur le cordon et parallèlement à sa longueur le bois d'une allumette. On comprend alors dans la ligature le cordon et l'allumette ; cette dernière maintient le cordon rigide et, de plus, sa surface n'étant point glissante, le fil élastique reste fixé sur elle et n'a aucune tendance à s'échapper. Lorsque le nœud a été fait, on prend entre le pouce et l'index les deux bouts de l'allumette ; en exerçant une pression sur le centre avec les pouces, on la brise en son milieu ; il suffit alors de tirer doucement pour dégager chacun des deux morceaux de bois de dessous le caoutchouc et la ligature élastique est définitivement fixée sur le cordon (1). » C'est en 1875 que Tarnier employa, pour la première fois, la ligature élastique ; l'année précédente, le Dr Dickson avait fait à la Société obstétricale d'Édimbourg une communication sur ce sujet, sans que Tarnier en eût connaissance. — En 1876, le Dr Georges Bayles, de New-York (2), décrivit un mode particulier de ligature élastique à l'aide de petits anneaux de caoutchouc. Il double l'anneau de caoutchouc, de manière à rendre son action plus énergique, et introduit dans ce double anneau une anse repliée du cordon. L'anneau doit être assez petit pour serrer fortement le petit doigt.

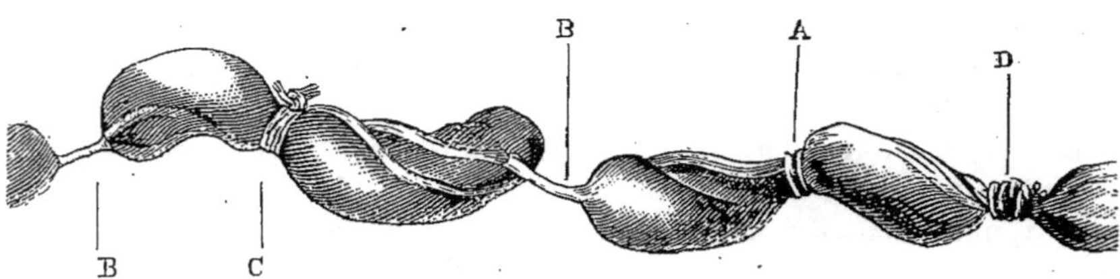

Fɪɢ. 271. — Effets comparatifs des ligatures en fil de lin et en fil de caoutchouc sur un cordon dans la veine et dans les artères duquel on avait insufflé de l'air (d'après Budin).

A. Ligature faite avec un fil de lin plié en quatre (le fil a été enlevé).

B. Ligature faite avec un fil élastique (le fil a été enlevé).

C. Ligature faite avec un fil de lin quadruple (le fil a été laissé en place).

D. Ligature faite avec un fil élastique (le fil a été laissé en place).

Mais on devait se demander si la ligature élastique ne coupait pas le cordon. Pour être fixé sur ce point, Tarnier fit faire par Budin une série d'expériences desquelles il résulte que « sous la pression continue du fil élastique, le tissu du cordon se tasse et arrive à former un véritable cordonnet plein, très-régulier et très-résistant (voy. fig. 271). » Dans un cas, Budin a vu le cordon coupé par un fil de lin quadruple qui avait été fortement serré, tandis qu'il n'a jamais observé rien de semblable avec la ligature élastique.

Lorsque le cordon est arraché au ras de l'ombilic, il suffit le plus souvent, dit Ribemont (3), d'appliquer sur la plaie un pansement simple, modé-

(1) Budin, *Progrès médical*, 17 janvier 1880.
(2) *New-York Med. Rec.*, 1870. Voy. Thèse d'agrégation de Ribemont, 1880, p. 69.
(3) Ribemont, thèse d'agrégation, 1880.

ment serré et de surveiller rigoureusement la région ombilicale; dans le cas
où il reste encore quelques lambeaux de l'enveloppe amniotique du cordon,
adhérents à la peau, on essayera de les réunir dans une ligature, ainsi que
le Dr Dupuy (1) l'a fait avec succès.

Quelques accoucheurs conseillent de faire non-seulement la ligature du
bout fœtal du cordon, mais aussi celle du bout placentaire; en pratique,
voici comment ils procèdent : Ils font une première ligature comme nous
venons de l'indiquer, puis une autre à quelques centimètres plus loin que la
première, du côté du placenta, et ils donnent un coup de ciseaux sur le cordon,
entre les deux ligatures. Ils ont pour but en pratiquant la seconde ligature :

1° De s'opposer à l'écoulement du sang contenu dans le placenta et par
suite d'empêcher les draps d'être souillés par ce liquide ; mais c'est là un bien
petit avantage ;

2° D'empêcher, dans les cas de grossesse gémellaire, que le sang du
second fœtus ne puisse s'échapper par le cordon du premier né, quand il y a
communication vasculaire entre les deux placentas : la ligature du bout placentaire est indispensable dans ce cas particulier, et il faut y avoir recours
toutes les fois qu'on soupçonne l'existence de jumeaux (voy. p. 743) ;

3° De favoriser l'accumulation du sang dans le placenta et de faire que cet
organe se décolle et soit expulsé plus rapidement.

Que le placenta se décolle plus facilement quand les vaisseaux sont gorgés
de sang que lorsqu'ils sont vides, c'est une question discutable; mais qu'il
soit expulsé plus rapidement, voilà qui nous paraît peu conforme à la vérité :
en effet, nous faisions autrefois deux ligatures et nous avions assurément, à
cette époque, des difficultés de délivrance en plus grand nombre qu'aujour-
d'hui où nous ne faisons qu'une ligature. Les recherches expérimentales que
Tarnier a fait exécuter par Budin (2), à la Maternité, ont confirmé ces observations cliniques.

Aussi sommes-nous partisans d'une seule ligature, à moins qu'il n'y ait
soupçon de grossesse gémellaire, et cela parce que nous croyons rendre
ainsi la délivrance plus facile.

La ligature du cordon doit toujours être faite avec soin; elle présente
même quelquefois de véritables difficultés. Aussi, depuis longtemps nous
avons l'habitude, après la naissance de l'enfant, de placer en un point quelconque du cordon, généralement assez loin de l'ombilic, une ligature *provisoire* que nous faisons rapidement avec du fil ordinaire, puis nous cou-
pons le cordon entre cette ligature et le placenta. L'enfant est alors séparé
de sa mère et lorsqu'il est nettoyé et à moitié habillé, nous faisons au lieu
d'élection une ligature *définitive* et nous prenons alors, sans nous presser,
toutes les précautions indiquées plus haut pour que l'enfant soit à l'abri
d'une hémorrhagie funiculaire.

(1) Dupuy, *Gaz. obst.*, 1877, t. VII, p. 289.
(2) Budin, *A quel moment doit-on pratiquer la ligature ombilicale? (Le Progrès médical*,
1875 et 1876.)

CINQUIÈME SECTION

DE LA DÉLIVRANCE NATURELLE

On appelle *délivrance* l'expulsion du placenta et de ses annexes, membranes et cordon ombilical. Nous diviserons, comme Désormeaux, cet acte physiologique en trois temps : le premier comprend le décollement du placenta ; le deuxième, son passage dans le vagin ; le troisième, son expulsion hors des voies génitales.

PREMIER TEMPS : *Décollement du placenta.* — Le décollement du placenta se produit de la façon suivante : Dès que le fœtus est expulsé, l'utérus revient sur lui-même en vertu de sa rétractilité et des contractions qui se produisent quelques instants après l'accouchement. Cette rétractilité et ces contractions, en même temps qu'elles referment en partie l'orifice interne du col, ont pour effet de rapetisser la surface sur laquelle s'insère le placenta ; comme ce dernier organe n'est pas rétractile, les liens qui l'unissent à l'utérus sont tiraillés et finalement déchirés.

Les vaisseaux inter-utéro-placentaires se rompent alors, et l'on voit apparaître à l'extérieur un léger écoulement de sang comme conséquence de cette rupture. Cet écoulement sanguin est bientôt arrêté par le resserrement des fibres musculaires qui forment, selon l'heureuse expression de Pinard, comme autant de *ligatures vivantes* autour des vaisseaux utérins déchirés ; sans quoi toutes les femmes succomberaient d'hémorrhagie après l'accouchement. La quantité variable de sang qui s'est épanché dans la cavité utérine au moment même où les vaisseaux se sont rompus, se coagule et s'accumule sous forme de caillots au-dessus du placenta, quelquefois même, mais plus rarement, au-dessous de lui, soit dans la cavité utérine, soit dans le vagin.

Après son décollement, le délivre vient se placer sur le segment inférieur de l'utérus, moins en vertu de son poids que sous l'influence des contractions utérines qui le chassent vers l'orifice utérin. Baudelocque (1) admettait que le placenta présente à l'orifice utérin sa face fœtale ou sa face utérine, suivant la manière dont il se décolle ; voici, en effet, comment cet auteur s'exprime : « Tantôt la désunion commence par le centre du placenta, et tantôt par un point de sa circonférence, ce qui produit des phénomènes différents. Dans le premier cas, le milieu du placenta étant poussé

(1) Baudelocque, 5ᵉ édition, t. I, p. 395.

en avant, il se forme une poche qui se remplit de sang et qui présente, au toucher, sa surface recouverte de membranes et de vaisseaux. Il se forme une poche à peu près semblable, et le placenta vient encore se présenter de même, quand il commence à se séparer de la matrice par l'endroit de son bord qui est le plus éloigné de l'orifice de celle-ci. Mais les choses se passent différemment, lorsque le placenta se détache par en bas, surtout s'il est dans le voisinage de l'orifice. Dans ce dernier cas, il se roule sur lui-même en forme de cylindre ou de cornet d'oublie, et selon la longueur de la matrice ; de manière qu'il vient présenter, au toucher ou à la vue, sa surface tomenteuse et que sa sortie est toujours précédée d'un peu et quelquefois de beaucoup de sang fluide. » — Dans un mémoire récent (1), Duncan combat l'opinion généralement répandue que le placenta descend habituellement en présentant sa face fœtale lorsque le décollement est spontané et naturel. S'il en est ainsi, dit-il, c'est que l'accoucheur intervient souvent pendant l'expulsion du placenta, et, par les tractions qu'il exerce sur le cordon, détermine ce que Ramsbotham appelait l'inversion du placenta, c'est-à-dire que cet organe est retourné dans le vagin, de manière que la face fœtale ou amniotique regarde en dehors. Duncan prétend avoir observé que le placenta s'engage ordinairement par un point de sa circonférence ou par une portion très-voisine et s'enroule *longitudinalement* sur la face fœtale, de sorte que c'est la face utérine qui est libre et regarde les parois de la matrice.

Pour nous, l'inversion de l'œuf est habituellement spontanée et elle est si complète, que la face amniotique du placenta et des membranes regarde ordinairement en dehors. Voici comment nous expliquons cette inversion : le placenta se décolle le premier, et, en descendant sur le col et dans le vagin, tire sur les membranes qui se décollent à leur tour ; de telle sorte que l'œuf se retourne comme un doigt de gant et présente sa face amniotique en dehors. Aussi nous avons constaté, contrairement à Duncan, que c'est la face fœtale du placenta qui se présente ordinairement à l'orifice utérin, même quand on n'a fait aucune traction sur le cordon. Mais nous pensons, comme lui, que le placenta s'engage souvent par un point de sa circonférence. Ce qui prouve qu'il en est ainsi, c'est que si l'on suit le cordon avec le doigt on ne peut pas arriver à son insertion placentaire qui, on le sait, est centrale dans la majorité des cas.

Quelquefois le décollement du placenta commence avant la terminaison de l'accouchement ; cette particularité se rencontre principalement dans les présentations du siége. On voit alors se produire immédiatement après la sortie du tronc, lorsque la tête est encore dans le bassin, un écoulement de sang qui témoigne de ce décollement prématuré.

DEUXIÈME TEMPS : *Passage du placenta de l'utérus dans le vagin.* — Les contractions utérines, après avoir décollé le placenta, chassent cet organe vers l'orifice interne du col qui s'ouvre peu à peu, et finissent par le pousser

---

(1) M. Duncan, *Sur le mécanisme de l'accouchement normal et pathologique,* trad. Budin, 1876, p. 592.

complètement dans le vagin. Cette période dure ordinairement de vingt à trente minutes, si l'on s'abstient de toute intervention.

TROISIÈME TEMPS : *Expulsion hors des voies génitales.* — La délivrance spontanée présente un certain nombre de variétés relativement au temps qui s'écoule entre l'expulsion définitive du placenta et la naissance de l'enfant.

Le plus souvent, il s'écoule, suivant les recherches de P. Dubois et de Depaul, une heure, une heure et demie, deux heures et même davantage, entre les deux actes physiologiques de la parturition. On s'explique facilement cette lenteur dans l'expulsion définitive du placenta : d'une part, cet organe, arrivé dans le vagin, est soustrait à l'action contractile de l'utérus ; d'autre part, le vagin a acquis, par rapport au corps qu'il contient, une certaine tolérance par suite de la dilatation forcée qu'il a dû subir au moment du passage de l'enfant. Les efforts expulsifs de la femme, les mouvements qu'elle exécute, les contractions du vagin (voy. p. 594), parviennent cependant à chasser le placenta et les membranes qui, relevées derrière lui, forment une espèce de sac dans lequel se trouvent parfois accumulés des caillots volumineux.

Chez certaines femmes, le délivre est expulsé presque immédiatement après l'enfant ; chez d'autres, l'accouchement et la délivrance se font simultanément. Mais ces expulsions rapides de l'arrière-faix sont exceptionnelles ; presque toujours la délivrance abandonnée aux seuls efforts de la nature, se fait si lentement, que les femmes s'inquiètent, se fatiguent et sont exposées à une hémorrhagie, parce que l'utérus se laisse distendre par des caillots accumulés derrière le placenta qui obstrue le vagin. Aussi croyons-nous, avec P. Dubois, qu'il est utile d'intervenir pour opérer la délivrance, que nous considérons, au point de vue de l'issue heureuse ou malheureuse des suites de couches, comme l'acte le plus important de la parturition ; cette opinion, qui peut paraître exagérée au premier abord, devient évidente après quelques moments de réflexion. Tous les médecins savent, en effet, que l'expulsion du fœtus a lieu la plupart du temps spontanément ; l'intervention de l'accoucheur pendant cette période capitale, en apparence, n'est pas à la rigueur indispensable, ou du moins elle ne l'est que dans les cas exceptionnels ; la présence d'une personne expérimentée est, au contraire, nécessaire pendant la période qui suit l'accouchement, quelque naturel, quelque heureux qu'ait été cet accouchement ; car c'est alors qu'il faut surveiller l'utérus, jusqu'à ce que le placenta ait été expulsé, et même après son expulsion. Cette surveillance doit être active, intelligente, minutieuse même. C'est parce que ces conditions ne sont pas toujours remplies, qu'on voit survenir, chez certaines femmes, du reste parfaitement bien constituées, des accidents graves (hémorrhagie, rétention partielle ou totale de l'arrière-faix) compromettant immédiatement ou ultérieurement la vie.

Il est facile de se convaincre, en parcourant l'histoire de l'art obstétrical, que de tout temps et en tout lieu, les accoucheurs se sont préoccupés de la manière dont devait s'effectuer l'expulsion du placenta. Tout en reconnaissant d'un commun accord que l'irrégularité de ce phénomène peut entraîner des conséquences fâcheuses dans la santé de l'accouchée, les différents praticiens ont suivi une conduite très-variable relativement au mode d'exécution de la délivrance. Mais on peut réduire à deux méthodes principales celles qui sont actuellement employées : 1° la *méthode par tractions sur le cordon* ; 2° la *méthode par expression utérine*. Nous étudierons successivement l'une et l'autre, puis nous les apprécierons et, comme conclusion, nous dirons quelle est notre manière d'agir.

De la méthode de délivrance par tractions sur le cordon. — Trop souvent on commet la faute de procéder hâtivement à la délivrance. On ne saurait trop répéter qu'avant de chercher à extraire le placenta, il faut s'assurer que cet organe est complétement décollé (1) et passé en totalité ou au moins en partie dans le vagin ; mais à ce moment, *à ce moment seulement*, au lieu d'attendre que le placenta soit expulsé spontanément, on exerce des tractions sur le cordon, et l'on abrège ainsi avec avantage la durée du troisième temps.

Comment peut-on savoir si le placenta est décollé ou non ? Pour que le placenta se décolle il faut que plusieurs contractions se produisent après l'accouchement, et on les reconnaîtra à ce que la femme se plaindra de coliques utérines, semblables à celles du travail, mais moins vives. Du reste, en pratiquant le palper abdominal, on sentira l'utérus former pendant ces douleurs, un globe dur dont le fond remonte au-dessus de l'ombilic. Le docteur Caillaut a entendu, le premier, pendant les contractions utérines qui décollent le placenta, une série de petits « craquements sonores » rappelant d'une manière éloignée les râles crépitants. Il attribue ces bruits à la rupture des connexions vasculaires qui unissent le délivre à l'utérus ; mais quoi qu'en dise Caillaut (2), nous ne croyons pas que ce nouveau signe puisse jamais servir à faire reconnaître si le placenta est décollé ou non.

Chez une femme qui a éprouvé les douleurs que nous venons de signaler, c'est habituellement de vingt à trente minutes après la naissance de l'enfant que le placenta, après s'être décollé, passe dans le vagin ; en même temps l'utérus se rétracte et diminue notablement de volume. Mais, pour être sûr que le placenta est décollé et chassé en totalité ou en partie dans le vagin, il faut

(1) Le décollement du placenta doit se faire naturellement ; il ne faut pas donner de l'ergot de seigle pour le provoquer ; c'est là un précepte formulé avec une grande netteté par le professeur Pajot, et comme lui, maintes fois, nous avons été témoins de résultats désastreux, causés par l'administration de ce médicament avant la délivrance. En effet, on a souvent le tort de le prescrire, le délivre étant encore dans la matrice, lorsqu'il se produit une hémorrhagie après la naissance de l'enfant, que celle-ci ait été spontanée ou qu'elle ait nécessité l'emploi du forceps (et nous avons remarqué que, dans ce dernier cas, l'hémorrhagie est plus fréquente) ; on se laisse effrayer à la vue de l'écoulement de sang qui souvent a été provoqué par des tractions intempestives faites sur le cordon, comme nous le montrerons plus loin ; alors on s'empresse d'administrer à l'accouchée des doses plus ou moins considérables d'ergot de seigle ou de faire des injections sous-cutanées d'ergotine, et de cette façon on emprisonne le placenta dans l'utérus, sans tarir l'hémorrhagie. Le meilleur procédé d'hémostase dans ce cas consiste à introduire la main tout entière dans la cavité utérine pour saisir et extraire le délivre, car une fois celui-ci enlevé, la matrice se rétracte, et rien n'empêche alors de donner l'ergot de seigle (voy. DÉLIVRANCE ARTIFICIELLE).

(2) Thèse inaugurale de Paris, 1852.

de toute nécessité faire un examen direct, et ne pas s'en rapporter exclusivement au temps écoulé depuis l'accouchement, ni au volume de l'utérus. Pour faire cet examen, on porte l'index dans le vagin, le long du cordon, jusqu'à ce qu'on rencontre le placenta; s'il est impossible d'atteindre cet organe, on doit supposer qu'il n'est pas décollé ou qu'il est encore trop élevé pour qu'on puisse songer à une intervention; si, au contraire, le délivre est facilement accessible, c'est qu'il est séparé de sa surface d'insertion, et l'on peut alors estimer quel est son degré d'engagement à travers l'orifice utérin. Si cet engagement est très-prononcé, on enroule le cordon plusieurs fois autour du médius et de l'index, ou ce qui vaut mieux, on saisit le cordon de la main droite avec un linge sec et le plus près possible de la vulve, et alors on exerce des tractions avec cette main, tandis que l'autre, — la main gauche, — appliquée sur le fond et la face antérieure de l'utérus, permet d'apprécier s'il ne se produit pas d'inversion utérine, et si la rétraction de l'organe suit exactement l'issue du délivre. — Le placenta doit venir facilement; quand on éprouve de la résistance, il faut s'arrêter pour recommencer plus tard.

On doit tirer sur le cordon d'une manière lente et continue, afin que le placenta puisse *se mouler*, suivant l'expression du professeur Pajot, sur les orifices qu'il traverse; il ne faut jamais tirer par mouvements brusques et saccadés. Au début, si le placenta est encore en partie dans l'utérus, les tractions doivent être faites aussi en arrière que possible ; en même temps, on porte le cordon alternativement à droite et à gauche (plus souvent à gauche, à cause de l'inclinaison habituelle de l'utérus à droite), en ayant toujours soin de tirer simultanément en arrière; si l'on ne réussit pas de cette façon à entraîner le délivre, c'est que les tractions sont encore dirigées trop en avant. Pour remédier à cet inconvénient, on glisse deux doigts de la main gauche le long du cordon, entre lui et le pubis, de manière à former avec l'extrémité des deux phalangettes juxtaposées une poulie de renvoi, de sorte que les tractions exercées par la main droite à l'extrémité de la tige ombilicale sont appliquées au point de réflexion, et par conséquent dirigées suivant l'axe de l'utérus. Alors ces tractions font descendre le placenta dans le vagin, ce qui était difficile quand on tirait suivant l'axe de ce canal, car l'arrière-faix, s'il n'avait pas franchi complètement l'orifice de la matrice, venait, par suite de la mauvaise direction des tractions, buter contre la lèvre antérieure du col de l'utérus. L'utilité de cette poulie de renvoi a été mise en doute ; il nous a cependant semblé que cette manœuvre était parfois avantageuse, surtout lorsque le siége de la femme était enfoncé dans une dépression du lit. Elle est inutile si le siége est suffisamment soulevé par deux paires de draps, ainsi que nous l'avons recommandé page 709, ou si la femme est placée dans le décubitus latéral; il suffit alors de tirer en arrière, de telle sorte que le cordon appuie sur la commissure postérieure de la vulve.

Dès que le placenta a franchi l'orifice utérin, les tractions doivent être à peu près horizontales; elles seront dirigées en haut et en avant, quand le placenta sera descendu à l'extrémité inférieure du vagin. Il arrive parfois, le placenta étant décollé et tombé dans le vagin, que les membranes sont incomplétement décollées, de sorte qu'en pratiquant le toucher vaginal et en portant le doigt derrière le pubis, on sent une portion de ces membranes *tendue* entre le placenta et les parois utérines. Si, à ce moment, on exerce des tractions sur le cordon, on éprouve une résistance assez marquée ; le mieux est alors de s'abstenir de toute traction, jusqu'à ce que le décollement des membranes soit complet, sans quoi on risquerait d'en laisser des lambeaux dans l'utérus. Enfin quelquefois, malgré toutes les précautions signalées ci-dessus, le placenta ne se laisse pas entraîner par les tractions exercées sur le cordon ; on est obligé pour y réussir de suivre le précepte formulé par Guillemot, d'aller saisir le bord qui fait saillie dans le vagin et d'exercer directement sur lui de légères tractions afin d'entraîner au dehors l'organe tout entier. Lorsque le délivre arrive à la vulve, le placenta traverse d'abord cet orifice ; les membranes viennent ensuite. Pour que celles-ci soient expulsées en entier, il suffit ordinairement d'éloigner *lentement* le placenta des organes génitaux ; mais il est encore d'un usage assez répandu de le saisir à pleine main et de lui faire exécuter un grand nombre de mouvements de rotation sur lui-même de manière à enrouler les membranes qui forment alors une espèce de corde derrière lui. Cette corde a l'avantage d'être plus résistante que les membranes avant leur enroulement ; elle est d'ailleurs saisie le plus près possible de la vulve et attirée doucement au dehors.

Lorsque cette corde formée par enroulement tient encore à l'utérus après l'expulsion du placenta, nous conseillons de la couper après avoir placé sur elle une ligature, au moyen de laquelle on pourra, quelques heures ou quelques jours plus tard, extraire complétement les membranes restées adhérentes.

De la délivrance par expression utérine. — Nous devons mentionner maintenant une méthode de délivrance peu employée en France, mais très-répandue en Angleterre, en Amérique et surtout en Allemagne. Cette méthode, désignée ordinairement sous le nom d'*expression utérine*, avait été déjà décrite en 1769 par Rob. Wallace Johnson (1), puis mise en pratique par White et Jos-Clarke (de Dublin), et même enseignée par Jean-David Busch. Mais elle semble avoir été oubliée jusqu'au moment où Credé l'employa à son tour et la mit en faveur en Allemagne (1853). Le professeur de la Maternité de Leipzig insista beaucoup sur la valeur de ce mode de délivrance et en fit une application générale à tous les accouchements, ce qui explique pourquoi on l'appelle encore *méthode de Crédé*. Depuis, C. Meyer, Spiegelberg se sont loués de son emploi. Braun et Spæth à Vienne, Seyfert, Breisky, Weber et Streng à Prague, Martin puis Schrœder à Berlin, Grenser et Winckel à Dresde, Hecker à Munich, Litzmann à Kiel, Schatz à Rostock, Aubenas à Strasbourg, etc., ont adopté cette méthode de délivrance dans leurs écoles d'accouchement. Parmi les accoucheurs anglais qui l'emploient, nous cite-

____
(1) *A new system of Midwifery*, p. 100.

rons Barnes, M. Duncan et Playfair à Londres, Alexander Simpson à Édimbourg, et nous avons vu plus haut qu'elle avait pris naissance à l'école de Dublin. Bossi et Castellani en Italie, Barker et Saboia en Amérique l'ont aussi adoptée. Nous sommes loin d'avoir cité tous ses partisans; il suffit en effet de lire les observations d'accouchement, publiées dans les recueils étrangers de gynécologie et d'obstétrique, pour constater qu'en dehors de notre pays, la délivrance par expression est adoptée par la majorité des accoucheurs. En France il n'y a guère que le docteur Chaussier (de Troyes) (1), Chantreuil (2) et un certain nombre de médecins de Lyon, le professeur Bouchacourt, les docteurs Laroyenne, Fochier et Marduel (3), qui aient souvent pratiqué l'expression utérine.

La méthode d'expression a pour but de renforcer les contractions utérines afin qu'elles expulsent le placenta sans qu'on ait besoin de l'entraîner en tirant sur le cordon. Pour atteindre ce but, voici comment on s'y prend : Immédiatement après l'expulsion de l'enfant, on place la main sur l'utérus et l'on se contente de faire sur cet organe de légères frictions jusqu'à ce qu'une contraction apparaisse; à ce moment seulement on embrasse le fond de l'utérus avec la paume de la main droite placée transversalement; cette main exerce de haut en bas et d'avant en arrière une pression graduelle et persistante; elle est soutenue par la main gauche qui vient appuyer sur sa face dorsale, tant que dure la contraction. Celle-ci passée, on cesse toute pression, on recommence à faire des frictions douces sur toute la face antérieure et le fond de l'utérus ; puis, lorsque la deuxième contraction se manifeste, on recommence la même manœuvre, et ainsi de suite jusqu'à ce qu'on sente que sous cette étreinte l'arrière-faix s'engage à travers l'orifice utérin; quelquefois même on les voit sortir tout d'un coup des parties génitales externes comme un noyau de cerise qu'on exprime entre le pouce et l'index. On a donné à cette manœuvre le nom d'*expression utérine;* expression placentaire serait plus juste. Au lieu de laisser la main droite complétement immobile pendant l'expression utérine, on peut lui faire exécuter sur place de petits mouvements circulaires pendant que la main gauche appuie sur elle.

Ces manœuvres sont généralement d'une exécution facile et ne nécessitent qu'un apprentissage très-court. L'expulsion du délivre a lieu généralement dans le premier quart d'heure et même dans les dix premières minutes qui suivent l'accouchement. Il faut, en effet, remarquer qu'en exerçant des frictions sur l'utérus immédiatement après l'expulsion du fœtus, on détermine la contraction rapide de cet organe, qui sans cette excitation ne se contracte souvent pour la première fois que cinq, huit, dix minutes après l'accouchement. Très-rarement on est obligé de faire des pressions extérieures pendant une demi-heure pour expulser le délivre. Cependant il y a quelques

---

(1) Rapports à la Société médicale de l'Aube (*Gaz. des hôpitaux*, 1864, n° 93).
(2) *Archives générales de médecine*, 1870.
(3) Thèse de Riol. Paris, 1880.

circonstances qui rendent ces pressions moins efficaces ; par exemple une épaisseur considérable des parois abdominales chargées de tissu adipeux, ce qui empêche d'embrasser solidement le fond de l'utérus, ou bien encore une forte tension des muscles abdominaux, qu'on doit chercher à diminuer par la flexion des cuisses sur le bassin et des jambes sur les cuisses. Enfin, il faut savoir que parfois il est impossible d'effectuer la délivrance par cette méthode, soit parce qu'il existe des adhérences, soit pour toute autre cause encore mal déterminée.

L'expression utérine a certainement des avantages : elle empêche de faire sur le cordon des tractions intempestives et par conséquent de produire le renversement du fond de la matrice ; elle n'expose pas à la rupture du cordon, et l'on sait que cette rupture a eu souvent pour conséquence la rétention du placenta et les accidents qui l'accompagnent ; en repoussant en arrière le fond de la matrice, dans le cas d'antéversion utérine, elle empêcherait, d'après Goschler (1), le placenta d'être retenu comme il l'est souvent avec cette déviation. Credé dit n'avoir jamais rencontré l'impossibilité d'expulser le placenta par sa méthode, et il va même jusqu'à prétendre que son emploi a fait disparaître des Maternités les observations d'hémorrhagies après l'accouchement, d'enchâtonnement et d'adhérences du placenta. Il y a de l'exagération dans cette affirmation de Credé ; mais, ce qui est vrai, c'est que les hémorrhagies (2) qui surviennent pendant la délivrance et que l'enchâtonnement sont souvent dus à des tractions faites sur le cordon avant que le décollement du placenta soit effectué, et qu'en pratiquant l'expression utérine, on supprime ainsi la cause la plus fréquente de ces accidents. Quant aux adhérences, il est possible qu'on en vienne plus facilement à bout avec la méthode d'expression qu'avec la méthode ordinaire, lorsqu'elles sont légères, *physiologiques*, ainsi que certains auteurs les ont désignées ; mais quand elles sont pathologiques, c'est-à-dire quand elles sont le résultat de dégénérescences fibro-graisseuses, fibreuses ou calcaires, la méthode de Credé est absolument impuissante à les vaincre, et cela se comprend puisque, avec la main introduite dans la cavité utérine et quelquefois même à l'autopsie, avec le scalpel, on a encore de la peine à détacher le placenta de la face interne de l'utérus.

L'expression utérine ne nous paraît pas cependant, comme à Credé,

(1) *Wiener allg. med. Zeit.*, 1863, n° 37.
(2) Bossi (*Ueber Credë's Methode der Entfernung der Nachgeburt*, in *Wiener med. Wochenschrift*, n°ˢ 25-26, 1862) a pu comparer les résultats obtenus par les deux modes de délivrance :
Sur 947 femmes de sa clinique délivrées par l'expression utérine, 14 furent prises d'hémorrhagie, c'est-à-dire 1,47 pour 100.
Sur 312 femmes appartenant à la section des payantes, délivrées par la méthode classique, 11 présentèrent des hémorrhagies, c'est-à-dire 3,52 pour 100.
Si l'on fait abstraction, dit Bossi, des cas dans lesquels l'écoulement sanguin résulta du décollement forcé du placenta adhérent à la face interne de l'utérus, on trouve pour les hémorrhagies provenant d'une atonie de cet organe les proportions suivantes :

Clinique.............. 0,73 pour 100 ou 1 sur 135 accouchements.
Section payante....... 1,60 pour 100 ou 1 sur 62 accouchements.

exempte d'inconvénients. D'abord, un certain nombre de femmes, particulièrement les multipares qui n'ont pas subi ces manœuvres après leurs accouchements antérieurs, répugnent à se laisser délivrer par cette méthode, elles se plaignent de ce qu'on les fait souffrir dans un moment où elles aspirent au repos : l'accouchée ressent, en effet, une douleur parfois assez vive au moment de la pression extérieure qu'on fait subir à l'utérus pour chasser le placenta, et, chez certaines femmes, la matrice reste endolorie quelque temps après la délivrance.

De plus, si l'on était obligé de prolonger les pressions, celles-ci pourraient produire une inflammation de l'utérus ou des parties voisines.

Enfin, on peut encore objecter à cette méthode qu'au moment où le placenta est expulsé rapidement du vagin, les membranes se déchirent quelquefois en restant soit dans le vagin, soit en partie dans la cavité utérine, ce qui engendre de sérieux inconvénients.

Appréciation résumée des deux méthodes. Conclusion. — En résumé, la méthode par tractions sur le cordon expose à un certain nombre d'accidents que nous avons signalés plus haut : hémorrhagies, enchâtonnement, rupture du cordon et ses conséquences, renversement du fond de l'utérus, etc. — L'expression utérine rend ces accidents beaucoup plus rares, mais il est juste de remarquer que ceux-ci sont ordinairement le résultat de fautes commises pendant la délivrance par tractions sur le cordon. Si celle-ci est faite régulièrement, avec tous les soins que nous avons recommandés (p. 737), on évitera ces accidents qui tiennent plus à l'inexpérience de l'opérateur qu'à l'imperfection de la méthode.

Comme, d'autre part, la méthode par expression utérine est généralement pénible pour la femme, qu'elle fatigue l'utérus dans un certain nombre de cas, et que, d'autre part, elle expose plus que la méthode ordinaire à la rétention des membranes, nous donnons la préférence à cette dernière méthode. Seulement, nous lui faisons subir quelques modifications. Nous plaçons la main sur l'utérus dès que le fœtus a été expulsé, nous faisons de temps en temps des frictions sur cet organe afin d'exciter les contractions, et lorsque celles-ci se manifestent, nous exerçons des pressions soutenues mais légères sur le fond de l'utérus, de manière que le placenta décollé soit poussé sur l'orifice utérin et se moule sur lui pour le franchir. Ces manœuvres, au lieu d'être faites avec force, sont exécutées lentement et doucement, de sorte que le placenta, au lieu d'être chassé en quelques minutes, comme le veut Credé, n'est expulsé que vingt à vingt-cinq minutes après la naissance de l'enfant. De cette façon, les membranes seront presque toujours complètement décollées au moment où le placenta sortira des voies génitales, et il n'y aura pas à craindre de rétention. Dès que ces pressions et les contractions utérines ont poussé le placenta en grande partie dans le vagin, nous faisons quelques légères tractions sur le cordon. Enfin, nous nous servons avec avantage de l'expression pour expulser les caillots qui tendent à s'accumuler dans la cavité utérine après la délivrance. C'est là une précaution qu'il ne faut pas négliger.

De la délivrance dans la grossesse gémellaire. — Comme nous l'avons fait remarquer à propos de l'accouchement gémellaire (p. 719), lorsque les deux placentas sont complétement isolés et que le premier, décollé complétement, descend dans le vagin ou franchit en grande partie l'orifice utérin, avant la terminaison du deuxième accouchement, on peut extraire immédiatement ce délivre sans danger et même parfois avec avantage, quand il gêne l'issue du second enfant.

Quand au contraire les deux placentas sont en connexion vasculaire ou membraneuse, on procède à la délivrance de la façon suivante : Après l'expulsion du premier enfant, on lie le bout placentaire du cordon ombilical, puis on attend la naissance du second enfant. Quand celui-ci est né, on exerce des pressions extérieures sur la face antérieure et le fond de l'utérus, et après un temps variable, généralement un peu plus long que dans la grossesse simple, on sent un placenta dans le vagin ; alors on opère des tractions modérées sur l'un des cordons. Mais quel cordon faut-il saisir ? On commencera, suivant P. Dubois et Depaul (*Leçons de clinique obstétricale*, p. 232), par tirer sur celui qui ne porte pas de ligature et qui provient du second jumeau, car c'est habituellement son placenta qui descend le premier dans le vagin. De cette façon on entraîne le placenta du dernier né et à sa suite le placenta du premier jumeau. Si, par une exception assez commune on trouvait quelque résistance en tirant sur le cordon ombilical du second enfant, il faudrait penser que les placentas sortent dans le même ordre que les jumeaux, et dans ce cas on ferait d'abord les tractions sur le cordon du premier enfant. Cette manœuvre est bien préférable à celle qui consisterait à réunir les deux cordons par un mouvement de torsion et à exercer des tractions simultanées sur les deux placentas qui, étant attirés tous deux en même temps à travers l'orifice, se gêneraient réciproquement et sortiraient difficilement. Il y a tout avantage à déterminer l'engagement de la masse placentaire par une de ses extrémités.

De la délivrance dans la grossesse trigémellaire. — Immédiatement après l'expulsion du premier et du second jumeau, il faut lier l'extrémité placentaire du cordon ombilical ; cette précaution a pour but de prévenir une hémorrhagie dangereuse pour le ou les fœtus qui restent dans la cavité utérine, au cas où il existerait des communications vasculaires entre les différents placentas. Après le troisième accouchement, la délivrance est *partielle*, lorsque le placenta ou les deux placentas ont été expulsés antérieurement (voy. p. 723) ; *commune*, lorsque les placentas sont encore tous trois dans la cavité utérine. Pour déterminer leur expulsion, on procède comme dans la grossesse gémellaire, c'est-à-dire qu'après avoir fait un peu d'expression modérée, on tire isolément sur chaque cordon, au lieu de tirer sur les trois cordons réunis en masse, comme quelques accoucheurs l'ont conseillé, à tort, selon nous.

De l'hémorrhagie qui accompagne la délivrance. — Dans certains cas qui sont loin d'être très-rares, la délivrance s'effectue sans effusion de sang, ou c'est à peine s'il s'en écoule quelques gouttes. Mais ordinairement le décollement et l'expulsion du placenta sont accompagnés d'un écoulement sanguin qui varie avec les sujets et la méthode employée pour la délivrance. Voici comment le professeur Depaul a décrit cet écoulement : « Quelquefois, avec les premières tractions faites sur le cordon ombilical, on détermine la sortie de quelques caillots formés dans le vagin avant que le délivre y soit arrivé. Le plus souvent c'est à la suite du placenta que la plus grande quantité de sang fait irruption. Ce sont habituellement des caillots plus ou moins volumineux qui sont contenus dans la poche membraneuse retournée qui suit le placenta. Cette disposition peut même, lorsque ces caillots sont très-gros et complètement enveloppés dans les membranes, favoriser la rupture de cette poche et laisser dans la matrice un caillot enveloppé dans un lambeau membraneux qui peut être le point de départ d'hémorrhagies ou d'autres accidents graves. D'une manière générale, on peut admettre que la perte de sang qui accompagne la délivrance peut être évaluée en moyenne de 600 à 700 grammes. Dans une thèse sur ce sujet faite sous les auspices de M. le professeur Lorain, M. Lingrand est arrivé à une moyenne de 759 grammes ; ses observations portent sur 94 femmes (1). »

Examen de l'arrière-faix après la délivrance. — Une fois la délivrance effectuée, il faut toujours avoir soin d'examiner le placenta et les membranes, pour s'assurer que l'arrière-faix est bien complet, qu'il n'y manque aucun cotylédon placentaire, aucune portion des trois membranes ovulaires. Le plus souvent, l'œuf présente une ouverture ayant juste les dimensions nécessaires pour que le fœtus ait pu passer ; alors on peut être à peu près sûr que le délivre est bien entier. Quelquefois le placenta est découronné en partie ou en totalité, c'est-à-dire que les membranes ont été arrachées sur une partie de la circonférence ou sur toute la circonférence du placenta ; c'est ce qui arrive quand l'accouchée expulse brusquement le délivre en continuant à pousser violemment après la naissance de l'enfant, ou quand on pratique avec force l'expression utérine, ou bien encore quand les membranes ne sont pas décollées au moment où l'on tire sur le cordon et qu'on ne tient pas compte de l'obstacle qu'on éprouve à faire descendre le placenta par suite de leur tension. Dans ce cas, il faut procéder, aussi lentement qu'on le peut, à l'extraction des membranes, en recueillir les lambeaux et les étaler pour s'assurer qu'elles ont été expulsées en entier, ce qui n'a pas toujours lieu. Quand on constate que l'arrière-faix est incomplet, quelle conduite doit-on suivre ? Si ce sont des fragments du placenta qui sont restés dans l'utérus, il faut chercher à les extraire (voy. tome II, section X); pour les membranes, la rétention étant moins grave, l'extraction ne doit être tentée que si elle est facile et peut s'exécuter sans aucune violence, et nous avons dit précédemment (p. 739) qu'on peut, dans certains cas, placer sur les membranes restées adhérentes, un fil qui servira à les extraire un peu plus tard. Qu'il s'agisse du placenta ou des membranes, s'il y a rétention, il faut appliquer avec rigueur la méthode antiseptique. Ordinairement, les lambeaux

____

(1) Depaul, _Leçons de clinique obstétricale_, p. 573.

de membranes retenus dans la cavité utérine s'y enroulent et sont expulsés quelques heures ou quelques jours après l'accouchement sous forme de petites masses cylindriques ou ovoïdes, renfermant des caillots dans leur intérieur; leur expulsion s'accompagne de tranchées utérines, de lochies fétides et parfois d'un écoulement sanguin assez abondant pour constituer une véritable hémorrhagie (voy. DIFFICULTÉS ET ACCIDENTS DE LA DÉLIVRANCE, tome II, section X).

SIXIÈME SECTION
ÉTAT PUERPÉRAL PHYSIOLOGIQUE

On désigne sous le nom d'*état puerpéral physiologique* l'état que présente l'organisme d'une nouvelle accouchée bien portante (1), pendant la période de temps nécessaire pour que les organes génitaux et l'économie tout entière soient revenus à leur état normal. Cette période, dite des *suites de couches*, est ordinairement de six semaines à deux mois. Mais elle est quelquefois plus longue, elle peut être de trois mois et même davantage, comme nous le verrons plus loin.

D'une façon générale, on peut dire que si la grossesse a pour résultat d'hypertrophier tous les organes et surtout les organes génitaux, d'activer leur circulation et leur nutrition, l'accouchement met un terme à cette évolution progressive, et les suites de couches sont caractérisées par un processus régressif qui a pour résultat de ramener les organes à leur état primitif ou du moins à un état voisin. Ce qui distingue encore cette période, c'est l'établissement d'une nouvelle fonction, la *sécrétion lactée*, destinée à continuer, pendant la vie extra-utérine de l'enfant, la relation qui existe entre la mère et le fœtus.

CHAPITRE PREMIER
PHÉNOMÈNES DES SUITES DE COUCHES

Sous le nom de *phénomènes des suites de couches*, nous décrirons les modifications anatomiques des organes génitaux, les tranchées utérines, les lochies, la sécrétion lactée et les modifications que présentent les principales fonctions de l'économie.

ARTICLE PREMIER
MODIFICATIONS ANATOMIQUES DES ORGANES GÉNNIAUX
PENDANT LES SUITES DE COUCHES

Nous étudierons successivement les modifications anatomiques des organes génitaux externes, du vagin, de l'utérus et de ses annexes.

(1) Nous avons dit, page 2, que nous n'étudierions pas les maladies puerpérales.

§ 1. — Modifications des organes génitaux externes pendant les suites de couches.

Après l'accouchement la femme se plaint assez souvent, surtout si elle est primipare, d'une *douleur vulvaire*, due à la distension qu'ont subie la vulve et l'orifice vaginal au moment du passage de la tête, et aussi dans un certain nombre de cas aux lésions de ces orifices (voy. plus loin). Cette douleur est caractérisée par une sensation de cuisson au niveau des parties génitales externes ; elle est exaspérée par le toucher vaginal et dure ordinairement quelques heures ; elle disparaît ou se trouve très-atténuée, quand on a fait la toilette. — Quelques femmes se plaignent d'une *douleur anale* ou *coccygienne* et éprouvent encore, quelque temps après la délivrance, le besoin de pousser comme pendant la période d'expulsion.

Immédiatement après l'accouchement les *grandes lèvres*, quelquefois tuméfiées, sont d'un rouge violacé et s'écartent l'une de l'autre de manière à rendre la vulve béante. Quelques heures après la délivrance, ces organes se rapprochent, de sorte que la vulve est seulement entr'ouverte à son angle inférieur. — Les *petites lèvres*, qui à la fin de la grossesse étaient congestionnées, diminuent rapidement de volume et reviennent bientôt à leur état normal. — Il en est de même du *périnée* et des bords de l'*anus* qui ont été fortement distendus au moment de l'expulsion du fœtus.

L'excès de distension qui se produit au moment de l'accouchement produit assez souvent, au niveau des organes qui le subissent, vulve, périnée, anus, des solutions de continuité dont la guérison est plus ou moins longue.

Nous fixerons d'abord notre attention sur les déchirures de la vulve proprement dite.

Elles peuvent avoir pour siége :

1° La commissure antérieure { muqueuse ; clitoris ;

2° L'urèthre ;

3° Les petites lèvres ;

4° Les grandes lèvres ;

5° La commissure postérieure ou fourchette ;

6° L'hymen.

Telle est la division adoptée pár le professeur Guyon et par Montfort (1).

La commissure antérieure est plutôt le siége d'éraillures que de véritables déchirures.

La lésion du clitoris est très-rare.

Les déchirures ou au moins les éraillures de l'urèthre sont, au contraire, assez fréquentes : elles causent ordinairement des douleurs assez vives pendant la miction, et, dans un certain nombre de cas, la rétention d'urine. Si l'on vient alors à examiner le méat après l'accouchement, on voit à son pourtour une ou plusieurs petites fissures longitudinales ou transversales, saignantes

(1) Montfort, thèse inaugurale, 1869.

et sensibles au moindre contact; aussi la femme redoute-t-elle beaucoup le cathétérisme. Parfois, la douleur est causée par de petites ulcérations qui résultent de la chute d'eschares situées au pourtour de l'orifice uréthral. — On a observé, dans quelques cas rares à la vérité, la déchirure du tissu érectile, qui est accompagnée d'une hémorrhagie assez persistante. — Enfin, Guyon a signalé une éraillure longitudinale de la muqueuse du vagin, suivant la direction de l'urèthre, qu'il attribue à la compression que subissent ces parties entre la tête et le pubis.

Les déchirures des petites lèvres sont assez fréquentes. Elles peuvent être transversales ou longitudinales; elles se présentent tantôt sous la forme de petites éraillures occupant la moitié antérieure de l'organe, tantôt sous la forme de déchirures profondes divisant l'organe dans toute son épaisseur. Tantôt enfin, la petite lèvre est percée d'un trou, comme si elle avait subi un accroc; tantôt elle est déchirée dans toute sa hauteur et constitue un lambeau flottant.

Les grandes lèvres présentent souvent à leur face interne des éraillures et même des déchirures qui résultent de l'excès de tension que ces organes ont à subir au moment où la tête franchit la vulve. La solution de continuité s'étend parfois au bord libre, mais très-rarement à la face cutanée, celle-ci ayant assez de souplesse pour se laisser distendre sans se rompre. La lésion, quand elle est unilatérale, siége ordinairement à gauche, à deux travers de doigt de la commissure postérieure; si elle existe sur les deux lèvres, on la trouve habituellement aux extrémités du diamètre transverse de la vulve. La déchirure est quelquefois profonde, irrégulière; les bords en sont contus, violacés, recroquevillés en dedans, de sorte que la cicatrisation est difficile. Enfin, cette déchirure est quelquefois compliquée d'hémorrhagie provoquée par la rupture d'une des veines variqueuses qui sillonnent les organes génitaux externes à la fin de la grossesse.

Il est presque constant, chez les primipares, de voir la *fourchette* ou *commissure postérieure* de la vulve, déchirée lors de l'accouchement; elle ne reste intacte que si l'enfant est petit ou quand les parties molles ont une laxité très-prononcée. La déchirure a ordinairement une étendue de 1 centimètre. Si elle est plus étendue, son étude rentre dans celle des déchirures du périnée. Tantôt elle divise toute l'épaisseur de la fourchette, tantôt elle n'intéresse que la peau ou la muqueuse.

Montfort a observé plusieurs fois un petit lambeau ne tenant à la vulve que par la base; ce lambeau se gangrène et se détache, ou bien il se rétracte en formant une espèce de caroncule, seule trace de la déchirure qui a existé antérieurement. — La petite plaie de la fourchette étant constamment baignée par les liquides qui s'écoulent de la vulve conserve, chez certaines femmes, des bords rouges, indurés, douloureux, qui se cicatrisent difficilement. Cette fissure est susceptible de déterminer la contracture du sphincter vaginal (vaginisme).

Lorsque l'*hymen* est encore intact au moment de l'accouchement, comme il arrive dans quelques cas exceptionnels, cette membrane se déchire et la déchirure peut s'étendre à la vulve elle-même, ainsi que l'avaient déjà signalé Boivin et Dugès. M. Duncan et Budin, qui ont étudié dans ces derniers temps le mécanisme des lésions des organes génitaux externes au moment de l'accouchement, ont fait la même remarque. D'après ces auteurs, les solutions de continuité de la vulve auraient le plus souvent pour point de départ les déchirures de la membrane hymen, qui se produisent toujours pendant l'accouchement chez les primipares. Ces déchirures hyménéales peuvent exister seules, mais souvent elles s'étendent aux parties voisines, soit pendant le passage de la tête, soit pendant le dégagement des épaules. Elles sont généralement multiples; on en rencontre le plus souvent une médiane postérieure et une ou deux latérales. La déchirure médiane postérieure peut s'étendre à la muqueuse vulvaire et de là au périnée (voy. fig. 273).

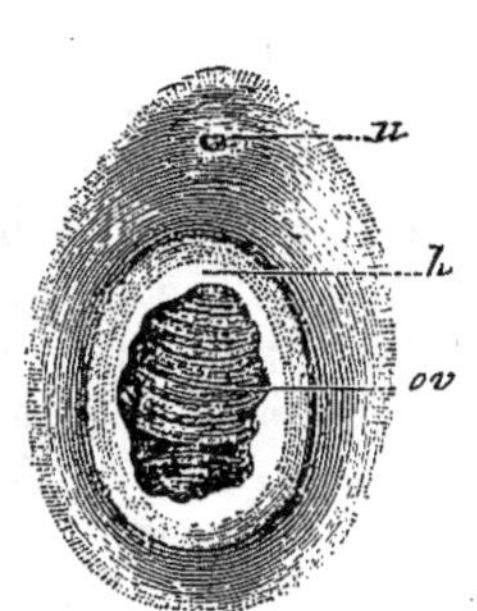

Fig. 272. — Orifice vaginal avant l'accouchement (d'après Budin).

u. Méat urinaire.
h. Hymen.
ov. Orifice vaginal.

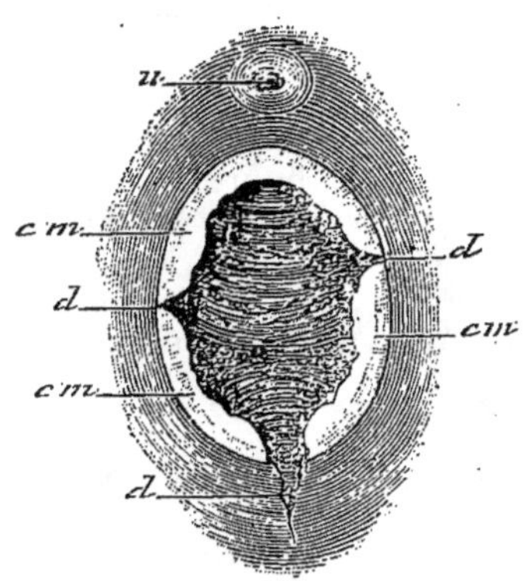

Fig. 273. — Orifice vaginal aussitôt après l'accouchement (d'après Budin).

u. Méat urinaire.
d, d, d. Déchirures.
cm, cm, cm. Parties qui formeront les caroncules myrtiformes.

Duncan (1) avait affirmé que la déchirure postérieure et médiane ou presque médiane était constante; mais Budin (2) l'a vue manquer chez plusieurs femmes, notamment chez une primipare qui avait mis au monde un enfant pourtant très-volumineux (il pesait 4720 grammes); la commissure postérieure de la vulve et même la fosse naviculaire étaient intactes. Ce fait curieux s'expliquait par la présence de trois déchirures latérales de l'hymen, deux à gauche et la troisième en bas et à droite se prolongeant jusque sur la grande lèvre inclusivement. — Les déchirures latérales de l'hymen se prolongent, en effet, souvent sur les côtés de la vulve, atteignant ordinairement les petites lèvres seulement (voy. fig. 274), mais envahissant, dans quelques cas rares, les grandes lèvres elles-mêmes, comme nous venons d'en citer un

(1) M. Duncan, *Papers on female perineum*, 1879.
(2) P. Budin, *Progrès médical*, 1879.

exemple. Ces déchirures latérales de l'hymen peuvent se prolonger sur la muqueuse vulvaire en laissant intactes les petites lèvres et, à plus forte raison, les grandes lèvres. Du reste, il faut savoir que les lésions de la muqueuse vulvaire se produisent quelquefois indépendamment des déchirures de l'hymen, ainsi que l'a fait remarquer Duncan. Il en est de même, du reste, des lésions des lèvres.

Non-seulement l'hymen se déchire, mais des lambeaux sont emportés, et l'on constate, après l'accouchement, de véritables pertes de substance. De plus, l'hymen, qui avait été tiraillé et distendu de dedans en dehors par la tête au moment de l'accouchement, se rétracte après l'expulsion, de sorte que sa largeur diminue beaucoup. Celle-ci ne mesure plus que 1 à 2 millimètres au lieu de 5 à 6 millimètres qu'elle mesurait avant l'accouche-

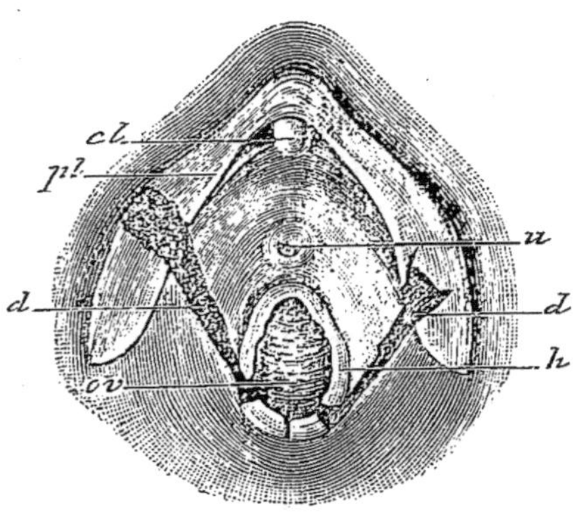

FIG. 274. — Déchirures latérales de l'hymen, se prolongeant sur les petites lèvres (d'après Budin).

u. Méat urinaire.
pl. Petites lèvres.
cl. Clitoris.
d, d. Déchirures.
ov. Orifice vaginal.
h. Hymen.

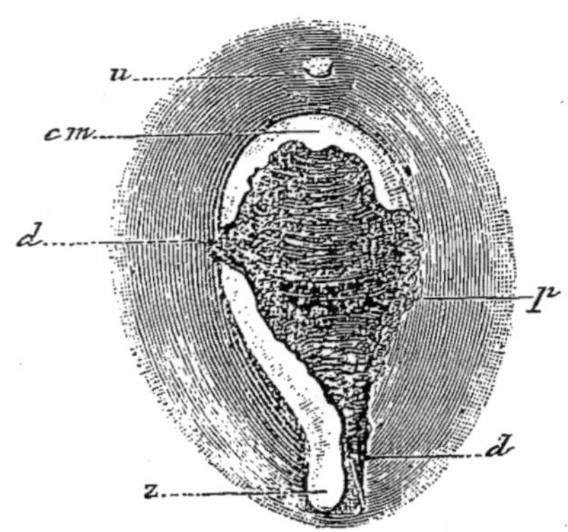

FIG. 275. — Orifice vaginal après l'accouchement (d'après Budin).

u. Méat urinaire.
d, d. Déchirures dues à l'accouchement.
z. Lambeau flottant et détaché de l'hymen.
cm. Caroncules myrtiformes.
p. Plaie qui résulte du décollement de l'hymen.

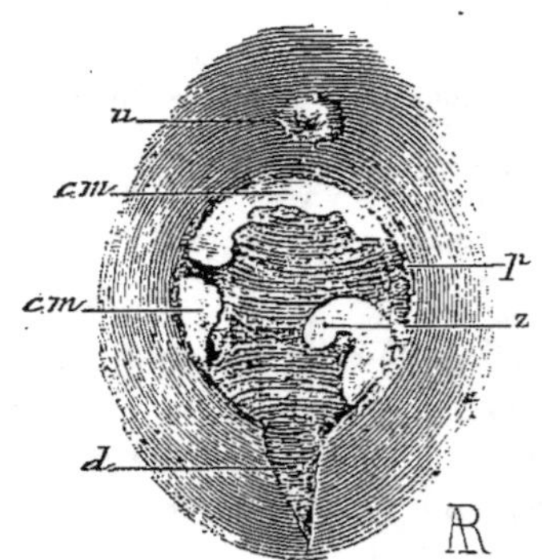

FIG. 276. — Orifice vaginal après l'accouchement (d'après Budin).

u. Méat urinaire.
d. Déchirure due à l'accouchement.
z. Lambeau flottant et détaché de l'hymen.
cm. Caroncules myrtiformes.
p. Plaie qui résulte du décollement de l'hymen.

ment (Budin). Parfois, les bords de l'hymen au lieu d'être déchirés sont contus, et plus tard ils tomberont par gangrène. D'autres fois on observe de petits polypes formés par des lambeaux de l'hymen qui s'est décollé circulairement dans une certaine étendue et qui est resté attaché en un point de l'orifice vaginal (voy. fig. 275 et 276).

Les débris de l'hymen, en se cicatrisant, forment les *caroncules myrti-formes*, espèces de tubercules situés ordinairement au nombre de trois ou quatre autour de l'orifice vaginal et plus ou moins écartés l'un de l'autre, suivant que les pertes de substance ont été plus grandes et que la rétraction des lambeaux a été plus prononcée.

Les lésions du périnée ne sont pas rares ; mais nous les étudierons plus tard (voy. DYSTOCIE).

Les fissures de l'anus ont le plus ordinairement pour cause, chez la femme, un accouchement antérieur. Nous ne nous arrêterons pas sur ce sujet qui est du domaine de la chirurgie.

§ 2. — Modifications du vagin pendant les suites de couches.

Le *vagin* se raccourcit et se rétrécit, surtout dans sa partie inférieure ; la partie supérieure reste plus large et les parois conservent toujours une certaine laxité.

Les colonnes du vagin et ses plis transversaux reparaissent peu à peu après l'accouchement ; mais ils ne sont plus jamais aussi saillants qu'auparavant. Quant aux changements de structure des parois vaginales, ils consistent dans la diminution de calibre des vaisseaux, dans la régression graisseuse et l'atrophie consécutive des fibres musculaires, et enfin dans l'exfoliation de la couche épithéliale, superficielle ; les cellules devenues libres se mêlent aux liquides qui s'écoulent de l'utérus et font partie des lochies. Cette exfoliation dure ordinairement tant que l'involution utérine n'est pas complète, jusqu'au retour de couches, plus tard même, chez certaines femmes.

§ 3. — Modifications que subit le corps de l'utérus pendant les suites de couches.

Après l'accouchement, l'utérus revient peu à peu sur lui-même, de manière à reprendre, au moins dans une certaine mesure (voy. p. 93), le *volume*, le *poids*, la *consistance*, la *structure* qu'il avait avant la grossesse. On donne à ce processus rétrograde le nom d'*involution utérine*, ou plus exactement de *régression utérine*.

Modifications de volume du corps de l'utérus.—Pour apprécier les modifications de volume de l'utérus, on s'est souvent contenté en clinique, d'apprécier à combien de travers de doigt son fond se trouvait distant de l'ombilic ou de la symphyse des pubis, pendant les différents jours des couches.

D'après le professeur Depaul (1), le premier jour, le fond de l'utérus est généralement à un travers de doigt au-dessus de l'ombilic ;

(1) *Leçons cliniques*, p. 760.

Le deuxième jour, il est au niveau de l'ombilic ;

Le troisième jour, un peu au-dessous ;

Le quatrième jour, il varie peu ;

Le cinquième et le sixième jour, il est à deux travers de doigt au-dessous de l'ombilic ;

Les septième, huitième et neuvième jours, à trois ou quatre travers de doigt au-dessus du pubis ;

Les dixième, onzième et douzième jours, au niveau ou un peu au-dessus du pubis.

On résume quelquefois les variations de hauteur du fond de l'utérus en disant qu'après la délivrance, il est à un travers de doigt au-dessus de l'ombilic ; que le cinquième ou le sixième jour, il est à peu près à égale distance de l'ombilic et du pubis, et que généralement du dixième au douzième jour, il est rentré dans l'excavation pelvienne. Nous ferons seulement remarquer qu'il faut tenir grand compte de l'état de plénitude ou de vacuité, soit du rectum, soit surtout de la vessie, lorsqu'on veut apprécier le retrait de l'utérus en notant, chaque jour, le niveau du fond de cet organe. On voit en effet assez souvent, vers le deuxième et le troisième jour des couches, le fond de l'utérus se trouver presque en rapport avec le rebord des fausses côtes droites, par suite de la plénitude de la vessie ; puis descendre immédiatement après le cathétérisme, à deux ou trois travers de doigt au-dessous de l'ombilic.

Cette manière d'évaluer les variations de volume de l'utérus ne donne que des résultats approximatifs, dont on peut à la rigueur se contenter en pratique, mais qui sont tout à fait insuffisants pour les recherches scientifiques. Aussi différents auteurs, entre autres Wieland (1) et Serdukoff (2) au lieu de se servir d'un point de repère mobile et variable comme l'ombilic, choisirent un point de repère fixe, la symphyse du pubis, et ils évaluèrent d'une façon précise, c'est-à-dire en centimètres, les distances du fond de l'utérus au milieu de cette symphyse ; c'était déjà un progrès, mais encore insuffisant car d'une part, la hauteur de la symphyse n'est pas la même chez toutes les femmes, et, d'autre part, ces auteurs négligeaient dans leurs mensurations les variations de volume du segment inférieur et du col de l'utérus. Le docteur Autefage (3) s'est efforcé de mesurer les dimensions de l'utérus tout entier, sous la direction du professeur Depaul qui a même imaginé un compas pour ces recherches. L'une des branches de ce compas est placée sur le fond de l'utérus à travers la paroi abdominale ; l'autre est introduite dans le vagin et appliquée sur le museau de tanche. Pour apporter encore plus de précision dans cette recherche, Sinclair a mesuré l'utérus à l'aide de l'hystéromètre sans réussir à faire beaucoup avancer la question (4).

<hr>

(1) Wieland, thèse de Paris, 1858. *Étude sur l'évolution de l'utérus pendant la grossesse et sur son retour à l'état normal.*

(2) Serdukoff (de Moscou), *The transactions of the Edinburg Obstetrical Society*, vol. IV, (Sessions de 1874 à 1877), publié en 1878, p. 58.

(3) Autefage, *Étude clinique sur le retrait de l'utérus après l'accouchement*, thèse de Paris, 1879.

(4) Sinclair, *American gynecological transactions of Boston*, 1880.

Wielano, Serdukoff et Autefage ont en outre évalué, chaque jour des suites de couches, les dimensions transversales de l'utérus, et nous pouvons dire immédiatement qu'elles varient, en général, parallèlement aux dimensions verticales. Voyons quels sont les résultats de leurs observations.

Un premier fait que ces trois auteurs signalent tout d'abord, c'est l'augmentation de volume de l'utérus qui se produirait dans les douze premières heures qui suivent la délivrance. A quoi peut-on attribuer ce phénomène ? Quelques accoucheurs ont cru qu'il s'agissait là, non d'une augmentation de volume de l'utérus, mais d'une ascension de cet organe par suite de l'accumulation de l'urine dans la vessie. Serdukoff, qui s'est mis à l'abri de cette cause d'erreur en sondant les femmes, a constaté qu'il y a augmentation réelle de volume, soit par suite de la congestion des parois de l'organe, soit par suite de leur relâchement et de l'accumulation de caillots dans la cavité utérine.

Si l'on fait abstraction de cette augmentation de volume des premières heures qui suivent la délivrance, on peut dire que dans les dix à douze premiers jours des couches l'utérus diminue chaque jour de volume à peu près régulièrement, jusqu'à ce qu'il soit rentré dans l'excavation pelvienne. La diminution quotidienne, soit de longueur, soit de largeur, est de 1/2, 1 ou 1 1/2 centimètre ; en moyenne 1 centimètre environ. Il suffit pour s'en convaincre de jeter les yeux sur le tableau du docteur Autefage.

TABLEAU DU RETRAIT DE L'UTÉRUS DANS LES ONZE PREMIERS JOURS
QUI SUIVENT L'ACCOUCHEMENT.

JOURS.	HAUTEUR RÉELLE DE LA MATRICE.	HAUTEUR MOYENNE EN CHIFFRES RONDS.	DIFFÉRENCE AVEC LA VEILLE.	HAUTEUR DU PUBIS AU FOND.	HAUTEUR EN CHIFFRES RONDS.	DIFFÉRENCE AVEC LA VEILLE.	LARGEUR DU CORPS.	LARGEUR EN CHIFFRES RONDS.	DIFFÉRENCE AVEC LA VEILLE.
	centim.	centim.	centim.	centim.	centim.	centim.	centim.	centim.	centim.
1er	16,3	16 à 16,5	»	12,5	12,5	»	12,5	12,5	»
2e	15,1	15	1 à 1,5	10,9	10,5 à 11	1,5 à 2	12,2	12 à 12,5	0,5
3e	14,4	14 à 14,5	0,5 à 1	10,0	10	0,5 à 1	11,3	11 à 11,5	1
4e	13,5	13,5	0,5 à 1	8,8	8,5 à 9	1,0 à 1,5	10,1	10 à 10,5	1
5e	12,7	12,5 à 13	0,5 à 1	7,8	7,5 à 8	1	9,5	9,5	0,5 à 1
6e	11,7	11,5 à 12	0,5 à 1	6,7	6,5 à 7	1	8,9	8,5 à 9	0,5 à 1
7e	11,4	11,5	0,5 à 1	6,3	6,0 à 6,5	0,5	8,2	8,0 à 8,5	0,5
8e	10,6	10,5	1	5,3	5,0 à 5,5	1	7,8	7,5 à 8	0,5
9e	9	9 à 9,5	1	4	4,0 à 4,5	1	6,9	6,5 à 7	1
10e	8	8 à 8,5	1	3	3,0 à 3,5	1	»	»	»
11e	7	7 à 7,5	1	2	2,0 à 2,5	1	»	»	»

Moyenne de la situation de l'ombilic :
13 centimètres au-dessus du pubis, 14 centimètres au-dessous de l'appendice xiphoïde.

Autefage a cessé ses observations le douzième jour, tandis que Wieland et Serdukoff les ont continuées jusqu'à la fin des suites de couches.

Après le douzième jour, il s'en faut de beaucoup encore, quoique la main n'atteigne plus l'organe par la paroi abdominale, que l'utérus ait repris ses dimensions primitives. C'est seulement par le toucher vaginal et le toucher rectal qu'on peut apprécier l'état dans lequel il se trouve. On constate, par le toucher vaginal, que son segment inférieur, encore très-développé (il a approximativement de 4 à 5 centimètres de diamètre), déprime le cul-de-sac vaginal; par le toucher rectal, on sent sa face postérieure dure, convexe, offrant des dimensions considérables qu'on ne peut évaluer qu'à peu près. A ce moment, la régression se fait beaucoup plus lentement; en effet, ce n'est que huit ou dix jours plus tard qu'on peut constater une différence sensible.

Enfin, trois mois après l'accouchement, Wieland a souvent constaté que le volume était encore un peu plus considérable qu'à l'état normal.

Jamais l'utérus n'est revenu complètement à son état antérieur à la sixième semaine, ni au deuxième mois.

La régression utérine est plus rapide chez la femme en couches bien portante que chez celle qui est malade, surtout s'il s'agit d'une affection des organes génitaux : métrite, métro-péritonite, phlébite utérine, phlegmasie péri-utérine.

Hecker (1), qui a fait aussi des recherches sur les dimensions de l'utérus, a évalué non-seulement la hauteur et la largeur, mais encore l'épaisseur de l'organe. A cet effet il a mesuré les utérus de 48 femmes, mortes depuis l'accouchement, jusqu'au cent quarante-troisième jour des couches. Mais parmi ces femmes il y en a trop peu qui aient succombé à des maladies n'intéressant pas les organes génitaux, pour qu'on puisse rien conclure des nombres, d'ailleurs très-variables, trouvés par Hecker pour l'épaisseur des parois utérines.

La régression est plus rapide dans les accouchements à terme que dans les accouchements prématurés et les avortements, quoique dans ces derniers cas l'organe revienne plus tôt à ses dimensions primitives. On admet ordinairement que la régression s'effectue plus lentement, toutes choses égales d'ailleurs, chez les femmes dont le travail a été très-prolongé, que chez celles qui sont accouchées rapidement. Cette règle, vérifiée par Serdukoff, est très-probablement vraie; mais nous nous souvenons avoir constaté un certain nombre d'exceptions.

Les auteurs sont divisés d'opinion sur la marche de la régression chez les primipares et chez les multipares. Tandis que les accoucheurs français admettent généralement que la régression se fait mieux chez les primipares que chez les multipares (telle est, par exemple, l'opinion de Cazeaux et de Wieland), certains accoucheurs allemands, Schrœder et Scanzoni, pensent le contraire. Les recherches de Serdukoff l'ont conduit à émettre une troi-

____

(1) Hecker et Buhl, *Klinik der Geburtskunde*, 1861, p. 85.

sième opinion. D'après lui, chez les jeunes multipares n'ayant eu qu'un ou deux enfants, la régression utérine serait plus rapide que chez les primipares et que chez les vieilles multipares ayant accouché déjà un grand nombre de fois.

Les accoucheurs sont loin d'être d'accord quand il s'agit de déterminer l'influence de l'allaitement sur la régression utérine. Les uns, comme le professeur Depaul, Charpentier, affirment que l'allaitement retarde la régression ; d'autres, tels que Pinard (1), suivant en cela l'opinion d'un grand nombre de médecins, soutiennent que l'allaitement la favorise et la rend plus rapide, Un des arguments donnés par ces derniers en faveur de leur thèse, c'est que les tranchées utérines sont plus fréquentes chez les mères qui nourrissent, parce que la succion des mamelons détermine la production de ce phénomène, et que les contractions de l'organe doivent favoriser sa régression. — Suivant Serdukoff, la régression est plus lente pendant les cinq premiers jours chez les femmes qui allaitent ; tandis qu'elle est plus rapide, mais moins régulière, dans les jours qui suivent. D'après cet auteur, les tranchées utérines ne sont nullement nécessaires pour une régression rapide. — Au milieu d'opinions aussi contradictoires, il est difficile de savoir quelle est exactement l'influence de l'allaitement sur la régression utérine..

Ce que nous pouvons dire dès à présent, c'est que les conditions individuelles ont sur la marche de la régression utérine une influence beaucoup plus grande que l'allaitement. Ainsi, au moment où nous écrivons, nous donnons des soins à trois dames récemment accouchées qui nourrissent leurs enfants. Chez l'une d'elles, multipare, on sentait encore le fond de l'utérus à deux travers de doigt au-dessus du pubis, dix-neuf jours après l'accouchement. Chez la seconde, primipare, ce n'est qu'au bout de trois semaines que l'utérus rentra dans l'excavation. Enfin, chez la troisième, secondipare, dont le travail dura seulement une heure et dont les suites de couches furent tout à fait normales, comme chez les deux accouchées précédentes, on sentait encore le fond de l'utérus à trois travers de doigt au-dessus du pubis et dévié à gauche, un mois après l'accouchement, quoique le lit eût été gardé pendant tout ce mois. Ce n'est que dans la cinquième semaine, après l'administration d'ergot de seigle, de potions à l'ergotine, que l'utérus rentra complètement dans l'excavation. Nous nous souvenons encore d'avoir vu, il y a quelques années, une jeune multipare chez laquelle l'utérus resta volumineux si longtemps pendant ses dernières couches, quoiqu'elle allaitât son enfant, que nous fûmes obligé de la laisser deux mois au lit, d'autant plus que le défaut de régression se compliquait ici d'une rétroversion. Chez toutes les accouchées que nous venons de citer, l'allaitement, qui réussissait cependant à merveille, ne favorisa en rien la régression.

Au premier abord, ces faits semblent démontrer que l'allaitement retarde l'atrophie de l'utérus ;. mais nous croyons qu'ils rentrent plutôt dans l'anomalie décrite par Simpson sous le nom de *subinvolution*, état dans

---

(1) Voy. thèses de Verrier-Litardière, Raymond, etc.

lequel l'utérus reste définitivement *hypertrophié* au delà des suites de couches. Simpson et Courty ont décrit chacun trois cas d'hypertrophie de ce genre.

On observe parfois, au contraire, après l'accouchement, l'atrophie par *superinvolution*, lorsque le travail régressif est excessif, à tel point que l'utérus est réduit à un volume moindre que celui de l'organe normal à l'état de vacuité. La *superinvolution* est plus rare que la *subinvolution*. Simpson en a cependant vu plusieurs cas dans sa pratique, dont un (1) avec autopsie.; Courty (2) en a cité également une observation.

Modifications du poids de l'utérus. — Nous avons dit (p. 183), qu'après l'expulsion du placenta le poids de l'utérus varie de 900 à 1500 grammes. D'après Spiegelberg, cet organe pèserait environ 1 kilogramme, en moyenne, aussitôt après la délivrance; il ne pèserait que 750 grammes deux jours après. Après la première semaine, le poids de la matrice ne serait plus que de 500 grammes; après quinze jours, de 375 grammes. Enfin après six semaines ou deux mois, l'utérus pèserait seulement de 40 à 60 grammes, c'est-à-dire qu'il aurait à peu près repris le poids qu'il avait avant la grossesse.

Hecker a pesé les utérus de 12 femmes mortes à des époques différentes, depuis le travail de l'accouchement jusqu'au cent quarante-troisième jour des couches, de maladies indépendantes des organes génitaux. Les chiffres qu'il a obtenus devront être connus (3) de ceux qui feront des recherches sur ce sujet, mais ses observations sont trop peu nombreuses pour que nous puissions en tirer quelque conclusion certaine.

(1) *Observation de Simpson.* — Simpson publia le fait d'une jeune femme de vingt ans qui n'avait pas été réglée depuis sa première couche, et dont l'atrophie utérine, reconnue pendant la vie, fut constatée après sa mort. Elle fut admise à la clinique de ce professeur, deux ans après ses couches, pour y être traitée d'une aménorrhée avec débilitation extrême de la constitution. Elle présenta divers symptômes, notamment des crises diarrhéiques, qu'elle prétendait être plus fortes à l'époque de ses mois, les déjections étant alors teintes de sang; les mamelles étaient atrophiées et flasques; la constitution faible, émaciée, anémique.

Le toucher faisait reconnaître l'utérus petit, mobile; le col était très-atrophié et sa portion vaginale à peine saillante; l'orifice si étroit qu'il pouvait à peine admettre une petite sonde. Cet orifice ayant été dilaté par une bougie mince qui fut laissée quelques jours à demeure, le cathétérisme fut pratiqué et démontra que la cavité utérine n'avait pas plus de 3 à 4 centimètres.

Divers traitements essayés demeurèrent sans effet.; la malade succomba deux mois après à un coma prolongé, précédé de plusieurs fortes crises de diarrhée, d'albuminurie et d'hydropisie.

A l'autopsie on trouva des tubercules crus dans les deux poumons, une dégénérescence graisseuse du foie et des reins, un petit abcès tuberculeux dans le rein droit, un rétrécissement notable du gros intestin avec ulcération de la muqueuse, de larges ulcérations circulaires dans la partie inférieure de l'iléon, une ou deux ulcérations dans l'estomac. L'utérus, très-petit, était atrophié dans toutes ses dimensions. Son volume était à peu près d'un tiers au-dessous du volume normal, ses parois se touchaient et avaient diminué d'épaisseur. Son tissu était dense et fibreux. Les ovaires étaient petits, atrophiés, denses, fibreux, sans apparence de vésicules de de Graaf; il n'y avait aucune trace de dépôts plastiques inflammatoires sur l'utérus ni sur les annexes; mais il y avait du pus épais, ou de la matière tuberculeuse dans la cavité de la trompe droite distendue.

(2) *Traité pratique des maladies de l'utérus et de ses annexes*, p. 654, 4ᵉ édition.

(3) Hecker et Buhl, *Klinik der Geburtskunde*, 1861, p. 85.

Retour de l'utérus à sa situation primitive. — D'après Wieland, pendant les douze premiers jours, l'utérus, en même temps qu'il diminue graduellement de volume, tend à revenir sur la ligne médiane, c'est-à-dire à se redresser, puisqu'il est incliné à droite immédiatement après l'accouchement, comme pendant la grossesse, dans la majorité des cas (79 fois sur 100). Ce redressement se produit également quand l'inclinaison existait à gauche.

Pendant la dernière période des suites de couches, la laxité des ligaments et la mobilité de l'organe permettent à celui-ci de s'enfoncer dans l'excavation (voy. plus haut). Wieland fait remarquer que l'utérus a repris sa situation primitive avant qu'il ne soit revenu à ses dimensions normales.

Changements de consistance. — Après la délivrance, l'utérus est ordinairement dur *comme une pierre*, surtout si on a donné de l'ergot de seigle, car il est alors fortement rétracté ; puis il se relâche par intervalles. Il reste rétracté dans les jours qui suivent l'accouchement, mais il est moins dur qu'immédiatement après la délivrance ; il présente tantôt la consistance d'un tissu élastique, tantôt la dureté d'un corps fibreux. De la fin du troisième jour au milieu du quatrième jour, période qui correspond à la fluxion mammaire, l'utérus serait plus mou, d'après Wieland. A mesure qu'on s'éloigne de l'accouchement, ces alternatives de dureté et de mollesse disparaissent ; l'organe tend à prendre une consistance uniforme qui est à peu de chose près celle qu'il avait avant la grossesse.

Modifications de forme. — Après la délivrance, l'utérus prend une forme globuleuse un peu ovoïde ; selon Wieland, il est moins arrondi du troisième au troisième jour et demi, pendant l'établissement de la sécrétion lactée. Dès le sixième jour, d'après le même auteur, on trouve que la face antérieure est moins convexe que précédemment ; mais elle ne reprend jamais sa forme primitive, pas plus que la face postérieure. Les bords eux-mêmes restent toujours plus bombés et ne reprennent jamais leur rectitude. Aussi est-il toujours facile de reconnaître l'utérus d'une femme qui a accouché et de le distinguer de l'utérus d'une femme nullipare (voy. p. 102).

Modifications histologiques de l'utérus. — Les trois tuniques de l'utérus, la séreuse, la musculeuse et la muqueuse, surtout les deux dernières, subissent des modifications importantes pendant les suites de couches ; il en est de même des vaisseaux utérins. Nous allons étudier successivement ces modifications.

A. *Modifications de la tunique séreuse.* — La tunique séreuse, qui s'était hypertrophiée pendant la grossesse, s'atrophie après l'accouchement et reprend peu à peu son aspect ordinaire (voy. p. 201).

B. *Modifications de la tunique musculeuse.* — Nous avons vu (p. 202) que pendant la grossesse les fibres musculaires s'hypertrophiaient, et que, de plus, aux éléments anciens venaient s'ajouter des éléments de nouvelle formation. Pendant les suites de couches, une partie des fibres musculaires subit, d'après Kölliker, la dégénérescence graisseuse et disparaît, tandis que les autres s'atrophient, sans qu'on puisse distinguer quels sont ceux des éléments anciens ou nouveaux qui sont envahis par l'un ou l'autre processus.

Selon Heschl, M. Duncan, Rolleston et Jenks, toutes les fibres musculaires anciennes subiraient la dégénérescence graisseuse et disparaîtraient. Il ne resterait plus rien du vieil utérus, au moins en tant que tissu musculaire. Les fibres musculaires nouvelles se reformeraient aux dépens d'*éléments embryonnaires* de nouvelle formation.

C. *Des modifications de la muqueuse du corps de l'utérus pendant les suites de couches.* — Les modifications de la muqueuse du corps de l'utérus pendant les suites de couches ne sont pas connues depuis longtemps. Dance, Tonnelé, Chomel, croyaient encore que la tunique musculaire était à nu après la délivrance, et considéraient comme un produit pathologique, ou au moins comme une sécrétion lochiale, la membrane qui revêt la surface interne de l'utérus durant la période des couches. -

Pour Cruveilhier, qui admettait comme les auteurs précédents la dénudation complète de la couche musculaire au moment de la délivrance, la plaie utérine était identique aux plaies d'amputation, et il se produisait sur cette surface traumatique une pseudo-membrane. C'est au professeur Robin que revient le mérite d'avoir démontré que la couche musculaire n'est jamais à nu après l'expulsion du placenta et de ses annexes. D'après cet illustre savant, au moment où la muqueuse utérine serait éliminée avec le placenta, il existerait déjà une muqueuse nouvelle qui aurait commencé à se développer à partir du quatrième mois de la grossesse. Du moins les choses se passeraient ainsi en dehors de l'insertion du placenta. — Au niveau de la surface où cet organe était inséré, toute la muqueuse interutéro-placentaire resterait adhérente, à l'exception de la couche épithéliale qui serait entraînée au moment de la délivrance (voy. p. 221).

Weber, Coste, von Baër, Bischoff et Colin pensent que la muqueuse utérine ancienne se dédouble en deux couches, dont l'une est expulsée avec le placenta et les membranes, tandis que l'autre reste adhérente à l'utérus et se modifie pendant les suites de couches. C'est une opinion analogue, appuyée par des recherches microscopiques soigneusement poursuivies, que défendent Friedländer, Léopold, de Sinéty (voy. p. 222).

Pour se rendre un compte exact des modifications subies par la muqueuse utérine pendant les suites de couches, il faut bien connaître quel est l'état de cette muqueuse après la délivrance. Si on a l'occasion d'examiner la surface interne de l'utérus peu de temps après l'expulsion du délivre, on y observe deux parties d'aspect différent : l'une très-étendue qui était pendant la grossesse en rapport avec les membranes de l'œuf ; l'autre moins large en surface, qui présente les traces de l'insertion du placenta. Nous étudierons successivement ces deux parties.

1° *Surface extraplacentaire.* — La surface *extraplacentaire* est généralement recouverte de caillots. Après les avoir enlevés soit avec une pince, soit au moyen d'un filet d'eau, on constate que la surface interne de l'utérus est rougeâtre, inégale, comme déchiquetée. On y observe, d'après Colin (1),

(1) Thèse inaugurale, Paris 1847, p. 17.

qui a très-bien étudié cette surface à l'œil nu, de petites plaques jaunâtres dont l'aspect rappelle celui de la portion de caduque qui a été expulsée avec l'amnios et le chorion auquel elle était adhérente. Ces plaques ne sont autre chose qu'une partie du tissu de la caduque qui est resté fixé à la tunique musculaire. De leur surface partent de petits lambeaux filamenteux faisant saillie par leur extrémité libre dans la grande cavité utérine. A la partie inférieure de celle-ci, la muqueuse se termine par un bord saillant déchiqueté, établissant nettement la séparation avec l'ancienne muqueuse de la cavité du col qui est restée adhérente en totalité à la tunique musculeuse, au moment de l'expulsion du délivre. Dans la cavité du col viennent ainsi flotter des petits lambeaux de la muqueuse du corps, longs de 1 à 5 millimètres.

Si l'on gratte la surface de la cavité du corps de l'utérus avec la lame du scalpel, on y enlève une couche épaisse de 1 à 2 millimètres, d'autant plus épaisse qu'on se rapproche davantage du milieu et du fond de l'organe ; cette couche est d'un gris rougeâtre, friable ; elle se déchire comme une pseudo-membrane de formation assez récente, s'écrase de même sous le doigt. Elle est très-vasculaire. Au-dessous, on trouve le tissu musculaire de l'utérus, blanc ou grisâtre, parfaitement distinct de cette couche, facile à reconnaître à sa couleur plus claire, à son apparence fibrillaire, à la direction de ses fibres, à sa consistance plus grande.

Les recherches microscopiques récentes ont démontré (comme nous l'avons vu page 222) que la portion de caduque pariétale qui reste adhérente à la paroi utérine se compose de tissu interglandulaire et de restes de glandes, surtout nombreux dans les parties qui avoisinent la tunique musculaire.

. Les cavités des glandes ne sont tapissées d'épithélium qu'au niveau des culs-de sac ; elles en sont dépourvues dans les parties superficielles. La couche épithéliale ne va donc pas jusqu'à la surface interne de la cavité utérine ; néanmoins les restes des glandes s'ouvrent directement dans cette cavité. Quant au *tissu interglandulaire*, il se compose, comme nous l'avons déjà vu plus haut (voy. p. 218), de cellules de tissu conjonctif (*cellules rondes* et *cellules fusiformes* à un seul noyau). Les vaisseaux sanguins, les vaisseaux et les espaces lymphatiques du tissu interglandulaire (voy. la note de la page 110) sont largement ouverts et communiquent avec la cavité utérine, fait important à noter, car ces réservoirs vasculaires constituent des espèces de portes ouvertes à la résorption des matériaux putrides qui peuvent exister dans la cavité utérine, et par conséquent à l'infection septicémique.

Quelles sont les modifications subies par ces éléments pendant les suites de couches ?

On peut dire qu'il se produit deux ordres de phénomènes opposés : 1° des phénomènes de *dégénérescence graisseuse* et d'*expulsion* des éléments de la muqueuse restée adhérente ; 2° des phénomènes de *régénération*, de formation d'une muqueuse nouvelle.

La partie la plus superficielle et aussi la plus considérable du tissu interglandulaire, les lambeaux qui y sont adhérents et flottent dans la cavité utérine (voy. ci-dessus), subissent la dégénérescence graisseuse, perdent de leur consistance, se détachent des parties sous-jacentes et tombent dans la cavité utérine, d'où ils sont expulsés avec les lochies. Les premiers phénomènes que l'on observe pendant les suites de couches consistent donc dans l'élimination des parties les plus saillantes de la surface interne de l'utérus, ce qui amène un état plus uni de cette surface.

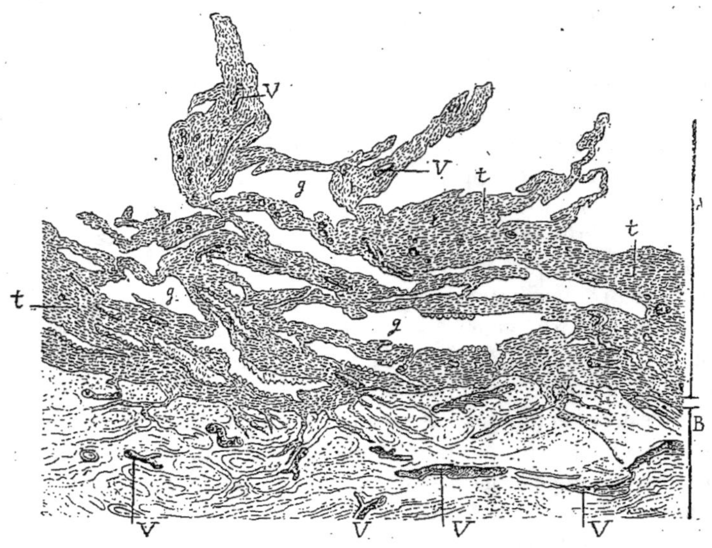

FIG. 277. — Coupe de la muqueuse et de la tunique musculaire de l'utérus immédiatement après l'accouchement (d'après Léopold).

A. Tunique muqueuse.
B. Tunique musculaire.
v, v. Vaisseaux.

g, g. Espaces glandulaires dont quelques-uns sont encore tapissés par quelques cellules épithéliales.
t, t. Tissu interglandulaire.

Les seconds phénomènes sont, avons-nous dit, des phénomènes de régénération, de formation d'une muqueuse nouvelle. Sous l'influence de la rétraction de la tunique musculeuse, la surface interne de l'utérus diminue peu à peu ; les éléments de la muqueuse sont plus tassés, plus rapprochés les uns des autres ; leurs dimensions verticales augmentent aux dépens de leurs dimensions horizontales ; les glandes particulièrement s'allongent perpendiculairement à la surface ; l'épithélium de ces glandes, qui était pavimenteux, devient cubique et sera plus tard cylindrique. Ce sont les culs-de-sac glandulaires qui sont le point de départ de la régénération de la nouvelle muqueuse ; aussi étudierons-nous tout d'abord les transformations qui les convertissent en glandes nouvelles. Nous étudierons ensuite comment se forment le revêtement épithélial de la surface interne de la nouvelle muqueuse, le tissu interglandulaire nouveau, et enfin le nouveau réseau vasculaire, particulièrement le réseau capillaire sous-épithélial.

Au moment où la caduque pariétale se sépare en deux parties, tous les culs-de-sac glandulaires situés dans la portion de muqueuse restée adhérente à la tunique musculaire communiquent avec la cavité utérine. Ces culs-de-sac, comme nous l'avons vu plus haut, sont étalés dans le sens horizontal et ne sont tapissés d'épithélium que dans leur partie profonde. La première modification qu'ils subissent sous l'influence de la rétraction utérine est, comme nous venons de le voir plus haut, un allongement vertical; la seconde consiste dans une extension de leur tunique épithéliale, dont les éléments prolifèrent dans la direction de la cavité utérine. C'est vers la troisième semaine, d'après Léopold, que ceux-ci atteignent la surface interne de cette cavité, et la recouvrent par places, sans former cependant encore un revêtement épithélial continu. C'est seulement de la quatrième à la cinquième semaine que ce revêtement est complet.

Les cellules qui se trouvent dans la partie la plus profonde de la caduque pariétale prolifèrent entre les espaces glandulaires, qu'elles rétrécissent peu à peu et transforment finalement en glandes régulières.

A la fin de la troisième semaine, on trouve entre les éléments cellulaires des vaisseaux sanguins, particulièrement des capillaires, dans le voisinage desquels on observe des globules de sang, des cristaux d'hématoïdine et des amas de pigment. D'après Léopold, ces vaisseaux seraient de nouvelle formation; ils atteindraient la surface, où ils formeraient vers la sixième semaine, quelquefois un peu plus tôt, un magnifique réseau sous-épithélial dont les mailles entourent les orifices glandulaires.

2° Surface placentaire. — La face interne de l'utérus présente, après l'accouchement, à l'endroit où s'insérait le placenta, une plaque saillante arrondie, mamelonnée et anfractueuse, formant un relief de 5 à 6 millimètres au-dessus des parties environnantes. La face interne de cette plaque représente la trace de séparation du placenta et de l'utérus. C'est ce que l'on désigne sous le nom de *plaie placentaire*. Les auteurs ont émis un certain nombre d'hypothèses pour expliquer la formation de cette plaque saillante. Suivant Désormeaux, elle résultait de l'excessive tension que subissent pendant la grossesse les artères et surtout les veines, et de la lenteur avec laquelle ces vaisseaux reviennent sur eux-mêmes. D'après Velpeau, elle serait due à ce que la surface interne de l'utérus resterait fongueuse et boursouflée au niveau de l'insertion placentaire, après l'accouchement. Jacquemier l'attribuait à un défaut de contractilité résultant des nombreuses lacunes que renferme le tissu musculaire à ce niveau, par suite du passage de nombreux vaisseaux à travers son épaisseur. Pour Robin, cette plaque saillante est constituée par la muqueuse utéro-placentaire, restée adhérente à la paroi utérine, sauf la mince couche superficielle qui a été entraînée par le placenta (voy. CADUQUE et PLACENTA, p. 210 et 376).

Nous avons déjà dit plus haut que, d'après les recherches micrographiques récentes de Friedländer, de Léopold et de de Sinéty, elle est formée par la portion de sérotine restée adhérente à la tunique musculaire, et constituée là, comme en dehors du placenta, par une trame cellulo-glandulaire (voy. p. 383).

La rétraction de l'utérus qui se produit après l'accouchement et la délivrance rétrécit beaucoup l'étendue de la plaque saillante formée par la sérotine. Elle est bientôt réduite à une largeur de 5 à 8 centimètres environ, et ce diamètre va toujours en diminuant. De circulaire qu'elle était pendant la grossesse, elle devient irrégulièrement ovale, à grand diamètre dirigé dans le sens de la longueur de l'utérus. Mais elle gagne en épaisseur ce qu'elle perd en longueur.

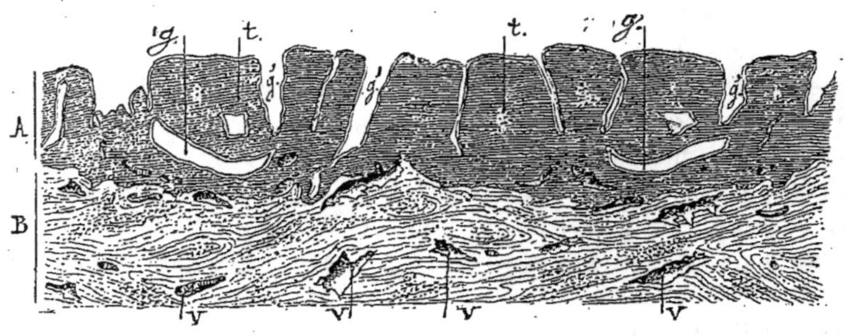

Fig. 278. — Coupe de la muqueuse et de la tunique musculaire d'un utérus, trois jours après l'accouchement, au niveau de la surface extra placentaire, (d'après Léopold).

A. Portion de la muqueuse restée adhérente.
B. Tunique musculaire.
g, g, g. Restes des anciennes glandes encore horizontales et dépourvues d'épithélium.

g', g', g'. Restes des anciennes glandes déjà en partie transformées, mais verticales.
v, v, v. Débris de vaisseaux.
t, t, t. Tissu interglandulaire.

Quelques jours après l'accouchement, la plaque saillante formée par la sérotine présente une épaisseur de 15 à 18 millimètres, et même plus par places. En même temps, sa surface devient plissée, rugueuse, comme mamelonnée; son tissu est brun rougeâtre; il se ramollit peu à peu et prend une consistance pultacée. Les bords saillants, irréguliers, de cette plaque se continuent avec la muqueuse qui tapisse le reste de l'utérus.

Les modifications histologiques de la sérotine ont beaucoup d'analogie avec celle de la caduque pariétale. On trouve, en effet, dans les deux caduques, des phénomènes de régression, qui ont pour résultat l'élimination de l'ancienne muqueuse et des phénomènes de régénération qui aboutissent à la formation d'une muqueuse nouvelle.

D. *Thromboses veineuses.* — Un des phénomènes qui se produit au niveau de la sérotine et doit arrêter notre attention, c'est la formation des thromboses veineuses. Après l'accouchement, il se forme des caillots dans les vaisseaux de la sérotine et dans ceux de la couche musculaire. Il n'est pas rare, en effet, d'apercevoir, à la surface de la plaque saillante, des orifices vasculaires bouchés par des caillots rougeâtres ou décolorés. Si l'on poursuit ces caillots par la dissection, dans la profondeur de la membrane muqueuse, on est bientôt conduit jusqu'aux sinus utérins sous-jacents. On est frappé de l'aspect caverneux que donnent à cette couche les anastomoses de ses vaisseaux; on remarque en même temps que son épaisseur et les saillies qu'elle fait à la face interne de l'utérus sont dues principalement aux caillots sanguins qui remplissent et distendent plus ou moins les sinus.

Les thrombus qui résultent du ralentissement et finalement de la stagnation du sang dans les veines de la muqueuse et de la musculeuse, par suite de la rétraction utérine, ne se forment pas en même temps dans toutes ces veines. Ainsi, au septième jour de l'accouchement, par exemple, on y trouve des vaisseaux perméables, non altérés, où il n'y a pas encore, par conséquent, trace de thrombose, à côté d'autres vaisseaux oblitérés soit par des thrombus récents soit par des thrombus anciens datant de cinq à six semaines, c'est-à-dire d'un mois et plus avant l'accouchement.

Nous avons décrit (p. 386) les thromboses spontanées de la grossessse. Si nous envisageons les thromboses qui surviennent après l'accouchement, nous voyons qu'elles suivent la marche suivante : Le sang venant à se ralentir dans les veines de la sérotine et dans les veines de la tunique musculaire, par le fait de la rétraction utérine, il en résulte que de la fibrine, sous forme de mailles réticulées, se dépose à la face interne de la paroi du vaisseau, par conséquent en dedans de la tunique endothéliale ; au centre se trouve du sang frais; la paroi du vaisseau reste d'abord intacte ; puis peu à peu la couche de fibrine augmente, le sang fluide contenu au centre devient de plus en plus rare et finalement le caillot est exclusivement fibrineux. En même temps (et cela de la troisième à la quatrième semaine, d'après Léopold) la paroi du vaisseau s'épaissit, les cellules qui forment la tunique endothéliale prolifèrent et envoient des traînées dans l'intérieur de la masse fibrineuse qui est partagée en ilots. Les cellules qui s'accumulent ainsi dans l'intérieur du vaisseau au point qui est le siége de la thrombose sont de petites cellules fusiformes de tissu conjonctif, à l'état embryonnaire. Elles finissent par remplir la lumière du vaisseau. Ajoutons enfin que des capillaires provenant des vaisseaux de nouvelle formation situés dans le voisinage des thrombus pénètrent dans l'intérieur de ces derniers, en suivant les traînées de cellules fusiformes que nous venons de décrire. Ainsi se produit la vascularisation des thrombus placentaires nécessitée par l'organisation ultérieure et la transformation en tissu conjonctif de ces thrombus. Au bout de six semaines, ces transformations sont complètes et on ne trouve plus de traces des veines anciennes, si ce n'est quelques cristaux d'hématoïdine, quelques amas de pigment (voy. fig. 279).

En résumé, d'après Léopold, la muqueuse utérine est régénérée au bout de six semaines. Le même auteur a constaté qu'elle est épaisse, à cette époque, de 1 millimètre à 1 millimètre 1/2, et criblée à sa surface de petits points représentant les orifices des glandes ; on y remarque la présence du réseau capillaire superficiel, qui joue un rôle important dans la menstruation, et le revêtement épithélial est complet.

Au niveau de l'insertion placentaire, quoique la muqueuse se continue exactement avec celle du reste de l'utérus, on trouve encore une saillie et une pigmentation qui persistent parfois bien longtemps.

E. *Modifications des vaisseaux artériels et des capillaires pendant les suites de couches.* — Williams (1) a signalé l'épaississement et l'hypertrophie des parois des artères, dont le calibre avait beaucoup augmenté par le fait de la grossesse. Cet épaississement des tuniques artérielles est encore persistant dans l'utérus de femmes âgées qui n'ont pas eu d'enfants depuis fort longtemps.

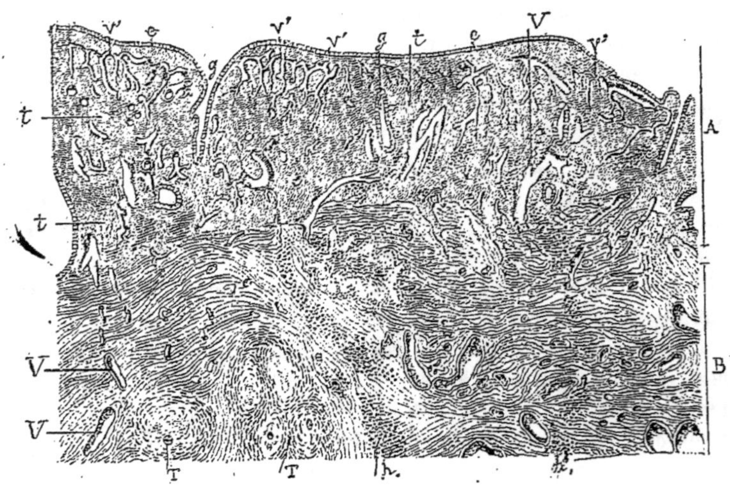

FIG. 279. — Coupe de la muqueuse et de la tunique musculaire six semaines après l'accouchement (d'après Léopold).

A. Tunique muqueuse.
B. Tunique musculaire.
g, g, g. Glandes s'ouvrant à la surface et revêtues de cellules épithéliales.
t, t. Tissu interglandulaire.
v, v Vaisseaux anciens.
v', v'. Vaisseaux de nouvelle formation.
T, T. Thromboses.
h. Hématoïdine.
e. Couche épithéliale superficielle.

Le Dr J. Balin, d'Odessa, a repris après Williams la question des changements que les vaisseaux utérins subissent pendant les suites de couches, et a porté particulièrement son attention sur les capillaires, sur les vaisseaux un peu plus volumineux qui se trouvent dans la muqueuse, en dehors de l'insertion placentaire, et dans la couche interne.de la tunique musculeuse, et enfin sur les grosses branches artérielles qui rampent dans les couches moyenne et externe de cette tunique musculeuse. Voici les résultats consignés dans son mémoire : Une partie des vaisseaux sanguins qui traversent l'utérus est oblitérée après l'accouchement par la prolifération des cellules de tissu conjonctif

(1) Voy. Playfair, p. 735.

de la tunique interne, tandis qu'une autre partie reste perméable tout en étant partiellement obstruée (1).

Dans les vaisseaux oblitérés, la tunique moyenne disparaît par suite de la dégénérescence graisseuse des fibres musculaires. Dans les vaisseaux qui restent perméables, la tunique moyenne disparaît seulement partiellement, et l'on observe le remplacement des éléments musculaires devenus graisseux par des éléments musculaires plus petits. La dégénérescence graisseuse des parois des vaisseaux commence plus tard et marche plus lentement que celle de la tunique musculaire de l'utérus. Le processus d'oblitération mentionné plus haut concerne principalement les grosses artères des couches moyenne et externe de la musculeuse, et exige quelques mois pour sa terminaison.

Beaucoup de capillaires et même de vaisseaux un peu plus gros sont comprimés par suite des contractions utérines et sont atteints de dégénérescence graisseuse et de résorption, en même temps que la tunique musculaire de l'utérus.

§ 4. — De l'état du col après l'accouchement, et des modifications qu'il subit pendant les suites de couches.

Cette question a été bien étudiée par Stoltz (2), Négrier (3), Wieland (4); puis par Hecker, E. Martin et Lott (5).

Dès que le fœtus et le placenta ont été expulsés, l'utérus revient sur lui-même et le col se reforme en partie; celui-ci est alors suspendu aü fond du vagin comme une cloche, et ses parois sont tellement molles qu'il est parfois difficile de les distinguer des parois vaginales; minces à la partie inférieure, elles augmentent d'épaisseur à mesure qu'on se rapproche de l'orifice interne. Ces parois sont d'ailleurs plus minces chez les primipares que chez les multipares. On constate assez souvent sur l'un des bords du col une déchirure se prolongeant ordinairement jusqu'à l'insertion du vagin, parfois même plus haut. Quelquefois on trouve une déchirure sur chacun des bords, plus rarement sur l'une ou l'autre lèvre du museau de tanche. Si les surfaces saignantes de ces déchirures se cicatrisent sans se réunir, il en résulte une déformation permanente du col, et c'est là une cause fréquente de métrite, dans laquelle le col prend un aspect bien connu des gynécologues, et que Nieberding vient de représenter dans une des figures de son mémoire (6).

<hr>

(1) J. Balin, *Ueber das Verhalten der Blutgefässe im Uterus nach stattgehabter Geburt* (*Archiv. für Gynæcologie*, 1879, 15. Band, 2. Heft, p. 15).
(2) Thèse de Strasbourg, 1826.
(3) *Recherches et considérations sur la constitution et les fonctions du col de l'utérus.*
(4) Thèse de Paris, 1858.
(5) Voy. plus loin la bibliographie relative à ces trois auteurs.
(6) *Ueber Ectropium und Risse am Halse der schwangeren und puerperalen Gebärmutter* von Dʳ Wilhem Nieberding, Wurzburg, 1880.

Après la délivrance, on pénètre facilement dans la cavité cervicale en écartant les lèvres de l'orifice externe avec le doigt. L'orifice interne seul résiste un peu ; il présenterait alors, d'après Wieland, 2 centimètres de diamètre au plus, même chez les multipares, et formerait non pas un simple anneau, mais un canal étroit, un isthme véritable, dont la hauteur est évaluée par cet auteur à 8 ou 10 millimètres. Quant à la hauteur totale du col après l'accouchement, Wieland l'évalue seulement à 3 centimètres ; mais ce chiffre est trop faible, ainsi que cela résulte de recherches récentes. Aujourd'hui, en effet, un grand nombre d'accoucheurs, parmi lesquels nous citerons C. Braun (1), Hecker (2), E. Martin (3), Breisky (4), Florinsky (5), Lott (6), M. Duncan, attribuent au col une longueur beaucoup plus grande à cette époque (7). C. Braun admet que pendant les premiers jours des couches le col mesure à peu près 8 centimètres ; Hecker, sur 48 mensurations, a trouvé que le col pouvait atteindre jusqu'à 9 centimètres de longueur immédiatement après l'accouchement. Martin conclut de ses nombreuses mensurations que le col est toujours beaucoup plus long qu'à l'état normal pendant les premiers jours des couches, particulièrement après l'accouchement, et que cette longueur peut atteindre 10 centimètres. Florinsky mesura 5 utérus de femmes mortes très-peu de temps après l'accouchement, et trouva que la longueur du col variait de 5 à 7 centimètres.

D'après les recherches de Lott, qui sont les plus récentes, la longueur moyenne du col, c'est-à-dire du canal cervical depuis le rebord de la limite qui sépare la muqueuse du corps de celle du col jusqu'à l'orifice externe, serait de 7 centimètres, en moyenne, après l'accouchement. Les chiffres qui sont au-dessous de 6 centimètres et ceux qui sont au-dessus de 8 centimètres appartiennent, dit-il, à l'exception, quand il s'agit d'accouchements à terme. Les chiffres élevés se rencontrent particulièrement après les accouchements laborieux, prolongés, et l'allongement porte principalement sur la lèvre antérieure. Lott admet que celle-ci s'est allongée par le fait de la pression qu'elle a subie entre la tête et la paroi antérieure du bassin. Les chiffres les plus bas correspondent, d'après cet auteur, aux multipares, aux accouchements prématurés, et, chose curieuse, aux cas de *placenta prævia* (voy. tableau, p. 767 et suiv.).

(1) C. Braun, *Lehrbuch der Geburtshülfe*, 1857, p. 225.

(2) Hecker et Buhl, *Klinik der Geburtskunde*, 1861-1864, p. 86 à 90.

(3) Ed. Martin, *Die Neigungen und Beugungen der Gebärmutter*, etc. 2 Auflage, 1870, p. 47. Ces résultats se trouvaient déjà dans l'édition de 1865.

(4) Breisky, *Tageblatt der 43ten Versammlung deutscher Naturforscher und Ærzte*, in Innsbruck, 1869, p. 85.

(5) Florinsky, *Ueber die Veränderungen des Mutterhalses sowie der Gebärmutter überhaupt in der Nachgeburtsperiode, Petersburger med. Zeitschrift*, 1863.

(6) Lott, *Verhalten des Cervix uteri während des Wochenbetts*, 1872, p. 105.

(7) Cette augmentation de longueur est bien en rapport avec l'hypertrophie du col pendant la grossesse (voy. la note de la page 580) et avec la formation du canal de Braune (voy. la même note), qui s'allonge pendant l'accouchement. Il est d'ailleurs possible que les auteurs qui ont attribué une longueur considérable au col de la matrice, immédiatement après l'accouchement, aient mesuré toute la portion comprise entre l'anneau de Bandl (voy. la note de la page 581) et l'orifice externe du museau de tanche.

Tel est l'état du col immédiatement après la délivrance; mais quelles sont les modifications qu'il subit pendant les suites de couches?

D'après Lott, le col se raccourcit peu à peu dans les jours qui suivent l'accouchement, de manière à mesurer le douzième jour une longueur d'environ 3 centimètres. Pendant ces douze premiers jours le corps et le col diminueraient parallèlement de longueur. A partir du douzième jour, le col étant presque revenu à sa longueur normale ne diminuerait plus que d'une façon insignifiante, tandis que le corps de l'utérus, qui est encore deux fois plus volumineux qu'à l'état normal, continue à diminuer d'une façon très-appréciable.

Nous avons cru utile à ceux qui voudraient faire des recherches sur ce sujet de présenter, sous forme de tableau, l'ensemble des mesures, soit du col, soit de l'utérus tout entier, qui ont été faites par E. Martin, Hecker et Lott, en notant l'époque exacte où ces mesures ont été prises, la cause de la mort, les cas d'insertion vicieuse du placenta (placenta prævia) et le nombre des accouchements antérieurs. Nous ferons une réserve générale, c'est que chez les malades qui ont succombé à des affections puerpérales des organes génitaux, le travail de régression ayant été troublé, les longueurs du col évaluées à l'autopsie sont un peu plus grandes qu'à l'état normal.

TABLEAU

MONTRANT LA LONGUEUR DU COL ET CELLE DE L'UTÉRUS TOUT ENTIER
AUX DIFFÉRENTES ÉPOQUES DES COUCHES.

NUMÉROS DES OBSERVATIONS.	ÉPOQUE DES SUITES DE COUCHES OU LES MENSURATIONS ONT ÉTÉ FAITES.	NOMS DES AUTEURS.	LONGUEUR DE LA CAVITÉ DU COL.	LONGUEUR DE LA CAVITÉ UTÉRINE TOUT ENTIÈRE.	NOM DE LA MALADIE DONT LA FEMME EST MORTE. OBSERVATIONS.	NOMBRE DES ACCOUCHEMENTS ANTÉRIEURS.
	1re MOITIÉ DU 1er JOUR.		cent.	cent.		
1	Immédiatement après l'opération césarienne *post mortem*.	Martin.	5	20	»	»
2	1 h. après l'accouchement.	Martin.	9,7	30	Hémorrhagie par inertie utérine.	«
3	Idem.	Martin.	8,4	28,1	»	«
4	Idem.	Martin.	8,6	24 3	»	«
5	Idem.	Hecker.	8,5	25	Méningite tuberculeuse.	»
6	1 heure et demie.	Martin.	5,5	24,3	»	2
7	2 heures.	Martin.	10,0	25	Hémorrhagie, rupture utérine.	»
8	2 heures.	Lott ...	7,5	23	Méningite.	»
9	2 heures et demie.	Martin.	5,95	17,9	»	1
10	2 heures trois quarts.	Martin.	2,75	14	Placenta prævia.	»
11	4 heures.	Martin.	5,4	24,3	Grossesse gémellaire, Néphrite.	»
12	4 heures.	Martin.	7,2	25,6	Métrorrhagie.	»
13	7 heures.	Lott ...	8	22	Inertie utérine.	3
14	12 heures.	Martin.	6,7	27,7	Rupture du cœur.	»
	2e MOITIÉ DU 1er JOUR.					
15	24 h. après l'accouchement.	Hecker.	9	29	Infection puerpérale.	5
16	24 heures.	Hecker.	8,5	31	Idem.	1

NUMÉROS DES OBSERVATIONS.	ÉPOQUE DES SUITES DE COUCHES OU LES MENSURATIONS ONT ÉTÉ FAITES.	NOMS DES AUTEURS.	LONGUEUR DE LA CAVITÉ DU COL. (cent.)	LONGUEUR DE LA CAVITÉ UTÉRINE TOUT ENTIÈRE. (cent.)	NOM DE LA MALADIE DONT LA FEMME EST MORTE. OBSERVATIONS.	NOMBRE DES ACCOUCHEMENTS ANTÉRIEURS.
	2e JOUR.					
17	36 h. après l'accouchement.	Martin.	9	27	Rupture utérine.......	»
18	38 heures.................	Martin.	4	15	Méningite cérébro-spinale.............	»
19	43 heures...............	Hecker.	5	19	Infection puerpérale...	2
20	47 heures...............	Martin.	8,8	24,3	Rupture utérine......,	»
21	48 heures	Martin.	8,1	27	»	»
22		Martin.	7	22	Éclampsie.	»
23	3e JOUR.............	Hecker.	5	17	Éclampsie. Jumeaux...	2
24		Hecker.	4	17	Péritonite puerpérale..	2
25		Hecker.	4,5	21	Idem............ .	2
26		Hecker.	5	19	Idem...........	4
27		Hecker.	8	24	Idem	7
28		Martin.	6,7	20,2	»	»
29		Martin.	4	19,8	Placenta prævia.......	»
30		Martin.	2	21	Bassin rachitique (rupture utérine)........	»
31		Martin.	5	17	Thromboses et embolies (placenta prævia)..	»
32		Martin.	6,5	19	Rétrécissement du bassin. Rupture utérine. Péritonite........	»
33	4e JOUR	Martin.	5	18	Endométrite diphthéritique...	»
34		Martin.	6,7	20,2	Bassin rachitique......	»
35		Martin.	8,1	27	Endométrite diphthéritique...............	»
36		Hecker.	4,5	21	Péritonite............	2
37		Hecker.	4	19	Idem	4
38		Hecker.	8	24	Idem	7
39		Lott ...	6,5	19	Idem	2
40		Lott ...	7	20	Idem	2
41		Lott ...	6,5	23	Éclampsie............	»
42		Martin.	4	19,5	Endométrite diphthéritique	»
43		Martin.	8	20	Idem	»
44	5e JOUR	Hecker.	6,5	21	Péritonite............	2
45		Hecker.	6	23	Idem	2
46		Hecker.	5	21	Idem	1
47		Hecker.	4	15	Idem	4
48		Lott ...	7,5	20,5	Péritonite...........	1
49	6e JOUR..............	Martin.	4,5	19,5	Endométrite, lymphangite et péritonite...	»
50		Hecker.	6	19	Péritonite...........	»
51		Lott ...	6,5	16	Endométrite puerpérale	2
52	7e JOUR..............	Hecker.	5	17	Péritonite............	1
53		Hecker.	5	17	Idem	1
54		Hecker.	6	16	Idem	1
55		Hecker.	4	15	Typhus	1
56	8e JOUR	Hecker.	4,5	16	Péritonite...........	1
57		Martin.	5	18,5	Endométrite diphthéritique..............	»
58		Martin.	4,5	16	Idem	»
59		Martin.	4	16,2	Idem et paramétrite.	»
60	9e JOUR	Hecker.	6	18	Bronchiectasie et emphysème...........	»
61		Hecker.	4	16	Péritonite............	3
62		Lott ...	4,5	17,5	Idem	1
63		Lott ...	5,5	20	Tuberculose pulmonaire.................	4
64		Martin.	5,4	18,2	Diphthérie vaginale et utérine	2
65		Martin.	3	14	Idem	»
66	10e JOUR..............	Martin.	3	15	Variole.............	»
67		Martin.	6	20,9	Diphthérie vaginale et utérine...........	»
68		Lott ...	3	19	Maladie du cœur.....	»

NUMÉROS DES OBSERVATIONS.	ÉPOQUE DES SUITES DE COUCHES OU LES MENSURATIONS ONT ÉTÉ FAITES . . .	NOMS DES AUTEURS.	LONGUEUR DE LA CAVITÉ DU COL.	LONGUEUR DE LA CAVITÉ UTÉRINE TOUT ENTIÈRE	NOM DE LA MALADIE DONT LA FEMME EST MORTE. OBSERVATIONS.	NOMBRE DES ACCOUCHEMENTS ANTÉRIEURS.
			cent.	cent.		
69		Martin.	4	61	Diphthérie des parties génitales, après accouchement forcé pour *placenta prævia*..................	
70	11e JOUR	Hecker.	4	16	Péritonite............	»
71		Hecker.	2	16	Idem	1
72		Hecker.	4	15	Phlébite..............	3
73		Hecker.	5	15	Endométrite..........	4
74		Lott...	5	15	Péritonite	1
75		Lott ...	4,5	15	Idem	4
76		Lott ...	3,5	17	Atrophie aiguë du foie.	2
77		Martin.	3	14,2	Salpingite et péritonite.	2
78		Hecker.	5	19	Péritonite............	»
79	12e JOUR	Hecker.	3	13	Idem	5
80		Hecker.	5	21	Idem	1
81		Hecker.	5	15	Idem	3
82		Lott...	4	18	Pneumonie...........	1
83	13e JOUR	Hecker.	4,7	15	Péritonite	3
84		Hecker.	3	12	Tuberculose pulmonaire................	4
85	16e JOUR.............	Hecker.	4	14	Phlébite............	2
86	18e JOUR.............	Hecker.	3	12	Pneumonie	5
87	19e JOUR.............	Hecker.	4	14	Phlébite............	3
88	22e JOUR	Hecker.	4	12	Affection du cœur.....	2
89	22e JOUR	Hecker.	3,5	12	Phlébite	2
90	45e JOUR	Hecker.	3	10	Infection purulente....	1
91	48e JOUR	Hecker.	2	8	Péritonite	5
92	86e JOUR	Hecker.	2,5	8	Infection purulente....	2
93	87e JOUR	Hecker.	1,5	8	Pneumonie	1
94	143e JOUR	Hecker.	2,5	7	Idem	3

Pendant que le col diminue de longueur, ses parois augmentent d'épaisseur et ses orifices se referment progressivement, ainsi que nous allons l'établir.

Vingt-quatre heures après l'accouchement, les parois du col sont plus épaisses qu'après la délivrance, mais encore molles et pendantes; le doigt introduit dans la cavité cervicale constate que l'épaisseur plus grande est due au froncement de la muqueuse, qui forme des plis longitudinaux. — L'orifice interne ou supérieur présente déjà des dimensions moindres qu'immédiatement après l'accouchement. — L'orifice externe ou inférieur offre des bords plus épais, mais encore écartés de 3 centimètres environ.

Quarante-huit ou cinquante heures après l'accouchement, l'état des choses n'a pas notablement changé; seulement les plis longitudinaux de la muqueuse cervicale sont plus marqués que la veille.

Dès le quatrième jour, on constate des changements manifestes. La consistance des parois est sensiblement modifiée; elle est augmentée, mais inégale. Entre les deux muqueuses congestionnées et boursouflées qui tapissent, l'une la cavité du col, l'autre sa surface externe, on sent une paroi dont la densité plus grande est due à la rétraction des fibres musculaires. On reconnaît manifestement par le toucher que ces muqueuses peuvent glisser dans des limites très-restreintes sur le plan musculaire. La membrane interne n'offre plus seulement les plis longitudinaux, dont le nombre a augmenté; elle s'est aussi froncée circulairement; les plis obliques de l'arbre de vie, que la distension excessive des orifices avait fait disparaître pour quelque temps, sont nettement appréciables. Ces replis dirigés en divers sens remplissent pour ainsi dire toute la cavité du col, donnent sous le doigt la sensation d'une surface comme tomenteuse, et font paraître le revêtement interne du col utérin plus épais qu'il n'est réellement. — L'orifice interne est plus étroit, son diamètre n'a pas plus de 1 centimètre en général. L'orifice externe est le plus souvent allongé transversalement et dirigé à gauche; il a de 1 1/2 à 2 centimètres environ dans le sens antéro-postérieur, un peu plus dans le sens transversal; le bord de l'orifice est nettement dessiné.

A mesure qu'on s'éloigne de l'époque de l'accouchement, on observe que l'orifice supérieur continue à se rétrécir, et qu'il devient de moins en moins accessible, parce que les parois de la cavité cervicale prennent plus de consistance et se rapprochent l'une de l'autre, surtout à la partie supérieure.

Au douzième jour, quelquefois jusqu'au quinzième, l'orifice externe du museau de tanche est encore entr'ouvert et le col est mou dans sa moitié inférieure. Ces deux circonstances font qu'on peut introduire l'index dans la cavité cervicale jusqu'à la racine de l'ongle. Il peut arriver qu'à cette époque les déchirures ne soient pas encore cicatrisées dans toute leur étendue. Cependant, le plus ordinairement, le travail de cicatrisation est achevé le dix-huitième jour.

Du vingt-cinquième au trentième jour, le museau de tanche est cylindrique et présente un volume encore supérieur à celui qu'il aura définitivement. L'orifice externe est transversal, irrégulier; ses bords sont déchiquetés, et le toucher permet de constater encore une certaine mollesse à son pourtour; les lèvres peuvent en être facilement écartées.

C'est seulement dix ou onze semaines après l'accouchement que le col est tout à fait revenu à son état normal (Wieland).

§ 5. — Modifications des annexes de l'utérus pendant les suites de couches.

Après l'accouchement, les ligaments larges reprennent peu à peu leur direction et leur forme ordinaires.

Les ligaments ronds, les *trompes* et les *ovaires* participent au travail général d'atrophie des organes génitaux et reviennent progessivement à leur état anatomique et physiologique ordinaire. C'est ordinairement six ou sept semaines après l'accouchement qu'on voit apparaître le *retour de couches*, chez les femmes qui n'allaitent pas leur enfant (voy. p. 159).

ARTICLE II

DES TRANCHÉES UTÉRINES

On appelle *tranchées, coliques utérines*, les contractions douloureuses et intermittentes dont l'utérus est le siége, chez certaines femmes, pendant les trois ou quatre premiers jours qui suivent l'accouchement; c'est par exception qu'on les voit quelquefois durer pendant sept ou huit jours. Ces contractions sont analogues à celles du travail, sauf qu'elles ont généralement une intensité moindre; parfois, cependant, elles sont tellement vives qu'elles arrachent des cris à l'accouchée, et chez certaines femmes les douleurs produites par les tranchées sont plus fortes que celles de l'accouchement.

Les tranchées utérines sont beaucoup plus fréquentes chez les multipares que chez les primipares; celles-ci même en sont ordinairement exemptes, à moins qu'il n'existe dans la cavité utérine un fragment de placenta, des lambeaux de membranes ou un caillot.

Wieland, à tort selon nous, ne reconnaît pas à la multiparité l'influence qu'on lui attribue généralement depuis Mauriceau. Pour Wieland, « les conditions dans lesquelles se produisent les tranchées utérines sont toutes individuelles; l'état général, le tempérament de la nouvelle accouchée, certaines complications de la grossesse qui ont amené une distension exagérée de la fibre musculaire, la durée du travail, sont autant de causes qui peuvent influer sur la puissance rétractile du tissu utérin pour l'amoindrir et permettre la distension facile de la cavité par des matières étrangères, dont la présence excitera les contractions douloureuses de l'organe sans distinction de primiparité et de multiparité ».

L'état des parties voisines, a-t-on dit, peut également, par une excitation mécanique, donner lieu à des contractions; ainsi, par exemple, la compression de la matrice par le rectum rempli de matières fécales, le contact du corps et surtout du col de l'utérus avec la vessie remplie d'urine, pourraient produire ces coliques utérines. Les frictions sur le globe utérin, la titillation du col, les mouvements de l'accouchée dans son lit, la succion du mamelon, peuvent assurément les faire naître ou les prolonger; nous avons même connu des femmes qui ont dû renoncer à allaiter parce qu'elles éprouvaient des tranchées intolérables chaque fois que l'enfant prenait le sein. Lorsqu'un caillot volumineux se forme dans l'utérus, les tranchées deviennent ordinairement très-vives, jusqu'à ce qu'il soit expulsé; après quoi elles diminuent ou disparaissent. Suivant Marotte, leur apparition coïnciderait parfois avec les paroxysmes d'une névralgie lombo-abdominale (1).

Il est généralement facile de distinguer les tranchées utérines des autres douleurs qui peuvent exister dans la région inférieure de l'abdomen. Elles

____

(1) *Revue médico-clinique*, 1854.

se présentent, en effet, avec des caractères spéciaux qui ne permettent pas à un observateur attentif de les méconnaître. Le plus souvent, elles débutent peu de temps après la délivrance. D'abord faibles et rares, elles deviennent progressivement plus intenses et fréquentes. Elles présentent d'ailleurs des variétés individuelles très-nombreuses : tantôt elles se reproduisent toutes les cinq minutes, tantôt de loin en loin, d'heure en heure par exemple, ou plus rarement encore. Elles ont manifestement l'utérus pour siége ; il suffit, au moment où elles se produisent, de placér la main sur la région hypogastrique pour sentir cet organe se durcir, se porter en avant et prendre la forme d'un globe plus ou moins régulier. Lorsque les parois abdominales sont minces et qu'il existe une hernie de la ligne blanche, il semble qu'on soit en contact direct avec l'utérus. L'accouchée elle-même perçoit la sensation d'une boule qui apparaît par intervalles et semble se déplacer dans son ventre ; en même temps elle ressent une douleur qui débute un peu au-dessous de l'ombilic, le plus souvent sur la ligne médiane, pour se diriger vers la région sacro-coccygienne, parfois sur les parties latérales, d'où elle s'irradie dans les lombes et même dans les aines et les cuisses.

L'intermittence est encore un caractère important des tranchées utérines, qui sont séparées les unes des autres par un intervalle où le calme est complet. Leur durée varie d'une demi-minute à deux minutes ; quelquefois elles sont très-courtes, et la femme sent « comme un éclair lui traverser le ventre ». La pression de la main les diminue plutôt qu'elle ne les exaspère ; c'est le contraire qui a lieu pour les douleurs liées à une métrite ou à toute autre phlegmasie des organes génitaux internes. En outre, la fin de chaque tranchée est accompagnée de l'issue, hors de la vulve, d'un petit flot de liquide sanguinolent mélangé de détritus provenant de la cavité utérine ; le flux lochial, en d'autres termes, est en ce moment plus abondant. — Les tranchées utérines n'ont généralement pas de gravité ; elles ne sont pas accompagnées de fièvre, ce qui les distingue encore des douleurs inflammatoires. Cependant le pouls s'accélère quelquefois, si elles sont intenses et fréquentes ; quelquefois même elles provoquent des vomissements, ainsi que nous l'avons observé ; mais c'est là un fait rare.

Les tranchées ne durent pas en général plus de trois ou quatre jours, à moins qu'elles ne soient dues à la présence de débris de placenta ou de membranes dans la cavité utérine. Elles diminuent d'intensité et deviennent moins fréquentes à mesure qu'on s'éloigne de l'accouchement. Si elles se prolongent d'une façon anormale et présentent une intensité excessive, elles laissent après elles de l'endolorissement dans tout le ventre et peuvent donner lieu à une métrite. Aussi doit-on s'efforcer de combattre les tranchées, autant pour prévenir cette dernière complication que pour calmer les souffrances de l'accouchée.

Comme traitement préservatif, quelques accoucheurs conseillent de donner de l'ergot de seigle après la délivrance, soit pour chasser les corps étrangers de l'utérus, soit pour venir en aide à la rétractilité de l'organe, surtout chez les femmes qui sont prédisposées aux tranchées, par conséquent chez les multipares. Nous pensons, au contraire, que ce médicament contribuera à emprisonner dans la cavité utérine les corps étrangers qui pourront s'y trouver; aussi préférons-nous ne pas l'administrer après la délivrance, à moins qu'il n'y ait une hémorrhagie; seulement, nous avons soin d'exciter les contractions utérines aussi longtemps que nous le pouvons après l'accouchement, en faisant des frictions et de légères pressions sur la région hypogastrique. Delpech et Wieland ont obtenu quelques succès en employant la digitale comme agent excitateur de la contractilité utérine. Mais dans la majorité des cas le traitement manifestement utile consiste surtout dans les opiacés administrés sous forme de petits lavements contenant chacun 12 à 15 gouttes de laudanum de Sydenham, 20 ou 30 gouttes dans les cas rebelles Deux lavements donnés dans la journée suffisent ordinairement pour calmer les tranchées, et les femmes éprouvent un véritable bien-être après l'emploi de cette médication.

Les potions diacodées ou morphinées données à l'intérieur font aussi cesser les coliques, lorsque celles-ci sont faibles, mais elles sont moins efficaces que les lavements laudanisés. Les injections hypodermiques de morphine constituent, au contraire, un excellent moyen curatif, au moins aussi actif que les lavements laudanisés.

ARTICLE III

DES LOCHIES

On désigne sous le nom de *lochies* l'écoulement qui a lieu par les parties génitales, pendant les suites de couches, jusqu'à ce que l'utérus et ses annexes soient revenus à l'état normal. D'une manière générale, on peut dire que les lochies se composent de liquides excrétés à la surface interne de l'utérus, de débris de la portion de caduque qui n'a pas été expulsée au moment de l'accouchement, et de cellules épithéliales provenant de la desquamation de la muqueuse du col et de celle du vagin.

Les lochies sont successivement *sanguinolentes*, *séro-sanguinolentes*, *séreuses*, *purulentes*. Elles sont *sanguinolentes* pendant les douze ou quinze premières heures des couches; elles deviennent ensuite *séro-sanguinolentes* et conservent ce caractère pendant un temps très-variable, allant du troisième au sixième jour, ainsi que nous le verrons plus loin (voy. p. 776); on les appelle alors *lochies rouges;* elles se composent d'un liquide séro-sanguinolent et contiennent des caillots ordinairement petits, quelquefois très-volumineux. D'après Cazeaux, « l'écoulement lochial est souvent suspendu lorsque la sécrétion laiteuse survient; chez certaines femmes il est seulement diminué. Lorsque la sécrétion laiteuse est terminée, les lochies sanguinolentes reparaissent pendant les quatre à cinq jours qui suivent, mais avec des caractères différents suivant les individus. Ainsi, chez un certain nombre de femmes, surtout chez celles qui ont ordinairement des règles abondantes, on les voit reparaître, sauf la quantité, avec les mêmes caractères physiques qu'avant la montée du lait; elles sont encore constituées par du sang pur et souvent même contiennent de petits caillots assez nombreux; mais chez la plupart, pourtant, elles deviennent de plus en plus séreuses et présentent çà et là quelques stries sanguinolentes ou sont un peu colorées par du sang mélangé intimement aux autres liquides et dont la quantité diminue à mesure qu'on s'éloigne de l'époque de l'accouchement. » Ordinairement, cinq ou six jours après l'accouchement, il n'y a plus traces de sang dans les lochies; quelquefois cependant les lochies sanguinolentes se prolongent bien au delà de cette époque, et assez souvent elles reparaissent à différents intervalles, soit sous l'influence d'un écart de régime, d'un lever prématuré, ou simplement de mouvements continuels faits par l'accouchée dans son lit. Nous avons aussi observé cette prolongation exagérée des lochies chez les femmes qui allaitent. En dehors de ces causes pour ainsi dire physiologiques, on voit persister l'écoulement sanguin dans les maladies de l'utérus ou des parties voisines qui surviennent pendant les suites de couches, ou bien encore lorsqu'il existe un état général particulier de l'organisme. Ainsi, par exemple, une métrite, une péritonite circonscrite, une phlegmasie péri-utérine, un phlegmon du ligament large, déterminent et entretiennent une métrorrhagie puerpérale. Celle-ci est parfois sous la dépendance d'une simple ulcération du col, ayant elle-même pour point de départ les déchirures de cet organe, qui ne se sont pas cicatrisées immédiatement après l'accouchement.

Dans certains cas, on ne trouve aucune lésion locale qui permette d'expliquer la production de ces écoulements sanguins persistants, et alors ils ont été attribués, soit à une débilité, soit à une « surexcitation générale » de tout l'organisme (Cazeaux). Lorsque le praticien se trouve en présence de ces *lochies sanguinolentes prolongées*, il doit donc, pour les traiter, chercher tout d'abord la cause qui les produit. Si elles reconnaissent pour cause un état morbide local ou général de l'organisme, il faut avant tout les combattre par des moyens appropriés. Mais, la plupart du temps, le repos au lit, le décubitus dorsal sur la chaise longue, une potion à l'ergotine, une injection sous-cutanée avec la solution d'Yvon, suffisent pour faire cesser l'écoulement sanguin. Tarnier (1) a presque toujours réussi à le tarir complétement, soit au moyen de grands bains *chauds*, soit au moyen de cataplasmes *chauds* appliqués sur la région sacro-lombaire. On pourrait arriver au même résultat en plaçant sur cette région, soit un petit sac de caoutchouc rempli d'eau chaude, soit un sachet de sable chaud.

Quoi qu'il en soit, cette prolongation exagérée des lochies sanguinolentes est un fait exceptionnel; dans la majorité des cas, il n'y a plus de sang vers le cinquième ou sixième jour, et les lochies deviennent *séreuses* pendant quelques heures. Bientôt après, elles sont formées d'un liquide blanc, jaunâtre, plus ou moins épais; on les désigne alors sous le nom de lochies

---

(1) Bailly, *Utilité des grands bains chauds dans les hémorrhagies secondaires des femmes en couches (méthode de Tarnier)* (*Archives de tocologie*, 1877, p. 657).

purulentes, puriformes; les anciens accoucheurs les appelaient, par erreur, lochies *laiteuses*. Le plus souvent, c'est vers le cinquième ou sixième jour, comme nous venons de l'indiquer, que s'effectue cette transformation purulente; mais l'époque à laquelle on la voit se produire peut varier beaucoup. Ainsi, sur 37 femmes dont les suites de couches étaient régulières, elle survint 9 fois le troisième jour, 4 fois le quatrième jour, 10 fois le cinquième, 6 fois le sixième, et 7 fois du septième au dixième jour. Enfin, sur une femme qui était dans l'état le plus régulier, c'est le seizième jour seulement que l'écoulement lochial eut l'apparence franchement puriforme (Béhier).

Les lochies purulentes ont une durée variable ; chez certaines femmes, elles cessent ou du moins elles deviennent insignifiantes au bout de quinze jours; chez d'autres, l'écoulement purulent dure trois semaines, un mois. Enfin, chez d'autres encore, on l'observe jusqu'à ce que les règles reparaissent, c'est-à-dire jusqu'au *retour de couches*.

La prolongation des lochies purulentes tient souvent, soit à un défaut d'involution utérine, soit à une métrite catarrhale.

Au lieu de voir les lochies se prolonger d'une façon anormale, on les voit quelquefois disparaître à une époque très-peu avancée des couches. Cette suppression prématurée de l'écoulement lochial doit faire porter un pronostic favorable; elle n'est un signe fâcheux que si elle survient brusquement et coïncide avec un état inflammatoire des organes génitaux ou des régions voisines.

L'abondance de l'écoulement lochial est très-variable suivant les femmes; il est d'ailleurs très-difficile d'apprécier d'une façon exacte la quantité des liquides qui s'écoulent des parties génitales pendant les suites de couches. Cependant Gassner, qui s'est livré à des recherches consciencieuses sur ce point, a évalué à 1 kilogramme le poids moyen des lochies du premier au troisième jour après l'accouchement, à 280 grammes du quatrième au cinquième jour, à 205 grammes du sixième au huitième jour ; de sorte que les accouchées perdraient dans les huit premiers jours qui suivent la délivrance 1485 grammes de leur poids par le fait de l'écoulement lochial. Dans la pratique ordinaire, lorsqu'on veut évaluer approximativement la quantité de l'écoulement lochial, on compte les serviettes salies par la femme. Ainsi pendant la première journée, il faut changer la serviette de couches une douzaine de fois; pendant la seconde journée, huit serviettes suffisent ; dans la troisième, six ; quatre ou cinq dans les jours qui suivent.

L'écoulement n'a pas toujours une marche uniforme. Par exemple, pendant l'établissement de la sécrétion laiteuse, il est ordinairement moins abondant; mais dès que cette sécrétion est établie, il reprend son cours normal. Au bout d'une dizaine de jours, on constate chez certaines femmes seulement quelques taches dans la journée, parfois à peu près aux mêmes heures. On est quelquefois plusieurs jours sans voir d'écoulement, puis celui-ci reparaît en petite quantité pour disparaître le lendemain.

L'abondance de l'écoulement lochial est, dit-on, en rapport avec la quantité de sang perdu pendant les époques menstruelles. Cependant Wieland ne put constater l'existence de ce rapport en observant à ce point de vue 48 femmes dans l'état puerpéral.

Les lochies seraient, d'après certains auteurs, plus abondantes chez les femmes qui n'allaitent pas leur enfant que chez les autres; plus abondantes aussi chez les femmes qui ont eu plusieurs enfants que chez les primipares.

On a prétendu que les lochies pouvaient manquer complétement chez certaines femmes; nous n'avons pas été témoins de ces faits de *lochies nulles*. Le professeur Depaul les nie (1). Il est probable qu'il s'agissait, dans les observations de ce genre, d'écoulements très-peu abondants et très-courts. Cazeaux en a publié un exemple très-curieux, que lui avait offert la femme d'un de ses confrères. « Après un accouchement des plus faciles et des plus heureux, les lochies, dit-il, furent presque complétement supprimées. Elle perdit à peine quelques cuillerées de sang dans les premières vingt-quatre heures, mais à dater du second jour il ne s'écoula plus aucun liquide des parties génitales, et le mari, qui, tous les jours examinait avec le plus grand soin tous les linges, m'a assuré n'avoir pu constater la plus petite trace d'écoulement lochial. Je m'en suis moi-même plusieurs fois assuré. Les suites de couches furent du reste très-heureuses. Seulement, pendant les sept ou huit premiers jours s'exhalait des parties génitales une odeur très-fétide. Après nous être assuré qu'il n'existait dans l'utérus aucun corps étranger, nous conseillâmes simplement quelques injections fréquemment répétées, et tout se passa bien. Cette jeune dame venait d'accoucher pour la seconde fois, et après un premier accouchement l'écoulement lochial avait été parfaitement régulier. »

De ce qui précède, il résulte que les lochies ont une *couleur* rouge ou rougeâtre pendant les premiers jours des couches, tandis que dans la suite elles sont blanches, blanc jaunâtre. Parfois, cependant, vers le quatrième jour, elles tachent le linge en jaune et sont d'une couleur *purée de marrons*, due à un mélange de sang. Enfin, elles forment quelquefois sur le linge des taches noirâtres et présentent une *couleur de marc de café;* c'est ce qui arrive quand elles coulent sur des eschares du vagin ou de la vulve, quand il existe une métrite gangréneuse, et surtout quand des caillots se désagrégent ou se putréfient dans la cavité utérine.

Les lochies ont une *odeur* spéciale *sui generis, gravis odor puerperii*, qui est quelquefois très-forte chez certaines femmes, à cause du manque de soins de propreté ou d'une prédisposition individuelle. Cette odeur prononcée des lochies peut coïncider avec un état absolument normal des organes génitaux. Quelquefois, au contraire, les lochies deviennent *fétides* par suite de la putréfaction de caillots, de débris de membranes ou de placenta retenus dans la cavité utérine, par suite de la présence d'eschares au niveau de la vulve, du vagin ou de la face interne de l'utérus; dans le cas de sphacèle étendu des parties génitales, les lochies ont une *odeur cadavéreuse*. C'est

____

1) *Gazette des sages-femmes*, et *Clinique obstétricale*

alors que les injections de liquides antiseptiques sont de rigueur, soit dans le vagin, soit même dans la cavité utérine. Pour les injections vaginales on fait ordinairement dissoudre dans un litre d'eau, soit 1 ou 2 grammes de permanganate de potasse, soit 20 grammes d'acide phénique ou 40 grammes d'acide borique; pour les injections utérines, on emploie de préférence une solution phéniquée au centième, c'est-à-dire 10 grammes d'acide phénique par litre d'eau.

Caractères microscopiques. — D'après le professeur Ch. Robin, le sang qui s'écoule de l'utérus après la délivrance contient des leucocytes chez la plupart des femmes. On en trouve généralement environ de 1 à 5 pour 100 globules rouges ; quelquefois même leur quantité va jusqu'au double de la précédente. Cette proportion est celle qu'on observe dans le sang des lochies du premier jour, à partir de trois à six heures après la délivrance, sans qu'il soit possible de savoir exactement si ces globules blancs viennent uniquement du sang, ou si, comme il est probable, un certain nombre de ces globules ne se sont pas déjà produits à la surface interne de l'utérus.

A compter de la fin du premier jour, le liquide qui s'écoule par le vagin ne contient plus qu'un tiers environ de globules rouges ou hématies, et deux tiers d'autres éléments en suspension dans le fluide séro-muqueux des lochies. Ces autres éléments sont des globules blancs ou leucocytes en nombre un peu moindre seulement que les hématies; ils sont isolés ou agglutinés les uns aux autres et forment ainsi des amas de volume variable. Ce sont encore des cellules épithéliales pavimenteuses du vagin, isolées ou imbriquées, plus ou moins abondantes suivant les sujets. On rencontre encore des cellules épithéliales provenant du col de l'utérus et présentant le type pavimenteux ou le type caliciforme, suivant la région d'où elles se sont détachées. Outre les éléments précédents, Wertheimer (1) a trouvé des corpuscules de tissu conjonctif embryonnaire ou en voie de formation (cellules fusiformes, étoilées ou rondes du tissu conjonctif). Ces éléments du tissu conjonctif ne sont autre chose que des débris de la portion de caduque restée adhérente au moment de la délivrance et qui sont expulsés peu à peu de la cavité utérine pendant les premiers jours des couches. Le même auteur a encore observé la présence des *cristaux de cholestérine* dans le liquide lochial.

Le liquide plus ou moins visqueux qui tient ces éléments en suspension est parsemé de granulations moléculaires grisâtres très-nombreuses, et d'un certain nombre de petits granules graisseux.

A partir du deuxième jour, tandis que les globules rouges diminuent, les leucocytes augmentent de nombre; ils l'emportent bientôt en quantité sur les hématies, et les lochies prennent peu à peu une teinte roussâtre ou d'un gris roussâtre, qui passe au blanc grisâtre ou jaunâtre à compter du troisième ou du quatrième jour, quelquefois du cinquième. Habituellement, à la fin de cette période, on ne trouve presque plus de globules rouges dans les lochies, et même plus du tout du cinquième au septième jour. Les leucocytes sont

(1) *Archiv für path. Anatomie und Physiologie und für Medicin*, Bd 21, Heft. 3.

au contraire l'élément anatomique prédominant; quelques-uns sont devenus volumineux, pleins de granules, et présentent, en un mot, les caractères qui les font appeler « globules granuleux ».

Avec ces éléments, il existe encore des cellules paviménteuses de l'épithélium du vagin, mais en moindre nombre que pendant les jours précédents; elles sont généralement réunies par imbrication, en lamelles plus ou moins larges, auxquelles adhèrent souvent quelques-uns des éléments précédents. On trouve encore quelques cellules polyédriques ou presque sphéroïdales semblables à celles des couches profondes de l'épithélium vaginal, ou du col de l'utérus.

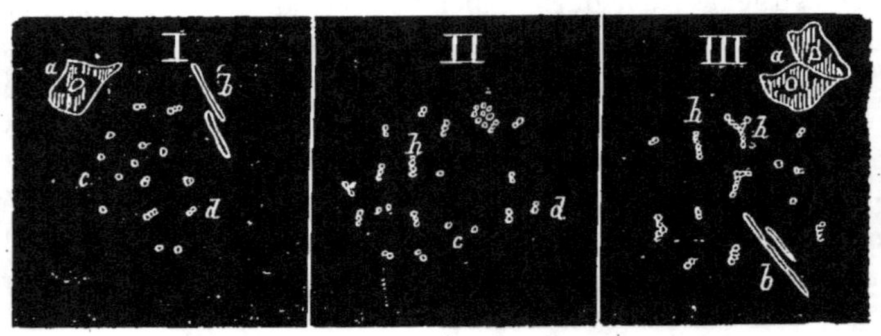

Fig. 280.—Microbes des lochies normales ou pathologiques. Grossissement de 680 diamètres (dessin de Bar, interne à la Maternité).

a. Cellule épithéliale du vagin.
b. Bactérie commune.
c. Vibrion à un seul point ou grain (monocellulaire.

d. Vibrion en point double ou en deux grains, *micrococcus* en point double. — Vibrion pyogénique de Pasteur.
h. Vibrion en chapelet ou à chaînette.

I. Microbes recueillis dans les lochies d'une femme accouchée et bien portante. La plupart sont monocellulaires et n'existaient que dans le liquide qui baignait la vulve.

II. Microbes recueillis dans les lochies d'une femme accouchée quatre jours auparavant et ayant de la fièvre. Les vibrions sont nombreux et formés, pour la plupart, de deux grains; quelques-uns d'entreeux sont en chaînette ou à chapelet.

III. Microbes recueillis dans les lochies d'une femme atteints de septieémie puerpérale, vingt-quatre heures avant la mort. On y voit quelques vibrions à deux grains, un grand nombre de vibrions en chapelet ou à chaînette (vibrions de la fièvre puerpérale suivant Pasteur).

Les granulations moléculaires grisâtres, en suspension dans le liquide devenu plus visqueux, sont beaucoup plus abondantes qu'aux époques antérieures, et les granules graisseux ont diminué de quantité.

Cette composition des lochies reste la même jusqu'à leur cessation; seulement, dans les derniers jours, les leucocytes qui ont pris l'état granuleux deviennent plus nombreux.

Les lochies peuvent encore contenir, dès les premiers jours, certains *protozoaires* (voy. fig. 280), tels que le *Trichomonas vaginalis* que Donné avait trouvé dans l'écoulement blennorrhagique, et la *bactérie commune* (*bactérium termo*) qu'Haussmann, Hugh Miller, ont signalée dans ces derniers temps.

D'après Doléris, dont les observations ont été faites dans le laboratoire de Pasteur, dont les magnifiques travaux attirent l'attention de tous les hommes.

de science, on rencontrerait encore presque toujours, dans les lochies purulentes, le *micrococcus en point double* (voy. fig. 280). Ce microbe peut se
rencontrer chez les femmes bien portantes ; mais alors il est rare, et il ne
devient dangereux que s'il se multiplie. On ne rencontrerait, au contraire,
que chez les femmes malades le *micrococcus en chapelet* ou en chaînette
(voy. fig. 280), que Pasteur a de la tendance à considérer comme le microbe
de la fièvre puerpérale. Tous ces microbes se multiplient et pullulent dans
un milieu alcalin ; les solutions acides et particulièrement les solutions phéniquées au 50e les font périr.

Composition chimique. — Les lochies ont pendant les premiers jours
qui suivent l'accouchement une réaction alcaline ; puis à partir du huitième
jour environ elles prennent une réaction acide ou neutre.

L'analyse chimique y démontre au début des couches la présence de l'albumine ; à une période plus avancée, celle de la mucine, de la graisse saponifiée,
de chlorures, de phosphates alcalins et à base de chaux ou d'oxyde de fer.

ARTICLE IV

DE LA SÉCRÉTION LAITEUSE

La sécrétion laiteuse est une fonction nouvelle qui apparaît pendant les
suites de couches, et qui est destinée à continuer après la naissance les rapports de nutrition qui existaient entre la mère et l'enfant pendant la grossesse.

La sécrétion laiteuse apparaît à des époques variables, mais généralement
de la quarantième à la soixantième heure, vers la fin du second jour ou au
commencement du troisième.

Rarement elle se produit plus tôt ; chez certaines femmes elle est très-tardive et n'a lieu que le quatrième, le cinquième et même le sixième jour ;
il est tout à fait exceptionnel de la voir débuter au delà du septième jour.

La sécrétion laiteuse est ordinairement accompagnée de *phénomènes
locaux* qui en dépendent d'une façon évidente ; quant aux *phénomènes généraux* qu'on observe parfois au moment où elle se produit, ils sont depuis
nombre d'années l'objet de nombreuses discussions. Nous y reviendrons plus
loin.

Phénomènes locaux. — Les phénomènes *locaux* consistent dans l'*accroissement de volume* et l'*augmentation de consistance* des mamelles, auxquels
il faut ajouter l'écoulement du colostrum et du lait. Lorsqu'on examine les
seins immédiatement après l'accouchement, on les trouve encore souples,
d'un volume égal à celui qu'ils ont pendant la grossesse. Si l'on vient à exercer une pression sur la région du mamelon, on fait sourdre quelques gouttes
d'un liquide séreux ou jaunâtre : c'est le colostrum.

Les choses restent en apparence stationnaires pendant un temps variable,
comme nous l'avons vu tout à l'heure, mais au bout de ce temps les seins
augmentent de volume et deviennent plus durs. Les téguments sont tendus,
lisses, sillonnés de veines bleuâtres qui forment un réseau reliant quelque-

fois au niveau de la région sternale les veines sous-cutanées des deux mamelles. Le mamelon devient moins saillant, ce qui rend l'allaitement difficile; quand la partie aréolaire est indurée, la difficulté est telle que l'enfant refuse quelquefois de prendre le sein.

Lorsque le lait est sécrété avec abondance, les îlots glandulaires se dessinent sous les téguments, où on les sent avec leur résistance élastique spéciale ; on peut même apprécier leurs contours d'une façon assez exacte. C'est alors qu'on distingue les différents prolongements que présentent dans certains cas les glandes mammaires ; ces prolongements se dirigent quelquefois à la partie interne, jusqu'à la ligne médiane, plus souvent à la partie externe; dans ce derniers cas, il est facile de constater dans le creux de l'aisselle une glande supplémentaire en connexion avec la glande principale. Nous avons encore observé ces prolongements se dirigeant en haut sous forme de cordons noueux, et remontant jusqu'au bord inférieur de la clavicule.

En même temps, si l'on vient à exercer une pression sur la mamelle, au niveau de la portion aréolaire, on détermine l'écoulement d'un liquide blanchâtre, épais, crémeux, qui n'est autre que du lait. Cet écoulement est très-variable chez les femmes en couches : il n'est pas seulement en rapport avec la richesse de la sécrétion; il dépend encore de la conformation du mamelon, de la manière dont l'enfant prend le sein, du moment pendant lequel on fait l'examen. Le résultat de celui-ci est naturellement très-différent suivant que l'enfant vient de teter ou que l'allaitement a eu lieu plusieurs heures auparavant. Cet écoulement est moindre chez les primipares que chez les multipares ; il semble que les conduits galactophores soient moins aptes à se remplir chez les premières que chez les secondes. On observe, du reste, de nombreuses variétés individuelles ; certaines femmes sont obligées de renoncer à nourrir leurs enfants parce que leur lait n'est pas assez abondant. Peut-être la glande mammaire est-elle trop peu développée, peut-être leur état général est-il insuffisant pour remplir la fonction importante de l'allaitement.

Chez d'autres femmes, au contraire, l'écoulement est tellement abondant qu'il est spontané, la succion de l'enfant n'est pas même nécessaire pour faire sourdre le lait; celui-ci se répand au dehors et mouille la chemise de la femme, non-seulement au niveau des seins, mais jusqu'à la ceinture. La pression des tubercules de Montgomery peut, chez certains sujets, déterminer l'issue d'un liquide blanchâtre considéré par Sappey comme une production sébacée, et par Depaul comme du lait véritable.

Un phénomène local que nous avons observé plusieurs fois, mais qui est relativement rare, c'est l'œdème sous-cutané, ayant son siége au niveau de l'aréole et se prolongeant même au delà dans certains cas. Cette accumulation de sérosité dans le tissu cellulaire sous-cutané est plus fréquente chez les primipares que chez les multipares; on la rencontre plus souvent chez les animaux domestiques, vaches, brebis, juments, que chez les femmes.

Nous venons d'étudier les modifications superficielles de la glande mammaire; il s'en produit encore de profondes, qui sont intimement liées au mécanisme de la production du lait.

Le lait se compose d'une partie liquide provenant de la transsudation du sérum du sang et d'une partie solide constituée par des éléments figurés. Ceux-ci se forment progressivement aux dépens des cellules épithéliales qui remplissent les acini glandulaires. Les transformations que subissent les cellules consistent d'abord dans un gonflement dû à l'accumulation de granulations très fines dans leur intérieur, puis dans la disparition de leur noyau et de leur contour. Les fines granulations se réunissent, se groupent et forment des gouttelettes graisseuses qui peu à peu deviennent assez nombreuses; adhérentes entre elles par l'intermédiaire du protoplasma qui est conservé, elles constituent des amas mamelonnés, arrondis, ayant la forme de mûres. Ce sont les *corpuscules du colostrum* (voy. fig. 281). Puis peu à peu ces corpuscules se désagrégent et les gouttes graisseuses sont mises en liberté; ce sont les globules du lait, qui sont de volume inégal (voy. fig. 281), et forment avec la partie liquide une fine émulsion. Ces globules, surtout les plus petits, sont

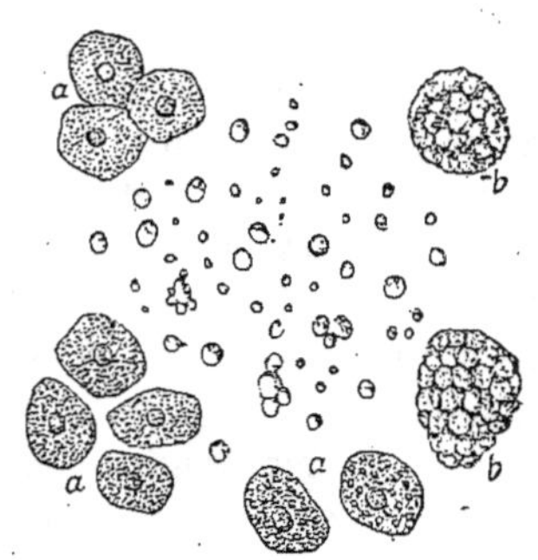

Fig. 281. — Sécrétion des mamelles, d'après Léo Gerlach.

a. Cellules glandulaires de la mamelle.
b. Corpuscules du colostrum.
c. Globules de lait.

animés de *mouvements browniens*. Un certain nombre d'auteurs ont décrit une membrane d'enveloppe à ces gouttelettes graisseuses, et parmi eux nous citerons surtout Ascherson (1), qui en 1835 publia sur ce sujet un mémoire dont les conclusions furent généralement adoptées. Pour cet auteur, il existerait autour de chaque globule laiteux une fine membrane albuminoïde, qu'il désigne sous le nom de *membrane haptogène*, de ἅπτω, j'attache, et γεννάω, j'engendre, parce qu'elle résulterait du contact des globules graisseux avec le liquide albumineux qui les tient en suspension. Henle (2), Dumas (3), Robin (4), Frey (5), Kölliker (6), etc., admettent l'existence de cette membrane enveloppante, et Béclard, qui émet la même opinion dans son traité de physiologie, explique l'action du battage sur le lait pour la fabrication du beurre, par la destruction des membranes globulaires, qui met ainsi la graisse en liberté. Mais cette opinion, si généralement admise, vient d'être critiquée vivement par Kehrer (7) et renversée par les observations de de Sinéty. Cet auteur, tout en admettant

(1) Ascherson, *Comptes rendus de l'Académie des sciences*, 1838, t. VII, p. 837, et *Archives de Müller*, 1840, p. 44.
(2) Henle, *Traité d'anatomie générale*, trad. de Jourdan, Paris, 1843, t. II, p. 522.
(3) Dumas, *Lait des carnivores* (*Annales des sciences naturelles*, 1845, t. IV, p. 195.)
(4) Robin, *Leçons sur les humeurs normales et morbides du corps de l'homme*, 1867, p. 392.
(5) Frey, *Traité d'histologie et d'histochimie*, Paris, 1871.
(6) Kölliker, *Éléments d'histologie humaine*, trad. Béclard et Sée, 1856, p. 590.
(7) Kehrer, *Arch. Gynäk.*, 1871, vol. II, p. 28.

la justesse des observations d'Ascherson, dans les conditions particulières
où il s'était placé, a démontré d'une façon très claire (1) que la membrane
d'enveloppe n'existe pas lorsqu'on a soin d'examiner le lait quand il est
frais, c'est-à-dire immédiatement après sa sortie du sein, et de ne pas se
servir, pour l'examen histologique, de réactifs coagulants. Celui qu'emploie
de Sinéty est la solution aqueuse de rouge d'aniline, qui ne coagule pas l'albumine, ne colore pas en rouge les gouttes graisseuses, mais colorerait une
membrane albuminoïde, si elle existait. Comme cette coloration ne s'est pas
produite, l'enveloppe globulaire décrite par Ascherson et les auteurs que
nous avons cités plus haut serait, d'après de Sinéty, le résultat de modifications chimiques que subit le lait, lorsqu'il est en dehors de l'organisme,
soit spontanément, soit sous l'influence des réactifs employés par les expérimentateurs.

Les changements que nous venons de décrire, et qui ont pour résultat de
donner naissance aux globules du lait, ne s'accomplissent pas brusquement
mais, au contraire, s'effectuent d'une façon progressive. Dans le cours de
la grossesse, surtout à la fin, on peut faire sourdre par la pression des
glandes mammaires, chez certaines femmes, un liquide constitué surtout
par du sérum, au milieu duquel nagent principalement les cellules épithéliales ayant subi une dégénérescence graisseuse avancée. On y rencontre
seulement quelques corpuscules de colostrum isolés. — Chez les femmes,
immédiatement après leur accouchement, le produit de sécrétion des mamelles est désigné sous le nom de *colostrum*. C'est un liquide très aqueux,
présentant une teinte blanchâtre, au milieu duquel on trouve des stries
épaisses, d'une couleur jaunâtre, composées presque exclusivement de *corpuscules du colostrum* (voy. plus haut).

Ce qui constitue la différence entre le colostrum et le lait, c'est que dans
le premier de ces liquides, les éléments figurés ne peuvent se mélanger
intimement au sérum, tandis que dans le second, les gouttelettes graisseuses
dissociées ont pu constituer une véritable émulsion. De plus, le colostrum se
coagule par l'ébullition, ce qui prouve qu'il contient de l'albumine, tandis
que le lait n'a pas cette propriété, parce que l'albumine s'est transformée
en caséine.

D'après les analyses de Becquerel et Vernois (1), le lait renfermerait, pour
1000 parties, 889 parties d'eau et 111 parties solides, dont 39,24 de caséine,
26,66 de beurre, 43,64 de sucre de lait et 1,38 de sels inorganiques, parmi
lesquels on rencontre surtout le phosphate de chaux.

Phénomènes généraux. — Nous désignons sous le nom de phénomènes
généraux les modifications qui surviennent parfois du côté de l'innervation,
de la circulation, de la respiration, de la calorification, des sécrétions urinaire,
sudorale, lochiale, quelque temps avant ou pendant l'établissement de la sécrétion laiteuse. Chez quelques femmes, en effet, on observe durant cette

____

(1) De Sinéty, *Recherches sur les globules du lait* (*Archives de physiologie normale et
pathologique*, par Brown-Séquard, Charcot et Vulpian, 2ᵉ série, p. 484 et 485.

période, de la céphalalgie, des douleurs névralgiques dans plusieurs régions du corps, de très légers frissons suivis de chaleur et de sueur, une soif vive, de l'anorexie, une langue blanche, une face rouge et animée, une accélération du pouls et une élévation de température. C'est à l'ensemble de ces phénomènes qu'on a donné le nom de *fièvre de lait*.

Mais un grand nombre d'auteurs, parmi lesquels nous citerons particulièrement P. Dubois, Depaul et Mattei, ont nié l'existence de la fièvre de lait en tant qu'*entité morbide*, et ont regardé les phénomènes généraux que nous venons de signaler comme indépendants de la sécrétion laiteuse et liés à des affections générales ou locales de la femme en couches, dont il était important en pratique de faire le diagnostic. Nous croyons, comme ces auteurs, que dans la majorité des cas les phénomènes fébriles ne doivent pas être rapportés au fait de la sécrétion du lait ; c'est, en effet, le plus souvent, du côté des organes génitaux ou de l'abdomen qu'on trouve les causes de la prétendue fièvre de lait ; on constate, l'attention étant éveillée sur ce point, les signes de la métrite, de la lymphangite utérine, d'une péritonite au début ; quelquefois seulement des lésions du côté de la vulve, du périnée, avec gonflement et inflammation, eschares, fétidité des lochies, gerçures ou crevasses du mamelon, angioleucite du sein, etc.

Néanmoins, dans un certain nombre de cas beaucoup moins nombreux que les précédents, sans être exceptionnels, on constate, chez des accouchées qui ne présentent aucune des affections que nous venons de signaler, de la céphalalgie, des frissons, un pouls parfois très-fréquent (120 et au-dessus), une température élevée (39 degrés centigrades, par exemple), et ces phénomènes généraux, coïncidant avec une augmentation de volume des seins remplis de lait et indurés, disparaissent quand ce liquide est évacué, soit qu'il se soit écoulé spontanément, soit qu'il ait été pris par l'enfant. Dans ces cas, il existe bien réellement une fièvre qu'il nous semble légitime d'appeler *fièvre de lait*, car elle doit être attribuée à la rétention du lait dans les conduits galactophores ; il y a là un phénomène presque pathologique qui se produit chez les femmes dont la sécrétion lactée est très-abondante, surtout lorsqu'elles ne donnent pas à teter et que le lait ne s'écoule que très-difficilement ; ou lorsque l'enfant prend le sein d'une façon insuffisante, par suite d'une mauvaise conformation du mamelon ; en d'autres termes, lorsque *le débit du lait n'est pas égal à sa production*.

Dans les cas normaux, de beaucoup les plus fréquents, comme nous l'avons dit, où il n'existe pas de fièvre de lait, on observe cependant, en général, pendant la période qui correspond à la sécrétion laiteuse, une suspension ou une atténuation du phénomène que nous décrirons plus loin sous le nom de *ralentissement du pouls;* en effet, celui-ci, au lieu de battre 44 ou 56 fois par minute, ainsi qu'on l'observe souvent, monte momentanément à 72 et même 76. Si cette disparition momentanée du ralentissement du pouls ne caractérise pas une véritable fièvre, on est du moins tenté de dire qu'elle

(1) Becquerel et Vernois, *Comptes rendus de l'Académie des sciences*, t. XXXVI, p. 188.

constitue une *fièvre relative*, si l'on peut s'exprimer ainsi. Mais nous devons ajouter que plusieurs fois nous avons trouvé le pouls ralenti même pendant l'établissement de la sécrétion lactée.

Ordinairement, la température ne s'élève pas pendant la période de sécrétion lactée au-dessus de 38°,2 et même 37°,8. On a cependant quelquefois constaté dans les cas normaux une élévation de 5 dixièmes de degré par rapport à la période qui s'écoule depuis l'accouchement jusqu'à la sécrétion lactée. Quelques auteurs admettent que la légère différence de température et la faible élévation du pouls qu'on trouve en moyenne du troisième au cinquième jour des couches ne constituent pas de la fièvre, mais dépendent de l'activité plus grande des mamelles ; d'autres l'attribuent au processus des solutions de continuité des organes génitaux, et aussi aux modifications qui surviennent dans tout l'organisme à cette époque (1).

Nous avons même vu les phénomènes fébriles tenant à l'accumulation du lait dans les seins se produire deux ou trois fois dans le cours des dix premiers jours des couches, et coïncider chaque fois avec une nouvelle et violente poussée laiteuse.

ARTICLE V

MODIFICATIONS DES PRINCIPALES FONCTIONS DE L'ÉCONOMIE PENDANT LES SUITES DE COUCHES

Après l'accouchement et la délivrance, la femme présente un état variable, suivant que le travail a été rapide ou lent. Dans le premier cas, son visage est calme et peu coloré ; elle éprouve un sentiment de bien-être général ; la peau est fraîche ; il n'existe aucune élévation de température ; le pouls est normal et même un peu ralenti (voy. plus loin).

Lorsque le travail a été pénible et prolongé, la femme éprouve après l'accouchement une grande fatigue. Le visage est rouge, la peau chaude, le pouls fréquent, surtout si la période d'expulsion a été longue et a nécessité des efforts énergiques. Les yeux sont parfois injectés, et même, dans certains cas, on y observe des ecchymoses sous-conjonctivales. Quelquefois les accouchées sont tellement fatiguées que, peu de temps après leur toilette, elles s'endorment d'un profond sommeil. D'autres, au contraire, sont tellement énervées et agitées qu'elles ne peuvent prendre le repos qui leur est si nécessaire, même pendant la nuit qui suit leur délivrance.

Peu à peu ces phénomènes se calment et disparaissent généralement au bout d'un jour ou deux.

Quelques femmes, immédiatement après l'accouchement ou la délivrance, sont prises d'un *frisson* assez violent avec claquement de dents et trem-

(1) Voyez pour plus de détails sur ce sujet : *Des phénomènes précurseurs et concomitants de la sécrétion lactée*, par le docteur G. Chantreuil, Mémoire couronné par l'Académie de médecine, prix Capuron, 1873. Extrait des *Archives de tocologie*, 1874.

blement des membres. Ce phénomène, purement nerveux, ne présente pas de gravité ; il n'a pas surtout l'importance qu'il aurait s'il apparaissait quelques jours plus tard. Il n'empêche pas les suites de couches d'être régulières, ainsi que le faisait remarquer Béhier dans ses Leçons cliniques. Stoïcesco (1), qui l'a étudié d'une façon particulière, a observé sur les tracés thermosphygmiques qu'il a pris au moment même de ce frisson, que celui-ci *n'est jamais accompagné d'augmentation de la température ni d'accélération du pouls*, caractère qui le différencie complètement du frisson des suites de couches pathologiques.

Après avoir étudié l'état général de la femme immédiatement après l'accouchement, nous devons maintenant examiner quelles sont les modifications que subissent, dans le cours des suites de couches, les principales fonctions de l'économie.

§ 1. — Des modifications de la circulation pendant les suites de couches.

Le pouls après l'accouchement devient souple, développé, et se ralentit. Nous donnerons quelques détails à ce sujet, car l'examen du pouls a, chez les nouvelles accouchées, une importance capitale ; en s'en tenant simplement aux indications qu'il donne, on pourrait en effet diagnostiquer presque à coup sûr l'état de santé ou de maladie. Son étude offre donc à l'accoucheur des renseignements extrêmement précieux ; mais nous n'avons pas à indiquer ici les signes qu'il fournit dans les maladies puerpérales, nous exposerons seulement les modifications qu'il subit chez une nouvelle accouchée bien portante.

Nous rappellerons tout d'abord qu'en moyenne, chez les femmes adultes, le pouls bat ordinairement soixante-quinze fois par minute, et qu'il s'accélère un peu pendant la grossesse et surtout pendant le travail.

Immédiatement après l'accouchement le pouls tombe souvent à soixante ou cinquante-six, quelquefois plus bas, mais, en général, cet abaissement dans le nombre des pulsations est bientôt suivi d'une accélération de quelques heures de durée. Après cette accélération passagère, très-souvent le pouls se ralentit de nouveau chez les femmes en couches bien portantes ; sans vouloir donner un chiffre destiné à exprimer la proportion exacte des femmes chez lesquelles on observe ce ralentissement du pouls dans l'état puerpéral physiologique, nous nous contenterons de dire que c'est là un phénomène extrêmement commun, qu'on rencontre d'une manière presque constante quand on veut le rechercher avec soin.

Ce ralentissement a été décrit pour la première fois par le docteur H. Blot (2), qui en a fait le sujet d'un mémoire remarquable.

La limite extrême du ralentissement observé par Blot a été de trente-cinq

(1) Stoïcesco, *Du frisson pendant l'état puerpéral.* Thèse inaugurale, Paris, 1876.
(2) Blot, *Archives énérales de médecine,* mai 1864.

pulsations par minute. « Mais il ne faudrait pas croire, dit cet auteur, que le ralentissement du pouls porté à ce degré soit fréquent, je ne l'ai rencontré que chez trois femmes. Entre ce chiffre de trente-cinq et celui de soixante-quinze, que nous acceptons comme exprimant la fréquence ordinaire, nous avons pu observer tous les degrés de ralentissement; il est cependant deux nombres qui nous ont frappé par leur fréquence relative, ce sont ceux de quarante-quatre et cinquante-six. »

Le ralentissement du pouls peut durer de un à douze jours; en général il persiste plus longtemps chez les multipares que chez les primipares. Chez ces dernières il dure rarement plus de trois jours, tandis que chez les multipares on l'observe souvent quatre, six et sept jours. L'époque à laquelle se montre le ralentissement varie un peu chez les différentes femmes; le plus souvent c'est vingt-quatre heures après l'accouchement qu'on le voit commencer. Dans les vingt-quatre heures qui suivent son début il devient plus prononcé, puis, après être resté un certain temps stationnaire, il disparaît progressivement pour faire place au pouls habituel.

Le ralentissement cesse quelquefois complètement au moment où les seins deviennent le siège de la congestion qui précède la sécrétion laiteuse. Mais le plus ordinairement on observe une simple diminution dans le degré du ralentissement (voy. p. 783).

Le ralentissement du pouls se produit après l'avortement, après l'accouchement prématuré, spontané ou artificiel, comme après l'accouchement naturel et à terme.

Quand on observe le ralentissement du pouls chez une femme récemment accouchée, on peut être certain qu'elle est dans un état parfaitement normal. Au point de vue du pronostic, c'est donc un signe favorable. Dans un hôpital de femmes en couches, la fréquence du ralentissement du pouls relativement au nombre des accouchées indique même, d'une manière générale, un état sanitaire excellent; la rareté de ce phénomène, au contraire, doit faire craindre une mauvaise disposition dans la santé des nouvelles accouchées.

Un certain nombre d'auteurs ont repris la question de l'état du pouls pendant les suites de couches et n'ont fait généralement que confirmer les résultats obtenus par Blot. Quelques divergences sont seulement à signaler, quant à ce qui concerne l'époque à laquelle le pouls est le plus ralenti. Pour Blot, c'est à la fin du premier jour; pour Hémey, à la fin du second; pour Baumfelder et Denbel, à la fin du septième jour; pour Meyburg, le neuvième jour, qu'aurait lieu le maximum du ralentissement.

Les auteurs ne sont pas d'accord sur la cause du ralentissement du pouls. Il résulte cependant des expériences sphygmographiques de Blot et Marey que ce ralentissement est en rapport avec un certain degré d'augmentation dans la tension artérielle, et les auteurs que nous venons de citer pensent qu'on peut expliquer cette tension par la suppression brusque et presque complète de la circulation qui s'effectuait dans les parois utérines pendant la grossesse. Après la délivrance, l'utérus se rétracte fortement et ses vaisseaux deviennent difficilement perméables, de sorte que le sang qui traversait cet organe, trouvant cette voie supprimée, s'accumule dans le système artériel de la grande circulation; il en résulte une tension plus grande qui devient à son tour un obstacle à la systole ventriculaire, d'où le ralentissement temporaire du pouls. Plus tard l'équilibre se rétablit. Cette théorie a encore pour elle ce fait que, s'il se produit une hémorrhagie abondante après l'accouchement, ce qui diminue la tension artérielle, le pouls s'accélère et devient même plus fréquent qu'à l'état normal. Le docteur Léon Dumas, de Montpellier (1), et son ami le docteur Perreymond attribuent la tension artérielle, non seulement à la suppression de la circulation utérine, mais encore, dans une certaine mesure, à l'hypertrophie temporaire du ventricule gauche. Selon Fritsch (2), le ralentissement du pouls aurait pour cause le repos, longtemps prolongé dans la position horizontale, de la femme récemment accouchée. Pour Löhlein et Meyburg (3), ce phénomène serait dû à des modifications de l'innervation et particulièrement à l'excitation du nerf pneumogastrique. Mais ce sont là des hypothèses que ne justifie aucun fait précis.

Quoi qu'il en soit de l'explication, le ralentissement du pouls signalé et décrit par H. Blot n'en reste pas moins comme un fait positif, ayant une grande importance au point de vue clinique.

Les tracés sphygmographiques du pouls ralenti présentent trois caractères principaux : 1° la verticalité plus ou moins prononcée de la ligne d'ascension; 2° la formation d'un plateau indice de la tension artérielle; 3° l'allongement de la ligne de descente et sa tendance à se rapprocher de l'horizontale, ce qui est en rapport avec le ralentissement du pouls.

Le docteur Hémey, dans un mémoire couronné par l'Académie de médecine et publié dans les *Archives générales de médecine* (août 1868), a particulièrement attiré l'attention des praticiens sur l'irrégularité et l'inégalité que présente le pouls chez un certain nombre de femmes nouvellement accouchées. Sur 400 observations, Hémey rencontra 94 cas dans lesquels le rhythme se trouvait altéré; le pouls était, le plus souvent, irrégulier et inégal à la fois, exceptionnellement irrégulier ou inégal seulement. Ce phénomène s'est montré du premier au dixième jour après l'accouchement, à l'exception de trois cas dans lesquels les femmes étaient au quinzième ou au dix-huitième jour. Ces troubles circulatoires sont ordinairement passagers, c'est-à-dire qu'ils peuvent disparaître du jour au lendemain, du matin au soir, pour reparaître peu de temps après. Ils coïncident généralement avec le ralentissement du pouls, on peut cependant les rencontrer exceptionnellement avec une légère accélération de celui-ci.

Modifications du sang. — Quelles sont les modifications du sang pendant les suites de couches? Ces modifications ont encore été peu étudiées jusqu'à

(1) Dumas, *De la tension artérielle puerpérale, etc.*, 1878 (extr. des *Archives de tocologie*).
(2) Fritsch, *Bemerkungen zur Pathologie und Physiologie des Circulations Apparats der Schwangeren und der Wöchnerinnen* (*Archiv für Gynäkologie*, 8e vol., Berlin, 1875, p. 373).
(3) Meyburg, *Die Puls der Wöchnerinnen* (*Archiv für Gynäkologie*, Berlin, 1877, 12e vol., p. 114).

présent. Cependant l'augmentation de la fibrine et des globules blancs a été signalée par tous les auteurs qui se sont occupés de cette question.

Andral et Gavarret, Becquerel et Rodier, Playfair, le docteur Laurent (de Bruxelles), ont démontré que l'augmentation du chiffre de la fibrine était encore plus considérable pendant les suites de couches que pendant la grossesse.

Les recherches de Malassez, de Bouchut et Dubrisay, de Fouassier, ont démontré d'une façon très-nette que le nombre des globules blancs augmente après l'accouchement et que cette augmentation, appelée par le professeur Peter *leucocytose physiologique*, atteint son maximum douze heures environ après la délivrance.

En effet, tandis que le nombre des globules blancs est de 3900 à 9000 par millimètre cube (le nombre des globules rouges étant de 5 à 6 millions) chez la femme à l'état normal, de 4000 à 10 000 chez la femme grosse (Grancher), il monte à 18 900, douze heures après l'accouchement, pour retomber à 13 300 le troisième jour des couches, à 10 000 le dixième jour, et à 8400 cinq semaines après l'accouchement (Malassez).

§ 2. — Des variations de température dans les suites de couches normales.

Il résulte des recherches nombreuses qui ont été faites sur ce sujet par Hecker, von Grünewaldt, Dohrn, O. Wolf, Winckel, Schrœder, Chantreuil, Peter, Lorain, Siredey, qu'il se produit généralement, dans les douze heures qui suivent l'accouchement, une faible élévation de température qui, dans la majorité des cas, ne dépasse guère 0,5 de degré centigrade. D'après Schrœder, elle est un peu plus grande chez les primipares (0,8 en moyenne). Du reste, cette élévation de la température est en rapport avec les phénomènes du travail de l'accouchement, et quand celui-ci avait été pénible, on a parfois noté, dans les douze premières heures qui le suivaient, une élévation temporaire de la température telle qu'on enregistrait 38° et même 39° C., sans que les suites de couches cessassent d'être régulières. Du reste, cette hyperthermie dépend beaucoup de l'heure du jour ou de la nuit à laquelle s'est fait l'accouchement. L'élévation de la température, pendant les douze premières heures des suites de couches, est surtout évidente quand elle coïncide avec celle qui se produit chaque jour vers le soir, de quatre à huit heures par exemple.

De la douzième à la vingt-quatrième heure après la parturition, on constate ordinairement un léger abaissement de température, et cet abaissement est le plus considérable possible, lorsque l'accouchement a eu lieu dans les premières heures du matin, de deux à quatre heures par exemple, parce qu'il coïncide alors avec l'abaissement diurne qui se produit chaque matin. Lorsque la température s'est abaissée à la fin des vingt-quatre premières heures, elle tend, dans la plupart des cas, à s'élever un peu, mais seulement d'une légère fraction de degré (0,2 à 0,7 de degré C.) et reste stationnaire pendant sept ou huit jours. Cette élévation tient sans doute, comme le fait remarquer Playfair, en partie à l'oxydation rapide qui résulte de la régression utérine, en partie à l'établissement de la sécrétion mammaire. Cette élévation très-faible de température suit les oscillations diurnes, c'est-à-dire que le thermomètre est plus élevé le soir que le matin. On voit la température subir parfois des variations brusques mais momentanées sous l'influence de causes banales, telles que visite inattendue ou trop prolongée, émotion, écart de régime, etc. Ces élévations momentanées n'entraînent généralement pas de pronostic fâcheux ; il n'en est pas de même de celles qui sont progressives et continues, surtout lorsque le thermomètre placé dans l'aisselle monte au-dessus de 38 degrés ; on doit alors redouter quelque complication.

§ 3.—Des modifications de la respiration chez les accouchées bien portantes.

Chez les accouchées bien portantes, les respirations sont de 14 à 18 par minute. La capacité des poumons augmente, en général, après l'accouchement; parfois elle diminue ; rarement elle reste égale à ce qu'elle était pendant la grossesse.

Dohrn a constaté une augmentation moyenne de 233 centimètres cubes, chez 60 pour 100 des accouchées ; une diminution de 154 centimètres cubes chez 24 pour 100 ; la capacité est restée la même chez 16 pour 100.

Ces résultats ne concordent pas avec ceux de Wintrich, de Fabius et de Küchenmeister qui trouvèrent que la capacité pulmonaire est moindre après l'accouchement que pendant la grossesse. De nouvelles recherches sont nécessaires pour trancher la question.

§ 4. — Des modifications des sécrétions pendant les suites de couches.

Les modifications de la sécrétion urinaire ont été l'objet des recherches de Winckel (1) et de Kleinwächter (2), en Allemagne, de Quinquaud (3), en France. Nous rapporterons ici les résultats obtenus par ce dernier auteur, qui concordent avec ceux des deux autres.

La sécrétion urinaire est augmentée surtout pendant les vingt-quatre premières heures qui suivent l'accouchement. La quantité d'urine peut monter jusqu'à 2360 grammes; la moyenne est de 1600 grammes (Quinquaud). Chez certaines femmes, cette polyurie passagère, au lieu d'apparaître le premier

____

(1) Winckel, *Studien über den Stoffwechsel bei der Geburt und Wochenbett.* Rostock, 1865, p. 65 à 83.

(2) Kleinwächter, *Das Verhalten des Harnes im Verlaufe der normalen Wochenbettes* (*Archiv für Gynäk.*, 1876, Bd IX, Heft III, p. 370).

(3) Quinquaud, *Essai sur le puerpérisme infectieux.* Thèse inaugurale, Paris, 1872.

jour des couches, ne survient que le deuxième et même le troisième jour.
D'après Winckel, le poids moyen de l'urine expulsée pendant les huit
premiers jours, par une accouchée bien portante, est de 11$^{kilogr.}$,160, soit
1745 grammes, en moyenne, par jour. Les reins, pendant les suites de
couches, élimineraient donc de l'organisme une grande quantité d'eau.

La densité de l'urine est généralement diminuée le premier ou le deuxième
jour ; elle varie de 1010 à 1018 (Quinquaud) quand les suites de couches sont
normales. Quand il existe de la fièvre, la densité peut s'élever à 1020 et
1022. A partir du troisième jour, la densité de l'urine augmente. Elle s'élève
à 1022 et au delà, même dans les cas où il n'existe pas de mouvement
fébrile. Chez la nourrice, il n'est pas rare de voir la densité de l'urine à
1025 (Quinquaud).

Les nouvelles accouchées qui n'ont pas de fièvre pendant le travail excrètent
après l'accouchement moins d'urée que pendant la grossesse. « La quantité
d'urée qui est éliminée en vingt-quatre heures, dépasse pendant la grossesse la moyenne physiologique et varie de 30 à 38 grammes, tandis
qu'elle s'abaisserait à 20 ou 22 grammes dans les vingt-quatre premières
heures après l'accouchement. Le deuxième jour après la parturition, l'urée
augmente, mais ne dépasse guère la quantité normale, à moins d'un mouvement fébrile qui est indiqué par le thermomètre. Le troisième jour, s'il
n'existe pas de fièvre, l'urée peut dépasser 30 grammes. A partir du quatrième jour, s'il n'y a pas de fièvre, si la femme a du lait, si l'enfant tette bien,
la quantité d'urée diminue notablement et peut descendre à 19 grammes en
vingt-quatre heures ; chez les nourrices, la quantité d'urée excrétée dans le
même temps est de 20 à 22 grammes, en moyenne. » (Quinquaud.)

D'après Quinquaud, les chlorures se comporteraient comme l'urée, c'est-à-
dire que leur quantité diminuerait le premier jour, augmenterait le deuxième
et le troisième jour, pour diminuer ensuite, dès que la sécrétion lactée serait
bien établie.

Selon Winckel, il y aurait, pendant les quarante-huit premières heures qui
suivent l'accouchement, une diminution dans l'expulsion des sulfates et des
phosphates. Kleinwächter a aussi constaté que ces produits se trouvaient,
dans les urines des femmes en couches, en plus petite quantité que dans
l'état normal, surtout pendant le deuxième et le troisième jour.

Les produits d'oxygénation de l'organisme, l'urée en particulier, seraient en
plus grande quantité dans l'urine, s'ils n'étaient éliminés également par
les lochies, les sueurs, le lait, etc. Les fonctions de la peau sont plus actives
quelques heures après l'accouchement et elles restent très-marquées pendant
les cinq à six premiers jours.

Les différentes sécrétions cutanée, rénale, lochiale, mammaire, paraissent
pouvoir se suppléer l'une l'autre et l'exagération de l'une d'elles être susceptible d'entraîner la diminution des autres. Par exemple, lorsque la sécrétion lactée est très-abondante, l'écoulement lochial l'est généralement
moins, etc.

L'augmentation des sécrétions que nous venons de passer en revue, la superélimination des produits d'oxydation qui en résulte, la métamorphose régressive de l'utérus et des organes génitaux en général, doivent nécessairement avoir pour résultat de produire une diminution de poids de l'accouchée. C'est ce qui résulte, en effet, des recherches collectives de Gassner et de Hecker qui ont constaté que pendant les huit premiers jours des couches, les femmes perdent en moyenne 4571 grammes, c'est-à-dire environ le douzième de leur poids.

Glycosurie. — Le docteur Blot (1) est le premier qui ait démontré, en 1856, la présence du sucre dans les urines des femmes en couches et des nourrices. C'est un fait maintenant bien établi, malgré les dénégations de Lecomte (2), de Wiederhald (3), de Schunk (4) et de Riedel (5). Mais les résultats négatifs obtenus par ces observateurs tiennent à ce qu'ils employaient des procédés d'analyse insuffisants. La plupart des expérimentateurs, parmi lesquels nous citerons Kirsten (6), Brücke (7), Iwanoff (8), Lecoq (9), Chailley (10), Louvet (11), de Sinéty (12), Hempel (13), ont confirmé les observations de Blot, du moins en grande partie ; ils admettent tous, en effet, que la glycosurie est fréquente chez les femmes en couches, mais qu'elle est loin d'être constante. Il s'agissait de déterminer les conditions dans lesquelles le sucre apparaît dans les urines des accouchées et des nourrices.

De Sinéty a étudié ce phénomène avec un grand soin et il est arrivé à démontrer qu'on peut produire à volonté la glycosurie chez les nourrices, en supprimant brusquement l'allaitement ; de même si, pendant la lactation, le débit de la glande mammaire vient à être entravé par une cause quelconque, par exemple si l'enfant est très-faible, si les bouts de sein sont ombiliqués ou s'ils sont le siége de crevasses, etc., toutes choses qui ont pour résultat des tetées insuffisantes et un défaut d'écoulement du lait au dehors, alors on voit apparaître immédiatement le sucre dans l'urine. Quand, au contraire, la production et le débit du lait s'équilibrent, le sucre disparaît de l'urine et tout rentre dans l'état normal. Vers le deuxième ou le troisième jour après l'accouchement on trouve toujours du sucre dans l'urine, parce qu'à ce

(1) Blot, *Comptes rendus de l'Académie des sciences,* 1856, et *Gaz. hebd.,* 1855, p. 720.

(2) *Recherches sur l'urine des femmes en lactation,* par le docteur Lecomte (extrait du tome II du *Recueil des travaux de la Société d'émulation pour les sciences pharmaceutiques*).

(3) Wiederhald, *Deutsche Klinik,* 1857, p. 398.

(4) Schunck, *Mem. of the litterary and philosophical Society of Manchester,* 7 avril 1858.

(5) Riedel, *Monatschrift für Geburtsk.,* 1858, p. 13.

(6) Kirsten, *Monatsch. für Geburtsk.,* 1857, t. IX, p. 437.

(7) Brücke, *Wiener medicin. Wochenschrift,* 1858.

(8) Iwanoff, thèse de Dorpat, 1861.

(9) Lecoq, *Gaz. hebd.,* 1863, p. 36.

(10) Chailley, thèse inaugurale, Paris, 1869.

(11) Louvet, thèse inaugurale, Paris, 1869.

(12) De Sinéty, *Recherches sur l'urine pendant la lactation* (extrait de la *Gazette médicale de Paris,* 1873).

(13) Hempel, *Archiv für Gynäkologie,* 1875, t. VIII, p. 312, 2e fascicule.

moment la sécrétion laiteuse est très-abondante et que l'enfant consomme encore peu de lait.—Sous quelle forme se présente le sucre, dans ces conditions? Tandis que certains auteurs admettent qu'il s'agit de glycose, d'autres, tels que Hofmeister (1), disent avoir trouvé par l'analyse élémentaire et polarimétrique les caractères de la *lactose*. Mais, comme le fait observer Raymond, de nouvelles recherches sont encore nécessaires pour trancher définitivement la question. On ne s'est pas contenté d'observer le fait du passage du sucre dans les urines au moment où l'allaitement est entravé, on a voulu l'interpréter (voy. p. 243) et l'on a fait cette hypothèse très-plausible, que le sucre éliminé par les reins était du sucre fabriqué probablement par le foie (d'après Tarnier (2) et de Sinéty), en vue de la sécrétion lactée, et qui n'avait pu être utilisé par suite de la suppression momentanée de cette fonction (3). Mais alors comment se fait-il que, de tous les principes immédiats qui entrent dans la composition du lait, le sucre soit le seul qui soit éliminé par la sécrétion urinaire? Gubler (4) répondit à cette objection en faisant remarquer que le passage du sucre, corps cristalloïde et dialysable, est beaucoup plus facile que celui de l'albumine, corps colloïde, qui ne traverse pas les dialyseurs; que l'albuminurie suppose toujours une hyperhémie rénale qui confine aux premiers degrés de l'inflammation, tandis que la glycosurie s'effectue sans modifications anatomiques des reins.

De Sinéty a encore observé un phénomène intéressant qui n'avait jamais été signalé avant lui. L'examen microscopique lui a révélé la présence, dans toutes les urines sucrées des nourrices, de nombreuses granulations graisseuses, insolubles dans l'acide acétique, se colorant en brun noir par l'acide osmique.

(1) Voy. Thèse d'agrégation de Raymond, Paris, 1880, p. 59.
(2) Tarnier, thèse inaugurale, Paris, 1857, p. 23.
(3) Nous dirons plus loin (voy. p. 856) que, dans les variations que subit la composition du lait, on voit souvent la proportion du sucre augmenter ou diminuer en même temps que celle de l'eau. La préexistence de la lactose dans le sang fournirait une explication facile de ce fait.
(4) *Société de biologie*, 1877, et Raymond, thèse d'agrég., Paris, p. 59.

CHAPITRE II

DES SOINS A DONNER A LA NOUVELLE ACCOUCHÉE

Nous étudierons d'abord les soins à donner immédiatement après la délivrance, puis les soins consécutifs, jusqu'au retour de couches.

ARTICLE PREMIER

DES SOINS A DONNER A LA NOUVELLE ACCOUCHÉE IMMÉDIATEMENT APRÈS L'ACCOUCHEMENT

Quand la délivrance est effectuée, il faut faire des frictions et de légères pressions sur l'utérus pour exciter les contractions et chasser les caillots qui pourraient exister dans la cavité utérine. Il est bon de pratiquer le toucher vaginal après la délivrance, et si l'on sent des caillots, il faut les retirer avec les doigts; parfois il suffit, pour qu'ils soient expulsés spontanément, de faire asseoir la femme sur son lit, puis de lui faire reprendre immédiatement après la position horizontale.

Une fois l'utérus complétement vide, et seulement alors, on peut administrer l'ergot de seigle et encore ne faut-il le donner que si l'utérus a une certaine tendance à se relâcher, car ce médicament peut être accusé de favoriser la rétention des caillots dont la formation est postérieure à son emploi. On procède ensuite à la toilette des parties génitales, afin d'enlever tout le sang dont elles sont couvertes. Le lavage se fait avec de l'eau alcoolisée ou additionnée de teinture d'arnica. Depuis plusieurs années, on emploie avec avantage une solution phéniquée au quarantième environ. On peut prescrire pour une lotion : acide phénique, 25 gram.; alcool, 75 gram.; eau tiède, un litre. Au bout de cinq jours, on diminue de moitié la dose d'acide phénique.

On nettoie généralement les parties génitales avec une éponge ; nous préférons qu'on se serve soit d'un linge, soit d'un morceau d'ouate trempé dans l'eau phéniquée, et qu'on renouvelle à chaque toilette. Au lieu de laver directement avec le linge ou l'ouate l'orifice vulvaire, qui est toujours très-sensible après l'accouchement, il vaut mieux faire couler sur cet orifice le liquide de la lotion en le laissant tomber d'assez haut sur les parties génitales pour qu'il enlève tout le sang qui les souille. Il est utile à ce moment d'écarter les grandes et les petites lèvres, afin que les caillots qui se sont accumulés dans leur intervalle soient entraînés par les lotions ainsi faites. On pourrait encore projeter le liquide sur la vulve, au moyen de l'appareil Eguisier, dont le tuyau serait muni d'une petite canule en métal, de forme conique et percée à son sommet d'un seul orifice de petit diamètre; on peut aussi se servir d'un simple vase auquel est adapté un tuyau de caoutchouc, muni d'un robinet et portant une canule à son extrémité libre, il suffit d'élever ce vase pour former siphon et arroser les parties génitales, dont on fait ainsi la toilette.

Le liquide de la lotion ou de l'injection est reçu dans un bassin plat, ovalaire, que l'on dispose convenablement sous le siége de la femme. On essuie simplement la partie supérieure des cuisses avec un linge sec.

Après la toilette, il faut examiner avec soin les parties génitales afin de se rendre compte des déchirures qu'elles peuvent présenter, particulièrement au niveau du périnée. Dans le cas de déchirure légère, il suffira, pour assurer la réunion, de conseiller à l'accouchée de tenir les cuisses rapprochées l'une de l'autre; on pourra même, pour plus de sécurité, nouer une serviette autour des genoux. — Dans les déchirures étendues du périnée, il est parfois utile de rapprocher les bords de la plaie avec des points de suture ou avec des serres-fines trempées préalablement dans une solution phéniquée, et, de cette façon, on peut obtenir une réunion immédiate. Les serres-fines ne doivent pas être laissées longtemps en place, car elles couperaient les tissus. On en enlèvera la moitié au bout de douze heures et le reste au bout de dix-huit heures. Lorsque la toilette est faite, on enlève la garniture provisoire et alors l'accouchée repose sur la garniture définitive (voy. p. 705). Depuis plusieurs années, on a soin de placer sur la vulve et le périnée soit une compresse imprégnée d'une solution phéniquée qu'on renouvelle plusieurs fois par jour, soit plusieurs doubles de gaze phéniquée telle qu'on l'emploie dans le pansement de Lister (voy. pp. 797 et 798). Cette compresse ou cette gaze est maintenue en place par une serviette qu'on désigne sous le nom de serviette de couches. Ce pansement doit être renouvelé plusieurs fois par jour, dès que les pièces qui le composent sont souillées par les lochies. Si la chemise est trop tachée, il faut en changer, mais nous avons dit (p. 704) qu'on devait la relever pendant le travail afin qu'elle ne soit pas mouillée par les liquides qui s'écoulent de la vulve, car il est préférable de remuer le moins possible la femme qui vient d'accoucher.

Convient-il de maintenir le ventre avec un bandage de corps ou avec une ceinture ? C'est là une précaution qui a paru inutile à quelques accoucheurs; nous croyons cependant qu'elle ne doit pas être négligée, particulièrement chez les femmes dont les parois abdominales sont flasques; il y a alors un réel avantage à exercer sur les viscères et surtout sur l'utérus une compression qui empêche leur déplacement pendant les mouvements que les accouchées exécutent dans leur lit. Afin de pouvoir surveiller facilement la rétraction de l'utérus, ce bandage ne sera appliqué que trois ou quatre heures après l'accouchement. Voici comment on procède à son application : En hiver, on place sur l'abdomen une couche épaisse d'ouate que l'on maintient en place par une serviette bien serrée. La couche d'ouate, outre la chaleur constante qu'elle maintient, a encore l'avantage d'empêcher la serviette de glisser, de remonter ou de se rouler, comme cela arrive quand elle est appliquée directement sur la peau; en été, nous remplaçons quelquefois la couche d'ouate par une serviette éponge pliée en quatre que nous plaçons au-dessus du pubis. Nous préférons le bandage aux draps pliés que Danyau, Campbell et quelques autres accoucheurs, à leur exemple, plaçaient sur le ventre des accouchées. Les draps finissent par être désagréables aux femmes, à cause de leur poids.

L'accoucheur doit avant de se retirer s'assurer que l'utérus est bien rétracté et que l'écoulement de sang qui a lieu par les parties génitales n'est pas trop abondant; il prescrit ensuite le régime de la mère et celui de l'enfant jusqu'à sa prochaine visite.

ARTICLE II

DES SOINS CONSÉCUTIFS A DONNER A LA NOUVELLE ACCOUCHÉE DANS LE COURS DES SUITES DE COUCHES

Examen de la nouvelle accouchée par le médecin.— Cet examen, pour être complet, doit être fait avec méthode. L'état général de l'accouchée devra d'abord attirer l'attention du médecin ; immédiatement après, il procédera à l'exploration de l'abdomen, puis des mamelles, et enfin il terminera par l'examen des parties génitales externes.

1° *Examen de l'état général.* — En arrivant près d'une accouchée le médecin, après avoir observé le facies de la malade, doit se rendre compte de l'état du pouls et de la température. Comme nous l'avons dit page 786, un pouls ralenti indique toujours que l'accouchée est bien portante ; si, au contraire, on trouve un pouls fréquent, s'il existe en même temps une élévation de température, surtout quand celle-ci a été précédée d'un frisson, on doit craindre quelque complication, soit du côté du ventre, soit du côté des seins ou des organes génitaux externes.

2° *Exploration méthodique de l'abdomen.* — Le palper hypogastrique indiquera tout d'abord si la vessie est vide ou pleine ; dans ce dernier cas, on engagera la femme à uriner, et si elle ne le pouvait pas, ce qui est assez fréquent dans les premiers jours qui suivent l'accouchement, on pratiquerait le cathétérisme. La vessie vidée, l'utérus, qui avait été refoulé en haut par elle, descendra et reprendra sa situation normale.— Alors on devra explorer avec soin l'utérus lui-même et les régions de l'abdomen qui sont en dehors de cet organe. La douleur qu'on trouve à la palpation du corps de l'utérus doit faire craindre le plus souvent une inflammation de cet organe, si elle coïncide avec un état fébrile de l'accouchée ; cependant on constate parfois un peu de sensibilité qui tient simplement à l'existence de la plaie utérine, sans inflammation; mais dans ce cas il n'y a pas de fièvre. La douleur que l'on constate en pressant, avec l'extrémité des doigts, les bords de l'utérus, est souvent un symptôme de phlébite utérine commençante, de lymphangite ou d'une autre affection puerpérale grave, ainsi que Béhier l'avait souvent observé et fait remarquer dans ses Leçons cliniques. La douleur que l'on détermine en palpant les régions abdominales plus ou moins éloignées de l'utérus, révèle souvent l'existence d'une inflammation de la séreuse péritonéale. — L'examen du ventre apprendra aussi s'il est volumineux ou plat, souple ou tendu, météorisé.

3° *Exploration des mamelles*.— Après avoir exploré le ventre, il faut examiner les seins, pour savoir s'ils sont souples ou, au contraire, gonflés et durs, s'il n'y a pas de crevasses ni de lymphangite, si les mamelons font suffisamment saillie pour que l'enfant puisse facilement les saisir avec la bouche, etc.

4° *Examen des parties génitales externes*. — Puis l'accoucheur examinera les organes génitaux externes, surtout s'il existe quelque plaie dont se plaigne la malade. Quelquefois cette plaie sera enflammée et ses bords seront œdématiés ; assez souvent cet œdème coïncide avec des eschares qui couvrent les solutions de continuité. Dans ce cas, l'examen doit être fait avec soin chaque jour; nous dirons plus loin, à propos de la *toilette* des organes génitaux, comment on doit traiter ces accidents. L'accoucheur devra aussi examiner soigneusement les lochies et se faire présenter les serviettes de couches par la garde ; il devra s'enquérir du nombre des serviettes salies et observer avec soin la couleur et l'odeur des liquides dont elles sont tachées, car c'est là un élément important de diagnostic et de pronostic dans les suites de couches. Il s'informera s'il n'y a pas eu de caillots, de lambeaux de membranes ou autres débris expulsés des voies génitales; la garde doit toujours les conserver, afin que le médecin puisse les examiner soigneusement à sa première visite, tout en ayant soin de les tenir éloignés de la chambre de l'accouchée de peur qu'en se putréfiant ils ne deviennent l'origine d'accidents infectieux.

Conditions hygiéniques que doit remplir la chambre de l'accouchée. — La chambre de l'accouchée doit être vaste, aérée, éloignée des bruits extérieurs. On doit éviter de placer le lit dans une alcôve fermée par des rideaux, où l'air ne pouvant se renouveler facilement se concentre d'une façon préjudiciable. Une ventilation bien faite est une des conditions hygiéniques les plus importantes. En été, on ouvrira les portes et les fenêtres deux fois par jour, dans le milieu de la journée, en ayant soin de couvrir complétement l'accouchée pour éviter qu'elle ne se refroidisse. En hiver, un bon feu, avec une cheminée qui tire bien, est un des meilleurs procédés de ventilation.

Conditions morales dans lesquelles doit être placée l'accouchée. — Un calme complet est nécessaire pendant les premiers jours ; aussi défendrat-on les visites. Il faut épargner à l'accouchée toute espèce d'émotion désagréable, parce que son état général pourrait en être sérieusement troublé.

Régime alimentaire. — Le régime adopté aujourd'hui pour les femmes en couches ressemble beaucoup à celui des opérés. Il n'est plus question, par conséquent, de cette diète sévère à laquelle les anciens médecins soumettaient leurs accouchées pendant huit à dix jours. Legroux, médecin de l'Hôtel-Dieu, a été le promoteur de cette innovation. Il donnait, en effet, des potages et des soupes aux femmes de son service, dès le premier jour de leur accouchement, et deux portions d'aliments le deuxième jour. Nous suivons cette pratique depuis longtemps et nous n'avons jamais eu qu'à nous en louer. Immédiatement après l'accouchement, on prescrit du bouillon pris par petites tasses, mais à discrétion. Le lendemain, on accorde quelques aliments solides : un œuf ou une côtelette, par exemple, avec du pain et de l'eau rougie. Aussitôt que la sécrétion laiteuse est établie, les femmes peuvent reprendre leur régime ordinaire.

Pendant les premiers jours il est d'usage de donner à l'accouchée, comme boisson, une tisane de camomille ou bien une infusion de tilleul et de feuilles d'oranger.

Lorsqu'on veut tarir la sécrétion laiteuse, il est bon de restreindre l'alimentation et d'engager la femme à ne pas boire abondamment.

Toilette et pansement des organes génitaux externes. Injections. — Les soins de propreté doivent être minutieux. Les serviettes de couches seront renouvelées souvent, les alèzes enlevées chaque jour, de façon que le lit reste souillé le moins longtemps possible par les liquides qui s'écoulent des parties génitales. La chemise imprégnée de sueur et mouillée par le lait doit être changée; la garde veillera à ce que l'accouchée fasse le moins de mouvements possibles pendant ce changement, surtout dans les premiers jours des couches.

Les parties génitales doivent être de la part de la garde, et parfois même de l'accoucheur, l'objet de soins particuliers. Des lotions phéniquées ayant la composition que nous avons indiquée plus haut (voy. p. 793), c'est-à-dire au 40ᵉ, seront pratiquées quatre fois par jour. Si la vulve était couverte d'eschares s'étendant aux parties profondes, et si les lochies avaient une odeur fétide, il faudrait multiplier les lotions, et de plus faire des injections vaginales. En dehors de ces cas, nous ne prescrivons pas d'injections pendant les suites de couches, à cause des accidents qu'elles ont parfois déterminés. Quand on pratique ces injections, on se sert ordinairement d'eau tiède phéniquée; on doit avoir soin de chasser l'air du tuyau de l'irrigateur, et de ne pas ouvrir complétement le robinet, pour que le jet ne soit pas trop fort. Les injections ont pour effet d'entraîner au dehors les matières fétides qui séjournent dans le vagin et même dans l'utérus parce qu'elles font contracter ce dernier organe.

Souvent les petites plaies que nous avons signalées au niveau de la vulve s'enflamment, s'œdématient et deviennent douloureuses ; de petits cataplasmes de fécule de pomme de terre calment ces endolorissements et favorisent la résolution de l'inflammation.

La gaze phéniquée, placée en permanence sur la vulve (p. 794), détermine, chez certaines femmes dont la peau est irritable, un érythème qui s'étend des parties génitales aux fesses et parfois se généralise. S'il était démontré que l'acide borique, l'acide salicylique ont les mêmes propriétés antiseptiques que l'acide phénique, nous leur donnerions la préférence, parce qu'ils ne sont pas irritants comme ce dernier.

Quelques accoucheurs emploient, pour faire les lotions vulvaires ou les injections vaginales, les solutions de permanganate de potasse ou chlorurées (liqueur de Labarraque). Ces liquides nous paraissent inférieurs à l'acide phénique, au point de vue de la prophylaxie des maladies puerpérales.

Évacuation de la vessie et du tube digestif. — La rétention d'urine chez les femmes en couches se présente tantôt immédiatement après l'accouchement et tantôt quelques jours après. Dans le premier cas, elle semble due à la paralysie de la vessie et à la contusion du col; dans le second, elle dépend vraisemblablement d'une inflammation consécutive. D'autres fois les malades n'urinent qu'incomplétement, et à leur insu la vessie est encore distendue par une grande quantité de liquide. Après avoir interrogé les malades sur l'émission des urines, l'accoucheur devra donc s'assurer par lui-même que la vessie ne contient pas d'urine, car dans tous les cas il est très-important de ne pas méconnaître cet état. Pareille faute est souvent commise, et alors le médecin tombe fatalement dans une erreur de diagnostic sur la cause de la douleur du bas-ventre.

Les symptômes de la rétention d'urine chez les femmes en couches offrent des caractères particuliers. La vessie, repoussée en avant par l'utérus qui forme derrière elle un plan résistant, proémine presque toujours assez fortement au-dessus du pubis pour y former une tumeur appréciable à l'œil. Cette tumeur est arrondie, molle et souple au toucher, fluctuante et mate. De plus, la vessie, en se distendant, entraîne avec elle l'utérus dont le fond remonte parfois très-haut. Nous l'avons trouvé, douze heures, vingt-quatre heures après l'accouchement, au niveau des fausses côtes droites, l'organe tout entier étant dévié de ce côté, le fond de la vessie remontant jusqu'à l'ombilic.

Quand on pratique le cathétérisme, on voit l'utérus s'abaisser et reprendre sa position normale, à mesure que l'urine s'écoule. Chaque fois donc qu'on trouvera le fond de l'utérus à une hauteur très-considérable, on devra examiner avec soin la région sus-pubienne pour s'assurer que la vessie n'y fait pas relief. Quand celle-ci est vide, les doigts sentent sans aucune difficulté la face antérieure de la matrice sur toute sa hauteur.

La rétention d'urine persiste quelquefois chez les accouchées pendant plusieurs jours et même plusieurs semaines. Pendant tout le temps qu'elle dure, il faut pratiquer le cathétérisme au moins deux fois par jour, en suivant les règles que nous avons déjà indiquées (voy. p. 83).

Presque toujours, au bout d'un certain temps, la vessie recouvre son énergie; il ne faut donc pas s'alarmer trop vite quand la rétention dure plusieurs jours et même plusieurs semaines.

La constipation est assez fréquente après l'accouchement; l'intestin, qui a été plus ou moins longtemps comprimé pendant le travail, reste inerte et comme paralysé. La rétention des matières fécales ne doit pas être combattue, à notre avis, pendant les quatre premiers jours; nous avons remarqué qu'il était préférable de laisser dans un repos complet l'utérus et les organes voisins pendant cette période; c'est pour cette raison que nous proscrivons l'emploi des lavements avant le cinquième jour. Nous nous abstenons également de donner des purgatifs avant ce laps de temps, car nous avons vu des effets véritablement désastreux de cette méthode en apparence bien innocente.

Si la constipation est persistante, on la combat après cette époque, soit par de petits lavements émollients ou huileux, soit par des lavements additionnés de 60 grammes de miel de mercuriale, de deux à quatre cuillerées de glycérine ou d'une cuillerée de sel marin.

Si la rétention des matières fécales se prolonge au delà de huit jours, elle peut donner lieu à de la céphalalgie, à un sentiment de malaise général et de pesanteur dans l'une des fosses iliaques, parfois même à une véritable douleur. Cette sensibilité abdominale accompagnée d'un léger état fébrile a pu faire croire au début d'une affection grave. Mais il n'en est rien, et tous ces symptômes disparaissent consécutivement à l'administration d'un purgatif : 30 grammes d'huile de ricin délayée dans du bouillon gras, du café noir, ou placée entre deux couches de jus d'orange. Martin (de Lyon) aurait vu, après un accouchement laborieux, « les matières fécales retenues pendant plus de vingt jours, s'amasser en si grande quantité qu'elles égalaient le volume de la tête d'un enfant à terme et avaient une extrême consistance ». Tous les laxatifs ayant échoué, ce praticien fut obligé d'introduire une curette et d'amener par parcelles les matières durcies. Après cette opération, l'intestin ne reprit pas immédiatement ses fonctions; mais au moyen de lavements irritants, on empêcha une accumulation nouvelle de matières : la contractilité de l'intestin ne fut complétement rétablie que vingt-neuf jours après, époque à laquelle la malade quitta l'hôpital.

Attitude que doit conserver l'accouchée. Changement de lit. Lever. Sortie. Voyages. Rapprochements sexuels. — L'accouchée doit rester au lit dans la position horizontale, surtout pendant les premiers jours des couches. La tête repose sur un oreiller le plus ordinairement; on en met deux quand la femme prend ses repas ou donne à teter à son enfant. On recommandera à l'accouchée de ne pas faire de mouvements brusques dans son lit, de rester autant que possible sur le dos, en lui permettant, cependant, de se placer un peu sur le côté quand elle sera fatiguée d'être toujours dans la même position. Nous ne permettons de faire complétement le lit de l'accouchée que le huitième jour. Pour cela on la porte dans un autre lit qui est de la même hauteur que le premier, ou mieux encore on rapproche les deux lits et elle se glisse de l'un dans l'autre. A partir de ce moment, on fait tous les deux jours le lit dans lequel elle est ordinairement couchée.

Il est d'un usage assez répandu de laisser lever les femmes le neuvième jour après l'accouchement; il est difficile de les faire rester plus longtemps au lit dans les classes ouvrières, et cependant il est avantageux pour une accouchée de garder la position horizontale quinze et même vingt jours s'il est possible. On sera facilement convaincu de l'utilité de cette précaution, en se souvenant de la lenteur avec laquelle l'utérus revient sur lui-même, dans un certain nombre de cas. Aussi devra-t-on, pour permettre à une accouchée de se lever, se fonder sur le volume de l'utérus, sur l'abondance et la nature de l'écoulement lochial, sur l'état général, bien plutôt que sur le temps écoulé depuis l'accouchement.

L'accouchée devra être consignée au lit si le fond de l'utérus dépasse le niveau du pubis, si les lochies sont encore sanguinolentes, s'il existe un peu de fièvre. Que de fois n'a-t-on pas vu un exercice prématuré déterminer des accidents sérieux, tels que métrite, phlébite, prolapsus, rétroversion de l'utérus, métrorrhagies, etc.

Les paysannes s'affranchissent généralement des précautions que nous venons d'indiquer, et si elles ne payent pas toujours de leur vie les imprudences qu'elles commettent, il n'en est pas moins vrai qu'elles acquièrent assez souvent par ce fait, malgré leur vigoureuse constitution, des infirmités qui les tourmentent pendant de longues années et les gênent dans l'accomplissement de leurs travaux.

Les femmes des villes, surtout celles qui appartiennent à la classe aisée de la société, sont plus dociles et suivent assez exactement les avis que leur donne leur accoucheur. Elles se lèvent ordinairement du quinzième au vingtième jour; on les transporte alors sur une chaise longue où elles restent une heure le premier jour, deux heures le second et trois à quatre heures le troisième. Puis elles essayent leurs forces, en faisant quelques pas dans leur chambre, et ainsi de suite graduellement, jusqu'à ce qu'elles puissent marcher sans fatigue. Autant que possible il ne faut pas que les femmes sortent avant un mois, surtout en hiver. C'est vers la même époque qu'on peut les autoriser à prendre des bains.

Nous ne permettons les voyages un peu longs en chemin de fer qu'après le retour de couches (voy. p. 159).

Nous assignons la même limite aux rapprochements sexuels, car nous avons vu plusieurs fois des accidents graves survenir après un coït prématuré.

Soins concernant les mamelles. — Quelques femmes, qui ne nourrissent pas, réclament un bandage qui empêche les seins de se déformer. Certains accoucheurs cèdent à leur prière, et nous avons vu de nouvelles accouchées dont la poitrine était tellement sanglée, qu'elles ne pouvaient respirer qu'avec peine. Nous n'approuvons pas une pareille manière de faire et nous nous contentons de couvrir et de soutenir les globes mammaires avec plusieurs couches d'ouate, maintenues elles-mêmes par une serviette modérément serrée, s'il est nécessaire. Lorsque les seins sont tendus et douloureux par suite de la rétention du lait, on applique des cataplasmes de fécule de pomme de terre ou de l'huile d'amande douce; de cette façon le lait s'écoule et les seins s'assouplissent.

Il est encore d'usage d'administrer un léger purgatif et certaines tisanes qui jouissent d'une grande faveur comme anti-laiteux; mais nous avons dit, avec P. Dubois, que ces moyens sont tout à fait inefficaces, et nous avons vu (p. 798) que les purgatifs sont parfois nuisibles quand ils sont administrés peu de jours après l'accouchement.

Chez les femmes qui nourrissent, les mamelles doivent être l'objet de soins minutieux pour qu'elles ne s'engorgent pas, qu'il ne se produise pas de crevasses, etc. (Voy. ALLAITEMENT.)

ARTICLE ·III

HYGIÈNE DES MATERNITÉS

Depuis les mémorables travaux de Tenon (1), on savait que les femmes qui accouchaient à l'hôpital y mouraient en très-grand nombre, mais on ignorait dans quelle mesure le chiffre de cette mortalité pouvait différer du chiffre de la mortalité des femmes accouchées en ville. Aussi, l'étonnement fut-il grand, lorsqu'en 1857 Tarnier publia les premières statistiques comparatives qui aient été faites sur ce sujet (2). Ces statistiques démontrèrent, en effet, qu'à la Maternité de Paris, la mortalité était environ de 5 0/0 (1 sur 20) en chiffres ronds, qu'elle y était beaucoup plus considérable qu'en ville où cette mortalité est à peu près de 0,55 0/0 (1 sur 180). Ces faits furent bientôt confirmés dans un second mémoire (3).

Quelle pouvait être la cause d'une pareille différence dans la mortalité? A cette époque, la contagiosité des maladies puerpérales était déjà admise par un grand nombre de médecins étrangers, mais elle était niée par tous les médecins français, qui croyaient à l'épidémicité de ces maladies. Tarnier, dans les mémoires que nous venons de citer, n'hésita pas, au contraire, à attribuer cette mortalité à la contagion des maladies puerpérales qui, suivant lui, se propageaient dans les hôpitaux par l'intermédiatre d'un *miasme contagieux* ou *poison*. Ce dernier mot devait être employé beaucoup plus tard par le docteur Hervieux qui n'eut qu'à y ajouter une épithète pour en faire un *poison puerpéral* (4).

Les chiffres comparatifs qui venaient de mettre en évidence la différence de la mortalité des femmes (voy. plus haut), suivant qu'elles accouchent en ville ou à l'hôpital, furent, en 1858, longuement discutés à l'Académie de médecine de Paris (5); ils suscitèrent dans tous les pays de nombreuses recherches et, en 1866, Léon Le Fort (6) publiait sur le même sujet un livre remarquable, où il montrait de nouveau par des statistiques puisées à diverses sources que, dans tous les hôpitaux français ou étrangers, la mortalité était beaucoup plus forte que celle qu'on observe dans la clientèle particulière des grandes villes de l'Europe.

Aujourd'hui, la contagiosité des maladies puerpérales est admise par la plupart des médecins français et étrangers, et depuis les admirables travaux de Pasteur (voy. p. 778), on l'attribue généralement à des germes ou microbes qui flottent et se répandent dans l'air, s'attachent aux murs, aux objets

<hr>

(1) Tenon, *Mémoires sur les hôpitaux*, Paris, 1788.

(2) Tarnier, *Recherches sur l'état puerpéral et sur les maladies des femmes en couches*, Thèse inaugurale, Paris, 1857.

(3) Tarnier, *De la fièvre puerpérale observée à la Maternité de Paris*. 1858, chez J.-B. Baillière.

(4) Hervieux, *Traité des maladies puerpérales*, Paris, 1870, chez Delahaye.

(5) *Bulletin de l'Académie de médecine de Paris*, 1858.

(6) Léon Le Fort, *des Maternités*, Paris, 1866.

de literie, aux vêtements, aux instruments, aux mains du personnel de l'hôpital, qui peuvent par conséquent être transportés d'une femme à l'autre par l'air, par le linge, par un instrument, par un accoucheur, une sage-femme, une infirmière.

Ces germes pullulent dans les lochies et dans le sang des femmes atteintes de maladies puerpérales, mais par où pénètrent-ils dans l'organisme, par les plaies des organes génitaux ou par les voies respiratoires? Il est probable que le plus souvent ils y pénètrent par les plaies des organes génitaux, mais rien ne tend à démontrer qu'ils ne peuvent pas aussi y pénétrer par les voies respiratoires. Il pourrait ici se produire ce qui a lieu pour la variole dont les modes de contagion sont multiples.

Ce qu'il faut savoir, en outre, c'est qu'indépendamment des microbes puerpéraux proprement dits, tous les germes septiques, quelle que soit leur provenance, peuvent empoisonner une nouvelle accouchée. Un médecin qui vient de faire une autopsie, de manier une matière septique quelconque, de panser une plaie, un abcès, un ulcère, de toucher une femme atteinte de cancer, etc., aura beau se laver avec soin, il emportera dans les replis de la peau de sa main des germes invisibles à l'œil nu, odorants ou non, qui pourraient contaminer une femme, si ce médecin venait à pratiquer un accouchement avant de s'être purifié par des ablutions antiseptiques prolongées, par des bains et un changement de linge et de vêtements. C'est ainsi qu'on explique aisément les faits, au premier abord incompréhensibles, dans lesquels un médecin sème autour de lui la mort dans une petite ville ou dans un village, tandis que les accouchées des autres médecins ne présentent aucun signe de maladie. Ces faits sont aujourd'hui nombreux et il faut qu'ils soient bien connus, afin que tous les médecins et toutes les sages-femmes puissent se mettre en garde contre leur reproduction au moyen de précautions antiseptiques (voy. plus loin).

A mesure que la nature des maladies puerpérales et leur étiologie étaient mieux connues, l'hygiène des Maternités faisait d'incessants progrès. La mortalité des hôpitaux d'accouchements a presque partout diminué dans des proportions considérables, si bien qu'elle a cessé d'être un épouvantail. Au lieu de s'élever, comme autrefois, à 5 pour 100, elle n'est plus que de 2 pour 100 dans la grande Maternité de Paris, de 0,56 pour 100 (6 sur 1062, proportion presque égale à celle de la mortalité de la ville), dans le pavillon d'isolement élevé dans le jardin de cette Maternité (voy. plus loin); de 0,90 pour 100 dans la nouvelle Maternité de Prague (1), etc. En France, en Angleterre, en Allemagne, en Russie, en Italie, en Suisse, dans tous les pays, en un mot, le progrès s'accentue; partout la mortalité et la morbidité des femmes en couches diminuent de jour en jour.

Pour réaliser de pareils progrès et s'opposer à la propagation des maladies puerpérales dans une Maternité, l'hygiène dispose aujourd'hui de plu-

____

(1) Breisky, *Ueber die intra-uterine Localbehandlung des Puerperalfiebers, in Zeitsch. f. Heilkunde,* Prag. Bd I, H. 3, 4.

sieurs moyens : une propreté extrême, la ventilation, l'isolement, l'alternance, la méthode antiseptique. Tous ces moyens doivent être simultanément employés, si l'on veut obtenir des résultats aussi satisfaisants que possible.

Propreté. — Une propreté méticuleuse constitue un acheminement vers la méthode antiseptique ; elle ne tue pas, comme celle-ci, les germes malfaisants ; mais elle les disperse, les empêche de s'accumuler dans l'hôpital, en diminue le nombre et s'oppose, par conséquent, dans une certaine mesure, à la morbidité et à la mortalité. Plus que partout ailleurs, une propreté extrême doit être en honneur dans une Maternité où elle doit porter sur les accouchées, le personnel et ses vêtements, le mobilier, les murs, le plafond et le sol. — Autant que possible, les femmes prendront un bain au moment de leur entrée à l'hôpital.

Ventilation. — Autrefois on craignait pour les nouvelles accouchées le renouvellement de l'air ; on fermait portes et fenêtres, et les malheureuses femmes respiraient un air aussi impur que nauséabond, vicié par les émanations qui s'échappaient des lochies et des déjections de la mère et de l'enfant. Dans une Maternité l'air doit, au contraire, être renouvelé avec plus de soin et plus souvent que dans tout autre hôpital. Les fenêtres seront ouvertes chaque jour, avec les précautions nécessaires pour garantir les femmes et les enfants contre le froid.

Une grande propreté et une ventilation obtenue par l'entre-bâillement constant des fenêtres, jour et nuit, été et hiver, ont donné d'excellents résultats à l'hôpital de la Pitié, entre les mains d'Empis.

Isolement. — Il est bien démontré aujourd'hui que l'agglomération d'un grand nombre d'individus bien portants est malsaine ; à plus forte raison l'agglomération des nouvelles accouchées doit être dangereuse. De plus, qu'une femme devienne malade, et les germes morbigènes qui pullulent dans son organisme s'en échappent et peuvent aller empoisonner les femmes placées dans les lits voisins. On sait que lorsqu'un varioleux est couché dans une salle d'hôpital, la variole se communique souvent à d'autres malades et que ceux-ci ne sont pas toujours couchés dans les lits les plus voisins de celui du premier varioleux. Les mêmes faits sont observés quand il s'agit d'un érysipèle. Pourquoi n'en serait-il pas de même pour les maladies puerpérales ?

En admettant que l'ensemencement des germes puerpéraux ne se fasse qu'à la surface des plaies des organes génitaux, il est évident qu'il aura plus de chances de se produire dans une salle commune que si chacune des accouchées avait une chambre séparée. Que cet ensemencement ait lieu par l'air ou par le doigt d'un accoucheur ou d'une infirmière, peu importe, le danger augmente avec la promiscuité fatalement inhérente aux salles communes et avec le nombre de lits qu'elles contiennent.

Aussi, partout aujourd'hui, dans toutes les nouvelles Maternités, on préfère les petites salles, ne pouvant contenir que deux, trois ou quatre lits, aux grandes salles d'autrefois. Ces petites salles doivent être spacieuses, bien aérées, séparées le mieux possible les unes des autres. Les Maternités de

Berne, de Zurich, sont construites d'après ces données, mais on peut leur reprocher d'avoir de longs corridors communs sur lesquels s'ouvrent toutes les chambres qui communiquent ainsi, indirectement il est vrai, les unes avec les autres. — Le docteur Feigneaux, qui s'est beaucoup occupé de ces questions, a loué avec raison l'installation particulière que présente l'un des hôpitaux d'accouchement de Bruxelles. Cette installation consiste en une série de petites maisons contiguës, dans chacune desquelles on ne reçoit qu'un petit nombre d'accouchées. — Le pavillon construit à la Maternité de Paris sur la demande et d'après les plans de Tarnier, se compose de chambres séparées qui ne communiquent qu'avec l'air extérieur (voy. plus loin). Chacune de ces chambres ne reçoit qu'une femme. C'est le type le plus complet de l'isolement et il a donné d'excellents résultats (voy. p. 802).

L'isolement, pour être efficace, ne doit pas seulement consister dans une disposition architecturale particulière, il doit s'appliquer encore aux personnes. Tout d'abord les femmes enceintes, les accouchées valides et celles qui sont malades forment trois catégories qui doivent être isolées les unes des autres. Dès qu'une accouchée tombe malade et devient une cause de danger pour ses voisines, elle doit être aussitôt séparée des accouchées valides et transportée dans le service réservé aux accouchées malades et, si cela est possible, elle y occupera une chambre particulière. — Le personnel attaché au service des accouchées malades ne doit avoir aucun contact avec le personnel appelé à donner des soins aux femmes enceintes et aux accouchées valides. Ces deux personnels (médecin, élèves, surveillantes, infirmières, etc.) doivent être absolument distincts (1).

L'isolement doit encore porter sur tous les objets qui constituent le mobilier, et la recommandation est d'autant plus importante que ces objets sont plus menus et plus faciles à déplacer. Une canule d'injection, par exemple, ne doit servir qu'à une seule femme, après quoi elle sera détruite ou plongée dans un liquide antiseptique. — Le linge d'une salle ne doit pas, après avoir été lessivé à la buanderie, être indistinctement distribué dans toutes les salles. Chaque salle doit avoir du linge portant une marque particulière. —

---

(1) En 1867, lorsque Tarnier entra à la Maternité en qualité de chirurgien en chef, le service des accouchées valides et des accouchées malades occupait des salles séparées, mais les internes, les surveillantes et les élèves allaient librement de l'une à l'autre. Cet état de choses cessa après un arrêté du directeur de l'Assistance publique, en date du 28 février 1870, dont les considérants, rédigés sous forme de lettre adressée au directeur administratif de la Maternité, contiennent la phrase suivante : « Après avoir pris connaissance du rapport que M. le chirurgien professeur en chef m'a adressé sur cette question et des propositions que vous m'avez adressées vous-même de concert avec Mme la sage-femme en chef, pour la réalisation pratique des améliorations signalées par M. le docteur Tarnier, j'ai arrêté les dispositions suivantes qui seront exécutoires dès le 1er mars prochain. » Ces dispositions consistaient dans l'interdiction pour tout le personnel attaché aux accouchées malades d'aller dans les salles des femmes enceintes et des accouchées valides.

Aujourd'hui cette interdiction qui rendait effective la séparation des deux personnels, est observée et donne de très bons résultats, puisque la mortalité de la Maternité est en décroissance notable (voy. plus haut). Cependant, par une anomalie qui subsiste encore à la Maternité comme un témoignage des vieux errements, le médecin qui dirige le service des accouchées malades soigne aussi les femmes enceintes atteintes d'une maladie quelconque. C'est une exception fâcheuse qu'il convient de faire disparaître.

Le linge provenant d'une accouchée malade doit être lessivé à part, avec un soin particulier qui malheureusement n'est pas toujours rigoureusement observé.

Alternance. — Le système de l'alternance consiste à évacuer de temps en temps une salle et à la laisser reposer. Pendant cette évacuation, on nettoie à fond le mobilier, on lave les murs ou on les blanchit à la chaux. Ce système donne de bons résultats dans toutes les Maternités où il est appliqué.

Evacuation temporaire des Maternités. — Si malgré toutes les précautions, les maladies puerpérales sévissaient et se propageaient, le bon sens indique qu'il faudrait ralentir les entrées ou même évacuer temporairement l'hôpital.

Méthode antiseptique. — La méthode antiseptique de Lister devait infailliblement être utilisée pour les accouchements. D'abord pratiquée et vulgarisée à l'étranger, elle fut introduite en France par J. Lucas Championnière qui s'en est fait le champion infatigable et qui a rendu ainsi un immense service aux opérés et aux accouchées. Elle consiste dans l'emploi de substances parasiticides diverses, acide phénique, acide borique, acide salicylique, acide thymique, sublimé corrosif, etc. (voy. pp. 703, 793, 797, 798); mais l'acide phénique est de tous les antiseptiques celui dont l'usage est le plus répandu.

En obstétrique, cette méthode a pour but de tuer ou de rendre inoffensifs tous les microbes, d'où qu'ils viennent, auxquels on peut attribuer les maladies puerpérales. Il faut surtout, ainsi que Spiegelberg le recommande (1), que la méthode antiseptique soit employée de telle sorte que les microbes ne puissent pas s'introduire dans l'organisme, car lorsqu'ils s'y sont implantés l'antisepsie est moins certaine dans ses résultats.

Autant que possible, nous l'avons déjà dit, la femme prendra un bain au moment de son arrivée à l'hôpital. Quand elle entrera à la salle d'accouchement on lavera avec soin le bas-ventre, les organes génitaux et le haut des cuisses avec une solution contenant 25 grammes d'acide phénique cristallisé, 75 grammes d'alcool et un litre d'eau. Une injection vaginale sera faite avec la même solution, et sera répétée toutes les six heures environ, si le travail se prolonge.

Toutes les personnes appelées à examiner la femme devront, immédiatement avant chaque examen, se laver minutieusement et *longuement* les mains avec du savon et une brosse et, cela fait, plongeront à plusieurs reprises leurs mains dans la solution phéniquée dont la formule est indiquée plus haut.

Les sondes, les canules, les instruments dont on peut avoir besoin, doivent toujours baigner dans la susdite solution. Mais les sondes en gomme élastique s'y altèrent rapidement et il faut, pour obvier à cet inconvénient, employer les sondes métalliques ou celles qui sont en caoutchouc rouge; de même, les canules seront soit en métal, soit en caoutchouc rouge ou en verre.

(1) Congrès international de Londres, section d'obstétrique, séance du 9 août 1881.

Les tampons de charpie employés pour arrêter les hémorrhagies devront baigner constamment dans la solution phéniquée jusqu'à ce qu'on les en retire pour les appliquer.

Pour toucher les femmes on se sert de vaseline phéniquée. La même substance lubrifiera tous les instruments dont on pourrait avoir besoin.

Afin d'empêcher les germes qui voltigent dans l'air de s'implanter dans les plaies qui se produisent pendant l'expulsion du fœtus, quelques accoucheurs conseillent de pulvériser à ce moment de l'eau phéniquée dans la salle d'accouchement ; d'autres, parmi lesquels il faut ranger le professeur Weber (de Prague), font projeter sur les organes génitaux un nuage phéniqué ; mais ce nuage a l'inconvénient de mouiller et de refroidir les malades. A la Maternité de Paris, dans le service de Tarnier, on procède d'une façon différente: Pendant la période d'expulsion, chaque fois que la vulve s'entr'ouvre sous l'influence des contractions utérines, une sage-femme plonge un pinceau de charpie dans de l'huile phéniquée contenant 10 grammes d'acide phénique pour 100 grammes d'huile, et badigeonne la partie fœtale qui se présente. Lorsque celle-ci rentre dans les parties génitales après la douleur, elle entraîne avec elle l'huile phéniquée qui va recouvrir ainsi les parties molles de la mère et les protéger contre l'atteinte des germes septiques.

Après l'accouchement, pour toutes les toilettes (au moins quatre par jour), on se servira d'eau phéniquée au titre indiqué plus haut. Pour faire ces toilettes, on doit proscrire les éponges qui sont des nids à microbes et se servir de compresses que l'on change chaque fois, ou de coton cardé : pour que le coton soit facile à manier, il faut d'avance l'avoir jeté sur une cuvette d'eau phéniquée et l'avoir laissé s'imbiber lentement sans le presser ni le toucher avec les doigts ; le coton ainsi préparé conserve une élasticité qui le rend très apte à pomper et à retenir l'eau, ainsi que l'a montré le professeur Guyon, tandis que si l'on veut l'imbiber rapidement en le comprimant, on n'obtient avec lui qu'une masse sans aucune élasticité.

Si l'accouchement a nécessité une opération laborieuse, la première toilette sera faite avec de l'eau phéniquée à 5 pour 100, et accompagnée d'une injection vaginale au même titre de solution, ainsi que le conseille J. Lucas Championnière.

Après chaque toilette, on recouvre la vulve avec une compresse imbibée d'eau phéniquée. Nous préférons cette compresse à la gaze phéniquée qui est quelquefois irritante (voy. p. 797).

Quelques accoucheurs avaient essayé de faire chez les nouvelles accouchées bien portantes des injections vaginales et même intra-utérines avec des liquides antiseptiques ; mais ils y ont tous renoncé à cause des accidents dont elles sont quelquefois suivies. Si l'accouchée est bien portante, le mieux est de ne lui faire aucune injection, car si l'on se servait d'eau simple, on pourrait, suivant la remarque de Pasteur, introduire avec elle des germes nuisibles, et l'on arriverait ainsi à un résultat absolument opposé à celui qu'on aurait cherché.

Il faut réserver les injections vaginales pour le cas où les lochies sont fétides et les injections intra-utérines pour les cas de maladie. Elles seront alors utiles à la condition d'être faites avec un liquide antiseptique.

Une ou deux fois par jour, pendant une demi-heure chaque fois, on fera pulvériser de l'eau phéniquée dans toutes les salles, afin d'en rendre l'atmosphère antiseptique. Pour obtenir le même résultat, Fancourt-Barnes, dont nous avons visité le service à Londres, se sert d'une marmite particulière, très-simple et très-commode, qui répand dans l'air des vapeurs phéniquées.

Nous dirons encore quelques mots des étuves propres à détruire les germes qui se trouvent dans le linge. Ces germes résistent à une température de 100 degrés et périssent presque tous à celle de 115 degrés. Il est donc important que tout le linge qu'on emploie dans une Maternité ait passé dans une étuve où la température peut être portée à 115 degrés, ainsi que nous l'avons vu à Londres dans le service de Grigg.

Nous sommes loin d'avoir épuisé le sujet, mais nous avons abordé les points principaux de la méthode antiseptique appliquée aux accouchements. Pour les détails, chacun doit s'ingénier à trouver tout ce qui peut rendre plus complète l'application de cette méthode.

Description du pavillon de la Maternité de Paris. — Nous ajoutons à ce qui précède la description du pavillon d'isolement de la Maternité de Paris, pavillon dans lequel sont appliquées les règles hygiéniques que nous venons de formuler. Nous empruntons cette description à un article publié par Pinard, professeur agrégé d'accouchements.

« Le nouveau pavillon d'accouchements est situé à l'extrémité des vastes » jardins de la Maternité de Paris.

« Ce pavillon comprend un rez-de-chaussée et un premier étage. Il a la » forme d'un parallélogramme rectangulaire et mesure 14^m,20 de longueur, » 7^m,80 de largeur. Ses deux façades sont orientées au nord et au midi ; les » deux pignons regardent le levant et le couchant.

» Deux murs de refend, allant du sol au comble et d'une façade à l'autre, » séparent le bâtiment en trois parties : l'une médiane, les deux autres termi- » nales. Chacune de celles-ci est divisée en deux moitiés par une cloison » parallèle aux façades, de sorte que chaque étage se trouve divisé en cinq » compartiments (voyez les coupes ci-après), l'un central et les autres dispersés » aux quatre coins du pavillon.

» Les quatre derniers compartiments sont destinés à être occupés par les » femmes en couches.

» *Rez-de-chaussée.* — Au rez-de-chaussée, le compartiment placé au » centre du pavillon a été séparé en deux parties communiquant entre elles ; » l'une sert de vestibule, l'autre sert de chambre de surveillance et d'office.

» Dans le vestibule se trouve l'escalier conduisant au premier étage ; on y » voit, indépendamment de la porte principale, trois portes intérieures qui con- » duisent : la première à un cabinet d'aisances ; la seconde à un vidoir ; la » troisième à l'office. Ce vestibule est éclairé par deux fenêtres donnant sur la » façade exposée au nord.

» L'office ou chambre de surveillance, habituellement occupée par le person-

» nel nécessaire au service, contient un fourneau, une baignoire mobile, une
» table, des chaises, des armoires.

» Elle est éclairée par deux fenêtres s'ouvrant sur la façade regardant au
» midi. A ses deux extrémités se trouve une porte qui conduit soit au vestibule,
» soit au dehors.

» Les quatre chambres d'accouchement sont indépendantes l'une de
» l'autre ; elles ne communiquent ni avec le vestibule, ni avec l'office. Chacune
» d'elles a une porte et une fenêtre. La porte s'ouvre sur l'une des façades, la
» fenêtre sur l'un des pignons. Cette fenêtre descend jusqu'au niveau du sol.

» *Premier étage.* — Le premier étage offre les mêmes dispositions que le
» rez-de-chaussée ; mais les portes des chambres d'accouchement donnent
» sur un large balcon qui sert de voie de communication.

» Les deux étages sont protégés sur chaque façade par une marquise vitrée
» qui met les gens de service à l'abri de la pluie. Cette marquise monte jusqu'à
» l'avant-toit, mais elle n'est pas appliquée directement contre le mur, dont
» elle reste séparée par un intervalle suffisant pour amener le renouvellement
» de l'air placé sous le vitrage de la marquise et chauffé par les rayons du
» soleil.

» Les chambres d'accouchement sont au nombre de huit, quatre par
» étage. Chacune d'elles mesure : en hauteur, 3 mètres ; en longueur, 4^m,30,
» en largeur, 3^m,50. Le cubage de l'air y est de 45^m,15. Au rez-de-chaussée les
» quatre chambres ont leur sol recouvert d'asphalte. Au premier étage, deux
» chambres sont dallées en pierre, les deux autres en ardoises, coupées en
» larges plaques.

» L'usage a montré que l'asphalte devait être rejeté. Dans les huit
» chambres, les murs, les cloisons et le plafond sont recouverts de stuc et
» peints à l'huile. On peut donc, avec une grande facilité, nettoyer et laver
» toutes les chambres à grande eau, car le pavage y est incliné vers un cani-
» veau aboutissant à une ouverture qui conduit l'eau dans un tuyau relié à
» l'égout.

» Pour prévenir les amas de poussière ou l'infiltration de l'eau, tous les
» angles formés à la réunion des murs, des cloisons et du plafond sont à
» courbes arrondies.

» Dans chaque chambre se trouve une cheminée et une glace sans tain,
» enchâssée dans le mur de refend répondant à l'office. Cette glace permet
» aux personnes placées dans l'office de surveiller ce qui se passe dans les
» chambres, et réciproquement les femmes en couches peuvent, depuis leur
» lit, voir ce qui se passe dans l'office et faire signe aux gens de service.
» De cette façon, la surveillance est sauvegardée sans nuire au principe
» de l'isolement.

» L'éclairage se fait à l'aide du gaz, dont les becs sont placés en dehors
» des chambres au niveau des glaces sans tain.

» Le mobilier de chaque chambre se compose :

» 1° D'un lit en fer ;

» 2° D'un sommier fait uniquement de lames métalliques ;

» 3° D'un oreiller, d'un traversin et d'un matelas remplis de balle
» d'avoine ;

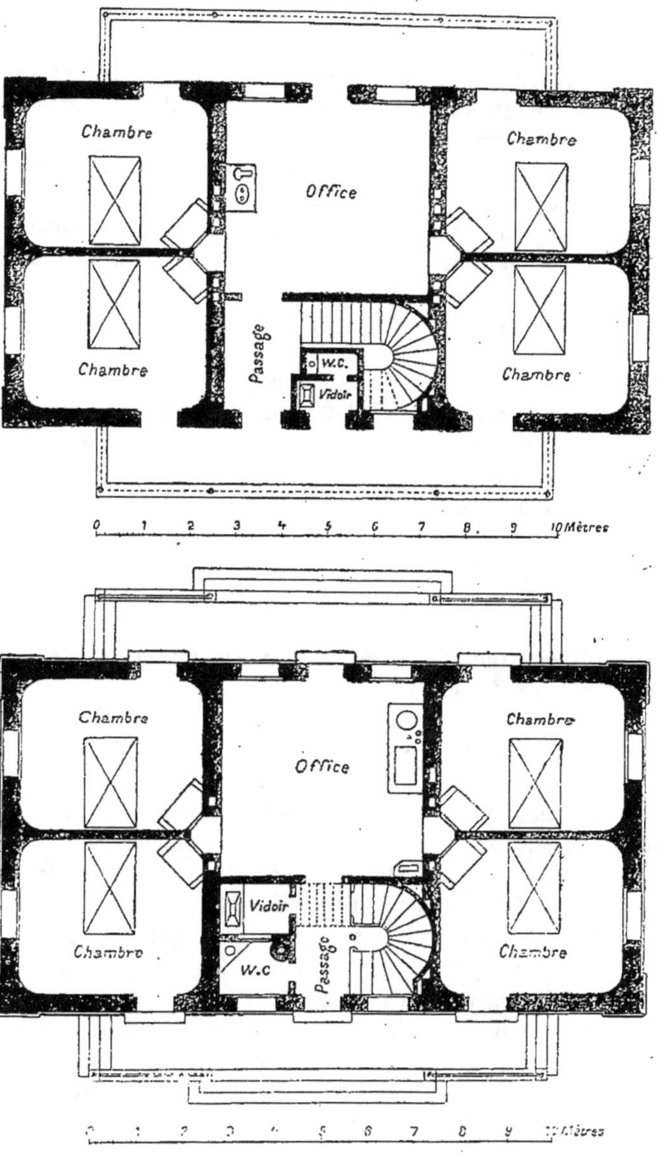

FIG. 282. — Coupes horizontales du pavillon de la Maternité : figure du haut,
coupe du premier étage ; figure du bas, coupe du rez-de-chaussée.

» 4° De couvertures de laine et de coton ;
» 5° D'une table de nuit en fer ;

» 6° D'un fauteuil en fer ;

» 7° D'une chaise en fer ;

» 8° D'un tabouret en fer;

» 9° D'une table ronde en fer ;

» 10° D'un berceau en fer avec la literie nécessaire pour le garnir.

» A chaque lit aboutit un cordon de sonnette dont le fil après avoir passé » sous la marquise rentre dans l'office.

» Cette sonnette permet aux femmes d'appeler les gens de service.

» Dans chaque chambre se trouvent, au-dessus d'un lavabo, deux robinets, » l'un d'eau froide, l'autre d'eau chaude ; les robinets sont alimentés par des » réservoirs placés sous les combles. L'eau chaude provient des fourneaux » des offices.

» Le personnel attaché au service du pavillon est logé dans un bâtiment » séparé.

» Chaque femme admise au pavillon accouche dans la chambre et dans le » lit qui lui sont destinés pour tout le temps de ses couches.

» Quand elle est convalescente, elle peut se promener dans le jardin » réservé qui entoure le pavillon.

» Dès qu'une chambre est vide, on la ventile et on la remet pour ainsi dire » à neuf. Pour cela on la vide de tout son mobilier, et toutes les parois, sol, » murs, cloisons et plafond, sont lavées à grande eau.

» Le mobilier, qui est tout en fer, subit un lavage analogue fait avec le plus » grand soin.

» La balle d'avoine qui remplissait les matelas, le traversin et l'oreiller de » la mère et de l'enfant est brûlée.

» La literie et les couvertures sont lavées à la buanderie. Rien ne doit » échapper au lavage et au lessivage.

» Quand une femme accouchée devient malade, sa porte est rigoureuse- » ment interdite au personnel ordinairement chargé du service. Un médecin » de l'hôpital du Midi soigne cette malade qui a, par exception, une garde » spéciale avec défense pour celle-ci de pénétrer dans les autres chambres.

» Telle est, en résumé, l'installation du pavillon Tarnier (1). »

Dans ce pavillon, l'isolement est aussi complet que possible ; non-seule-ment chaque chambre a une porte et une fenêtre s'ouvrant directement au dehors, sans aucune communication avec les autres chambres ou les corri-dors voisins, mais pour entrer dans l'une ou l'autre chambre, le personnel est obligé de passer sous la galerie extérieure et d'y prendre, pour ainsi dire, un bain d'air. Pour pénétrer dans chacune des chambres, il faut aller de porte en porte, comme on va, dans une rue de village, de maison en maison.

(1) Pinard, *Annales de gynécologie*, juin 1880, pages 144 et suivantes.

PHYSIOLOGIE ET HYGIÈNE DE LA PREMIÈRE ENFANCE

Cette section comprend trois chapitres : le premier est relatif à la physiologie du nouveau-né; le second, aux soins divers qu'on doit lui donner; le troisième, à son alimentation.

CHAPITRE PREMIER

PHYSIOLOGIE DE LA PREMIÈRE ENFANCE

Le fœtus est placé par le fait même de sa naissance dans des conditions d'existence absolument différentes de celles où il avait vécu jusqu'alors. Attaché à sa mère, il se nourrissait et respirait par l'intermédiaire du placenta. Quelques instants après la naissance, la circulation placentaire cesse, soit par suite de la ligature du cordon, soit d'une manière spontanée. Le produit de conception, séparé de sa mère, transforme sa vie parasitaire en vie indépendante, et c'est au monde extérieur qu'il emprunte les éléments de l'hématose et de la nutrition. Dès lors, les poumons entrent en action et les organes digestifs fonctionnent.

Nous étudierons successivement les modifications de l'appareil circulatoire et du pouls, la composition du sang, la respiration, la calorification, la digestion, la sécrétion rénale, les modifications de la peau, la sécrétion lactée, enfin l'accroissement général et partiel du nouveau-né.

§ 1. — De la circulation.

Résumons d'abord, en quelques mots, les principaux phénomènes de la circulation fœtale, que nous avons étudiée page 422 : Pendant la vie intra-utérine, le sang qui a été hématosé dans le placenta revient au fœtus par la veine ombilicale et se divise bientôt en deux courants : l'un, très-important, qui se rend par l'intermédiaire du canal veineux, très-rapidement par conséquent, dans la veine cave inférieure, et de là dans l'oreillette droite; l'autre, accessoire, qui traverse le foie en suivant les ramifications de la veine porte et des veines sus-hépatiques, pour aboutir aussi en définitive à l'oreillette droite. La veine cave inférieure apporte en outre dans cette oreillette le sang des extrémités inférieures; la veine cave supérieure y ramène le sang de la tête et des extrémités supérieures. — Dans l'oreillette gauche vient se déverser par les veines pulmonaires une très-petite quantité de sang venant des poumons.

Lorsque le cœur se contracte, une partie du sang de l'oreillette droite, ou pour mieux dire le sang provenant de la veine cave inférieure, est projeté dans l'oreillette gauche par le trou de Botal. Le ventricule droit est donc loin de recevoir chez le fœtus comme chez l'adulte la totalité du sang qui arrive à l'oreillette correspondante. De ce qu'il reçoit, la plus petite partie seulement parcourt toute la longueur de l'artère pulmonaire ; la plus grande partie est envoyée à l'aorte, par l'intermédiaire du canal artériel. — Le ventricule gauche reçoit tout le sang arrivé à l'oreillette gauche, soit par le trou de Botal, soit par les veines pulmonaires, et le lance dans l'aorte, où il se mêle bientôt à celui qu'y amène le canal artériel. — De l'aorte le sang se distribue dans les artères qui alimentent la tête, les membres supérieurs, le tronc, les membres inférieurs, et enfin dans celles qui retournent au placenta (artères ombilicales).

La transformation de cette circulation transitoire en circulation définitive se fait par l'oblitération des vaisseaux ombilicaux et du canal veineux, par celle du trou de Botal et du canal artériel. Nous allons étudier chacun de ces phénomènes.

Oblitération des vaisseaux ombilicaux et chute du cordon. — L'oblitération des vaisseaux ombilicaux doit être étudiée séparément à l'extérieur et à l'intérieur de la cavité abdominale. A l'extérieur, l'oblitération des vaisseaux funiculaires est bientôt suivie de la chute du cordon ombilical.

Oblitération des vaisseaux funiculaires et chute du cordon. — Après la naissance, les vaisseaux du cordon s'oblitèrent. Les artères se rétractent au point de devenir imperméables au sang (voy. p. 727); un caillot se forme dans la veine. Dans les jours suivants le bout de cordon resté attaché à l'ombilic du fœtus se rapetisse, se rétrécit, se dessèche et finit par se transformer en une lamelle plate, dure, d'aspect corné, transparente, au travers de laquelle on aperçoit des lignes noires, traces des vaisseaux ombilicaux. Le cordon ainsi mortifié et desséché joue le rôle d'un corps étranger par rapport aux tissus vivants qui entourent son extrémité ombilicale. A ce niveau, la peau de la paroi abdominale rougit, et l'on voit bientôt apparaître entre elle et le cordon un sillon circulaire rempli de liquide séro-purulent; ce sillon se creuse de plus en plus et finit par séparer le cordon des tissus adjacents. La petite plaie qui en résulte se couvre de bourgeons charnus et se cicatrise ordinairement en huit ou dix jours.

La chute du cordon a lieu en général du quatrième au cinquième jour, quelquefois le troisième ou le sixième. D'après le professeur Parrot (1), elle

---

(1) *Clinique des nouveau-nés, l'Athrepsie,* par J. Parrot, 1877.

est retardée jusqu'au dixième jour chez les sujets chétifs, atteints de faiblesse congénitale, malades ou nés avant terme. Elle est encore tardive lorsque le cordon est très-volumineux ; elle peut alors, ne se produire qu'après quinze jours, ainsi que nous l'avons observé. Les topiques dont on se sert pour le pansement du cordon ont aussi une influence sur la rapidité de sa chute ; ainsi les pansements à l'acide phénique la retardent beaucoup.

Quand l'enfant est malade, on voit quelquefois le cordon, surtout lorsqu'il est volumineux, rester humide au lieu de se dessécher, et tomber en se putréfiant, ce qui produit une très-mauvaise odeur.

D'après le professeur Richet, la chute du cordon serait due à l'étranglement des vaisseaux par un *anneau contractile*, situé en avant du péritoine, en arrière de l'anneau fibreux de l'ombilic. Cet anneau contractile serait constitué par des fibres analogues aux fibres musculaires lisses, à celles du dartos, par exemple, ou de la tunique moyenne des artères ; il constituerait un sphincter ombilical se resserrant insensiblement sur les vaisseaux dès qu'ils ne sont plus traversés par le courant sanguin, et opérant progressivement leur section comme par le fait d'une ligature.

D'après le professeur Parrot ce n'est pas ainsi que les choses se passeraient. Pour cet auteur, « l'élimination du cordon est une conséquence de sa constitution ; il ne renferme pas de vaisseaux dans son tissu, ceux du derme cutané s'arrêtant à sa base où ils forment un cercle très-net. Dès qu'il a cessé d'être baigné par le liquide amniotique et d'être parcouru par le sang des artères et de la veine ombilicale, il ne peut plus se nourrir et meurt ; seule, la portion qui se trouve unie aux tissus vasculaires continue à vivre ; l'autre se mortifie et se détache de la première, au point même où cesse la vascularisation. »

En d'autres termes, le cordon mortifié est éliminé comme une eschare. C'est l'explication généralement admise aujourd'hui.

Oblitération des vaisseaux ombilicaux à l'intérieur de l'abdomen. — Ce processus a été très-bien étudié par le professeur Ch. Robin. Il débute avant la chute du cordon ; déjà très-avancé à la fin de la troisième semaine, il est terminé vers la fin de la première année. Tout d'abord, la tunique externe des artères et de la veine ombilicales contracte des adhérences avec le pourtour de l'anneau fibreux de l'ombilic ; de plus celle des artères adhère aussi au derme de la cicatrice cutanée. Puis, les tuniques moyenne et interne des vaisseaux ombilicaux se rétractent dans le sens de leur longueur, et s'éloignent de l'ombilic pendant que la tunique externe y reste fixée par les adhérences dont nous venons de parler. Les deux tuniques internes des artères se rétractant vers le pubis, celles de la veine vers le sillon du foie, les premières finissent par occuper les côtés de la vessie et les secondes le ligament falciforme. La rétraction commence de quatre à huit jours plus tôt pour les artères que pour la veine. Les deux tuniques ainsi rétractées s'atrophient, tandis que la tunique externe s'hypertrophie dans toute sa longueur. Enfin il se fait une adhérence des parois vasculaires à leur surface interne, soit dans la portion rétractée, soit dans la portion où il n'existe plus que la tunique externe. C'est ainsi que se produit l'oblitération des vaisseaux ombilicaux à l'intérieur de l'abdomen.

Cette oblitération transforme les artères et la veine en trois filaments fibreux adhérents à l'anneau ombilical. De plus, le faisceau des ligaments artériels, qui s'insère au derme de la cicatrice cutanée, tire celle-ci en bas, de sorte qu'il se produit dans la moitié inférieure de l'ombilic une dépression de la peau, en forme de croissant à concavité supérieure, qui est d'autant plus marquée que les sujets sont plus gras.

Oblitération du canal veineux. — Le canal veineux, qui n'est autre qu'une division de la veine ombilicale, s'oblitère comme cette veine après la naissance et se transforme en un cordon fibro-celluleux.

Oblitération du trou ovale. — Nous avons vu, pages 339 et 340, que vers la cinquième semaine de la vie embryonnaire se forment des cloisons médianes qui divisent le cœur en cavités droites et cavités gauches. La cavité auriculaire en particulier est divisée en deux moitiés par une cloison qui se développe d'avant en arrière; seulement cette cloison reste incomplète pendant toute la vie fœtale, et se présente sous la forme d'un croissant à concavité postérieure. En même temps qu'elle et marchant à sa rencontre se développe un repli membraneux (une valvule), qui doit servir à l'oblitération du trou de Botal. Ce repli part du côté gauche de l'embouchure de la veine cave inférieure et marche d'arrière en avant; son bord antérieur a la forme d'un croissant comme le bord postérieur de la cloison interauriculaire. Les deux extrémités du croissant de la valvule du trou de Botal se terminent par des piliers, l'un supérieur, l'autre inférieur, qui s'insèrent sur la paroi antérieure de l'oreillette. Le trou de Botal, circonscrit en avant par le bord postérieur de la cloison interauriculaire, en arrière par la valvule que nous venons de décrire, se rétrécit graduellement à mesure que cette dernière s'accroît; d'ordinaire il a disparu du premier au quinzième jour de la vie extra-utérine. A partir de ce moment, la valvule, continuant à se développer, dépasse le bord antérieur du trou ovale et vient doubler la cloison sur la paroi gauche de laquelle elle est appliquée. Quelques mois après la naissance, la valvule a acquis une épaisseur qui diffère peu de celle de la paroi interauriculaire. Il est très-rare que la partie du bord antérieur de la valvule comprise entre les deux piliers adhère alors complétement à la paroi de l'oreillette gauche sur laquelle ce bord est venu s'appliquer. On peut ordinairement engager au-dessous de lui un stylet qui, après un trajet de quelques millimètres, est tantôt arrêté dans un cul-de-sac, pénètre tantôt d'une oreillette dans l'autre. Cette dernière disposition est la plus fréquente. Sur 213 cœurs, appartenant à des enfants de un jour à deux ans, examinés par Da Costa Alvarenga (1), l'oblitération complète n'existait que dans huit cas, c'est-à-dire 4 fois environ sur 100. Sur 62 enfants âgés de moins de deux ans, examinés par le

____

(1) Da Costa Alvarenga, *Étude sur la perforation cardiaque et particulièrement sur les communications entre les cavités droite et gauche du cœur*, Lisbonne, 1868 (*Gaz. médicale de Paris*, 1870, p. 104).

professeur Parrot (1), l'oblitération du trou de Botal n'était complète que quatre fois, c'est-à-dire six à sept fois pour cent. Sur 52 individus des deux sexes, âgés de plus de dix-neuf ans, examinés par le même auteur, cette oblitération existait vingt- six fois, c'est-à-dire dans la moitié des cas.

Mais de ce qu'il existe une communication anatomique entre les deux oreillettes, il ne s'ensuit pas que, pendant le fonctionnement du cœur, il y ait passage du sang d'une oreillette dans l'autre. Au contraire, pendant la systole auriculaire le sang applique l'une contre l'autre les deux parois du trajet, la valvule contre la cloison auriculaire proprement dite, et la communication entre les deux oreillettes est interceptée.

Oblitération du canal artériel. — L'oblitération du canal artériel coïncide à peu près avec celle du trou de Botal, d'après les recherches de Billard (2), de Brière (3), d'Alvarenga et du professeur Parrot (4).

Quel est le mode d'oblitération de ce canal? Un grand nombre d'explications erronées ou contradictoires en ont été données. Les recherches microscopiques récentes de Walkhoff, contrôlées par le professeur Parrot, permettent d'en donner une description exacte.

Dès la fin du second jour après la naissance, la tunique moyenne s'épaissit par suite de la prolifération nucléaire de ses cellules fusiformes, surtout au voisinage de la tunique interne. Celle-ci subit un travail semblable; les noyaux de son épithélium et de sa couche conjonctive superficielle se multiplient jusqu'à former une triple rangée, ce qui donne au canal un aspect velouté. Au cinquième jour les éléments de la tunique moyenne en proliférant repoussent vers l'intérieur la tunique interne, qui présente des plis longitudinaux. On trouve en outre de fines concrétions fibrineuses qui, mêlées aux cellules superficielles de la tunique interne, achèvent de combler la lumière du vaisseau.

Au vingtième jour, l'oblitération est complète.

Plus tard, les noyaux de la tunique interne et les cellules fusiformes de la tunique moyenne se transforment en tissu conjonctif, puis en tissu élastique.

Le canal artériel se trouve ainsi réduit à un ligament dans lequel on trouve parfois de l'hématoïdine et des dépôts de carbonate de chaux.

Le travail de prolifération que nous avons décrit a son maximum d'intensité au milieu de la longueur du canal, de sorte que, peu de temps avant son occlusion complète, la lumière de ce vaisseau prend la forme d'un sablier. Dans quelques cas rares, le canal artériel est au contraire dilaté à la partie moyenne et rempli par un caillot d'abord rougeâtre et peu consistant, puis subissant toutes les transformations habituelles des caillots. Cette thrombose n'empêche pas l'oblitération de se produire, mais elle en retarde la marche.

(1) Parrot, *Clin. des nouv.-nés, Athrepsie*, p. 14.
(2) Billard, *Traité des maladies des nouveau-nés et des enfants à la mamelle*, 2ᵉ édit., 1833, p. 575.
(3) Bernutz, art. CANAL ARTÉRIEL (*Nouveau Dict. de méd. et de chir. pratiques*, t. III, p. 247).
(4) *Loc. cit.*, p. 16.

Dilatation de certains vaisseaux. — En même temps que se produisent les phénomènes d'oblitération et d'atrophie dans certaines branches du système circulatoire, d'autres vaisseaux se développent pour livrer un passage plus large au sang, dont le cours affecte de nouvelles directions. Par exemple, le tronc de l'artère pulmonaire augmente sensiblement de calibre, parce que le sang qui s'échappait par le trou de Botal et par le canal artériel passe bientôt en totalité dans l'artère pulmonaire et dans ses divisions, pour se rendre aux poumons. — Les veines pulmonaires qui ramènent le sang des poumons à l'oreillette gauche subissent un accroissement de capacité.

Les organes digestifs qui étaient inertes pendant la vie fœtale entrent en action pendant la vie extra-utérine, et alors les vaisseaux correspondants, le système de la veine porte en particulier, prennent un développement considérable.

Épaississement du ventricule gauche. — Le ventricule gauche, pendant la vie intra-utérine, est plus faible que le droit; après la naissance l'épaisseur de ses parois s'accroît rapidement et, proportionnellement, devient à peu près la même que chez l'adulte.

La tension artérielle chez le nouveau-né correspond, d'après Vierordt, à 111 millimètres de mercure, c'est-à-dire qu'elle est sensiblement moindre que chez l'adulte, où, d'après le même physiologiste, elle correspond à environ 200 millimètres (1).

Du pouls chez le nouveau-né. — Des recherches nombreuses ont été faites sur la fréquence du pouls chez le nouveau-né. Parmi les principaux auteurs qui se sont occupés de cette question, nous citerons : Billard, Jacquemier, Trousseau, Valleix, le professeur Parrot.

Ce dernier fait d'abord remarquer que le pouls est difficile à percevoir à la radiale, chez les nouveau-nés, et que, pour avoir une idée nette de l'activité de la circulation il faut ausculter le cœur. On peut admettre avec Trousseau que le pouls du nouveau-né est à peu près deux fois plus fréquent que celui de l'adulte. Le nombre des pulsations est en moyenne, d'après cet auteur, de 137 par minute, dans les deux premiers mois de la vie; de 128, de deux à six mois; de 120, de six mois à un an; de 118, d'un an à vingt et un mois. L'état de veille ou de sommeil a une grande influence sur lui; ainsi, tandis que la moyenne a été chez les enfants éveillés de 142, elle a été seulement de 124 chez les enfants qui dormaient. Le professeur Parrot est arrivé à des résultats presque identiques. De plus, cet auteur, ne portant pas seulement son attention sur les moyennes mais sur les chiffres extrêmes, a constaté qu'il existe un grand écart entre les maxima et les minima. Le pouls des nouveau-nés présente en effet une extrême variabilité, sous l'influence des mouvements, des cris, des impressions extérieures. Aussi serait-on souvent induit en erreur si l'on voulait exclusivement se fonder sur lui pour établir un diagnostic ou

____

(1) Vierordt, *Physiologie des Kindesalters*, in Gerhardt, *Handbuch der Kinderkrankheiten*. t. I, p. 110, Tübingen, 1877.

un pronostic. Ses indications ne peuvent être utiles que lorsqu'elles concordent avec celles que fournit la température (voy. p. 819).

La fréquence du pouls est moindre chez les enfants qui sont vigoureux que chez ceux qui sont chétifs.

Chez les nouveau-nés bien portants les pulsations sont régulières, vives, nettes et uniformes. Lorsqu'elles sont accompagnées d'un bruit de souffle, c'est qu'il existe une lésion d'orifice ou un vice de conformation du cœur, par exemple, la persistance du trou de Botal, une communication entre les deux ventricules, etc.

§ 2. — Du sang du nouveau-né.

On peut évaluer la quantité totale de sang chez le nouveau-né a 1/19,5 du corps (Welcker), tandis qu'elle est d'environ 1/13 chez l'adulte. La densité du sang est aussi plus faible au début de la vie. Denis l'a trouvée comprise entre 1045 et 1049, tandis qu'elle est chez l'adulte de 1052 à 1057.

C'est aux recherches du professeur Hayem (1) que l'on doit de bien connaître les particularités que présente le sang du nouveau-né. D'abord, à l'œil nu, on peut déjà constater que le sang qui sort des capillaires cutanés est noir comme le sang veineux de l'adulte ; cette coloration, très-accusée chez l'enfant qui n'a encore fait que quelques inspirations, diminue d'intensité au bout de quelques heures ; cependant on la retrouve encore, quoique très-atténuée, douze jours après la naissance. La proportion de la fibrine est moins grande que chez l'adulte, et la coagulation se fait d'une manière moins complète (2).

En examinant le sang du nouveau-né au microscope, on constate que les globules rouges y sont beaucoup plus inégaux que chez l'adulte. Les plus grands dépassent les plus grands de l'adulte, les plus petits sont plus petits que chez ce dernier. En d'autres termes, on rencontre dans le sang du nouveau-né des *globules nains* et des *globules géants* qu'on ne rencontre pas dans le sang de l'adulte à l'état normal. Ces globules de dimensions diverses sont mélangés dans des proportions irrégulières, qui se modifient d'un jour à l'autre, et ces fluctuations sont caractéristiques du sang du nouveau-né. D'après les recherches les plus récentes, faites sous la direction du professeur Hayem par un de ses élèves, le docteur Cadet (3), les globules rouges sont plus nombreux dans le sang du nouveau-né que dans celui de l'adulte. Le chiffre moyen de ces globules est de 5 696 700 par millimètre cube chez le nouveau-né, tandis que chez l'adulte il est de 5 000 000. D'après Neumann, un certain nombre de globules rouges sont pourvus d'un noyau. Quant à la richesse du globule rouge en hémoglobine (valeur globulaire) elle est à peu

(1) Hayem, *Comptes rendus de l'Acad. des sciences*, séances du 21 et du 28 mai 1877.

(2) Steiner, *Compendium des mal. des enfants*, trad. de l'allemand par Kéraval, p. 35, 1880

(3) Cadet, *Etude physiologique des éléments figurés du sang et en particulier des hématoblastes*, thèse de Paris, 1881.

près la même en moyenne que chez l'adulte, elle lui est cependant un peu supérieure ; mais à cet égard on trouve de grandes variations d'un sujet à l'autre.

Au moment de la naissance, on trouve les mêmes variétés de globules blancs que chez l'adulte, mais ces globules sont en général plus petits chez le nouveau-né, en même temps ils sont beaucoup plus nombreux ; d'après Cadet, la moyenne est de 19 400 globules blancs par millimètre cube, tandis que chez l'adulte, elle est de 6400 (environ 1 globule blanc pour 300 globules rouges chez le nouveau-né, 1 pour 800 chez l'adulte).

Les *hématoblastes* (Hayem) présentent chez le nouveau-né les mêmes caractères que chez l'adulte, mais ils y sont beaucoup moins nombreux. Tandis que le chiffre moyen des hématoblastes est de 171 200 dans le sang des nouveau-nés, il est de 257 000 chez l'adulte, d'où il suit que ces éléments chez le nouveau-né, sont environ 33 fois moins nombreux que les globules rouges, tandis que chez l'adulte ils sont seulement 19 fois moins nombreux que ces globules.

Pendant les premiers jours, c'est-à-dire pendant que l'enfant perd de son poids, le nombre des globules blancs s'abaisse jusqu'à 6000 et même 4000, tandis que celui des hématies s'élève ; ensuite un mouvement inverse se produit, de telle façon qu'à la seconde semaine les globules blancs sont remontés à 7000 ou 9000, et que les rouges sont en décroissance d'un demi-million.

Du reste, qu'il s'agisse de globules rouges, de globules blancs ou d'hématoblastes, tous les éléments du sang chez le nouveau-né subissent d'un jour à l'autre de grandes variations quant à leur nombre, et ces fluctuations sont, avec les différences extrêmes que l'on constate dans les dimensions de ces éléments, des signes caractéristiques d'un sang en voie d'évolution, ainsi que le fait remarquer le professeur Hayem.

§ 3. — De la respiration du nouveau-né.

Dès que le fœtus est né, il fait ordinairement, s'il est bien portant, une inspiration et pousse un premier cri. Quelle est la cause de la première inspiration ? Nul ne l'a trouvée d'une façon précise : aussi la plupart des auteurs, à l'exemple de Longet, ont-ils invoqué vaguement « une loi primitive de la nature, une force inconnue, qui domine tous les phénomènes de la vie ». On a encore dit que le premier mouvement respiratoire est un acte réflexe provoqué par l'excitation que produit l'air atmosphérique sur la peau du fœtus au moment où il sort des voies génitales. Pour Vierordt il est dû à une excitation de la moelle allongée par un sang contenant de l'acide carbonique en excès, par suite de la suppression de la respiration placentaire. Ce qui rend cette explication vraisemblable, c'est que, pendant la vie intra-utérine, le fœtus fait des efforts d'inspiration quand il est menacé d'asphyxie.

Quoi qu'il en soit, l'air pénètre dans les voies respiratoires et, si l'on ausculte un enfant au moment de la première inspiration, comme nous l'avons fait avec le docteur Cornil, on entend un râle crépitant fin, qui est probablement produit par le déplissement des alvéoles pulmonaires (1). Dès que l'enfant a crié, il continue généralement à respirer d'une façon continue, mais irrégulière. Le nouveau-né est inhabile à respirer ; il faut qu'il fasse son apprentissage sous ce rapport comme sous beaucoup d'autres. Le docteur Bouchut attribue cette difficulté de la respiration à ce que l'air ne pénètre pas aisément dans un tissu pulmonaire dense et par conséquent peu perméable, tandis qu'elle est due, d'après le professeur Parrot, aux mouvements irréguliers et saccadés des parois thoraciques.

Les respirations sont plus fréquentes chez le nouveau-né que chez l'adulte et le vieillard. Elles présentent sous ce rapport de grandes différences individuelles. Ainsi le professeur Parrot, qui a compté les mouvements respiratoires sur 34 nouveau-nés, dont 22 dormaient et 12 étaient éveillés, a trouvé comme chiffres extrêmes 36 et 82 pour la première série ; 32 et 80 pour la seconde. En moyenne, le nombre des mouvements respiratoires fut de 51,54 pendant le sommeil et de 51,16 dans l'état de veille. D'après ces chiffres, le nouveau-né respirerait donc un peu plus fréquemment quand il dort que lorsqu'il est éveillé. La fréquence de la respiration est la même chez les garçons que chez les filles, tandis qu'à l'âge adulte les respirations sont un peu plus fréquentes chez l'homme que chez la femme.

Le type respiratoire est *abdominal*, au début, chez le nouveau-né. L'augmentation de volume de la poitrine se fait presque exclusivement par la descente du diaphragme, par conséquent, par suite de l'agrandissement du diamètre longitudinal du thorax ; la paroi abdominale antérieure devient fortement convexe à chaque inspiration, tandis que la largeur du segment inférieur du thorax, loin d'augmenter, diminuerait dans les premières semaines, d'après Mayr (2), pendant l'inspiration, parce que les côtes, qui sont très-minces, ne pourraient résister à la traction qu'exerce sur elles le diaphragme. Le type costo-supérieur, propre au sexe féminin, serait observé plus tôt que le type costo-inférieur propre au sexe masculin. D'après Sibson, le type respiratoire caractéristique du sexe apparaîtrait vers dix ans, quelques années plus tôt, d'après Riegel. Selon le professeur Depaul, le type respiratoire des nouveau-nés est *costal* pendant la veille, *abdominal* pendant le sommeil.

Bouchaud évalue à 45 grammes en vingt-quatre heures l'exhalation pulmonaire chez un enfant de cinq jours.

§ 4. — De la température du nouveau-né.

Pour prendre la température du nouveau-né, on peut placer le thermomètre sous l'aisselle ou dans le rectum. Le dernier procédé est plus exact, plus rapide et plus facile à employer, car il n'est pas commode chez un

(1) Cornil, *Anatomie pathologique et auscultation du poumon* (*Mouvement médical,* avril et mai 1873).

(2) Mayr, *Jahrb. für Kinderheilkunde,* p. 117, 1862.

nouveau-né de maintenir le bras immobile et appliqué contre la poitrine pendant cinq à dix minutes. On y arrive cependant en le fixant avec une bande roulée autour du tronc, après avoir placé le thermomètre dans l'aisselle.

La température de l'enfant au moment de sa naissance est, d'après Roger, de 37°,25. Suivant certains auteurs, cette température est supérieure à la température de l'adulte et en particulier à celle de la mère. Ainsi Wurster, Alexeef (voy. pp. 426 et 427) ont constaté qu'un thermomètre placé dans le vagin d'une parturiente et un autre dans le rectum du fœtus qui se présentait par le siége accusaient une différence sensible de température, et que celle-ci était plus élevée chez le fœtus. Schœfer a trouvé chez les nouveaunés, avant la ligature du cordon, la température rectale supérieure à celle de la mère prise dans le vagin. Le professeur Lépine, (de Lyon), a noté que dans les neuf dixièmes des cas la température des enfants, au moment même de leur naissance, est supérieure à celle de la mère prise dans le vagin ou le rectum.

D'après le professeur Parrot, la température de l'enfant, au moment de sa naissance, est supérieure à celle du vagin de la mère, mais elle reste inférieure de quelques dixièmes de degré à la température de l'utérus, car celle-ci, sous l'influence du travail, atteint 38°, 38°,5 et même davantage. (voy. p. 690).

Quoi qu'il en soit, la température du nouveau-né s'abaisse sensiblement pendant la demi-heure qui suit la naissance, et cet abaissement est d'autant plus marqué que l'enfant est plus faible ; ainsi Lépine a vu dans ce cas le thermomètre descendre à 33°. Ce phénomène, dû au développement encore imparfait de la circulation, démontre combien il est important, pour les enfants chétifs et nés avant terme, qu'on leur procure artificiellement de la chaleur, puisqu'ils en produisent peu ; il est donc important qu'on les maintienne dans un milieu à température élevée et constante (1).

Mais chez les enfants à terme et bien portants cette déperdition de chaleur n'est que momentanée, et, au bout d'une demi-heure, la température commence à s'élever graduellement pour atteindre un chiffre normal qui serait de 37°,5 à 37°,6 d'après Wunderlich. Suivant Roger, la moyenne serait de 37°,8 pendant la première semaine.

Sur 50 enfants, le professeur Parrot a trouvé pour la température rectale une moyenne de 37°,17. Des recherches comparatives, faites par le même observateur sur 30 enfants, ont montré qu'entre la température rectale et la température axillaire il y a 0°,12 de différence en faveur de la première. La température resterait toujours moins élevée chez les enfants faibles que chez les enfants vigoureux (Lépine).

Nous avons dit, page 816, que le pouls est très-variable chez les jeunes sujets ; l'observation de la température est donc extrêmement utile, parce que seule elle peut donner des renseignements précis sur l'état de fièvre de l'enfant.

---

(1) A la Maternité de Paris, Tarnier place les enfants nés avant terme ou qui sont atteints de sclérème dans une couveuse particulière qu'il a fait construire et qui donne de bons résultats.

§ 5. — De la digestion du nouveau-né.

De la préhension des aliments chez le nouveau-né. — La digestion du nouveau-né doit s'accomplir d'une façon spéciale, car ses organes digestifs sont loin d'être complétement développés. Tout d'abord, il est dépourvu de dents (1) ; par conséquent il ne peut pas y avoir de mastication et par suite pas de division des aliments. Ceux-ci doivent donc être reçus dans la bouche sous une fórme liquide. Le lait et principalement le lait de femme (voy. plus loin) est l'aliment le plús convenable pour le nouveau-né, qui le tire du sein en tetant. Pour cela, il exerce sur le mamelon un mouvement de succion, dont nous indiquerons sommairement le mécanisme.

Le nouveau-né entoure hermétiquement le mamelon avec la lèvre et les maxillaires supérieurs d'une part, avec la langue et la lèvre inférieure d'autre part ; le voile du palais étant abaissé et fermant la bouche en arrière, l'aspiration est produite dans cette cavité par un mouvement de la langue et du maxillaire inférieur qui font le vide en se portant en arrière, et l'on voit les joues s'enfoncer de chaque côté entre les arcades alvéolaires. Le lait vient alors dans la bouche, les joues se gonflent, l'enfant avale et, pendant le mouvement de déglutition, on entend un bruit qui se produit quand le liquide passe de la bouche dans le pharynx et l'œsophage.

De la digestion buccale. — En passant dans la bouche le lait ne subit presque aucune transformation ; mais si l'on donne à l'enfant des substances amylacées, ces substances peuvent-elles comme chez l'adulte être transformées en sucre par la salive sous l'influence de la ptyaline ? Plusieurs auteurs, entre autres Burdach (2), Joerg (3), ont soutenu que pendant les six à huit semaines qui suivent la naissance, les glandes salivaires sont très-peu développées et ne sécrètent pas de salive. Bidder et Schmitt (4), d'après des expériences faites sur de jeunes veaux, partageaient aussi cette opinion. Ritter admet bien qu'il existe de la salive, mais il pense que celle-ci ne renferme pas de ptyaline, c'est-à-dire le ferment qui a le pouvoir de transformer les substances amylacées en sucre.

Dans son *Traité de physiologie et de pathologie des enfants du premier âge*, Vogel combat les opinions précédentes et affirme que la salive existe dès le début de la vie du nouveau-né, et qu'elle possède la propriété de transformer l'amidon en sucre, sans avoir toutefois cette propriété au même degré que chez l'adulte. Schiffer et Korowin constatèrent le même fait, le premier en plaçant dans la bouche du nouveau-né un petit sac de tulle rempli d'empois ; le second, en expérimentant sur la salive exprimée d'une petite éponge qu'il avait préalablement placée dans la bouche du jeune sujet. Dans toutes ces expériences faites sur le vivant, les salives des diffé-

---

(1) On trouvera à la page 303 la description de l'évolution des dents de lait
(2) Burdach, *Physiologie als Erfahrungswissenschaft*, p. 210.
(3) Joerg, *Ueber das physiologische Leben des Kindes*, p. 87.
(4) Bidder et Schmitt, *Nahrungssäfte und Stoffwechsel*, p. 22.

rentes glandes étaient toutes confondues. Zweifel, opérant au contraire sur des cadavres de nouveau-nés, put étudier les salives de la glande sous-maxillaire et de la glande parotide. A cet effet, après avoir extrait ces deux glandes il plaçait les fragments de l'une dans un mortier et les fragments de l'autre dans un autre mortier. Il les divisait autant que possible, traitait la masse par de l'eau distillée, laissait digérer et filtrait. L'extrait aqueux fut mélangé, à une température convenable, avec l'empois d'amidon. Au bout d'un quart d'heure, la réaction qui indique la transformation en sucre (la saccharification) était constatée quand il s'agissait de l'extrait aqueux de toutes les glandes ou seulement de celui de la parotide. Il n'en fut pas de même quand il expérimenta sur la glande sous-maxillaire seule, du moins dans les deux premiers mois. Aussi Zweifel conclut nettement que chez le nouveau-né à terme la glande parotide seule contient de la ptyaline pendant les deux premiers mois. Ce n'est qu'après cette époque qu'on en trouve dans la glande sous-maxillaire. Lorsqu'il existe dans la bouche une réaction acide, par exemple dans le cas de muguet ou parce que la bouche de l'enfant n'a pas été bien nettoyée après chaque tetée, on peut ne pas constater la présence de la ptyaline parce que la réaction du sucre ne se produit pas. C'est pour avoir négligé cette circonstance que certains auteurs ont nié la présence de la ptyaline.

Quoi qu'il en soit, pendant les deux premiers mois de la vie extra-utérine, la salive est relativement peu abondante et contient une très-petite quantité de ptyaline, de sorte que la transformation des aliments amylacés en sucre ne peut se faire que dans une faible proportion. Ce fait est suffisant pour qu'on ne gorge pas de bouillies, comme on le fait trop souvent, les enfants du premier âge.

De la digestion stomacale. — Après avoir passé dans la bouche et l'œsophage presque sans subir de transformation, les aliments arrivent dans l'estomac. Ce qu'il faut immédiatement mettre en relief, c'est que l'estomac du nouveau-né a une petite capacité; le grand cul-de-sac, si volumineux chez l'adulte, existe à peine chez le nouveau-né ou du moins il n'est guère plus grand que la portion de l'organe qui est située du côté du pylore (petit cul-de-sac). La grande courbure et les parois latérales sont aussi peu développées que le grand cul-de-sac. D'après Fleischmann, la capacité de l'estomac serait seulement de 46 centimètres cubes pendant la première semaine, de 72 à 82 centimètres cubes pendant la seconde semaine, de 80 à 92 centimètres cubes de la troisième à la quatrième semaine, de 140 centimètres cubes dans le troisième mois, de 260 centimètres cubes dans le cinquième mois, de 375 centimètres cubes dans le neuvième mois. Mais il faut ajouter qu'il existe sous ce rapport de très-grandes variétés. Ce n'est pas seulement d'une manière absolue que l'estomac du nouveau-né est petit; sa capacité *relative* est d'autant moindre que l'individu est plus jeune. Le rapport entre le poids de l'eau nécessaire pour le remplir et le poids du corps est de 1 à 50 ou 60 chez l'enfant qui vient de naître, de 1 à 40 chez l'enfant d'un mois, de 1 à 23 chez l'adulte. Il faut encore noter que l'estomac a chez le nouveau-né une direction spéciale ; au lieu d'être à peu près horizontal ou légèrement oblique de gauche à droite, c'est-à-dire du cardia vers le pylore, il est à peu près vertical, d'où il suit que les aliments passent rapidement du premier orifice au second, pour ainsi dire en vertu de leur poids, quand l'enfant est tenu verticalement. Les mouvements péristaltiques de l'organe ne sont donc pas ici nécessaires et du reste les muscles des parois sont très-peu développés. De toutes ces considérations anatomiques il résulte que les aliments devront être donnés au nouveau-né en petite quantité et à intervalles rapprochés, et que les aliments albuminoïdes devront être de facile digestion à cause de leur court séjour dans l'estomac.

En arrivant dans l'estomac le lait est coagulé par le suc gastrique, et le petit-lait se sépare de la graisse et de la caséine. Il semble, dit Ch. Richet (1), que chez les enfants cette coagulation soit plus rapide encore que chez l'adulte, ce qui tient probablement à une activité plus grande de la pepsine des nouveau-nés sur le lait. Le sérum (petit-lait) est directement absorbé par l'estomac. Le caséum et les autres substances albuminoïdes sont transformés en substances solubles, facilement assimilables. Mais toutes ne subissent pas cette transformation avec la même facilité. C'est ainsi que, d'après Gorup Besanez, Zweifel, Biedert, l'albumine de l'œuf est plus difficile à digérer que la caséine et, chose importante à noter, que cette substance elle-même est moins facile à peptoniser quand elle provient du lait de vache que quand elle résulte de la coagulation du lait de femme (voy. p. 853). Un excès d'acidité du suc gastrique peut aussi déterminer la formation de gros caillots de caséine difficiles à digérer. L'acide du suc gastrique peut dissoudre les substances gélatineuses qui sont quelquefois données à l'enfant ; il peut encore dissoudre les sels de chaux dont l'absorption est utile pour le développement du système osseux. Une autre propriété du suc gastrique est d'empêcher la putridité de se produire.

Le sucre de lait est transformé par l'estomac en sucre de raisin, mais cette transformation a surtout lieu dans l'intestin.

De la digestion intestinale. — Les substances albuminoïdes qui n'ont pas été dissoutes dans l'estomac passent dans le duodénum, où le suc pancréatique transforme leur réaction, qui devient alcaline d'acide qu'elle était dans l'estomac, et les dissout ensuite en les peptonisant au moyen d'un ferment que Kühne désigne sous le nom de *trypsine.* Zweifel a démontré que déjà dans les premiers mois le suc pancréatique dissout les substances albuminoïdes, en particulier la caséine, mais qu'il n'a pas le pouvoir de transformer les substances amylacées en sucre. Le suc pancréatique a enfin, d'après Zweifel, chez le nouveau-né comme chez l'adulte, la propriété d'émulsionner les graisses et de les dédoubler en acides gras et en glycérine.

Il partage la première propriété avec la bile qui est versée dans le duodénum en même temps que lui, et dont la quantité doit être abondante chez le nouveau-né, car le foie est très-volumineux et les matériaux de la bile

____

(1) Ch. Richet, *Progrès médical*, 1881, p. 176.

se rencontrent en grande quantité dans les fèces (Wegscheider). Du reste, l'expérimentation a démontré la présence d'une grande quantité de bile chez les jeunes animaux auxquels on avait pratiqué des fistules biliaires.

Lorsque, pour des causes accidentelles, la bile ou le suc pancréatique ne sont pas sécrétés en quantité suffisante, les matières grasses ne sont pas complétement absorbées et se retrouvent en grande partie dans les garde-robes. On a alors des *selles graisseuses* sur lesquelles Wegscheider a appelé l'attention. D'après cet auteur, il y aurait dans l'état normal 1,44 de graisse et 0,24 d'acides gras libres pour 100 de fèces.

L'absorption est très-active dans l'intestin grêle grâce aux villosités, aux replis nombreux de la muqueuse intestinale.

La bile empêche la putréfaction du contenu intestinal dans un milieu alcalin, comme le suc gastrique avait empêché le même phénomène dans l'estomac, c'est-à-dire dans un milieu acide. Le passage rapide des aliments dans le tube digestif est encore une cause qui s'oppose à cette putréfaction. C'est ce qui fait que les garde-robes des enfants sont à peu près inodores, à moins qu'il ne se produise un trouble dans les sécrétions des liquides que nous venons de nommer ou que la rapidité de l'absorption soit diminuée.

Des évacuations alvines chez les nouveau nés. — Pendant la dernière partie de la vie fœtale, il s'accumule dans le gros intestin une substance particulière qu'on désigne sous le nom de *méconium* (de μήκων, pavot) à cause de son aspect, qui paraît analogue à celui que présente le suc épaissi du pavot ; on peut encore comparer cet aspect à celui du savon noir. Quoi qu'il en soit, le méconium ressemble à une pâte molle visqueuse, d'un vert bouteille. On admet généralement qu'il est formé par un mélange de mucus, de cellules épithéliales et de matériaux de la bile qui lui donnent sa couleur et ses propriétés antiputrides. Nous n'insisterons pas davantage sur la composition du méconium que nous avons décrite page 434, d'après les recherches du professeur Ch. Robin. Nous dirons seulement que son évacuation n'a pas lieu généralement avant la naissance. Comme le fait remarquer le professeur Parrot, la respiration n'existant pas chez le fœtus, l'effort nécessaire pour cette évacuation ne peut avoir lieu. Au contraire, aussitôt que l'enfant est né, il respire ; dès lors le diaphragme, les muscles abdominaux, tous les muscles qui produisent le phénomène de l'effort, se contractent et chassent au dehors le contenu de l'intestin. Ce n'est que par exception qu'on voit le méconium être évacué avant la naissance, par exemple lorsqu'il existe une présentation du siége ou lorsque, la présentation étant celle du sommet, l'enfant souffre pendant le travail (voy. pp. 625 et 713).

Le méconium commence à être expulsé quelquefois immédiatement après la naissance, le plus souvent dans les douze heures qui suivent, et son expulsion dure habituellement trois ou quatre jours. D'après les recherches du professeur Depaul la quantité de méconium que renferme l'intestin au moment de la naissance est de 74 grammes en moyenne : le minimum a été 30 grammes et le maximum 127 grammes ; ces recherches ont porté sur 20 enfants.

Lorsque tout le méconium a été évacué, les selles contiennent les résidus de la digestion du nouveau-né et ont un aspect variable suivant que
c'est la mère ou une nourrice qui allaite. Dans le premier cas, où le colostrum pur ou un lait mélangé de colostrum est l'aliment de l'enfant, les selles
sont peu consistantes et légèrement verdâtres, et cette coloration peut persister quelquefois des semaines ; dans le second cas, au contraire, il n'est pas
rare que les garde-robes soient jaunes dès les premiers jours, aussitôt que le
méconium a été évacué en totalité.

Quand les digestions sont bonnes, les garde-robes sont d'un beau jaune-
clair ; elles ont la consistance d'une bouillie épaisse ; elles sont homogènes
et ne présentent aucune odeur; on a comparé avec raison leur aspect à celui
des œufs brouillés.

Les garde-robes du nouveau-né doivent leur belle couleur jaune à la
matière colorante rouge de la bile, la bilirubine. Si l'on ajoute aux fèces de
l'acide nitrique étendu, ou mieux un mélange d'alcool et de chloroforme avec
légère addition de cet acide, on obtient les teintes verte, bleue, violette,
apparaissant les unes après les autres par suite des oxydations successives de
la bilirubine, qui se transforme en biliverdine, en bilicyanine, etc.

Quelquefois les garde-robes du nouveau-né sont vertes au moment où elles
sont expulsées, ou bien elles verdissent lorsqu'elles sont exposées à l'air
pendant un certain temps. Cette coloration verte est un symptôme de mauvaise digestion; elle tient à la biliverdine et dans ce cas on constate en même
temps de petites quantités d'acides de la bile non transformés, tels que les
acides du groupe formique : acides caprique, palmitique, stéarique, etc. Il y a
aussi une légère odeur qui rappelle celle du lait sur. On conçoit que les alcalins : eau de Vichy, eau de chaux médicinale, carbonate de soude, puissent
neutraliser ces acides et faire disparaître la teinte verte en empêchant la bilirubine d'être oxydée et transformée en biliverdine. Mais quelquefois la médication alcaline est impuissante et l'on est obligé de changer l'alimentation de
l'enfant.

Les fèces des enfants à la mamelle sont habituellement homogènes; elles
se composent de différentes substances bien mélangées : débris épithéliaux,
mucus, caséine, graisses neutres sous forme de globules graisseux plus ou
moins volumineux. Si l'on délaye les fèces dans l'eau, on voit ces globules
nager à la surface du liquide.

On trouve parfois dans les garde-robes de gros flocons blanchâtres qui ne
sont pas intimement mélangés avec le reste des matières contenues dans
les fèces; c'est ce qui arrive surtout dans l'alimentation artificielle, mais parfois aussi dans l'alimentation naturelle. Ce sont des signes de digestion imparfaite, soit que l'alimentation ne convienne pas à l'enfant, soit que ses
repas soient trop copieux. On regarde généralement ces flocons blanchâtres
comme des coagula de caséine non dissous par l'acide gastrique ou le suc
pancréatique. Pour Wegscheider ces flocons seraient formés exclusivement
de graisses neutres mêlées à des débris épithéliaux.

Le nombre des garde-robes chez un nouveau-né bien portant est de deux à quatre par jour dans les commencements de la vie extra-utérine, plus tard de une à deux. Il y a des nouveau-nés qui ont six ou huit selles par jour ; mais cela est l'indice de troubles digestifs et constitue de la diarrhée. D'autres, au contraire, sont constipés et vont à la garde-robe tous les deux jours seulement. Cette rareté des selles peut tenir à ce que la puissance d'absorption du tube digestif est très-grande et laisse par conséquent peu de résidu. Mais elle peut dépendre aussi de ce que la nourrice ayant peu de lait, une petite quantité d'aliments parcourt le tube digestif.

D'après Bouchaud, le poids des fèces évacuées chaque jour est de 80 grammes environ chez un enfant à la mamelle, tandis qu'il est de 170 grammes en moyenne chez l'adulte. Cette quantité est beaucoup plus grande que chez l'adulte *relativement* au poids du corps, ce qui s'explique par deux raisons : l'une, que la quantité relative des aliments avalés est plus grande que chez l'adulte ; l'autre, que le passage des aliments dans le tube digestif étant très-rapide, l'absorption est très-incomplète.

Reichardt a constaté que le résidu sec des garde-robes d'où l'eau avait été éliminée par évaporation, est de 14,8 pour 100 de fèces chez un enfant de trois mois. Wegscheider a trouvé un chiffre presque identique : 14,9 pour 100 (13,7 de matière organique et 1,2 de matière inorganique) ; le reste était donc de l'eau. Chez l'adulte le résidu sec est de 25 pour 100 environ, ce qui revient à dire que les garde-robes du nouveau-né sont bien plus aqueuses que celles de l'adulte. Parfois les selles de l'enfant sont trop liquides, ce qui tient ordinairement à ce que le lait est trop aqueux ou pris trop abondamment.

Dans le résidu sec, Simon trouva, entre autres substances, chez un enfant de six jours, 50 pour 100 de graisse et 18 pour 100 de caséine.

§ 6. — De la sécrétion urinaire.

Quantité d'urine. — La vessie du fœtus contient toujours une certaine quantité d'urine au moment de la naissance, lorsque l'abdomen n'a pas été comprimé d'une façon anormale, comme cela arrive dans les présentations du siége, et que le fœtus n'a pas souffert pendant le travail. Dans ce dernier cas il se produit un relâchement des sphincters et l'urine peut être émise de la vessie comme le méconium sort du rectum. En dehors de ces circonstances exceptionnelles, la vessie renferme au moment de la naissance une certaine quantité d'urine, qui est expulsée le plus souvent dans les vingt-quatre heures qui suivent l'accouchement, parfois immédiatement après la sortie du fœtus. D'après Martin et Ruge, la première miction spontanée a pour résultat l'émission de 9,6 centimètres cubes en moyenne, près de 10 centimètres cubes en chiffres ronds (10 grammes environ). Pendant les deux ou trois premiers jours, la quantité d'urine émise en vingt-quatre heures est généralement très-petite, parce que le lait est absorbé en petite quantité, ainsi que l'a fait remarquer Bouchaud ; elle serait, d'après cet auteur, de 12 à 36 grammes, tandis que dans les jours suivants elle atteindrait 70 et même 200 grammes. Bouchaud a calculé que 643 grammes d'urine, rendus par l'enfant à la mamelle, correspondent à 1000 grammes de lait avalés par cet enfant.

D'après les recherches récentes de Parrot et A. Robin, la quantité quotidienne d'urine serait de 200 à 300 centimètres cubés, du sixième au trentième jour, soit 68,5 centimètres cubes par kilogramme d'enfant. Dans le courant du troisième mois, la quantité moyenne d'urine émise en vingt-quatre heures serait, d'après Vierordt (1), de 90 centimètres cubes par kilogramme. Chez les enfants de cinq mois, Camerer trouva une moyenne de 986 grammes, en six évacuations, ce qui fait environ 150 grammes par kilogramme. On voit donc que, dans les premiers mois de la vie, la quantité d'urine émise en vingt-quatre heures augmente absolument avec l'âge et, de plus, relativement au poids du corps. Plus tard, elle continue à augmenter absolument jusqu'à l'âge adulte, mais la quantité relative diminue, de façon à n'être plus, à cet âge, que de 20 à 25 grammes par kilogramme du corps.

Propriétés physiques de l'urine. — Dans les premiers jours de la vie, alors que le nouveau-né perd de son poids (voy. p. 833), l'urine peut être aussi colorée que celle de l'adulte; mais les jours suivants, elle devient de plus en plus pâle et finit par être incolore. Dans un tiers des cas, seulement, elle a un ton paille très-clair, analogue à celui du vieux vin de Chablis (Parrot).

La densité du produit de la première miction est de 1005 à 1006, celle des urines des enfants de cinq à trente jours varie de 1003 à 1004 (Parrot). On sait que chez l'adulte la densité de l'urine varie entre 1015 et 1030.

Des sédiments de l'urine. — Lorsqu'on examine le dépôt qui se forme au fond du vase qui contient l'urine d'un nouveau-né, on constate qu'il est formé 1° par des cellules épithéliales provenant de la surface interne des voies urinaires : vessie, uretère, bassinets, tubes de Bellini; 2° par des cristaux d'*acide urique*, sous forme de petites lames rhomboïdales, transparentes ; 3° par de l'*oxalate de chaux* dont les cristaux sont octaédriques ; 4° par de l'*oxalate de soude* qui se présente sous la forme de bâtonnets ovoïdes ou de petites sphères.

Caractères chimiques. — Suivant la remarque du professeur G. Sée (2), l'analyse de l'urine peut donner sur la manière dont s'opère la nutrition chez un enfant des renseignements plus précis que les pesées elles-mêmes.

Réaction. — D'après Parrot et A. Robin, la réaction de l'urine du nouveau-né bien portant est *neutre*. D'après Martin et Ruge qui ont fait également des recherches récentes sur l'urine physiologique du nouveau-né, la réaction serait généralement acide. Le professeur Parrot croit que ce dernier résultat est dû à ce que les enfants observés par les auteurs allemands que nous venons de citer n'étaient pas en parfait état de santé ou qu'il existait un vice dans leur régime, par exemple un intervalle trop long entre les tetées, ce qui suffit pour amener une réaction acide de l'urine.

---

(1) Vierordt, *Physiologie des Kindesalters*, in Gerhardt, *Handbuch der Kinderkrankheiten*, Bd I, Tübingen, 1877.

(2) Sée, *Dyspepsies gastro-intestinales*, p. 486.

Quantité d'urée. — L'urine du nouveau-né contient de l'urée ; mais cette substance est en si petite quantité dans les premières semaines que son existence est niée par plusieurs observateurs : Rayer, Longet, Béclard, etc. D'après Dohrn, la vessie en renfermerait 36 milligrammes en moyenne immédiatement après la naissance. Pendant les deux premiers jours de la vie, la quantité d'urée excrétée serait excessivement faible ; à partir du troisième jour, elle s'élève et paraît à peu près stationnaire jusqu'au dixième jour. — C'est du moins ce qui résulte des évaluations faites par Martin et Ruge, comme en témoigne le tableau suivant :

Quantité d'urée excrétée en vingt-quatre heures, chez un nouveau-né.

	gr.			gr.
1ᵉʳ jour	0,0763		6ᵉ jour	0,1817
2ᵉ jour	0,0783		7ᵉ jour	0,2567
3ᵉ jour	0,2504		8ᵉ jour	0,2284
4ᵉ jour	0,1827		9ᵉ jour	0,1624
5ᵉ jour	0,1358		10ᵉ jour	0,1505

Martin et Ruge fixent la quantité moyenne excrétée en vingt-quatre heures par un nouveau-né pendant les premières semaines à $0^{gr},1923$; cette quantité est environ 180 fois plus petite que celle qui est excrétée par l'adulte dans les mêmes conditions.

A partir du dixième jour, la quantité absolue d'urée excrétée en vingt-quatre heures irait toujours en augmentant à mesure que l'enfant avancerait en âge, de sorte qu'elle serait de 3 grammes entre deux mois et demi et cinq mois, de 14 grammes dans le courant de la troisième année et de 25 à 35 grammes chez l'adulte.

Parrot et A. Robin, qui ont fait des recherches sur ce sujet, sont arrivés à des résultats très-différents des précédents. D'après ces auteurs, l'urine contient, pendant les neuf premiers jours, des quantités d'urée graduellement décroissantes de $1^{gr},89$ à $0^{gr},47$ par kilogramme d'enfant. Le dixième jour, il y a tendance à l'augmentation de l'urée et l'on en trouve $0^{gr},60$ par kilogramme d'enfant. Du onzième au trentième jour, l'augmentation s'accuse plus nettement par le chiffre $0^{gr},73$ pour un kilogramme d'enfant. Parrot et A. Robin n'ont pas poursuivi leurs recherches au delà du premier mois ; mais s'il faut en croire Vierordt, l'augmentation de l'urée serait telle, que la quantité de cette substance évaluée par kilogramme du corps serait, vers la moitié de la première année, cinq ou six fois plus grande qu'à la fin de la première semaine.

Quelle est l'influence du poids et de la température sur l'élimination de l'urée d'un nouveau-né ? La quantité d'urée varie dans le même sens que le poids, mais elle n'augmente pas proportionnellement. Ainsi, selon Parrot, un gros enfant rendra moins d'urée par kilogramme de son corps qu'un petit enfant, quoique le premier excrète plus d'urée par litre d'urine.

D'après le même auteur, un nouveau-né placé dans un milieu dont la température est élevée, excrète plus d'urée que s'il est exposé à une basse température.

Acide urique. — D'après Gautier (1), l'acide urique existe en quantité notable dans l'urine des enfants à la mamelle. Il augmente pendant les premiers jours de la vie pour diminuer ensuite ; puis il augmente de nouveau, de sorte qu'il est en plus grande quantité chez le nouveau-né et chez l'enfant plus âgé que chez l'adulte. La quantité de cette substance qui est excrétée en vingt-quatre heures présente de grandes variations à tous les âges de la vie ; c'est ainsi que du sixième au huitième jour, Martin et Ruge ont trouvé chez trois sujets : 56 milligr. 7 ; 4 milligr. 8 ; 2 milligr. 8 ; ce qui fait, en moyenne, 21 milligr. 4, c'est-à-dire environ la 25e partie de la quantité qu'on trouve chez l'adulte. Si l'on rapporte les quantités moyennes d'acide urique à 1 kilogramme du corps, on ne trouve que des différences insignifiantes aux différents âges.

Infarctus uratiques des reins. — On observe parfois dans le rein des concrétions d'acide urique, non pas libre mais uni à une base, en un mot des cristaux d'urates. Ces concrétions auxquelles on donne le nom d'infarctus uratiques, ont été signalées par Denis et Billard, mais elles ont été ensuite bien étudiées en Allemagne par Cless (2), Schlossberger (3), Virchow (4), Vogel (5), etc., en France par le professeur Parrot. — Lorsqu'on fait une coupe longitudinale et médiane du rein, on rencontre ces infarctus sous la forme de petits cylindres jaunâtres brisés sur plusieurs points de leurs parcours et remplissant les tubes des pyramides dans le voisinage du hile. Ces cylindres sont constitués par des agglomérations de globules sphériques.

Lorsqu'on presse le sommet des pyramides, on en fait sortir une poussière jaunâtre ; on retrouve une poussière semblable dans les calices, le bassinet, le bas-fond de la vessie, l'urèthre, quelquefois sur le prépuce (Parrot), et dans les couches des nouveau-nés.

Virchow considère les infarctus uratiques comme formés de cristaux d'urate d'ammoniaque, tandis que Parrot a démontré qu'il s'agissait de cristaux d'urate de soude. — Enfin le professeur de Berlin et tous les auteurs allemands qui ont écrit sur ce sujet considèrent ces infarctus comme physiologiques, c'est ce qui fait que nous en parlons ici ; mais le professeur Parrot, qui en a donné une description remarquable par sa netteté et sa précision, a démontré qu'ils sont la conséquence de l'athrepsie. En effet, dit-il, il se produit dans cette affection une combustion insuffisante des déchets que le mouvement nutritif jette dans le sang, car l'hématose, singulièrement affaiblie, n'apporte plus la quantité d'oxygène nécessaire à cette combustion ; les éléments de désassimilation, au lieu d'être transformés en urée, restent donc à l'état d'acide urique. D'autre part, les vomissements et la diarrhée que l'on

(1) A. Gautier, *Traité de chimie appliquée à la physiologie*, etc., Paris, 1874, t. II.
(2) Cless, *Würt. med. Corresp. Blatt.*, 1841, n° 15.
(3) Schlossberger, *Archiv für Physiolog. Heilkunde*, 1842, p. 576, et 1850, p. 545.
(4) Virchow, *Gesammelte Abhandlung.*, p. 865.
(5) Vogel, *Lehrbuch der Kinderkrankheiten*, Erlangen, 1869, 4e édit., p. 40.

rencontre dans l'athrepsie amènent une déperdition considérable dans l'élément aqueux du sang, de sorte qu'il n'existe plus une quantité d'eau suffisante pour dissoudre les sels qui résultent de la combinaison de l'acide urique avec la soude. Alors ces sels forment les dépôts que nous avons signalés plus haut. Ainsi la formation des infarctus uratiques doit être considérée comme un phénomène pathologique. On ne trouve donc pas ces concrétions chez les enfants bien portants, dont la nutrition s'accomplit régulièrement.

Substances diverses. — Vierordt signale aussi dans l'urine du nouveau-né l'existence d'une substance que l'on désigne sous le nom d'*allantoïne* et qui est un produit d'oxydation de l'acide urique, mais à un degré moindre que l'urée. — L'allantoïne se rencontre seulement pendant les premiers jours, pour disparaître déjà dans la deuxième semaine sous forme d'urée.

Dohrn a signalé des traces d'*albumine* dans l'urine des nouveau-nés immédiatement après la naissance ; cette substance serait plus abondante chez les enfants qui ont subi des troubles circulatoires pendant l'accouchement et surtout chez ceux qui en sont morts. Martin et Ruge ont aussi constaté chez un tiers des nouveau-nés, pendant la première semaine de la vie, de petites quantités d'albumine. Mais Parrot et A. Robin n'ont pas confirmé ces résultats et pensent que les enfants examinés par les précédents observateurs n'étaient pas bien portants ; pour ces auteurs l'urine normale ne renferme pas d'albumine.

D'après Pollak, l'urine des enfants à la mamelle contient aussi de petites quantités de *sucre de raisin* ; mais ce fait n'a été constaté jusqu'à présent par aucun autre observateur.

L'urine des nouveau-nés contient encore des *substances inorganiques*, parmi lesquelles nous citerons : les chlorures, les phosphates, les sulfates. D'après Parrot, l'urine des nouveau-nés contient toujours des chlorures, mais en proportion quelquefois si faible que tout dosage exact est impossible. — Lecanu et Lehmann, Parrot et A. Robin, Cruse, Martin et Ruge ont signalé la présence dans l'urine des nouveau-nés de petites quantités de phosphates. Ces derniers auteurs ont trouvé comme moyenne de trois observations faites du cinquième au septième jour de la vie, $0^{gr},45$ d'acide phosphorique pour un litre d'urine. Du seizième au trentième jour il est éliminé une quantité plus considérable de cet acide que du premier au quinzième (Parrot). — On ne trouve que des traces de sulfates dans l'urine des nouveau-nés.

§ 7. — Des modifications de la peau chez le nouveau-né.

Après la naissance, la peau subit des modifications qu'on peut classer en trois espèces : changements de coloration, desquamation, excrétion cutanée.

Changements de coloration. — Le fœtus en naissant est couvert d'un enduit sébacé, blanchâtre, qui ne permet pas de juger de la coloration de la peau ; mais dès que cet enduit a été enlevé, on constate que les téguments sont rouges ou d'un rose foncé. Cette teinte dure ordinairement pendant trois ou quatre jours en s'atténuant un peu ; mais elle peut durer huit, dix et même quinze jours. Elle est surtout prononcée et persistante chez les enfants faibles et chez les avortons.

Elle témoigne d'une gêne de la circulation, et c'est aux extrémités, où parfois elle est bleuâtre, qu'elle disparaît en dernier lieu. Très-souvent elle fait place, vers le troisième ou le quatrième jour, à une teinte subictérique. Le plus souvent il ne s'agit pas là d'un ictère bilieux, mais d'un ictère hémaphéique, c'est-à-dire produit par des transformations de la matière colorante du sang qui remplit les capillaires cutanés et qui infiltre les tissus environnants. Tous les nouveau-nés n'en sont cependant pas atteints, et les enfants chétifs, dont la nutrition languit, y sont plus exposés que les autres.

Le professeur Depaul insiste sur ce fait, que les enfants nés de parents nègres, ne présentent pas tout d'abord de teinte noire des téguments, comme quelques personnes le croient; la couleur est chez eux d'un rouge foncé au moment de la naissance, et c'est seulement au niveau du bourrelet cutané qui entoure les bords du cordon, au niveau du scrotum ou des grandes lèvres, que l'on constate une pigmentation plus prononcée.

La peau des nouveau-nés est parfois le siége de taches désignées sous le nom de *nœvi materni*. Ce n'est pas de ces taches, qui sont du ressort de la pathologie, que nous devons parler ici, mais de celles beaucoup moins graves qui existent chez la plupart des enfants et disparaissent spontanément au bout d'un temps plus ou moins long. Ces taches sont d'un rouge plus vif que le reste de la peau, s'effacent sous la pression du doigt et semblent résulter d'une vascularisation exagérée des téguments. Elles ne font aucun relief, sont irrégulières, souvent multiples, et existent particulièrement au visage, sur les paupières, sur le front et les lèvres; presque toujours elles disparaissent après quelques mois.

Assez souvent on trouve sur la peau de la face une sorte d'acné sébacée, qui s'est formée pendant les derniers mois de la vie intra-utérine; on trouve aussi une éruption analogue, formée par des glandes distendues, sur la voûte palatine d'un certain nombre d'enfants (Steiner).

Desquamation. — Peu de temps après la naissance, la peau se fendille et présente à sa surface des lambeaux plus ou moins grands d'épiderme qui bientôt se déchirent complétement. Quelquefois l'exfoliation épidermique se fait simplement par écailles très-petites, comme dans la desquamation furfuracée de la rougeole. D'après le professeur Parrot, « elle n'apparaît chez les avortons que très-tardivement, tandis que chez les enfants nés à terme elle commence le premier ou le second jour et est en pleine activité du troisième au cinquième.

» Elle se termine à une époque très-variable, le trentième, le quarantième et même le soixantième jour; chez les sujets malades et affaiblis elle dure plus longtemps.... On l'observe principalement sur le ventre et les parois thoraciques. »

L'épiderme ancien est remplacé par un épiderme de nouvelle formation; parfois dans certaines régions, comme les aisselles par exemple, l'épiderme nouveau n'est pas complétement formé lorsque les débris de l'ancien se détachent; aussi en résulte-t-il un suintement, sinon un véritable inter-trigo, dans ces régions.

Le professeur Depaul dit avoir vu un certain nombre de fois la desquamation commencée avant la naissance ; Charrier en a rapporté une observation qui parut dans l'*Union médicale* en 1878. Il ne faut pas confondre ces faits de desquamation hâtive du fœtus né vivant avec ceux de macération de l'épiderme, qui ne se produisent que lorsque le fœtus mort séjourne dans la cavité amniotique.

Excrétion cutanée. — La desquamation épidermique est en rapport avec les nouvelles fonctions que la peau va avoir à remplir. La perspiration cutanée, jusqu'alors nulle, va dès lors s'établir. Les nouveau-nés n'ont pas le système des glandes sudoripares très-développé ; nous en avons vu cependant qui, ayant été mis dans l'ouate ou couverts d'édredons, transpiraient assez pour que des perles de sueur couvrissent leur visage.

Bouchaud évalue à 55 grammes par vingt-quatre heures la transpiration d'un enfant à partir du huitième jour.

§ 8. — De la sécrétion lactée chez les nouveau-nés.

Le gonflement des seins et la sécrétion du lait chez les nouveau-nés des deux sexes sont tellement fréquents qu'on peut les considérer comme des phénomènes physiologiques. Observés depuis longtemps, ils ont été signalés par un grand nombre d'auteurs. Natalis Guillot et Gubler, qui ont écrit sur ce sujet des mémoires intéressants, considèrent la sécrétion lactée chez les nouveau-nés comme le résultat d'un processus normal et constant. C'est ordinairement du quatrième au dixième jour après la naissance qu'elle s'établit. Gubler et de Sinéty ont constaté, contrairement à l'assertion de Natalis Guillot, que la sécrétion peut continuer chez les enfants malgré un amaigrissement considérable. De Sinéty a vu également que les enfants nés avant terme (un de sept mois et demi, un de huit mois) produisent du lait dans les quelques jours qui suivent la naissance, quoique leur glande mammaire soit beaucoup plus petite que celle des enfants nés à terme (1).

Ainsi donc, quelques jours après la naissance, les mamelles sont le siège d'une tuméfaction considérable; parfois cette tuméfaction est accompagnée de rougeur, c'est-à-dire que la glande s'enflamme ; il en résulte alors des phlegmons et même des abcès des mamelles. Dans les cas normaux, si l'on vient à presser les glandes tuméfiées (il ne faut pas trop se livrer à ces pressions qui sont quelquefois la cause des phlegmons), on voit sourdre du mamelon un liquide qui a toutes les apparences du lait chez l'adulte. Ordinairement cette sécrétion dure un mois environ, mais on l'a vue se prolonger quelquefois pendant quatre mois et même six.

L'analyse chimique du lait d'enfant, désigné par les Allemands sous le nom de *lait de sorcière* « Hexenmilch », a été faite par Quevenne et publiée dans le mémoire de Gubler (2). Cette analyse montre que ce liquide contient

____

(1) De Sinéty, *Rech. sur la mamelle des enfants nouveau-nés* (*Arch. physiol.*), 1875, p. 291.
(2) Gubler, *Société de biologie*, 2ᵉ série, t. II, p. 283.

toutes les substances principales du lait de femme, telles que beurre, caséum, sucre de lait.

Quant à l'examen microscopique, il paraît tout d'abord avoir donné des résultats différents aux divers observateurs ; en effet les uns, comme Cobbold (1), Depaul et Galippe, de Sinéty, ont constaté que le liquide sécrété par les glandes mammaires, du quatrième au dixième jour de la naissance, renferme des globules laiteux identiques à ceux de l'adulte ; les autres, tels que Kölliker, Langer, etc., admettent que ce liquide contient les cellules épithéliales dégénérées et détruites qui tapissaient les parois internes des rudiments des vésicules glandulaires et qui oblitéraient les canalicules avant la naissance. De Sinéty a montré que ces derniers phénomènes étaient exactement observés, mais qu'ils ne correspondaient pas à la sécrétion lactée. Celle-ci ne commence qu'à partir du quatrième jour, tandis que ceux-là existaient au moment de la naissance et avaient débuté avant. Il y a donc deux phases : le produit de la sécrétion contient, dans l'une, des cellules épithéliales dégénérées, dans l'autre, les globules gras du lait. La première période peut être comparée à la production du colostrum chez la femme, et la seconde à la sécrétion du lait véritable.

<h3 style="text-align:center">§ 9. — De l'accroissement de l'enfant.</h3>

Nous étudierons dans ce paragraphe l'augmentation du poids de l'enfant, l'accroissement de sa taille et les modifications de ses fontanelles.

Augmentation du poids de l'enfant. — L'enfant qui vient de naître perd d'abord de son poids, en général pendant les deux premiers jours. Cette perte est évaluée par Bouchaud à 100 grammes, soit 65 grammes pour le premier jour, et 35 pour le second ; Grégory la porte à 203 grammes, soit 139 pour le premier jour, et 64 pour le second ; pour Steiner elle atteindrait en moyenne $222^{gr},6$ (2). Elle est due à l'évacuation du méconium et de l'urine, ainsi qu'à l'exhalation pulmonaire et cutanée ; aussi les enfants qui ont évacué leur méconium et leur urine pendant l'accouchement perdent-ils, après leur naissance, moins de poids que les autres.

Dès le troisième jour, l'alimentation devient assez abondante pour que les pertes soient plus que compensées, et l'enfant commence à s'accroître, de sorte que, du quatrième au septième jour, d'après Bouchaud, le neuvième seulement, d'après Haake, Grégory, il a regagné ce qu'il avait perdu et il a repris son *poids de naissance*.

S'il faut en croire Kezmarszki (3), les garçons commencent plus tôt à augmenter de poids que les filles. Le même auteur prétend que les enfants

(1) Cobbold, *Milk from the male mamma*, in *Monthly Journal of medical science*, t. XVIII, p. 271.

(2) Bouchaud, *De la mort par inanition, et études expérimentales sur la nutrition chez le nouveau-né*. Th. de Paris, 1864. — Grégory, cité par Vierordt, *loc. cit.*, p. 65. — Steiner, *Compendium des maladies des enfants*, trad. de l'allemand par Keraval, 1880.

(3) Kezmarszki, *Arch. f. Gyn.*, t. V, fasc. 3, Berlin, 1873.

des multipares s'accroissent plus vite que ceux des primipares, ce qui n'est pas étonnant, parce que chez les premières la sécrétion laiteuse est presque toujours moins tardive et plus abondante que chez les secondes. En suivant le même ordre d'idées, nous ajouterons qu'en général dans les premiers jours de sa vie, l'enfant qui tette une nourrice dont le lait est un aliment parfait et abondant, croît plus rapidement que l'enfant allaité par sa mère dont le lait est forcément en voie d'évolution (voy. plus loin, p. 860). Enfin, d'après les recherches de Ribemont (voy. p. 730), la ligature tardive du cordon ombilical favoriserait l'accroissement rapide du nouveau-né et serait, sur ce point encore, préférable à la ligature immédiate.

A partir du moment où il a regagné son poids initial, l'enfant s'accroît de telle façon que, s'il pesait en naissant 3^{kil},250 (poids moyen), il devra peser près de 9 kilogrammes à un an. Cet accroissement ne se fait pas d'une manière uniforme pendant toute la durée de l'enfance, il est d'abord très-rapide et le devient de moins en moins à mesure que l'enfant avance en âge. C'est ce que l'on peut voir dans le tableau suivant, qui est tiré de Bouchaud :

	Naissance.	1 mois.	2 mois.	3 mois.	4 mois.	5 mois.	6 mois.	7 mois.	8 mois.	9 mois.	10 mois.	11 mois.	12 mois.
Augmentation.	»	750	700	650	600	550	500	450	400	350	300	250	200
Poids moyen.	3,250	4,000	4,700	5,350	5,950	6,500	7,000	7,450	7,850	8,200	8,500	8,750	8,950

En divisant par 30 l'augmentation de chaque mois, on aura pour l'augmentation quotidienne le nombre de grammes suivants :

1er mois.	2e mois.	3e mois.	4e mois.	5e mois.	6e mois.	7e mois.	8e mois.	9e mois.	10e mois.	11e mois.	12e mois.
25	23	22	20	18	17	15	13	12	10	8	7

Odier croit que les chiffres de Bouchaud sont trop bas. Lui-même a obtenu comme moyenne des pesées qu'il a faites, soit chez des enfants de la ville, soit chez des enfants de l'hôpital Saint-Louis : 30 grammes d'accroissement quotidien pendant les cinq premiers mois, 20 grammes jusqu'à huit mois, et 10 grammes jusqu'à un an.

Les chiffres obtenus par plusieurs auteurs étrangers, Bowditch, Albrecht, Fleischmann, Biedert, sont aussi plus élevés que ceux de Bouchaud, comme on peut le voir dans le tableau suivant :

ACCROISSEMENT QUOTIDIEN DU NOUVEAU-NÉ.

MOIS.	BOUCHAUD.	BOWDITCH.	ALBRECHT.	FLEISCH-MANN.	BIEDERT.	MOYENNE.
	gram.	gram.	gram.	gram.	gram.	gr.
1er	25	35	30	35	28	30,6
2e	23	32	29	32	39	31,0
3e	22	28	29	28	30	27,4
4e	20	22	24	22	24	22,4
5e	18	18	20	18	16	18,0
6e	17	14	18	14	11	14,8
7e	15	12	14	12	11	12,8
8e	13	10	11	10	13	11,4
9e	12	10	11	10	12	11,0
10e	10	9	9	9	5	8,4
11e	8	8	8	8	5	7,4
12e	6	6	7	6	3	5,6

Si nous considérons la dernière colonne du tableau, c'est-à-dire la moyenne des résultats obtenus par les différents auteurs, nous constatons que, comme nous l'avons déjà dit, l'accroissement quotidien diminue chaque mois jusqu'à la fin de la première année. En pratique, il suffit de savoir qu'un enfant doit gagner de 30 à 20 grammes pendant les quatre premiers mois, de 20 à 10 grammes pendant les quatre mois suivants, de 10 à 5 grammes pendant les quatre derniers mois de la première année, les chiffres les plus bas correspondant toujours à l'âge le plus avancé.

Ces chiffres sont très-importants à retenir et serviront de guide dans la pratique; on devra surveiller le nouveau-né et la nourrice avec la plus grande attention si l'accroissement journalier est inférieur aux chiffres minima que nous venons d'indiquer pour chaque période de quatre mois. Mais il faut ajouter qu'il y a un grand nombre de causes individuelles et accidentelles (physiologiques et pathologiques) qui font varier momentanément les résultats et viennent interrompre la régularité de l'accroissement.

Un enfant qui prend suffisamment de lait, qui digère bien, dont les garde-robes présentent, par conséquent, les caractères que nous avons indiqués page 825, s'accroît rapidement, ce dont on s'aperçoit généralement à première vue : sa figure est plus pleine; son corps est plus volumineux, plus ferme; sa peau est plus tendue; ses fesses sont plus saillantes, dures et parsemées de petits creux, de petites dépressions ou fossettes; les téguments de cette région sont rouges, presque violacés, on dit qu'ils sont *marbrés*.

Avec un peu d'habitude on s'aperçoit bien vite que l'enfant devient plus lourd; mais pour se rendre un compte exact de son accroissement, il faut se

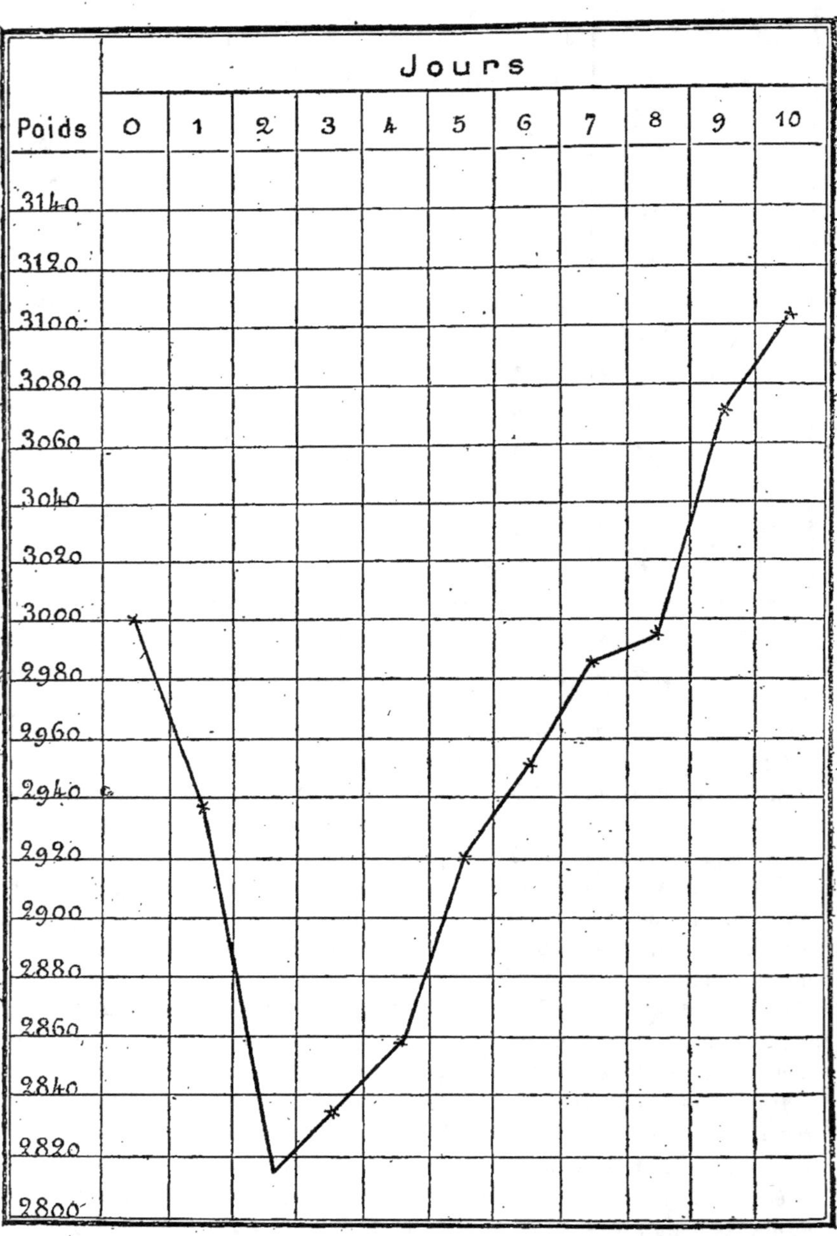

FIG. 283. — Tracé graphique des variations du poids d'un enfant pendant les dix premiers jours : poids à la naissance, 3000 grammes; poids minimum au deuxième jour, 2815 grammes ; poids au dixième jour, 3105.

servir de la balance. C'est un procédé qui est maintenant très-répandu depuis les travaux de Natalis Guillot, de Bouchaud, d'Odier et de Blache, qui l'ont vulgarisé en France.

La méthode des pesées est excellente à tous égards ; on ne saurait trop la recommander à tous les médecins, à toutes les sages-femmes, à toutes les mères de famille.

Les pesées doivent être faites au moins une fois par semaine, lorsque l'enfant offre toutes les apparences d'une excellente santé. En cas de doute, il faut faire des pesées chaque jour ; mais ici on doit s'attendre à de grandes variations quotidiennes, suivant que l'enfant est pesé avant ou après l'évacuation des urines, avant ou après le rejet des matières fécales, à jeun ou après avoir teté. Aussi ne faut-il attacher d'importance qu'à la moyenne de plusieurs jours.

Il est bon de porter les résultats des pesées sur un carnet et mieux sur un tracé graphique (dont nous donnons ci-contre un spécimen, fig. 282), afin qu'au premier coup d'œil on puisse se rendre un compte exact de l'accroissement de l'enfant ou de l'arrêt de son développement physiologique.

Pour pratiquer les pesées, on a imaginé différentes balances particulières, et le docteur H. Blot a fait construire un peson que l'accoucheur peut facilement porter dans sa poche ; mais les balances ordinaires suffisent parfaitement, surtout lorsqu'elles sont à plateaux supérieurs.

Accroissement de taille de l'enfant. — D'après les recherches de Quételet(1), la taille s'accroît en moyenne de 40 millimètres dans le premier mois, de 30 millimètres dans le deuxième, de 20 millimètres dans le troisième, de de 10 à 15 millimètres dans chacun des suivants. Les nombres indiqués par Bouchaud sont presque identiques : 4 centimètres dans le premier mois, 3 dans le second, 2 dans chacun des trois suivants, puis 1 par mois jusqu'au dixième, enfin 5 millimètres dans chacun des deux derniers mois de la première année. L'allongement total est, d'après Quételet, de 198 millimètres pour la première année, de 90 millimètres pour la deuxième, de 73 millimètres pour la troisième, et de 64 millimètres pour chacune des deux suivantes.

Accroissement de la taille.

Dans le cours du 1er mois		40 mill.
— du 2e		30
— du 3e		20
— de chaque mois suivant		10 à 15
— de la 1re année		198
— de la 2e		90
— de la 3e		73
— de chacune des 2 années suivantes		64

Cet accroissement n'est pas uniformément réparti sur tout le corps ; la tête, par exemple, qui est relativement très-volumineuse chez le nouveau-né, augmente plus lentement que les membres.

(1) Quételet, *Ann. d'hyg.*, t. X, 1833.

Modifications des sutures et des fontanelles. — Chez le nouveau-né bien portant, les sutures et les fontanelles s'agrandissent, tandis qu'elles diminuent de largeur quand l'enfant est la proie de l'athrepsie. Vers la fin de la première année, au contraire, sutures et fontanelles diminuent normalement peu à peu. — D'après les travaux d'Elsæsser, la largeur de la grande fontanelle est en moyenne de $21^{mm},6$ au moment de la naissance, et atteint $31^{mm},3$ au neuvième mois. A partir de ce moment elle diminue, et dans le cours de la seconde année (Elsæsser), ou de la troisième (Sappey), elle disparaît, sauf chez les enfants rachitiques ou hydrocéphales. Quant à la fontanelle postérieure et aux fontanelles latérales, elles s'effacent dès la première année (Sappey).

CHAPITRE II

SOINS DIVERS A DONNER PENDANT LA PREMIÈRE ENFANCE

Nous renvoyons au tome II la description des soins particuliers que réclament les enfants nés avant terme ou qui sont atteints de faiblesse congénitale, ceux qui naissent en état de mort apparente, ceux enfin qui sont malades, les syphilitiques par exemple, ou qui présentent des vices de conformation (voy. t. II), et nous décrirons dans le chapitre suivant l'alimentation du nouveau-né; ici nous nous occuperons seulement des autres soins que l'on doit donner à l'enfant né bien portant et à terme.

ARTICLE PREMIER

DES SOINS IMMÉDIATS A DONNER A L'ENFANT NOUVEAU-NÉ BIEN PORTANT

Dès que l'enfant a été expulsé des voies génitales, le premier soin du médecin doit être de le débarrasser des anses du cordon qui peuvent exister autour de son corps, puis de l'éloigner un peu de la mère, sans tirailler le cordon (voy. p. 715). On le met en outre sur le côté, afin que sa face ne plonge pas dans le sang et les liquides qui s'écoulent pendant le travail et après l'accouchement. Il est quelquefois utile d'enlever à l'aide du doigt ou des barbes d'une plume d'oie les mucosités qui obstruent l'arrière-gorge, gênent la respiration et empêchent le nouveau-né de crier. Dès que l'enfant respire largement et crie, on l'entoure d'un lange de flanelle, jusqu'à ce que les battements du cordon se soient ralentis d'une manière prononcée, et alors on pratique la ligature et la section du cordon ombilical (voy. p. 726).

L'accoucheur remet alors l'enfant à une garde ou à une autre personne, afin de pouvoir s'occuper de la mère.

Du nettoyage de l'enfant. — Pour nettoyer l'enfant, la garde ou la personne en remplissant les fonctions enlève l'enduit sébacé qui, le plus souvent, est très-adhérent et couvre particulièrement la tête, la nuque, les aisselles, les régions interfessière et inguinales. A cet effet, on frictionne toutes ces régions avec un linge de toile enduit d'un corps gras : huile d'amandes douces, cérat, cold-cream, etc. Puis on plonge l'enfant dans une petite baignoire ou un bain de pieds rempli d'eau tiède ; on le soutient avec une main placée sous la nuque afin que la tête ne plonge pas tout entière dans l'eau, tandis qu'avec la main restée libre on lave au moyen d'une éponge fine toutes les parties du corps. Les gardes anglaises ont l'excellente habitude de bien savonner le corps du *baby*, immédiatement après sa naissance, particulièrement la tête et les régions chargées d'enduit sébacé, ce qui les dispense de faire les frictions avec un corps gras, telles que nous les avons indiquées tout à l'heure. Ces lotions savonneuses suffisent, à elles seules pour nettoyer l'enfant et le rendre parfaitement propre. Quand le nettoyage est achevé, on essuie toutes les parties du corps avec un linge sec et chaud ; puis, quand il ne reste plus trace d'humidité sur la peau, on y étend une légère couche de poudre de riz, d'amidon, de lycopode, de talc, ou encore de subérine, particulièrement dans les régions où il existe des plis qui, sans ces précautions minutieuses, deviendraient facilement le siége d'érythèmes et même d'ulcérations.

Du pansement du cordon ombilical. — Nous avons dit page 733, qu'on fait la *ligature définitive* du cordon, non pas au moment où l'on sépare l'enfant de la mère, mais plus tard. C'est ordinairement après le nettoyage de l'enfant qu'on la pratique ; nous ne reviendrons pas sur les procédés mis en usage et que nous avons décrits page 731. La portion du cordon qui reste attachée à l'ombilic et porte la ligature à son extrémité libre est entourée d'un petit linge de toile enduit d'un corps gras. On pourrait, à la rigueur, entourer le cordon avec un petit carré de toile, qu'on roulerait autour de lui, comme on fait avec une bande ; mais il est de tradition de disposer autrement les choses : on prend une petite compresse de toile qui a la forme d'un carré ou à peu près ; au centre de ce carré, large d'environ 8 centimètres, on fait un trou arrondi, dans lequel on fait passer le cordon ; puis on relève et l'on plie les bords de la compresse de manière qu'elle entoure le cordon, que l'on couche habituellement sur le côté gauche du ventre, afin, dit-on, que le foie ne soit pas comprimé par le pansement. On met une seconde compresse sèche par-dessus, puis une bande large, de toile ou de flanelle, qu'on roule autour du ventre en la serrant modérément et qu'on fixe au moyen d'épingles anglaises ou mieux de cordons cousus à la bande. — Comme nous l'avons dit page 812, le cordon se mortifie, se dessèche peu à peu et finit par tomber vers le cinquième jour. Il faut, chaque jour qui s'écoule depuis la naissance jusqu'à la chute du cordon, enlever la compresse pour renouveler le pansement.

Quand le cordon est tombé, il reste au niveau de l'ombilic une petite plaie qu'il faut continuer à panser avec une compresse enduite d'un corps gras.

Comme l'ombilic fait souvent une petite saillie, on exercera sur cette région une pression modérée au moyen d'une compresse pliée en plusieurs doubles. Par-dessus cette compresse, qui fait l'office d'une pelote, on met la bande de ventre.

Parfois, il existe un léger suintement sanguin au niveau de la petite plaie ombilicale ; il suffit pour le tarir de placer dans le petit entonnoir formé par la dépression des téguments de cette région, une pincée de poudre d'alun, de tannin ou encore de suie, substance qui, d'après Brochart, est un excellent siccatif. Les mêmes moyens peuvent être employés pour faire cesser un suintement séro-purulent qui se prolonge parfois très-longtemps. On a aussi assez souvent à réprimer des bourgeons charnus exubérants qui acquièrent quelquefois le volume d'un pois et qui entretiennent la suppuration ; pour y parvenir, il faut cautériser les bourgeons avec un crayon de nitrate d'argent, et renouveler cette cautérisation si cela est nécessaire.

Quand il existe une hernie ombilicale, ce qui est fréquent chez l'enfant nouveau-né, il faut apporter des soins particuliers au pansement du nombril. On doit, dans ce cas, faire un petit tampon de coton, lui donner la forme d'un petit macaron, l'entourer de linge fin et le placer sur l'ombilic où il sera maintenu par une bande de ventre large et assez serrée pour que ce tampon empêche la hernie de sortir ; quelquefois on se trouve bien de le maintenir à l'aide de bandelettes ou de rondelles de diachylon. Le pansement doit être renouvelé très-souvent et bien surveillé, afin de s'assurer que le tampon ne se déplace pas. Si, au bout de quelques semaines, la hernie ombilicale n'a pas disparu, on devra la maintenir par un petit bandage en caoutchouc, que l'on trouve chez tous les bandagistes.

Soins à donner aux yeux des enfants nouveau-nés immédiatement après leur naissance. — Tous les accoucheurs savent que les yeux des nouveau-nés s'enflamment facilement, et qu'outre les ophthalmies purulentes si graves qu'on observe fréquemment dans les Maternités et les Crèches, il existe chez un grand nombre d'enfants, immédiatement après leur naissance, une inflammation plus bénigne qui se traduit par de la rougeur des paupières et un léger suintement séro-muqueux. On attribue généralement les ophthalmies légères ou graves des nouveau-nés aux liquides plus ou moins irritants avec lesquels leurs yeux ont été en contact au moment de l'accouchement ; aussi, un certain nombre de médecins croient utile de neutraliser par des collyres appropriés l'effet de ces liquides irritants. C'est ainsi que Müller (de Berne), emploie immédiatement après la naissance et dans les quelques jours qui suivent, des solutions d'acide borique. Crede (de Leipzig), pour prévenir les ophthalmies, fait faire dans les yeux de tout enfant qui vient de naître, une *seule* instillation avec une solution de un gramme de nitrate d'argent pour 50 grammes d'eau distillée. Depuis un voyage en Allemagne où nous avions été témoins des bons effets de la pratique de Crede, Tarnier a mis en usage la même solution pour les enfants nés à la Maternité de Paris, et ce traitement prophylactique soigneusement institué a rendu les ophthalmies purulentes beaucoup plus rares que par le passé. Le collyre au nitrate d'argent, pour être efficace, doit être employé quelques instants seulement après la naissance, dès que l'enfant est lavé et avant qu'il soit habillé.

Recherche des vices de conformation que peut présenter le nouveau-né. — L'accoucheur doit examiner à ce point de vue tout le corps de l'enfant, mais son attention doit avant tout se porter sur les orifices naturels. La bouche peut en effet être le siége de malformations qui rendent impossible la succion et obligent à recourir à l'allaitement artificiel. Les voies urinaires, l'intestin peuvent être imperforés et exiger des opérations chirurgicales qu'il est nécessaire de pratiquer d'urgence sous peine de voir périr l'enfant. Il faut néanmoins procéder à cet examen avec réserve, et ne pas pratiquer, par exemple, le cathétérisme de l'anus ou de l'urèthre au moindre soupçon d'imperforation. Il vaut mieux attendre, surtout si l'enfant est calme et ne paraît pas souffrir. Le plus souvent, au bout de quelques heures, parfois d'un jour et même plus, l'expulsion de l'urine et du méconium vient démontrer que le vice de conformation n'existe pas.

Quant aux opérations à pratiquer, une fois l'imperforation constatée, elles rentrent dans le domaine de la chirurgie, et nous n'avons pas à les décrire.

ARTICLE II

DES SOINS A DONNER A L'ENFANT BIEN PORTANT PENDANT LE COURS DE LA PREMIÈRE ENFANCE

Ici nous traiterons de tout ce qui est relatif à l'habillement, au coucher, au sommeil, aux cris, aux bains, à l'exercice; nous indiquerons aussi le moment opportun pour pratiquer sur l'enfant certaines opérations.

De l'habillement dans la première enfance. — On peut vêtir les enfants nouveau-nés de deux manières, soit en les enveloppant dans un *maillot*, soit en leur mettant des robes très-longues, qui leur laissent la liberté de leurs mouvements, c'est-à-dire en les habillant à *l'anglaise*.

On peut combiner les deux méthodes; c'est ainsi qu'on emmaillotte souvent l'enfant pendant les quatre premiers mois, surtout s'il est né en hiver; tandis qu'on l'habille ensuite à l'anglaise. Parmi les personnes qui, dès le premier jour de la naissance, mettent des robes à l'enfant, la plupart préfèrent le maillot pour la nuit, afin que l'enfant ait plus chaud.

Du maillot. — Les vêtements dont on fait usage quand on veut habiller un enfant avec un maillot se composent d'une chemise de toile ou de batiste, d'une brassière de flanelle ou de tricot, d'une seconde brassière de piqué, d'une couche de toile et de deux langes, l'un de laine, l'autre de coton ou de piqué. On y ajoute le plus souvent un béguin en toile, un bonnet et un petit fichu de cou.

Lorsqu'on veut habiller l'enfant, on commence par introduire la chemise dans la brassière de flanelle, de manière à ne faire pour ainsi dire des deux qu'un seul vêtement, la chemise formant la doublure de cette brassière. Puis on passe les bras de l'enfant dans les manches du vêtement. Cette petite opération est toujours un peu difficile, surtout quand les manches sont étroites, parce qu'on n'ose tirer suffisamment sur les doigts du nouveau-né dans la crainte de les blesser. Aussi les gardes ont-elles l'habitude de coiffer la main de l'enfant d'un cornet de papier un peu fort sur lequel elles font glisser les manches; dès que le cornet tout entier a passé, on l'enlève et l'on trouve la main parvenue à l'extrémité de la manche. L'enfant est plus facilement revêtu de la seconde brassière, dont les manches sont plus larges. Tous ces petits vêtements sont ouverts par derrière et ne doivent descendre que jusqu'au bas des lombes. — Quand la chemise et les deux brassières sont passées, on couche l'enfant sur le ventre, puis on rapproche et même on croise l'une sur l'autre les deux moitiés de chacun de ces vêtements, de manière que le dos soit complétement recouvert. Ces deux moitiés sont en outre fixées par les vêtements qui vont recouvrir la partie inférieure du corps, c'est-à-dire par la couche et les langes. — Avec cette couche et ces langes mis *par-dessus* les brassières, on enveloppe d'abord les deux tiers inférieurs du tronc, puis les membres pelviens tout entiers, en ayant soin de séparer ceux-ci l'un de l'autre. En haut, couche et lange doivent monter jusqu'à un ou deux travers de doigt environ au-dessous du creux de l'aisselle et laisser les bras complétement libres. Le maillot ne doit pas exercer de constriction à la partie supérieure du thorax, car il gênerait les mouvements respiratoires et pourrait déterminer l'asphyxie, ainsi que cela a été observé. Il faut aussi faire attention à ce qu'il ne fasse pas un bourrelet dans l'aisselle, car il comprimerait les vaisseaux axillaires, ce qui amènerait un gonflement des membres supérieurs, particulièrement des mains, comme nous en avons été témoins plusieurs fois.

Les langes dont nous venons de parler dépassant de beaucoup la longueur du corps, on les plie à quelque distance des pieds de l'enfant et l'on en relève la portion inférieure qu'on fixe à la partie qui forme ceinture autour du corps.

Nous ne saurions trop répéter que lorsqu'on emmaillotte les enfants, il faut veiller à ce qu'ils puissent remuer les bras et les jambes; c'est une des conditions les plus importantes de leur développement et de leur accroissement. Il faut de plus les démaillotter et changer leurs couches le plus souvent possible, de manière que l'urine et les matières fécales ne restent pas longtemps en contact avec la peau des fesses et des cuisses, ce qui amènerait un érythème et même une ulcération de ces parties. On voit encore se produire des excoriations au niveau des malléoles internes, par suite du frottement de ces régions l'une contre l'autre, lorsque le maillot est trop serré, trop rarement défait, et lorsqu'on n'a pas eu le soin de disposer convenablement la couche pour qu'elle sépare bien les jambes l'une de l'autre.

Il y a loin du maillot que nous venons de décrire à celui qui était employé autrefois et que l'on rencontre encore dans certains villages. L'enfant y était prisonnier, les bras enfermés complétement dans les langes, les membres inférieurs étendus et serrés dans un étui trop court et trop étroit, autour duquel on roulait encore une bande ou une lisière. Nous n'avons pas besoin de dire qu'il faut proscrire absolument une pratique aussi absurde et aussi barbare.

Le maillot, employé avec toutes les précautions que nous avons recommandées plus haut, perd la plus grande partie de ses inconvénients et il a l'avantage, en hiver, d'être plus chaud que l'habillement à l'anglaise ; en outre il exige moins de soins ; aussi est-il à la portée de toutes les classes de la société. Dans le nord de la France, le maillot est employé exclusivement. A Paris, au contraire, l'habillement à l'*anglaise* est actuellement en faveur dans les classes aisées.

De l'habillement dit à l'anglaise. — Les vêtements dont on fait usage quand on veut habiller un enfant à l'anglaise se composent d'abord d'une petite chemise et de deux brassières pour couvrir la partie supérieure du corps, comme dans l'emmaillottement. Pour couvrir la partie inférieure du corps, on se sert d'une couche, d'une culotte de flanelle, de bas et de chaussons de laine, enfin d'une robe de dessous sans manches, ordinairement en flanelle, et d'une robe de linge.

Lorsqu'on veut habiller l'enfant, on lui passe sa chemise et ses brassières comme nous l'avons dit plus haut (voy. p. 841). La couche est pliée triangulairement ; la base du triangle est placée à la partie inférieure du dos de l'enfant, par-dessus les brassières ; le sommet est ramené par devant, entre les jambes, et maintenu par les deux angles latéraux qui, ramenés aussi par devant et rapprochés l'un de l'autre ou croisés, mais sans être noués, forment une espèce de ceinture à l'enfant. Comme ces bouts latéraux sont trop longs, on les enroule autour des membres inférieurs et on fixe leurs extrémités dans les chaussons. De cette manière, les membres inférieurs sont bien séparés par la couche et ne peuvent frotter directement l'un contre l'autre. La petite culotte de flanelle a, comme la couche, une forme triangulaire et s'adapte à peu près comme elle. Il y a seulement en plus des boutons qui permettent de fixer le sommet de l'angle inférieur, ramené par devant, à la portion formant ceinture, et les bords de cet angle inférieur à ceux des bouts latéraux, de sorte qu'on forme de chaque côté une espèce de fourreau de flanelle qui enveloppe le membre inférieur jusqu'au genou. Une robe de flanelle et une robe de linge, toutes deux très longues, complètent l'habillement. On ajoute parfois une petite culotte en caoutchouc, de même forme que la culotte de flanelle, en dedans de laquelle elle se place, et enveloppant comme elle la partie inférieure du ventre, les fesses et les cuisses de l'enfant. Cette enveloppe imperméable a pour effet d'empêcher les robes d'être souillées par l'urine et les matières fécales, mais elle a un inconvénient : c'est que, si l'enfant n'est pas changé souvent, les liquides remontent dans le dos et mouillent la chemise et les brassières, de sorte que les enfants s'enrhument parfois de cette façon.

Il y a du reste un moyen d'empêcher les robes d'être mouillées, c'est de déshabiller souvent l'enfant dans la journée ou du moins de déboutonner sa petite culotte et de le mettre sur un vase de nuit, en lui relevant les jambes ; il s'habitue ainsi à n'aller à la selle et à n'uriner qu'au moment où on le met dans cette posture. Nous avons vu des nouveau-nés auxquels on avait donné cette habitude, qui ne mouillaient pas plus de deux couches par jour. Aussi ces enfants n'ont-ils jamais de rougeurs, d'érythèmes ou d'excoriations, comme on en rencontre souvent chez ceux qu'on laisse mouillés trop longtemps dans leurs langes.

Dans la méthode anglaise, on ne met généralement ni fichu, ni béguin, ni bonnet à l'enfant, mais les robes sont montantes et les bras sont couverts par des manches qui descendent jusqu'au poignet.

Dans la méthode américaine, qui est une exagération de la méthode anglaise, non-seulement on ne met pas de bonnet aux nouveau-nés, mais les robes sont décolletées, de sorte que le cou est découvert et les bras sont nus, du moins dans l'appartement.

Quand on fait sortir les enfants par un temps froid, il faut leur mettre une capeline sur la tête et les envelopper dans une pelisse.

Du coucher de l'enfant. — L'enfant ne doit jamais être couché dans le lit de sa mère ou de sa nourrice, qui pourrait l'étouffer pendant son sommeil, ainsi que cela arrive malheureusement trop souvent. Il doit être couché dans un berceau pourvu d'un ou deux paillassons et d'un oreiller de balle d'avoine, de varech ou de crin'; par-dessus les paillassons on dispose une toile imperméable ou un feutre absorbant qui les préserve de toute souillure. C'est sur ce feutre ou sur cette toile que repose l'enfant, vêtu comme nous venons de l'exposer. On le couvre d'un drap et d'une ou de plusieurs couvertures, selon la température. S'il fait froid, il est nécessaire, surtout dans les premiers temps de la vie, de placer le long du corps de l'enfant une boule d'eau chaude, quelquefois une de chaque côté. Le berceau est entouré de rideaux qu'on peut laisser plus ou moins ouverts si l'atmosphère est chaude.

Il est du reste très-important d'entretenir dans la pièce où est l'enfant, comme dans la chambre d'un malade, une température égale et assez élevée. Pendant les premiers mois, quand on veut ouvrir les fenêtres de la chambre occupée habituellement par l'enfant, on doit le transporter dans une autre pièce présentant les mêmes conditions de température.

Quelques personnes, au moment de coucher l'enfant, ne lui laissent pour tout vêtement que sa chemise et ses brassières, et le couchent dans un berceau rempli de son, sur lequel le nouveau-né repose directement à nu, ayant pour couverture une peau de mouton dont la laine est en contact avec l'enfant. Avec ce système original de coucher, l'urine et les matières fécales, dès qu'elles sont émises, forment avec le son des boules que l'on retire chaque fois que l'on change l'enfant, dont la peau n'est jamais souillée par les excréments.

Dans quelques campagnes, on a la mauvaise habitude de placer les enfants dans des berceaux très-bas, de sorte qu'ils se trouvent exposés aux morsures de certains animaux, les porcs par exemple, qui dévorent même les régions du corps qui sont à découvert, comme les mains.

Du sommeil de l'enfant. — Le nouveau-né s'endort généralement dès qu'il a tété et ne se réveille guère que pour teter de nouveau. On doit respecter ce sommeil, lors même que sa durée excède un peu l'intervalle qu'on doit mettre entre les tetées. Il faut savoir pourtant que quelques enfants ont besoin d'être réveillés et mis au sein sans qu'ils l'aient demandé. Ce sont en général ceux qui sont épuisés par une nourriture insuffisante, plus rarement des enfants vigoureux (voy. p. 890).

Au bout de quelques mois, l'enfant ne dort plus que la nuit, et deux ou trois heures au milieu de la journée. Il faut s'arranger de telle sorte que sa sieste ne fasse pas obstacle à sa promenade; on peut d'ailleurs le faire dormir en plein air pendant l'été, en le garantissant toutefois du soleil et de la grande chaleur.

Les enfants doivent être accoutumés à s'endormir dans leur berceau, non sur les genoux ou dans les bras; il ne faut pas leur donner l'habitude d'être bercés, ni celle d'exiger pour s'endormir des chansons ou le silence des personnes qui les entourent.

S'ils viennent à se réveiller avant le moment convenable, il ne faut pas se hâter de les prendre, car on les empêche ainsi d'achever leur somme, qui n'est que momentanément interrompu.

Lorsque l'enfant dort mal, s'agite dans son berceau, pousse des cris, on doit chercher pourquoi. C'est souvent qu'il digère mal ou qu'il est mal couché, gêné par ses vêtements, par ses déjections, qu'il a froid ou trop chaud ; quelquefois c'est le résultat d'un temps orageux ou d'aliments ou de boissons d'une nature excitante ingérés par sa nourrice.

Des cris des enfants. — Les petits enfants crient souvent, et parfois avec une extrême violence. Dans un grand nombre de cas, ces cris sont dus à la faim, et quand ils sont habituels, il y a lieu de soupçonner que la nourrice est insuffisante. Fréquemment aussi ils ont pour cause les digestions pénibles occasionnées par le lait de vache ou toute autre nourriture mal appropriée à l'âge de l'enfant. Le froid, la trop grande chaleur, l'envie de dormir, la gêne produite par des vêtements mal appliqués, par des déjections qu'on laisse en contact avec la peau, la douleur due à une piqûre d'épingle, sont encore des causes auxquelles il faut songer pour expliquer les cris et porter secours à l'enfant.

D'autres fois l'enfant crie simplement parce qu'il désire qu'on le tienne ou qu'on l'amuse. Il faut alors savoir résister à ses exigences, qui deviennent d'autant plus grandes qu'on leur cède davantage.

Donné, Fonssagrives, pensent que l'enfant crie parfois uniquement pour exercer ses organes vocaux, comme il gesticule pour exercer ses membres (1). Cela est vrai pour les petits cris joyeux que poussent souvent les enfants déjà âgés de quelques mois; mais, en dehors de ces manifestations de bien-être, aisées à distinguer, le cri révèle généralement une sensation pénible dont on doit chercher la cause.

Quand les cris sont dus à la faim, on le reconnaît quelquefois à ce que l'enfant agite ses bras et sa tête comme pour chercher le sein; s'il a des

____

(1) Fonssagrives, *Entretiens familiers sur l'hygiène*, p. 126.

coliques, chose moins fréquente que ne le disent les nourrices, il agite violemment ses membres inférieurs. L'indigestion sans coliques donne plutôt lieu à un sommeil agité et à des gémissements qu'à des cris proprement dits; il en est de même de l'excès de chaleur. Le plus souvent on parvient à discerner la raison des cris de l'enfant en cherchant avec attention si l'heure de son repas ou celle de son sommeil n'est pas arrivée, si ses garde-robes indiquent de bonnes digestions, s'il est convenablement couvert, en un mot, en passant en revue les différentes hypothèses que nous avons indiquées comme pouvant être la cause de ses cris.

Des promenades, de la première sortie, de la voiture d'enfant. — La promenade au grand air est très-utile à l'enfant ; elle a notamment l'avantage de stimuler son appétit d'une manière évidente. Néanmoins il serait imprudent de faire sortir le nouveau-né dès les premiers jours de son existence, si ce n'est dans les moments les plus chauds des journées d'été. Plus tard, quand l'enfant a déjà quelques semaines ou quelques mois, il faut encore qu'il reste à l'appartement s'il pleut ou si le froid est vif; à ce dernier égard, pourtant, il ne faut pas être trop pusillanime.

L'enfant nouveau-né qu'on promène est généralement couché sur les bras. Quand il devient assez fort pour être tenu assis sur un seul bras, il faut le porter tantôt du côté droit, tantôt du côté gauche; car si on le portait toujours sur le même bras, on risquerait, ce qui arrive souvent, de voir sa colonne vertébrale s'incurver latéralement et conserver une direction vicieuse.

Porté sur le bras, l'enfant est bien surveillé, réchauffé par sa nourrice, égayé par elle, obligé en quelque sorte de se livrer à une gymnastique salutaire. Ces avantages ne se retrouvent pas dans la locomotion faite à l'aide des petites voitures, qui malheureusement sont aujourd'hui très en vogue; les enfants y sont, en effet, moins bien surveillés, immobiles, souvent tristes, exposés au refroidissement malgré les couvertures et les boules d'eau chaude dont on les y entoure. En réalité, les petites voitures sont commodes pour les nourrices paresseuses, mais elles sont malsaines pour l'enfant. Aussi, conseillons-nous de n'en user qu'avec précaution et le moins possible, et les proscrivons-nous absolument pendant les six premiers mois.

De l'exercice fait par l'enfant. — Nous avons dit plus haut que les vêtements doivent laisser à l'enfant la liberté de ses mouvements. Au bout de quelques mois il cherche à saisir les objets qu'il aperçoit ; il est bon d'en mettre à sa portée qui par leur forme et leur poids lui permettent de s'exercer sans risque de se blesser. A la fin de la première année, l'enfant se traîne sur le sol et cherche à marcher ; le mieux est alors de le mettre sur une natte ou un tapis où il pourra se livrer à ses ébats. Les lisières et les chariots à roulettes à l'aide desquels on soutient les enfants pour les habituer à marcher, sont de mauvais engins dont il ne faut faire usage qu'avec une extrême prudence, car employés trop tôt ou trop longtemps de suite, ils fatiguent l'enfant. Ils devront être absolument proscrits, si l'on a la moindre raison de soupçonner que l'enfant soit menacé de rachitisme, car alors ils favoriseraient l'incurvation des os des membres inférieurs.

Des lotions et des bains. — Toutes les fois que l'enfant a uriné ou est allé à la selle, on doit laver les régions salies, les essuyer rapidement et complétement et les saupoudrer avec l'une des substances que nous avons indiquées plus haut (voy. p. 839). Avec ces précautions, on évite la rougeur, les excoriations de la peau, qui surviennent inévitablement chez les enfants mal tenus. En outre, tout le corps doit être lavé chaque matin. Ces lotions se font soit à l'eau tiède, soit à l'eau froide que les enfants supportent parfaitement, pourvu que l'essuyage soit bien fait. Quand la peau est délicate et menace de s'enflammer, on peut, comme le recommande J. Simon, employer l'eau de feuilles de noyer, qui est légèrement astringente (1). Si la température ambiante est basse, c'est devant le feu qu'on procède à ces soins.

Indépendamment des lavages dont nous venons de parler, il convient de baigner souvent les jeunes enfants ; en Angleterre on les baigne quotidiennement, et cet usage s'est répandu dans un grand nombre de familles françaises ; mais deux ou trois bains par semaine sont suffisants. Ces bains doivent être frais, c'est-à-dire à une température de 25 degrés environ ; en été on leur donne la température de l'eau non chauffée. Leur durée ne doit généralement pas dépasser deux ou trois minutes ; elle doit être d'autant plus courte que la température de l'eau est plus basse. L'essuyage et le réchauffement exigent les mêmes précautions qu'après les lotions dont nous avons parlé plus haut.

Sauf pendant les temps chauds, il faut éviter de faire sortir l'enfant immédiatement après son bain. Aussi est-il souvent plus commode de le lui donner le soir. Cette manière de faire a en outre un avantage particulier lorsque l'enfant est agité et dort mal ; le bain du soir le calme et lui procure un meilleur sommeil. Lorsque l'on recherche cet effet calmant, il est bon de porter la température du bain à 30 ou 32 degrés et sa durée à cinq minutes.

De l'âge auquel l'enfant doit être vacciné et peut supporter la circoncision. — Si l'enfant naît au milieu d'un foyer d'épidémie variolique, on doit le vacciner le plus tôt possible ; dans les circonstances ordinaires, il est préférable d'attendre quelque temps, par exemple six semaines ou deux mois, parce qu'alors le vaccin se développe mieux. Il est inutile d'allonger davantage ce délai, et si l'on tardait jusqu'à cinq ou six mois, on courrait le risque de faire coïncider le malaise qui résulte de la vaccine avec ceux de la dentition. On a aussi recommandé d'éviter, autant que possible, de choisir pour vacciner un enfant les temps de grande chaleur ou de grand froid (Donné) ; mais nous n'attachons pas d'importance à ce conseil.

Les familles israélites consultent souvent l'accoucheur pour savoir si la circoncision peut être pratiquée sans inconvénients. Comme cette opération donne parfois lieu à une perte de sang assez notable, il y a lieu d'en retarder la date ordinaire (sept jours après la naissance), si l'enfant est délicat ou malade.

(1) J. Simon, *Conférences sur les maladies des enfants*, p. 264, 1880.

CHAPITRE III

DE L'ALIMENTATION PENDANT LA PREMIÈRE ENFANCE

L'alimentation a une très grande importance pendant la première enfance. Bien dirigée, elle rend les enfants forts et vigoureux ; mal conduite, elle amène leur dépérissement et détermine souvent leur mort. Nous consacrerons donc de nombreuses pages à son étude.

ARTICLE PREMIER

DES ALIMENTS EMPLOYÉS DANS LA PREMIÈRE ENFANCE

Dans les articles suivants nous traiterons des différents modes d'*allaitement : naturel, artificiel, mixte*, c'est-à-dire des différents régimes alimentaires basés sur l'emploi du lait de femme, du lait d'animal, ou de l'un et de l'autre. Ici nous nous occuperons, non du régime, mais de l'aliment lui-même, c'est-à-dire du lait et de certaines préparations qui jouent un rôle accessoire dans l'alimentation de la première enfance.

§ 1. — Du lait considéré comme aliment.

Le lait est le seul aliment qui convienne véritablement à l'enfant nouveau-né ; nous l'avons étudié, page 781, au point de vue de sa formation dans les mamelles ; il faut maintenant nous rendre compte de sa valeur comme aliment. Nous ferons cette étude en comparant au lait de femme celui de divers animaux.

Densité du lait. — Le tableau suivant résume les recherches des principaux auteurs qui se sont occupés de cette question.

DENSITÉ DE DIFFÉRENTS LAITS.

NOMS DES AUTEURS.	FEMME.	ANESSE.	JUMENT.	VACHE.	CHÈVRE.	BREBIS.	CHIENNE.
Vernois et Becquerel............	1032,67	1034,57	1033,74	1033,38	1033,53	1040,98	1041,62
Joly et Filhol.....	1028 à 1032	1029	1028 à 1032	1032	1030	1035	1040
Brisson	1020,3	1035,5	1034,6	1032,4	1034,1	1040	»
Bouchardat et Quevenne..........	1031,92	1034,6	»	1031,69	1033,4	»	»
Schubler	»	»	»	1029 à 1034	»	»	»
Chevallier et Henry.	1020 à 1025	»	»	»	»	»	»
Simon	1028 à 1034	»	1034 à 1045	1034	»	»	1034
Lehmann.........	1030 à 1034	»	»	»	1036	1035 à 1041	»
Conrad..........	1031	»	»	»	»	»	»
Lhéritier.........	1018 à 1036	»	»	»	»	»	»
Clemm et Scherer.	1018 à 1045	»	1020 à 1030	»	»	»	1033
Donné	1032	»	»	»	»	»	»
Dumas...........	»	1023 à 1035	»	»	»	»	1033 à 1036
Péligot..........	»	030 à 1035	«	»	»	»	»

Les moyennes données pour un même lait par les différents auteurs présentent, comme on le voit, de notables différences. Pour chaque auteur, les chiffres extrêmes laissent entre eux, dans l'état physiologique, un écart considérable. Ainsi, pour ne parler que du lait de femme, Bouchardat et Quevenne (1), sur 58 cas, ont trouvé de 1025 à 1036 ; Vernois et Becquerel, sur 89 cas, de 1025,61 à 1046,48.

Il faut savoir, du reste, que la densité ne peut pas, *à elle seule*, donner une idée exacte de la richesse du lait en éléments solides, parce que, parmi ces éléments, les uns, comme les sels, le sucre de lait, la caséine, sont plus lourds que l'eau ; les autres, comme le beurre, sont plus légers. L'accroissement de la proportion des premiers augmente le poids spécifique, tandis que celui des seconds le diminue, de sorte qu'un lait pauvre, où ces deux ordres de principes sont l'un et l'autre peu abondants, peut avoir la même densité qu'un lait riche dans lequel le beurre serait en excès. Ainsi, par exemple, pour le même poids spécifique 1028, Conrad a trouvé, par l'analyse chimique, une fois 16,6 de graisse pour 1000, une autre fois 29,9 pour 1000, et une troisième fois 44,0 pour 1000 (2).

Caractères du lait au point de vue chimique. — Chez la femme, dans l'état normal et au moment où il vient d'être extrait de la mamelle, le lait présente toujours une réaction alcaline (Payen, Bouchardat et Quevenne, Conrad).— Chez l'ânesse, d'après Péligot, il est acide (3) ; d'après Bouchardat et Quevenne, Donné (4), Joly et Filhol, il est en général légèrement alcalin, quelquefois neutre, rarement acide. — Chez la vache, Gay-Lussac, Darcet, Donné, Boussingault, Joly et Filhol déclarent que le lait est alcalin ; Berzelius, Thomson, Thénard (5), E. Marchand (6), qu'il est acide. Ces contradictions paraissent dues, d'après Bouchardat et Quevenne, Vogel (7) et d'autres, à ce que l'action du lait de vache sur le tournesol est complexe. En effet, si l'on essaye simultanément ce lait avec les deux papiers de tournesol, on voit tout d'abord le papier bleu devenir rose, tandis que le papier rose bleuit lentement ; enfin le premier papier, qui était bleu avant l'expérience et qui était devenu rose par son contact avec le lait, repasse peu à peu au bleu. Bouchardat et Quevenne pensent que ce bleuissement secondaire est dû à une combinaison lente qui s'opère entre le tournesol et quelque principe du lait, et que le rougissement primitif prouve bien l'acidité du lait de vache. Selon Berzelius (8), le lait de vache contiendrait, dès le moment

(1) Bouchardat et Quevenne, *Du lait*, fasc. II, p. 153, 1857.
(2) Conrad, *Die Untersuchung der Frauenmilch für die Bedürfnisse der ærztlichen Praxis* (*Correspondenz-Blatt für schweizer Ærzte*, 1880).
(3) Péligot, *Mém. sur la composition chimique du lait d'ânesse* (*Ann. de phys. et de chim.*, 1ʳᵉ série, t. LXII, p. 432, 1836. Plus complet dans le *Répertoire de chimie*, t. III, p. 232, 1838.
(4) Donné, *Cours de microscopie*, 1845, p. 353.
(5) Cités par Bouchardat et Quevenne, *Du lait*, fasc. II, p. 198.
(6) E. Marchand, *Études sur la fermentation lactique du lait, suivies de recherches sur la composition du lait sécrété par les vaches de différentes races* (*Compt. rend. de l'Assoc. fr. pour l'avancement des sciences*, 7ᵉ session, 1878).
(7) Vogel, *Ueb. d. Verhalten d. Milch z. Lackmusfarbstoff*, *J. f. prakt. Chem.*, t. VIII, p. 137.
(8) Berzelius, *Traité de chimie*, t. VII, pp. 586 et 612, 1833.

de la traite, de l'acide lactique libre. La proportion de cet acide, d'après E. Marchand, ne serait jamais inférieure à 0^{gr},82 par litre et atteindrait parfois jusqu'à 4^{gr},22 (soit de 0^{gr},79 à 4^{gr},09 par kilogramme). — Le lait de chèvre présente à peu près les mêmes réactions que celui de vache; peut-être est-il un peu plus franchement acide. — Le lait de chienne est généralement acide, cependant Joly et Filhol déclarent l'avoir trouvé alcalin.

Nous verrons plus loin que le lait, même lorsqu'il est primitivement alcalin, devient neutre et ensuite acide, quand il est abandonné à l'air pendant quelque temps.

Le lait frais contient une partie solide et une partie liquide. Nous allons étudier successivement chacune de ces parties.

A. *Partie solide.* — La partie solide en suspension dans le lait est essentiellement constituée par les globules graisseux; on y trouverait, en outre, d'après Quevenne, Milon et Commaille (1), de la *caséine insoluble*, qu'il ne faudrait pas confondre avec la caséine dissoute (voy. plus loin).

1° Les *globules graisseux* ou *butyreux* sont constitués par un mélange en proportions variables d'un très-grand nombre de matières grasses : margarine, stéarine, oléine, butyrine, caprine, caproïne, capryline, myristicine, butine, lécithine, etc.

2° La *caséine insoluble* forme de très-fines granulations, animées de mouvements browniens. C'est surtout dans le lait d'ânesse qu'on peut observer ces granulations au microscope, peut-être parce que les globules graisseux sont moins nombreux dans ce lait que dans les autres. Joly et Filhol pensent que ces granulations ne préexistent pas dans le lait, mais se forment au bout d'un certain temps, aux dépens de la caséine dissoute (2).

B. *Partie liquide.* — La partie liquide du lait contient de l'eau et des matières dissoutes : sucre, substances azotées, substances inorganiques, gaz.

1° L'*eau* contenue dans le lait s'y trouve en quantité considérable; nous préciserons cette quantité dans le tableau placé plus loin.

2° Le *sucre de lait*, appelé aussi *lactose* ou *lactine*, se transforme en acide lactique quand le lait est abandonné à l'air. L'agent de cette transformation est un végétal microscopique, qui paraît apporté par l'atmosphère et que Pasteur a étudié sous le nom de *ferment lactique* (3). Une température de 100 degrés le fait périr. Un temps chaud et orageux active la fermentation lactique. Cette fermentation rend le lait acide lorsqu'il était d'abord alcalin, et augmente son acidité lorsqu'il contenait d'emblée de l'acide lactique libre.

Outre la lactose, Ritthausen a signalé dans le lait l'existence d'un autre hydrate de carbone (4).

---

(1) Quevenne, *Mém. sur le lait* (*Ann. d'hyg.*, 1re série, t. XXVI, 1841.) — Milon et Commaille cités par A. Gautier, *Dict. de chimie*, de Würtz, art. LAIT, et par Schützenberger, même ouvrage, art. CASÉINE.
(2) oly et Filhol, *Recherches sur le lait*, dans *Mém. des savants étrangers*, publiés par l'Acad. de méd. de Belgique, p. 110, 1855.
(3) Pasteur, *Mém. sur la fermentation appelée lactique* (*Ann. de chimie et de physique*, 3e série, t. LII, p. 404, 1858).
(4) Rit hausen, *Journ. f., Praktische Chemie*, t. XV, p. 829, 1877.

3° Parmi les *substances azotées* en dissolution dans le lait frais, la plus importante est la caséine, qui ne peut rester dissoute qu'autant que le milieu est alcalin, ou peu acide; aussi la fermentation lactique a-t-elle pour effet d'en déterminer la précipitation. Cette précipitation a lieu, d'après Marchand, quand la proportion de l'acide lactique libre arrive à 7 ou 8 pour 1000 du poids du lait; elle est d'ailleurs lente à une basse température, mais elle se fait brusquement si l'on vient à chauffer; on dit alors que le lait *tourne*. Indépendamment des acides, la gomme, le sucre (à haute dose), l'alcool, et plusieurs autres substances précipitent la caséine; la grassette (*pingui-cula vulgaris*) la rend susceptible de s'étirer en fils. La coagulation de la caséine peut aussi résulter de la présence dans le lait de certains vibrions qui, à la différence du ferment lactique, paraissent susceptibles de résister à une température de 100 degrés, mais qui meurent à 110 degrés; ces vibrions coagulent la caséine, même quand le milieu est alcalin (1).

La coagulation de la caséine s'opère dans l'estomac, au contact du suc gastrique, et, pour fabriquer le fromage, on la produit en mêlant au lait de la *présure*, c'est-à-dire une macération d'estomac de veau, qui, bien préparée, précipite des quantités considérables de caséine (30 litres de lait pour 1 gramme de présure). La présure, comme les vibrions indiqués par Pasteur, coagule le lait même quand le milieu présente une certaine alcalinité (2), ce qui prouve que le suc gastrique n'agit pas uniquement par son acidité. D'après Simon (3), Joly et Filhol, le lait d'un animal n'est bien coagulé que par le suc gastrique d'un animal de même espèce.

Il y a aussi de l'albumine en proportion notable dans le lait de plusieurs espèces animales. Chez la femme, cette proportion est toujours faible, et le plus souvent l'albumine manque complétement (4), si ce n'est dans le colostrum (voy. plus loin, p. 860).

Lorsqu'on porte le lait à une certaine température, on voit se former à sa surface et sur les parois du vase une pellicule qui se reproduit si l'on vient à l'enlever. Cette pellicule, à laquelle on donne le nom de *frangipane*, est constituée, non par de la caséine devenue insoluble, ainsi qu'on l'avait cru, mais par de l'albumine (5).

4° Les *substances inorganiques* en dissolution dans le lait sont nombreuses, et les analyses que nous en possédons ne sont pas parfaitement concordantes. Nous pouvons dire cependant que le phosphate de chaux y tient le premier rang, ensuite viennent le chlorure de potassium, les phosphates de soude, de magnésie, de fer, le sodium, à l'état de chlorure, selon

(1) Pasteur, *Mém. sur les corpuscules organisés qui existent dans l'atmosphère. Ann. des sc. nat.*, 4° série, t. XVI. Zoologie, pp. 52 et suiv., 1861.
(2) Bouchardat et Quevenne, *Du lait*, fasc. II, p. 17.
(3) Simon, *Die Frauenmilch nach ihrem chem. u. physiol. Verhalten dargestellt*, pp. 16 et suiv., Berlin, 1838.
(4) Vernois et Becquerel, *Du lait chez la femme*, p. 184 et suiv
(5). Ch. Richet, *Progrés médical*, 1881, p. 174.

Vernois et Becquerel, Joly et Filhol ; de lactate, suivant Haidlen, Pfaff et Schwartz ; de carbonate, suivant Marchand (1).

5° Enfin, le lait contient des *gaz libres :* acide carbonique, azote et oxygène. Les auteurs (Hoppe-Seyler, Setschenow, Pflüger) (2), s'accordent à dire que c'est l'acide carbonique qui est le plus abondant et l'oxygène qui l'est le moins. Abandonné à l'air, le lait lui cède de l'acide carbonique et absorbe de l'oxygène ; il peut prendre tout l'oxygène contenu dans un volume d'air triple du sien (Hoppe-Seyler).

Comparaison des différents laits usités ou proposés pour l'alimentation des nouveau-nés, au point de vue de la quantité de leurs principes constituants. —Le tableau suivant montre la composition moyenne de ces différents laits. Pour chaque espèce animale, les chiffres inscrits dans la première colonne sont tirés des Mémoires originaux de Vernois et Becquerel (3),

COMPOSITION MOYENNE DES DIFFÉRENTS LAITS.

PRINCIPES POUR 1000 PARTIES.	FEMME.		ANESSE.		JUMENT.		VACHE.		CHÈVRE.		BREBIS.		CHIENNE.	
	V. B.	G. B.	V. B.	G. B.	V. B.	G. B.	V. B.	G. B	V. B.	G. B.	V. B.	G B.	V. B.	G. B.
Densité ...	1032,67	»	1034,57	»	1033,74	»	1033,38	»	1033,53	»	1040,98	»	1011,62	»
Eau	889,08	887,70	890,12	890,10	904,30	904,50	845,66	842,80	873,26	868.50	832,32	833,00	772,08	772,60
Matières fixes....	110,92	113,20	109,88	109,90	95,70	95,50	154,35	157,20	126,74	135,20	167,68	166,00	227,92	227,40
Caséine ...	39,24	35,10	35,65	35,70	33.35	25,30	33,11	35,70	24,81	25,30	69,78	57,30	116,88	51,00
Albumine .	»	»	»		»		8,13	7,80	13,24	12,60	»		»	39,70
Beurre....	26,66	35,70	18,53	18,50	24,36	13,10	63.35	64,70	44,02	43,40	51,31	60,55	87,95	106,40
Sucre de lait	43,64	40,50	50,46	50,50	32,76	54,20	42,47	43,40	38,33	37,80	39,43	39,60	15,29	24,90
Sels inorganiques.	1,38	1,91	5,24		5,23	2,90	6,13	6,30	6,25	6,50	7,16	6,80	7,80	4,40

(1) Cités par Duquesnel, *Dict. de méd. et de chir. prat.*, art. LAIT, p. 70, 1875.
(2) Cités par Gorup-Besanez, *Chimie physiologique*, trad. franç., t. I, p. 603.
(3) Vernois et Becquerel, *Du lait chez la femme*, p. 167 (extrait des *Ann. d'hygiène*, 1re série, XLIX et L, 1853). — *Analyse du lait des principaux types de vaches, chèvres, brebis, etc. (Ann. d'hygiène*, 2e série, t. VII, 1857). C'est de ce dernier travail que nous avons tiré l'analyse du lait de vache et de chèvre. Cette analyse porte sur des vaches de treize races différentes et des chèvres de cinq races. Dans leur premier travail, Vernois et Becquerel opérant exclusivement sur le lait d'animaux de Paris ou des environs, avaient obtenu les résultats suivants, qui s'accordent moins bien avec ceux de la plupart des autres auteurs :

	VACHE.	CHÈVRE.
Eau............................	864,06	844,90
Matières fixes	135,94	155,10
Caséine et matières extractives..........	55,15	55,14
Beurre............................	36,12	56,87
Sucre de lait......................	38,03	36,04
Sels	6,64	6,18

ceux qui figurent dans la seconde colonne viennent du *Traité de chimie physiologique* de Gorup-Besanez (1).

Malgré quelques divergences de détail, les analyses sont suffisamment concordantes dans leur ensemble pour donner lieu à des considérations intéressantes. Il en ressort que le lait qui, par la proportion de ses principes constituants, ressemble le plus au lait de femme est celui d'ânesse, qui contient à peu près la même quantité de matières albuminoïdes, un peu moins de beurre et plus de sucre. Le lait de jument contient encore moins de beurre et aussi moins de matières albuminoïdes. Tous deux sont notablement plus riches en sels que le lait de femme.

Le lait de femme, le lait d'ânesse et le lait de jument présentent entre eux de grandes analogies. Dans tous les trois, la proportion de l'eau est considérable ; ce sont des laits *légers*.

Les laits de vache, de chèvre, de brebis, peuvent être considérés comme formant un second groupe caractérisé par une moindre proportion d'eau, ou, en d'autres termes, par une concentration plus grande. Les matières protéiques, parmi lesquelles l'albumine occupe chez la vache, et surtout chez la chèvre, une place importante, le beurre, les sels, y sont plus abondants que dans les laits du premier groupe. Ces différences sont surtout marquées dans le lait de brebis.

Quant au lait de chienne, qui a été aussi proposé pour l'alimentation des nouveau-nés, sa concentration est extrême. Il contient deux fois plus de matériaux fixes que le lait de femme. C'est sur les principes albuminoïdes et la graisse que porte la différence : la proportion du sucre, au contraire, est à peine la moitié de celle qu'on trouve dans le lait de femme.

Comparaison des différents laits au point de vue de la qualité de leurs principes constituants. — Nous n'avons envisagé jusqu'à présent que les *proportions* des principes constituants des différents laits ; il y a lieu aussi de se préoccuper de leur *qualité*. En effet, les analyses rangent souvent sous le même titre des principes analogues qui présentent cependant d'un lait à un autre des différences importantes dans leurs propriétés.

Sous le nom de matières protéiques, parfois même sous celui de caséine ou de caséum, on confond souvent l'albumine avec la caséine, et presque toujours la caséine dissoute avec la caséine insoluble (voy. plus haut, p. 850).

Sous l'influence de la présure et des acides, le lait de femme donne un précipité, mais en grains si fins que Meggenhofen en avait méconnu l'existence, et croyait qu'il se formait là un composé soluble (2). Ces grains mettent beaucoup de temps à gagner le fond du vase, où ils forment un dépôt d'un blanc mat (3). Biedert, Langaard, Lammerts (4) ont confirmé ces faits ; d'après leurs

(1) Gorup-Besanez, *Chimie physiologique*, trad. de l'allemand par Schlagdenhauffen, t. I pp. 598, 601, 618.
(2) Meggenhofen, dans Berzelius, *Traité de chimie*, t. VII, p. 645, 1833.
(3) Bouchardat et Quevenne, *Du lait*, fasc. II, p. 149.
(4) Biedert, *Ueber die chem. Untersch d. Mensch u. Kuhm.* Giessen, 1869. — Langaard, *Arch. f. path. Anat. u. Phys.* — Lammerts von Bueren, *Vergelijkende digestie-prœver van verschillende Melksoorten* (*Nederlandsch Lancet*, 2ᵉ série, t. IV, 1842).

recherches, ces grains sont en outre très-mous et solubles dans l'eau. Ils ajoutent que la caséine présente sensiblement les mêmes caractères chez la jument et chez l'ânesse que chez la femme.

Le lait de vache, au contraire, et plus encore le lait de chèvre, traités par la présure, donnent un caillot consistant qui constitue le fromage blanc. Ce caillot se compose de gros flocons, durs, insolubles dans l'eau. L'addition d'eau au lait, avant la coagulation, a pour effet de les diviser; mais, d'après Biedert, il faudrait étendre le lait de douze fois son volume d'eau pour obtenir la même finesse de grains que dans la caséine du lait de femme, et, même dans ces conditions, la digestibilité des grains serait encore différente. Biedert a fait sur ce point des expériences très-intéressantes; il a soumis à des digestions artificielles les précipités provenant de la coagulation du lait de femme ou du lait de vache ayant subi différentes préparations : coupage par tiers, par moitié, par deux tiers, etc., addition de sel marin, addition de bicarbonate de soude, division mécanique préalable des précipités, etc. Il faisait d'abord coaguler les différents laits en y versant quelques gouttes d'acide gastrique de veau, préparé d'avance ; puis il filtrait les liquides, de manière à ne conserver que les parties insolubles. Il les plaçait dans un vase avec 4 centimètres de suc gastrique, qu'il versait goutte à goutte. Le vase plongeait dans un bain-marie à une température de 30 à 40 degrés centigrades et était agité assez souvent. Un avantage immédiat que présentait le lait de femme, c'est que ses parties solides recueillies sur le filtre après coagulation, étaient dissoutes complétement en quelques heures par le suc gastrique, tandis que, pour le lait de vache, la moitié des parties solides n'était pas encore dissoute après ce temps. Les différentes préparations de lait de vache que nous avons énumérées plus haut se comportèrent toutes de même, quant à leur solubilité dans le suc gastrique ; aucune différence digne d'être notée ne se produisit. Par conséquent, toutes les modifications qu'on fait subir au lait de vache en vue d'une digestion plus facile, comme l'addition d'eau, de bicarbonate de soude, de sel marin, l'ébullition, la division mécanique des *coagula* de caséine, sont dépourvues d'effet, du moins en ce qui concerne la rapidité de dissolution par le suc gastrique. Ces faits sont bien propres à démontrer que le lait de vache n'est jamais aussi facilement assimilable que le lait de femme.

Les différences qui existent entre les matières grasses des différents laits sont fort mal connues. On sait cependant que d'un lait à l'autre le mélange complexe qui porte le nom de beurre présente de notables différences d'aspect auxquelles correspondent évidemment des différences de composition. Ainsi le beurre qu'on tire des laits de femme, d'ânesse et de jument, est généralement très-mou; il en est de même de celui de brebis, tandis que celui de vache et de chèvre est d'une consistance ferme (1). (Voyez plus loin, p. 864, les différences de composition que peut présenter, de l'été à l'hiver, le lait des mêmes vaches.)

______

(1) Parmentier et Déyeux, *Précis d'expériences et observations sur les différentes espèces de lait*, pp. 233, 242, 253, 261, 268. Strasbourg et Paris, an VII.

Les matières grasses diffèrent encore, d'un lait à un autre, à un second point de vue; nous voulons parler du volume des globules qu'elles constituent. Chez la femme, ces globules ont de 2 à 10 et même 20 millièmes de millimètre de diamètre, mais le plus grand nombre d'entre eux sont de volume moyen; chez l'ânesse, la plupart des globules ont de 3 à 5 millièmes de millimètre; il en est de même chez la vache; ceux de la chèvre sont encore plus petits, la plupart ont environ 3 millièmes de millimètre.

Le sucre paraît identique dans tous les laits. — Quant aux substances salines, nous avons dit combien elles sont nombreuses, mais le plus souvent elles ont été dosées en bloc, parfois même avec le sucre. Les quelques analyses détaillées que nous en possédons ne sont pas assez concordantes pour qu'on puisse en tirer des conclusions générales.

Malgré les nombreuses lacunes qu'elle présente encore, on voit que l'étude des qualités qui appartiennent dans les différents laits aux principes analogues, conduit, comme l'étude de leurs quantités, à rapprocher du lait de femme le lait d'ânesse et celui de jument, et à en éloigner ceux de vache, de chèvre, et probablement aussi de brebis.

Nous verrons plus loin (voy. p. 916) que les déductions que nous tirons ici de l'analyse chimique trouvent leur confirmation dans les faits cliniques.

Variations de la quantité et de la composition du lait sous diverses influences physiologiques et pathologiques. — Les chiffres qu'on a vus plus haut ne doivent être considérés que comme des moyennes dont chaque échantillon de lait peut s'écarter d'une manière très-notable. Le tableau suivant, dont nous empruntons les éléments à Vernois et Becquerel, montre l'étendue que peuvent atteindre ces variations, sans sortir de l'état physiologique.

PROPORTIONS EXTRÊMES ATTEINTES PAR LES PRINCIPAUX ÉLÉMENTS DU LAIT
DANS L'ÉTAT PHYSIOLOGIQUE.

POUR 1000 PARTIES DE LAIT.	FEMME.		ANESSE.		JUMENT.		VACHE.		CHÈVRE.		BREBIS.		CHIENNE.	
	max.	min.	max.	min.	max.	min.	max.	min.	max.	min.	max.	min.	max.	min.
Matières fixes....	147,70	83.33	149,32	86,00	96,25	95,16	247,33	88,33	173,28	131,24	190,65	143,85	295,32	190,66
Caséine et mat. extractives.	70,92	19,32	68,67	17,62	54,47	12,23	115,02	42,73	70,76	39,98	88,62	60,93	176,60	55,90
Beurre....	56,42	6,66	44,93	4,15	40,78	7,74	76,04	6,99	87,32	29,18	82,23	28,54	113,27	73,33
Sucre de lait.....	59,55	25,22	58,45	35,56	37,18	28,34	76,65	28,48	43,28	31,20	44,04	33,89	37,24	0,00
Sels......	3,38	0,55	6,88	5,00	5,50	4,97	11,61	4,97	7,11	5,82	8,25	6,50	10,36	5,25

Ainsi, chez des nourrices bien portantes, Vernois et Becquerel ont trouvé pour 1000 parties de lait, depuis 19,32 jusqu'à 70,92 de caséine et de matières extractives; depuis 6,66 jusqu'à 56,42 de beurre; depuis 25,22 jusqu'à

59,55 de sucre ; depuis 0,55 jusqu'à 3,38 de sels. De toutes ces substances, le beurre est celle qui subit les plus fortes variations. Les différents principes du lait ne sont pas solidaires dans leur augmentation ou leur diminution ; au contraire, d'après Vernois et Becquerel, il y aurait un antagonisme bien déterminé entre la richesse du lait en beurre et en albumine et sa richesse en caséine et en sucre (1). Dans les analyses qui nous sont passées sous les yeux, le sucre a souvent augmenté en même temps que l'eau, tandis que les autres principes solides diminuaient (voy. p. 792).

La quantité du lait fourni dans un temps donné ne varie pas dans des limites moins étendues que sa composition chimique. Ainsi, dans les observations faites par Vernois et Becquerel, le rendement quotidien atteignait de 35 à 38 litres chez certaines vaches, et seulement de 2 litres et demi à 3 litres et demi chez d'autres (2).

Chez la femme, la quantité de lait n'est jamais exactement mesurée, mais nous dirons plus loin (page 896) que tandis que certaines femmes n'ont qu'une quantité de lait tout à fait insuffisante, il y en a d'autres qui en fournissent une quantité tellement considérable qu'il en résulte pour elles de véritables incommodités.

Différences individuelles. — Parmi les causes des différences que l'on observe dans la quantité et la composition du lait, il y a d'abord une large part à faire à l'*idiosyncrasie* individuelle de chaque femme ou de chaque animal. Ainsi des vaches soumises à la même hygiène donnent des laits très-différents ; le même fait a été constaté pour les chèvres et les brebis. Non-seulement la quantité de matériaux solides varie d'un individu à l'autre, mais chez l'un la proportion des matières albuminoïdes augmente et celle du beurre diminue, tandis que l'inverse a lieu chez l'autre. C'est ce que savent les agriculteurs, qui distinguent les vaches à beurre des vaches à fromage. Il y a aussi des femmes *beurrières* et des femmes *fromagières* (3).

Influence de la race. — L'influence de la *race* n'a pas été étudiée chez la femme. Chez les animaux, elle a fait l'objet d'un grand nombre de travaux, qui prouvent que l'abondance et la composition du lait varie beaucoup d'une race à l'autre, mais sans que ces différences, pour le détail desquelles nous devons renvoyer aux ouvrages spéciaux, se prêtent à aucun énoncé général.

Disons seulement que l'énorme développement des mamelles qu'on observe chez nos vaches et nos chèvres domestiques, l'abondance de leur lait, la facilité avec laquelle on entretient la lactation chez ces animaux par la traite seule, et après les avoir séparées de leur petit, sont des caractères qu'on ne retrouve ni chez l'ânesse, ni chez la vache et la chèvre elles-mêmes dans les pays où, comme en Colombie, elles sont restées presque sauvages. Il est vraisemblable que ces qualités se sont développées peu à peu, pendant une

(1) Vernois et Becquerel, *Ann. d'hygiène*, 2e série, t. VII, p. 301.
(2) Vernois et Becquerel, *Ann. d'hygiène*, 2e série, t. VII, p. 295.
(3) Vernois et Becquerel, *Du lait chez la femme*, p. 66 ; *Ann. d'hygiène*, 2e série, t. VII, p. 302.

longue série de générations, sous l'influence de l'excitation produite par la traite (1).

Influence de la constitution. — Contrairement à ce qu'on pouvait penser à priori, Vernois et Becquerel ont trouvé moins d'éléments solides dans le lait des femmes à *constitution* forte, c'est-à-dire « en général brunes, ayant les muscles développés, le teint frais, un embonpoint modéré et toutes les autres apparences extérieures de la force et de la résistance vitale », que dans le lait des femmes présentant un ensemble de conditions inverses. En particulier, pour ce qui concerne la couleur des cheveux, on entend dire journellement que les blondes ont le lait moins riche ; les analyses de Vernois et Becquerel, sans infirmer ce fait, tendent à démontrer qu'il a peu d'importance. D'autres auteurs ont d'ailleurs trouvé plus d'éléments solides dans le lait des blondes (2). Donné croit que les rousses sont moins souvent bonnes nourrices que les autres femmes. Chevallier et Henry n'ont pas trouvé de différence notable entre le lait des ânesses noires et celui des ânesses grises.

Influence de la taille. — Les vaches de *haute taille* fournissent plus de lait que les petites, non-seulement d'une manière absolue, mais proportionnellement à la quantité d'aliments qu'elles consomment (3).

Influence du volume des mamelles. — Le *volume des mamelles* présente de grandes différences individuelles et varie même, chez la même femme, d'un côté à l'autre (voy. p. 126). Ce volume a peu d'influence sur la composition du lait ; il semble cependant que les mamelles très-développées fournissent un lait un peu plus riche. — Quant à la quantité, elle est ordinairement plus considérable lorsque la *glande* mammaire est volumineuse ; il y a cependant des femmes qui, avec des seins très-peu développés, fournissent une assez grande quantité de lait.

Variations dans la composition du lait suivant l'abondance de la sécrétion laiteuse. — Vernois et Becquerel ont aussi étudié l'influence de la *quantité du lait sécrété* sur sa composition. Chez la femme, d'après eux, le lait abondant serait en même temps plus concentré, sauf en beurre, tandis qu'il serait plus aqueux chez la vache (4).

Des différences que le lait peut présenter chez la même femme, suivant qu'il provient de l'un ou de l'autre sein. — Il n'est pas rare que la quantité et la qualité du lait varient d'un sein à l'autre. Les enfants savent parfaitement apprécier ces différences et manifester leur préférence ou leur répulsion pour tel ou tel sein. C'est ainsi que Sourdat a observé une femme chez laquelle le sein droit était, à trois nourritures successives, l'objet d'une préférence marquée de la part du nourrisson. Non-seulement ce sein, qui était plus développé que l'autre, fournissait une quantité de lait environ deux fois

---

(1) Roulin, *Recherches sur quelques changements observés dans les animaux domestiques transportés de l'ancien dans le nouveau continent* (*Mém. de l'Institut, Sav. étrang.*, t. VI, p. 334).

(2) Vernois et Becquerel, *Du lait chez la femme*, p. 32 et 53. — Lhéritier, Tolmatscheff, cités par Gorup-Besanez, trad. franç., t. I, p. 607.

(3) Milne Edwards, *Leçons sur la physiologie et l'anatomie comparée*, t. IX, p. 161.

(4) Vernois et Becquerel, *Du lait chez la femme*, pp. 62 et 136.

plus abondante, mais ce lait contenait parfois jusqu'à deux fois plus de matières azotées et neuf fois plus de beurre que celui du sein gauche; en revanche le sucre et les sels y étaient un peu moins abondants (1).

Sur une vingtaine de femmes, Brunner a trouvé que *d'un sein à l'autre*, la proportion des matières albuminoïdes variait de 1,8 à 15,4 sur 1000; celle de la graisse, de 2,4 à 44,1; celle du sucre, de 46,5 à 69,3; celle de l'eau, de 869,6 à 919,4 (2).

Influence de l'âge et de la multiparité. — L'influence de l'*âge* a été étudiée par Vernois et Becquerel chez la femme et chez la vache. Elle est peu importante chez cette dernière; chez la femme elle est plus manifeste. C'est vers vingt ans que le lait de la femme est le plus riche; entre vingt et trente ans, sa composition se rapproche beaucoup de la moyenne normale; chez les nourrices plus âgées, le lait contient moins de principes solides.

Les femmes *multipares* fournissent un lait souvent plus abondant et un peu plus riche en sucre et en beurre que les primipares.

Influence de la gestation, de la menstruation, du rut et de la castration sur le lait. — Une *gestation*, survenant pendant le cours de l'allaitement, amène souvent chez la femme une prompte diminution de la quantité du lait; cependant on a vu des femmes enceintes qui continuaient à allaiter jusqu'à leur accouchement et qui fournissaient ainsi du lait, sans interruption, à plusieurs enfants successifs. — Chez la vache, la gestation est compatible avec une sécrétion lactée abondante, au moins pendant la première moitié de sa durée, souvent jusqu'à une époque voisine du terme, quelquefois jusqu'au terme lui-même. Enfin, on sait que les juments poulinières sont menées à l'étalon huit jours après le part, ce qui ne les empêche pas d'allaiter leurs poulains; souvent aussi on trouve avantageux que l'ânesse et la chèvre, destinées à fournir du lait, soient pleines (3).

Quant à l'influence qu'une gestation intercurrente peut exercer sur la composition du lait, elle n'est pas connue chez la femme; Vernois et Becquerel ont cependant constaté, chez *une* femme enceinte de trois mois, une augmentation de la proportion des matériaux solides, augmentation qui portait sur le sucre et le beurre, tandis que les matières protéiques étaient un peu au-dessous de la normale. Les mêmes auteurs ont étudié comparativement le lait de 40 vaches dont 20 pleines et 20 à l'état de vacuité. Il résulte de leur travail que la gestation n'a d'influence manifeste que lorsqu'elle arrive à la fin; alors le lait devient beaucoup plus concentré, en même temps que sa quantité diminue.

Quand la *menstruation* se rétablit pendant l'allaitement, il arrive quelquefois que la sécrétion lactée cesse au bout de peu de temps; le plus souvent elle persiste et subit seulement une légère diminution de quantité à chaque époque. En même temps, la proportion des matériaux solides s'accroît dans une mesure notable. L'augmentation porte sur la caséine, le beurre et

<hr>

(1) Sourdat, *Compt. rend. de l'Acad. des sciences*, t. LXXI, p. 87, 1870.
(2) Brunner, *Arch. f. d. gesammte Physiol.*, t. VII.
(3) Vernois et Becquerel, *Du lait chez la femme*, pp. 35 et suiv., 134 et suiv.

les sels ; le sucre diminue. Ces modifications sont surtout sensibles pendant que la femme a ses règles, mais elles se retrouvent, à un degré moindre, pendant la période intercalaire, ainsi que le montre le tableau suivant, tiré de Vernois et Becquerel (1) :

INFLUENCE DE LA MENSTRUATION.

PRINCIPES POUR 1000.	FEMMES NON RÉGLÉES.	FEMMES RÉGLÉES.	
		Période intercalaire.	Période menstruelle
Eau	889,51	886,44	881,42
Principes fixes	110,49	113,56	118,58
Caséine et matières extractives	38,69	43,58	47,49
Beurre	26.54	26,98	29,15
Sucre	43,88	41,68	40,49
Sels	1,38	1,32	1,45

Souvent pendant la menstruation, l'enfant digère moins bien, crie davantage, devient plus pâle, plus mou et cesse de s'accroître. Budin et Segond ont même fait la remarque suivante : Le tracé graphique des pesées faites chaque jour avec soin leur ayant indiqué, chez quelques enfants, un arrêt de croissance ou une diminution de poids qui se répétait chaque mois à la même date, ils firent surveiller de près les nourrices et purent, malgré leurs dénégations, acquérir la certitude qu'elles avaient leurs règles au moment où le tracé graphique suivait une ligne horizontale ou descendante (voy. p. 894).

Le *rut*, état comparable à la menstruation, paraît faire subir à la composition du lait des modifications analogues (2). En pareil cas, certains éleveurs, sans séparer le veau de sa mère, lui font en outre teter une autre vache (3).

La *castration* pratiquée sur la vache pendant le cours de la lactation diminue la quantité du lait suivant Desbans, et l'augmente suivant Charlier. Ce dernier châtre systématiquement les vaches pour obtenir une lactation plus abondante et plus prolongée. D'après Bouchardat et Quevenne, cette opération ne paraît pas modifier la composition du lait (4). E. Marchand pense au contraire que, sous son influence, le lait reprend temporairement les caractères du colostrum (5).

(1) Vernois et Becquerel, *Du lait chez la femme*, pp. 45 et suiv.
(2) E. Marchand, *loc cit.*, p. 428.
(3) D'Ardenne, *De l'allaitement artificiel*, 1881, p. 85.
(4) Desbans, *J. des conn. méd.*, 2ᵉ série, t. V, p. 21. — Charlier, *Id.*, t. VIII, p. 305. — Bouchardat et Quevenne, *loc. cit.*, p. 94.
(5) Cité par A. Gautier, *Dict. de chimie* de Würtz, art. LAIT, p. 194.

Variations suivant l'âge du lait. — *L'âge du lait* influe sur sa quantité et sur sa composition. Il ressort des recherches de Boussingault qu'en général, chez la vache, la quantité augmente pendant les deux ou trois premières semaines, diminue à partir du troisième ou du quatrième mois, est réduite de moitié vers le septième, et des trois quarts au neuvième (1); il y a naturellement des exceptions : ainsi Vernois et Becquerel ont observé des vaches qui, au bout de quatre ans, donnaient encore 9 litres, 13 litres de lait en vingt-quatre heures. Chez la femme, la quantité du lait est difficile à apprécier ; mais nous verrons plus loin comment on y est arrivé d'une manière approximative (voy. p. 887). La nourrice suffit généralement aux besoins de l'enfant jusque vers six mois, et comme ces besoins croissent sans cesse, il s'ensuit que, jusqu'à cette époque, le lait est de plus en plus abondant.

Au point de vue de la composition, il faut envisager séparément le colostrum et le lait proprement dit. Le *colostrum* est plus chargé en principes solides et en même temps plus dense ; son poids spécifique dépasse en général 1060. Les matières azotées y sont abondantes, mais elles sont d'abord exclusivement à l'état d'albumine, ainsi que l'ont fait voir Lassaigne chez la vache, Chevallier et Henry chez la femme, la chèvre et l'ânesse (2).

Avant la parturition la proportion du beurre contenu dans le colostrum est le plus souvent élevée ; il en est de même de celle du sucre, au moins dans les derniers temps de la gestation, car au début de la sécrétion colostrale, ce principe peut faire complétement défaut (3).

Un jour ou deux après l'accouchement, le colostrum a pris l'aspect extérieur du lait, cependant on retrouve des corpuscules granuleux nombreux jusqu'à la fin de la première semaine, puis clair-semés jusque vers la fin de la troisième ou de la quatrième (4). Pendant cette *période colostrale* le produit de la sécrétion mammaire est notablement plus riche en matériaux solides que ne le sera, par la suite, le *lait proprement dit.* En effet, si l'on étudie les chiffres accumulés sur cette question par plusieurs auteurs, et surtout par Vernois et Becquerel, on voit que la proportion des matériaux solides, notamment des substances protéiques, du beurre et des sels, diminue dans le lait de femme, depuis la période colostrale, où elle a son maximum, jusque vers le quatrième ou le cinquième mois. Quant au sucre, Vernois et Becquerel l'ont trouvé un peu moins abondant dans le colostrum que dans le lait proprement dit ; Brunner est arrivé au même résultat, ainsi que E. Marchand, qui a expérimenté chez la vache ; il le serait au contraire un peu plus, d'après quelques autres investigateurs (5).

Depuis le quatrième ou cinquième mois après l'accouchement jusque vers le dix-huitième, la composition du lait ne subit que des oscillations qui, bien que parfois assez considérables, ne semblent se rattacher à aucune loi

(1) Boussingault, *Économie rurale*, t. II, p. 516.
(2) Lassaigne, *Ann. de phys. et de chimie*, t. XLIX, 1832. — Chevallier et Henry, *Journ. de chimie médicale*, 2ᵉ série, 1839.
(3) Lassaigne, chez la vache ; Simon, Chevallier et Henry, chez la femme.
(4) Donné, *Cours de microscopie*, pp. 412 et 425. — Conrad, *loc. cit.*
(5) Clemm, Simon, Tidy, cités par Gorup-Besanez, pp. 599 et 600.

déterminée. —Enfin, à partir du dix-huitième mois, le lait, avant de disparaître, devient de nouveau plus concentré.

Modifications du lait pendant son séjour dans la mamelle. —La durée du *séjour dans la mamelle* influe considérablement sur la composition du lait. Lorsque cette durée est très-longue, par exemple chez les femmes ou les femelles qui ne sont ni tetées ni traites, le lait prend les caractères du colostrum. C'est ainsi que Joly et Filhol ont trouvé un véritable colostrum chez une femme accouchée depuis dix mois, mais qui n'allaitait pas (1).

Limité à quelques heures, le séjour dans la mamelle a pour effet de diminuer la richesse du lait, c'est-à-dire que la proportion des matériaux fixes est d'autant moindre qu'il s'est écoulé plus de temps depuis la dernière traite (2).

Variations du lait du commencement à la fin de la traite. — Un autre fait, en corrélation avec celui que nous venons d'énoncer, c'est que le lait ne garde pas la même composition *du début à la fin d'une même traite.* Chez la vache, chez l'ânesse, on trouve à la fin de la traite de deux à douze et même vingt (3) fois plus de beurre qu'au commencement. Chez la femme, des différences analogues ont été constatées par Reiset, par Heynsius, par Lhéritier (4), par Bouchardat et Quevenne, mais elles ne sont pas aussi marquées; ainsi, chez une nourrice examinée par Reiset, la quantité de beurre, qui était en moyenne de 31^{gr},25 pour 1000 au début de la tetée, s'élevait, à la fin, à 51 grammes.

Quant aux autres principes du lait, ils varient peu; cependant la proportion de la caséine, ainsi que celle du sucre, a été trouvée plus forte à la fin de la traite, au moins chez la femme et chez l'ânesse, par Péligot, Lhéritier, Vernois et Becquerel, Bouchardat et Quevenne.

Les différences s'effacent lorsque les traites sont fréquemment répétées; ainsi Reiset déclare que la quantité de beurre reste sensiblement constante pendant toute la durée de la traite, chez les vaches, si on les trait toutes les deux heures. Peut-être est-ce à cause du peu d'intervalle des tetées qu'on a trouvé les différences de composition dont nous parlons plus faibles dans le lait de femme. La fréquence des traites a en même temps pour effet d'exciter l'activité glandulaire, et d'augmenter à la fois la quantité totale du lait et sa richesse en beurre et en caséine (E. Wolff) (5).

Influence de l'heure de la traite. — *L'heure de la traite* a une influence marquée. Des recherches faites sur la vache par Bædecker, Struckmann, Wicke, sur la chèvre par Gorup-Besanez et Wicke, prouvent que le lait du matin contient beaucoup moins de matériaux fixes que celui du soir; c'est surtout sur le beurre que porte cette différence. On peut penser qu'elle est due à ce que le lait du matin a séjourné plus longtemps dans la mamelle et

<hr>

(1) Joly et Filhol, pp. 41 et suiv.
(2) Péligot, *loc. cit.*
(3) 17^{gr},7 pour 1000 au début, 355,4 à la fin, Joly et Filhol, *loc. cit.*, p. 172.
(4) Reiset, *Expériences sur la composition du lait.* etc. (*Ann. de chimie et de physique,* 3ᵉ série, t. XXV, 1849).—Heynsius, cité par Gorup-Besanez, p. 614.— Lhéritier, *Traité de chimie pathologique,* p. 632.
(5) E. Wolff, cité par Sanson, *Traité de zootechnie,* 2ᵉ édit., t. IV, p. 277, 1878.

à ce que l'animal a moins mangé entre la traite du soir et celle du matin, c'est-à-dire pendant la nuit, qu'entre celle du matin et celle du soir.

Influence des aliments et des boissons sur le lait.— L'influence de l'alimentation est très-incomplétement connue. On sait qu'un régime abondant et substantiel augmente la quantité du lait. Parmentier et Déyeux ont cependant fait remarquer que, lorsque le régime est brusquement amélioré, on observe d'abord une diminution passagère, bientôt suivie d'une augmentation permanente. Vernois et Becquerel pensent qu'une alimentation riche augmente en même temps la quantité totale du lait et la proportion de la caséine et du sucre, tandis que celle du beurre et de l'albumine serait plus favorisée par une alimentation modérée. Chez des femmes mal nourries, les mêmes auteurs ont trouvé une diminution de la quantité du lait, et un appauvrissement qui portait d'une façon sensiblement égale sur tous ses matériaux solides; Decaisne, pendant le siége de Paris, a obtenu des résultats analogues (1). Simon a vu, chez des femmes qui souffraient de la faim, les matières albuminoïdes et surtout le beurre diminuer considérablement, tandis que le sucre gardait à peu près sa proportion habituelle. Le lait, d'après Doyère, peut être subitement appauvri par un excès de table (2).

L'influence exercée par la nature des aliments est mal connue. Que les lentilles fournissent un lait plus abondant et plus riche que les navets et les choux, et même les pommes de terre ; que les vaches à qui on a administré de la bière soient meilleures laitières que celles qui ne boivent que de l'eau ; que le fourrage vert fournisse un lait plus aqueux que le fourrage sec, cela prouve seulement l'utilité d'un régime substantiel. Ce qu'il importerait de connaître, c'est l'influence spéciale des aliments azotés, des aliments amylacés et des aliments gras. Malheureusement, la plupart des recherches ont été conduites au point de vue agronomique, en faisant usage des fourrages ordinaires, qui sont pour la plupart des aliments mixtes. Dans ces conditions, le genre de nourriture ne modifierait que la quantité du lait, ou sa richesse en éléments solides, mais n'aurait pas d'influence sur la proportion de chacun de ses éléments en particulier (3). Cependant Péligot, en changeant tous les quinze jours le régime d'une ânesse, a vu que, sous l'influence des betteraves ou de l'avoine, le lait est à la fois abondant et riche en caséine; sous l'influence des carottes, la quantité est très-réduite, ainsi que les proportions de la caséine et du beurre ; sous l'influence des pommes de terre, la quantité est moyenne, et la proportion de la caséine atteint son minimum. Damoiseau a observé des faits analogues (4). Ssubbotin a expérimenté sur la chienne l'action de la viande maigre, de la graisse et des pommes de terre. La graisse produisait chez ces animaux une diminution rapide, parfois une

____

(1) Decaisne, cité par Gorup-Besanez, *loc. cit.*, p. 617.
(2) Doyère, *Études sur le lait.* (*Ann. de l'Institut agronomique*, p. 235, juin 1852).
(3) Boussingault, *Économie rurale*, t. II, p. 523, 2ᵉ édit. — G. Kühn, 1851, *Journal für Landwirthschaft*, p. 375, 1877.
(4) Péligot, *loc. cit.* — Damoiseau, cité par Dumas, Boussingault et Payen dans les *Recherches sur l'engraissement des bestiaux et la formation du lait*, Ann. de phys. et chimie 3ᵉ série, t. VIII, p. 100, 1843.

cessation complète de la lactation, mais sans changer beaucoup la composition du lait; il y avait pourtant dans ce liquide un peu moins de beurre, de
sucre et de sels, un peu plus de matières albuminoïdes, que lorsque la chienne
avait été nourrie de viande. Quant aux pommes de terre, elles donnaient un
lait absolument différent; la quantité totale de matériaux fixes était beaucoup
moindre; la diminution portait sur la caséine et surtout sur le beurre, qui
se trouvait réduit à moins de moitié de la proportion qu'il atteint chez les
chiennes nourries de viande et même de graisse, tandis que le sucre était
plus abondant et que l'albumine et les sels gardaient la même proportion (1).
Le lait de chiennes nourries exclusivement de viande est tellement albumineux qu'il se coagule par la chaleur, ce qui n'a pas lieu si l'on nourrit
les mêmes animaux de pain et de graisse (2).

Quoique ces expériences aient eu pour sujet un animal qui ne nous paraît
pas propre à être employé pour l'alimentation des enfants, elles sont intéressantes, parce qu'elles mettent hors de doute que la nature des aliments n'est
pas indifférente au point de vue de la composition du lait. Malheureusement,
l'influence propre à chaque classe de principes alimentaires n'est pas appréciée
de même par tous les observateurs. Par exemple, il semble résulter des expériences que nous venons de citer, ainsi que de celles de Thomson, de Stohmann,
que l'alimentation azotée augmente la proportion du beurre; d'après Playfair,
elle la diminuerait. Les mêmes expériences, d'accord avec les recherches
antérieures de Dumas (3), montrent que cette alimentation diminue la quantité
du sucre; d'après Voit, au contraire, elle l'augmenterait (4). Nous en sommes
donc réduits à attendre que de nouvelles études aient tranché ces importantes
questions.

Du reste, le lait emprunte ses matériaux, non pas directement aux aliments, mais à l'économie, de sorte que, si certains principes font défaut dans
les aliments, le lait n'en est pas pour cela dépourvu, il les prend dans l'organisme, et l'animal maigrit; inversement, si l'animal se met à engraisser,
la sécrétion lactée diminue chez lui (5).

Les *boissons*, que les nourrices et les femelles laitières consomment en
grande abondance, augmentent la quantité de lait et diminuent la proportion
des éléments solides, surtout celle des matières albuminoïdes et du beurre.
Les aliments aqueux tels que les fourrages verts ont la même influence.
Ainsi, chez la vache, en remplaçant des aliments peu chargés d'eau par des
feuilles vertes de betterave, Leclerc a vu, au bout de quatre jours, la proportion des matériaux solides tomber de 151,2 à 118,2 sur 1000 (6).

(1) Ssubbotin, cité par Gorup-Besanez, *loc. cit.*, p. 618.
(2) Joly et Filhol, *loc. cit.*, p. 81 et 125.
(3) Dumas a vu des chiennes nourries de viande donner un lait complétement privé de
sucre; ce principe reparaissait quand on ajoutait du pain à la ration des animaux en expérience. (*Compt. rend.*, Ac. sc., t. XXI, p. 707, 1845.)
(4) Voy. pour la bibliographie de ces auteurs, Gorup-Besanez, *loc. cit.*, pp. 618, 619.
(5) Dumas, Boussingault et Payen, *Ann. de phys. et de chim.*, t. VIII, p. 78. — Yv
cité par Joly et Filhol, p. 35.
(6) Leclerc, *Bull. de la Soc. des agriculteurs de France*, 15 mars 1877.

Influence de certaines plantes et de certains condiments. — A côté de l'influence des aliments, nous mentionnerons celle qu'on a attribuée à certaines plantes et à certains *condiments.* C'est ainsi que l'anis, le fenouil, le cerfeuil, le sureau, le polygala, auraient, a-t-on dit, la propriété d'augmenter la quantité du lait; mais Parmentier et Déyeux considèrent comme inexact tout ce qui a été avancé à cet égard (1). Bouchardat et Quevenne disent que le sel donné à dose élevée provoque une lactation abondante, ce qui tient à ce que, sous son influence, l'appétit et la soif sont augmentés (2).

Influence de certains médicaments. — On connaît peu l'influence des médicaments. A. Robin a signalé l'action galactagogue du jaborandi (3); suivant Rœhrig, la digitaline, la caféine auraient des effets analogues. — Sous l'influence de la strychnine, la sécrétion deviendrait quinze ou seize fois plus abondante, mais d'une façon toute transitoire; ensuite la quantité de lait tomberait au-dessous de la normale. — Le chloral diminuerait l'abondance du lait. — Rœhrig croit pouvoir généraliser le résultat de ses recherches en disant que la quantité du lait s'accroît ou diminue en même temps que la tension du sang dans les vaisseaux (4).

Nous parlerons plus loin (voy. p. 868) des substances qui, après avoir été introduites dans l'économie soit avec les aliments, soit de toute autre manière, se retrouvent en nature dans le lait.

Influence de la saison, de la température, de l'état hygrométrique. — L'influence de la *saison* se rattache en grande partie à celle de l'alimentation. Chez la vache, le lait est généralement plus abondant en été, particulièrement de juin à septembre (5); il est en même temps moins concentré; cependant Gorup-Besanez (6) dit qu'on y trouve plus de beurre. La nature des principes constituants n'est pas identique en toute saison : ainsi dans le beurre des Vosges la proportion de margarine, rapportée à 100 d'oléine, est de 66 en été et 186 en hiver (7).

La *température* exerce une influence considérable sur la quantité du lait. Dans les parties les plus chaudes de l'Amérique, une vache ne donne par jour que 1^{litre},75 en moyenne; en Alsace on obtient 8 litres et souvent davantage. Une température très-basse est également défavorable à la sécrétion lactée (8). Dans les fermes où l'on s'occupe principalement de la production du lait, on a soin de tenir les vaches dans des étables modérément chaudes.

L'*état hygrométrique* a une grande influence sur la quantité de lait produite,

(1) Parmentier et Déyeux, *loc. cit.,* p. 156.
(2) Bouchardat et Quevenne, *loc. cit.,* p. 93.
(3) A. Robin, *Recherches sur le jaborandi (Journ. de thérap.,* p. 553, 1875).
(4) Rœhrig, *Arch. f. path. Anat. u. Phys.,* t. LXVII, p. 119.
(5) Boussingault, *Économie rurale,* t. II, p. 514, 2ᵉ édit., 1851.
(6) Gorup-Besanez, *loc. cit.,* p. 614.
(7) Dumas, Boussingault et Payen, *Recherches sur l'engraissement des bestiaux et la formation du lait (Ann. phys. et chim.,* 3ᵉ série, t. VIII, p. 96, 1843).
(8) Boussingault, *Economie rurale,* t. II, p. 508. — Milne Edwards, *Leçons,* t. IX, pp. 160 et 162.

parce qu'il influe sur la quantité d'eau perdue par l'exhalation cutanée et pulmonaire (1).

Influence de l'exercice et de la fatigue. —Playfair pense que l'*exercice* que font les animaux qui vont au pâturage augmente la proportion de la caséine et diminue celle du beurre, ce qui est d'accord avec l'opinion de Donné ; il ajoute que le beurre augmente chez la femme sous l'influence du séjour au lit (2). D'après Vernois et Becquerel, le lait des vaches qui habitent la campagne contient une plus forte proportion de tous les principes solides. Quant à la quantité du lait produit, Parmentier et Déyeux l'ont trouvée plus considérable chez les chèvres et les vaches qui ne sortaient pas de l'étable. Chez la femme, on sait que l'exercice et le séjour à la campagne sont favorables à une lactation abondante, ce qui sans doute tient en partie à ce que ces conditions stimulent l'appétit. La *fatigue* paraît au contraire avoir sur la production du lait une influence fâcheuse. Chez la vache notamment, elle diminue la quantité et la richesse du lait. Dans le lait d'ânesses surmenées, Chevallier et Henry ont trouvé deux fois plus de sels qu'à l'état normal, un peu plus de beurre, un peu moins de sucre et sensiblement moins de matières protéiques. Ces matières paraissent en outre avoir subi une modification, car le lait était devenu coagulable par la chaleur (3). Dans les mêmes circonstances, Donné a rencontré du sang (4).

Influence des troubles du système nerveux. — Les *émotions* influent sur la production du lait. On sait que chez certaines femmes la vue et les pleurs de leur enfant, qui demande à teter, font gonfler les seins et affluer le lait. En revanche toutes les émotions dépressives, surtout lorsqu'elles sont brusques, peuvent faire tarir la sécrétion lactée, au moins d'une façon temporaire. Il y a lieu de rapprocher de ces faits des phénomènes analogues observés chez les animaux. Il y a des vaches, des chèvres, des ânesses, qui ne donnent pas de lait si la traite est faite avec brutalité, ou par une personne qu'elles n'aient pas coutume de voir. Parfois pour exciter la sécrétion, il faut placer près d'elles leur petit ou un animal qui lui ressemble. On a même cité des cas où la mère ne donnait pas de lait tant qu'elle voyait son petit attaché loin d'elle, et en fournissait dès que la liberté avait été rendue au jeune animal. Les agriculteurs disent alors que la mère *retient* son lait ; si l'explication est inexacte, le fait ne paraît pas pouvoir être contesté. D'Ardenne cite une vache chez laquelle la sécrétion lactée fut supprimée à la suite d'une violente frayeur (5).

Plusieurs observations semblent établir que des *troubles purement nerveux* peuvent modifier le lait dans ses qualités et même le rendre délétère. D'Ardenne dit avoir vu un enfant qui aurait présenté des phénomènes d'agitation toutes les fois que sa nourrice s'était abandonnée à une excitation géné-

---

(1) Sanson, *Traité de zootechnie*, 2ᵉ édit., t. II, pp. 197 et 349.
(2) Playfair, *On the changes of the composition of the milk* (*Mem. of the chem. Soc. of London*, t. I, p. 74, 1843, et *Philosophical magazine*, t. XXIII, p. 295, 1844).
(3) Chevallier et Henry, *J. de chim. méd.*, 2ᵉ série, t. V, p. 159, 1839.
(4) Donné, *Cours de microscopie*, p. 437, 1844.
(5) D'Ardenne, *loc. cit.*, p. 91.

sique prolongée (1). On cite le fait d'un enfant qui, ayant pris le sein de sa mère à la suite d'une violente frayeur que celle-ci venait d'éprouver, le quitta bientôt en présentant des phénomènes d'agitation et mourut en quelques instants (2). Meslier aurait observé des attaques épileptiformes chez un enfant à la suite de chagrins éprouvés par la mère; le lait de celle-ci était très-acide (3). Parmentier et Déyeux ont vu une hystérique dont le lait, recueilli après les attaques, était transparent et devenait en moins de deux heures visqueux comme du blanc d'œuf. Bordeu a vu le lait d'une nourrice s'épaissir à la suite d'une frayeur (4). La composition chimique de ces laits altérés n'a généralement pas été cherchée. Cependant chez une femme prise de fièvre, à la suite d'un violent chagrin, Simon a trouvé beaucoup plus de caséine, beaucoup moins de beurre et un peu moins de sucre qu'il n'y en avait la veille. Ce lait abandonné à l'air devint rapidement acide et dégagea au bout de peu d'heures de l'acide sulfhydrique.

Vernois et Becquerel ont aussi analysé un échantillon de lait recueilli après une violente émotion accompagnée de fièvre chez une femme dont le lait avait déjà été analysé quelques jours auparavant. Ce lait altéré contenait plus d'eau et de matières albuminoïdes, moins de sucre, de sels et surtout de beurre; la proportion de ce dernier élément était réduite de près des quatre cinquièmes.

Influence des maladies aiguës et chroniques. — Les maladies aiguës, fébriles, ont pour effet de diminuer considérablement la quantité du lait. En même temps la composition de ce liquide est modifiée; dans la plupart des cas, chez la femme, l'eau et le sucre sont en moindre proportion, tandis que le caséum, le beurre et les sels ont augmenté; il paraît en être de même chez la vache. Dans la fièvre typhoïde l'eau a été trouvée très-abondante, ainsi que les sels; tous les autres principes avaient diminué, surtout le beurre (5). Chez des vaches typhiques, Husson a trouvé, au début de la maladie, beaucoup de caséine, d'albumine et de sels, peu de beurre, de sucre et d'eau; à une période plus avancée, il a constaté dans le lait du pus et du sang (6).

Dans l'ictère le lait prend parfois une coloration jaune.

Le lait fourni par des mamelles dans lesquelles existaient des *abcès*, a présenté à l'analyse chimique une composition sensiblement normale. Mais au microscope on y trouve constamment des corpuscules du colostrum et parfois les éléments du pus, ainsi que Donné l'a constaté chez la femme et chez la vache. Des altérations analogues peuvent se rencontrer dans des maladies qui ne siégent pas dans les mamelles.

(1) D'Ardenne, *loc. cit.*, p. 86.
(2) *Ann. de la litt. méd. britannique*, 1824, t. I.
(3) Cité par Chevallier et Henry, *loc. cit.*, p. 195.
(4) Parmentier et Déyeux, p. 258. — Bordeu, cité par les précédents, p. 158.
(5) Vernois et Becquerel, *Du lait chez la femme*, pp. 70 et suiv. — Guibourt, analyse du lait de vaches atteintes de fièvre aphtheuse, citée par Rayer dans *Note sur l'épizootie régnante*, in *Bull. Ac. Méd.*, t. III, p. 352.
(6) Husson, *Le lait, la crème et le beurre*, p. 42, 1878.

Dans la plupart des *maladies chroniques* l'eau diminue un peu, ainsi que le caséum ; le sucre reste à peu près en quantité normale, le beurre et les sels augmentent. Néanmoins dans la tuberculose avec amaigrissement et diarrhée, l'eau augmente et le beurre diminue beaucoup. Il en est à peu près de même de la syphilis, d'après Vernois et Becquerel ; d'après Simon, le lait des syphilitiques serait identique à celui des femmes bien portantes (1).

Chez les femmes atteintes d'ostéomalacie, le lait, d'après Gusserow, contient une proportion de chaux très-supérieure à la quantité normale (2).

Le lait peut en outre, selon certains auteurs, transmettre la tuberculose. A ce dernier point de vue, ce n'est pas seulement les femmes employées comme nourrices qu'il faut surveiller, mais aussi les animaux dont on fait prendre le lait aux enfants. En effet, malgré quelques dénégations, la phthisie est, paraît-il, fréquente chez les vaches qui vivent dans les étables des grandes villes, où elles sont privées d'air, et souvent soumises à un régime forcé pour leur faire produire plus de lait.

Dans des expériences récentes, F. Peuch (3) a constaté que des lapins nourris avec du lait de vaches phthisiques, étaient devenus phthisiques. Ces expériences ne sont pas absolument probantes parce que chez le lapin la tuberculose apparaît fréquemment d'une manière spontanée. L'auteur a expérimenté aussi sur l'espèce porcine, où elle est plus rare ; deux porcelets qui buvaient du lait d'une vache phthisique ont été trouvés tuberculeux, mais il en a été de même d'un troisième porcelet conservé comme témoin ; il est vrai que ce dernier animal a mangé quelquefois dans l'écuelle des deux autres, et qu'il a pu ainsi avaler quelques gouttes du lait suspect. De son côté, Toussaint a observé la tuberculose chez un jeune porc allaité par sa mère, qui l'avait elle-même contractée en mangeant des viandes tuberculeuses ; mais, c'est dix-huit jours avant le part que la truie avait été ainsi infectée, et l'on peut dire que son petit avait reçu le germe de la maladie, non par l'allaitement, mais par voie d'hérédité (4). Aujourd'hui, il n'est donc pas possible de conclure d'une façon certaine à la transmission de la phthisie aux nouveau-nés par le lait des vaches tuberculeuses. Quoi qu'il en soit, il vaut mieux faire usage de lait provenant de vaches de la campagne ou de vaches placées en ville dans de bonnes conditions hygiéniques.

On a dit que le lait pourrait aussi servir de véhicule à certains virus, tels que le virus syphilitique, et à certains miasmes, tels que le miasme paludéen ; mais ces assertions ne reposent jusqu'à présent sur aucun fait probant.

Pour le virus syphilitique, Tarnier a vu un fait qui plaide contre sa transmissibilité par le lait : une nourrice infectée par un enfant étranger qui tetait une seule de ses mamelles, et portant sur cet organe un chancre auquel avaient succédé divers accidents généraux, put néanmoins conti-

(1) Simon, *Die Frauenmilch*, p. 67.
(2) Gusserow, cité par Gorup-Besanez, *loc. cit.*, p. 620.
(3) Peuch, *Comptes rendus de l'Acad. des sciences*, t. XC, p. 1581, 1880.
(4) Toussaint, *Comptes rendus de l'Acad. des sciences*, t. XC, p. 754, 1880.

nuer à donner l'autre mamelle à son propre enfant sans lui communiquer la maladie qui évoluait chez elle. Disons pourtant que Woss aurait déterminé la syphilis chez une femme saine en lui injectant sous la peau du lait fourni par une syphilitique (1).

Altération du lait par des organismes inférieurs. — Enfin, le lait peut être altéré par la présence d'*organismes inférieurs*. On a observé, d'une façon très-exceptionnelle dans le lait de femme, moins rarement dans le lait de vache, une coloration bleue que la potasse et la soude font passer au rouge (Petel et Labiche); cette coloration, qui débute par la surface, a été attribuée par Hermstædt (2), à l'indigo que contiendraient certaines plantes fourragères de nos climats (voy. plus loin) ; mais, dans certains cas au moins, elle paraît due à la présence d'organismes inférieurs : le *Vibrio cyanogenus* d'après Fuchs et Lehmann, le *Byssus cærulea* d'après Braconnot. Quelquefois aussi le lait devient jaune, ce que Fuchs attribue au *Vibrio xanthogenus*, ou rouge, ce qui serait dû à un organisme analogue au *micrococcus* (Nægele). Les circonstances dans lesquelles le lait subit ces altérations ne sont pas bien connues.

Feser a trouvé des bactéries dans le lait d'animaux charbonneux (3).

Quand le lait est devenu acide, on y trouve habituellement divers champignons, le *Penicillium glaucum*, l'*Ascophora mucedo*, etc., qui peuvent altérer sa couleur de diverses manières. Dans le lait de la plupart des biberons, H. Fauvel a constaté la présence de mycélium, de bactéries et de vibrions (4) (voy. p. 915).

L'influence de ces altérations sur la santé de l'enfant est mal connue. Devergie a vu le lait *vert* troubler gravement la santé des nourrissons; Parmentier et Déyeux, Guérard disent que le lait bleu ne paraît pas malsain (5). Feser en dit autant du lait charbonneux. Quoi qu'il en soit, il est prudent de proscrire absolument tout lait qui contient des organismes étrangers.

Passage dans le lait de substances introduites dans l'organisme par diverses voies. — La sécrétion lactée sert, en partie du moins, de voie d'élimination à certaines substances introduites dans l'économie par le tube digestif, les poumons ou la surface cutanée. C'est ainsi qu'après l'ingestion de plantes appartenant à la famille des alliacées, de certaines labiées, de certaines crucifères, d'anis, les matières odorantes de ces végétaux peuvent se retrouver dans le lait. En traitant le lait de vache par du sulfure de carbone, on en isole une substance dont l'odeur rappelle celle du fourrage consommé; on n'a pas obtenu le même résultat avec le lait de chèvre. L'asphodèle donne un bon goût au lait de vache; le lin, le colza, le tourteau de navette, la drèche (résidu des brasseries), les pommes de terre germées lui en donnent

---

(1) Voy. *Ann. de gynécol.* 1877, t. I, p. 158.
(2) Hermstædt, *Ueber einige abnorme Zustande der Milch.* Pharm. Centralblatt, 1823.
(3) Feser, *Centrablatt f. Gyn.*, 1879, p. 69.
(4) H. Fauvel, *Bull. de l'Acad. de méd.*, 17 mai 1881, p. 613.
(5) Devergie. *Mém. de l'Acad. de médecine*, t. X, 1843. — Parmentier et Déyeux, *loc. cit.*, p. 146. — Guérard, *Dict.* en 30 volumes, art. LAIT.

un désagréable. L'odeur des asperges a été signalée dans l'urine de l'enfant dont la nourrice avait mangé de ce légume. — L'absinthe rend le lait amer ; il en est de même des marrons d'Inde, des feuilles d'artichaut, des fleurs de châtaignier, des fanes de pomme de terre, des pousses de sureau, du laitron des Alpes. — Le tithymale le rend âcre et purgatif ; le trèfle des Alpes lui donne un goût sucré, la varaire un goût de fumier. — La garance, le cactus, le teignent en rouge ; le populage des marais, le safran en jaune ; le jonc fleuri, l'Hyacinthus comosus, le sainfoin, la mercuriale, le polygonum, l'anchuse, la prèle, en bleu. Plusieurs de ces dernières plantes contiennent, non pas une matière bleue, mais une substance incolore qui au contact de l'air se convertit en indigo ; le lait des animaux qui en ont mangé est d'abord blanc et bleuit peu à peu. Péligot, en évaporant le lait d'une ânesse nourrie de carottes, a trouvé un résidu jaune orangé qui présentait l'odeur de cet aliment. En revanche on n'a pas retrouvé dans le lait la matière colorante de la gaude, du pastel. Parmentier et Déyeux ont donné à une vache 15 kilogrammes d'oseille par jour sans que la coagulabilité du lait en parût augmentée (1).

Parmi les principes qui, des aliments, passent dans le lait, quelques-uns peuvent produire des effets toxiques chez les personnes auxquelles ce lait est administré. C'est ainsi qu'un chirurgien, à bord d'un navire anglais stationnant à Malte, a vu des vomissements bilieux, de la diarrhée, des défaillances chez tous les hommes de l'équipage qui avaient pris du lait de chèvres ayant brouté d'une certaine plante de la famille des euphorbiacées (2). On a également signalé des intoxications par le lait de chèvres qui avaient brouté du colchique ; ce lait, ainsi que les matières vomies par les personnes qui en avaient fait usage, présentaient les réactions caractéristiques de la colchicine (3). La rhubarbe, la gratiole administrées à la nourrice, purgent aussi l'enfant (Cazeaux) ; les feuilles de chêne administrées à des chèvres, des vaches, des ânesses, rendent leur lait astringent (Biett, cité par Chevallier et Henry). Des faits du même genre ont été signalés de divers côtés, mais ils n'ont fait nulle part l'objet de recherches suffisamment approfondies.

L'alcool est, d'après certains auteurs (Marchand, Charpentier), au nombre des substances qui passent dans le lait ; on a signalé des phénomènes d'agitation, d'insomnie, de convulsions même et, à la longue, de dépérissement chez des enfants dont la nourrice abusait des boissons fermentées. Tous ces troubles disparaissaient quand on avait remplacé la nourrice intempérante par une nourrice sobre. On a également attribué à l'alcool le dépérissement observé chez des enfants ou des adultes qui prenaient du lait provenant de vaches nourries de résidus de distilleries. Néanmoins Lewald (4) n'est jamais arrivé à constater dans le lait la moindre trace d'alcool.

(1) Parmentier et Déyeux, p. 140.
(2) Mackey, *Edinb. med. Journ.*, t. VII, p. 825, 1862.
(3) *Ann. de gynécol.*, 1876, t. II, p. 159.
(4) Lewald, *Untersuchungen über den Uebergang von Arzneimitteln in die Milch.* Breslau, in-4°, 1857.

Beaucoup de médicaments passent dans le lait. Nous avons déjà cité la rhubarbe et la gratiole; il en est de même de la scammonée, du borax, du proto- et du bicarbonate de soude, des sulfates de soude (Chevallier et Henry) et de magnésie (Harnier) (1), de l'acide acétique (Landerer) (2). Au contraire, on ne retrouve pas les sulfures de sodium et de potassium, le nitrate de potasse (Chevallier et Henry, Marchand) (3), le phosphate de chaux (Weiske) (4).

L'antimoine, surtout dans ses préparations solubles, le zinc, même administré sous la forme d'oxyde qui est insoluble, le bismuth, l'arsenic, ont été retrouvés dans le lait par Lewald et par quelques autres chimistes; le plomb y passe lentement et s'y retrouve encore quelque temps après qu'on en a cessé l'ingestion (Lewald). Le cuivre paraît également s'éliminer par la voie mammaire, mais le fait reste douteux. La présence du fer, en quantité supérieure à la normale, dans le lait des femmes ou des animaux à qui on en administre, niée par Harnier, Simon, a été constatée par un grand nombre d'expérimentateurs (Lewald, Marchand, Chevallier et Henry, Rombeau et Roseleur, etc.) (5). Le fer se fixerait sur la caséine; son administration augmenterait la quantité de lait (6). Meyer a retrouvé dans le lait le cyanure ferroso-potassique.

L'iode, administré sous forme de teinture, d'iodure de potassium, a été retrouvé par Péligot, Lewald; Righini (7) a traité avec succès des enfants rachitiques en administrant de l'iodoforme à leur nourrice. Le mercure a été vainement cherché par Péligot, Chevallier et Henry, Harnier, mais il a été trouvé par Personne, Réveil et Lewald; on agit sur les enfants syphilitiques en donnant du mercure à leur nourrice; Orfila a cité des cas de stomatite mercurielle chez des personnes qui avaient fait usage du lait d'une vache soumise à des frictions hydrargyriques, et qui avait elle-même du ptyalisme (8).

Chevallier et O. Henry n'ont pas retrouvé la quinine; Landerer en a retrouvé des traces et a constaté que le lait était amer.

Des opiacés ayant été administrés à une chèvre, des lapins qui buvaient son lait n'en ont pas été influencés. Dans la pratique médicale, on a souvent occasion d'administrer du laudanum à la nourrice sans que l'enfant en souffre; cependant on aurait observé des cas de narcotisme grave et même mortel chez des enfants dont la nourrice prenait de l'opium en grande quantité (9). Baumgartner aurait retrouvé dans le lait les éléments de l'opium.

Quelque incomplètes et, sur certains points, contradictoires que soient ces

---

(1) Harnier, *Quœdam de transitu medicamentorum in lac*, Marburgi, 1847.
(2) *Arch. der Pharm.*, t. CXLI, p. 167, et *Journ. de phys. et de chim.*, t. XII, p. 43, 1847
(3) Marchand, *Encycl. Wörterb.*, t. XXIII, p. 329, Berlin, 1840.
(4) Weiske, *Preuss. Ann. d. Landw*, n° 36, 1871.
(5) Rombeau et Roseleur, *Bull. thérap.*, t. L, p. 355, 1856.
(6) *Dict. de méd. et de chir. pratiques*, art. LAIT, p. 76.
(7) Righini, trad. in *Journ. de Bruxelles*, t. XXXV et XXXVI.
(8) *Ann. d'hygiène*, 1re série, t. XXXIX, p. 453, 1848.
(9) Voy., par exemple, Gorup-Besanez, trad. Schagdenhauffen, t. I, p. 622, et *Ann. de gynécol.*, 1876, t. II, p. 158.

recherches, elles montrent que le lait peut se charger de substances capables soit d'inspirer du dégoût à l'enfant, soit d'exercer sur sa santé une influence tantôt funeste, tantôt bienfaisante. Nous avons cité plusieurs médicaments qu'on peut donner à l'enfant par l'intermédiaire de sa nourrice, et qui sont ainsi mieux supportés. Cette considération a déterminé le docteur Labourdette à administrer différentes substances médicamenteuses à des animaux, soit dans leurs aliments, soit par la peau. On obtient ainsi des laits chargés de mercure, d'iode, de fer, d'arsenic, etc. (1).

Des falsifications du lait. — Le lait, qui passe par un grand nombre de mains avant d'arriver au public, est l'objet de fréquentes sophistications. Les plus usitées consistent à lui enlever une partie de sa crème, environ la moitié, et à y ajouter de l'eau en quantité souvent considérable. Ces deux opérations constituent, d'après Bouchardat et Quevenne, « la tromperie presque exclusive » (2).

La plupart des autres opérations frauduleuses auxquelles le lait est soumis ont pour but de masquer les premières, en lui restituant l'apparence des qualités qu'il a perdues. On y introduit des matières colorantes, telles que les carottes ou les oignons torréfiés, le caramel, les pétales de souci, l'extrait de chicorée, le rocou, parce que l'écrémage et l'addition d'eau lui ont donné une teinte bleuâtre, surtout marquée vers les bords du vase ; on y mêle des décoctions de son ou de diverses farines, de la gélatine, de la gomme, du jaune d'œuf, pour lui redonner une certaine onctuosité ; on y ajoute du sucre, de la dextrine, du sel pour lui rendre un goût moins plat, du blanc d'œuf battu parce qu'il est devenu moins mousseux ; on y délaye même quelquefois des cervelles d'animaux, pour remplacer les globules de beurre qu'on a enlevés.

D'autres sophistications consistent à introduire dans le lait pour le conserver des substances qui peuvent exercer sur l'économie une action délétère, comme l'acide borique ou l'acide salicylique. Quant à l'addition de bicarbonate de soude, qui se fait journellement dans le même but, elle n'est pas nuisible, et on la considère comme licite.

Cette liste de sophistications, quoique déjà longue, est cependant fort incomplète, car il n'y a pas d'aliment qui soit plus frelaté que le lait.

De l'emploi de quelques instruments particuliers pour l'examen et le dosage du lait. — On vient de voir que le lait naturel est susceptible de beaucoup varier sous l'influence d'une foule de causes physiologiques ou pathologiques, et que, pour le lait des femelles domestiques qu'on ne recueille pas soi-même, il y a lieu de craindre un grand nombre d'altérations frauduleuses ; il faut donc que le médecin qui dirige l'allaitement puisse déterminer la valeur de l'aliment qu'on donne au nourrisson. Pour cela, il serait à désirer qu'il pût faire l'analyse complète du lait ; mais cette opération est longue, délicate, et doit presque toujours être confiée à un chimiste de pro-

(1) Labourdette, *Comptes rendus de l'Acad. des sciences*, t. XLII, p. 597, 1856. — Bouley, *Bull. de l'Acad. de médecine*, t. XXIV, p. 746, 1859.
(2) Bouchardat et Quevenne, *Du lait*, fasc. II, p 2, 1857.

fession; aussi en laisserons-nous la description aux ouvrages spéciaux. Nous nous bornerons à décrire les instruments dont l'emploi est facile et donne chaque jour d'excellents renseignements sur la dose des principales substances qui entrent dans la composition du lait.

A. *Dosage du beurre et de la crème à l'aide du lacto-butyromètre, du lactoscope, du microscope et du crémomètre.* — Le dosage du beurre se fait généralement, soit au moyen du *lacto-butyromètre,* soit au moyen du *lactoscope.* On a cherché aussi à le faire indirectement avec le *microscope* et le *crémomètre.*

1° Le *lacto-butyromètre* de Marchand (de Fécamp) consiste en une éprouvette graduée (fig. 284), sur laquelle sont tracés trois traits indiquant des capacités égales : le trait inférieur est marqué L, le trait moyen E, le supérieur A. Un peu au-dessus et au-dessous de ce dernier sont gravées des divisions dont chacune équivaut à un centième de la capacité comprise entre E et A, soit un trois centième de la capacité totale jusqu'en A. Pour se servir de cet instrument, on y verse du lait jusqu'au trait L ; on le rend alcalin en y ajoutant une ou deux gouttes de lessive des savonniers (solution de soude caustique au tiers ; la potasse ne peut pas remplacer la soude); puis on remplit d'éther jusqu'au trait E. La graisse du lait se dissout dans l'éther, quand on agite l'éprouvette après l'avoir préalablement fermée avec un bouchon. On ajoute goutte par goutte de l'alcool à 90 degrés jusqu'au trait A, et l'on place l'éprouvette dans un bain-marie à 40 degrés centigrades, où on la maintient pendant une demi-heure. La graisse, liquide à cette température, vient peu à peu se réunir à la partie supérieure, sauf une certaine quantité, évaluée par Marchand à 12^{gr},6 par litre de lait, qui est retenue par l'éther. On lit le nombre n de degrés occupés par la couche de graisse ; chacun d'eux correspond à 2^{gr},33 de beurre par litre de lait, d'où la formule suivante, qui donne le poids du beurre par litre de lait :

$$x = 12^{gr},6 + n \times 2^{gr},33.$$

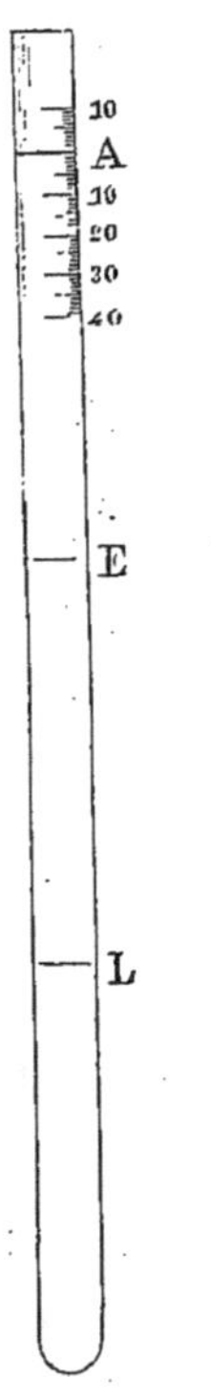

Fig. 284. — Lacto-butyromètre de Marchand.

Salleron a rendu tout calcul inutile en construisant la graduation de façon que chaque degré représente un gramme de beurre par litre. Cette graduation est placée sur un curseur annulaire en cuivre ; le trait supérieur est marqué 12,6 ; on le fait affleurer à la limite supérieure de la couche du beurre, et le degré correspondant à la limite inférieure du beurre indique directement le nombre de grammes de beurre pour un litre de lait.

Un lait qui, ainsi traité, ne fournirait aucune couche de beurre libre, en renfermerait au plus 12^{gr},6.

2° Le *lactoscope* repose sur ce principe, que le lait est d'autant plus transparent qu'il renferme moins de graisse. Il consiste en un récipient où l'on introduit le lait, et dont les deux faces sont formées par des glaces parallèles. Dans le lactoscope de Donné (fig. 285), on éloigne ou on rapproche ces glaces, de façon à déterminer l'épaisseur maxima de la couche de lait qui permet d'apercevoir les contours de la flamme d'une bougie, placée à un mètre de distance, l'expérience se faisant dans une chambre obscure. Une graduation donne l'écartement des glaces, d'où l'on déduit la quantité de beurre au moyen d'une table spéciale (1). D'après Bouchardat et Quevenne, le lait de femme marque en général de 50 à 60 degrés au lactoscope de Donné; le lait d'ânesse, moins chargé en beurre, 141 degrés en moyenne; le lait de vache, 30 degrés; le lait de chèvre, 25 degrés.

Dans le lactoscope de Vogel, l'épaisseur de la couche de lait reste la même; mais on juge de la quantité de graisse par la quantité d'eau qu'il faut ajouter au lait, afin qu'il devienne assez transparent pour qu'on puisse voir à travers un objet choisi à l'avance, par exemple la flamme d'une bougie. Il existe encore d'autres lactoscopes fondés sur des principes analogues. Nous n'y insisterons pas.

Quel que soit le lactoscope employé, il résulte des recherches de Conrad et de Weucki

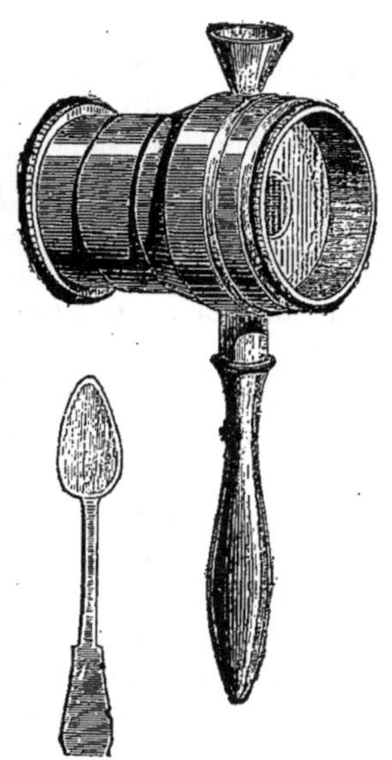

Fig. 285. — Lactoscope de Donné.

(de Berne) qu'il existe des différences très-sensibles entre la proportion de graisse évaluée avec le lactoscope, et celle qui est déterminée par l'analyse chimique. Sur treize cas, quatre fois seulement il y a eu un accord suffisant entre les résultats de l'analyse et ceux du lactoscope.

Il y a des causes d'erreurs tenant à ce que tous les observateurs ne voient pas disparaître les contours de la flamme au même moment : ainsi des observateurs exercés, mais n'ayant pas la même vue, ont trouvé des différences de 0,2 à 0,8 de graisse pour 100 ; les écarts étaient naturellement plus grands, quand il s'agissait d'observateurs non exercés.

Il y a aussi des erreurs qui tiennent à ce qu'un même lait devient de plus en plus opaque à mesure qu'on s'éloigne du moment de la traite, probablement parce que les globules graisseux se soudent les uns aux autres, peut-être aussi parce qu'une partie de la caséine primitivement dissoute se transforme peu à peu en caséine insoluble (voy. p. 850). Enfin le lactoscope confond avec le beurre toutes les substances opaques qu'on a pu ajouter au lait dans un but frauduleux. Néanmoins cet instrument, dont l'emploi est

(1) Donné, *Comptes rendus de l'Acad. des sciences*, t. XVII, 1843.

très-rapide et qui n'exige que 2 grammes de lait, est très-précieux pour le choix d'une nourrice.

3° Le *microscope* peut aussi donner une idée de la richesse du lait en beurre, en montrant la grosseur et le nombre de ses globules. Donné apprécie la richesse d'une façon approximative, sans micromètre, en essayant de mettre sur le porte-objet une goutte de lait toujours de même volume, et, en examinant si les globules sont plus ou moins rapprochés les uns des autres. De cet examen, il croit pouvoir déduire la quantité de beurre du lait, et de là, la quantité de sels, de sucre de lait, de substances albuminoïdes, en se fondant sur le rapport que les analyses ont établi entre ces substances et la graisse.

Bouchut a présenté à l'Académie des sciences (1) une note dans laquelle il cherche à démontrer qu'on peut faire avec le microscope, d'une façon utile et pratique, la *numération des globules laiteux*. Bouchut prend une goutte de lait avec le compte-gouttes gradué de Limousin, et la mélange avec cent gouttes d'une solution salée au centième, parce que les globules de lait s'élèvent plus rapidement à la surface dans une solution salée que dans l'eau distillée pure. Une goutte du mélange est portée sous le microscope dans une cellule spéciale d'un dixième de millimètre de profondeur construite par Nachet. L'oculaire du microscope est quadrillé, comme celui qui sert à la numération des globules sanguins, c'est-à-dire qu'on y a tracé des carrés de deux dixièmes de millimètre de côté et par conséquent de quatre dixièmes de millimètre de superficie. On compte le nombre des globules contenus dans trois carrés; on divise par 3, ce qui donne la moyenne pour un carré; puis on divise encore par 4, ce qui donne le nombre de globules contenus dans un cube d'un dixième de millimètre de côté, équivalent à la millième partie d'un millimètre cube; on multiplie par 100 pour tenir compte de la dilution qu'on a fait subir au lait; enfin on multiplie par 1000, et l'on a ainsi le nombre de globules contenus dans un millimètre cube de lait. Ce nombre serait en moyenne de 1 026 000 globules de toute grandeur. Bouchut a cherché à établir ensuite par des analyses chimiques et des numérations de globules comparatives, la relation qui existe entre la quantité de beurre et le nombre des globules renfermés dans une quantité déterminée de lait, un litre par exemple.

L'inconvénient de cette méthode, c'est que les globules de lait ont les volumes les plus inégaux; pour l'atténuer dans une certaine mesure, Bouchut compte séparément les gros, les moyens et les petits globules, et multiplie chacun des nombres ainsi trouvé par un coefficient représentant le cube du rayon moyen de chacune des trois catégories. Nous ne pensons pas que cette opération, qui complique la méthode, arrive à la rendre exacte.

4° Le *crémomètre*, au lieu de doser le beurre lui-même mesure la *crème*, dont 1000 parties, d'après Jeannier, correspondent en général à 372 de beurre. Le *crémomètre* de Chevallier est une éprouvette graduée par cen-

<hr>

(1) *Comptes rendus*, séance du 12 octobre 1877, et *Annales de gynécologie*, 1877, p. 454.

tièmes ; on le remplit de lait jusqu'au zéro, situé au haut de l'échelle, on le laisse reposer dans un endroit frais pendant vingt-quatre heures environ, et on lit combien la couche de crème, qui s'est alors rassemblée à la surface du lait, occupe de centièmes. Dans le lait de vache, elle en forme de 10 à 16 ; au-dessous de 8 centièmes on peut être certain que le lait a été écrémé (1).

Bouchardat et Quevenne, Chevallier ont employé ce procédé pour apprécier la quantité de crème du lait de femme. Les premiers auteurs ont trouvé 6,8 volumes de crème pour 100, comme moyenne de 33 essais.

Conrad a fait construire un crémomètre analogue à celui de Chevallier, mais particulièrement applicable aux essais du lait de femme, parce qu'il permet d'opérer avec une très-petite quantité de liquide. Sur 70 essais crémométriques, il a trouvé 6 volumes de crème pour 100 en moyenne, le minimum étant 1 pour 100, et le maximum 18 pour 100.

Le crémomètre est peu employé, parce qu'il ne donne pas de résultat immédiat ; l'addition d'eau abrége la montée de la crème, l'ébullition au contraire la retarde beaucoup. Outre sa lenteur, la méthode crémométrique a l'inconvénient d'être peu exacte. Il résulte en effet de recherches chimiques, qui ont été faites en particulier par le professeur V. Weucki (de Berne), qu'à une même quantité de crème correspondent parfois des quantités de graisse différentes. Ce qui contribue encore à l'inexactitude de la méthode crémométrique, c'est que dans différents échantillons de lait placés cependant dans des conditions identiques, la crème ne met pas le même temps à se former ; tandis que, dans certains cas, elle n'y mettait pas vingt-quatre heures, il fallait dans d'autres quarante-huit heures, soixante-douze heures, jusqu'à quatre-vingt-seize heures pour l'obtenir.

B. *Dosage du sucre de lait à l'aide du saccharimètre.* — Cette méthode est basée sur ce fait, qu'un liquide contenant du sucre de lait en dissolution dévie à droite la lumière polarisée, et que, l'épaisseur de la couche liquide traversée par la lumière restant constante, la déviation est proportionnelle à la quantité de lactose contenue dans la solution. Pour l'appliquer, il faut préalablement faire coaguler le lait en le chauffant à 50° avec quelques gouttes d'acide acétique, et le filtrer ; 1000 de lait fournissent ainsi 923 de petit-lait en moyenne. A ce petit-lait on ajoute quelques gouttes de sous-acétate de plomb qui précipite l'albumine, on filtre de nouveau, et l'on remplit de sérum ainsi préparé le tube d'un polarimètre disposé à cet effet et nommé pour cette raison saccharimètre. Chaque degré de déviation indique une quantité de lactose de 2^{gr},019 par litre de petit-lait, ce qui correspond à 1^{gr},864 par litre de lait.

Cette méthode est assez expéditive et très-exacte, mais on n'a pas toujours un saccharimètre à sa disposition, et, s'il s'agit de lait du commerce, on peut être induit en erreur par l'addition de substances capables d'agir sur la lumière polarisée, comme le sucre de canne ou la dextrine.

C. *Examen densimétrique du lait.* — Plusieurs instruments ont été

____

(1) Jeannier, *De la crème au point de vue de sa densité.* Besançon, 1865.

construits pour juger des qualités du lait d'après sa densité. Ce sont ce qu'on appelle en physique des aréomètres à poids constant et à volume variable; ils ne diffèrent que par la substance dont ils sont faits et la manière dont ils sont gradués. On emploie peu aujourd'hui le *galactomètre* de Cadet de Vaux, qui, étant en métal, est susceptible de se déformer; sa graduation indique seulement si le lait est pur ou coupé de 1/4, 1/3 ou 1/2 d'eau. Le *galactomètre centésimal* de Chevallier est aussi gradué arbitrairement; dans un bon lait moyen il marque 100°, dans un lait très-riche 110°; au-dessous de 95° il y a lieu d'admettre que le lait a été additionné d'eau.

Le *lacto-densimètre* de Quevenne (fig. 285) est à juste titre préféré à ces instruments parce qu'il donne le poids spécifique. Sa tige porte les chiffres de 14 à 42, ce qui correspond aux densités comprises entre 1014 et 1042. Deux graduations accessoires, placées à droite et à gauche de la principale, indiquent, en dixièmes, quelle quantité d'eau a été ajoutée, l'une dans le cas où le lait a été écrémé, l'autre dans celui où il ne l'a pas été.

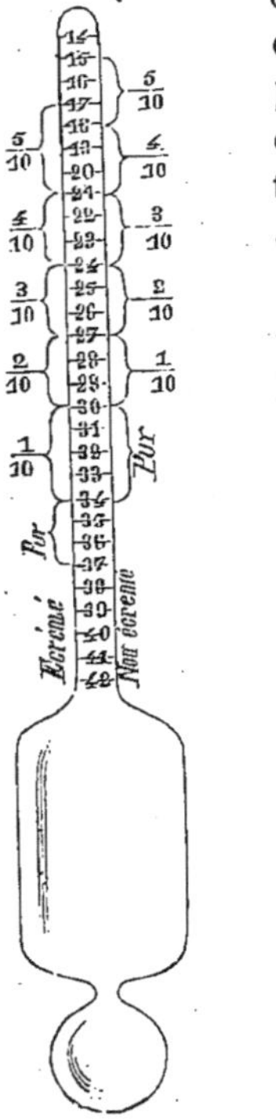

Ainsi, l'affleurement se faisant dans le lait de vache entre 1030 et 1034; le lait doit être considéré comme pur s'il n'a pas été écrémé, et comme coupé d'un dixième d'eau si on lui a enlevé une partie de sa crème.

La graduation a été établie pour une température de 15°. Une table indique la correction à faire pour les autres températures (1).

Le lacto-densimètre de Quevenne a été construit en vue de l'examen du lait de vache; Conrad l'a modifié de manière qu'il puisse servir pour de petites quantités de lait, ce qui est une condition nécessaire quand il s'agit d'essayer le lait de femme. Il suffit de 10 centimètres cubes de ce liquide pour que l'essai puisse être fait.

Comme nous l'avons déjà dit, la densité ne donne, à elle seule, aucun renseignement certain sur la richesse du lait, surtout lorsqu'il s'agit de lait du commerce, l'addition d'une certaine quantité d'eau compensant, au point de vue du poids spécifique, l'enlèvement d'une certaine quantité de crème; mais, combiné avec l'emploi du lacto-butyromètre, du crémomètre ou du lactoscope, l'examen lacto-densimétrique a une incontestable valeur.

Fig. 286. — Lacto-densimètre de Quevenne.

D. *Examen histologique du lait.* — L'examen histologique porte soit sur les globules graisseux, soit sur les autres éléments anatomiques qui peuvent

----

(1) Quevenne, *Instruction pour l'usage du lacto-densimètre*, suivie d'une *Notice sur le lait.* Paris, 1842. — Bouchardat et Quevenne, *Du lait.* Paris, 1857.

anormalement se rencontrer dans le lait, soit sur les substances qu'on peut y avoir introduites dans un but frauduleux.

Nous avons déjà parlé de l'examen microscopique des globules graisseux, fait par Donné et par Bouchut en vue d'apprécier la richesse du lait. Il faut en outre chercher si ce sont les globules de moyen volume qui prédominent, ce qui est normal, ou si ce sont, au contraire, soit les gros, soit les petits. Enfin le microscope montre si les globules ont leur forme régulièrement sphérique ou s'ils sont irréguliers. Nous verrons plus loin (p. 898) que toutes ces constatations peuvent avoir un intérêt clinique.

Donné a beaucoup insisté sur l'utilité de l'examen microscopique pour déceler la présence dans le lait des corpuscules du colostrum, du sang, du pus. Nous avons indiqué (p. 781) les caractères des corpuscules granuleux ; ceux des hématies et des leucocytes sont bien connus. Ajoutons pourtant, pour éviter toute confusion entre ces derniers éléments et les globules de lait, que les globules de pus sont irréguliers, comme frangés sur les bords, insolubles dans l'alcool et l'éther, solubles dans l'ammoniaque, et deviennent jaunes sous l'influence de l'eau iodée, tandis que les globules de lait sont ronds, bien réguliers sur leurs bords, solubles dans l'alcool et l'éther, insolubles dans l'ammoniaque, et ne changent pas de couleur sous l'action de l'eau iodée.

Le microscope permet de reconnaître dans le lait les infusoires dont nous avons parlé.

Enfin, on discerne au microscope les substances telles que grains de farine ou de fécule, cervelles d'animaux écrasées, que les fraudeurs ajoutent souvent au lait pour masquer l'addition d'eau.

§ 2. — Aliments autres que le lait.

On a proposé un grand nombre de préparations pour remplacer l'aliment normal du nouveau-né, c'est-à-dire le lait frais. Les principaux éléments du lait forment encore la base de quelques-unes d'entre elles, d'autres sont faites avec des œufs, la plupart avec des farines, des fécules, du pain. Dans les cinq ou six premiers mois de la vie, ces préparations constituent une forme d'*alimentation prématurée* malheureusement trop répandue, qu'on appelle la nourriture *au petit pot*. Tantôt cette nourriture est complétement substituée à l'allaitement, tantôt elle lui sert d'adjuvant ; dans tous les cas elle est nuisible et les enfants qui, au début, la supportent et paraissent même se bien développer sous son influence, ne tardent guères à s'étioler, à présenter un gros ventre et à succomber en grand nombre.

L'alimentation prématurée est également mal supportée par les jeunes animaux, même lorsqu'on leur fait encore prendre une certaine quantité de lait de leur mère. D'Ardenne assure que les veaux nourris dans ces conditions ont de la diarrhée et le ventre volumineux ; il ajoute que leurs chairs sont flasques et se vendent à un prix inférieur. Seulement la santé se rétablit plus vite et plus facilement chez ces animaux que chez les enfants, parce que chez eux le développement est plus rapide que dans l'espèce humaine (1).

L'alimentation *au petit pot*, donnée aux enfants nouveau-nés, en fait chaque année périr des milliers; on ne saurait donc la condamner avec trop de sévérité pendant le premier âge; mais *à partir de cinq ou six mois*, le même régime devient utile et sert de préparation au sevrage (voy. p. 898). C'est à ce titre seulement que nous le décrivons.

Quant au choix à faire entre les préparations dont se compose cette alimentation, il ne repose sur aucune règle certaine; tel aliment qui réussit à un enfant peut n'être pas digéré par un autre du même âge. Il faut donc tâtonner et, si l'on échoue avec une préparation, passer à une autre, sauf à essayer de nouveau, quelques semaines plus tard, celle qui avait été primitivement mise en usage.

Lait condensé. — Un grand nombre de procédés ont été inventés pour conserver le lait de vache; la plupart d'entre eux donnent des substances qui peuvent être employées avec fruit pour l'alimentation des adultes, mais qui ne sauraient être proposées pour les jeunes enfants. Aussi ne parlerons-nous pas des conserves d'Appert, de Mabru, de Bethel, de Keller, etc. Nous ferons, au contraire, mention du *lait concentré* ou *condensé*, qui est quelquefois donné aux nouveau-nés. Cette substance n'est autre chose que du lait de vache auquel on a fait subir une préparation spéciale consistant principalement à ajouter une forte dose de sucre (75 grammes par litre) et à éliminer une grande partie de l'eau;, de façon à réduire le volume dans la proportion de 5 à 1 (2). Elle a la consistance du miel; quand on veut l'employer, il faut l'étendre d'une grande quantité d'eau, dont la proportion varie avec l'âge de l'enfant: pour une cuillerée de lait concentré, on en met seize d'eau dans le premier mois, douze dans le troisième; peu à peu on arrive à n'en mettre que quatre, ce qui reconstitue à peu près le lait primitif, sauf que la proportion du sucre reste très-augmentée.

Les avis sont très-partagés sur la valeur du lait condensé. Vogel, Peters le recommandent; Kehrer, Jacobi, Fleischmann en font peu de cas. La grande quantité de sucre qu'il contient diminue la proportion relative des aliments plastiques, de sorte que l'enfant n'est pas nourri suffisamment; si pour remédier à cet inconvénient on ajoute peu d'eau, la préparation est trop concentrée et d'une digestion difficile pour le nouveau-né. De plus, selon Kehrer, cet excès de sucre se transforme dans les voies digestives en acide lactique, et les enfants faibles contractent sous l'influence de cet agent irritant une inflammation intestinale qui peut conduire à l'athrepsie.

Certains enfants vigoureux supportent cependant bien le lait concentré et nous en avons été témoins, dans quelques familles anglaises où la mère, qui avait l'expérience de ce genre d'alimentation, ne voulut, malgré nos conseils, ni allaiter elle-même son enfant, ni prendre une nourrice. Mais d'après Daly (3), dont les observations ont été faites à Londres, où le lait

(1) D'Ardenne, *Allaitement artificiel*, p. 18.
(2) Bouchardat et Quevenne, *loc. cit.*, p. 130.
(3) *The Lancet*, 2 novembre 1872

condensé est très-employé, la prospérité des enfants nourris de cette façon ne serait qu'apparente. Leur volume serait dû principalement à une accumulation de graisse favorisée par la grande proportion des éléments hydrocarbonés contenus dans le lait condensé, et ces enfants résisteraient mal aux influences morbides.

Crème de Biedert. — Le but que s'est proposé Biedert est de modifier le lait de vache en diminuant la proportion de la caséine, afin de rendre l'aliment plus digestible, mais sans diminuer corrélativement la proportion de la graisse, substance qui joue un rôle important dans la nutrition de l'enfant. Pour cela Biedert a composé une série de six mélanges, gradués de telle façon que le premier soit très léger, et que les autres constituent une nourriture de plus en plus substantielle qui. achemine graduellement vers l'usage du lait de vache coupé d'un tiers d'eau. Le tableau suivant donne la composition de ces mélanges :

MÉLANGES.	SUBSTANCES A MÉLANGER.				PROPORTION DES ÉLÉMENTS contenus dans 1000 p. du mélange.		
	Lait de vache.	Eau bouillie.	Crème naturelle.	Sucre de lait.	Caséine.	Graisse.	Sucre.
	litre.	litre.	litre.	gram.			
1er	0	3/8	1/8	15	10	25	38
2e	1/16	Id.	Id.	Id.	14	27	38
3e	1/8	Id.	Id.	Id.	18	27	38
4e	1/4	Id.	Id.	Id.	23	29	38
5e	3/8	Id.	Id.	Id.	26	30	38
6e	1/2	1/4	0	10	32	28	40

On vend en Allemagne une préparation qui permet d'obtenir immédiatement, et par simple addition d'eau, un aliment à peu près équivalent aux mélanges de Biedert.

Biedert a employé ses différents mélanges chez 74 enfants qui étaient atteints de maladie des organes digestifs, et qui ne supportaient pas le lait de vache. Sur ces 74 enfants, observés pendant toute leur première année, 5 seulement succombèrent; tous les autres se rétablirent.

Tarnier a essayé à la Maternité les mélanges de Biedert et la préparation destinée à les remplacer. Ces aliments ont été généralement moins mal supportés que le lait de vache pur ou coupé, mais beaucoup moins bien que le lait de femme ou le lait d'ânesse.

Aliments préparés avec des œufs. — On donne quelquefois aux nouveau-nés, pendant les premières semaines, une boisson composée d'eau bouillie, de blanc d'œuf frais battu, d'un peu de sel marin et de sucre ; lorsque le nouveau-né est un peu plus âgé, on ajoute une portion du jaune cru ; un peu plus tard on ajoute du lait, d'abord dans la proportion d'un quart, puis en quantité croissante, de manière à arriver à l'usage du lait pur (Hennig). Cet aliment aurait certains avantages dans les cas de diarrhée.

A la fin de la première année on peut donner du lait de poule, c'est-à-dire du jaune d'œuf délayé dans de l'eau sucrée ou du bouillon; on commencera par un demi-jaune d'œuf pour un repas. Ce n'est que dans la seconde année qu'on devra donner tous les éléments de l'œuf, par exemple un œuf à la coque ou un œuf brouillé, à peine cuit.

Aliments à base de farine, de fécule ou de pain. — Nous avons dit plus haut (voy. p. 821) que le nouveau-né est peu apte à digérer les substances amylacées; aussi ne doit-on pas être surpris de voir, dans la pratique, que les aliments que nous allons indiquer soient généralement mal supportés pendant les trois premiers mois, et souvent même jusqu'à six mois. Guillot a vu à l'autopsie d'enfants nourris de farineux, l'intestin enflammé et couvert, dans une grande étendue, de poudre d'amidon que l'iode colorait en bleu; à l'autopsie d'un nouveau-né nourri exclusivement avec la farine lactée, Zweifel a trouvé l'estomac rempli de cette farine et tendu à en éclater. Mais, après six mois, et particulièrement dans la seconde année, ces aliments sont utilement employés.

Farine lactée de Nestlé. — La farine lactée de Nestlé se compose principalement de farine de froment et de lait desséché dans le vide. Lorsqu'on veut la donner aux nourrissons, on fait bouillir une cuillerée à soupe du mélange avec dix cuillerées d'eau.

Potage de Liebig. — Liebig a cherché à combiner artificiellement les substances plastiques (azotées) et les substances respiratoires ou thermogènes (hydro-carbonées) dans les proportions où elles sont naturellement associées dans le lait de femme. Il fait bouillir 20 grammes de fleur de farine (farine de froment) avec 200 grammes de lait de vache récemment trait, en remuant constamment pendant quelques minutes; puis il place le mélange dans un bain-marie à 60 degrés centigrades; il y ajoute 20 grammes d'orge germée fraîchement concassée et 15 grammes d'eau additionnée de 18 pour 100 de bicarbonate de potasse dépuré. Il fait ensuite bouillir une seconde fois le mélange total, très-rapidement, toujours en ayant soin de bien agiter, et il tamise. Le potage que l'on obtient ainsi est long à préparer et demande beaucoup de soins; aussi a-t-on fabriqué de plusieurs côtés des extraits de potage de Liebig qui permettent de préparer extemporanément les aliments du nourrisson; mais ce potage et ses extraits ne valent pas, dans la pratique, les bouillies et les biscottes bien préparées.

Potages à la fécule, bouillies, panades, biscottes. — On emploie pour les enfants diverses fécules, surtout le tapioca et l'arrow-root, cuites soit avec de l'eau ou du bouillon gras, soit surtout avec du lait, ce qui est bien préférable.

On emploie aussi avec du lait, la farine de riz, de froment, d'orge, d'avoine; il est bon de faire sécher au four, après les avoir étendues en couche mince sur un plat ou sur une planche, les farines qu'on destine à faire les bouillies d'un enfant. Tous ces potages doivent être très-bien cuits, et dépourvus de grumeaux.

Les panades consistent en pain délayé dans de l'eau, avec addition d'un peu de beurre, ou dans du lait, sans addition de beurre, ou dans du bouillon gras; le lait est préférable, mais, comme il ne supporte pas toujours une ébullition prolongée, on peut faire cuire le pain dans une petite quantité d'eau, et délayer ensuite avec du lait. Au lieu de pain ordinaire, on emploie souvent la biscotte, qui n'est que du pain de choix séché au four ou légèrement grillé; on en trouve dans le commerce, mais le mieux est peut-être de faire cette préparation soi-même. La panade doit être cuite pendant plusieurs heures afin que le pain soit réduit en bouillie impalpable; on peut d'ailleurs la tamiser avant de la donner à l'enfant.

Racahout. — Nous mentionnons encore un aliment féculent qui jouit d'une certaine vogue et qu'on appelle le *racahout des Arabes*. C'est un mélange de diverses farines, avec du sucre et une petite quantité de cacao.

Des aliments semblables à ceux des adultes. — A la fin de la seconde année, on peut donner aux enfants du bouillon gras, des œufs, des potages aux pâtes alimentaires, telles que vermicelle, semoule, etc., du jus de viande, de la sauce, pourvu qu'elle soit peu épicée, du pain, des biscuits légers, de la pomme de terre bien cuite; mais toutes ces substances devront figurer en petite quantité dans le régime de l'enfant, qui sera encore à cette époque principalement nourri de laitage. Ce n'est que dans le cours de la troisième année, quand la dentition est complète, qu'on peut commencer à faire prédominer ces aliments. Vers le même temps on peut y ajouter un peu de viande blanche et quelques légumes bien cuits, et choisir ainsi, dans le repas de la famille, les éléments de celui de l'enfant. Quant à la viande crue, elle peut rendre des services dans les cas d'athrepsie, mais elle ne doit pas figurer dans le régime de l'enfant bien portant.

La boisson qui, à la même époque, convient le mieux à l'enfant est l'eau pure. Tout au moins si l'on donnait du vin ou toute autre boisson fermentée, il serait nécessaire d'y ajouter une très-grande quantité d'eau.

ARTICLE II

DE L'ALLAITEMENT NATUREL ET DU SEVRAGE

L'allaitement naturel est le régime dans lequel le lait de femme, pris directement par l'enfant au sein de sa mère ou d'une nourrice, constitue sa nourriture exclusive, soit jusqu'au *sevrage*, soit au moins jusque vers l'âge de six mois, c'est-à-dire jusqu'à l'époque où l'on peut commencer à lui donner d'autres aliments que du lait.

Nous traiterons séparément de l'allaitement par la mère, de l'allaitement par une nourrice, du sevrage.

§ 1. — De l'allaitement maternel.

Pour l'enfant nouveau-né, rien ne saurait remplacer la vigilance d'une

mère, et les soins incessants qu'il réclame ne sont jamais bien et complètement donnés que par la mère qui allaite elle-même son enfant.

L'allaitement maternel doit être hautement encouragé, non-seulement au
point de vue de la morale, mais au point de vue de l'hygiène. D'une part, en
effet, c'est le mode d'alimentation le plus favorable pour l'enfant ; d'autre
part, les femmes qui nourrissent se rétablissent en général plus rapidement,
après leur accouchement, que si elles s'étaient soustraites aux devoirs de
l'allaitement. Toute femme qui est en bonne santé et qui a suffisamment de
lait doit donc élever son enfant au sein.

Une santé médiocre n'est pas toujours un obstacle à l'allaitement maternel.
Ainsi, les femmes qui étaient sujettes à des névralgies utérines ou ovariennes
s'en trouvent parfois débarrassées après avoir nourri ; souvent aussi, celles
qui étaient chlorotiques, névropathes, qui n'avaient pas d'appétit et digéraient
mal, dont la santé était languissante, jouissent pendant l'allaitement d'une
santé excellente qui peut même se maintenir après qu'elles ont sevré.

Dans le cas de syphilis, l'allaitement maternel devient pour ainsi dire obli-
gatoire, car l'enfant né de parents syphilitiques pourrait contaminer une
nourrice saine (voy. SYPHILIS, section VIII, tome II).

A tous les points de vue on doit donc recommander l'allaitement maternel ;
mais nous sommes obligés de reconnaître que, dans les grandes villes principalement, il existe un certain nombre de femmes qui, malgré leur bonne
volonté et celle de leur entourage, ne sont pas en état de suffire aux
exigences ou aux fatigues de l'allaitement maternel, de sorte qu'il faut leur
préférer une nourrice.

Pour être autorisée à nourrir il faut que la femme ne soit atteinte d'aucune affection générale susceptible de s'aggraver par le fait de l'allaitement,
ni d'aucune affection latente accusée par les antécédents et dont les manifestations, nulles jusqu'alors, pourraient se développer sous cette influence.

C'est ainsi qu'on ne doit pas laisser nourrir, non-seulement une femme atteinte de tuberculisation pulmonaire, mais encore une femme dont les parents
sont morts de cette maladie. On voit souvent de jeunes accouchées succomber
de phthisie à la suite d'un allaitement prolongé qui les avait épuisées. Le professeur Peter a beaucoup insisté sur les faits de ce genre dans ses leçons cliniques (1). On doit défendre l'allaitement aux femmes ayant des signes manifestes de scrofule : cicatrices, engorgements ganglionnaires, etc., à cause
des relations bien connues de la scrofule et de la phthisie. Il en sera de
même pour celles qui sont atteintes d'une cachexie quelconque ; mais on
laissera toute liberté d'action, sous ce rapport, aux femmes simplement
lymphatiques. Peut-on laisser nourrir les femmes atteintes de névroses ?
L'allaitement doit être interdit à celles qui sont folles, épileptiques, ou hystériques à un degré extrême. Mais c'est être trop rigoureux que d'étendre
cette interdiction jusqu'aux femmes dites *nerveuses*, comme on le fait
souvent.

(1) Michel Peter, *Leçons de clinique médicale*, t. II, p. 129.

Les femmes qui ont subi des pertes de sang très abondantes après l'accouchement sont dans de très-mauvaises conditions pour nourrir.

Peut-on savoir d'avance si une femme enceinte sera bonne nourrice? — Quand une femme enceinte se porte bien et manifeste le désir d'allaiter son enfant, peut-on savoir d'avance si elle sera bonne nourrice? Cette question, souvent posée au médecin, est fort embarrassante. Cependant, dans la majorité des cas, on pourra porter un pronostic probable, en s'appuyant sur les renseignements que nous allons donner.

Tout d'abord, il faut que la glande mammaire soit suffisamment développée et que les mamelons soient saillants ou susceptibles de le devenir, quand ils sont excités ou tiraillés. Les mamelons rentrants, *ombiliqués* d'une façon permanente, sont d'un fâcheux augure. Il est encore favorable que le mamelon ne soit ni trop gros ni trop petit. Disons toutefois qu'avec un mamelon très-défectueux, l'allaitement est à la rigueur possible au moyen d'un bout de sein artificiel, et que, d'autre part, on peut améliorer après l'accouchement la disposition du mamelon, en le faisant teter pendant quelques jours par un enfant déjà âgé de plusieurs semaines, qui exerce sur lui des succions plus énergiques que celles dont un nouveau-né serait capable, tandis que la mère de cet enfant donne en échange le sein au nouveau-né, qui le prend sans difficultés. Nous reviendrons d'ailleurs sur ces conditions locales quand nous traiterons du choix d'une nourrice (voy. p. 901).

D'après Trousseau, l'état habituel de la menstruation peut encore fournir quelques présomptions sur la lactation future : les femmes qui ont des règles peu abondantes, irrégulières, auraient généralement peu de lait; d'autre part, si le flux menstruel est très-copieux, il serait à craindre qu'il ne se rétablît prématurément pendant l'allaitement, de façon à tarir ou à diminuer la sécrétion lactée (1).

Suivant Donné, la sécrétion de la glande mammaire pendant la grossesse fournirait des renseignements très-utiles pour juger d'avance des qualités qu'aura le lait après l'accouchement. Cet auteur croit qu'il existe un rapport à peu près constant entre les qualités et l'abondance du *colostrum* qu'on fait sourdre par une pression modérée du sein, pendant la grossesse, et les qualités et l'abondance du lait après l'accouchement. Donné divise les femmes, sous le rapport de la sécrétion du colostrum, en trois catégories.

Dans la première catégorie il range les femmes chez lesquelles, à quelque époque de la grossesse que l'on fasse cet examen, la sécrétion du colostrum est si peu abondante, que l'on peut à peine en obtenir une goutte, une demi-goutte, par la pression la plus soigneusement exercée sur la glande mammaire et le mamelon; dans ce cas, le lait sera, presque à coup sûr, après l'accouchement, en petite quantité, pauvre et insuffisant pour la nourriture de l'enfant.

La seconde catégorie comprend les femmes dont la glande mammaire sécrète un colostrum abondant mais fluide, aqueux, coulant facilement, sem-

____

(1) Trousseau, *Cliniques*, 4ᵉ édit., t. III, p. 157.

blable à de l'eau de gomme et ne présentant pas de stries de matière jaune, épaisse et visqueuse : les femmes dont le colostrum offre ce caractère peuvent avoir du lait en plus ou moins grande quantité, quelquefois abondant, quelquefois rare; mais leur lait est toujours pauvre, aqueux et très-peu substantiel.

Enfin lorsque la sécrétion du colostrum, chez une femme grosse de huit mois par exemple, est assez abondante, que l'on en obtient facilement quelques gouttes dans un verre de montre, surtout lorsque ce fluide contient une matière jaune plus ou moins foncée, plus ou moins épaisse, tranchant par sa consistance et sa couleur avec le reste du liquide dans lequel elle forme des stries distinctes, on a la presque certitude que la femme, dans ces conditions, aura du lait en suffisante quantité, que ce lait sera riche en principes nutritifs, qu'il jouira, en un mot, de toutes les qualités essentielles (1).

Cette formule serait commode à appliquer dans la pratique, si elle était absolument vraie, malheureusement il n'en est pas toujours ainsi; telle femme dont la mamelle sécrète un colostrum abondant et épais pendant la grossesse peut être une nourrice médiocre, et, réciproquement, telle femme dont les seins ne fournissaient que quelques gouttes de colostrum pendant la grossesse, peut avoir beaucoup de lait après l'accouchement.

Des soins que doit prendre une femme pendant sa grossesse quand elle désire nourrir. — Nous avons dit, page 572, que les femmes qui veulent nourrir doivent faire pendant la grossesse des lotions sur le bout des seins, avec de l'eau-de-vie ou de la teinture d'arnica, afin de les endurcir et de prévenir les gerçures, les crevasses qui se produisent pendant l'allaitement; nous ajouterons que le glycérolé d'amidon ou de tannin rend les mêmes services. Nous rappelons aussi que les mamelons ombiliqués ou peu saillants doivent être soumis, dans le dernier mois, à des titillations ou à des tiraillements légers pratiqués avec les doigts. Quant aux succions faites à l'aide d'un instrument quelconque, une pipe de terre par exemple, ou par une personne de bonne volonté, il faut ne les employer qu'avec modération, car elles pourraient déterminer un accouchement prématuré. C'est pour la même raison que nous proscrivons les tractions faites sur les mamelons par des ventouses, dont l'action est trop puissante.

Enfin il peut être avantageux d'appliquer sur la mamelle, pendant les derniers mois de la grossesse, un bout de sein un peu large, qui comprime l'aréole et laisse au contraire au mamelon toute liberté pour se développer (2).

De l'hygiène d'une femme qui allaite. — La femme qui allaite doit, autant que possible, mener une vie calme et régulière; elle prendra l'air chaque jour et fera un exercice modéré, afin d'aiguiser son appétit, mais sans se fatiguer. Elle se couchera de bonne heure et ne donnera pas à teter trop souvent pendant la nuit, afin de n'être pas privée de sommeil.

Elle choisira ses aliments de manière que les digestions soient faciles,

---

(1) Donné, *Cours de microscopie*, pp. 405 et suivantes, 1844.
(2) Cazeaux, *Accouchements*, p. 1121.

la nutrition active et réparatrice. Il n'y a pas, lieu de lui prescrire une nourriture spéciale ; il conviendra seulement que son régime ne soit ni exclusivement animal, ni exclusivement végétal. Elle pourra même accorder une certaine préférence aux aliments qui, comme les graines des légumineuses, les lentilles en particulier, ont la réputation de donner du lait. Pour boisson, elle peut faire usage de vin coupé d'eau ou de bière de bonne qualité, qui est réputée pour être très-lactifère. Mais les nourrices ne doivent user de ces boissons qu'avec modération. Un demi-litre de vin par jour et une bouteille de bière légère doivent amplement leur suffire, car il ne faut pas oublier que l'abus des boissons alcooliques peut, comme nous l'avons dit page 869, avoir des conséquences graves pour l'enfant. Si les boissons que nous venons d'indiquer ne suffisent pas pour étancher la soif, qui chez les nourrices est souvent très-vive, on y suppléera par une tisane d'orge et de réglisse ou de l'eau pure. La femme qui nourrit doit aussi n'user qu'avec modération des excitants, tels que le thé et le café ; mais ce serait exagérer que de proscrire absolument ces substances.

Nous avons dit plus haut (voy. p. 868) que les principes odorants de certains aliments, tels que l'ail, l'asperge, l'oignon, la carotte, l'anis, etc., absorbés par la nourrice peuvent passer dans le lait et, s'ils s'y trouvent en proportion suffisante, impressionner désagréablement le nouveau-né. Les femmes qui nourrissent feront donc bien de n'user de ces aliments qu'avec une certaine réserve et d'être prêtes à s'en abstenir. Il en sera de même des salades.

Les rapports conjugaux, s'ils ne sont pas absolument proscrits, devront être rares, car en admettant qu'ils ne soient pas suivis d'une grossesse, ils ne sont pas toujours sans inconvénients (voy. p. 865).

On n'interdit aux nourrices ni les bains tièdes, ni les bains froids, ni l'hydrothérapie.

Les seins d'une femme qui allaite doivent être l'objet de soins particuliers. Il faut d'abord qu'ils soient soutenus, surtout s'ils sont volumineux, sans être comprimés dans un corset trop étroit. La tetée finie, on doit laver le mamelon avec un peu d'eau tiède afin de ne pas laisser séjourner à sa surface du lait susceptible de s'aigrir ; on l'essuiera ensuite avec soin ; enfin on placera sur le sein une étoffe fine, afin de le protéger contre l'air froid, les poussières et les frottements rudes. Ces précautions sont, avec celles qui doivent être prises pendant la grossesse, le meilleur moyen d'éviter les crevasses et les abcès.

Précautions à prendre au moment de la tetée. — Avant de donner le sein, la femme doit laver le mamelon afin d'en désobtruer les orifices et d'enlever la petite quantité de lait qui pourrait y avoir séjourné et avoir pris une acidité susceptible de le rendre nuisible pour l'enfant.

En général, la femme se tient assise et place l'enfant à peu près transversalement devant sa poitrine, la tête un peu plus élevée que les pieds ; si elle est encore au lit et trop faible pour se mettre sur son séant, elle peut rester étendues sur un côté et coucher l'enfant le long de son corps. Cette attitude est d'autant plus utile que, dans les premiers jours, l'enfant met souvent une demi-heure à faire son repas. Elle doit veiller à ce que les narines de l'enfant ne soient pas en contact immédiat avec le sein.

Dans les premiers temps, l'enfant a quelquefois peine à trouver le mamelon ; il faut que la nourrice, après y avoir fait sourdre une goutte de lait, le lui introduise dans la bouche en prenant garde de ne pas le placer sous la langue, ce qui peut arriver si l'enfant relève la pointe de cet organe. Pour faire prendre le sein à un enfant nouveau-né, il faut quelquefois beaucoup de temps et de persévérance. Les jeunes mères devront donc s'armer de patience et ne pas se laisser décourager par plusieurs échecs successifs. Certains enfants ne veulent pas prendre le sein, se défendent et crient ; ce n'est parfois qu'après plusieurs jours de lutte qu'on réussit à les faire teter.

Si le lait est très-abondant, il peut être utile que la femme en modère l'afflux en comprimant légèrement les conduits galactophores avec ses doigts placés entre le sein et le mamelon.

Enfin, la nourrice doit examiner si l'enfant tette et avale, ou s'il ne se contente pas de sucer le bout du sein. S'il s'endort sans avoir fait un repas suffisant, il faut le réveiller. Il arrive parfois que l'enfant préfère l'un des deux seins, il faut lui présenter d'abord l'autre. Quand l'enfant a fini de teter il faut lui laver les lèvres avec un linge fin imbibé d'eau tiède, comme nous avons dit qu'il fallait laver le mamelon et l'aréole, de façon à enlever le lait qui pourrait y rester adhérent et qui s'y aigrirait.

Si l'enfant, après avoir suffisamment teté, s'endort, il faut le mettre aussitôt dans son berceau et ne pas lui laisser prendre l'habitude de dormir sur les bras.

Quand doit-on mettre l'enfant au sein pour la première fois ? — L'enfant peut être mis au sein aussitôt qu'il a reçu les premiers soins que nous avons décrits plus haut (voy. p. 838). Mais le plus souvent il convient de laisser à sa mère le temps de se reposer un peu des fatigues de l'accouchement. Ce n'est donc en général qu'au bout de quelques heures qu'elle donnera le sein pour la première fois. Il ne faut pas trop allonger ce délai et attendre, comme l'ont cependant conseillé quelques accoucheurs, que la montée du lait se fasse, parce que le sein devenant dur, le nouveau-né aurait plus de peine à saisir le mamelon. L'allaitement précoce a d'ailleurs son utilité pour la mère elle-même, en prévenant l'engorgement de la mamelle. Car si on laissait cet engorgement survenir, on pourrait se trouver réduit à employer une pompe ou quelque instrument analogue qui, dans ces conditions, exposerait aux excoriations du mamelon.

Pendant les quelques heures qui s'écoulent entre la naissance et la première tetée, on présente généralement à l'enfant de l'eau sucrée tiède ; cela est au moins inutile, et si l'enfant en prend plus d'une ou deux cuillerées à café, il ne peut pas la digérer, dort mal et pousse des cris jusqu'à ce qu'il ait vomi à plusieurs reprises, ce qui comble d'aise les matrones qui ne manquent pas de dire qu'il a bien rendu ses *flumes*. Au contraire, l'enfant qu'on ne gorge pas d'eau sucrée s'endort paisiblement dans son berceau. Nous protestons donc contre l'usage habituel et surtout contre l'abus de l'eau sucrée. Mais si la mère est exceptionnellement faible et a besoin de repos, nous conseillons alors de donner de temps en temps à l'enfant *une* ou *deux* cuillerées à café d'eau sucrée. Celle-ci devient même insuffisante si le repos de la mère doit être prolongé. Il convient alors de donner à l'enfant un peu d'eau sucrée blanchie avec quelques gouttes de lait de vache ou, mieux encore du lait d'ânesse additionné d'un quart d'eau sucrée. On agira de même lorsque la montée du lait se fera attendre au delà du terme habituel. Trousseau conseille de donner plutôt ce lait au biberon qu'à la cuiller, car, dit-il, il n'est pas bon de montrer au nouveau-né qu'il peut boire sans se donner la peine de sucer (1).

Combien de fois l'enfant doit-il teter en vingt-quatre heures ? — Il ne faut pas laisser l'enfant souffrir de la faim, et, lorsqu'il digère bien, les cris que les nourrices attribuent si facilement à de prétendues coliques, n'ont souvent pas d'autre origine que la faim. Mais il ne faut pas non plus lui donner le sein à chaque instant sans lui laisser le temps de digérer. Pour éviter ce double écueil il faut donner à teter à des intervalles à peu près réguliers; si la nourrice n'est pas insuffisante, on y arrive aisément, sinon dès le début, au moins vers six semaines.

Pendant les premiers mois, l'enfant doit être mis au sein huit ou dix fois par vingt-quatre heures; c'est-à-dire toutes les deux ou trois heures environ pendant le jour, et deux fois la nuit. A partir de quatre mois les tetées doivent être moins nombreuses; après six mois, l'enfant peut teter seulement toutes les trois heures, les repas devenant naturellement d'autant plus copieux qu'ils sont moins fréquents; six tetées, dont quatre ou cinq le jour et une ou deux la nuit, sont alors suffisantes.

Quelle quantité de colostrum ou de lait l'enfant doit-il prendre par tetée et par vingt-quatre heures ? — La quantité de lait prise dans chaque tetée est très-faible dans les premiers jours, où la sécrétion lactée n'est pas encore établie. D'après Bouchaud, qui a fait sur ce sujet des recherches consciencieuses à la Maternité de Paris, et dont les chiffres nous paraissent exacts, chez un enfant nourri par sa mère cette quantité serait en moyenne de 3 grammes le premier jour, de 15 grammes le second jour, de 40 grammes le troisième jour et enfin de 55 grammes le quatrième et le cinquième jour. (Si l'enfant est allaité par une nourrice, la quantité de lait prise pendant les premiers jours est beaucoup plus considérable, ainsi que nous le dirons page 904.) Pendant le premier mois, le poids moyen du lait pris par l'enfant à chaque tetée doit être de 60 grammes; pendant le second et le troisième mois, de 70 grammes; pendant le quatrième et le cinquième mois, de 100 grammes; pendant le sixième mois, de 120 grammes; et à partir du septième mois, de 150 grammes. Il est bien entendu que ces chiffres sont des moyennes qu'on ne doit pas s'attendre à trouver exactement dans la pratique. Ainsi, chez un enfant qui prend en moyenne 60 grammes de lait

(1) Trousseau, *Cliniques*, 4ᵉ édit., t. III, p. 160.

par tetée, on pourra trouver, pour des tetées différentes, des poids intermédiaires entre 40 et 80 grammes; mais si l'enfant est mis au sein tou tes les deux heures, on rencontrera très-rarement des variations allant de 20 grammes à 100 grammes, lorsque les conditions de l'allaitement sont normales.

Quant à la quantité moyenne de lait prise en vingt-quatre heures, par un enfant nourri par sa mère, et dont l'accroissement est régulier, elle est, d'après Bouchaud, inférieure à 30 grammes le premier jour; le second jour elle dépasse un peu 150 grammes; le troisième jour, 400 grammes; le quatrième et le cinquième jour, 550 grammes; puis, jusqu'à un mois, 600 grammes; de un à trois mois, l'enfant prend chaque jour de 600 à 700 grammes en moyenne; de [trois à cinq mois, de 700 à 800 grammes; à cinq mois, la quantité de lait qui lui est nécessaire dépassera 800 grammes, et à partir de six ou sept mois, elle sera supérieure à 900 grammes.

POIDS DU LAIT PRIS PAR TETÉE ET EN VINGT-QUATRE HEURES PAR UN ENFANT NOURRI PAR SA MÈRE.

	PAR TETÉE.	EN 24 HEURES.
1er jour (au maximum)	3 gr.	30 gr.
2e jour	15	150
3e jour	40	400
4e et 5e jour	55	550
Jusqu'à 1 mois	60	600
2e et 3e mois	70	600 à 700
4e et 5e mois	100	700 à 800
6e mois	120	800
7e et au delà	150	900

Ces chiffres sont beaucoup moins élevés que ceux de Natalis-Guillot, à qui revient le mérite d'avoir appliqué le premier, à l'étude de cette question, la méthode des pesées, mais qui s'est malheureusement servi de procédés inexacts. Au lieu de peser la quantité de lait prise par l'enfant dans chaque tetée, pendant vingt-quatre heures, et d'additionner tous ces résultats, comme l'a fait Bouchaud, il faisait teter l'enfant devant lui une fois dans la journée, au moment de sa visite, constatait la quantité de lait ingéré alors, et multipliait le nombre obtenu par le nombre de tetées; ce dernier nombre était relevé par les nourrices, qui, on le comprend, avaient une certaine tendance à l'exagérer, afin de faire valoir la peine qu'elles s'étaient donnée pour les enfants.

Signes auxquels on reconnaît que l'allaitement est normal. — Il n'est pas toujours indispensable de se servir de la balance pour reconnaître si l'enfant prend ou non assez de lait quand il est au sein ; il suffira souvent à une personne habituée de l'observer soit pendant qu'il tette, soit après. En effet, l'enfant mis au sein fait des mouvements de succion, puis quand sa bouche est pleine de lait, il s'arrête un instant et avale ; à ce moment on entend un *glou*, après quoi l'enfant se repose quelques secondes et tette de nouveau. En général, c'est après 5, 6, 7, 8 mouvements de succion que le lait est accumulé dans la bouche en assez grande quantité pour qu'il y ait déglutition. Si la nourrice a peu de lait, il ne se produit de déglutition qu'après un grand nombre de succions, et souvent l'enfant fatigué s'endort au sein sans être repu ; au contraire, lorsque le lait est extrêmement abondant, l'enfant avale presque à chaque succion ; on voit le lait s'échapper par les commissures de ses lèvres et ruisseler le long de ses joues. Dans de bonnes conditions d'allaitement, l'enfant ne se fatigue pas en tetant et ne s'endort pas au sein. Lorsqu'il a teté, il paraît satisfait, ne crie pas, e si on le met dans son berceau, il s'endort pour quelques heures.

Si le lait est en quantité suffisante, l'enfant doit avoir fini de teter en dix, quinze ou vingt minutes au plus ; s'il tette plus de vingt minutes, c'est que très-probablement il y a pénurie de lait.

L'enfant qui a trop teté vomit souvent et rejette le lait qu'il a pris en excès. Ces vomissements, ou plutôt ces régurgitations, fatiguent peu les enfants et ne constituent pas un signe fâcheux, mais il faut prendre garde de les confondre avec les vomissements produits par la mauvaise qualité du lait. Ceux-ci sont, au contraire, très-fâcheux.

Règle générale, les enfants dont l'alimentation est bonne ont des garde-robes normales (voy. p. 824). La constipation indique habituellement une nourriture insuffisante, bien qu'à cet égard les exceptions soient nombreuses. La diarrhée, au contraire, est l'indice d'une mauvaise alimentation ou d'une alimentation trop abondante ; il faut, dans ce dernier cas, savoir rationner les enfants et ne pas les laisser teter autant qu'ils le veulent. Souvent aussi la diarrhée dépend de ce que le lait est non-seulement très abondant mais trop aqueux. On se trouvera bien, alors, avant de faire teter l'enfant, d'exprimer du sein quelques cuillerées de lait que l'on jettera, parce que celui qui viendra ensuite sera plus chargé de matériaux solides (voy. p. 861).

Quand un enfant tette et digère bien, il y a lieu de croire que son allaitement est satisfaisant ; néanmoins on ne devra pas, même dans ces conditions, négliger les pesées périodiques, qui seules permettent de vérifier s'il s'accroit suffisamment (voy. p. 833).

Obstacles provenant de l'enfant et s'opposant à l'allaitement maternel. — Nous décrirons plus tard les soins particuliers que réclame l'allaitement chez les enfants nés avant terme ou atteints de faiblesse congénitale (voy. tome II) ; mais il faut savoir que les enfants nés à terme et bien développés ne sont pas toujours faciles à allaiter.

On rencontre parfois des enfants gros et bien colorés qui dorment presque toujours et ne paraissent pas éprouver le besoin de teter, car si on leur met le mamelon dans la bouche, ils ne le saisissent pas ou le quittent après avoir pris une quantité de lait tout à fait insuffisante. Cet état de choses, qui peut au bout de cinq ou six jours conduire à un affaissement rapide et mettre la vie en danger, est souvent lié à la réplétion de l'intestin ; il suffit alors d'ad ministrer un léger purgatif pour le faire cesser. Quelquefois pourtant rien ne parvient à exciter l'appétit de l'enfant, qui refuse le sein même de la nourrice la plus facile à teter, de sorte qu'on se trouve réduit à le nourrir artificielle- ment, au moins pendant quelque temps (1). Paul Dubois racontait dans ses leçons que dans sa longue carrière il avait observé un seul enfant bien con- formé qu'on n'était jamais parvenu à faire teter.

L'allaitement peut aussi rencontrer un obstacle dans des aphthes qui ren- dent la succion douloureuse pour le nouveau-né.

En dehors de ces cas rares, certains vices de conformation des lèvres, de la langue, du palais, un bec-de-lièvre par exemple, peuvent mettre les enfants les plus vigoureux dans l'impossibilité de faire le vide dans leur bouche et par conséquent de teter ; on est donc obligé de les élever en leur faisant boire du lait à la timbale ou à la cuiller.

D'autres fois la succion est empêchée par une tumeur sublinguale ou par une paralysie des lèvres due à une compression du nerf facial par les cuillers du forceps. Ce dernier obstacle est essentiellement passager, la paralysie se dissipant très-promptement. Les tumeurs qui gênent les mouvements de la langue peuvent être extirpées, après quoi le nouveau-né se trouve apte à teter.

A côté de ces vices de conformation, nous devons parler de la brièveté du frein de la langue. Cette brièveté, qui constitue ce qu'on appelle vulgairement le *filet*, n'est pas rare, mais elle n'a pas d'importance : d'une part, elle dis- paraît presque toujours avec l'âge ; d'autre part, elle n'empêche jamais l'en- fant de teter facilement. Malheureusement les matrones sont d'un avis con- traire et, pour peu qu'elles éprouvent une difficulté quelconque à faire teter l'enfant, elles ne manquent pas de dire que l'*enfant a le filet* et qu'il faut le lui couper au plus vite. Nous commençons toujours par déconseiller la petite opération réclamée en pareil cas, parce que, toujours inutile, elle n'est pas exempte de tout danger ; mais dans certains cas, où la brièveté du frein de la langue était réellement très accusée, nous avons fini par sectionner ce frein, moins pour rendre service à l'enfant, nous l'avouons, que pour échapper aux obsessions de la famille.

Pour couper le filet, voici comment on doit procéder : la tête de l'enfant étant maintenue légèrement renversée en arrière, un aide lui presse le nez pour le forcer à ouvrir la bouche. On place alors le frein dans la fente de la plaque d'une sonde cannelée, puis, relevant fortement la langue avec cette plaque, on le divise d'un seul coup de ciseaux. En faisant la section on a soin

____

(1) Jacquemier, *Dict. encyclop.*, art. ALLAITEMENT, p. 273.

de porter la pointe de cet instrument en bas et aussi loin que possible de la langue, afin d'éviter la blessure des veines ranines.

Les accidents qui peuvent survenir sont : 1° le renversement de la langue, observé trois fois par Jean-Louis Petit et qui étoufferait l'enfant si l'on ne ramenait promptement, avec le doigt, l'organe à sa position normale; 2° l'hémorrhagie, quand on a lésé les veines ranines. Cette hémorrhagie est entretenue par les mouvements de succion et de déglutition, de sorte qu'elle deviendrait grave si on ne la réprimait pas. Il faut, pour l'arrêter, appliquer sur la plaie un petit tampon d'ouate ou de charpie trempé dans l'alcool ou l'eau de Pagliari, en exerçant pendant quelque temps une pression modérée; on peut encore arrêter cette hémorrhagie en touchant le vaisseau lésé avec un stylet chauffé à blanc.

Difficultés de l'allaitement par obstacles siégeant dans les mamelles. — La brièveté du mamelon, les gerçures ou les crevasses, les abcès rendent quelquefois l'allaitement fort difficile. Nous allons étudier successivement ces obstacles.

Brièveté du mamelon. — Nous avons dit que le mamelon est quelquefois très-peu saillant ou même rentrant et ombiliqué. C'est là une cause fréquente de difficultés dans l'allaitement. Pour remédier à cette brièveté, le moyen le plus simple est de se servir d'un bout de sein artificiel qu'une grande personne amorce avant d'y appliquer la bouche de l'enfant. Parmi les nombreux bouts de sein artificiels qui ont été inventés, le plus commode est celui qui est recommandé par le docteur Bailly et qui porte son nom ; il se compose d'une cupule de verre surmontée d'un mamelon en caoutchouc. Quel que soit le bout de sein qu'on emploiera il faudra le tenir propre avec une sévérité méticuleuse.

Souvent les enfants tettent mal avec ces bouts de sein, ou refusent même de teter. On a recours alors à la bonne volonté d'une grande personne qui, par quelques mouvements de succion, fait saillir le mamelon de la jeune mère avant d'y appliquer l'enfant. — Pour arriver au même but, quelques femmes se font teter par un enfant plus âgé que le leur ou par un jeune chien de forte race, dont on enveloppe les pattes avec du linge afin qu'il ne griffe pas la peau du sein.

Tous ces moyens peuvent rendre de réels services, mais ils fatiguent la peau du mamelon et sont souvent suivis de gerçures ou de crevasses.

Des gerçures et des crevasses du mamelon. — Les femmes qui nourrissent sont très-exposées aux *gerçures* et aux *crevasses* du mamelon. Les gerçures ne sont autre chose que des excoriations légères caractérisées par le détachement de l'épiderme. Les crevasses sont, au contraire, de véritables fissures siégeant ordinairement, soit au sommet du mamelon, où elles affectent la forme de rayons, soit à la base, où elles sont circulaires. Le plus souvent, les crevasses circulaires siégent seulement sur un côté du mamelon; parfois, elles forment autour de celui-ci une espèce de rigole, et l'on dirait que l'enfant, en tirant le mamelon pour teter, va le détacher du sein.

Les solutions de continuité du mamelon, gerçures ou crevasses, se produisent chez les femmes qui ont la peau fine, qui présentent pendant la grossesse de l'eczéma, des croûtes que l'enfant détache en tetant; il en est de même chez celles qui laissent l'enfant au sein trop longtemps, la plupart du temps parce qu'elles ont peu de lait, et qui ne prennent pas le soin de laver le mamelon à l'eau chaude après chaque tetée, ou de bien l'essuyer. On voit encore survenir les crevasses dans le cas où l'enfant mâchonne le sein avec force ; les nourrices disent alors que l'enfant *a la bouche dure*.

Les gerçures et les crevasses apparaissent souvent pendan les huit premiers jours des couches. Les premières guérissent ordinairement assez facilement ; les secondes sont très-persistantes et parfois résistent, comme nous le verrons plus tard, aux divers traitements qu'on leur oppose. Généralement indolores dans l'intervalle dès tetées, les petites plaies du mamelon sont très-douloureuses dès que l'enfant prend le sein, et la sensibilité de cette région est telle que souvent les femmes les plus courageuses ne peuvent retenir leurs plaintes ou leurs cris et qu'elles sont quelquefois obligées de renoncer à l'allaitement.

La douleur n'est pas la seule conséquence de ces lésions ; elles sont en effet, dans un grand nombre de cas, le point de départ de lymphangites qui elles-mêmes peuvent aboutir à des abcès, comme nous le verrons plus loin. Lorsque, dans le cours de l'allaitement, il se produit sur le sein des traînées ou des plaques rougeâtres avec engorgement des ganglions de l'aisselle et léger mouvement fébrile, on reconnaît aisément une lymphangite superficielle ayant sa source dans une crevasse du mamelon. Dans ce cas, il suffit généralement, pour faire résoudre cette inflammation, de mettre sur le sein des cataplasmes de fécule de pommes de terre ou des compresses trempées, ainsi que le conseille N. Guéneau de Mussy, dans une solution de 10 ou 15 grammes de chlorhydrate d'ammoniaque pour 200 grammes de décoction de têtes de pavot.

Les crevasses du sein ont aussi pour l'enfant quelques inconvénients. En tetant, celui-ci fait le vide dans sa bouche, qui agit alors comme une ventouse; une certaine quantité de sang sort du mamelon en même temps que le lait, et le tout est avalé par l'enfant. Moins les femmes ont de lait, plus le sang avalé est abondant. Une partie de ce sang est vomie par l'enfant quelque temps après ; une autre partie est rejetée dans les selles, qui sont noirâtres et ressemblent à du melæna. Les praticiens doivent bien connaître ces faits, car les parents sont souvent très-effrayés en voyant l'enfant vomir du sang et le croient atteint d'une affection grave. Le diagnostic sera d'autant plus utile à faire qu'il n'est pas absolument rare de voir des nouveau-nés pris d'hémorrhagie gastrique ou intestinale pour des causes diverses (voy. Th. d'agrég. de Ribemont, 1880).

Il est donc important de prendre les précautions que nous avons indiquées (p. 884 à 886) pour éviter ces lésions, et de chercher à en obtenir la cicatrisation quand elles se sont produites.

Pour empêcher la petite plaie d'adhérer aux vêtements, on la couvre avec un linge fin enduit de beurre de cacao, ou avec un corps isolant quelconque, une feuille de violette par exemple, dont nous faisons mention parce qu'elle est souvent employée.

Quant aux moyens employés pour faire cicatriser les gerçures et les crevasses, ils sont tellement nombreux que nous n'essayerons pas de les énumérer tous; nous ferons seulement connaître ceux qui nous ont paru les plus efficaces. Parmi les topiques, nous mentionnerons les poudres d'amidon, de bismuth, de gomme, d'alun, etc. Nous citerons encore le beurre de cacao, dont on enduit un carré de baudruche; le gros vin rouge sucré, le glycérolé de sous-nitrate de bismuth, le glycérolé de tannin, etc., dont on imprègne soit un morceau de linge fin, soit quelques brins de charpie qu'on place sur le mamelon après que l'enfant a teté; la teinture de benjoin, qu'on applique avec un pinceau à aquarelle. — Souvent on se trouve bien de cautériser les crevasses, surtout quand elles sont anciennes, avec un crayon de nitrate d'argent.

Mais quelquefois l'emploi des topiques ne suffit pas, parce que la petite croûte qui se forme sur la crevasse dans l'intervalle des tetées est enlevée chaque fois que l'enfant est mis au sein, de sorte que la cicatrisation ne peut se faire. On est alors obligé de protéger la crevasse pendant la tetée, soit par un bout de sein artificiel assez petit pour soutenir efficacement le mamelon, soit par un morceau de baudruche de forme circulaire, qu'on applique sur le sein de manière que son centre, préalablement percé de petits trous d'épingle, corresponde au mamelon, tandis que sa périphérie est collée à la peau de la mamelle, au delà de l'aréole, au moyen de collodion. Le bout de sein et la baudruche permettent le plus souvent à la cicatrisation de s'établir, mais ils ont tous deux des inconvénients. L'enfant refuse parfois de teter avec le bout de sein; quand il le prend, il se fatigue plus qu'en tetant directement le mamelon; assez souvent sa bouche se couvre de muguet. Malgré ses inconvénients, le bout de sein rend de grands services dans cette circonstance, et même il nous paraît plus utile que la baudruche, parce que celle-ci se décolle souvent pendant la tetée et risque d'être avalée par l'enfant.

Dans un certain nombre de cas, les topiques et les appareils protecteurs ne suffisent pas pour faire cicatriser les crevasses, de sorte que la cessation de l'allaitement devient le seul moyen de les faire guérir.

Des abcès du sein. — Nous n'avons pas à traiter ici cette question au point de vue chirurgical; il nous suffira d'indiquer les points principaux qui sont en rapport avec l'allaitement.

Les abcès du sein peuvent survenir chez les femmes qui ne nourrissent pas, mais c'est une exception extrêmement rare; presque toujours ils se produisent chez des femmes qui ont des gerçures ou des crevasses et ils sont consécutifs à des lymphangites.

Les abcès de la mamelle sont superficiels, moyens ou profonds; en d'autres termes, sous-cutanés, glandulaires ou rétro-mammaires. Les abcès les plus fréquents sont les abcès glandulaires ou parenchymateux; nous ne discuterons pas la question de savoir s'il faut les ouvrir de bonne heure ou tardivement, ou ne pas les ouvrir du tout, comme le conseille le professeur

Gosselin ; nous dirons seulement que, quelle que soit la méthode employée, ces abcès sont généralement multiples ; par conséquent, la suppuration dure souvent très-longtemps. Dans ces conditions, il est rare que les femmes puissent continuer l'allaitement, d'abord parce qu'elles sont épuisées, ensuite parce que le lait, s'il est en quantité suffisante, est presque toujours vicié par des corpuscules granuleux et par des globules de pus.

Quelques femmes atteintes d'abcès du sein peuvent cependant continuer à allaiter avec la mamelle malade, mais presque toujours le lait y devient moins abondant que par le passé, même après la guérison. D'autres suppriment l'allaitement du côté malade, mais continuent à donner à teter avec l'autre sein et réussissent quelquefois à nourrir ainsi leur enfant d'une manière satisfaisante.

Troubles de l'allaitement par la menstruation et la grossesse. — Nous avons déjà abordé ce sujet précédemment (voy. p. 858) ; nous y reviendrons en quelques mots.

Menstruation. — L'apparition des menstrues est un fait assez fréquent. Sur 100 nourrices, observées par Mayer, les règles sont revenues, chez 25 femmes, dans les six semaines qui ont suivi l'accouchement ; chez 20, dans les six semaines suivantes ; chez 35, dans le reste de la première année (1). Leur retour précoce se voit surtout chez les femmes qui allaitent pour la première fois ; il est souvent l'indice d'une sécrétion lactée peu active. Nous avons dit que le lait est généralement moins abondant pendant la période menstruelle, mais qu'il contient une plus grande proportion d'éléments solides et que les corpuscules de colostrum y réapparaissent ; aussi on remarque que pendant l'écoulement des règles l'enfant a des digestions plus difficiles, des garde-robes moins jaunes, moins homogènes, il est plus agité et crie plus souvent, son accroissement se ralentit (voy. p. 859). Puis, la période menstruelle passée, tout rentre dans l'ordre. Le lait revient avec la même abondance et reprend une composition normale.

En résumé, le retour des règles est un phénomène fâcheux lorsqu'il apparaît dans le cours de l'allaitement, surtout au début, mais il ne suffit pas généralement pour qu'on l'interrompe.

Grossesse. — Quand une grossesse survient pendant l'allaitement, on voit souvent le lait diminuer, la femme présenter des signes évidents de fatigue et l'enfant cesser de prospérer. Dans beaucoup de cas, au contraire, la sécrétion lactée continue en subissant seulement une légère diminution de quantité ; en même temps le lait devient plus chargé en principes solides, par conséquent plus nourrissant, et l'enfant continue à s'accroître.

Néanmoins, on doit interrompre l'allaitement dès que l'existence d'une nouvelle grossesse est reconnue, parce que fournir simultanément à la nutrition et à l'accroissement de deux enfants pourrait devenir pour la mère une cause sérieuse de dépérissement.

Troubles de l'allaitement sous l'influence d'émotions morales. — Nous

_____

(1) Mayer, *Beiträge f. Geburtsh. u. Gyn.*, Berlin, t. II, fasc. 2, 1873.

avons mentionné plus haut (p. 865) des faits dans lesquels le lait aurait été profondément altéré par suite d'émotions violentes. En général, les influences morales n'agissent d'une manière appréciable que sur la quantité du lait. Celui-ci peut disparaître tout à coup par la peur, la honte, la brusque nouvelle d'un événement malheureux. Mais ces suppressions brusques de la sécrétion lactée ne sont généralement pas définitives, de sorte qu'au bout de quelques heures ou de quelques jours l'allaitement reprend son cours. Il peut en être autrement quand le lait diminue de quantité et parfois s'altère, s'appauvrit par exemple, par suite de chagrins persistants.

Influence exercée sur l'allaitement par les maladies aiguës ou chroniques qui n'intéressent pas les mamelles. — Les médecins sont très-souvent mis en demeure de dire si l'on peut laisser une nourrice (qu'il s'agisse de la mère ou d'une mercenaire) continuer à allaiter alors qu'elle a de la fièvre, car on suppose volontiers qu'une affection fébrile doit vicier le lait. Cette supposition n'est généralement pas fondée, et, si la maladie doit être légère et de courte durée, on peut permettre à la femme de continuer à allaiter. Si la maladie est grave ou doit durer longtemps, par exemple un mois, six semaines, il faut suspendre l'allaitement, qui est toujours une cause de fatigue et d'épuisement à ajouter à celle qu'entraîne l'affection aiguë intercurrente. On y est, du reste, quelquefois obligé par cela seul que les accidents fébriles, en se prolongeant, diminuent ou tarissent la sécrétion lactée. Cependant on a vu des femmes qui avaient pu, sans inconvénient marqué ni pour elles ni pour leur nourrisson, continuer à allaiter pendant toute la durée d'une fièvre typhoïde. Trousseau (1) fait remarquer qu'une femme peut cesser momentanément de donner le sein à son enfant et reprendre ensuite l'allaitement avec succès. Il dit avoir vu la sécrétion lactée interrompue pendant quinze jours, trois semaines, un mois et même une fois trois mois, reprendre après ce laps de temps aussi abondamment qu'auparavant, sous l'influence de la succion de l'enfant (voy. p. 896).

Les maladies éruptives de nature contagieuse, dès qu'on soupçonne leur existence, exigent impérieusement la cessation de l'allaitement et l'éloignement de l'enfant. Il en est de même des maladies puerpérales graves.

Quand une maladie chronique, la phthisie par exemple, survient dans le cours de l'allaitement, la lactation peut continuer à s'effectuer comme auparavant ; néanmoins, dès que le diagnostic est posé, il faut interrompre l'allaitement, parce qu'il est une cause d'épuisement pour la mère et favorise par conséquent les progrès de l'affection tuberculeuse ; il faut aussi l'interrompre parce qu'il pourrait être dangereux pour un enfant d'être nourri avec du lait contenant peut-être le poison tuberculeux ; nous avons dit, en effet, que certains auteurs ont prétendu que le lait provenant de vaches phthisiques pouvait engendrer la tuberculose chez de jeunes animaux nourris avec ce lait (voy. p. 867).

(1) Trousseau, *Cliniques*, t. II, p. 458.

Des anomalies de la sécrétion lactée. — Ces anomalies portent sur la quantité du lait, sur sa composition chimique ou sur sa constitution histologique.

Anomalies portant sur la quantité du lait. — La quantité de lait varie beaucoup d'une femme à l'autre; dans une certaine mesure ces différences doivent être considérées comme physiologiques, mais parfois elles prennent assez d'importance pour constituer de véritables anomalies. Souvent alors, mais non pas toujours, il est possible de les rattacher à un état pathologique déterminé.

Il existe des femmes chez lesquelles le lait manque ou n'est sécrété qu'en très-faible quantité. On donne à cette anomalie le nom d'*agalactie;* elle est *primitive* ou *secondaire*, c'est-à-dire qu'elle se manifeste immédiatement après l'accouchement ou dans le cours de l'allaitement.

L'agalactie primitive résulte le plus souvent d'un défaut de développement de la glande, ou d'une atrophie de cet organe au milieu d'un tissu adipeux abondant.

L'agalactie secondaire est souvent due aux mêmes causes; elle se manifeste alors après six semaines ou deux mois d'allaitement; d'autres fois elle arrive à une époque quelconque, accidentellement, et comme résultat de maladies aiguës ou chroniques, ou d'émotions morales qui surviennent dans le cours de l'allaitement (voy. p. 894).

Dans ce dernier cas, on réussit assez souvent à faire revenir le lait en excitant la mamelle. A cet égard, l'excitant le plus puissant est la succion prolongée du mamelon; on a même observé des cas où cette succion a suffi à faire naître une sécrétion abondante de lait chez des femmes qui n'avaient pas eu d'enfants depuis plusieurs années, chez des jeunes filles, des chèvres, des chiennes qui n'avaient jamais subi de rapprochements sexuels, voire même chez des hommes qui avaient des mamelles exceptionnellement développées, chez des boucs et d'autres animaux mâles (1).

Les irritants appliqués sur la peau du sein peuvent aussi produire le même résultat. D'après Aristote, « auprès du mont Œta, lorsque les chèvres n'ont pas reçu le mâle, on leur frotte les mamelles avec de l'ortie, assez fortement pour exciter de la douleur, et on les trait. La première liqueur est sanguinolente, ensuite il vient une espèce de pus, et enfin du lait qui ne le cède point à celui des chèvres qui ont été couvertes ». Au cap Vert on ferait venir du lait à des femmes qui n'ont pas accouché récemment, au moyen de fomentations avec une décoction de feuilles de *Jatropha curcas*, combinées, il est vrai, avec la succion (2).

Dans notre pays, pour faire revenir le lait on a recommandé l'application sur le sein de cataplasmes chauds de feuilles de ricin, de mercuriale, de pimprenelle, etc., préparations dont l'efficacité est loin d'être démontrée. La faradisation des mamelles, répétée matin et soir, pendant un quart d'heure

(1) Joly et Filhol ont rapporté, soit d'après les auteurs, soit d'après leurs propres observations, un certain nombre d'exemples de ces anomalies (*loc. cit.*, pp. 37 à 52).
(2) Joly et Filhol, p. 38.

environ à chaque séance, a réussi entre les mains de plusieurs médecins (1).

Chez d'autres femmes, on observe l'anomalie inverse : le lait se forme en telle quantité, il est si fluide, et d'autre part les conduits lactifères qui le contiennent sont si relâchés, qu'il s'écoule incessamment des seins, de sorte que les femmes sont constamment mouillées; aussi quelques-unes sont obligées d'engager les mamelons dans de petites fioles plates qu'elles portent appliquées sur leur poitrine. Même en prenant ces précautions, cette anomalie, à laquelle on a donné le nom de *galactorrhée* et quelquefois celui de *diabète mammaire*, est très-désagréable et fatigue souvent la femme, qui est alors obligée de renoncer à l'allaitement; nous en avons vu cependant qui avaient pu continuer à allaiter. D'autre part ce lait très-abondant et pauvre peut déterminer chez le nourrisson des troubles digestifs. On a conseillé contre cette anomalie les liniments astringents, une compression méthodique, les purgatifs, les diurétiques; mais ces moyens échouent presque toujours.

On appelle aussi quelquefois galactorrhée la sécrétion trop abondante de lait de bonne qualité. L'enfant, dans la bouche duquel le liquide afflue trop vite, avale souvent de travers, et pendant la tetée le lait s'écoule de l'autre sein; dans l'intervalle des tetées les mamelles sont quelquefois tellement gonflées que la femme est obligée de se traire. Ce sont ordinairement là de simples incommodités auxquelles ne succède aucun inconvénient grave; d'autres fois cette sécrétion exagérée épuise la femme.

Anomalies portant sur la composition chimique du lait. — On a vu plus haut (p. 855) dans quelles limites étendues peut varier la proportion de chacun des éléments du lait, même chez des nourrices bien portantes.

Les cliniciens se sont préoccupés de la *pauvreté* du lait ou de son *excès de richesse* en principes solides.

Lorsque le lait est pauvre en éléments solides, l'enfant a les chairs molles, décolorées, et son développement reste au-dessous de la moyenne, ainsi qu'il est facile de s'en assurer au moyen de la balance (voy. p. 837).

L'excès de richesse du lait trouble les fonctions digestives et s'oppose à l'accroissement régulier de l'enfant. En outre, selon certains observateurs, le lait trop riche prédisposerait l'enfant à ces éruptions eczémateuses ou impétigineuses que l'on désigne vulgairement sous le nom de gourmes (2).

Quand le lait est pauvre on réussit quelquefois à le modifier heureusement en améliorant le régime alimentaire de la nourrice. Dans le cas opposé, on prescrira à celle-ci une nourriture moins abondante et plus légère; Donné recommande en outre d'éloigner les tetées, parce que le lait qui a longtemps séjourné dans la mamelle est moins concentré (voy. p. 861); en outre, l'enfant a ainsi plus de temps pour digérer son repas (3).

Dans ces considérations on a envisagé la proportion des matériaux solides du lait comme augmentant ou diminuant en bloc; mais souvent l'un diminue tandis que l'autre augmente. Il y aurait par conséquent lieu d'indiquer les

(1) Cités par Bouchut, *Hygiène de la première enfance*, 5ᵉ édit., 1860, pp. 172 et suiv.
(2) Cazeaux, p. 1145; Jacquemier, *Dict. encyclop.*, art. ALLAITEMENT, p. 279.
(3) Donné, *Cours de microscopie*, p. 414, et *Conseils aux mères*, p. 97.

effets produits sur le nourrisson par la richesse ou la pauvreté du lait en tel ou tel élément ; mais l'état de la science sur ce point est encore incomplet. Disons cependant que le beurre peut sans inconvénient atteindre une proportion très-élevée, car Doyère en a trouvé jusqu'à 76 grammes pour 1000 dans le lait de femmes dont les nourrissons étaient très-beaux (1).

La proportion des sels n'est presque jamais recherchée ; Leviseur dit cependant avoir vu un enfant pris de diarrhée à onze mois sous l'influence de l'excessive teneur en sels (8 à 9 pour 100) du lait de sa mère (2).

Dans des cas rares et mal déterminés, le lait de femme, qui normalement est toujours alcalin, prend une réaction acide ; il est alors mal supporté (3).

Anomalies portant sur la constitution histologique du lait. — Une fois la période colostrale passée, le lait normal ne contient pas d'autres éléments que les globules graisseux (voy. p. 781). Ces globules sont parfaitement sphériques ; ils présentent des volumes très-inégaux, mais les globules moyens sont les plus nombreux. Au contraire, dans les cas anormaux ce sont les gros globules ou les petits qui prédominent. Dans le premier cas, le lait est trop riche en graisse ; dans le second, il ne l'est pas assez et constitue un aliment insuffisant (Devergie, Fleischmann) (4). Ces anomalies résultent souvent d'états pathologiques nettement appréciables.

Dans certains cas, les globules sont déformés, *semblables à des détritus*, et le lait, selon Fleischmann, est peu nourrissant et capable d'amener le rachitisme.

Les corpuscules du colostrum, très-abondants jusque vers le quatrième jour après l'accouchement, disparaissent ensuite rapidement, de sorte qu'au bout de la première semaine on n'en rencontre généralement plus. Chez certaines femmes, au contraire, ils persistent pendant plusieurs semaines et même plusieurs mois ; les enfants nourris de lait ainsi altéré sont d'ordinaire chétifs et présentent souvent une diarrhée plus ou moins habituelle.

Ajoutons que chez les femmes ou les animaux dont la sécrétion lactée était normale, on voit souvent les corps granuleux reparaître sous l'influence de maladies du sein ou de maladies générales aiguës ; la menstruation peut amener le même résultat (5).

Introduction, dans le régime de l'enfant, d'aliments autres que le lait de femme. — Jusqu'à cinq ou six mois, l'enfant doit être nourri exclusivement au sein. A partir de cette époque, il est avantageux d'ajouter au lait de la nourrice d'autres aliments, d'abord du lait de vache pur ou coupé (voy. ALLAITEMENT ARTIFICIEL, p. 910), un peu plus tard quelqu'une des préparations qu'on a imaginées pour remplacer le lait (voy. p. 877), ou de

<hr>

(1) Doyère, *Ann. de l'Institut agronomique*, in-4°, p. 257, juin 1852.
(2) Leviseur, *J. f. Kinderkr.*, fasc. XI et XII, 1872.
(3) Meslier, Petit, cités par Chevallier et Henry, *loc. cit.*, pp. 195 et 203.
(4) Devergie, *Mém. de l'Acad. de médecine*, t. X, 1843. — Fleischmann, *Œster. Jahrb f. Pœdiatrik*, Jahrg. VII, t. II, Vienne, 1876.
(5) Donné, *Cours de microscopie*, pp. 427 et suivantes, 1844.

légers potages composés de lait et de tapioca, d'arrow-root, de farine préalablement desséchée au four, de croûte de pain passée au tamis, de farine d'orge ou d'avoine, de biscottes, etc.

Pour le choix à faire entre ces aliments (voy. p. 878), on tiendra compte de la manière dont l'enfant digère : ainsi la farine de riz sera préférable s'il a une tendance à la diarrhée, la farine de pomme de terre dans le cas opposé ; à partir de sept mois on peut donner un demi-jaune d'œuf délayé dans du bouillon. Pour faire le potage, certains médecins recommandent le bouillon de poule, le bouillon de bœuf, le bouillon Liebig ; on sait que la valeur nutritive de ces préparations n'est pas incontestée, et nous conseillons de les réserver pour le cas où l'enfant viendrait à se dégoûter, comme il arrive quelquefois, de sa nourriture habituelle. Le pain trempé dans la sauce ou dans l'eau rougie ne nous paraît pas convenir à la période de l'enfance dont nous nous occupons en ce moment ; quant à la viande crue, comme nous l'avons déjà dit (p. 881), elle peut rendre des services dans des cas d'athrepsie, mais elle ne doit pas figurer dans le régime de l'enfant bien portant.

La quantité de potage devra être d'environ quatre ou cinq grandes cuillerées pour un repas, vers six mois ; on pourra l'augmenter progressivement de façon à atteindre sept ou huit cuillerées vers dix mois.

Chaque potage remplacera une tetée. On n'en administrera d'abord qu'un par jour ; quelques semaines plus tard on en donnera deux, à un an on en donnera trois. On devra d'ailleurs, pour leur nombre comme pour leur quantité, se régler sur les résultats obtenus, et ne tenter d'augmenter cette alimentation que si les digestions de l'enfant ne laissent rien à désirer. Employés avec prudence, ces aliments ont l'avantage de fournir à l'enfant une nourriture plus riche que le lait et de le préparer au sevrage.

Des causes qui doivent faire interrompre l'allaitement maternel. — Toutes les difficultés, tous les obstacles, toutes les maladies que nous avons passées en revue (voy. pp. 891 à 898), peuvent obliger la femme à renoncer à l'allaitement et à prendre une nourrice.

La suppression de l'allaitement est d'autres fois rendue nécessaire par l'altération de la santé de la mère ou de l'enfant. Quelquefois, en effet, l'allaitement détermine chez la femme un épuisement qui se manifeste par de l'insomnie, de l'inappétence, un amaigrissement progressif, l'apparition de la phthisie, de désordres nerveux graves, de manie puerpérale, etc.

L'une des conditions les plus importantes pour qu'une femme soit bonne nourrice, c'est qu'elle ait de l'appétit et qu'elle digère bien, car alors sa nutrition s'effectue convenablement, ses forces sont facilement réparées, son lait est riche et abondant ; si, au contraire, elle a des digestions pénibles et si elle souffre de l'estomac, elle ne tardera pas à perdre ses forces et à maigrir ; son lait sera peu abondant et parfois de qualité médiocre, aussi devra-t-elle cesser d'allaiter pour sauvegarder sa santé et celle de son enfant.

Une femme bien portante à tous égards, et fournissant un lait abondant, n'est pas toujours pour cela bonne nourrice. En pareille matière il faut avant tout prendre en considération l'état de l'enfant. Quand celui-ci digère mal et dépérit sans qu'on puisse se rendre compte de cette anomalie, il faut penser que le lait de sa mère ne lui convient pas et recourir à l'allaitement par une nourrice.

§ 2. — De l'allaitement par une nourrice.

Lorsque, pour les raisons que nous avons indiquées, la mère ne nourrit pas son enfant, le mieux est de le confier à une nourrice qui l'élève au sein. Il y a deux espèces de nourrices : les *nourrices sur lieu* et les *nourrices externes* ou *à distance*. Les premières restent dans la maison des parents du nouveau-né, et sont constamment surveillées par eux. Dans ce cas, quand la nourrice est bonne, l'allaitement mercenaire vaut l'allaitement maternel ; quelquefois même il lui est préférable. Il n'en est pas de même quand les enfants sont envoyés en nourrice à la campagne, loin des parents, parce que, la surveillance manquant complètement, les soins donnés à l'enfant sont en général tout à fait insuffisants ; de plus, la femme, se livrant aux travaux des champs, ne donne souvent à teter que trois ou quatre fois par jour et gorge l'enfant de bouillie et même d'aliments plus lourds. Trop souvent même e le réserve son lait pour son propre enfant qu'elle a promis de sevrer, et soumet à un allaitement artificiel, plus ou moins bien entendu, celui qu'on lui a confié. Aussi la mortalité des enfants envoyés en nourrice à la campagne est-elle considérable.

Des qualités qu'on doit chercher chez une nourrice. — Disons immédiatement que c'est seulement au bout de quelque temps d'observation qu'on peut réellement juger une nourrice, car un lait bon pour un enfant peut ne pas convenir à un autre. Cependant il est certaines conditions qui, lorsqu'elles sont réalisées, peuvent faire espérer d'avance qu'une nourrice réussira dans son allaitement. Quelles sont donc les qualités que doit posséder une bonne nourrice ? Elle doit être âgée de vingt à trente ans environ et d'une constitution robuste ; elle ne présentera aucun signe de diathèse ; elle sera autant que possible d'un caractère doux et placide, et cependant active et intelligente, afin de bien soigner l'enfant qui lui est confié. Il faut qu'elle soit accouchée depuis deux mois au moins, afin qu'elle soit remise des suites de son accouchement et qu'elle ne perde plus soit en rouge, soit en blanc, et aussi pour éviter à son enfant les dangers d'un sevrage trop prématuré.

Il ne faut pas non plus que le lait soit trop vieux, non-seulement parce qu'il pourrait tarir trop tôt, mais encore parce qu'il ne serait pas toujours bien digéré. On a aussi accusé le lait vieux de déterminer chez certains enfants des éruptions impétigineuses (1). Généralement un lait de deux à six mois convient bien à la plupart des nouveau-nés. Cependant, s'il s'agit de confier le nourrisson à une nourrice qui l'emporte chez elle, on aura plus de chances d'obtenir qu'elle sèvre *réellement* son propre enfant, s'il a déjà

____

(1) Puglièse, Bergeron, cités par Jacquemier, *Dict. encyclop.*, art. ALLAITEMENT, p. 279.

huit ou dix mois. Nous devons ajouter d'ailleurs que nous avons vu quelquefois un lait vieux donner des résultats satisfaisants. C'est ainsi que nous avons connu des nourrices qui, après avoir terminé la nourriture d'un enfant, en avaient repris un autre et l'avaient allaité avec succès.

On préfère généralement des nourrices qui ont déjà fait une nourriture, parce qu'elles ont fait leurs preuves, qu'elles sont plus expérimentées, soit au point de vue des soins à donner à l'enfant, soit au point de vue de la direction de l'allaitement, et parce qu'en général les primipares sont moins bonnes nourrices que les multipares. Si l'on fait venir des femmes de la campagne pour être nourrices dans de grandes villes où les conditions hygiéniques, le genre de vie, l'alimentation sont complétement différents, il faut donner la préférence, autant que possible, aux femmes qui ont déjà fait une nourriture dans ces grandes villes, et qui sont par conséquent acclimatées, car elles perdent moins souvent leur lait que les autres.

Examen de la nourrice. — L'examen de la nourrice doit être *général* et *local*. Lorsqu'on examine une nourrice au point de vue général, on doit porter son attention sur l'état de pâleur ou de coloration du visage, sur la teinte des cheveux, puis on examine les dents; des dents cariées indiquent souvent une mauvaise constitution; de plus, elles ont l'inconvénient de gêner la mastication et de rendre les digestions plus difficiles; enfin, elles donnent à l'haleine une odeur fétide, ce qui est mauvais pour l'enfant et désagréable pour les personnes qui sont près de la nourrice. On examine ensuite le cou : on cherche s'il n'existe pas de ganglions engorgés, de cicatrices, indiquant que la femme est scrofuleuse; on ausculte les poumons et le cœur pour constater qu'il n'y a pas de signes de tuberculose pulmonaire ou d'affection cardiaque. On devra aussi rechercher avec le plus grand soin si la nourrice ne présente pas de traces de syphilis, si l'arrière-gorge, par exemple, n'est pas le siége de plaques muqueuses.

L'examen local, c'est-à-dire l'examen des *deux* seins, a une très-grande importance; il portera sur la glande mammaire, sur le mamelon et sur le lait lui-même. D'une façon générale, on peut dire que plus la glande mammaire est volumineuse, plus le lait est abondant; mais il ne faut pas confondre la glande mammaire avec le sein; celui-ci peut être très-volumineux, parce qu'il est chargé de graisse, tandis que la glande mammaire est très-peu développée. Nous avons vu des nourrices avoir beaucoup de lait avec de petits seins; mais, dans ce cas, la glande mammaire, avec ses nodosités facilement appréciables à travers la peau, était relativement bien développée, et constituait le sein presque tout entier. Chez les primipares, les seins sont assez souvent comme collés sur la poitrine; ils en sont au contraire presque toujours détachés chez les multipares qui ont déjà fait plusieurs nourritures. Des seins mous et pendants se rencontrent chez des femmes qui n'ont pas beaucoup de lait; mais il ne faut pas les confondre avec les seins détachés, qui restent fermes et pleins de nodosités; ceux-ci fournissent habituellement du lait en abondance. Des veines bleuâtres, indice de la richesse de la circulation, sillonnent généralement les téguments des seins chez les bonnes nourrices.

Quant au mamelon, il ne doit être ni trop gros, ni trop petit, ni trop court, pour que l'enfant puisse le prendre facilement et qu'il n'échappe pas de sa bouche; il ne faut pas qu'il soit ombiliqué, c'est-à-dire rentrant, et remplacé par une petite cupule; il faut qu'il soit percé d'un assez grand nombre d'orifices pour que le lait puisse en sortir facilement. Ordinairement le mamelon présente un grand nombre de ces petits orifices, de sorte qu'en pressant sa base, on fait sourdre ou jaillir comme une gerbe de lait; chez certaines femmes, au contraire, le mamelon n'est percé que de quelques orifices d'où le lait sort difficilement; on conçoit alors que l'enfant nouveau-né doit s'épuiser à faire des efforts de succion. Quelquefois ces orifices sont momentanément bouchés par le lait qui s'est concrété dans leur intérieur depuis la dernière tetée; il suffit alors de laver le mamelon avec un peu d'eau chaude pour les déboucher, et voir le lait sourdre du mamelon par jets abondants sous l'influence de la pression.

Examen du lait de la nourrice. — On examine ensuite le lait lui-même. Pour cela, la simple inspection est généralement suffisante dans la pratique. On commence par faire sourdre du sein une certaine quantité de lait en pressant la base du mamelon entre le pouce et l'index; cette petite manœuvre donne déjà une idée de la quantité de lait qui existe dans le sein, et de la facilité avec laquelle il s'écoule. L'examen doit être fait successivement des deux côtés, car l'un des deux seins peut donner plus de lait ou du lait plus riche, soit par suite d'une disposition naturelle, soit parce que l'enfant de la nourrice a plus teté de ce côté, soit pour toute autre cause. On reçoit le lait dans un verre ou une cuiller, on en met encore une goutte sur l'ongle, et l'on apprécie ainsi, du moins d'une façon approximative, d'après la transparence plus ou moins grande du liquide et la manière dont il coule sur le verre, la cuiller ou l'ongle, si le lait est clair ou épais, pauvre ou riche en éléments nutritifs. Mais il faut toujours faire cet examen dans les mêmes conditions, c'est-à-dire qu'il faut faire sourdre le lait lorsque l'enfant n'a pas teté depuis deux heures par exemple, et qu'il est prêt à reprendre le sein. En effet, nous avons dit que, dans le cours de chaque tetée, le premier lait qui s'écoule du sein est plus clair, plus pauvre en éléments nutritifs que celui qui s'en écoule à la fin. Il faut tenir compte de ces différences lorsqu'on veut apprécier la richesse du lait d'une nourrice. Le mieux est d'assister à la tetée et de prendre un échantillon de lait au début et aussi à la fin de cette tetée. On observe en outre si pour se rassasier l'enfant est obligé de teter les deux seins et de les vider complétement, ou si, au contraire, la quantité du lait est supérieure à ses besoins.

Quant à peser l'enfant avant et après la tetée, ou à pratiquer l'examen du lait avec les instruments dont nous avons parlé plus haut (voy. p. 871), cela ne nous paraît pas possible en pratique quand il s'agit de choisir une nourrice, car ce choix doit souvent être extemporané; mais ces recherches peuvent rendre de grands services dans le cours de l'allaitement, si l'on a un doute sur la valeur de la nourrice, si les digestions de l'enfant sont mauvaises, et que l'on veuille se rendre compte de la cause qui produit ce fâcheux état de choses.

Examen de l'enfant de la nourrice. — Quand on veut choisir une nourrice, il faut, après l'avoir examinée elle-même, tenir grand compte de l'état de son enfant, car, ainsi qu'on l'a dit souvent, l'enfant est le meilleur réactif du lait. S'il a un air de prospérité, si son teint est frais et ses joues pleines, si son corps est bien développé (il faut toujours faire déshabiller l'enfant pour juger sûrement de son état), si ses fesses sont saillantes et bien marbrées, si, en le prenant sur les bras, on trouve qu'il est pesant pour son âge, on peut être sûr que la nourrice a du lait de bonne qualité et en quantité suffisante. Mais il faut savoir que, si l'on a à choisir une nourrice dans un bureau, on peut être trompé sur l'identité de l'enfant, parce que les nourrices qui s'y trouvent y empruntent quelquefois ou y louent un bel enfant afin de se placer plus facilement. La même fraude est même parfois employée par les nourrices qu'on fait venir directement de la province. Il faut donc exiger le certificat de naissance, et voir si l'âge qu'il indique est bien en rapport avec l'état de l'enfant qu'on présente ; enfin, si cela est possible, il faut prendre des renseignements aux sources les plus sûres. Une autre cause d'erreur provient de ce que les femmes de la campagne qui n'ont pas beaucoup de lait, et qui veulent venir à Paris se placer comme nourrices, gorgent eurs enfants de bouillies, et les soumettent ainsi à un engraissement artificiel.

Des moyens de suppléer au colostrum, qui fait défaut dans l'allaitement mercenaire. — On attribue généralement au colostrum des propriétés purgatives qui le rendraient presque nécessaire pour la prompte expulsion du méconium, mais, comme l'a fait observer Bouchaud (1), ce premier aliment n'a aucun des effets des médicaments purgatifs tels que le sirop dit de chicorée. Quoi qu'il en soit, certains médecins, persuadés qu'il serait dommageable pour le nouveau-né d'être privé du colostrum, ont proposé de le faire nourrir par sa mère pendant une ou deux semaines, avant de le confier à une nourrice. Cette manière de faire a l'inconvénient d'exposer la mère aux inflammations du sein, et cet inconvénient n'est racheté par aucun avantage sérieux pour l'enfant. Si, par hasard, l'expulsion du méconium se fait attendre, il suffit pour la provoquer, d'administrer à l'enfant un peu d'eau miellée, une cuillerée à café d'huile de ricin ou de sirop de chicorée ; mais nous protestons contre l'étrange abus qu'on fait de ces substances en les donnant à tous les enfants indistinctement, tandis qu'il est *extrêmement* rare que leur administration soit indiquée. Si le lait paraît difficilement digéré, il peut être utile de donner avant chaque tetée quelques cuillerées à café d'eau sucrée ; le plus souvent tout cela est inutile, et le lait de la nourrice réussit dès le début.

Diminution momentanée du lait chez les nourrices. — Souvent chez une nourrice de la campagne qui arrive en ville, le lait, d'abord trop abondant, diminue rapidement et devient insuffisant. Cette diminution tient vraisemblablement au changement de vie et de régime et à ce que l'enfant de la nourrice tetait plus et avec plus de force que le nourrisson qui lui succède :

______

(1) Bouchaud, *loc. cit.*, p. 26

l'appel du lait par la succion étant moins considérable que par le passé, le lait diminue. Dans ces cas, qui inquiètent les familles outre mesure et qui les porteraient à changer chaque jour de nourrice, il faut savoir attendre, et presque toujours la sécrétion laiteuse reprend son cours normal.

Régime des nourrices. — Une nourrice doit suivre le même régime que celui d'une mère qui allaite son enfant ; elle prendra donc les mêmes aliments et les mêmes boissons que celle-ci et en même quantité (voy. p. 884). Nous devons cependant faire remarquer que les femmes de la campagne mangent peu de viande et beaucoup de légumes ; aussi quand elles arrivent à la ville, elles mangent avidement, surtout de la viande, et les excès de régime auxquels elles se livrent ne tardent pas à avoir une influence fâcheuse sur la quantité et la qualité de leur lait. On doit donc veiller à ce que l'alimentation des nourrices ne soit pas excessive et qu'il y entre tout d'abord beaucoup de légumes, dont on pourra ensuite restreindre peu à peu la quantité. — On doit veiller avec plus de soin encore à ce que les nourrices ne fassent pas un usage abusif de boissons alcooliques, et nous rappellerons ce que nous avons dit à propos de l'allaitement maternel : un demi-litre de vin et une bouteille de bière légère suffisent amplement, chaque jour, aux besoins d'une nourrice, et si ces boissons n'étanchent pas sa soif, elle y suppléera en buvant de l'eau ou une tisane d'orge et de réglisse.

Direction de l'allaitement fait par une nourrice. — L'enfant allaité par une nourrice prend dès les premiers jours une quantité de lait beaucoup plus grande que celui qui est allaité par sa mère (voy. p. 887). Bouchaud évalue cette quantité à près de 300 grammes en vingt-quatre heures (1). Cependant il est encore loin d'épuiser le sein d'une nourrice. Aussi a-t-on conseillé de laisser à la nourrice son enfant pendant quelques jours pour qu'il tette après le nouveau-né, qui pourrait laisser les seins s'engorger. Ce conseil n'est généralement pas suivi dans la pratique, et il est très-rare qu'on ait à le regretter. Tout au plus est-il utile de nourrir moins la nourrice pendant un petit nombre de jours.

L'allaitement par une nourrice doit être dirigé comme l'allaitement maternel et nous renvoyons le lecteur à ce que nous avons dit précédemment (voy. ALLAITEMENT MATETNEL). On trouvera aussi plus haut, à la page 898, les règles qui doivent présider à l'introduction, dans l'allaitement de l'enfant, des aliments autres que le lait.

Du changement de nourrice. — Quelque soin qu'on ait mis à la choisir, la nourrice peut n'être pas bonne, ou, sans être intrinsèquement mauvaise, elle peut ne pas convenir à l'enfant auquel on l'a donnée. Alors le nourrisson digère mal, dépérit ou s'accroît d'une manière insuffisante. Il peut même survenir des accidents qui semblent étrangers à la nutrition ; c'est ainsi qu'on aurait vu des convulsions répétées cesser dès que l'enfant était confié à une autre nourrice (2). D'autres fois la nourrice, primitivement

____

(1 Bouchaud, *loc. cit.*, p. 13.
(2) Bergeron, cité par Jacquemier, *Dict. encyclop.*, art. ALLAITEMENT, p. 276.

bonne, devient mauvaise par suite de maladies, de grossesse, etc. Dans tous ces cas il faut pourvoir à son remplacement.

Le changement de nourrice ne doit pas inspirer d'appréhensions; il convient seulement, lorsqu'on croit devoir remplacer une nourrice, de lui laisser ignorer la résolution qu'on a prise tant que celle-ci n'est pas mise à exécution; en la prévenant d'avance on s'exposerait, soit à ce qu'elle partît avant l'arrivée de la nourrice nouvelle, soit à ce que la colère altérât son lait.

Un enfant de quelques mois fait parfois difficulté de prendre le sein d'une femme autre que la nourrice qu'il connaît. Pour y remédier il peut être utile que la nourrice nouvelle lui donne d'abord à teter dans l'obscurité; il faut surtout avoir de la patience et ne pas se laisser rebuter.

§ 3. — Du sevrage.

On désigne sous le nom de *sevrage* (du latin *separare*), l'acte par lequel on sépare l'enfant du sein de sa nourrice, et l'on substitue au lait de femme soit le lait de vache, soit d'autres aliments.

Le sevrage peut être *brusque* ou *graduel*. Comme nous l'avons dit plus haut, nous croyons, à moins de cas exceptionnels, qu'il est préférable d'opérer graduellement le sevrage. Au lieu de supprimer brusquement l'allaitement au sein, on habitue l'enfant quelque temps auparavant à prendre les aliments de facile digestion qui doivent pour lui remplacer le lait de femme (voy. p. 898). La transition, bien ménagée, est inoffensive, tandis qu'en changeant tout d'un coup le régime alimentaire de l'enfant, on s'expose à produire une gastro-entérite grave.

Quelle doit être l'époque du sevrage complet? Avant un an, et surtout avant six mois, le sevrage détermine souvent soit l'athrepsie, soit le rachitisme; d'autre part, un sevrage trop tardif n'est pas sans inconvénients, car il vient un moment où le lait constitue un régime insuffisant, de sorte que l'enfant languit jusqu'au jour où on lui accorde des aliments plus substantiels. En général on peut dire que le sevrage doit avoir lieu de un an à dix-huit mois environ. En France, il est fréquent de donner le sein jusqu'à la moitié de la seconde année. A l'étranger, particulièrement en Allemagne et en Angleterre, il est rare que l'allaitement se prolonge au delà de la première année. Cela provient peut-être de ce que, dans ces pays, c'est presque toujours la mère qui nourrit et qu'on tient à ménager ses forces, d'autant plus qu'une nouvelle grossesse survient souvent à la fin de l'allaitement. Quand on est consulté sur l'époque du sevrage, il faut examiner quelle est la santé de la mère, qu'on déchargera plus tôt de l'allaitement si elle en est fatiguée, et la santé de l'enfant, qu'on ne doit pas sevrer lorsqu'il est malade; il faut tenir compte de la saison et du nombre de dents qui ont apparu depuis la naissance. Ainsi il ne faut pas sevrer un enfant par les grandes chaleurs, parce que le lait de vache, qui constituera la base de l'alimentation, pourrait s'altérer et causer des troubles digestifs qui se traduiraient par des selles vertes liquides et abondantes, et parce que l'été est l'époque où les entérites graves sont le plus fréquentes. Nous n'attendons pas, comme Trousseau le recommandait, que l'enfant ait seize dents pour le priver du sein; mais nous faisons en sorte que le sevrage ne coïncide pas avec l'éruption d'un groupe de dents (voy. p. 303); nous attendons, par exemple, pour priver complétement l'enfant du sein, huit jours après que l'évolution de l'un de ces groupes est terminée.

Une fois le moment convenable arrivé, il suffit de séparer l'enfant de sa nourrice, et de le confier à une personne qui lui donnera, pendant le jour, les aliments auxquels il est déjà accoutumé; pendant la nuit, un peu d'eau sucrée d'abord, puis dès la deuxième et troisième nuit de l'eau pure, et bientôt l'enfant ne boïra plus pendant la nuit. Au bout de très-peu de jours il est déshabitué du sein et l'on peut sans inconvénient le remettre en présence de son ancienne nourrice. Souvent même le sevrage peut être opéré par la nourrice elle-même; il est quelquefois utile, dans ce dernier cas, d'appliquer sur les mamelons une solution d'aloès, de gentiane ou de quelque autre substance amère, de la moutarde (Cazeaux), pour dégoûter le nourrisson et lui faire perdre le désir de teter.

On a dit que, « chez quelques enfants, une sensibilité précoce rend dangereux l'éloignement de la nourrice; on les exposerait ainsi à une tristesse, à des cris, à un état de marasme qui peut se terminer fatalement » (1). Nous croyons que ces cas sont extrêmement rares.

Des soins que doit prendre une femme quand elle sèvre son nourrisson. — Au moment où elle cesse l'allaitement, la femme doit diminuer sensiblement sa ration alimentaire et surtout la quantité de boissons qu'elle prenait habituellement. Ordinairement on lui donne, en outre, une ou deux légères purgations; on peut encore y joindre une tisane diurétique. On pourra couvrir les seins d'ouate et faire sur ces organes des onctions avec un liniment camphré ou avec de l'huile de chènevis chaude qui, selon le docteur Coutenot, constituerait un moyen efficace de faire cesser la sécrétion lactée (2).

Tous ces moyens et beaucoup d'autres dont la liste serait interminable, sont bien moins propres à faire véritablement passer le lait qu'à calmer les craintes des femmes qui, dans leurs préjugés, redoutent beaucoup les dangers imaginaires d'un *lait répandu*. Le médecin est souvent obligé de faire une certaine part à ces préjugés, mais il faut qu'il sache qu'en réalité la thérapeutique est impuissante à tarir le lait. Celui-ci disparaît peu à peu et naturellement, quand l'enfant ne tette plus. Voilà la vérité.

La femme qui sèvre a, pendant quelques jours, une tendance à la moiteur qui exige des précautions spéciales contre le refroidissement.

Nous venons de dire que le lait disparaît quand l'enfant ne tette plus. Cela est vrai en général; mais il y a des femmes chez lesquelles les montées de lait se font sentir pendant longtemps; d'autres chez lesquelles on trouve

(1) Lorain, *Dict. de méd et de chir. prat.*, art. ALLAITEMENT, p 736
(2) Coutenot, *Ann méd. de la Flandre occidentale*, 1856.

quelques gouttes de lait dans la mamelle plusieurs semaines, plusieurs mois et même plusieurs années après le sevrage. Enfin, on rencontre parfois, rarement il est vrai, des femmes qui, après avoir sevré, présentent une véritable galactorrhée contre laquelle la plupart des médications empiriques ou rationnelles viennent échouer pendant des mois et des années.

ARTICLE III

DE L'ALLAITEMENT ARTIFICIEL

Nous avons dit que l'allaitement par la mère ou par la nourrice est préférable à tout autre mode d'alimentation. Il y a cependant des circonstances rares dans lesquelles la mère ne peut ni allaiter, ni prendre une nourrice sur lieu, ni confier son enfant à une nourrice à distance. Dans ce cas, force est de nourrir l'enfant avec du lait de vache ou d'un autre animal : ânesse, jument, chèvre, etc. C'est à ce mode d'alimentation qu'on donne le nom d'*allaitement artificiel*.

L'allaitement artificiel se pratique, soit en faisant teter directement l'animal par le nourrisson, soit en administrant le lait au moyen d'un instrument : biberon, verre ou cuiller. Nous exposerons la manière de le diriger dans l'un et l'autre cas, et nous terminerons par une appréciation des différents modes d'allaitement artificiel.

§ 1. — De l'allaitement direct par un animal.

Avec cette méthode on est sûr de faire prendre à l'enfant du lait pur, non altéré, et à une température constante. Elle se prête très-bien aux cas où l'on veut administrer avec le lait un principe médicamenteux, le mercure par exemple, qu'on fait pénétrer dans l'organisme de l'animal par la voie digestive ou par la voie cutanée (voy. p. 868). En revanche, elle rend impossible le coupage du lait (voy. p. 910) et oblige à surveiller l'animal pour qu'il ne blesse pas le nourrisson.

C'est généralement la chèvre qu'on emploie, parce que ses trayons sont faciles à saisir pour l'enfant, et que d'ailleurs cet animal arrive à contracter pour le nourrisson un certain attachement. On choisit de préférence une chèvre qui n'ait pas de cornes, dont les poils soient longs, blancs et touffus, parce qu'elle exhale une odeur moins forte que les autres chèvres. Il est avantageux qu'elle ait mis bas récemment.

Pour faire teter l'enfant, on le place dans un berceau bas, par-dessus lequel la chèvre est en quelque sorte à cheval, et cet animal prend aisément l'habitude de présenter son pis à l'enfant.

On a quelquefois eu recours à la brebis, à l'ânesse, à la vache (1). L'allaitement direct par l'ânesse, auquel se prêtent bien la forme et le volume du

____

(1) Cazeaux, *Accouchements*, 9° édit., p. 1157.

pis de cet animal, mériterait selon nous la préférence sur tout autre procédé d'alimentation artificielle (voy. plus loin p. 916), et devrait être conseillé aux familles qui se montreraient disposées à passer par-dessus les ennuis qu'il entraîne, et qui pourraient avoir à domicile une ânesse et son ânon, car ce dernier est souvent nécessaire pour entretenir chez sa mère la sécrétion lactée.

L'allaitement par un animal est soumis aux mêmes règles que l'allaitement par la femme, quant à la fréquence des tetées. Mais la quantité de lait qui doit être prise chaque fois varie avec l'animal qui fournit le lait : elle sera la même que chez la femme (voy. p. 887), s'il s'agit d'une ânesse ; elle sera moindre, s'il s'agit d'une vache ou d'une chèvre, ainsi que nous l'établirons plus loin (voy. p. 915). On doit après la tetée laver la bouche de l'enfant et le trayon de l'animal.

§ 2. — De l'allaitement artificiel, sans que l'enfant soit mis au pis de l'animal.

Lorsque l'enfant ne prend pas directement le lait à la mamelle de l'animal, il y a lieu de se préoccuper des conditions dans lesquelles ce lait doit être recueilli, conservé, modifié, s'il y a lieu, par un coupage, et enfin administré. Nous allons passer en revue ces conditions, qu'il faut s'attacher à remplir avec un soin scrupuleux, sous peine d'exposer l'enfant aux dangers les plus graves.

Des conditions dans lesquelles le lait doit être recueilli. — Il est rare, surtout en ville, qu'on ait chez soi l'animal dont on doit donner le lait à l'enfant. En général on prend le lait chez un marchand ; il faut donc s'assurer qu'il provient d'animaux bien portants et convenablement nourris, qu'il est pur, c'est-à-dire qu'il n'a subi aucune sophistication, et qu'il n'est pas tourné, c'est-à-dire que sa caséine n'est pas coagulée.

On conseille souvent de donner à l'enfant du lait qui provienne toujours de la même bête, afin qu'il ait toujours la même composition. Ce que nous avons dit montre qu'il faudrait en outre tenir compte de l'heure de la traite, et même se procurer toujours celui du début ou du milieu, ou de la fin de la traite (voy. p. 861). Pour le lait de vache, Donné conseille d'accorder la préférence à celui qui a été recueilli le matin ; il aurait pu ajouter, au début de la traite. Dans ces conditions, en effet, le lait de vache contient une proportion de beurre beaucoup plus voisine de celle que renferme le lait de femme.

Généralement les marchands mélangent tout le lait qu'ils recueillent et qui est fourni par des vaches nombreuses et de races différentes, de sorte qu'ils ont ainsi un lait, ayant une composition moyenne, désigné sous le nom de *lait de marché*. En un mot on travaille le lait comme on travaille le vin. C'est à ce *lait moyen* que Trousseau accordait la préférence. Sa composition étant connue à l'avance, on peut plus sûrement procéder au coupage avec de l'eau, comme nous le verrons plus loin, et établir des règles pour l'alimentation artificielle de l'enfant. Biedert recommande aussi de mélanger le lait de toutes les vaches d'une même étable, afin d'atténuer l'influence du poison tuberculeux, s'il existe dans le lait de l'un de ces animaux.

Autant que possible, il faut que le lait soit recueilli et consommé sur place, car les transports à longues distances modifient désavantageusement ses qualités. C'est, en grande partie, pour cette raison, que l'allaitement artificiel donne, à la campagne, des résultats un peu moins mauvais qu'en ville.

Des conditions dans lesquelles le lait doit être conservé. — Le lait une fois recueilli, il faut empêcher qu'il ne tourne, c'est-à-dire que sa caséine ne se coagule. Cette coagulation se produit, comme nous l'avons dit page 851 lorsque, sous l'influence d'un ferment spécial, la lactose ou sucre de lait s'est transformée en acide lactique. C'est donc à cette transformation qu'il faut s'opposer. Pour cela on peut maintenir le lait à une basse température, tuer les ferments par l'ébullition, ou alcaliniser le lait par l'addition de bicarbonate de soude ($0^{gr},50$ par litre), comme l'ont recommandé Darcet et Petit (1).

Les marchands qui apportent le lait de la campagne à la ville y ajoutent préalablement du bicarbonate de soude, qu'ils appellent de la *conserve*; après la traite ils le font refroidir dans des caves; puis ils le placent, pour le transport, soit dans des vases en verre ou en grès hermétiquement fermés, soit dans des vases métalliques, entourés parfois d'un corps mauvais conducteur de la chaleur.

Les personnes qui achètent le lait doivent toujours le tenir au frais. En hiver, cette précaution suffit généralement pour le conserver. En été, il faut, en outre, prendre du lait frais deux fois par jour, le matin et le soir.

En général, il est préférable de donner à l'enfant du lait non bouilli, parce qu'il se digère plus facilement; mais par les grandes chaleurs, il est prudent de le soumettre à l'ébullition dès qu'on le reçoit, afin de prévenir son altération. L'ébullition a encore l'avantage de détruire la plupart des germes morbides qui pourraient se trouver dans le lait.

Pour bien conserver le lait, on doit le mettre dans de petits vases de grès préalablement échaudés à l'eau bouillante, qu'on remplit complétement, qu'on bouche hermétiquement et qu'on place soit à la cave, soit dans un seau d'eau de source ou de puits. Comme une nouvelle quantité de ferments provenant de l'air peut s'introduire chaque fois que l'on ouvre le vase pour y puiser, le mieux est d'avoir un certain nombre de petits vases soigneusement fermés contenant chacun la quantité de lait nécessaire pour un repas, de sorte que le pot soit vidé chaque fois et nettoyé immédiatement à l'eau bouillante; de cette façon le lait n'est jamais dans un pot à moitié vide et par conséquent il est à peu près à l'abri des parasites qui existent dans l'air et qui peuvent l'altérer.

On doit éviter de transvaser inutilement le lait. Cette opération le prédispose à la coagulation, soit en exerçant sur lui une perturbation moléculaire,

____

(1) Darcet et Petit, *Revue méd.*, t. I, p. 214, 1839.

comme le pense Bouchardat, qui a attiré l'attention sur ce point (1), soit peut-être tout simplement en multipliant les occasions d'ensemencement par les germes de l'air.

Il nous paraît presque superflu d'ajouter que si le lait *tournait*, c'est-à-dire se coagulait, quand on le fait chauffer, il ne faudrait sous aucun prétexte le donner à l'enfant.

Du coupage du lait. — Le lait de vache, beaucoup plus concentré que le lait de femme, est rarement bien digéré par les nouveau-nés ; aussi la plupart des médecins conseillent-ils de le couper, c'est-à-dire d'y ajouter une certaine quantité d'eau, pure ou chargée de différents principes. Généralement on y ajoute aussi du sucre, car après l'addition d'eau le lait de vache est beaucoup moins sucré que le lait de femme. Certains auteurs ne sont pas partisans du coupage ; ainsi le professeur Parrot dit qu'il est préférable de donner le lait pur (2). Nous croyons, au contraire, que le lait de vache pur ne convient, en général, qu'aux enfants déjà âgés de quelques mois.

Dans quelle proportion doit-on couper le lait de vache ? Quel liquide doit-on employer à ce coupage ? Quelle proportion de sucre convient-il d'ajouter ? Ces questions ont reçu des solutions très-différentes.

Quelques auteurs fixent la proportion du coupage à un tiers ou un quart. La plupart la font varier, avec raison, suivant l'âge de l'enfant. Ainsi Jacquemier recommande de mêler au lait au moins moitié d'eau pendant les deux ou trois premières semaines, et seulement un tiers d'eau passé ce délai.

D'après Cazeaux, « pendant la première semaine, le lait de vache ordinaire doit être coupé avec les trois quarts d'eau ; pendant les premiers mois, avec la moitié ; puis, à moins que les déjections ne soient difficiles, avec un quart seulement jusqu'au sixième mois, époque à laquelle on peut le donner pur » (3).

Cumming (4) n'arrive au lait pur que beaucoup plus tard. Voici comment il recommande de faire le coupage :

	Avec eau..	Avec sucre.
De 8 à 10 jours, 1000 gr. de lait	.2643	243
10 à 30	2500	225
A 1 mois	2250	204
2	1850	172
3	1500	144
4	1250	124
5	1000	104
6	875	94
7	750	84
9	675	78
11	625	73
14	550	67
18	500	63

(1) Bouchardat, *Journ. de pharm.*, t. XIX. p. 472, 1833.
(2) Parrot, *Athrepsie*, p. 437.
(3) Cazeaux, *Accouchements*, 9ᵉ édit., revue par Tarnier, p. 1158.
(4) Cumming, *On natural and artificial Lactation* (*Americ. Journ. of the med. sc.*, t. XXXIV, 2ᵉ série, 1858).

Biedert indique des proportions peu différentes. En supposant qu'on ait du lait bien pur, non écrémé, cet auteur conseille de l'étendre dans les proportions suivantes, selon l'âge de l'enfant :

1er mois................	3 parties d'eau et 1 de lait.
3e mois................	2 parties d'eau et 1 de lait.
6e mois................	1 partie d'eau et 1 de lait.
9e mois................	1 partie d'eau et 2 de lait.
12e mois................	Lait pur.

Pour nous, nous conseillons en général de mettre une partie de lait pour trois d'eau pendant la première semaine ; une de lait pour deux d'eau jusque vers quinze jours ; parties égales de lait et d'eau jusque vers deux mois ; puis, progressivement, les deux tiers, les trois quarts de lait, de façon à arriver au lait pur vers six mois.

Le tableau suivant, calculé d'après les analyses de Vernois et Becquerel, indique la teneur de ces différents mélanges en matières protéiques, en beurre et en sels. Quant au sucre, nous dirons plus loin (voy. p. 912) en quelle quantité il faut l'ajouter au lait coupé.

COMPOSITION DU LAIT DE VACHE SUIVANT LE COUPAGE

PROPORTION POUR 1000.	LAIT DE VACHE COUPÉ.					LAIT DE VACHE PUR.	LAIT DE FEMME.
	Lait 1 Eau 3	Lait 1 Eau 2	Lait 1 Eau 1	Lait 2 Eau 1	Lait 3 Eau 1		
Matières albuminoïdes..	10,31	13,75	20,62	27,49	30,93	41,24	39,24
Beurre	15,84	21,11	31,67	42,23	47,52	63,35	26,66
Sels.................	1,53	2,04	3,06	4,09	4,60	6,13	1,38

Si les principes constituants du lait de vache étaient identiques aux principes qui portent le même nom dans le lait de femme, les premiers coupages seraient trop dilués, mais la clinique montre que cette grande dilution est nécessaire ; en cela elle est pleinement d'accord avec les expériences de laboratoire rapportées plus haut (voy. p. 853) d'après lesquelles les substances protéiques du lait de vache sont d'une digestion beaucoup plus difficile que celles du lait de femme.

Il est bien entendu que ces chiffres représentent des moyennes qui doivent servir de guide, mais qu'on n'est pas obligé de suivre à la lettre. C'est en observant minutieusement la manière dont se fait la digestion de l'enfant, qu'on verra s'il faut augmenter ou diminuer le coupage. Si les digestions sont bonnes et cela d'une façon persistante, il est permis de diminuer la quantité d'eau ; si au contraire les digestions sont mauvaises, il faut revenir à un lait plus étendu.

Il faut aussi tenir compte de la richesse du lait lorsqu'on veut le couper ;

pour cela, les procédés d'essayage que nous avons précédemment décrits (voy. p. 871) peuvent rendre des services réels.

Doit-on couper le lait avec de l'eau pure ou bien avec des liquides mucila-gineux ou chargés de principes alimentaires? Trousseau, le professeur Depaul se déclarent partisans des décoctions d'orge, de gruau, de l'eau panée. Biedert préconise soit ces décoctions, soit les solutions de gomme arabique ou de gélatine; cet auteur pense que les petits grains que les liquides mucilagineux renferment favorisent la division de la caséine. Fleischmann conseille l'ichthyocolle, Desormeaux donne la préférence au bouillon de poulet très-léger; nous ne partageons pas son opinion, pensant avec Trousseau que les décoctions de viandes ne conviennent pas aux jeunes enfants.

Toutes ces solutions ou décoctions peuvent s'altérer et faire tourner le lait. Il faut, si on les emploie, en renouveler la préparation plusieurs fois par jour, et les conserver dans de petits vases de grès semblables à ceux dont on se sert pour conserver le lait et qui contiennent, comme nous l'avons dit plus haut, chacun la quantité nécessaire pour un repas. En été, on devra même confectionner une nouvelle décoction pour chaque repas.

Tous ces soins sont inutiles si l'on fait usage d'eau pour le coupage du lait. Tarnier, après avoir expérimenté l'eau qu'on boit à Paris (crue ou bouillie), certaines eaux minérales peu chargées, telles que celles d'Évian et de Contrexéville et l'eau distillée, qu'on emploie beaucoup en Amérique, croit avoir remarqué que ce dernier liquide est généralement le mieux supporté.

L'eau est le meilleur liquide de coupage; seulement, si les digestions de l'enfant sont difficiles, ou s'il est constipé, on ajoutera à la ration de chaque repas, dans le premier cas, quelques grains de sel, et, dans le second, 5 centigrammes de bicarbonate de soude ou encore de carbonate de magnésie (1).

Quand il y a de la diarrhée, au contraire, les mucilages peuvent avoir leur utilité pour le coupage du lait; on y ajoutera à chaque repas une cuillerée ou une demi-cuillerée à café d'eau de chaux médicinale.

Quant au sucre, Jacquemier conseille d'en mettre un vingt-cinquième du poids du lait, soit 40 grammes pour 1000; E. Marchand, 35 grammes pour 1000. Le professeur Parrot, qui préfère donner le lait pur (voy. p. 910), dit que, si on le coupe d'un tiers d'eau, comme le veulent beaucoup de praticiens, il faut ajouter 30 grammes de sucre dans la quantité de liquide bue chaque jour pendant le premier mois, 40 grammes pendant les quatre mois suivants et 50 grammes pour les autres mois, à partir du sixième.

Pour résoudre cette question il faut se reporter à la composition chimique du lait de vache, et à celle du lait de femme (voy. p. 852). D'après les analyses que nous avons citées, la proportion du sucre dans ces deux laits est à peu près la même, 43 grammes pour 1000 environ; d'autres auteurs ont trouvé un peu plus de sucre, soit dans le lait de femme, soit dans celui de vache, et la moyenne paraît pouvoir être fixée à 50 grammes pour 1000.

---

(1) West, *Leçons sur les maladies des enfants*, trad. de l'anglais, par Archambault, 2ᵉ édit. p. 574.

Il est, d'après cela, rationnel de mettre aussi 50 grammes de sucre pour 1000 dans l'eau qu'on ajoute au lait de vache, soit un paquet de 5 grammes pour 100 grammes d'eau. Le mélange aura ainsi sensiblement la même teneur en sucre que le lait de femme. Il n'y a pas, en pratique, à modifier cette proportion selon l'âge de l'enfant, par la raison que la dose du sucre dans le lait de femme ne subit, pendant la durée de l'allaitement, aucune variation importante.

Certains enfants digèrent mal le sucre; il est vrai qu'on fait ordinairement usage du sucre de canne; il est beaucoup plus rationnel d'employer le sucre de lait, qu'on se procure sans difficulté, la Suisse le préparant en grand aux dépens des résidus de la fabrication du fromage de gruyère.

On a encore proposé des coupages beaucoup plus compliqués, destinés à ramener le lait de vache à une composition aussi voisine que possible de celle du lait de femme.

Voici, par exemple, les formules indiquées par Coulier!

Coupage destiné à ramener le lait de vache à la composition du lait de femme.

	Lait pur.	Lait de Paris.
Lait de vache..............................	600,0	720,0
Crème...........	13,0	43,0
Sucre de lait..............................	15,0	15,0
Phosphate de chaux porphyrisé ou précipité....	1,5	1,5
Eau	339,5	220,5

L'auteur de ces formules, après avoir dit qu'un pareil mélange a pour le chimiste la même composition que le lait de femme, reconnaît que, « comme les propriétés des matières protéiques et grasses contenues dans le lait de femme et de vache sont très-probablement différentes, il ne constitue qu'une imitation imparfaite » (1). Cela étant, nous ne croyons pas qu'on doive s'astreindre à des manipulations aussi compliquées.

Jacquemier propose d'imiter le lait de femme en mêlant deux parties de lait d'ânesse à une de lait de vache, West, en ajoutant un vingtième de crème au lait d'ânesse, qui est moins gras que le lait de femme (2). Nous pensons que, lorsqu'on peut se procurer du lait d'ânesse, mieux vaut le donner pur, du moins pendant les premières semaines. Vers deux mois, le mélange indiqué par Jacquemier peut être utile, comme transition au lait de vache (3).

En résumé, nous croyons utile de couper le lait de vache, et nous employons pour cela de l'eau additionnée de sucre dans la proportion de 50 grammes environ de sucre pour 1000 grammes d'eau. Nous mettons trois parties de cette eau sucrée pour une de lait au début, puis de moins en moins d'eau, jusqu'à six mois, époque où le lait de vache peut, en général, être donné pur.

(1) Coulier, *Dict. encycl.*, art. LAIT, p. 153.
(2) West, *loc. cit.*, p. 573.
(3) Jacquemier, *Dict. encycl.*, art. ALLAITEMENT, p. 283.

Comparé au lait de vache, il semble que le lait de chèvre demande à être additionné d'à peu près la même quantité d'eau, avec un peu plus de sucre ; celui de brebis, d'une fois et demie autant d'eau, et aussi d'un peu plus de sucre ; celui de chienne, enfin, de trois fois plus d'eau, cette eau contenant au moins 50 grammes de sucre par litre.

Quant au lait d'ânesse ou de jument, on doit l'administrer pur, sauf dans les deux ou trois premiers jours, où l'on peut y ajouter un tiers ou un quart d'eau sucrée.

Des conditions dans lesquelles on doit administrer le lait. — Ces conditions sont relatives à la température qu'il faut donner au lait, aux appareils à l'aide desquels on le fait boire, enfin au règlement des repas.

Température. — On doit porter le lait à la température de celui qui sort du sein, c'est-à-dire à 37 degrés environ. Pour cela, il faut le chauffer au bain-marie, sans le faire bouillir, si ce n'est dans les cas spéciaux que nous avons indiqués (voy. p. 909). On peut aussi, lorsque le lait doit être coupé, ne faire chauffer que l'eau qu'on veut y ajouter, pourvu qu'elle soit assez chaude pour donner au mélange la température indiquée ci-dessus. Un bon thermomètre est indispensable pour constater chaque fois la température du lait.

Appareils à l'aide desquels on fait boire le lait aux enfants. — Les appareils à l'aide desquels on fait boire le lait aux enfants sont la *timbale* ou le *verre*, la *cuiller* et le *biberon*. La timbale et la cuiller sont faciles à entretenir propres ; mais on leur reproche de faire que l'enfant avale beaucoup d'air en même temps que le lait, et, d'après Trousseau, que « le lait traverse trop rapidement la bouche, sans avoir le temps de se mêler à la salive, dont l'alcalescence empêche la coagulation trop prompte du lait à son arrivée dans l'estomac »(1). Aussi donne-t-on généralement la préférence au *biberon*. C'est une fiole en verre, dont le goulot est muni d'un bouchon dans lequel passe un tube sur lequel est adapté, directement ou par l'intermédiaire d'un tuyau de caoutchouc, un mamelon artificiel constitué soit par une tétine de vache, soit par du caoutchouc, soit par de l'ivoire ramolli ou d'autres matières inutiles à énumérer. L'enfant exerce des succions sur ce mamelon artificiel. Nous n'entrerons pas dans la description des différentes variétés de biberon, qui sont très-nombreuses. On recommande particulièrement ceux dans lesquels le lait, quoique venant sans difficulté, exige de la part du nouveau-né un mouvement de succion analogue à celui qu'il est obligé de faire quand il prend le sein. Mais la qualité la plus précieuse d'un biberon, c'est d'être simple et facile à nettoyer. Quel que soit le modèle choisi, nous ne saurions trop recommander de démonter les différentes pièces de l'appareil, chaque fois que celui-ci vient de servir, et de les laver aussitôt avec le plus grand soin, afin qu'il ne reste aucune goutte de lait ancien qui puisse altérer le nouveau. L'eau employée à cette opération devra être très-chaude et chargée de carbonate de soude, afin de saponifier le beurre et de neutraliser l'acide

____

(1) Trousseau, *Cliniques*, t. III, p. 162.

lactique dont les biberons mal. tenus sont toujours imprégnés. Si l'on ne s'astreint pas à ces nettoyages incessants et minutieux, le biberon devient un réceptacle où pullulent les organismes inférieurs.

Sur 31 biberons examinés par H. Fauvel, 28 contenaient, soit dans le récipient en verre, soit dans les tuyaux qui le traversaient ou dans le mamelon artificiel, des amas de mycélium, de nombreuses bactéries très-vivaces et quelques rares vibrions. Plusieurs biberons lavés avec soin et prêts à être mis en service contenaient néanmoins une grande quantité de microbes. Dans ceux qui n'avaient pas été lavés, le lait avait contracté une odeur nauséabonde, il était à demi coagulé ; à l'examen microscopique, les globules graisseux étaient déformés ; ils avaient pris une apparence piriforme (1).

Il ressort de ces faits, qui ne font d'ailleurs que préciser les observations des cliniciens, que le biberon est un instrument dangereux et que, malgré l'opinion de Trousseau, il y aurait probablement avantage à revenir à la cuiller ou à la timbale ; c'est ce que Tarnier a fait pour les enfants de la Maternité.

Règlementation des repas dans l'allaitement artificiel. — L'enfant doit être soumis aux mêmes règles, quant aux heures des repas, que s'il était au sein.

Quelle quantité de lait doit-il prendre chaque fois ? Il est très-important de fixer cette quantité et de ne pas laisser le nouveau-né avaler autant de liquide qu'il lui plaît ; une pareille manière de faire, qui n'est pas rare, peut amener non-seulement des digestions pénibles, mais des convulsions et même la mort. C'est ainsi que le docteur Moissenet et Tarnier ont vu succomber subitement un enfant chez lequel on ne trouva à l'autopsie, comme cause de la mort, qu'un énorme caillot de lait de vache remplissant tout l'estomac.

Si l'on coupe le lait, on peut donner à l'enfant les mêmes quantités que celles que nous avons indiquées pour le lait de femme (voy. p. 887). Mais si on donne le lait de vache ou de chèvre pur, comme le conseille le professeur Parrot, les quantités de lait prises chaque fois par l'enfant seront moindres.

Voici les chiffres donnés par cet auteur pour la consommation quotidienne : 300 grammes pour le premier mois ; 600 grammes pour les deuxième, troisième, quatrième et cinquième ; 800 grammes pour le sixième ; puis de mois en mois, à partir du sixième, on augmentera la ration quotidienne de 150 à 200 grammes, ou l'on ajoutera des potages.

Il est bien entendu que les derniers chiffres que nous venons de donner ne doivent servir qu'à titre de renseignement approximatif, et que l'augmentation de la quantité du lait consommé, au lieu d'être brusque, ainsi que semblent l'indiquer ces chiffres, doit au contraire être progressivement graduée. D'après ces données, si pendant les cinq premiers mois, on fait faire à l'enfant, comme lorsqu'il est au sein, dix repas en vingt-quatre heures, huit le jour et deux la nuit, on voit que chaque repas se compose de 30 grammes de lait

_____

(1) H. Fauvel, *Note sur les altérations du lait dans les biberons,* etc. (*Bullet. de l'Académie de Médecine,* 17 mai 1881, p. 613).

pour le premier mois, et de 60 grammes pour les quatre suivants. Le sixième mois, l'enfant ne fera généralement que huit repas, six le jour, deux la nuit, et chaque repas se composera, par conséquent, de 100 grammes de lait. Dans les mois suivants, les repas seront encore un peu plus copieux. Il en résulte que les quantités de lait de vache pur, non étendu d'eau, qui doivent être ingérées par l'enfant pendant les cinq premiers mois et surtout pendant le premier mois, sont beaucoup plus petites que les quantités de lait de femme (voy. p. 887), ou de lait de vache coupé suivant les règles formulées plus haut.

C'est à six mois que le professeur Parrot conseille l'introduction des potages dans le régime de l'enfant, c'est-à-dire à la même époque que dans l'allaitement naturel (voy. p. 898). Cazeaux dit que le nourrisson habitué au lait de vache pur, c'est-à-dire à une nourriture plus substantielle que le lait de femme, est plus tôt en état de supporter des bouillies et autres aliments solides. Il ne faudrait suivre son conseil qu'en observant de très près les digestions de l'enfant.

<h3 style="text-align:center">§ 3. — Appréciation des différents modes d'allaitement
artificiel.</h3>

L'allaitement artificiel est un mauvais mode d'alimentation; il ne faut donc y avoir recours que lorsqu'il est absolument impossible de faire autrement. Les statistiques prouvent, en effet, que la mortalité est beaucoup plus considérable chez les enfants qui y sont soumis que chez ceux qu'on élève au sein, et qu'elle dépasse souvent 30 pour 100 pendant le cours de la première année. Cependant nous devons dire que cet allaitement réussit un peu plus souvent à l'étranger qu'en France, notamment en Angleterre, où les soins extrêmes qu'il exige sont plus strictement observés que dans notre pays.

Les dangers de l'allaitement artificiel tiennent, d'une part, à ce que le lait qu'on substitue au lait de femme est souvent plus ou moins altéré lorsque l'enfant le prend; sous ce rapport ils peuvent être notablement atténués si l'on s'astreint avec un soin scrupuleux à toutes les précautions que nous avons précédemment exposées (voy. pp. 908 à 916), et tout à fait écartés lorsque l'enfant prend le lait à la mamelle même de l'animal; l'allaitement direct devra donc toujours être préféré lorsqu'il sera possible, et qu'on ne jugera pas nécessaire de couper le lait.

Quant aux dangers résultant, d'autre part, de la différence qui existe entre le lait de la femme et celui des femelles domestiques, on dispose, pour les réduire à leur minimum, de deux moyens malheureusement bien insuffisants : le coupage, dont nous avons parlé, et le choix de l'animal dont le lait convient le mieux à l'enfant.

Dans l'immense majorité des cas, le lait qu'on administre aux nouveaunés privés de nourrice est le lait de vache; mais cela résulte uniquement de la facilité avec laquelle on se procure ce lait, et nullement d'une préférence raisonnée. En réalité, le lait de vache convient mal aux nouveau-nés pendant les premiers mois et surtout les premières semaines de leur existence. La preuve qu'il en est ainsi, c'est qu'on est obligé de le couper, et que, même après le coupage, il n'est pas toujours toléré. Un certain nombre d'enfants le rejettent, et ceux qui le supportent ont généralement des digestions pénibles pendant les premiers mois. Aussi s'accroissent-ils d'abord moins que les enfants nourris au sein, bien qu'ils reçoivent un aliment plus riche.

Il suffit pour s'en convaincre de jeter les yeux sur le tableau suivant:

MOIS.	Accroissement quotidien du nouveau-né nourri avec le lait de vache (Fleischmann).	Accroissement quotidien du nouveau-né nourri avec le lait de femme (Fleischmann).	Accroissement quotidien du nouveau-né nourri avec le lait de femme (moyenne des auteurs).
	gram.	gram.	gram.
1er	25	36	30,8
2e	27	30	30,6
3e	24	30	27,8
4e	21	23	22,6
5e	21	13	17,0
6e	16	13	14,6
7e	14	12	12,2
8e	18	12	11,8
9e	21	10	11,0
10e	13	10	8,7
11e	13	8	7,4
12e	13	7	5,8

On voit, par ce tableau, que, pendant les quatre premiers mois, l'enfant nourri avec le lait de vache s'accroît moins que l'enfant nourri au sein. On voit aussi qu'en revanche, une fois ses organes habitués à ce lait, c'est-à-dire à partir du cinquième mois, le même enfant s'accroît plus que celui qui prend le sein d'une nourrice. Donc, si le lait de vache doit être déconseillé pour le nouveau-né, il peut néanmoins être utile quand l'enfant est âgé de quelques mois. Il ne faudrait cependant pas conclure du tableau qui précède que le cinquième mois est le moment propice pour en prescrire l'administration, car, si les enfants qui en prennent depuis leur naissance commencent à cette époque à le bien digérer, il en sera souvent autrement de ceux qui n'ont jusqu'alors pris que du lait de femme.

Le lait de chèvre, le plus usité après le lait de vache pour l'alimentation des enfants comme pour celle des adultes, lui est chimiquement analogue (voy. p. 853). Il ne convient pas mieux aux nouveau-nés. En 1880, Tarnier l'a expérimenté à la Maternité, tantôt pur et tantôt coupé, et n'en a obtenu de bons résultats ni dans l'un ni dans l'autre cas.

Le lait le mieux approprié aux besoins de l'enfant nouveau-né est le lait d'ânesse. Nous avons montré, pages 853 et 855, que c'est le lait qui se rapproche le plus du lait de femme, tant par la proportion de ses éléments constitutifs que par leur digestibilité. Les faits cliniques paraissent confirmer à cet égard les déductions tirées de l'analyse chimique : Tarnier, qui a introduit à la Maternité l'usage de ce lait à partir du 23 avril 1881, et qui le prescrit souvent en ville, pense que, pendant les six premières semaines ou les deux premiers mois, il est très-supérieur aux autres laits employés ordinairement dans l'allaitement artificiel ; mais après ce temps le lait d'ânesse est insuffisant, parce qu'il est trop léger, et le lait de vache coupé lui devient préférable.

A côté du lait d'ânesse vient se placer le lait de jument, fort analogue mais généralement moins riche, et par cela même plus convenable pour certains enfants délicats.

Quant au lait de brebis et surtout à celui de chienne, nous ne les croyons pas appelés à être vulgarisés pour l'allaitement artificiel.

En résumé, le moins mauvais moyen de suppléer à l'allaitement naturel, c'est, pour les six premières semaines ou les deux premiers mois, de donner à l'enfant une ânesse qu'il tette directement ; si cela est impossible, il faut conseiller le lait d'ânesse donné au verre ou au biberon avec tous les soins désirables ; avant l'âge de deux mois, le lait de vache, même convenablement coupé, ne doit être employé qu'à défaut de lait d'ânesse. — Au contraire, à partir de deux mois, le lait de vache convenablement coupé (voy. p. 910) est préférable au lait d'ânesse. — Quant au lait de chèvre, nous en restreignons les indications aux cas où l'on aurait à alimenter un enfant d'au moins six mois ; encore faudrait-il que la chèvre pût être tetée directement, car la seule supériorité que nous reconnaissions à la chèvre sur la vache, c'est de se prêter plus aisément à l'allaitement direct.

ARTICLE IV

DE L'ALLAITEMENT MIXTE

Quand la personne qui donne le sein, mère ou nourrice, n'a pas assez de lait pour suffire à l'enfant pendant les six premiers mois, on supplée à cette insuffisance au moyen d'un autre aliment. On donne le nom d'*allaitement mixte* au régime ainsi composé.

L'aliment complémentaire le plus employé est le lait de vache coupé (voy. p. 910) ; par les motifs exposés plus haut (voy. p. 916), nous donnons la préférence au lait d'ânesse pendant les six premières semaines ou les deux premiers mois, mais après cette époque on doit revenir au lait de vache coupé.

Quant aux bouillies et aux autres aliments féculents, que les femmes de la campagne ont trop souvent l'habitude de donner dès les premières semaines, il faut les proscrire d'une manière absolue jusqu'à l'époque où l'enfant devient apte à les digérer, c'est-à-dire jusque vers six mois.

L'allaitement mixte ne vaut pas l'allaitement naturel ; mais il vaut mieux
que l'allaitement complètement artificiel. Habituellement il amène un sevrage
prématuré, la sécrétion lactée cessant souvent vers le dixième mois, soit par
l'effet des causes qui primitivement la rendaient insuffisante, soit parce que
les tetées, étant plus rares, n'excitent pas suffisamment la glande mammaire.
Néanmoins, il rend de réels services, à la condition toutefois qu'on n'y introduise qu'une quantité restreinte de lait d'animal et qu'il ne serve pas à masquer un véritable allaitement artificiel. Il est souvent employé pendant la
nuit, en faveur de mères qui supportent mal la fatigue et dont on veut respecter le sommeil. Mieux vaut, assurément, avoir recours à l'allaitement
mixte, que de confier l'enfant à une nourrice externe qui l'emporterait à la
campagne, loin de toute surveillance efficace, et qui souvent l'élèverait au
petit-pot au lieu de lui donner le sein.

FIN DU PREMIER VOLUME

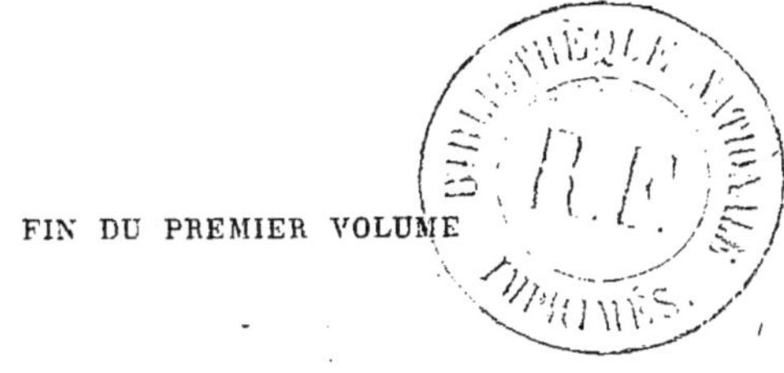

TABLE ANALYTIQUE

DU PREMIER VOLUME

CONSIDÉRATIONS GÉNÉRALES

PREMIÈRE SECTION

ANATOMIE DE L'APPAREIL GÉNITAL

DEUXIÈME SECTION

FONCTIONS DES ORGANES GÉNITAUX AVANT LA GROSSESSE

TROISIÈME SECTION

DE LA GROSSESSE

CINQUIÈME SECTION

DE LA DÉLIVRANCE NATURELLE

SIXIÈME SECTION

ÉTAT PUERPÉRAL PHYSIOLOGIQUE

SEPTIÈME SECTION
PHYSIOLOGIE ET HYGIÈNE DE LA PREMIÈRE ENFANCE

FIN DE LA TABLE ANALYTIQUE DU PREMIER VOLUME

TABLE ALPHABÉTIQUE

DU PREMIER VOLUME

tion, 597. — Situation anormale de l'orifice utérin pendant la dilatation et difficultés de l'atteindre, 598. — Forme de l'orifice utérin, épaisseur de ses bords, 598. — Épaississement secondaire de l'orifice utérin chez les primipares, 599. — Période de dilatation, 585 et 612. — Dilatation de l'orifice utérin pendant la délivrance, 735.

Disque proligère. — Sa description et son rôle, 124, 257, 428.

Dolichocéphalie. — Son influence sur les présentations de la face, 452.

Douleurs. — Description des douleurs de l'accouchement, 590. — Siége de ces douleurs, 591. — Douleurs de reins, 591. — Causes des douleurs de l'accouchement 592 (voy. CONTRACTIONS UTÉRINES). — Douleurs anale, coccygienne, périnéale, vulvaire, pendant les suites de couches, 747.

Durée. — Durée et terme de la grossesse, 563 à 570. — Durée du travail de l'accouchement, 695.

E

Eaux de l'amnios. — Voy. LIQUIDE AMNIOTIQUE et POCHE DES EAUX.

Ecchymoses sous-conjonctivales. — Leur production possible chez la femme, 784. — Chez l'enfant pendant l'accouchement, 688.

Ectoderme. — Feuillet externe du blastoderme ou ectoderme, 263 et 267.

Effacement. — Effacement du col de l'utérus, 196. — Recherches de Bandl et de Braune sur l'effacement du col (voy. la note des pages 579 et suiv.).

Effort. — Pendant l'accouchement, 594.

Embryologie. — Voy. OVOLOGIE pour l'étude des transformations de l'œuf qui précèdent l'apparition de l'embryon. — Apparition de l'embryon avec la gouttière médullaire, 271. — Extrémités céphalique et caudale de l'embryon, 273. — Apparition de la corde dorsale, 274. — Clivage du feuillet moyen, 274. — Lames vertébrales et lames latérales, 274 et 275. — Apparition des somatopleures, des splanchnopleures, du cœlome, 275. — Incurvation de la tache embryonnaire en forme de nacelle, 276. — Division de la vésicule blastodermique en partie embryonnaire et en partie extra-embryonnaire, 277. — Replis embryonnaires, 277 à 279. — Repli céphalique, 277. — Repli caudal, 278. — Repli latéraux, 278. — Occlusion du sac embryonnaire, 279. — Développement de l'embryon, 279 à 360. — Parties fournies par chacun des trois feuillets blastodermiques, 281. — Division de l'embryon en cinq grandes régions, 281. — Organes fournis par chacune des grandes régions de l'embryon, 284 et 285. — Évolution de la région médiane de l'embryon, 285 à 327. — Évolution des deux régions latérales internes appelées *splanchnopleures*, 327 à 350. — Évolution des deux régions latérales externes appelées *somatopleures*, 350 à 354. — Exception faite pour la *face* et le *cou*, qui au lieu de se trouver dans l'évolution des somatopleures, se trouvent décrits avec la région médiane (voy. ce qui a été dit à ce sujet, page 285). — Développement des systèmes généraux, 354 à 358. — Évolution de la partie extra-embryonnaire de l'œuf, 360 à 369. — Voy. aussi les mots CŒLOME, EMBRYON, OVOLOGIE, VÉSICULE ALLANTOÏDE, VÉSICULE BLASTODERMIQUE, VÉSICULE OMBILICALE.

Embryon. — Ordre d'apparition des différents organes chez l'embryon, 398. — Voy. EMBRYOLOGIE.

Éminence génitale. — Son apparition pendant le développement du corps de Wolff, 310.

Éminence sexuelle. — Sa description, 315.

Émotions. — Leur influence sur le lait, 865 et 894.

Endochorion. — Voy. PLACENTA, 379.

Endoderme. — Feuillet interne du blastoderme ou endoderme, 263 et 267.

Enduit sébacé du fœtus. — Sa présence sur la peau du fœtus et du nouveau-né, 434 et 830.

Enfant. — Enfant né avant terme (voy. tome II). — Faiblesse congénitale de l'enfant (voy. tome II). — Enfant né en état de mort apparente (voy. tome II). — Voy. aussi les mots FŒTUS, NOUVEAU-NÉ, SOINS.

Engagement. — Engagement de la présentation fœtale pendant la grossesse, 187, 194, 195, 485, 520, 598 et 641. — Dans l'accouchement par le sommet, 639. — Dans l'accouchement par la face, 655. — Dans l'accouchement par le siége, 664. — Dans l'accouchement par le tronc, 672.

Envies. — Chez les femmes enceintes, 254 et 476.

S

FIN DE LA TABLE ALPHABÉTIQUE DU PREMIER VOLUME

PARIS. — IMPRIMERIE ÉMILE MARTINET, 2, RUE MIGNON.